LUNG CANCER

肺 癌

（第3版）

特邀主编　孙　燕

主　　编　廖美琳　周允中
主编助理　陆　舜　申屠阳　王子平

上海科学技术出版社

图书在版编目（ＣＩＰ）数据

肺癌/廖美琳，周允中主编.—3版—上海：
上海科学技术出版社，2012.5
ISBN 978－7－5478－1185－6
Ⅰ.①肺… Ⅱ.①廖…②周… Ⅲ.肺癌－诊疗
Ⅳ.①R734.2

中国版本图书馆CIP字(2012)第019968号

上海世纪出版股份有限公司
上 海 科 学 技 术 出 版 社　出版发行
（上海钦州南路 71 号　邮政编码 200235）
苏州望电印刷有限公司印刷
新华书店上海发行所经销
开本 787×1092　1/16　印张 54.25　字数 1260 千　插页 8
1982 年 6 月第 1 版　2012 年 5 月第 3 版
2013 年 2 月第 4 次印刷
ISBN 978－7－5478－1185－6/R·378
定价:198.00 元

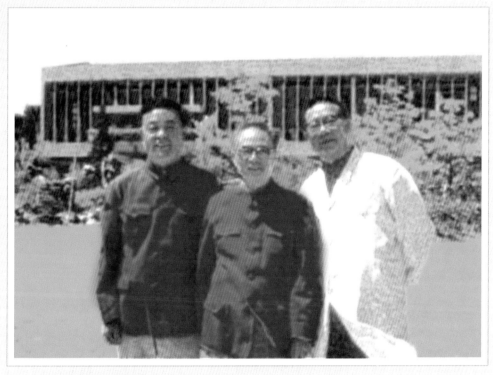

1982年徐昌文(中)、吴善芳(右) 和孙燕(左) 三位主任
在上海交通大学附属胸科医院(上海市胸科医院)讨论《肺癌》一书的编写

内容提要

　　本书是我国第一部肺癌专著的第三版，第一版曾获1982年度全国优秀科技图书一等奖。本版由上海交通大学附属胸科医院、中国医学科学院肿瘤医院及全国各兄弟医院内相关科研和教学的专家学者，根据自身多年的实践经验，结合国内外肺癌基础与临床最新的研究成果编撰而成。本书分为5个部分，系统地阐述了肺癌的流行病学、病理学、分子生物学和遗传学等基础理论，全面介绍了肺癌的临床表现、诊断技术、鉴别诊断及肺癌分期的演变，对肺癌的综合治疗原则作了深入阐述，对手术、放疗、化疗、靶向治疗、中医治疗及其他治疗方法作了详细介绍，同时对各型非小细胞肺癌的临床诊治特点作了进一步阐述。本书对气管肿瘤、肺其他原发性恶性肿瘤、肺转移性肿瘤的诊治现状及新进展作了介绍。本书的第5部分为病例讨论，收集了有教学意义的57个病例。全书内容全面丰富、新颖、图文并茂，基本反映了目前肺癌基础与临床研究领域在国内外的最新进展。

编写人员

特邀主编　孙　燕

主　　编　廖美琳　周允中
主编助理　陆　舜　申屠阳　王子平
学术秘书　虞永峰　侯　雪
编 著 者　（以章节先后为序）
廖美琳　上海交通大学附属胸科医院
高玉堂　上海交通大学肿瘤研究所
项永兵　上海交通大学肿瘤研究所
张　薇　上海交通大学肿瘤研究所
范亚光　中国医学科学院放射医学研究所
乔友林　中国医学科学院肿瘤研究所
支修益　首都医科大学宣武医院
陈智伟　上海交通大学附属胸科医院
周清华　天津医科大学总医院
张　杰　上海交通大学附属胸科医院
朱　蕾　上海交通大学附属胸科医院
林震琼　上海交通大学附属胸科医院
朱雄增　复旦大学附属肿瘤医院
吴　洁　上海交通大学附属胸科医院
张　俭　上海交通大学附属胸科医院
卢韶华　复旦大学附属中山医院
许凯黎　上海交通大学肿瘤研究所
赵家美　上海交通大学附属胸科医院
赵　艺　上海交通大学附属胸科医院
李子明　上海交通大学附属胸科医院

王志杰　北京大学肿瘤医院

王　洁　北京大学肿瘤医院

吴　宁　中国医学科学院肿瘤医院

赵世俊　中国医学科学院肿瘤医院

张国桢　复旦大学附属华东医院

滑炎卿　复旦大学附属华东医院

吴威岚　复旦大学附属华东医院

叶剑定　上海交通大学附属胸科医院

赵　军　复旦大学附属华山医院

林祥通　复旦大学附属华山医院

常　青　中国医学科学院肿瘤医院

薄维娜　上海交通大学附属胸科医院

孙加源　上海交通大学附属胸科医院

武　宁　第二军医大学附属长海医院

李　强　第二军医大学附属长海医院

周　箴　上海交通大学附属胸科医院

叶翔赟　上海交通大学附属胸科医院

赵晓菁　上海交通大学附属胸科医院

申屠阳　上海交通大学附属胸科医院

陆　舜　上海交通大学附属胸科医院

虞永峰　上海交通大学附属胸科医院

薛期山　北京航天总医院

张　力　中国医学科学院北京协和医院

汪　惠　北京结核病胸部肿瘤研究所

艾星浩　上海交通大学附属胸科医院

吴一龙　广东省人民医院

成柏君	上海交通大学附属胸科医院
孙　燕	中国医学科学院肿瘤医院
王子平	中国医学科学院肿瘤医院
简　红	上海交通大学附属胸科医院
倪国兴	复旦大学附属华东医院
吕帆真	复旦大学附属华东医院
赫　杰	中国医学科学院肿瘤医院
周允中	上海交通大学附属胸科医院
罗清泉	上海交通大学附属胸科医院
樊　旼	复旦大学附属肿瘤医院
钱　浩	复旦大学附属肿瘤医院
蒋国樑	复旦大学附属肿瘤医院
刘　俊	上海交通大学附属胸科医院
吕长兴	上海交通大学附属胸科医院
王家明	上海交通大学附属胸科医院
王绿化	中国医学科学院肿瘤医院
赵玲娣	中国医学科学院肿瘤医院
石远凯	中国医学科学院肿瘤医院
侯　雪	中山大学肿瘤防治中心
周彩存	同济大学附属上海市肺科医院
李龙芸	中国医学科学院协和医院
魏丽娟	中国医学科学院协和医院
张　力	中山大学肿瘤防治中心
王　燕	中国医学科学院肿瘤医院
刘嘉湘	上海中医药大学龙华医院
金长娟	上海交通大学附属胸科医院

杨学宁　广东省人民医院

刘雨桃　中国医学科学院肿瘤医院

林　琳　中国医学科学院肿瘤医院

张怡飞　上海交通大学附属胸科医院

王　燕　中国医学科学院肿瘤医院

丁征平　上海交通大学附属胸科医院

谭　强　上海交通大学附属胸科医院

赵　珩　上海交通大学附属胸科医院

病例讨论征集整理者

陈智伟　上海交通大学附属胸科医院

病例提供单位

上海交通大学附属胸科医院

中国医学科学院肿瘤医院

广东省人民医院

复旦大学附属华山医院

昆明医学院肿瘤医院

云南省人民医院

序　一

　　我和本书第一版的主编徐昌文和吴善芳两位教授相识已近半个世纪了。大约是 1963 年秋天，为了共同开展肺癌的临床研究，他们两位从上海市胸科医院（现为上海交通大学附属胸科医院）来北京中国医学科学院肿瘤医院（当时称日坛医院）访问，在吴桓兴院长介绍以后，我们一同讨论肺癌发病率增高、病理类型发生变化、迫切需要综合治疗等问题，谈得十分融洽，这种"相见恨晚"的缘分，对我来说是一个向前辈学习的机会和良好的开端。

　　1964 年我曾经专门到上海市胸科医院学习，受到他们热情的接待。由于我的老院长吴桓兴教授和他们的顾恺时院长是老朋友，所以两院相互交流很多。他们两位的真诚和对事业的责任感，对我一生从事临床肿瘤学工作和参加肺癌研究真是受益匪浅。

　　岁月沧桑，提笔为本书写序言，过去很多美好的记忆浮现在眼前，犹如昨日。徐昌文、吴善芳两位教授已经离开我们多年了，但他们对我"亦师亦友"的情谊，使我永远难忘，同时也成为我进一步完成他们未竟事业的动力。

　　那时，徐昌文教授（1915～2006）任上海市胸科医院内科主任，已经在国内很有名望。由于时代的关系，他在开始临床工作时重点是肺结核，但很快就转向肺癌的诊疗。他对于肺癌的 X 线诊断和病理都有很深的造诣，可以说是胸部内科学的多面手。那时在呼吸内科有南徐北朱(协和朱贵卿教授)之称。吴善芳教授(1920~1985)时任上海市胸科医院外科主任,是"上海医学十杰"之一。20 世纪 60 年代就创建胸部肿瘤研究室,开展国产核素^{87}Ga 扫描诊断肺癌及肺癌免疫治疗的研究。70 年代建立国内第一株肺腺癌细胞株(SPC‐A1)和第一株恶性胸膜间皮瘤细胞株(SMC‐1)。1984 年首创国内首例左径全隆突切除成形术。他是代表我国加入国际肺癌学会(IASLC)的委员,国际抗癌联盟(UICC)赞誉他是"新型的肿瘤外科专家"。

"文化大革命"后期,遵照周恩来总理的指示,开始编写我国第一部肿瘤学专著《实用肿瘤学》时我们又得相见。全国肿瘤防治办公室在讨论重点肿瘤分工时确定上海为肺癌的负责单位。这样,编写一部我国的肺癌专著就成为急需落实的任务。那时上海市胸科医院和北京日坛医院都有各自供进修医师参考的肺癌讲义,特别是徐昌文教授还积累了大量肺癌诊疗的临床病理教学资料。所以,1977~1978 年我们就开始共同筹划编写这部专著,组织了全国从事肺癌研究的同行制订了编写大纲和框架,并分别收集了上海、北京两地的临床示范病例。可惜那时从交稿到出书的周期很长,我特别记得,已经交稿后李冰院长组织的《中华人民共和国恶性肿瘤地图集》(中华地图学社出版,1979 年)刚刚出版,我们及时征得他们同意,将肺癌死亡率的分布图放在首页,代表了我国有关肺癌临床及基础研究的现状和成果。

在第一版里除了介绍当时国际上对肺癌研究的现状和成果以外，对我国高发区的研究特别是个旧矿工肺癌和宣威的农村肺癌做了介绍；还对我国上海、北京两地腺癌的增多提出了初步数据；在肺癌的处理（包括扩大手术适应证、放化疗和中医中药治疗）方面也提出了建议。特别精彩的是那些示范病例在提高我国肺癌诊疗水平方面起到了很大作用。第一版出版后就获得了 1982 年度国家科技图书一等奖。

《肺癌》第一版出版后在国内畅销，在国外影响较大。我们将本书送给很多国外同行，以便他们了解我国肺癌研究的情况和成果。为了进一步补充肺癌领域国内外的进展，我们在 20 世纪 80 年代中期着手编写第二版，可惜 1993 年出版时吴善芳教授已经英年早逝，为了纪念他，在征得他家属的同意后仍然把他的名字放在主编位置。

第二版出版后，我们收到很多来信：一是对本书的内容表示肯定；二是很多同道鼓励我们应当收入更新的内容尽快出版第三版；三是对下一版提出了很多建议，包括新的分期、微创手术、分子靶向治疗和我国的实践，规范性诊疗，等等。总之，希望本书能成为我国从事肺癌诊疗的医务人员重要的参考和具有国际水平的我国代表性肺癌专著。

从本书第二版问世以后，肺癌的诊疗，特别是分子靶向治疗进入快速发展期，几乎每年都有重要的成果。2010 年末，美国 ASCO 组织专家盘点了 2010 年临床肿瘤学的进展，在他们选出的 12 项重大进展中，有一半是和肺癌相关的,包括:①癌症发病率和死亡率下降。②新 ALK 抑制剂对肺癌患者疗效突出。③化疗加姑息治疗改善肺癌患者的生存状况。④睡眠问题影响多数肺癌化疗患者。⑤化疗提高老年晚期肺癌生存率。⑥美国全国肺癌筛查项目(NLST)说明肺癌死亡率下降 20％。应当说很多都具有里程碑意义:肺癌死亡率的下降体现了预防的价值和在解决肺癌问题中的重要地位;而争论了多年的"肺癌筛查是否值得?"得到了肯定的答案;新的靶向治疗进一步实现诊疗个体化;姑息和睡眠、老年患者的治疗无疑都体现了"以人为本"和姑息治疗的价值。

廖美琳教授是徐、吴两位教授的学生和传人,在前两版都曾经做出过很多贡献。由她主持《肺癌》第三版的编写是顺理成章的任务和责任。同时,我国肺癌领域人才济济,新人辈出,他们在国内和国际舞台上都有突出的表现,由他们完成第三版和以后的版本我是十分欣慰和放心的。在传承和创新的征途上"青出于蓝而胜于蓝"是必然的规律,因此,我也对各位编者给予很多期盼和希望。

作为前两版的主编之一,为了纪念两位师长和朋友以及他们未能实现的愿望,我乐于作序。

孙 燕

2011 年 12 月

序 二

　　早在我院(上海市胸科医院)建院之初、半个世纪前,我院首任院长、中国医学科学院黄家驷院士就发出呼吁,要重视肺癌的发病情况并努力提高诊治水平。在他的积极倡导下,20 世纪 80～90 年代,由我院学科创始人徐昌文、吴善芳教授及中国医学科学院肿瘤医院孙燕教授共同主编的我国第一部指导和规范中国肺癌诊治的启蒙专著《肺癌》第一、第二版相继问世,它对指导和规范中国肺癌的诊治发挥了重要作用,也奠定了我院在肺癌诊治领域的学术地位,而《肺癌》也当之无愧地成为我院重要的文化瑰宝。

　　时至 21 世纪,肺癌已跃居成为危害我国人民健康和生命的第一杀手,因此,对于肺癌的基础研究和临床治疗始终是当今医学界所关注和亟待解决的重要课题。另一方面,肺癌的治疗效果却不尽如人意,生存率的提高缓慢而艰难。作为一所从 20 世纪 50 年代伊始就始终站在我国肺癌诊治领域最前沿的专科医院,我们医务工作者以强烈的使命感和责任感,潜心钻研、大胆创新,已在肺癌的流行病学、诊断治疗学以及临床、基础研究和预防等方面取得了重大的进展。鉴于此,《肺癌》第三版的问世,将为进一步提升肺癌临床诊治水平、为我国肺癌工作者提供最有价值的指引和参考发挥积极的推进作用。

　　值得欣慰的是,《肺癌》(第三版)的主编为国内学术界具有重要影响力和号召力的我院首席专家廖美琳、周允中教授以及中国医学科学院的肿瘤专家孙燕院士,我院青年一代的医务工作者同国内肺癌领域诸多著名的专家学者亦积极参与撰写,这充分彰显了事业的传承,也体现了本书的代表性和先进性。我认为本次再版一定会使《肺癌》成为中国最具学术权威性的专著之一,也一定会为中国肺癌诊治水平的显著提高,为世界肺癌研究的进步作出中国学者应有的贡献。

　　作为《肺癌》这部医学专著的摇篮——上海市胸科医院,有责任使之勇立潮头。是为序,共勉之。

上海交通大学附属胸科医院前院长　冯　运

2011 年 12 月

序 三

《肺癌》第一版由上海市胸科医院徐昌文、吴善芳教授和中国医学科学院肿瘤医院孙燕教授主编,于1982年由上海科学技术出版社初版、1993年再版。这是我国第一部系统介绍肺癌的专著,对指导和规范我国肺癌的科学诊治发挥了重要作用,对培养一批有志于投身于肺癌诊治领域的医学专业人才、对我国肺癌学科的发展作出了重要的贡献。

进入21世纪,肺癌在我国的发病逐年攀升,已成为危害人民健康和生命的最严重疾病之一。然而值得欣慰的是,随着科技的进步,新的技术、新的仪器设备、新的方法不断应用于临床,其诊治技术业已今非昔比,在此基础上《肺癌》的再版,无疑是她30年后再一次的精彩亮相。

担任《肺癌》第三版主编的是我国当今肺癌诊治领域广受同行尊重、享有学术威望的廖美琳、周允中及孙燕教授,他们志弥恒一、呕心沥血,对事业执着追求,使上海市胸科医院这一重要的文化遗产得以焕发新的活力;而来自全国相关专业的知名专家、学者也纷纷踊跃参与撰写,为本书增光添彩,我想这是基于《肺癌》(第三版)所蕴藏的无可替代的学术感召力和专业精神的一种传承和发扬吧。

　　在全体编撰人员历时 3 年多的不懈努力下,这部反映肺癌相关领域最新研究进展的医学专著终于编撰完成,她应该是我国最具学术权威性的专著,将为我国肺癌工作者提供最有价值的指南和参考,从而为中国肺癌诊治水平的显著提高作出其应有的、积极的贡献。

　　是为序。

　　　　　　　　　　　　　　　上海交通大学附属胸科医院院长　　高　文

　　　　　　　　　　　　　　　　　　　　　　　2012 年 2 月

前 言 一

1953年中国医学科学院黄家驷院长发出呼吁,要求我国广大医务工作者重视肺癌的发病情况。在早发现、早诊断、早治疗的原则下,提高诊治水平。

1957年我毕业于上海第二医学院,分配到上海市新成立的胸科医院,师从徐昌文、吴善芳两位主任,亲眼目睹了他们编写《肺癌》一书的全过程,也看到他们为肺癌诊治事业奋斗的后半生。两位教授考虑肺癌发病在中国明显上升,国内尚无相关专著,因而广邀国内知名专家、学者撰写专著《肺癌》,又自感非科班出身,遂邀请了中国医学科学院肿瘤医院孙燕主任担纲主编,1982年由上海科学技术出版社出版,同年被中国出版工作者协会评为1982年全国优秀科技图书一等奖。其内容丰富,既有国外又有我国自己的资料,深受读者欢迎。1993年应出版社的邀请完成第二版《肺癌》,对推动中国肺癌防治工作起到了一定作用。

孙燕院士于2009年建议我院撰写第三版《肺癌》,当时我顾虑重重,感到难度颇大,肺癌涉及更多现代领域,有力不从心之感。在孙院士的鼓励下,在我院领导的支持下,我和周允中主任勉为其难地接受了这个任务。为保证第三版《肺癌》的完成,特邀请孙燕院士为本书的特邀主编,以把关和匡正。

科技、生物学、器械、新理论等的发展为临床诊疗增添了活力,拓展了空间。今距本书第二版出版已近 20 年，在原基础上增删较大，第三版中增添了控烟吸烟、靶向治疗、分子生物基因学、PET 等新内容，流行病学、临床诊断和治疗均与时俱进，附后的 57 例病例讨论格局同前，内容全新。本书各章节分别邀请了京、津、沪、穗各地专长于肺癌的学者撰写，他们在百忙中不辞辛劳，为本书添色增彩，谨致谢意。本书的编写工作量大而繁杂，《肺癌》第三版的完成与本书的主编助理、学术秘书及各位医师的辛劳工作是分不开的。此外，本书由陈智伟主任整理来自各地的病例讨论，杨新法、赵家美主任校稿，均付出了很大努力，在此一并致谢。

　　我的两位业师徐昌文、吴善芳主任均已作古，饮水思源，在编写《肺癌》第三版时向他们致以崇高的敬意。

廖美琳

2012 年 2 月

前言二

《肺癌》一书系上海市胸科医院的重要文化遗产,传承发展实为我辈已任,责无旁贷。此次由孙燕院士倡议新版,蒙海内同道襄助,总结经验,更新内容,荟萃进展,使本版《肺癌》焕然一新,学术水准卓然。能为提高中国肺癌的诊疗水平作出点滴贡献,确为全体编撰、出版同仁的殷切期望,付梓之际,感慨良多,是以志之。

中国的肺癌外科,从1941年的第一例,到今天的常规开展,就手术数量和外科技术而言,已然稳居世界前列。回顾历史,我衷心缅怀那些为此项事业作出卓越贡献的开拓者。特别值得记取的是,顾恺时教授自20世纪50年代率先在上海开展肺癌手术,并以他精湛的技术将操作臻于完美,至今仍不失为经典范例。吴善芳教授继而在扩大肺癌手术指征方面贡献卓著,同时涉猎广泛,成为著名的肺癌学者。同样值得一提的是,我院在气管肿瘤和局部晚期肿瘤领域历经数十年探索而硕果累累。经过几代人的不懈努力,成就了上海市胸科医院在国内胸外科的领军地位,同时也奠定了我国肺癌外科坚实的国际基础。纵观今日,国内肺癌外科领域可谓百花齐放,形势喜人。肺癌治疗的基本框架中,外科的重要地位固然不言自立,但手术仍须用之有度,而新的设备器械和手术方法的探索应用,首要之考量仍是患者的利益,且必须符合肿瘤外科的基本原则。随着科学认知的进展,肺癌多学科个体化治疗的理念已深入人心,殷切希望年轻的外科医师拥有开放的心态,在不断探索发展外科技术的同时，具备广阔的视野，全面把握治疗的正确方向，为提高肺癌长期生存率作出应有的贡献。因此，本版的面世当可提供有益的借鉴和参考。

人生"七十而从心所欲，不逾矩"，中国的肺癌外科迄今恰已风雨兼程 70 年，亦应达到此理想之境界，喻以同勉共期之。

周允中

2012 年 2 月

目 录

第一部分　原发性支气管肺癌

第二部分 气 管 肿 瘤

第一部分

原发性支气管肺癌

第一章
概　　论

■ 一、定义

支气管肺癌的定义可从两个方面来考虑，解剖上为自隆突以远、左右总支气管直至肺脏所发生的恶性肿瘤为原发性支气管肺癌，简称为肺癌。组织发生上是指支气管上皮发生的恶性肿瘤，但对从哪些上皮细胞发生有不同意见，有支气管表面上皮的基底细胞、神经内分泌细胞及较为独特的细支气管肺泡细胞癌（前称）来自肺泡Ⅱ型上皮及细支气管 Clara 细胞。也有认为肺癌都起源于同一细胞表型的多样性，也可因治疗时间的影响而改变。

■ 二、肺癌的重要性

2007 年中国肺癌发病率在男性为 49.0/10 万，女性为 22.9/10 万。我国肺癌死亡率由 20 世纪 70 年代位居癌症死因第四位，跃居至 21 世纪初的第一位。2002 年 Globcan 发表的资料中，中国肺癌发病率在世界上占第四位，仅次于西欧、东欧和日本。国内 2002 年共有 2 190 623 人发生肿瘤，其中肺癌占前位，男性中 20.4％为肺癌，占各肿瘤之首，女性中 14.6％为肺癌，占各肿瘤的第二位，说明肺癌在肿瘤发病中的重要性。同样，肺癌死亡人数也见上升，中国肺癌死亡率在 1990～1992 年和 1973～1975 年比较，按中国人口年龄构成标化肺癌死亡率，男性上升了 120.9％，女性上升了 90.4％，可见肺癌为我国迅速增长中的癌症。一个肿瘤的发病率和死亡率同期上升提示该肿瘤的预防和治疗不尽如人意，有待提高。因此，肺癌的临床诊治及基础研究有待发展的重要性不言而喻。

■ 三、肺癌目前诊治状况和前景

肺癌的发现率、诊断率随影像学的发展普及率较前有显著提高，近 10 余年来影像学技术设备迅速发展，对胸部疾病的诊断有较大的改进。各技术设备中 CT 的发展最为普及，如高分辨率、螺旋 CT 精确度大为提高，这对位于近胸壁、横膈、纵隔处的小肺癌更有帮助。这是胸部 X 线平片不能及的部位，胸部 X 线平片通常只能发现 1/3 的 Ⅰ 期肺癌，以 CT 明显为佳，对位于周围的小的钱币状结节灶更是有利，CT 能显示肺癌的某些形态特征，对诊断有益。PET - CT 从代谢学角度有助于诊断肺癌，SUV 值和 SUV 延迟值的增高有助于诊断，同时 PET - CT 可检查全身各器官有无转移，可用于分期。肺癌诊断时必须强调争取组织学诊断，诊断的精确度决定了治疗方案的优劣及疗效的好坏,目前已知肺癌治疗药物效果与组织学类型和分子生物学、基因学相关。多学科治疗为肺癌的治疗原则,近年来大量临床研究的阳性结果增强了医患的信心,多学科治疗与类型、期别、基因学有关,其中最为成熟的是期别,根据病变范围及敏感性决定多学科治疗顺序方案,已获得基本一致的术后辅助化疗可提高Ⅱ、Ⅲ期非小细胞肺癌近5％的5年生存率的结论,ⅠA期的术后辅助化疗无有益证据,ⅠB期的辅助化疗意见不一,被认为仍属未定,要分析各种可能影响生存率的危险因素,如脏层胸膜侵犯、肿瘤≥4 cm、肿瘤血管内有癌细胞侵犯和不全切除等,至于淋巴管侵犯是否考虑为辅助化疗条件有待进一步研究。不可手术切除的Ⅲ期非小细胞肺癌中同步化学治疗联合放射治疗(化放疗)具有优势,已有大量资料说明优于序贯化放疗,对年龄大、体质差的非小细胞肺癌可选用序贯化放疗。化学治疗(化疗)迄今仍为ⅢB期和Ⅳ期肺癌的主要用药,以三代含铂方案为首选。近年有化疗联合生物靶向治疗成功的结果,显示了其和化疗联合增效的效果,也成为晚期肺癌治疗的发展方向,如化疗药特罗凯的序贯应用;爱必妥、Avastin、恩度和化疗的联合应用,均获得增效的结果。靶向药物中单用表皮生长因子受体酪氨酸酶抑制剂如易瑞沙、特罗凯,对某些具预测因子的晚期非小细胞肺癌的患者可达到生存期的优势,且有口服方便、每日一片,甚至不影响工作的优点,对有效患者不论在生活质量、生存期方面均有得益。虽为数不多,但其治疗效果具有革命性意义,也为肺癌成为慢性疾病的保障之一。

　　总之,未来肺癌诊断应尽量发挥影像学诊断之作用,争取组织学、生物基因学检查,为取得合适有效的治疗提供参数,多学科诊断、治疗继续有待扩大。化疗仍为肺癌主要治疗,有效、毒性反应少的化疗药物研究仍有待于进一步开发。化疗联合相关靶向药物为全身用药研究的主流,手术联合靶向治疗的研究,目前仅见回顾性研究,前瞻性随机研究手术或放疗联合靶向治疗有待发展。

(廖美琳)

第二章
肺癌的流行病学

第一节　肺癌的描述流行病学

19 世纪末,肺癌在全世界范围内还很少见。第一次世界大战后,许多国家和地区的肺癌发病率不断上升,至 20 世纪末,肺癌已成为世界范围内除非黑素瘤皮肤癌外最常见的癌症。

据估计,2008 年全世界肺癌新发病例数约为 160.7 万,约占全部癌症新病例的 12.7%。其中男性约 109.2 万例,占男性癌症新病例的 16.5%,世界人口标化发病率为 33.8/10 万,居男性癌症发病的首位;女性约 51.6 万例,占女性癌症新病例的 8.5%,世界人口标化发病率为 13.5/10 万,居女性癌症发病的第四位。同期,估计全世界因肺癌死亡者约为 138 万人,占全部癌症死亡人数的 18.2%。其中男性 94.9 万例,占男性癌症死亡总数的 22.5%,世界人口标化死亡率为 29.2/10 万,居男性癌症死亡的首位;女性 42.8 万例,占女性癌症死亡总数的 12.8%,世界人口标化死亡率为 10.9/10 万,居女性癌症死亡的第二位。

2008 年全国肿瘤登记地区肺癌的发病率为 54.8/10 万,中国人口标化发病率为 25.0/10 万,世界人口标化发病率为 34.1/10 万,新发病例数约占全部癌症新病例的 18.3%。其中男性世界人口标化发病率为 48.2/10 万,居男性癌症发病的首位,约占男性癌症新病例的 22.2%;女性世界人口标化发病率为 21.2/10 万,居女性癌症发病的第二位,约占女性癌症新病例的 13.5%。同期,肺癌的死亡率为 46.1/10 万,中国标化死亡率为 20.1/10 万,世界人口标化死亡率为 27.7/10 万,死亡病例数约占全部癌症死亡数的 25.0%。其中男性世界人口标化死亡率为 40.2/10 万,居男性癌症死亡的首位,约占男性癌症死亡总数的 27.4%;女性世界人口标化死亡率为 16.4/10 万,居女性癌症死亡的首位,约占女性癌症死亡总数的 20.9%。

■ 一、地区分布

肺癌具有明显的地域分布差异性。据 2008 年全球不同地区癌症发病率的估算资料,男性肺癌标化发病率最高的地区是中欧和东欧(世界人口标化发病率为 56.5/10 万,下同),最低是中非

(2.8/10 万)和西非(3.1/10 万);女性肺癌最高的地区是北美(35.8/10 万),最低是中非(0.9/10 万)。我国男性肺癌(45.9/10 万)在全球范围内处于次高发水平,而女性肺癌(21.3/10 万)则为高发水平。

在同一国家内,城市肺癌发病率和死亡率一般高于农村,城乡差别十分明显。据全国肿瘤登记中心资料,2008 年城市登记地区男性肺癌的发病率为 76.7/10 万,世界人口标化发病率为48.7/10 万,占全部癌症新病例的 23.1%,居男性癌症发病的首位。农村登记地区男性肺癌的发病率为 60.0/10 万,世界人口标化发病率为 45.5/10 万,占全部癌症新病例的 18.6%,居男性癌症发病的第三位。城市登记地区女性肺癌的发病率为 39.0/10 万,世界人口标化发病率为22.2/10 万,占全部癌症新病例的 13.9%,仅次于乳腺癌,居第二位;农村登记地区女性肺癌的发病率为 25.2/10 万,世界人口标化发病率为 17.1/10 万,占全部癌症新病例的 11.7%,居第三位。城市粗发病率比农村高 35%,年龄标化后仍高出 11%。2008 年城市登记地区男性肺癌的死亡率为 65.6/10 万,世界人口标化死亡率为 40.4/10 万,占全部癌症死亡数的 29.5%,居男性癌症死亡的首位。农村登记地区男性肺癌的死亡率为 50.8/10 万,世界人口标化死亡率为 38.5/10万,占全部癌症死亡数的 20.4%,居男性癌症死亡的第二位。城市登记地区女性肺癌的死亡率为 31.7/10 万,世界人口标化死亡率为 17.0/10 万,占全部癌症死亡数的 22.6%,居城市女性癌症死亡首位;农村登记地区女性肺癌的死亡率为 20.9/10 万,世界人口标化死亡率为 13.9/10万,占全部癌症死亡数的 14.7%,居第三位。城市粗死亡率比农村约高 35%,年龄标化后仍高出 8%。

卫生部曾在 20 世纪 70 年代中期、90 年代初期和 21 世纪初期开展过 3 次以癌症为重点的全死因回顾调查,结果表明我国肺癌死亡率在地理分布上有一定的特征,呈由东北向南、由东向西逐渐下降的趋势,大、中城市、东北及东部沿海一带肺癌死亡率比较高,而西北和西南一般较低。上海、北京、天津、东北和沿海几个较大城市的死亡率最高,可能与人口老龄化、社会生态环境的改变和生活方式的变化等密切相关。宣威和个旧是云南两个突出的肺癌高发区,宣威地区肺癌高发主要由室内烟煤燃烧排放出大量以苯并[α]芘为代表的致癌性多环芳烃类化合物引起,而个旧高发主要是云锡矿工的职业性肺癌和很高的吸烟率所致。

■ 二、人群分布

1. 性别、年龄　从全世界范围看,男性肺癌的发病率较女性高,约为 3∶1。肺癌发病率随年龄而上升,10 岁前罕见,一般从 40 岁左右起年龄组之间发病率的差值上升明显,发病率到 70岁、75 岁左右达高峰。除低年龄组由于病例数少,发病率可能出现波动外,各年龄组男性肺癌发病率均高于女性,且男女性发病率的性别比值随年龄有增大趋势。美国肺癌年龄别发病率的变化结果显示,在老年组男女性均保持上升趋势,似乎女性更明显。同时观察到男、女性年轻年龄组的肺癌发病率均开始下降。

2. 种族　居住在同一地区或国家的不同种族间的肺癌发病率或死亡率也常有差异。据国际癌症研究中心的"五大洲癌症发病率"第八卷汇编(1993～1997 年)统计资料,美国男性黑人肺癌世界人口标化发病率为 87.4/10 万,而男性白人为 55.2/10 万。居住在夏威夷地区的男、女性不同种族肺癌发病率存在很大的不同,男性白人、夏威夷族、日裔、华裔和菲律宾族裔肺癌标化发病率依次为 68.9/10 万、58.9/10 万、51.1/10 万、40.8/10 万和 33.3/10 万,而女性上述人群为

43.8/10 万、21.1/10 万、33.3/10 万、19.0/10 万和 14.7/10 万。新加坡男性华裔、马来族和印度裔肺癌的标化发病率分别为 57.1/10 万、30.5/10 万和 9.5/10 万,女性这些人群则为 20.1/10万、10.6/10 万和 5.1/10 万。新西兰毛利族男、女性肺癌标化发病率分别高达 99.7/10 万和72.8/10 万,而非毛利族男、女性肺癌标化发病率为 46.3/10 万和 18.2/10 万。

3. 其他 不同社会经济状况和宗教信仰的人群的肺癌发病率也有差异。如英国男性肺癌死亡率水平与社会经济状况优劣呈相逆的关系,美国教规禁烟的摩门教徒和周六基督复活教徒的肺癌发病率相当低。在加拿大、荷兰和中国也观察到类似的现象。

■ 三、时间趋势

第一次世界大战后,英美等经济发达国家男性肺癌死亡率快速上升。在 20 世纪下半叶,多数经济发达国家肺癌的死亡率处于高峰。自 20 世纪 70 年代后期,英国男性肺癌死亡率趋于平稳并开始下降。到 80 年代,不少发达国家(法国、日本等除外)这一指标或趋于平稳,或有下降趋势。2002 年与 1985 年比较,全世界肺癌世界人口标化发病率男性下降了 3.3%,但新发病例数增长了 44%。在世界上大部分国家或地区,男性肺癌发病率仍保持强劲的上升趋势。1980 年约31% 的肺癌新病例发生在发展中国家,而在 2002 年这一比例上升至 49.9%。

从 20 世纪 60 年代起,女性肺癌发病率也开始迅速上升,目前,大部分国家或地区女性肺癌发病率仍处于上升趋势,部分国家或地区保持平稳状态,但美国从本世纪初开始出现下降的苗头。2002 年与 1985 年比较,全世界肺癌世界人口标化发病率女性上升了 22%,新发病例数增长 76%。

卫生部三次以癌症为重点的全死因回顾调查数据显示,在过去 30 年间,我国肺癌死亡率上升了 465%,已取代肝癌成为我国恶性肿瘤首位死因。

■ 四、生存率

由于肺癌早期临床症状不明显,大部分患者在就诊时已属中晚期,肺癌的生存率很低。近几十年来肺癌患者的 5 年生存率无明显变化。据美国 SEER 资料,美国肺癌确诊后 5 年生存率1975～1977 年为 12.7%,1996～2004 年为 15.7%,20 年间仅提高了 3.0%。欧洲确诊后肺癌的5 年生存率为 8%～12%,而发展中国家确诊后 5 年生存率为 5%～12%。女性肺癌生存率通常较男性要高。非小细胞肺癌较小细胞肺癌的预后要好。

■ 五、病理组织学类型

肺癌中最常见的是鳞状细胞癌,男性中特别多见;其次是腺癌,这一类型在女性和非吸烟者中较多;再次为小细胞肺癌和其他类型癌。由于鳞癌和小细胞癌与吸烟关系十分密切,因此人群中肺癌的病理组织学类型分布与人群的吸烟习惯有一定关系。

近几十年来,不同类型肺癌的相对发生率正在逐渐改变。国外有文献报道肺腺癌的比例呈现上升趋势,而鳞状细胞癌的比例呈现下降趋势。一份美国 1973～1998 年肺癌不同组织学类型发病率的变化趋势资料显示,男、女性各个种族的肺腺癌标化发病率均在显著增加;男性鳞癌下降,但女性鳞癌却增加;其中小细胞肺癌和大细胞肺癌的发病率主要在 1978～1982 年和 1983～1987 年期间增加更明显,而至 1992～1998 年期间反而下降。日本大阪在 1974～1977 年到 1990～

1993 年期间,男女性 0～74 岁肺鳞癌累计发病率几乎保持恒定,但同期男女性肺腺癌累计发病率则增加了 40％。意大利和瑞士的一些地区也有类似报道,从 20 世纪 70 年代中期到 90 年代期间,肺鳞癌发病率保持稳定甚至下降了,而肺腺癌发病率则明显上升。目前,腺癌是美国和日本最常见的肺癌类型,虽然腺癌在欧洲和澳大利亚呈现上升趋势,但鳞状细胞癌仍是这些国家肺癌的主要类型。

据上海和沈阳两地 20 世纪 80 年代中期全人群肺癌病例对照研究资料,上海市区男性鳞癌、腺癌、小细胞癌比例分别为 48.2％、32.7％和 9.3％,女性这三种类型肺癌比例分别为 22.0％、60.5％和 6.3％;沈阳男性鳞癌、腺癌、小细胞癌比例分别为 50.8％、26.9％和 14.5％,女性这三种类型肺癌比例分别为 31.5％、38.4％和 17.2％。两地男性肺癌的组织学类型分布相似,上海女性肺癌中腺癌占大多数,而沈阳女性鳞癌和小细胞癌占的比例明显偏高,这一组织学类型构成上的差异可能是两地女性吸烟率不同的反映。90 年代初在国内开展的一项专门针对非吸烟女性肺癌的多中心病例对照研究也出现了类似的结果,肺癌新病例分别来自于上海、沈阳、哈尔滨和天津四个国内大型城市。

肺癌组织学类型上的这一变化趋势引起了很多学者的重视和讨论。大多数学者认为可能是长期的吸烟习惯及人们所吸香烟本身设计(如有无过滤嘴、焦油含量高低等)上的不同造成的。但部分学者指出也不能忽视诊断技术及细胞学分型上的进步,也许可以部分解释这种改变。出现上述这些变化,Charloux 等人还提醒大家要关注其他方面的原因,例如被动吸烟、职业暴露、饮食和烹饪、污染及其他环境因素等。

第二节　肺癌的病因学

■ 一、吸烟

吸烟是肺癌最重要的危险因素。1940 年德国 Muller 就曾报道对医院内 86 名肺癌病例及其对照进行调查的结果,显示吸烟与肺癌间有很强的联系,这是历史上关于吸烟与肺癌的第一个病例对照研究。1950 年美国的 Wynder 和 Graham 在美国医学会杂志上以及英国的 Doll 和 Hill 在英国医学杂志上分别发表了关于吸烟与肺癌的大规模病例对照研究结果。以后 Doll 和 Hill 在英国医师中,Hammond 和 Horn 在美国癌症协会志愿者中,Dorn 在美国退伍军人中进行的前瞻性研究也确认了吸烟与肺癌的关系。根据有关吸烟的流行病学和实验研究证据,英国皇家医学会于 1962 年宣布香烟烟雾是肺癌的一种病因,美国医务总监于 1964 年发表了吸烟与健康的报告。1986 年国际癌症研究中心(IARC)出版了第 38 卷"化学物对人类致癌危险性的评价:吸烟"的专集,全面评述了大量关于吸烟与恶性肿瘤的学术论文,并作出了吸烟对人类有致癌性的结论(1 类致癌物)。2004 年国际癌症研究中心出版了第 83 卷"对人类致癌危险性的评价:吸烟和被动吸烟"的专集,对 1986 年以后发表的关于吸烟与恶性肿瘤的大量学术论文又进行了全面评述。上述这些报告、文件和专集提供了迄今关于吸烟与肺癌关系最有权威性的证据。

(一)吸烟因素

1. 开始吸烟年龄、吸烟年限和吸烟强度　吸烟年限长短是影响肺癌发生的最主要的危险因素。吸烟年限由吸烟者开始吸烟的年龄与吸烟者目前的年龄或者开始吸烟的年龄与戒烟时的年龄确定的。吸烟年限愈长,则肺癌发生的危险性愈高。肺癌危险性也随每日吸烟支数增加而上升。吸烟强度不仅决定于每日吸烟支数,还受吸入深度、每支烟吸入次数等影响。

英国 Doll 和 Peto 在英国医师中进行了为期 40 年的队列研究。前 20 年的随访结果表明,在吸烟量固定的情况下,吸烟年限为 30 年和 45 年者肺癌的年超额发病率约为吸烟 15 年者的 20 倍和 100 倍。每天吸烟 5~14 支、15~24 支和 25~49 支者,其肺癌的相对危险度分别为 7.5、9.8 和 16.6。

1984~1986 年,在上海市区开展的一项病例对照研究结果显示,不论男女性,当吸烟量确定后,肺癌的 OR 值随吸烟年限延长而上升;当吸烟年限确定后,OR 值随日吸烟量增多而上升。吸烟年限长且日吸烟量多者其 OR 值特别高,如男性吸烟满 40 年且日吸烟 30 支及以上者 OR 值高达 15.4;女性吸烟满 30 年且日吸烟 20 支及以上者 OR 值达 14.2。对上海市区 1986~1989 年期间建立的、基线调查时年龄为 45~64 岁的男性队列 1 万 8 千余人随访至 2002 年,人均随访12.9 年,研究日吸烟量与肺癌死亡间的关系。以不吸烟者为参比,基线调查时日吸烟量少于 20 支者的肺癌死亡相对危险度为 4.27,日吸烟量为 20 支及以上者为 8.61,显著性检验 P 值均<0.01。将基线调查后吸烟状况有变化(如开始吸烟或戒烟)者除去后重新分析,上述两组人群的肺癌死亡相对危险度升至 6.14 和 10.73。

美国男性退伍军人队列随访 8.5 年的资料研究了开始吸烟年龄与肺癌死亡的关系,其中比较了年龄为 55~64 岁组吸烟的队列成员按开始吸烟年龄分组的肺癌死亡率。不论在中度吸烟组(10~20 支/日)或重度吸烟组(21~39 支/日),开始吸烟年龄愈早者肺癌死亡率愈高。显然,对一定年龄的吸烟者进行观察研究时,开始吸烟年龄与吸烟年限是两个密切相联系的指标。

在人群吸烟习惯已长期普及的地区,吸烟对男性肺癌的人群归因危险度(即吸烟可解释为人群肺癌病因所占的比例)一般在 80% 以上,如英国、美国、加拿大等这些西方国家男性这一指标已高达 90%,我国上海市区男性这一指标也已达 70% 以上。从年轻一代吸烟到充分显示出吸烟的致肺癌效应之间有个相当长的潜隐期,老年人群当前的肺癌发病率不完全取决于该人群的现况吸烟率,主要还决定于约半个世纪以前该人群年轻时的吸烟率。目前肺癌发病率的时间趋势、国际上和城乡间肺癌发病率的差别可能主要是吸烟的这一延迟效应的表现。

2. 戒烟　与持续吸烟者比较,戒烟者随戒烟年数增加,肺癌危险性会明显下降,但由吸烟引起的致肺癌效应不会完全消失,如上述上海市区的肺癌病例对照研究显示,男性现吸烟者肺癌的相对危险度为 3.9,戒烟 5~9 年者相对危险度为 3.1,戒烟 10 年及以上者则为 1.1,非常接近于非吸烟者了。英国的研究揭示,不论在 30 岁或 50 岁时戒烟,戒烟者的肺癌危险性虽仍高于非吸烟者,但均显著低于继续吸烟者,尤其是 30 岁时较早的戒烟者。但研究中时常发现戒烟后不久肺癌相对危险度反而升高,如上海市区的研究中戒烟 1~4 年者相对危险度为 6.9,其原因十分可能在于目前戒烟的主要动因仍是患病,尤其是年长者,这部分人本身就是肺癌的高危人群。随着卫生教育普及,人们戒烟自觉性提高,这一现象会逐渐消失。

3. 烟草的不同制品、卷烟的不同类型　不少流行病学研究报道,吸不同烟草制品所致肺癌危险性不同,吸卷烟者肺癌危险性最高,仅抽雪茄或烟斗者危险性较低。长期吸带过滤嘴或低焦油卷烟者其肺癌危险性比长期吸不带过滤嘴或高焦油卷烟者低。自 20 世纪中叶起卷烟生产方法有所变化,采用混合烟叶,生产带过滤嘴卷烟以及应用能降低卷烟的尼古丁和焦油含量的其他各种方法,但这些生产上的变化对吸烟者暴露于致癌物的实际变化情况的影响殊难评定,原因是采用混合烟叶可以增加烟草特有的亚硝胺;吸烟者为了保持其惯有的尼古丁吸入水平,在吸带过滤嘴或低焦油卷烟时会代偿性地改变其原来的吸烟行为,如深吸或增加每支卷烟的吸入次数,特别是大多数吸烟者在其一生中不是只吸一种类型的卷烟,使得难以评价这些变化的后果。

（二）吸烟与肺癌组织学类型的关系

大量的流行病学研究揭示吸烟与各种组织学类型的肺癌都有关系,但与肺腺癌的联系性较其他类型肺癌特别是肺鳞癌、肺小细胞癌弱。上海市区的病例对照研究结果表明,吸烟对男、女性肺鳞癌的相对危险度分别为 8.4 和 7.2,对肺小细胞癌的相对危险度为 7.4 和 7.9,而对肺腺癌的相对危险度仅为 1.6 和 1.5。

早期关于吸烟与肺癌关系的研究,吸烟者中肺鳞癌是肺癌最常见的组织学类型,其次是肺小细胞癌。但美国在 1973～1987 年间肺腺癌发病率迅速增加,甚至超过了肺鳞癌。在亚洲和欧洲也出现了肺腺癌发病率增加的趋势。在美国大规模的队列研究中,还发现不论男女肺腺癌与吸烟的联系性都有显著增强。一般人群和吸烟人群中肺腺癌发病率上升的原因目前尚不清楚。一种可能的解释是从 20 世纪 60 年代后期起产生一些改进呼吸道远端部位肺腺癌诊断的技术以及肺癌组织学分类的改良,但看来这些改进或改良并不能完全解释肺腺癌发病率增加这一事实,更不足以说明为何肺腺癌与吸烟的联系性增强了。另一种解释是由于卷烟生产的变化导致肺癌组织学类型改变。过滤嘴能过滤掉易沉积于大支气管上的烟雾中大的粒子,使易发生鳞癌的大支气管部位上大粒子的沉积量减少。由于吸过滤嘴烟吸入的尼古丁水平低,需要代偿性地吸入尼古丁,迫使吸入深度加深,从而使烟雾深入到达腺癌常发生的肺周围区。此外,由于 20 世纪中叶起采用混合组成烟叶,释放出更高浓度的烟草特有的亚硝胺,而这类亚硝胺已知在啮齿动物中能诱导腺癌发生。美国康涅狄格州肿瘤登记资料分析结果提示,1930～1939 年期间的出生队列有较高的肺腺癌发病率,这个出生队列和 20 世纪 50 年代起生产过滤嘴卷烟以及烟叶组成改变在时间上是一致的。

（三）与其他危险因素的协同作用

当吸烟者暴露于其他的职业或环境因素时,吸烟与其他危险因素的联合致癌效应可能大于吸烟与其他因素各自单独作用时合并的效应,这时可认为吸烟和其他因素有致癌的协同作用。认识因素间致癌的协同作用对肿瘤预防是很重要的。

迄今还仅对吸烟和少数几个职业危险因素的致肺癌协同作用进行了比较系统的研究和评价。对石棉暴露、吸烟和肺癌间关系的流行病学研究先后曾多次进行评述,结果都认为吸烟与石棉暴露两个危险因素间的作用不是单纯相加的,即两个因素的作用不是相互独立的,两者间有一定的协同作用,但仍不能确定其协同作用是否符合相乘模型。美国国家电离辐射生物效应委员会曾对氡及其子体暴露、吸烟和肺癌间关系的研究进行评述,认为关于这一问题的一些主要研究均支持吸烟与氡子体暴露的联合效应不是两个因素各自作用单独相加,而是存在协同作用,协同作用可能符合亚相乘模型。国际癌症研究中心于 2004 年指出,目前尚无强有力证据认为这两个因素间的协同作用不是符合相乘模型的。曾对工作在金属冶炼厂和金属矿山暴露于砷的六个职业人群资料评价砷暴露、吸烟与肺癌间的关系,结果发现砷暴露和吸烟的致肺癌联合效应始终大于两个因素的作用相互独立时用相加模型所表明的效应。上述职业因素与吸烟间存在致肺癌协同作用,即职业因素暴露者同时吸烟可使致肺癌效应明显放大,大于两个因素单独作用时合并的效应,说明在吸烟人群中预防职业性肺癌时不能仅限于采取职业防护措施,同时还要加强控制吸烟的措施。

（四）动物实验和其他有关资料

到 20 世纪末在烟草烟雾中识别的致癌物已有 69 种，包括 10 种多环芳烃、6 种杂环烃、4 种挥发烃、3 种硝基烃、4 种芳香胺、8 种 N-杂环胺、10 种 N-亚硝胺、2 种醛类、10 种其他有机化合物、9 种无机化合物以及 3 种酚化合物，其中存在于主流烟雾中的 11 种化合物（2-萘胺、4-联苯胺、苯、氯乙烯、氧化乙烯、砷、铍、镍化合物、铬、镉和钋[210]）已被国际癌症研究中心确认为人类 I 类致癌物。

尽管人类和实验动物在暴露于烟草烟雾的方式和诱发的肿瘤方面不尽相似，但动物实验结果仍能提供烟草烟雾致癌性方面有价值的证据。一些实验研究报道，仓鼠暴露于烟草烟雾或烟雾微粒可引起喉癌增加，大鼠吸入烟草烟雾引起恶性或良性肺部肿瘤有所增加，对肺部肿瘤发生具有不同易感性的小鼠暴露于烟草烟雾都能引起肺腺瘤发生增加。有报道犬类吸入烟草烟雾后肺"肿瘤"发生率增加，但通过病理学检查尚不能确认这些肿瘤是恶性的。仓鼠同时暴露于香烟烟雾和化学致癌物后，其呼吸道肿瘤的发生率高于只暴露于其中一个因素。大鼠同时暴露于香烟烟雾和放射性核素也发现有类似现象。小鼠皮肤涂抹香烟烟雾凝聚物可以诱发良性和恶性皮肤肿瘤，兔子皮肤涂抹后也产生类似现象。小鼠口腔黏膜涂抹凝聚物后肺肿瘤和淋巴瘤发生率增加，大鼠肺内注入凝聚物后可引发肺部肿瘤。

■ 二、职业性致肺癌因素

肺癌是目前已知的与职业危害关系密切的一种恶性肿瘤。据估计，在美国与职业、生产环境有关的肺癌死亡数分别占肺癌死亡总数的 9%～15%。已有充分的证据认为是致肺癌职业因素的有：石棉、氯甲甲醚和二氯甲醚、砷的无机化合物、铬化合物、镍及其化合物、铍及其化合物、镉及其化合物、煤炼焦过程（煤焦炉、煤气干流瓶、煤气发生炉）、煤焦油沥青挥发物（涂屋顶材料、铝还原厂、烟囱清扫物）、铸造工人、赤铁矿、芥子气、油漆工人、电离辐射（放射性矿或氡）、硫酸烟雾等。

■ 三、空气污染

（一）室内空气污染

室内空气污染的来源和种类甚多，目前研究较多且与人群生活关系较密切的有环境烟草烟雾、固体燃料（煤以及木柴、秸秆等生物燃料）燃烧产生的烟气、高温下的食用油油烟、室内氡气等与肺癌的关系。

1. 环境烟草烟雾（environmental tobacco smoke，ETS） 环境烟草烟雾是由吸烟者呼出的主流香烟烟雾以及香烟熏烧时释放的、且为周围空气稀释的侧流烟雾所组成的混合物，它含有尼古丁、致癌物和毒素。香烟侧流烟雾的组成成分与主流烟雾相似，但侧流烟雾中各成分的相对含量和绝对量与主流烟雾中有所不同。侧流烟雾中许多成分已知是有遗传性和致癌性的化学物质，其中包括国际癌症研究中心认定的 I 类致癌物（苯、镉、2-萘胺、镍、铬、砷和 4-联苯胺）以及 ⅡA 类致癌物（甲醛、1-3 丁二烯和苯并芘）和 ⅡB 类致癌物（乙醛、异戊二烯、邻苯二酚、丙烯腈、苯乙烯、NNN*、NNK*、铅）[NNN 和 NNK 为 N'-nitrosonornicotine 和 4-（methylnitrosamino）-1-（3-pyridyl）-1-butanone 的简写]。

国际癌症研究中心在其 1986 年出版的"吸烟"专集中就已提出,根据已知主流烟雾和侧流烟雾的成分、被动吸烟时吸入物质的组成以及在暴露于致癌物时观察到的剂量效应关系,可以得出被动吸烟能使人类恶性肿瘤危险性有一定程度升高的结论。在"吸烟"专集发表后的 20 余年中,许多国家又发表了大量关于从不吸烟者暴露于吸烟配偶的二手烟雾与肺癌危险性关系的流行病学研究,其中大多数研究都报道肺癌危险性增加,尤其是在暴露较严重的情况下。对这些研究进行的综合分析发现,不吸烟妻子暴露于吸烟丈夫的二手烟雾与其肺癌危险性间存在统计上显著且一致的联系性,危险性随暴露程度增加而升高,肺癌超额危险性约为 20%,调整各种混杂因素后也是如此。

除了在家中暴露于吸烟配偶的二手烟雾外,在工作场所也存在暴露的情况。在国际癌症研究中心 2004 年出版的"烟草烟雾和被动吸烟"专集中,列出了对不吸烟女性在工作场所暴露于环境烟草烟雾研究(19 项研究,3 588 例肺癌)的综合分析结果,OR=1.19(95%CI:1.09~1.30),即有 19% 升高的肺癌危险性。2007 年初发表了一项更大规模的综合分析结果,该分析包括了在世界上各个地区进行的 22 项研究和 4 305 例肺癌。资料分析时拟合了固定效应和混合效应模型,还分析了高暴露组职工的肺癌危险性以及暴露年限和肺癌的关系。结果表明,暴露的不吸烟职工的肺癌相对危险性为 1.24,95%CI:1.18~1.29;而高暴露组职工的肺癌危险性增加一倍(RR=2.1,95%CI:1.33~2.60)。暴露于环境烟草烟雾的年限与肺癌危险性间存在很强的相关关系。

我国上海市区曾进行一项病例对照研究,结果发现与吸烟丈夫共同生活的非吸烟妇女其肺癌相对危险度随共同生活年数的增加而上升,共同生活 40 年及以上者与共同生活 20 年以下者比较,相对危险度达 1.7(95%CI:1.0~2.9);该组妇女肺鳞癌和小细胞癌的相对危险度更高,为 2.9(95%CI:1.0~8.9)。在上海市区的另一项调查研究中虽未发现非吸烟妇女与吸烟配偶共同生活者肺癌相对危险度有显著升高(与丈夫不吸烟者比较,相对危险度为 1.1,95%CI:0.8~1.5),但在工作场所暴露者相对危险度显著升高,达 1.7(95%CI:1.3~2.3),且相对危险度随每日暴露小时数和吸烟同事人数的增多而升高。与不暴露者比较,调整可能的家中暴露和其他混杂因素后,在工作场所每日暴露 1~2 h、3~4 h 和 4 h 以上者的肺癌相对危险度分别为 1.0(95%CI:0.6~1.7)、1.6(95%CI:1.0~2.5)和 2.9(95%CI:1.8~4.7);工作场所吸烟的同事人数为 1~2、3~4 和 4 人以上者的肺癌相对危险度分别为 1.0(95%CI:0.6~1.6)、1.7(95%CI:1.1~2.8)和 3.0(95%CI:1.8~4.9)。

在环境烟草烟雾暴露与肺癌联系性的流行病学研究中,要注意暴露状况错误分类和混杂因素可能对研究结果的影响。由于环境烟草烟雾暴露相当普遍,一般难以找到真正的"非暴露对照组"。在研究家中暴露与吸烟配偶的二手烟雾的后果时,常常忽略了在工作场所暴露的影响。研究中有时登记为非吸烟者的研究对象实际上是轻度吸烟者或既往吸烟者,因而产生错误分类。有些研究中在分析资料时未调整饮食因素等可能的混杂因素。所有这些情况都可能造成低估或高估环境烟草烟雾对非吸烟者产生肺癌的危险性。

在动物实验中,曾将 89% 的侧流烟雾和 11% 的主流烟雾混合后,令对肺肿瘤有高度易感性的 A/J 和 Swiss 小鼠吸入,进行致癌性试验。A/J 小鼠吸入 5 个月再间歇 4 个月后,出现肺肿瘤发病率有中等度升高,其中主要是腺癌。连续吸入 9 个月而无间歇期时,肺肿瘤发病率未见再增加。用相同的两种方案对 Swiss 小鼠进行试验时,均引发肺肿瘤,即使吸入时期较短,也足以引发肺肿瘤。曾用侧流烟雾和主流烟雾的凝聚物涂抹实验动物的皮肤进行致癌性试验。局部涂抹小鼠皮肤后,两种凝聚物均引发良性和恶性皮肤肿瘤,侧流烟雾凝聚物还显示更强的致癌性。将侧流烟雾凝聚物注入大鼠肺部后可产生肺肿瘤,且呈剂量-效应关系。还曾报道宠物犬在家庭暴露于二手烟雾的情况下,肺癌和鼻窦癌的相对危险度升高。

除人类流行病学研究和动物实验外,还有大量支持关于暴露于环境烟草烟雾与肺癌间联系性的资料。可的宁是尼古丁的代谢产物,是目前测定环境烟草烟雾近期暴露状况的最合适的生物标志物。在二手烟雾暴露者的尿中可的宁的水平往往升高。在暴露者中还发现芳香胺血红蛋白加合物和多环芳烃白蛋白加合物的浓度比不暴露者高。吸烟母亲的胎儿脐带血中蛋白加合物的浓度与母亲血中的浓度有关,前者的浓度低一些。检测尿的生物标志物时,发现环境烟草烟雾暴露者中烟草特有的致癌物 NNK 的代谢产物的水平总是升高的,尿中这些代谢产物的水平为吸烟者的 1‰~5‰。非吸烟者摄入烟草特有的致癌物 NNK 的资料是反映二手烟雾与肺癌发生间有因果联系的辅助证明。此外,在人群中还发现被动吸烟与尿内致变物的浓度有联系,有些研究发现尿致变性与尿可的宁浓度有相关关系。曾发现暴露于二手烟雾的儿童中姐妹染色单体交换水平升高。暴露于环境烟草烟雾的非吸烟者发生的肺肿瘤含有 TP53 和 KRAS 突变,与吸烟者肿瘤中发现的情况相似。在体外和体内实验系统中都发现侧流烟雾、环境烟草烟雾或其凝聚物具有遗传毒性。根据上述种种证据,都足以作出环境烟草烟雾对人类具有致癌性的结论。

2. 固体燃料烟气(combustion emissions from solid fuel) 全球(主要是发展中国家和地区)几乎有一半人口在使用固体燃料作为家庭烹饪或取暖的燃料,因而使人群经常暴露于燃烧这些燃料时产生的烟气,家庭中妇女和儿童的暴露状况往往尤为严重。人群的暴露水平受燃料的种类、炉灶状况、房屋结构、室内通风状况以及当地气候条件等多种因素的影响,因此在不同条件下取得的研究结果可能是不同的,推论时宜谨慎。

家庭燃烧煤和木柴时一般有 10%~30% 的燃料碳转化成燃烧不完全的气相和固相产物,这些产物中已发现有数百种化合物,包括已知对人类可能有致癌性的苯、甲醛、苯并芘等在内的半挥发和不挥发的有机化合物。煤比木柴含有更多的硫、砷、矽、氟、铅等污染物,燃烧时这些污染物及其氧化物释放出来污染空气。在大多数使用固体燃料的地方,微细颗粒物的污染水平一般可达每立方米数百微克,在烹饪时甚至可达每立方米数千微克。

(1)煤烟与肺癌:已知职业暴露于燃煤产物可致癌,以后的一些研究发现家庭燃煤也呈现相似的效应。关于家庭煤烟暴露与肺癌间联系性的流行病学证据主要来源于我国,特别是在云南宣威开展的系列研究。宣威妇女的吸烟率极低,但在 20 世纪 70 年代该地区女性世界人口调整死亡率高达 33.3/10 万。当地妇女习惯在室内火塘上燃煤取暖或烹煮食物,平均每天约有 7 h 在火塘旁,室内通风状况极差。1982 年在全县 11 个公社中调查了 1958 年前使用当地烟煤的住户所占的比例,并与 1973~1975 年公社肺癌标化死亡率资料进行了相关研究,发现两者有很高的相关性(r=0.82,P=0.002)。室内空气中苯并(a)芘浓度与女性肺癌标化死亡率间也存在高的正相关(r=0.778,P<0.01)。以后开展的全人群病例对照研究(肺癌病例和对照各 122 例)揭示,肺癌危险性与家庭烟煤累积使用量有关,累积使用量>130 吨者的危险性为使用量<130 吨者的 2.4 倍。最后,有 2 万余名生于 1917~1951 年期间、终身使用当地烟煤且室内炉灶无排烟装置的农民参加了一项安装烟囱改灶的干预研究。在调整包括是否改灶、烹饪年限和吸烟年限等相应的混杂因素后,发现改灶后的男、女性肺癌危险性分别下降到 0.59(95%CI:0.49~

0.71)和 0.54(95%CI:0.44～0.65)。肺癌危险性随改灶后时间的增长进一步下降(表 2－1)。改灶后 10 年内肺癌的危险性增高,认为与戒烟的初期肺癌危险性不降反升的现象相似,是健康状况不良者较早被动地改灶的缘故。男、女性改灶的保护效应相似,由于当地男性很少烹饪且资料分析时已调整烹饪年限,可以认为肺癌危险性降低主要是由于煤烟减少的缘故。上述系列研究提供了煤烟与肺癌间存在关联的强有力证据。

表 2－1　云南宣威安装烟囱改灶后肺癌相对危险度的变化(1976～1992)

	男	女
未改灶	1.00	1.00
安装烟囱改灶:	0.59(0.49～0.71)	0.54(0.44～0.64)
改灶后 0～9 年	1.79(1.48～2.18)	1.41(1.15～1.73)
改灶后 10～19 年	0.25(0.19～0.31)	0.24(0.19～0.31)
改灶后≥20 年	0.07(0.03～0.17)	0.17(0.10～0.31)

＊括号内为 95%可信区间。

　　我国东北地区由于气候条件使室内燃煤所致的空气污染水平较高。沈阳进行的一项全人群肺癌病例对照研究(1 249 名病例,1 345 名对照)发现,经调整年龄、教育程度和吸烟后,肺癌危险性随室内烧坑取暖年限以及使用煤炉年限增加而上升。作者根据调查对象在每一住处的生活年限、是否用煤作为取暖、烹饪的燃料以及烹饪地点是否与居室分开等构建了一个测定室内空气污染程度的累积变量,结果反映在男、女性中室内空气污染与肺癌间均存在暴露-效应关系。在哈尔滨的一项包括 120 名非吸烟女性肺腺癌病例和同等数量的非吸烟人群对照的病例对照研究中,调整一系列有关因素后,发现肺腺癌危险性与在卧室内使用煤炉、用煤取暖的年限有显著的暴露-效应关系。美国洛杉矶的一项病例对照研究中,调整有关的混杂因素后,发现在儿童期和青春发育期家庭取暖或烹饪时用煤作燃料的,成人后肺腺癌的危险性增加一倍,但此项研究中未报告是否存在暴露量和效应的关系。

　　除了人类流行病学证据外,动物实验资料也支持燃煤烟气与肺癌有关联的结论。在与宣威人类暴露状况相似条件下使实验动物吸入燃煤产生的高浓度烟气,结果在雌性、雄性昆明小鼠中肺鳞癌、腺鳞癌和腺癌的发生率升高,在雌性、雄性 Wistar 大鼠中肺鳞癌发生率上升。在哈尔滨进行的一项煤烟吸入实验中,昆明小鼠肺腺癌发生率增高。在雄性昆明小鼠气管内注入宣威煤烟灰溶液,结果使肺腺癌的发生率增加。将宣威煤烟提取物进行皮肤涂抹实验,在 SENCAR 小鼠中诱发皮肤肿瘤显著增多。

　　曾对暴露于室内空气污染的人群研究基因多态性与肺癌间的联系性。有一些证据表明,暴露于室内空气污染,尤其是暴露于多环芳烃的人群中,GSTM1 阴性基因型与肺癌危险性增高有关联。由于大多数研究的样本量很小,对暴露人群中其他的基因多态性与肺癌间的关系尚难以作出定论。还有一些关于宣威煤烟的致变性和遗传毒性资料,如在暴露于煤烟发生的非吸烟者肺部肿瘤中 KRAS 和 TP53 基因发生突变,也观察到暴露于煤烟的人尿中排出数种多环芳烃代谢物,暴露个体呈现细胞遗传损伤(微核、姐妹染色单体交换和染色体畸变)以及 DNA 加合物和 P53 蛋白积聚的水平升高(表 2－2)。

　　根据人类和实验动物研究的充分证据,国际癌症研究中心编写专集的专家组评价室内燃煤产生的煤烟对人类有致癌性（Ⅰ类致癌物）。

（2）木柴烟气与肺癌：在世界范围内将木柴、秸秆等生物燃料用于取暖和烹饪的人数比用煤为燃料者更多，但由于烟气组成的差别和测定污染水平的困难，对这些生物燃料的应用和肺癌关系的研究尚不够深入。我国台湾高雄曾先后报道二个病例对照研究的结果。在第一个研究中发现，与不参加烹饪或用煤气烹饪的非吸烟妇女比较，用木柴作为烹饪燃料的非吸烟妇女的肺癌危险性增加一倍多。在经样本量扩大后的另一项研究中，在按病理类型分析时发现，暴露于木柴或木炭烟气的妇女调整后的肺鳞状细胞癌、小细胞癌以及肺腺癌的危险性 OR 值均为 3.1，呈现显著升高。另一项大规模的欧洲七个国家多中心肺癌病例对照研究，经调整吸烟状况和其他有关混杂因素后，与从不使用煤或木柴烹饪或取暖的人比较，不论男女性，使用木柴但从不用煤烹饪或取暖者的肺癌危险性显著增加 20%～30%。该研究包含迄今世界上研究中肺癌病例数最多的 2 861 例，对照有 3 118 名，其中一部分来自医院，一部分来自当地人群。但在上述两项研究中均未提供暴露年限的信息，无法评价暴露量与效应的关系。另有在日本大阪和墨西哥进行的两项病例对照研究中，非吸烟妇女的肺癌危险性与暴露于木柴和秸秆燃烧产生的烟气有关，但也缺乏肺癌危险性随暴露年限延长和暴露强度增加而上升的信息。在暴露于木柴烟气的个体中曾发现包括微核、姐妹染色单体交换和染色体畸变在内的细胞遗传损伤。此外，暴露个体的 DNA 加合物、DNA 损伤以及 TP53 蛋白积聚的水平升高（表 2-2）。

表 2-2　室内燃料烟气和食用油油烟的致变性和遗传毒性一览表

类　　别	遗传毒性靶点	燃煤烟气	生物燃料烟气（包括木柴）	食用油油烟
人类				
体内：	尿-1-羟基芘	＋		
	尿羟基多环芳烃、甲基多环芳烃	＋		
	尿 9-羟-苯并［α］芘	＋		
	尿 2-萘酚，1-芘醇（职业性）		＋	
	人血淋巴细胞姐妹染色单体交换	＋	＋	
	人血淋巴细胞微核形成	＋	＋	
	血淋巴细胞染色体畸变	＋		
	白细胞 DNA 加合物	－	－－	
	胎盘内		－＋	
	肺支气管肺泡灌洗液脱落细胞内	＋		
	尿内（苯并芘-6-N⁷鸟苷和苯并芘-6-N⁷腺苷）	＋		
	血淋巴细胞彗星检测的 DNA 损伤		＋	
	DNA-蛋白交联	＋		
	氧化损伤-OGG1 表达			＋
	肺内 TP53 和 KRAS 突变	＋＋＋＋		
	肺组织中 P53 蛋白积聚	＋＋＋＋	＋	
体外细胞培养：	在 A549 肺细胞内彗星检测 DNA 损伤		＋	＋
	在 CL3 细胞内彗星检测 DNA 损伤			＋＋＋
	人淋巴细胞中 UDS（非程序 DNA 合成）			＋＋
	BEAS-2B 细胞中氧化损伤——8-羟基脱氧鸟苷			＋
	培养的人淋巴细胞的染色体畸变			＋

（续表）

类　别	遗传毒性靶点	燃煤烟气	生物燃料烟气（包括木柴）	食用油油烟
实验动物				
体内：	昆明小鼠的 P53 蛋白积聚	+		
	SD 大鼠的 P53 蛋白积聚			++
	DNA 损伤（断裂）			+
	大鼠的氧化损伤——8-羟基脱氧鸟苷			+
	小鼠骨髓微核形成			++++
	大鼠骨髓微核形成			+
	雄性小鼠双倍体生殖细胞的染色体畸变			+
	大鼠气管上皮细胞的细胞转化			+
	黑腹果蝇中伴性隐性致死突变试验			+
体外：	CHO 细胞的姐妹染色单体交换	++	+++	+
	V79 细胞的姐妹染色单体交换			+++
	RAW 小鼠细胞彗星检测的 DNA 损伤		+	
	CHO 细胞的 DNA 损伤			+
	大鼠 II 型肺细胞中 DNA 交联			+
	小牛胸腺 DNA 中 DNA 交联			+
	大鼠 II 型肺细胞中 DNA 单链断裂			+
	大鼠 II 型肺细胞经彗星检测的 DNA 损伤			++
	小牛胸腺 DNA 的 DNA 损伤			++
	小牛胸腺 DNA 的氧化损伤			+
	SHE 细胞的细胞转化	+		
沙门菌	回复突变/m²（室内空气）			
	加 S9 的 TA98	15 325	34	70
	不加 S9 的 TA98			
	回复突变/mg（颗粒，烟气的有机提取物）			
	加 S9 的 TA98	2 931	563	115
	不加 S9 的 TA98			

＊符号表示个别研究的结果。"＋"表示有显著作用，"－"表示无显著作用。

　　使雌性和雄性昆明小鼠在类似宣威人群暴露状况条件下吸入燃烧木柴产生的高浓度烟气，导致小鼠肺腺癌发生率上升。但在 Wistar 大鼠的实验中，并未观察到肺部肿瘤发生率增高。昆明小鼠气管内注入木柴烟气提取物可使肺腺癌发生率增加，对昆明小鼠和 SENCAR 小鼠进行皮肤涂抹试验可使良性皮肤乳头状瘤发生率增加。基于以上人类研究和动物实验的证据，国际癌症研究中心编写专集的专家组评价木柴燃烧产生的烟气很可能对人类有致癌性（IIA 类致癌物）。

　　（3）食用油油烟与肺癌：高温下用食用油炒、煎、炸食物是中国和世界上华人中常见的烹调方法。已知吸烟是肺癌发生的主要原因，但在非吸烟的中国妇女中肺癌发病率比较高，在被食用油油烟污染的空气中存在可能使人类致癌的物质，从而使研究人员去探索肺癌是否可能与暴露于烹饪时产生的油烟有关。

　　在上海市区进行的全人群肺癌病例对照研究中首次发现不吸烟女性肺癌与烹调有关。这项研究包括 672 例女性肺癌病例和 735 名女性人群对照，其中 436 例病例和 605 名对照是非吸烟者。81％肺癌病例经组织学或细胞学证实，61％经病理证实的肺癌为肺腺癌。在烹饪方面向调查对象收集了关于常用食用油的种类、炒煎炸的频度、烹饪时厨房烟雾程度以及眼睛刺激的频度等。经调整年龄、教育程度和吸烟因素后，发现肺癌危险性随多项测定烹调状况的指标上升而增高。女性肺癌危险性随每周炒、煎、炸食物次数增多而上升。以平时常用豆油者为参比，常用菜油者肺癌的相对危险度为 1.4(95%CI:1.1~1.8)。眼受油烟刺激频度愈高，肺癌相对危险度也愈高。以平时常用豆油且眼从不或甚少受刺激者为参比，常用菜油且眼经常受油烟刺激者的肺癌相对危险度达 2.8(95%CI:1.8~4.3)。

经过 10 余年以后，上海再一次进行类似的调查研究。研究中包括 504 例非吸烟女性肺癌和 601 名女性人群对照，77%病例经组织学或细胞学证实，经组织学证实的病例中 76.5%是肺腺癌。与最常使用豆油者比较，最常使用菜油者肺癌的调整 OR 值为 1.85(95%CI:1.12~3.02)。肺癌危险性随炒、煎、炸频度增加而上升。每周炸一次以上者比每周炸一次或以下者其调整 OR 值为 1.88(95%CI:1.06~3.32)，每周煎一次以上者比每周煎一次或以下者其调整 OR 值为2.09(95%CI:1.14~3.84)，每周炒 7 次以上者比每周炒少于 7 次者其调整 OR 值为 2.33(95%CI:0.68~7.95)。肺癌危险性还随烹饪时室内油烟严重程度上升，也随眼睛刺激的频度升高。在多因素分析中，经调整通风状况变量后，烹饪时厨房内烟雾程度、食用油种类、煎炒频度均对肺癌危险性有独立的效应。可见，二次独立开展的病例对照研究都取得类似的研究结果。

在甘肃陇东地区也进行了一项检验油烟与肺癌关联性的全人群病例对照研究。研究中包括 233 名女性肺癌病例和 459 名女性人群对照，其中 206 名病例和 441 名对照为非吸烟者。但只有 37%病例是经组织学或细胞学确认的。与只用亚麻子油者比较，只用菜油者肺癌危险性增高(调整 OR 值为 1.65，95%CI:0.8~3.2)，混合使用菜油和亚麻子油者危险性也升高(调整 OR 值为 1.70，95%CI:1.0~2.5)。肺癌危险性随每月炒菜次数增加而升高。肺癌危险性还随开始烹饪年龄提前、每日烹饪餐数增加以及烹饪年限增加而上升。

近来我国香港也报道了一项病例对照研究结果。研究包括由香港最大的肿瘤中心经组织学或细胞学诊断的 30~79 岁非吸烟女性肺癌 200 例和 285 名女性人群对照。向研究对象收集了自儿童期开始的一生烹饪习惯以及可能的混杂因素的详尽资料，包括烹饪年数，炒、煎、炸的频度，使用食用油的种类，是否使用脱排油烟机或排风扇以及高温加热锅子的习惯等。作者在研究中构建了一个类似吸烟包年那样的同时考虑烹饪频度和年限的合成指标——菜肴盘(碟)年(dish-year)，即烹饪一年且日平均烹饪一个菜肴谓之一个盘年单位。研究发现，经用不同模式调整有关因素后，肺癌危险性显著地随总的盘年数增加而上升(表 2-3)。以每 10 盘年为单位，油炸的肺癌危险性最高(OR=2.56，95%CI:1.31~5.00)，油煎其次(OR=1.47，95%CI:1.27~1.69)，油炒最低(OR=1.12，95%CI:1.07~1.18)。危险性与食用油的种类(花生油、玉米油、菜油)并无联系。按肺癌组织学类型分析，危险性与肺腺癌和肺非腺癌均有联系，但与肺腺癌的联系性更强。

高温条件下产生的食用油油烟的细胞遗传毒理学实验研究指出，某些不饱和脂肪酸含量较高的食用油，如菜油和豆油，在高温加热后(230℃以上)产生的油烟的凝聚物均有致变性，菜油的致变性大于豆油。菜油油烟凝聚物对细菌(如鼠伤寒沙门菌的逆向和正向突变试验)、哺乳动物体外细胞(如 V79 细胞姐妹染色单体交换试验)和整体动物细胞(如小鼠骨髓微核试验)均显示有细胞遗传毒性。菜油油烟冷凝物可诱导大鼠气管上皮细胞转化，且有一定的剂量-效应关系(表 2-3)。

表 2-3　调整有关混杂因素后烹饪总盘年数与肺癌关系的比数比(OR)(中国香港,2002～2004)

总盘年数	调整比数比(OR, 95% CI)			
	模式 1	模式 2	模式 3	模式 4
≤50	1	1	1	1
51～100	1.31(0.81～2.11)	1.43(0.87～2.34)	1.23(0.73～2.07)	1.31(0.73～2.33)
101～150	2.80(1.52～5.18)	2.65(1.42～4.97)	2.89(1.47～5.70)	4.12(1.90～8.94)
151～200	3.09(1.41～6.79)	3.10(1.37～7.00)	3.63(1.57～8.40)	4.68(1.80～12.18)
>200	8.09(2.57～25.45)	10.02(3.21～31.26)	20.66(5.26～81.11)	34.00(7.16～161.39)

注:模式 1:调整年龄、教育水平、职业状况、既往肺部疾病史、一级亲属肺癌史;模式 2:调整年龄、氡暴露指数、环境烟草烟雾暴露、使用煤油、使用木柴、烧香、使用蚊香;模式 3:调整年龄、深绿色蔬菜、黄橙色蔬菜、肉、水果、咸鱼、腌菜、多种维生素摄入、饮用咖啡和茶;模式 4:调整以上所有统计学显著(P<0.05)的混杂因素,包括一级亲属肺癌史、深绿色蔬菜、黄橙色蔬菜、肉、多种维生素和咖啡。

有两个动物实验结果支持了油烟与肺癌有关联的假设。使 Balb/c 小鼠吸入烹调油烟染毒,对照组吸入加热空气。结果染毒的雌性和雄性小鼠中暴露-效应关系显著,癌变率为 18.95%,主要是肺腺癌,而对照组则无癌变发生。在另一实验中使雄性大鼠吸入烹调胡麻油烟,对照组吸入新鲜空气。光镜下可见染毒组有肺泡上皮腺样化生、鳞状化生病变形成,对照组则无此病变。根据上述人类和实验动物研究结果,国际癌症研究中心编写专集的专家组评价高温下烹饪产生的食用油油烟很可能对人类有致癌性(ⅡA 类致癌物)。

(4) 室内氡:氡是一种无色无味的放射性惰性气体,广泛存在于自然界。氡进一步衰变产生的一系列衰变产物,称为氡子体。氡子体半衰期短,大部分衰变时可生成高能 α 粒子,这些粒子会附着于空气中的浮质、灰尘及其他粒子,进入人体后,可堆积于呼吸道壁层的细胞中,破坏细胞DNA 并有可能引起肺癌。

国际上对受到较高氡浓度暴露的地下矿工开展的大量流行病学研究表明,氡及其子体的暴露是矿工肺癌发病的主要原因。欧洲、北美和中国的研究已确认较低浓度的氡,例如家中发现的浓度,也造成健康风险并在世界范围内显著促成肺癌的发生。室内氡主要来自地基及周围土壤、建筑和装饰材料、室外空气、室内天然气的燃烧和生活用水。

国际放射防护委员会(ICRP)第 50 号出版物估计公众肺癌的 10% 可归因于氡及其子体的照射,国际癌症研究机构(IARC)将氡归为Ⅰ类致癌因素,国际原子能机构(IAEA)认为空气中的氡是造成人类肺癌的第二位原因。2009 年世界卫生组织(WHO)第 291 号实况报道强调,氡是继吸烟之后引起肺癌的第二种最重要病因,氡引起肺癌的比率估计范围为 3%～14%。氡更容易使吸烟者患肺癌,而且是非吸烟者中肺癌的主要病因。氡接触量与肺癌风险成正比,平均每立方米空间内氡含量升高 100 Bq(贝克),肺癌风险增加 16%。家中的氡浓度越低,风险也就越小,但尚不了解氡接触低于何浓度才无风险。

各国对室内氡的危害都很重视。到目前为止,世界上已有 20 多个国家和地区制定了室内氡浓度控制标准。1995 年,我国技术监督局和卫生部就颁布了《住房内氡浓度控制标准》(GB/T 16146—1995)。标准规定:已有住房,室内氡的年平均平衡当量浓度不能超过 200 Bq/m³;新建住房,室内氡的年平均平衡当量浓度不能超过 100 Bq/m³。

(二)室外大气污染

在人口稠密的城市空气中发现含有多种已知对人类的致癌物,如苯并芘和苯等有机化合物、砷和铬等无机化合物以及放射性核素,这些物质以能吸附有机化合物的碳粒、氧化剂、气溶胶状的硫酸等极为复杂的混合物的形式存在。燃烧煤、石油等矿物燃料生产能源或应用于交通运输是产生上述各种物质污染城市空气的主要来源。居住在排放污染物的局部污染点源附近的居民经常暴露于已知或可疑的致癌物,如燃烧矿物燃料的发电厂排放苯并芘等多环有机物、铬和镍等金属、氡和铀等放射性核素,非铁金属冶炼厂排放无机砷、其他金属以及二氧化硫,城市固体废物焚烧炉排放铅和镉等重金属、多环芳烃、二噁英等有机化合物以及酸性气体等。

应用体外检测系统和生物标志物进行的遗传毒理学研究支持室外空气污染是恶性肿瘤病因的假设。曾发现城市空气样品在沙门菌检测中有致变性,其活性主要源自多环芳烃。也测得焚烧炉的排放烟气有致变性,其活性源自多环芳烃和硝基化合物。以后,研究人员应用反映大气污染暴露状况的生物标志物来更好地阐明暴露的特征。如在波兰的一个工业区和一个对照区比较了居民遗传损伤标志物的水平,发现污染较严重的地区居民的多环芳烃-DNA加合物水平比较高。在丹麦哥本哈根中心区的公共汽车司机和邮政工人中,其多种致癌物-DNA加合物的水平比其他地区的高。德国城市居民苯并芘暴露的标志物水平高于郊区居民。

污染空气中含有的多环有机物、表面吸附多环芳烃的碳粒、硫酸气溶胶、柴油废气、砷、铬、镍、放射性核素、1,3-丁二烯、甲醛、石棉等物质,主要是根据职业暴露的流行病学研究和动物实验证据而被国际癌症研究中心确认为已知的或很可能的人类致癌物(ⅠA类或ⅡA类致癌物)。但是城市大气环境中的致癌物水平远低于职业暴露中的水平,因此大气污染与肺癌的关系还需要更多的流行病学研究证据来支持。

早期关于大气污染与肺癌关系的研究是比较城市和乡村的肺癌死亡率,一些研究发现城市肺癌死亡率比乡村高30%~40%。在城市居住年限愈长,肺癌死亡率愈高。这些观察结果与城乡间大气中致癌物(如苯并芘)水平的差别是一致的。在有些研究中即使调整了吸烟因素,城市肺癌死亡率高的现象依然存在。英国的Doll和Peto于1981年在"癌症的病因"一书中对此提出质疑,认为上述城乡差别主要是由于城市居民平均开始吸烟年龄较早的缘故。然而,在研究中调整了开始吸烟年龄或经过一些时间当城乡间吸烟状况基本相似以后,仍发现城乡间肺癌危险性存在差异。城乡差异中这一"城市因素",除了长期暴露于城市大气污染外,还要考虑室内大气污染、饮食和职业因素的影响。此外,上述研究中的发病率、大气污染暴露水平以及其他有关资料是以群体平均水平表达的,还不能恰当地考虑个体间和地区间其他一些危险因素的差异。

■ 四、食物、营养、体力活动

从20世纪60年代起,大量的流行病学研究报道了食物、营养和肺癌的关系。2001年世界癌症研究基金会(WCRF)与美国癌症研究所(AICR)组成了专家组对全球文献进行系统综述,2007年11月联合出版了《食物、营养、体力活动和癌症预防》一书。在专家组的评价中,认为饮用水中的砷和药理剂量(20 mg/d)的β-胡萝卜素(仅对吸烟者)是肺癌病因的证据是充分的。水果和含类胡萝卜素的食物很可能对肺癌具有预防作用。有限的证据提示,非淀粉类蔬菜、硒及含硒食物和含栎精食物和体力活动对肺癌具有预防作用。有限的证据还提示,红肉、加工肉类、总脂肪、黄油、药理剂量(25 000 U/d)的视黄醇(仅对吸烟者)和身体肥胖度低可能增加肺癌发生的危险性。对许多其他暴露因素也进行了评价,但由于数据或者重复性差,或者相关研究数量较少,均不足以得出结论。

中西饮食文化差异很大。中国人的传统饮食习俗是以植物性食物为主。主食是五谷,辅食是蔬菜,外加少量肉食。

■ 五、肺部疾病史

不少流行病学研究发现呼吸系统疾病史,诸如肺结核、肺炎、肺气肿、哮喘、慢性支气管炎和胸膜炎等,在不同程度上增加肺癌的危险性。在这些研究中,由于吸烟与这些疾病和肺癌都有关,因此在数据分析时需对吸烟进行调整。调整吸烟后,特别是对非吸烟者的研究中,上述呼吸系统疾病史依然与肺癌危险性呈正相关,说明这一联系可能是真实的。

在美国曾估计,肺部既往疾病史可增加 $40\%\sim60\%$ 的肺癌危险性。Alavanja 等的研究报道,有急性肺炎史的非吸烟女性患肺癌的相对危险性为 $1.6(95\%CI:1.0\sim2.4)$,肺结核为 2.8 $(95\%CI:0.9\sim8.7)$,胸膜炎为 $1.6(95\%CI:0.9\sim2.8)$。Mayne 等在美国纽约开展的非吸烟者(包括男、女性)病例对照研究同样发现肺气肿和慢性支气管炎与肺癌的关联有统计学意义,OR 估计值分别为 $1.94(95\%CI:1.10\sim3.43)$ 和 $1.73(95\%CI:1.10\sim2.72)$,而哮喘的 OR 值 1.85 $(95\%CI:0.95\sim3.59)$ 也接近显著性水平。2004 年美国的一项队列研究(Littman 等)证实,既往肺部慢性支气管炎或肺气肿使患肺癌风险大约增加了 31%。

在 $1984\sim1986$ 年上海市区开展的一项全人群女性肺癌病例对照研究,调查了 1 405 名肺癌病例和 1 495 例对照,结果表明,调整吸烟因素后,既往患肺结核、肺炎和肺气肿增加肺癌的危险性,其 OR 值分别为 $1.7(95\%CI:1.1\sim2.4)$、$1.9(95\%CI:1.2\sim3.0)$ 和 $2.0(95\%CI:1.0\sim3.7)$。进一步分析肺结核与肺癌的关系,结果揭示肺结核史对肺癌的 OR 为 $1.5(95\%CI:1.2\sim1.8)$,男女性的 OR 值分别为 $1.4(95\%CI:1.1\sim1.8)$ 和 $1.6(95\%CI:1.1\sim2.3)$,尤其是近 20 年内的肺结核患者,其危险性高达 2.5 倍以上。后来上海市利用肺结核登记资料进行的大规模回顾性队列研究结果显示:以不同随访时期市区一般人群男、女性年龄别肺癌死亡率为标准,肺结核病例队列的肺癌标准化死亡率比(SMR)男、女性分别为 $1.38(95\%CI:1.19\sim1.61)$ 和 $2.73(95\%CI:$ $1.98\sim3.66)$,具有统计学显著意义。当用不同时期市区男、女性非吸烟人群肺癌年龄别死亡率为标准,计算得到男、女性非吸烟的肺结核病例队列的肺癌 SMR 分别为 $1.72(95\%CI:1.11\sim$ $2.53)$ 和 $2.79(95\%CI:1.79\sim4.14)$,而且异烟肼与 X 线照射这些因素在该研究中并不影响肺结核和肺癌联系性的结论。沈阳市区资料显示,在非吸烟女性中,有肺部疾病史者患肺癌的 OR 为 $2.05(95\%CI:1.08\sim3.93)$。我国其他一些大城市如北京、沈阳、武汉等开展的病例对照研究亦报道,肺部疾病史(如肺结核、慢性支气管炎等)在不同程度上增加肺癌的危险性。

由于我国人群中患慢性呼吸道疾病较为普遍,因此,这些疾病在整个肺癌危险因素中的作用不容忽视。

■ 六、肺癌家族史

Tokuhata 等 1963 年首先报道肺癌存在家族聚集性现象,之后很多相关的病例对照研究及队列研究都表明,有肺癌家族史的个体,其肺癌发病风险也会升高。

Wu 等在美国非吸烟女性中进行的一项多中心研究发现,一级亲属有肺癌史的 OR 值为 $1.29(95\%CI:0.9\sim1.9)$,而且发现当研究局限于腺癌时,在母亲和姐妹中有肺癌史者其危险性可增加至 3 倍,并有统计学意义。Schwartz 等在底特律的研究中也发现有肺癌家族史的非吸烟妇女的肺癌危险性升高,相对危险度为 1.4(95％CI:0.8～2.5);其中年龄较轻的 40～59 岁非吸烟妇女肺癌与肺癌家族史的联系性更密切,相对危险度高达 6.1(95％CI:1.1～33.4)。Mayne等在纽约的研究结果与前两项研究的结果类似。Bromen 等在德国开展的大样本全人群病例对照研究结果表明,一级亲属有肺癌家族史者患肺癌的 OR 值为 1.67(95％CI:1.11～2.52),若单独观察 50 岁及以下的研究对象,OR 为 4.75(95％CI:1.20～18.77),均有统计学意义。Nitadori等在日本进行的前瞻性队列研究报道肺癌家族史与肺癌发生有较强的统计学关联,一级亲属肺癌家族史阳性者患肺癌的相对危险度达到 1.95(95％CI:1.31～2.88),男女性的相对危险度分别为 2.65(95％CI:1.40～5.01)和 1.69(95％CI:1.03～2.78)。进一步分析非吸烟和目前吸烟研究对象,相对危险度分别为 2.48(95％CI:1.27～4.84)和 1.73(95％CI:0.99～3.00)。研究者还提供了按肺癌组织学类型分析的结果,肺鳞癌的相对危险度为 2.79(95％CI:1.37～5.68),而肺腺癌和小细胞癌没有统计学意义。Horwitz 等的女性肺癌流行病学研究表明,与无肺癌家族史且非吸烟者相比,有肺癌家族史且非吸烟者患肺癌的 OR 值为 5.7,无肺癌家族史且吸烟者患肺癌的 OR 值为 15.1,有肺癌家族史且吸烟者患肺癌的 OR 值为 29.8。Rachtan 等在波兰进行的病例对照研究表明,一级亲属有肺癌史的个体增加患肺癌的危险性,OR＝1.61(95％CI:1.25～2.09)。Matakidou 系统综述了 28 个病例对照研究、17 个队列研究,结果表明亲属中有肺癌家族史者患肺癌的 OR 值为 1.84(95％CI:1.64～2.05),并且如果家族成员发病年龄较早和有多人患病则其危险性更大。

国内也有类似的研究结果。上海市区女性肺癌的家族聚集性研究表明,调整年龄、被动吸烟史、家庭厨房类型、做饭时眼睛受油烟刺激情况、月经周期和肺部慢性病史等因素,有肺癌家族史者患肺癌风险的 OR 值为 2.71(95％CI:1.54～4.76),$P=0.006$。各组织学类型肺癌的分析结果分别为:腺癌 2.79(95％ CI:1.49～5.24)、鳞癌 4.81(95％CI:1.63～14.15)。北京市区肺癌病例对照研究报道,有家族肿瘤史者肺癌风险的 OR 值为 2.95(95％CI:1.68～5.16)。沈阳市区肺癌流行病学研究表明,在非吸烟女性中,有肺癌家族史者患肺癌风险的 OR 值为 2.89(95％CI:1.30～6.41)。金永堂等人在云南宣威地区进行的肺癌家族危险性研究表明:先证家系的亲属患肺癌危险性是配偶家系亲属的 1.85 倍(95％CI:1.31～2.62)。先证家系的女性亲属患肺癌的危险性是配偶家系女性亲属的 2.64 倍(95％CI:1.51～4.63),双亲患肺癌的危险性是配偶家系双亲的 2.66倍(95％CI:1.48～4.81)。

■ 七、宿主的内分泌状况

有关雌激素及激素替代治疗对肺癌发生及转归的影响一直存在争议,过去有关的研究均为循证等级较低的研究。2009 年美国的一项"妇女健康倡议(WHI)研究采用随机、安慰剂对照、双盲、多中心的研究方法,从 40 个中心纳入 16 608 名 50～79 岁子宫完整的绝经妇女,随机分为雌、孕激素联合治疗组(8 506 人)和安慰剂组(8 102 人)。研究结果发表于《柳叶刀》杂志上。结果显示,在平均治疗 5.6 年并继续随访 2.4 年后,联合治疗组和安慰剂组中分别有 109 例和 85 例妇女被诊断为肺癌(风险比 HR 为 1.23,95％CI:0.92～1.63,$P=0.16$)。联合治疗组中死于肺癌者显著多于安慰剂组(73 例 *vs.* 40 例,HR＝1.71,95％CI:1.16～2.52,$P=0.01$),联合治疗组中死于非小细胞肺癌者更多(62 例 *vs.* 31 例,HR＝1.87,95％CI:1.22～2.88,$P=0.004$)。此次公布的是平均随访 2.4 年的研究结果,其平均随访时间尚不足以使肺癌发病率的差异达到统计学意义。因此,激素替代治疗究竟是否增加肺癌发病率,尚有待时间的检验。

上海市区全人群肺癌病例对照研究发现,女性肺腺癌的危险性随月经周期的缩短而显著增加,腺癌与月经周期长短的联系在未绝经妇女中更明显。此外,在年龄≥55 岁的已绝经、不吸烟妇女中,还观察到腺癌的危险性随一生中月经周期累积数的增加而升高。但未发现月经周期与鳞/小细胞癌有明显联系。这项研究校正了年龄、吸烟及月经周期的规则性等因素。沈阳市区非吸烟女性肺癌病例对照研究表明:肺癌的危险性可能与绝经年龄和妊娠次数有关。甘肃省陇东地区进行的一项农村女性人群的病例对照研究发现,随着初潮年龄的增加,肺癌的危险性有显著降低。

在女性肺癌的病因上,有关内分泌因素和肺癌危险性的关系有待于进一步研究阐明。

■ 八、肺癌全基因组关联(genome wide association,GWA)研究进展

肿瘤的发生是环境暴露和遗传因素共同作用的结果。吸烟是肺癌的主要危险因素,但吸烟者中有 80% 以上的个体并不会罹患肺癌,说明不同个体对肺癌的遗传易感性存在差异。

近 10 余年来,有关遗传易感性的研究逐渐成为肺癌分子流行病学研究的一个热点。有关的研究主要集中在致癌物代谢基因(如 CYP1A1、CYP1B1、CYP2A6、CYP2A13、CYP2D6、CYP2E1、GSTM1、GSTM3、GSTP1、GSTT1、NAT1、NAT2、MPO、mEH、NQO1 等)、DNA 损伤修复基因(如 XPA、XPC、XPD、ERCC1、ERCC2、ERCC3、ERCC4、ERCC5、XPG、XRCC1、XRCC3、hOGG1、MLH1、MLH2、PMS2、MSH6、MGMT、NBS1、DDB2、MBD4、PADPRP 等)和一些炎症(如 IL-1、IL-6 等)、细胞周期相关通路的基因(如 Cyclin D1 等)上。

大多数早期的研究只涉及单个基因甚至单个位点,样本量较小,结果重复性差,争议大。随着国际人类基因组计划测序完成、国际人类基因组单体型图计划数据库不断的充实、高通量基因分型技术的成熟以及新统计方法和软件的出现,使得在全基因组范围内筛选与肺癌关联的单核苷酸多态性(single nucleotide polymorphism,SNP)成为可能。研究设计也从单一基因、单个位点过渡到选择同一通路的多个候选基因或不同通路的相互关联的候选基因进行联合分析,再发展到 GWA 研究。与以往的候选基因研究策略明显不同,GWA 研究在研究之前不需要构建任何假设,也不需要选择候选基因或候选染色体区域,而是根据连锁不平衡(linkage disequilibrium,LD)原理对基因组所有的 SNPs 进行研究。2005 年,Science 杂志首次报道了利用 Affymetrix100K 基因芯片对年龄相关的视网膜黄斑变性进行的 GWA 研究结果,随后一系列复杂疾病的 GWA 研究结果陆续公布。2008 年,与肺癌发病相关的 GWA 研究陆续报道。

2008 年 4 月,Hung 等报道了在欧洲人群中开展的一项二阶段 GWA 研究结果。第一阶段利用 Illumina HumanHap 300 平台检测 1 989 例肺癌患者和 2 625 名健康对照的 317 139 个 SNPs,发现位于染色体 15q25 区域上的 rs1051730 位点和 rs8034191 位点与肺癌发病有关。经过进一步筛选后选择 2 个易感位点(rs8034191 和 rs16969968)在 5 个独立的病例对照研究中(包括 2 513 例肺癌病例和 4 752 例对照)进行第二阶段验证,发现 rs8034191 在 5 个研究中均与肺癌发生有关,并估计 14% 的肺癌患者由此位点的多态性引起。二阶段数据合并分析,发现 rs8034191 位点的多态性变化使患肺癌的风险增加到 1.30 倍(95% CI:1.23~1.37),其中携带 T/C 者患肺癌的风险是 T/T 者的 1.21 倍(95%CI:1.11~1.31),携带 C/C 者是 T/T 者的 1.77 倍(95%CI:1.58~2.00),且两者之间的相关性与是否吸烟无关。另一位点 rs16969968 与

rs8034191 高度相关（$r^2 = 0.92$），此位点的多态性变化使患肺癌的风险增加到 1.30 倍（95% CI：1.23～1.38）。

目前还没有关于中国肺癌病例的 GWA 研究，但有中国的样本参加了上述国际协作研究。上述 GWA 研究报道的与肺癌发病关联的 SNPs 位点 rs1051730、rs8034191 和 rs16969968，在中国人群中的最小等位基因频率（minor allele frequency，MAF）均小于 5%，而 rs2736100、rs3131379 和 rs3117582 仅有关于居住在北京的汉族人群（Han Chinese in Beijing，China；CHB）的等位基因频率数据。因此，上述易感位点与中国人群的肺癌发病是否关联，还有待进一步研究。

通过 GWA 研究，一些肺癌易感位点和易感区域被发现，为肺癌的遗传易感性研究提供了进一步的证据。但肿瘤的遗传多态性有明显的人群差异和种族差异，需要在多个人群和不同种族中进一步验证。此外，我们也应清楚地看到 GWA 研究只是确定了与肺癌发病有最强关联的易感区域或易感位点，而不同位点之间、基因-环境之间的交互作用仍需要继续漫长的探索。

（高玉堂　项永兵　张　薇）

第三节　肺癌的预防

肺癌是世界范围内癌症死亡的首位病因。在我国过去 30 年里，肺癌死亡率上升 465%，已成为我国第一大癌症。由于多数肺癌被发现时已处于晚期，丧失了手术的机会，因此尽管近年来化学治疗、放射治疗、生物治疗等治疗手段不断发展，但肺癌的 5 年生存率并未得到明显改善，在美国和欧洲仅为 15%。因此，肺癌的预防就显得尤为重要。与其他肿瘤一样，肺癌的预防也应采取三级预防：一级预防，又称病因预防，是在肿瘤未发生时针对病因采取的措施，减少危险因素接触；二级预防为肺癌的筛查和早期诊断，早期治疗。三级预防主要针对肺癌患者，采取各种医疗手段防止病情恶化、肺癌的复发、转移及二次原发癌，提高肺癌患者生存率和生活质量，促进康复。

■　一、一级预防

肺癌的危险因素主要包括吸烟、职业因素、大气污染、氡及其子体、既往肺部疾病和遗传易感性等，由于目前肺癌的早期诊断效果尚未得到确定，往往在晚期才能被发现，预后差，因此肺癌的预防应把一级预防放在第一位。

（一）控制吸烟

吸烟是肺癌的最主要的病因，一些发达国家如美国、英国等自 20 世纪 60 年代后期开始实施控烟、改善大气环境等措施，20 世纪 80 年代以来肺癌的发病率和死亡率都已呈下降趋势，但目前我国的控烟工作仍面临巨大的挑战。我国已成为世界最大的烟草生产国，2002 年调查结果显示，男性吸烟率为 66%，女性吸烟率为 3%，被动吸烟率为 52%。青少年吸烟率上升，烟草导致的疾病负担在未来 30～50 年将成为现实。因此控制吸烟是一级预防的首要措施。

控烟涉及临床医学、流行病学、社会医学、心理学、经济学等多个学科，需要全社会参与，预防吸烟、倡导戒烟、防止被动吸烟，但更重要的是要以立法为基础。主要包括以下几项工作：

1. 立法控烟　通过立法禁止在公共场所吸烟是降低烟草使用的有效措施，这已为许多国家的实践证明。公共场所禁烟不但可以降低公共场所的吸烟率，还可以提高公众对禁烟的支持率。此外，公共场所禁烟使二手烟浓度降低。但目前我国还没有专门针对公共场所禁烟的法律，因此应尽快出台禁烟法规，保护人们免受烟雾危害。

2. 健康教育　通过积极开展控烟的健康教育，普及烟草危害健康知识，营造社会控烟氛围。青少年是我国控烟工作的重点人群，中、小学校是开展控烟健康教育的主要场所，将"吸烟和被动吸烟有害健康"等内容纳入中小学健康教育课程。

3. 提高烟税　提高烟草税是遏制烟草流行有效的经济手段，提高卷烟税，从而提高价格，目的在于控制烟草消费，即要使吸烟者戒烟或者减少吸烟。提高烟税对遏制年轻人和贫困人口吸烟特别重要，高烟价有助于促使他们戒烟，或者根本不开始使用烟草。

4. 警示烟草危害　确保禁止烟草广告、促销和赞助，提供戒烟帮助。烟盒的精美包装掩盖了烟草的危害，而包装上的文字和图形警示可以警示烟草对健康的危害，因此烟草包装上的健康警示是一种经济有效的公共健康干预手段。由于烟草广告、促销和赞助对青少年有极强的诱导作用，为确保青少年远离烟草的诱惑，应广泛禁止。

（二）加强职业防护，预防职业性肺癌

我国8种职业癌中，肺癌就占5种：石棉致肺癌、氯甲醚致肺癌、砷致肺癌、焦炉逸散物致肺癌、铬酸盐制造业致肺癌。此外，职业性氡、砷暴露所致肺癌在我国的云南锡矿公司也被定为职业肿瘤。职业性肺癌的预防，首先要加强对工矿企业的职业卫生监督和管理，企业应定期监测工作环境职业有害物质的浓度；第二要提高生产过程中的机械化、密闭化和自动化程度，改善生产工艺，以减少与致癌物的接触；第三要加强个人防护，定期进行职业性体格检查，建立健康档案。以云南锡矿（个旧）肺癌防治为例，个旧男性肺癌死亡率居全国之首，为解决矿工肺癌问题，自20世纪70年代以来开展了一系列的矿工肺癌相关研究，国内外多家研究机构先后承担了国家"六五"、"七五"、"八五"国家科技攻关任务，在云锡进行肺癌普查、流行病学、病因学、肺癌诊治、医学预防研究、工程防护研究。在上述研究中，氡、砷暴露水平的监测和累积暴露剂量与肺癌的剂量效应相关分析为国际同行们提供了重要参考数据；建立了肺癌高危人群的动态队列、生物样品库和数据库；开展了国内惟一以人群为基础的肺癌的筛查。

（三）减少空气污染，改善环境

室外大气环境的改善需要国家政府部门和全社会的参与，但最重要的仍是政府部门要贯彻执行环境保护法，改善工业布局，控制工矿企业污染排放，控制机动车尾气污染。室内环境污染主要来源包括吸烟、室内氡污染、厨房油烟、农村生活和取暖燃煤等。改善居室环境需要加强健康观念，加强居室内通风，保证室内装修环保，烹调使用排油烟机，农村改炉改灶，降低室内污染等。

（四）化学预防

肺癌的一级化学预防主要针对吸烟者等肺癌的高危人群，根据目前5个随机对照试验（ATBC trial、CARET trial、Physicians' Health Study、Women's Health Study、South African study）的结果，生育酚、β-胡萝卜素、视黄醇对肺癌预防无效，相反，β-胡萝卜素反而增加肺癌的发病率。

■ 二、二级预防

肺癌的二级预防为筛查、早期诊断和早期治疗。筛查和早期诊断常用的方法包括：胸部影像学、痰细胞学检查（常规细胞学检查、液基细胞学、自动阅片系统）、纤维支气管镜检查、正电子发射断层显像（PET）和低剂量螺旋 CT 等。但人群的筛查方法目前只有胸部影像学（低剂量螺旋 CT）和传统痰细胞学检查。NLST 研究于 2011 年在《新英格兰医学杂志》报道，低剂量 CT 筛查较 X 线摄片使肺癌死亡率降低 20%，然而还需大样本随机对照试验来验证，目前尚无医学组织推荐对一般人群进行肺癌筛查。

肺癌的筛查基于如下假设：筛查可以提高早期肺癌和临床前肺癌的检出率，并通过早期肺癌手术，降低肺癌死亡率。因此能否降低肺癌死亡率是评价肺癌筛查效果的金标准。但目前认为利用影像学和（或）传统痰细胞学的筛查并不能降低肺癌死亡率。美国的三项随机对照研究及捷克的研究均表明，筛查可发现更早期的肺癌，并且筛查组生存率都较对照组明显改善，但均未显示肺癌死亡率降低。然而有学者认为，上述随机对照试验的设计具有不严格之处、统计学效力不够、筛查组和对照组的依从性不够、统计分析有不恰当的地方等缺陷，因此影像学和（或）传统痰细胞学的肺癌筛查仍有争议。

低剂量螺旋 CT 灵敏度远高于 X 线胸片，被认为是最有潜力的肺癌筛查工具。国际早期肺癌行动计划（International Early Lung Cancer Action Program，I‑ELCAP）无对照组的研究发现，根据 I‑ELCAP 方案，通过螺旋 CT 筛查可以检出大量的可手术治愈的临床 I 期病例。临床 I 期肺癌预期 10 年生存率为 88%，而诊断后 1 个月内行手术切除的生存率为 92%。作者认为参加筛查可能减少肺癌死亡的危险，推测螺旋 CT 筛查可以减少 80% 的肺癌死亡风险。但 Bach 等认为，CT 筛查可能存在对惰性癌的"过度诊断"，从而夸大了生存的结果。虽然螺旋 CT 检出了更多的早期病例，但既没有发现晚期肺癌数量的减少，即不存在"分期前移"，也没有看到肺癌死亡数量的减少。Blank 等对 1994~2004 年间 12 项低剂量螺旋 CT 肺癌筛查研究进行了系统文献回顾，他们认为目前低剂量螺旋 CT 筛查降低肺癌死亡率的证据并不充分。因此，螺旋 CT 筛查能否降低肺癌死亡率，尚需大样本的随机对照试验来验证。

随着对肺癌早发分子事件的认识以及分子标志物检测技术的发展，利用痰液、支气管肺泡灌洗液以及外周血中的肿瘤标志物辅助低剂量螺旋 CT 已经成为研究热点。美国国立癌症研究所早期诊断研究协作组（Early Detection Research Network，EDRN）将肿瘤标志物从发现到应用的过程分为 5 个阶段：①临床前实验室研究阶段。②临床验证阶段。③以回顾性研究验证标志物是否可以作为一种筛检指标并确定其诊断标准。④以前瞻性研究来进一步验证其对疾病的筛检效果以确定假阳性率。⑤设计随机对照试验来评价这种筛检在人群中应用的价值。目前大多数的研究成果只处于前三个阶段，与实际应用还有很长一段距离。

由于肺癌发病的多样性以及各种筛查技术本身各具特色，因此未来肺癌的筛查不应该依靠一种方法，而是结合实际将分子生物学技术和影像学技术有机结合，针对不同的人群采取不同的筛查策略，这样才能改善肺癌筛查的效果。

肺癌的二级化学预防适合在癌前病变的个体中进行。目前尚没有以肺癌的发病作为终点指标的随机对照试验。5 个小样本的二级预防随机对照研究结果表明，异维 A 酸、4‑羟苯基维 A 酸、壬四烯酯、β‑胡萝卜素联合维生素 A、维生素 B$_{12}$ 和叶酸联合用药对于支气管上皮化生或异常的逆转无显著作用。目前结果有阳性的试验只有一项：Lam 等将 112 例吸烟者随机分组后接受 6 个月的 ADT（anethole dithiolethione）治疗或安慰剂作为对照,治疗前后均进行痰液分析和荧光支气管镜检查,结果表明,与对照组相比,治疗组不典型增生进展率降低 27%,差别有显著性（$P=0.013$）,但以核形态计量指数分析,两组之间的进展率并无显著性差异。另外一项研究将先前吸烟者随机分为 13-顺式-维 A 酸联合 α-生育酚、9-顺式-维 A 酸和安慰剂对照三组,结果表明 9-顺式-维 A 酸可以显著增加视黄酸-β 受体（RAR-β）的表达水平,而支气管上皮 RAR-β 的缺失被认为是癌前病变的标志物,因此认为维 A 酸对先前吸烟者可能具有化学预防作用。

■ 三、三级预防

三级预防主要针对肺癌患者,采取各种医疗手段防止病情恶化、复发、转移及二次原发癌,提高肺癌患者生存率和生活质量、促进康复。对早中期的患者尽量手术根治,提高肿瘤的治愈率。对晚期患者进行综合治疗,正确有效地实行姑息治疗和康复治疗,延长患者的生存期和生活质量,防止恶性肿瘤的复发和转移。虽然近年来在肺癌的临床治疗方面有较大进展,但由于目前缺乏简便实用、行之有效并能为肺癌患者快速作出正确诊断的方法,且等到病理诊断时多已为中晚期,失去了早期诊断和早期治疗的机会,再加上肺癌自身的特点,导致肺癌 5 年相对生存率仍较低,一般低于 15%。

流行病学研究结果表明类维生素 A 物质能逆转口腔癌前病变以及预防二代原发癌,因此也开展了肺癌的三级化学预防,主要目的是防止二代原发癌。在已完成的三个大宗的三级随机对照试验中,只有一项有阳性结果。Pastorino 等将 307 名手术切除后的 I 期非小细胞肺癌患者随机分组为每日接受 30 万 U 棕榈酸视黄酯治疗 12 个月的干预组和安慰剂组,中位随访 46 个月后,二代原发癌发病率降低,但两组的生存率无显著性差别。另外两项三级试验结果则全为阴性,"Euro Scan"在手术切除后的 I 期非小细胞肺癌患者中的研究结果表明,视黄醇及 N-乙酰半胱氨酸对癌症的生存率、复发率及二代原发癌无明显改善;在另外一项研究"Intergroup study"中,异维 A 酸干预组与安慰剂对照组的二代原发癌及生存率也无显著差别。

（范亚光　乔友林）

第四节　控烟与吸烟在中国的现状和前景

中国是世界上最大的烟草生产国,目前年生产 17 000 亿支香烟,是世界第二烟草生产国——美国的 2.5 倍。同时中国也是世界上最大的烟草消费国,目前全球一共有 11 亿烟民,中国烟民即占了 3.5 亿;当然中国也是世界上最大的烟草受害国,每年约有 100 万人死于烟草相关的疾病。如果现在的吸烟模式保持不变,控烟工作不到位,预计到 2025 年,我国每年约有 200 万人死于烟草相关疾病;到 21 世纪中叶,每年将有 300 万人死于烟草相关疾病。

我国第三次居民死亡原因抽样调查结果显示,心脑血管疾病、恶性肿瘤和其他慢性退行性疾病成为我国城乡居民最主要的死亡原因。我国城市前五位死亡原因依次是:恶性肿瘤、脑血管病、心脏疾病、呼吸系统疾病以及损伤和中毒;农村依次是:脑血管病、恶性肿瘤、呼吸系统疾病、心脏疾病以及损伤和中毒。

从城乡前十位恶性肿瘤构成来看,肺癌已代替肝癌成为我国首位恶性肿瘤死亡原因(占全部恶性肿瘤死亡原因的 22.7%),且发病率和死亡率仍在继续迅速上升。根据卫生部全国肿瘤防治办公室提供的资料显示,自 2000～2005 年间,中国肺癌的发病人数增加约 12 万人,其中男性肺癌患者从 2000 年的 26 万增加到 2005 年的 33 万,同期女性肺癌患者从 12 万增加到 17 万。目前我国肺癌发病率每年增长 26.9%,如不及时采取有效控制措施,预计到 2025 年,肺癌患者将达到 100 万,我国将成为世界第一肺癌大国。吸烟与肺癌发生的关系已被众多的实验研究以及多个设计严格的大宗人群研究所证实,80% 以上的肺癌与吸烟(包括被动吸烟)有关。

■ 一、吸烟的流行与控烟

(一)吸烟吞噬生命

自 20 世纪 50 年代以来,全球范围内已有大量流行病学研究证实,吸烟是导致肺癌的首要危险因素,因肺癌死亡的患者中,87% 是由吸烟(包括被动吸烟)引起的。男性吸烟者肺癌的死亡率是不吸烟者的 8～20 倍。此外,吸烟与肺癌的发生呈剂量-效应关系,每日吸烟 25 支以上,肺癌发病率为 227/10 万;15～24 支为 139/10 万;1～14 支为 75/10 万。

吸烟过程中可产生 60 多种致癌物质,其中与肺癌关系密切的主要有多环芳烃类化合物、砷、苯及亚硝胺。这些致癌物质可通过不同的机制,导致支气管上皮细胞遗传物质的损害,引发一系列使细胞生长和调节失控的重要事件,最终导致细胞癌变。

吸烟不仅危害吸烟者本人健康,非吸烟者还会因为被动吸入大量环境烟草烟雾(ETS)而危害健康。环境烟草暴露和肺癌发生有密切的病因学关系,已经被 40 多个流行病学研究证实。ETS 包括主流烟雾和侧流烟雾,侧流烟雾较主流烟雾含有更高水平的致癌化合物。因此,造成他人被动吸烟是极不道德的。

(二)世界吸烟流行与控烟

据世界卫生组织估计,全球约有 11 亿烟民,其中 8 亿多在发展中国家。中国是世界上吸烟人口最多的国家,烟民约占世界吸烟人口的 1/3。目前,估计全球每年死于吸烟的人数为 500万。预计,2030 年将达到 1 000 万～1 500 万,而且主要集中在发展中国家。

由于日趋严厉的限制吸烟法律的实施,在英国、美国、荷兰等一些欧美国家,男性肺癌死亡率已处于稳定或下降。英国男性肺癌的死亡率 1950 年为 38.28/10 万,1974 年增至 75.24/10 万,以后呈下降趋势。美国男性肺癌死亡率 1950 年为 18.13/10 万,1990 年为 58.16/10 万,1990 年后逐年下降,2000 年为 46.89/10 万。这些国家肺癌死亡率的年龄曲线显示,65 岁以上年龄组有不同程度的增高,45～60 岁组稳定或波动,40 岁组略有下降,预示今后肺癌的死亡率将继续下降。

■ 二、控烟与肺癌防治策略建议

肺癌防治与控烟是关系我国人民健康的十分重要和紧迫的事,关系着全面建设小康社会目标的实现和民族的强盛。我国政府历来重视控烟与癌症防治工作。2003 年 12 月卫生部颁布了《中国癌症预防与控制规划纲要》(2004～2010 年),其中将肺癌防治列为重中之重,同时将控烟作为我国癌症预防与控制的主要策略。2005 年 8 月 28 日,全国人大常委会批准 WHO《烟草控制框架公约》,表明中国与各缔约方共同遏制烟草危害,保护公众健康权利而负责任大国的形象和决心。然而也应该看到中国的控烟与肺癌防治工作面临着十分复杂艰巨的情况,涉及社会经济增长与就业,涉及某些地区的生计,涉及烟民的行为习惯,涉及青少年的教育,涉及研究和开发有效的戒烟措施,以及有效的基于人群的控烟模式和经验。政府有关部门和相关的社团组织,只有持之以恒,通过长期不懈的努力,才能使这一问题逐步得到解决。为此,建议如下:

首先,应加强健康促进工作,建立政府领导、多部门合作和社会各界广泛参与的机制,使控烟与肺癌防治工作形成合力。在开始阶段,这种机制可能是一个多方参与的交流平台,使相关的专业机构及社团组织能够充分理解政策制定者的依据,也使政策制定者能够更多地倾听前者的声音,使政策更符合科学,更符合实际,使各方在控烟与肺癌防治方面的努力得到有效整合。目前,发展改革委、卫生、外交、财政、工商及税务等国家 12 个部委建立了履行公约的政府间协调机制,应尽快制定并实施国家控制烟草行动计划,以使控烟的各项措施能落到实处,尤其重视青少年的健康教育及控烟宣传。

其次,应尽快制定并颁布公共场所禁止吸烟的全国性法规。

第三,是加强癌症等疾病发生及死亡的信息收集与相关危险因素(如吸烟)的监测,为科学决策及评价提供依据。

最后,是加强肺癌早诊早治的研究,制定并推行肿瘤临床专业设置准入标准及肺癌临床诊治指南,以使患者得到更好的临床服务。

相信在此基础上,中国的肺癌防治与控烟工作会渐显实效。

(支修益)

第三章
肺癌的早发现

第一节　肺癌早发现的定义、意义和方法

■ 一、肺癌早发现的定义

肺癌早发现,或称作筛查,是针对无症状人群的一种人群防癌措施,而针对有症状人群的医学检查称作诊断。世界卫生组织(WHO)对筛查下的定义为:"筛查是利用可迅速操作的检查,在症状未曾出现的人群中,找出疑似病例。筛查并非诊断,筛查结果如为阳性,应落实转诊到医疗院所,再做进一步的检查,以求得正确的诊断与必要的后续追踪与治疗。"

肺癌筛查是通过有效、简便、经济的检查措施,对无症状人群开展普查,以期早期发现、早期诊断以及早期治疗肺癌,其最终目的是要降低人群肺癌的死亡率。

■ 二、肺癌早发现的意义

肺癌目前仍然是世界范围内肿瘤死亡的首要原因,而肺癌疗效得不到提高的主要障碍是诊断时病期已晚。每年约80％的新增病例为非小细胞肺癌,其中80％以远处播散转移或局部浸润为主要表现。尽管Ⅰ期(T1N0,T2N0)肺癌术后5年生存率可高达70％,但仅10％的患者能在早期阶段被发现,且多无症状,常常是在非肿瘤相关的检查中被发现的。

由于认识到局限期的肿瘤有可能被治愈,筛查和早期检测似乎对其他实体瘤(如乳腺癌、宫颈癌、结肠癌和前列腺癌)的生存有利,因此应进行肺癌的普查。肺癌的发生、发展、侵袭和转移是一个复杂的多阶段、多步骤渐变的过程。一个由吸烟所致的非小细胞肺癌,在不经过任何治疗的情况下,其自然病程长达10～13年。因此从理论上讲,肺癌有很长的临床前期。肺脏本身的解剖和生理特征有利于影像学技术和痰细胞学以及其他的生物标志物进行早期诊断,近年来影像学技术和设备以及分子生物学的迅速发展及早期肺癌有效的治疗手段,都使其早期诊断和早期治疗成为可能。据报道,用螺旋CT进行肺癌筛查的前期研究结果令人可喜,新诊断出的肺癌病例中80％以上为Ⅰ期。国家肺部筛查试验(NLST)是一项随机对照研究,有5万正在吸烟或既往吸烟的烟民参加,目的是比较螺旋CT和胸片进行肺癌筛查的风险和获益。NSLT目前已

完成入组,进行数据搜集工作,一直持续至 2009 年。

国际早期肺癌行动计划(I‐ELCAP)曾评估了每年进行螺旋 CT 筛查是否能增加有肺癌危险因素的患者早期肺癌的检出率。最近,I‐ELCAP 的数据表明每年进行低剂量 CT 筛查可以检出 I 期肺癌。I 期肺癌患者如果立即进行手术切除肿瘤,其 10 年生存率达 92%,然而所有未治疗的 I 期患者将在 5 年内死亡。筛查能够增加早期肺癌的诊断,患者可以获得很好的生存结果。NLST 研究于 2011 年《新英格兰医学杂志》报道:低剂量 CT 筛查较胸部 X 线摄片使肺癌死亡率降低 20%。I‐ELCAP 的数据表明,CT 筛查能够发现 I 期肺癌,并可转化为肺癌患者的生存改善,但是 NCCN 专家组目前并不推荐在临床实践中常规进行 CT 筛查。

专家组建议有肺癌高危因素的人参加临床试验以评估 CT 筛查的作用。对于不能参加临床试验或不适合参加试验的高危人群,则建议前往优秀的癌症中心寻求专业医师的意见(包括放射学、病理学、细胞学、胸外科的意见以及肺癌治疗的一般性建议),探讨 CT 筛查的潜在风险和益处。

■ 三、肺癌筛查的方法

就肺癌筛查的效益而言,过去以痰液细胞学检查与胸部 X 线片为主的筛查工具,因为未能降低肺癌的死亡率,医学界多持保留的态度。近年来新的诊断工具如低剂量螺旋 CT、固有荧光支气管镜、痰细胞学分子标志物的出现,提供了早期诊断肺癌的机会,也有必要来重新审视肺癌筛查的临床价值。

用于评价筛查试验是否可靠的常用方法有针对筛选的随机对照试验(RCT),以群体为研究对象的筛选试验和选择性队列的观察研究三种。从证据强度看,RCT 最好。在 RCT 研究设计中,被筛查对象接受不同的筛选项目,评判的结果是疾病死亡率。例如大便隐血试验,采用这种研究方法已确定了临床应用的有效性。再如,Mayo Lung Project 将筛查对象随机分配,一组接受定期筛选检查(试验组),另一组按常规进行,主要观察结果为肺癌死亡率。其次是以群体为基础的研究,该研究设计是在评估实施大规模人群筛查计划后,对其是否改变该人群的特异性疾病的死亡率而得出结论。选择性队列的观察性研究则是从被研究人群中发现早期癌的频率,进而推论该筛选试验是否有效。其所用资料是历史性的,即过去那些处于早期阶段疾病患者的结果,或所纳入研究个体尚存活的情况来进行分析。能反映研究结果有价值的测量指标是终点指标,即死亡率的下降。

所有上述研究设计都有不足之处。如随机试验中的阴性结果可被怀疑为设计的缺陷,诸如检验效能不足(样本量过小)或研究实施中的偏倚(两组过多的交叉)等。同样,以群体为基础的筛查研究可以被许多因素所混杂,其中包括筛选计划本身带来的问题。例如,大量研究证据提示,用前列腺特异性抗体进行前列腺筛查的行动可以人为升高该病的发病率和死亡率。Black 等的一项研究显示,RCT 的筛查干预可以影响死亡病因的确证。观察性研究更易于出现偏倚,包括由"领先时间(lead time)"和"持续时间(length time)"所导致的偏倚,亦包括在纳入和选择志愿者时出现的选择性偏倚。因此,在涉及各项肺癌的筛查项目时,应通过对相关研究方法和研究的终点指标比较,来阐明肺癌筛查试验的临床应用价值。

(陈智伟)

第二节　肺癌早发现的现状和前景

肺癌是发病率和死亡率增长最快，对人类健康和生命威胁最大的恶性肿瘤。近20年来，我国肺癌防治工作取得了长足进步，但肺癌总的治愈率水平仍然低于15％。究其原因最主要的是绝大多数患者就诊时已属晚期，失去外科手术治疗的指征，甚至已无放化疗的指征。其次是我国肺癌诊断治疗工作缺乏共同遵守的诊治指南。第三是临床各相关科室间缺乏沟通和协作，第四是基层医务工作者缺乏对早期肺癌的认识。与发达国家相比，我国早期肺癌或（和）癌前病变的筛查工作十分落后。

肺癌发病率和死亡率十分接近。因此，降低死亡率的关键是行之有效的人群筛查，早期诊断和治疗早期肺癌。胸部X线片、痰细胞学检查作为肺癌筛查方法应用已有半个多世纪，对肺癌的早诊断和防治工作作出了重要贡献。然而，痰细胞学的敏感度受多种因素的影响，所造成的假阴性和假阳性比例比较高，甚至造成法律纠纷；胸部X线平片虽然能提供更客观的证据，但胸部X线平片对于直径<1.0 cm，隐藏在心脏、大血管后方的病灶，常常不能检测到。近年来，随着肺癌病因学、分子遗传学研究工作的进展，以及低剂量螺旋CT、荧光纤维支气管镜和液基细胞学在临床工作中的应用，肺癌筛查方法和技术取得了长足进步，并使肺癌筛查和早诊早治达到一个新的水平。

本节拟就近年来国内外肺癌早发现的现状和前景，以及作者在肺癌早诊断及筛查方法技术研究工作的成果加以介绍。

■ 一、肺癌筛查和早期诊断现状

（一）胸部X线平片

由于肺是含气的器官，可在胸部X线平片上产生良好的自然对比，其优点是能观察胸部各种结构的全貌，经济且方便，因此胸部X线平片成为诊断肺部疾病的重要方法。缺点是组织结构互相重叠成像，肺门区、纵隔旁、心后、近膈区等部位的病变难于显示。早在20世纪70年代，正、侧位X线胸片是筛查、诊断肺癌最基本的检查方法，用于高危人群筛查，有效地提高了肺癌的检出率。然而X线胸片密度分辨率低，密度低的小病灶及隐蔽区病灶容易被遗漏。国内研究表明X线胸片不能发现的隐蔽区的肺癌占8.1％～19.0％。国外资料也显示痰细胞学和胸部X线平片筛查对提高早期肺癌检出率、降低肺癌死亡率收效甚微。

20世纪90年代以前，胸部X线平片用于肺癌筛查的研究主要有二个大宗研究：其中美国NCI发起的"早期肺癌检出计划"进行了4个研究。共有38 000人进入这四项研究。其中，"Mayo Lung Project"又被认为是最权威的一个。普查组每4个月接受一次CXR加或不加痰细胞学检查，对照组被建议每年接受一次相同的检查。试验最后证明普查组中的肺癌发病率、手术切除率、5年生存率和肺癌死亡率都显著高于对照组，但是人群中肺癌死亡率却未较对照组降低。在捷克进行的另一个类似的试验中，普查组每6个月接受一次CXR和痰细胞学检查，对照组仅在第3年接受类似检查。在第4、第5、第6年末分别对所有人都仅需CXR检查。结果仍是发现普查组的生存率虽有改善，但死亡率并未降低。

上述试验中,CXR 和痰细胞学检查在高危人群中进行普查确实检出了更多的肺癌患者,但由于"死亡率"这一判断普查措施有效性的"金标准"并未取得改善,因而胸部 X 线平片用于肺癌普查的有效性一度被否定。胸部 X 线片用于肺癌筛查有许多局限性,它一般结合痰细胞学检查,只用于肺癌高危人群的初步筛查。

与随机对照试验结果不同,日本"肺癌人群筛查效果评价项目"在四个地区进行的病例对照研究有三个地区显示了显著性的死亡率降低,另一个地区也接近显著性。但从循证医学证据的强度来看,随机对照试验的强度要大于病例对照研究,故肺癌筛查的效果并未得到肯定。

最近几年,有研究者对上述随机对照试验的结果提出异议,认为上述研究在设计、统计效力、数据分析方面存在缺陷。Strauss 认为,在"Mayo Lung Project"中,筛查组的生存情况要好于对照人群,并且并未受到领先时间偏倚、长度偏倚或过度诊断偏倚的影响,相反,死亡率是有偏性的,因为发病率的差异对筛查的效应起了混杂作用,因此在 Mayo 肺癌研究队列中,生存情况是对死亡率的一个无偏的替代指标。

虽然早期胸部 X 线平片和痰细胞学筛查的研究未能证明死亡率的降低,但近年来胸部 X 线平片和肺癌的治疗都有了很大的发展,因此美国正在进行的一项胸部 X 线片在肺癌筛查中作用的研究,预计将在 2015 年就胸部 X 线片能否降低肺癌死亡率的争论给出一个明确的答案。

(二)胸部 CT 与胸部低剂量螺旋 CT

CT 横断面成像完全消除了前后组织周围结构重叠的干扰,密度分辨率高,能检出胸部 X 线平片不易发现的隐蔽部位的病灶,如肺尖、心后区、后肋膈角及脊柱旁沟的病灶,能有效地显示密度低的小病灶如胸膜下小结节。随着 CT 扫描技术的发展,特别是螺旋 CT 以及多排 CT 的扫描速度快,可一次性屏气 20 s 全肺扫描,避免了呼吸动度遗漏病变,已越来越被许多学者认可,采用低剂量螺旋 CT 扫描筛查肺癌。应用薄层扫描技术及三维重建,可更好地显示气管、主支气管、叶支气管甚至段支气管,对早期诊断中央型肺癌具有一定价值。薄层高分辨率 CT 检查对肿瘤的边缘、内部结构可提供更多的信息,这无疑增加了病灶定性诊断的准确性和可靠性。总之,螺旋 CT 对肺内孤立结节、小病变的筛出率及定性诊断能力明显优于胸部 X 线平片。

近年来,许多国家进行了将胸部 CT 用于肺癌普查的研究和实践工作。自 20 世纪 90 年代螺旋 CT 临床应用以来,由于它进行高速、连续的数据采集,在发现肺内小结节方面,螺旋 CT 优于以往的传统 CT 检查方法。由于肺野内天然的高对比性,一些研究发现低剂量 CT 与常规剂量 CT 对肺内小结节有相同的检出能力。日本和美国的多个研究机构已证实应用低剂量螺旋 CT 普查比 CXR 能够发现更多的肺癌,特别是发现更多的早期肺癌,甚至可能达到 CXR 的 10 倍,日本一些地方甚至用流动 CT 车在人群中进行肺癌的普查。低剂量螺旋 CT 扫描条件多采用 120 kV 或 140 kV,20~50 mA,5 mm 或 10 mm 准直,螺距为 1~2,一次屏气完成扫描。低剂量 CT 扫描对机器损耗小,成本较普通剂量 CT 低,而且患者所受 X 线照射剂量低,因而在肺癌普查中具有许多优越性。

1. 胸部 CT 诊断早期肺癌的检出率　美国"早期肺癌行动计划(ELCAP)"提供了一组较有意义的研究资料。在纳入研究的 1 000 名 60 岁以上吸烟者中,低剂量螺旋 CT 检出 233 人肺部有非钙化小结节,而 CXR 仅检出 68 人。结合后续的有选择高分辨 CT 和随访,共选出 28 人接受了活检,其中 27 人被证实是肺癌,23 例(85%)为一期肺癌。在该研究中,CT 普查对肺癌的检出率为 2.7%,而 CXR 仅为 0.7%。Ⅰ期肺癌的检出率:CT 为 CXR 的 6 倍(2.3%对 0.4%)。在 CT 检出的肺癌中,15 例肺癌直径≤10 mm,其中仅 2 例在 CXR 上被发现,手术切除率高达 96%。但对于低剂量螺旋 CT 普查肺癌是否能降低肺癌的死亡率,目前尚缺乏长期随访结果的前瞻性 RCT 的研究。对 CT 和 CXR 而言,即使用于肺癌普查,优势也主要是对周围型小结节的检出。美国学者 David 等对 1 520 名志愿者进行低剂量螺旋 CT 筛查,其中 51%(782/1 520)的志愿者肺部有一个或多个结节病灶。在对 782 例肺部结节病灶的志愿者进行低剂量螺旋 CT 扫描,共发现 1 646 个结节病灶,其中 39%的结节病灶直径≤3 mm,50%的结节病灶直径为 4～7 mm,10%的结节病灶直径为 8～20 mm,1%的结节病灶直径>21 mm。经低剂量螺旋 CT 扫描共发现 28 例肺癌(1.7%),其中 7 例肺癌结节直径<7 mm。日本学者 Kaneko 等报道 1975～2002 年分两阶段进行肺癌筛查的结果。第一阶段(1975 年 9 月～1993 年 8 月),应用胸部 X 线和痰细胞学筛查了 26 338 例,共检出肺癌 43 例(0.16%),其中痰细胞学检出 15 例,X 线检出 38 例,43%(18/43)肺癌为ⅠA 期肺癌。第二阶段(1993 年 9 月～2002 年 8 月)对 15 342 例受检者应用低剂量螺旋 CT、CXR 和痰细胞学进行筛查,共检出 61 例(0.4%)肺癌,其中痰细胞学检出 12 例,CXR 检出 15 例,CT 检出 55 例,且 82%(52/61)的肺癌为ⅠA 期肺癌。

低剂量螺旋 CT 与常规 CT 相比,降低了患者接受的放射剂量,同时对肺结节检出也有较高的敏感度,目前被认为是最有希望的肺癌筛查和早期诊断技术。自 20 世纪 90 年代以来,一些国家用低剂量螺旋 CT 进行肺癌筛查前瞻性无对照研究。

在前述的 ELCAP 研究中,X 线检查仅检出 7 例肺癌患者,4 例(60%)为一期肺癌。CT 对肺癌和一期肺癌的检出率分别为 X 线的 4 倍和 6 倍。随后 10 年中,超过 10 个利用无对照的观察性研究均提示低剂量螺旋 CT 筛查可显著提高早期肺癌检出率。

低剂量螺旋 CT 筛查可显著改善患者生存,但能否降低肺癌死亡率仍处于争议中。国际早期肺癌合作研究组(I-ELCAP)研究表明,Ⅰ期病例手术切除后的 10 年生存率可达 92%,研究者认为参加筛查减少了肺癌死亡的危险,推测螺旋 CT 筛查可以减少 80%的肺癌死亡。Bach 等人对 I-ELCAP 筛查试验中 Moffitt 癌症中心和意大利 Milan 癌症研究所的资料以及美国 Mayo 临床中心资料合并进行深入分析后认为,虽然低剂量螺旋 CT 检出了更多的早期病例,但既没有发现晚期肺癌的减少,也没有看到肺癌死亡的减少。

上述两种观点争论的焦点在于低剂量螺旋 CT 筛查能否降低肺癌死亡率,而肺癌死亡率的降低被认为是评价肺癌筛查效果的"金标准"。从循证医学角度而言,随机对照试验是评价肺癌筛查效果证据最强的研究方法,目前低剂量螺旋 CT 肺癌筛查研究绝大多数为设立前瞻性对照组,因此其是否能降低肺癌死亡率尚需前瞻性的随机对照研究来证明。

美国 NCI 于 2002 年启动了"国家肺癌筛查试验"(national lung screening trial, NLST),比较 CT 筛查与普通 X 线筛查的效果,研究对象被随机分配到 CT 筛查组或 X 线筛查组,连续筛查 3 年,每年 1 次,并于 2009 年之前进行随访,以研究低剂量螺旋 CT (LDCT)能否降低肺癌死亡率,2011 年 1 月美国公布了 NLST 研究结果,该研究是至今为止规模最大的对于高危人群进行肺癌筛查的随机临床研究,2002 年 9 月～2004 年 4 月,美国 33 个试验点,入选 53 456 例受试者。主要入选标准是:55～74 岁;吸烟 30 包/年以上者。该研究结果提示:LDCT 组筛查阳性率为 24.2%,而 X 线组筛查阳性率仅 6.9%;主要终点——肺癌死亡率:LDCT 组降低 20.3%;次要终点——总死亡率:LDCT 组降低 6.9%。因此,2010 年 10 月 20 日,数据安全监察委员会

(DSMB)决定终止该研究。此外,欧洲也已经开展了利用低剂量螺旋 CT 肺癌筛查的随机对照试验。

虽然低剂量螺旋 CT 是肺癌筛查最有前途的工具之一,但仍存在一些问题:①相对较高的假阳性率,从而使患者产生焦虑、不必要的侵袭性检查和费用增加。②很难准确测量小结节的生长速度。③检出的肺癌多为周围型腺癌,早期中央型肺癌的发现比较困难。④可能存在过度诊断的问题。

周清华等于 2003 年 1 月至 2003 年 10 月应用胸部 X 线平片、痰细胞学和胸部高分辨率螺旋 CT 扫描对四川省黄田坝社区 1 500 名肺癌高危人群(年龄 45 岁以上,每天吸烟量>20 支,吸烟时间>20 年)进行筛查,共检出 6 例早期肺癌(T1N0M0,ⅠA 期)。

2. 早期肺癌的胸部 CT 征象　早期肺癌的 CT 征象包括:分叶征、短毛刺征、棘突征、空泡征等几种征象。这些征象反映了肺癌的生长方式和瘤体内部结构特点,早期小肺癌即可出现这些征象,且比例较高。

(1) 分叶征:分叶征是早期周围型肺腺癌的重要 CT 征象。

(2) 空泡征:已有的研究显示肺癌和肺部感染均可出现空泡征。因此,微小肺结节出现空泡征时,可以是感染病灶也可以是肺癌,如短期抗感染治疗不缩小,要怀疑肺癌。

3. 细支气管充气征　细支气管充气征绝大多数出现于细支气管肺泡癌和高分化腺癌。周清华等报道大约 52% 直径在 15 mm 以下小肺癌出现支气管充气相。

4. 周围血管增粗现象　大约 71% 的早期肺癌出现周围血管增粗现象,表现为肺癌周围半径 1 cm 内的区域的血管增粗。因此,作者把这种征象当作肺癌的基本征象。

5. 胸膜牵拉征　胸膜牵拉征是周围型肺癌最重要的 CT 征象,也是与良性肺部病变鉴别诊断的重要征象。

(三) 痰细胞学

痰脱落细胞学检查对肺癌的阳性检出率约为 50%,对起源于大气管的中心型肺癌,如鳞癌和小细胞癌的阳性检出率较高。因为肿瘤向管腔内生长,表层癌细胞易脱落,因而痰检阳性率高;周围型肺腺癌的阳性率较低。痰脱落细胞学检查筛查早期肺癌的敏感性仅 20%~30%。关于痰可靠性的结果不一,在 13%~82% 之间。尽管痰脱落细胞学检查已在临床应用多年,但其在早期诊断的应用仍存在着问题。一方面,痰脱落细胞学检查是建立在形态学基础上的判断,往往因痰标本中肿瘤细胞过少且易变性、组织变异和形态上的不典型增生而受到限制,阳性检出率低且不稳定。准确性还受到其他许多因素的影响,如痰标本的留取和处理方法、涂片制作、染色技巧、读片水平等。在发达国家,大量的假阴性患者如不能及时治疗,常引起法律诉讼。人们试图在各环节上提高痰涂片的质量,如患者的痰液必须是来自深部肺组织细胞成分,而不应是含大量口腔上皮细胞的唾液;选取痰液中可疑而有诊断价值的部分进行涂片,涂片均匀,厚薄合适;连续 3 日送检;用高渗盐加 α 糜蛋白酶雾化吸入诱导排痰等。这些方法虽能在一定程度上提高肺癌的检出率,但仍不能达到理想的效果。另一方面,要建立满意的细胞学检查项目尤其是细胞学技术人员,他们需要经过长期严格培训和积累几年实践经验后,才能较稳定、准确地识别细胞学涂片的结果。

(四) 纤维支气管镜检查

纤维支气管镜检查用于肺癌筛查的主要适应证是胸部 X 线平片上发现异常(包括肺内肿

块、结节、反复发作性浸润性病变或不消退的浸润影),痰脱落细胞学检查阴性,或者痰细胞学检查阳性而胸部影像学检查阴性的可疑肺癌患者。纤支镜检查主要用于早期中心型肺癌的筛查和早诊。纤支镜检查可以获得细胞学、组织学检查标本。对于周围型肺癌,可通过纤支镜肺活检、支气管肺泡灌洗或跨支气管壁针吸活检而获得细胞学或组织学标本。对于中心型肺癌纤支镜检查的阳性率可达 95%,周围型肺癌阳性率可达 50%左右。

■ 二、肺癌筛查及早期诊断技术进展

近年来,影像学、内镜学和分子生物学技术的飞速发展,不但大大推动了肺癌基础研究的发展,而且也给肺癌的筛查提供了有力的工具,给肺癌的筛查和早期诊断带来了新的希望。

(一)影像学技术

^{18}F – FDG 正电子发射断层显像(PET)可以在形态结构发生改变以前通过观察组织葡萄糖代谢的改变而达到早期诊断的目的。但其只为一种代谢显像,不能作出病理定性诊断,PET 检查并不适于在无症状高危人群中进行肺癌筛查。

(二)内镜学技术

1. 荧光支气管镜 20 世纪 80 年代荧光纤维支气管镜的诞生是高分辨率照相机、计算机和支气管镜等多项技术交叉结合的产物。目前世界上临床应用最普遍的荧光纤维支气管镜是 Lung Imaging Fluorescence Endoscope (LIFE)。它由加拿大温哥华 Xillix 公司生产,并已通过美国 FDA 鉴定。全世界有 50 多个医疗中心正在临床上使用,其中以 Dr. Stephen Lam(加拿大 BC 肿瘤研究所)在临床运用中最为成功。LIFE 系统的工作原理是用波长为 400～440 nm 的蓝色光照射支气管树,支气管镜连接高分辨率照相机,将观察部位的荧光图像通过数据转换器输入计算机,最后将观察部位的图像反映至荧光屏幕上。原位癌和早期浸润癌等病变在蓝光照射下可发出轻微的红色荧光,而正常组织则发出绿光,从而达到区别早期癌变组织与正常组织的目的。至于为什么正常组织和病变组织会发出不同颜色的荧光,其机制到目前为止还不清楚。分析早期肺癌组织发红光的原因之一,可能是由于上皮细胞增厚而使血流量增多所致。以加拿大 BC 肿瘤研究所 Lam 为主的有关医疗中心 LIFE 系统临床应用资料显示:LIFE 系统对非典型增生细胞和原位癌的诊断比普通的纤支镜要提高 1.5～6.3 倍,而对浸润性肺癌的诊断也比普通的纤支镜准确度要高。与普通纤维支气管镜相比,LIFE 能对普通的纤支镜不能观察到的可疑部位进行定位、取材活检及做局部处理,从而提高肺癌早期诊断阳性率和及时治疗。

1994 年,Lam 等用 LIFE 及白光纤支镜检查 233 人,均为肺癌或有肺癌危险因素者。共取活检 717 处,病理结果显示 338 处为正常组织或炎症,203 处为上皮化生或轻度不典型增生,78 处为中至重度不典型增生,35 处为原位癌,63 处为浸润癌。诊断重度不典型增生、原位癌、浸润癌的敏感性及正常组织的特异性,白光纤支镜分别为 38.5%、40%、98.4%和 91.1%,而 LIFE 则分别为 73.1%、91.4%、100%和 86.7%。可见 LIFE 对癌前病变和原位癌的敏感性有明显提高。

Jang 对 113 例有肺部症状的患者进行 AFB 检查,并对 364 份活检样本进行病理学检查,结果检出原位癌 6 例,浸润癌 57 例。在第十届世界肺癌学术会议上,Timothy 等对 83 例重度吸烟、痰细胞学检查有中重度上皮增生者,应用荧光纤支镜检出 6 例(6/83,7.2%)肺癌,其中原位

癌 2 例,浸润癌 4 例。

2. 支气管内超声(EBUS) EBUS 检查是在支气管镜引导下,通过超声探头对支气管腔内、气管及周围组织进行检查的方法。EBUS 对腔外生长与黏膜下生长肿瘤的早期发现尤为重要,可清晰显示气道壁、纵隔及其周围组织的细微结构,近年来逐渐用于周围型肺癌及气管外占位的诊断。研究表明,EBUS 对气管外肿瘤的诊断敏感性、特异性和准确性分别为 89%、100% 和 94%,优于 CT。此外,对于非诊断性纤维支气管镜疑似肺癌的患者,可通过 EBUS - TBNA 进一步检查确认。

(三)痰细胞学技术的发展

1. 痰液基细胞学 近年来发展的液基细胞学与常规痰细胞学比较,在取材、细胞分离、涂片、背景以及细胞结构观察上都有很大改进,提高了发现低度和高度病变的灵敏度。

1996 年美国 FDA 批准了改善的制片技术-薄层液基细胞学技术。这是制片技术的重大革新,即通过技术处理去掉图片上的杂质,直接制成观察清晰的薄层涂片,使阅片者更容易观察,其诊断准确性比传统法高。目前有 ThinPrep 检测系统和 AutoCyte Prep 检测系统,两者基本原理类似。将标本装在有特殊缓冲固定液的容器中,然后经过离心、分层等技术将细胞团块松散并与黏性碎片分开,细胞单个分布在样本中,这一步是该系统的关键。然后这些单个细胞被均匀地转移到玻片上,最后固定玻片和染色。因细胞是均匀分散于样本中,故可制备多张相似的玻片,与常规制样方法比较,改善了样本的收集率并使细胞均匀地单层分布在玻片上,提高了发现低度和高度病变的敏感度。该技术在痰细胞学涂片中的应用尚少见。在取材细胞分离、涂片的厚薄、背景以及细胞结构观察上都较传统方法有很大改进。此外,痰液基细胞还可用于肺癌易感基因免疫组化染色或(和)抽提 DNA 行肺癌易感基因多态化、甲基化和微卫星灶检测。

Leung 等对 230 份标本分别进行常规痰脱落细胞学检查和液基细胞学检查,液基细胞学检查的敏感性为 97.6%,特异性为 92.9%,阳性预测值为 93%。结果显示液基细胞学技术对于诊断早期和疑似肺癌病例,明显优于常规痰脱落细胞学技术。

2. 痰细胞学自动阅片系统(AQC) 针对痰涂片细胞病理读片诊断技能水平的差异,美国和加拿大相继推出用于肿瘤细胞学涂片诊断的自动阅片系统(Papnet 系统和 AutoPap 系统)及 Cyto-Savant 细胞学自动图像分析仪。与常规痰细胞学读片诊断相比,能使肺癌痰细胞学诊断率提高到 60% 左右,也明显提高了细胞病理医师单独读片诊断的工作效率和准确性。

针对常规痰脱落细胞学技术假阴性、假阳性高的问题,细胞学自动阅片系统已经开发并走向市场。1995 年 FDA 批准了两种设备——PAPNET 系统(Neuromedical Systems Inc, Suffern, NY)和 AutoPap (NeoPath Inc, Redmond, Wash)系统用于细胞学,这两种系统主要用于宫颈癌的细胞学涂片分析。加拿大 BC 肿瘤研究所发明的 Cyto-Savant 细胞图像分析仪对于脱落细胞学定量分析特别是对痰脱落细胞学的分析有较大优势,可使尚未形成包块的,常规痰检、X 线和 CT 不能观察到的早期肺癌得到及时诊断。Palcic 等报道采用 Feulgen-Thionin 染色,应用自动图像分析仪,对 177 例肺癌、98 例化生、558 例正常人的痰标本进行研究,结果自动图像分析系统可使肺腺癌检出的敏感性由常规痰检的 14% 提高到 60%,使 0～Ⅰ期肺癌检出的敏感性由 14% 提高到 45%,特异性达 90%,这大大改善了传统细胞学检查对周围性肺癌检出率低的缺点。这一研究是采用双盲法进行的回顾性研究,由来自 5 个国家、7 个研究机构参加完成。但这些数据仅来源于有限的研究资料。与细胞学技术人员单独诊断相比,提高了细胞学家和病理学家的工作效率和准确性。但这些新技术在提高筛查效果的同时,也增加了每张涂片的成本。

加拿大学者 Kemp 等在第十届肺癌学术会议上报告应用痰细胞学 AQC 系统对肺癌高危人群的 1 220 份痰样本进行分析,检出 293 例肺癌(其中 50％为 0 期和 I 期)。

（四）呼吸气体诊断

呼吸气体诊断通过检测人体呼吸气体中挥发性有机化合物的成分变化以发现处于早期和可治疗阶段的肿瘤。挥发性有机化合物指沸点在 $50\sim260\ ℃$ 之间,室温下饱和蒸汽压超过 133.32 Pa 的易挥发性化合物。早期的研究结果显示:肺癌患者的呼吸气体中含有的挥发性有机化合物主要是烷烃类和苯的衍生物,包括乙烷、戊烷、环戊烷、庚烷、苯、苯乙烯等,与非肺癌人群比较,它们在组成比例和量上有明显区别。Phillips 等根据呼吸气体成分在色谱仪上峰值分布区域所占的比例不同,发现 22 种挥发性有机化合物在肺癌和非肺癌之间存在明显的区别,即使在 I 期肺癌也有较高的敏感性和特异性,分别为 81.3％和 100％。交叉确认试验证明,这种组合可以正确预测 71.1％的肺癌患者和 66.7％的非肺癌患者。由此认为检测挥发性有机化合物可作为肺癌诊断的标记物。并在以往的研究基础上,尝试建立一个包括 9 种挥发性混合物成分的预测模型,敏感性和特异性分别为 89.6％和 82.9％。呼吸气体检测较痰细胞学更易接受,但需要更多的研究以验证其在肺癌早期诊断中的作用。2011 年《欧洲呼吸病学杂志》报道,狗通过嗅患者呼出的气体,能诊断出肺癌患者,其敏感性和特异性分别为 71％和 93％,值得进一步深入研讨。美国《时代》周刊将其评为 2011 年 10 大医学进展之一。

（五）肺癌相关肿瘤标志物及分子病理学检测

20 世纪 70 年代以来美国国家癌症协会(NCI)组织了大规模临床试验,对 X 线胸片加上痰细胞学检查作为肺癌普查手段进行了评价,结果表明尽管两个检查都可以发现无症状的早期肺癌,并且试验组可切除率及生存率高于对照组,但是肺癌死亡率并未降低,因此,如何将分子生物学的知识和技术用于肺癌的早期诊断,提高早期肺癌的检出率是当今研究的热点和前沿。通过应用有效的筛选方法,肺癌的检出率可能大幅提高,现在已发现的肺癌标志物中,已明确核内不均一核糖蛋白(hnRNP)、FHIT 基因微卫星缺失、代谢遗传多态性(肺癌易感基因)异常对肺癌筛查有临床意义。微卫星不稳定性、端粒酶和 DNA 的甲基化是筛检肺癌的几个重要标志物。因为这些基因的改变可能是肺癌的早期事件,PCR 分析与新的敏感的基因诊断技术结合对痰液、支气管肺泡灌洗液(BACF)和血液中这些基因及表达异常的检测,可为肺癌高危人群提供可能的早期诊断和筛选手段。

1. 肿瘤标志物 目前,癌胚抗原(CEA)、糖类抗原(CA-19-9)、细胞角质蛋白-19 片段(cyfraz-1)、神经烯醇化酶(NSE)、胃泌素释放肽前体(ProGRP)、鳞癌相关抗原(SCC-Ag)等血清标志物已广泛应用于肺癌临床诊断,但敏感性和特异性都较低,尚不能用于肺癌高危人群的筛查。

2. 肺癌相关基因及转录产物 肺癌的发生发展是一个多基因参与、多阶段发生、长时间形成,及其复杂的病变过程。肺癌分子遗传学改变为肺癌的早期诊断提供了一系列的分子生物学标志。利用痰、支气管肺泡灌洗液(BALF)、外周血等无创或微创样品检测肺癌的早期分子事件已经成为研究热点。

（1）核内不均一核糖蛋白:真核生物与原核生物基因表达的重要区别之一就是真核基因转录后往往需要一系列的特殊加工,才能产生有功能的成熟的 RNA 分子。由真核生物 RNA 聚合酶Ⅱ转录形成的所有初始产物统称为核内不均一 RNA（hnRNAs），其中主要是细胞核内新生的前 mRNA。hnRNAs 并不是以游离的形成存在，而是与大量的核蛋白相结合形成核内不均一核糖核蛋白（hnRNP）。HnRNPs 在前 mRNA 加工、转运，包括前 mRNA 剪切和剪切位点选择，以及 DNA 的复制中有重要作用。近年来发现，hnRNPS 在多种疾病状态下有异常表现，其中的 A/B 亚类与肺癌关系密切。有许多研究结果均支持把 hnRNPA2/B1 过表达作为肺癌的早期生物学标志之一。Jun 等的研究发现，hnRNPA2/B1 mRNA 在人 NSCLC 中呈过度表达，检测 hnRNPA2/B1 可以发现部分临床前期（重度支气管上皮增生和原位癌）肺癌，尤其是对早期局限性病变，较常规细胞学检查和影像学检查更准确。Tockman 等从有高度发展为第二个原发性肺癌危险的Ⅰ期切除 NSCLC 患者和有高度危险患肺癌的云南锡矿工人中每年收集痰标本一次检测进行前瞻性研究。随访一年后发现，通过检测 hnRNPA2/B1 过表达，准确地预测了 69 例和 69％的在痰样本中有 hnRNPA2/B1 表达上调的研究对象将在随访的第一年发展成为肺癌。1997 年的一项研究结果显示，hnRNP、细胞学、胸部 X 线三种方法检测肺癌的敏感度分别为 74％、21％和 42％，但同时 hnRNP 检测也存在特异性较低的现象（70％对细胞学的 100％和胸部 X 线的 90％）。Fielding 等用双盲法检测了 103 例志愿者的支气管灌洗液中的化生支气管上皮细胞或肿瘤细胞中的 hnRNP 水平。结果显示，23 例细胞学阳性的样本中有 22 例高表达 hnRNPA2/B1。而在 80 例细胞学阴性的样本中，41/80 有 hnRNP 的过表达，其中 29 例通过影像学检查和（或）纤支镜活检提示有肺新生物，另外 4/41 在 8 个月内的初次纤支镜活检中已经证实存在肺新生物。其敏感性和特异性分别为 96％和 82％。hnRNPA2/B1 的检测可作为肺癌早期诊断中的一个较好的初筛方法。

　　为探讨不同肺组织中 hnRNPA2/B1 表达水平是否存在差异，肺癌组织中 hnRNPA2/B1 表达水平与肺癌临床病理生理特征的关系，以及检测 hnRNPA2/B1 表达用于肺癌早期诊断的可能性及其临床意义，周清华等联合应用免疫组织化学和 RT－PCR 方法，分别检测 58 例 NSCLC 癌组织和癌旁肺组织，30 例肺良性病变肺组织中 hnRNPA2/B1 蛋白和 mRNA 的表达水平，同时检测了肺癌患者支气管切缘上皮组织中 hnRNPA2/B1 蛋白的表达水平。周清华等的研究观察到以下几点：①肺良性病变肺组织、癌旁肺组织、支气管上皮增生组织和 NSCLC 癌组织中 hnRNPA2/B1 蛋白和 mRNA 表达水平呈递增趋势，NSCLC 癌组织、支气管上皮增生组织和癌旁肺组织中存在着 hnRNPA2/B1 的过度表达。②NSCLC 癌组织中 hnRNPA2/B1 蛋白和 mRNA 表达水平具有非常显著相关性。NSCLC 癌组织中 hnRNPA2/B1 表达水平与原发肿瘤大小、淋巴结转移状态及 P－TNM 分期呈显著正相关，与肺癌细胞分化程度呈显著负相关，而与患者性别、年龄、吸烟史、原发肿瘤部位和组织学类型无显著相关性。③hnRNPA2/B1 的过度表达与肺癌的发生、发展和转移密切相关，并随病情进展而表达水平增加。④检测 hnRNPA2/B1 表达有助于肺癌的早期诊断、病情预测和指导肺癌术后多学科综合治疗。

　　检测痰标本中 hnRNPA2/B1 表达可早于临床诊断 2 年预测到肺癌的发生，用于肺癌的早期诊断和筛查比常规痰细胞学和胸部 X 线检查具有更高的敏感性。又有文献报道，对原先痰细胞学阴性而后发展成为肺癌患者的储存痰标本回顾性检测 p53 突变基因，可比临床诊断提前 1～13 个月。通过检测 k－ras 的 12 位密码子是否发生突变进行肺癌的早期诊断，对有 k－ras 突变的肺癌诊断准确率为 50％，在患者临床症状出现前 4 年就可检测到阳性结果。Liloglou 等的研究显示，50％的肺癌患者痰液细胞有微卫星改变。最近 Tosou 等利用 PCR 技术对痰细胞中

DNA甲基化情况进行了检测,发现100％的鳞状上皮肺癌的痰细胞中有p16和06－methyl-guanine-DNA甲基转移酶(MGMT)启动子甲基化,可比临床诊断早3年出现阳性结果。这些实验结果表明,用痰标本代替组织标本进行p53等基因检测用于肺癌诊断是可行的。因此,通过检测痰标本中hnRNPA2/B1 mRNA表达水平进行肺癌的早期诊断应该是可行的。

另一有前途的肺癌早期诊断标本是支气管灌洗液(BAL),如前述Fielding等的研究即证明用支气管灌洗液标本检测hnRNPA2/B1表达预测肺癌的敏感性为96％,特异性为82％。如果用痰标本行相关基因检测可行的话,应同样适用于支气管灌洗液(BAL)标本。

从外周血中检测可溶性的肺癌分子标志物,为肺癌的早期诊断提供了一种新的方法。这种方法不仅对于肺癌早期诊断、判断肺癌的转移和复发具有重要的参考价值,并且对于指导治疗、改善患者的预后也有重要的意义。目前尚无检测肺癌患者外周血hnRNPA2/B1 mRNA的报道,但Fleischhacker等应用PT－PCR技术在14/18(77.78％)肺癌患者血清中检测到hnRNPB1 mRNA表达,联合Her2 mRNA检测可以检出全部肺癌患者。结合本研究所见,即hnRNPA2/B1 mRNA在癌旁肺组织中的表达水平显著低于肺癌组织,以及hnRNPA2/B1 mRNA随肺癌病程进展而表达水平增加的趋势,能否通过检测肺癌患者外周血hnRNPA2/B1 mRNA的表达行肺癌的早期诊断值得进一步研究。另外,蛋白不正常表达和蛋白结构改变可以诱发自身免疫反应,产生针对这些蛋白的特异性抗体。如在有p53突变肺癌患者外周血中经常会检测到p53抗体,能否行hnRNPA2/B1蛋白抗体的外周血检测值得进一步研究加以阐明。

Man等研究了肺组织中不同表型上皮细胞的分子学改变如微卫星改变(MA)和杂合性缺失(LOH)与hnRNPA2/B1蛋白表达的关系。结果发现,与那些无hnRNPA2/B1表达的细胞相比,hnRNPA2/B1免疫活性细胞有显著较高频率的MA和LOH,其中细胞质hnRNPA2/B1免疫活性的细胞出现MA和LOH的频率是细胞核免疫活性的细胞的3倍。

四川大学华西医院吴驰等自行设计合成了核内异质核糖蛋白β1(hnRNpβ1)单克隆抗体检测了381例凝诊为肺癌和100例肺良性病变患者痰细胞学和纤支镜检刷片细胞学hnRNpβ1表达。381例肺癌痰脱落细胞和纤支镜刷检细胞涂片,经HE染色,确诊肺癌218例,hnRNpβ1染色阳性208例,HE染色阴性的163例,hnRNpβ1染色阳性121例。

近年来,学者们在分别研究hnRNP mRNA和蛋白表达后还发现,肺癌中hnRNPB1的升高较hnRNPA2/B1升高明显,hnRNPB1 mRNA在肺癌细胞系中的升高比hnRNPA2/B1 mRNA更具特异性。HnRNPB1 mRNA在癌组织中升高水平是非癌组织中的1.5～4倍,当用β-肌动蛋白标化后仍为0.5～2.5倍。快速生长细胞系中hnRNPB1蛋白的含量明显高于生长缓慢的细胞系。HnRNPB1的表达仅见于肿瘤细胞核,而在癌旁正常组织支气管上皮和肺泡水平中未见表达。抗hnRNPA2/B1抗体在22/43(55％)总的肺癌患者和8/15(53％)SCC中为阳性反应,而抗hnRNPB1抗体染色见于32/43(74％)肺癌和15/15(100％)SCC,其中12/43的Ⅰ期患者都为肿瘤组织染色阳性。结果说明,hnRNPB1的过表达可见于非常早期的人类肺癌中,是肺癌尤其是鳞癌的一个有用的早期诊断指标,且对肺癌而言,hnRNPB1蛋白比hnRNPA2/B1更敏感和有特异性,从而认为hnRNPB1更适合作为肺癌检测的早期生物学指标。Sueoka等的另一份报道显示,在临床Ⅰ期肺癌中抗hnRNPB1抗体100％染色阳性,58.1％的X线检查为隐匿性肺癌的鳞癌有58.1％染色呈阳性,而发育异常组织有63.6％阳性反应。目前尚未见hnRNPB1蛋白与肺癌预后的相关性的研究。

核内不均一核糖核蛋白(hnRNPs)在前 mRNA 加工、转运,包括前 mRNA 剪切和剪切位点选择,以及 DNA 的复制中有重要作用。许多研究结果均支持把 hnRNPA2/B1 过表达作为肺癌的早期生物学标志之一。Qiao 等对云南个旧锡矿肺癌的研究表明,用 hnRNPA2/B1 单克隆抗体检测痰标本,与痰细胞学检查及胸部 X 线比较,hnRNPA2/B1 具有较高的敏感性(分别为74%、21%、42%),但特异性较低(分别为 70%、100% 和 90%)。近年来,有研究发现肺癌中 hnRNPB1 的过表达可见于非常早期的肺癌中,是肺癌尤其是鳞癌的一个有用的早诊指标,且比 hnRNPA2/B1 更敏感和特异,更适合作为肺癌检测的早期生物学指标。

(2) 抑癌基因 p16、Rb、p53:p53 基因突变是肺癌中最常见的基因改变,在肺癌形成过程中起着关键的作用,p53 基因突变率在 SCLC 中为 80% 左右,在 NSCLC 中为 60%,在肺癌中是一个频发事件和早期事件。应用 PCR 技术在绝大多数肺癌中均可检出突变的 p53 基因,说明 p53 有可能成为一种较理想的早期检测肺癌的分子生物学指标。p16 基因是迄今为止人类发现的第一个最直接的抑制肿瘤发生的基因,是细胞增殖周期的调节和抑制者。在肺癌中 p16 基因及其产物的改变主要与 NSCLC 的形成发展有关,其失活方式主要为缺失、突变和甲基化等。检测 p16 基因改变也可成为肺癌早期诊断的潜在手段。Rb 是最早分离出来的抑癌基因,其编码产物在细胞周期调控中发挥重要作用。

(3) 端粒酶:端粒酶是一种特殊的逆转录酶,能以自身 RNA 为模板逆转录合成具有重复 DNA 序列($5'-$ TTGGG $-3'$)的染色体末端的端粒 DNA,以保持端粒的长度,从而使体细胞得以无限分裂。端粒酶在恶性肿瘤中的检出率高达 84% ~ 95%,是目前公认的最广泛的肿瘤标志物。Scott 等应用 RT - PCR 技术检测血清端粒酶逆转录酶(htERT)中 CpG 岛活性而间接测定 htERT,发现其较直接测定端粒酶更为敏感。Yashima 等研究了 40 例患者的 205 例新鲜及存档标本,其中 34 例肺癌标本中 32 例端粒酶阳性(94%),28 例增生性标本中 20 例端粒酶阳性(71%),5 例上皮化生标本中 4 例端粒酶阳性(80%),11 例发育异常标本中 9 例端粒酶阳性(80%),11 例原位癌标本中,端粒酶活性阳性率为 100%。在肺癌纤维支气管镜检查中,刷检标本的端粒酶阳性率为 91.3%,肺泡灌洗液的端粒酶阳性率为 86.7%。大量的研究表明,端粒酶在肺癌组织中及肺癌患者支气管刷落细胞和 BALF 中具有很高的阳性检出率,结合常规细胞检查,将有助于提高肺癌细胞检出率,从而使端粒酶有可能作为新的肺癌标志物而应用于肺癌的早期诊断。有学者用 PCR - TRAP - ELISA 半定量及 PCR - TRAP 银染色定性分析纤支镜检后痰液标本,发现肺癌组织痰液端粒酶活性明显高于良性病变组,分别为 71.4% 和 10.7%。因此,认为分子生物学和细胞学的有机结合对痰液进行检测是肺癌筛查的一种简捷有效的方法。

(4) FHIT 基因缺失:很多研究表明 FHIT 基因缺失是肺癌发生中的一个早期事件,其对癌前病变敏感性为 60% ~ 80%,所以检测 FHIT 基因微卫星缺失,有助于肺癌癌前病变和早期肺癌的诊断。周清华等应用 PCR - SSCP 检测 58 例 NSCLC 和相应的癌前病变支气管上皮,发现88.23% 的鳞癌存在 FHIT 基因缺失,80% 的吸烟者癌前病变中存在微卫星 D3S1300 缺失。检测痰脱落细胞 FHIT 基因微卫星缺失,有助于肺癌癌前病变和原位癌的诊断。

(5) 与肺癌相关的癌基因:与肺癌发生发展相关的癌基因主要有 myc 基因(c - myc, n - myc, L - myc3)、ras 基因家族(k - ras, h - ras, n - ras)和 her - 2/neu 基因,它们均为显性致癌基因。癌基因存在于正常人的细胞中,在正常的情况下并不能致癌,但在某种致癌因素的作用下,癌基因的结构表达异常就可以形成致癌基因,使细胞的生物学行为异常,出现癌变倾向。

ras 基因家族是由 h‐ras、n‐ras 和 k‐ras 三种基因组成,与肺癌相关的主要是 k‐ras 基因,肺癌 ras 基因突变的 90%～100% 均为 k‐ras 突变。在肺癌中 ras 基因突变主要存在于 NSCLC,在 SCLC 中很罕见。k‐ras 的突变是肺腺癌发生中的重要遗传学改变。Tockman 等对常规细胞学检查阴性的肺癌患者的痰脱落细胞 k‐ras 基因状态进行了检测,结果发现 10 例患者中 8 例有 k‐ras 及 p53 突变,随访提示这 8 例后来均发生腺癌。采用痰脱落细胞中 k‐ras 基因突变分析可比临床诊断肺癌提前 1 年,说明该检测方法可作为肺癌的临床前期或早期诊断的有效方法,特别是在肺腺癌中有较高的阳性率。

(6) DNA 异常甲基化:DNA 异常甲基化是人类肿瘤中常见的改变。发生在启动子区的 CpG 岛的异常甲基化是基因失活的最常见机制。某些基因甲基化与肺癌发生密切相关,且是肺癌发生中的早期事件。在肺癌发生中甲基化发生率较高的基因主要有:apc、cdh13、rar、fhit、rassfla、timp‐3、p16、cdh1、dapk、mgmt、gstp、p14 等。Palminsano 等发现鳞癌患者痰液细胞 p16 甲基化与组织学诊断有 90% 的符合率,在临床诊断鳞癌前三年内的患者痰中即可检测到 p16 甲基化。因此 p16 基因的改变在肺癌的早期诊断中可作为一个新的分子生物标志物。Anglim 等通过用敏感的高通量 DNA 甲基化分析技术"MethyLight",检测了 45 例肺鳞状上皮细胞癌患者癌组织及癌旁正常肺组织中 42 个基因位点的甲基化状态。结果显示肺癌组织中 22 个基因位点表现出比非瘤组织中更显著的高甲基化水平,其中有 8 种基因(GDNF、MTHFR、OPCML、TNFPSF25、TCF21、PAX8、PTPRN2 和 PITX2)表现出非常显著的超甲基化水平。用这 8 种基因位点的联合体标本联合检测,显示出 95.6% 的灵敏度和特异度。可见采用对多个基因甲基化进行联合检测对肺癌早期诊断具有很好的应用前景,还可以构建"甲基化基因谱"用于肺癌高危人群的筛查。

p16 基因与许多肿瘤的发生、发展密切相关,是细胞增殖周期的调节和抑制者。在肺癌中 p16 基因及其产物的改变主要与 NSCLC 的形成发展有关。肺癌组织中存在明显的 p16 蛋白表达缺失。用 RT‐PCR‐SSCP 对 49 例肺癌组织及 16 例相应转移淋巴结中 p16 基因进行检测,发现 p16 基因失去表达与临床分期无关,认为 p16 基因表达缺乏在肺癌的发生发展过程中可能是早期事件。除基因突变外,5‐CpG 岛异常甲基化也是 p16 失活的一个重要机制。Belinsky 发现鳞癌旁灶 75% 出现 p16 基因甲基化,p16 基因甲基化在肿瘤组织及癌前病灶均有发生。有学者用甲基化特异性 PCR 检测 NSCLC 患者 BALF 及其相应肿瘤组织中 p16 基因的甲基化,组织中检出为阳性的患者 BALF 中,p16 突变检出阳性率为 63%,其中ⅠA 期为 63%,ⅠB 期为 50%,ⅡA 期为 100%,Ⅲ期为 63%,周围型肺癌为 63%,间质癌 60%,中心型为 75%,说明本方法对 BALF 中 p16 基因甲基化的检测可用于 NSCLC 的早期诊断,特别是对周围型肺癌有较高的检出率。这些研究结果提示检测 p16 基因甲基化或缺失能早期诊断肺癌,并可能成为肺癌早期诊断及预防极有前途的生物标志物。

在第十届世界肺癌学术会议上,Fred 等报道 2 900 例肺癌高危人群痰细胞中 7 种抑癌基因的 DNA 甲基化和痰细胞的异型性与肺癌关系的研究结果。对以前确诊的 33 例肺癌和确诊为非肺癌患者的 DNA 甲基化和痰细胞异型性进行了病例对照研究(表 3‐1),结果表明痰细胞 DNA 甲基化增加了患肺癌的风险。

表 3-1　非小细胞肺癌和非肺癌患者痰细胞 DNA 甲基化和支气管上皮细胞异型性

Marker	NSCLC	Control	OR
p16	20/33	15/33	1.8
MGMT	15/33	11/33	1.7
RASS F1A	6/33	7/33	0.8
H - cadherin	9/33	8/33	1.2
DAP - kinase	14/33	14/33	1.0
PAX5 alpha	13/33	8/33	2.0
PAX5 beta	18/33	11/33	2.4
Any methylation marker	30/33	24/33	3.8
Mod. Sputum atypia or worse	17/33	10/33	2.4
Any biomarker, cytology or methylation	32/33	25/33	10.2
Any biomarker OR<=1.2	32/33	23/33	13.9

　　(7) 基因组学和蛋白质组学:基因组学和蛋白组学一直是近年来研究的热点,有关这方面的内容包括了基因芯片、组织芯片、蛋白芯片的液质液相层析质谱(Lc - Ms)、表面增强激光解吸离子化飞行时间质谱(SELDI - TOF - Ms)等多个方面的研究。基因组学和蛋白质组学克服了以往只能对少数基因或蛋白水平标志物进行研究,可以通过对肺癌细胞和正常细胞基因或蛋白表达谱的差异寻找肺癌早期事件的标志物,从而提高肺癌早期诊断的灵敏度和特异度。Ali 等通过 SELDI - TOF - MS 技术研究发现荷质比为 7 558 900 和 15 103 000 的蛋白质筛选早期肺癌患者及高危人群具有较高的特异性及敏感性。Chan 等应用肺的 SAGE 文库经特殊的统计学方法处理以后得到了 18 个基因,其中 11 个是有名称的基因,原位癌期肺癌的这些基因大多数较正常肺组织、浸润癌以及化生上皮要高,因此有可能作为原位癌期肺癌特异性的标志物和治疗的分子靶点,为肺癌的早期诊断和原位癌的逆转提供依据。

　　(8) 检测肺癌易感基因遗传多态性用于肺癌早诊和筛查:已有的研究表明,人类 80% 以上的肿瘤与环境因素有密切关系。病因学研究提供的证据表明,吸烟和环境致癌物在肺癌发生中占有重要地位。1950 年,第一个大规模的流行病学研究证明香烟烟雾可以诱导肺癌。尽管 80%～90% 的肺癌与烟草暴露有关,但吸烟者中只有少于 15% 的人发展成为肺癌,说明不同个体对烟草中致癌物的敏感性不同。流行病学资料还发现,肺癌患者中存在家族聚集现象。这些发现说明遗传因素可能在对环境致癌物易感的人群和(或)个体中起重要作用。因此,研究人群/个体肺癌易感基因的多态性,寻找有助于用于肺癌筛查和早期诊断的肺癌易感基因,以及阐明肺癌易感基因多态性与人群和(或)个体对环境致癌物的易感性,已成为目前肺癌研究领域的前沿和热点课题,也是最终战胜肺癌的希望所在。

　　目前已知大多数的化学致癌物在体内都需要生物转化激活或解毒,此过程涉及的代谢酶分为两类:即 I 相代谢酶和 II 相代谢酶。I 相代谢酶为代谢活化酶,许多前致癌物经过代谢活化成为终致癌物。II 相代谢酶为代谢解毒酶,可以把致癌物或其毒性代谢产物转化成对人体无害的物质并排出体外。研究发现,许多代谢酶都具有基因多态性,变异基因型可能引起代谢酶活性的改变,导致一些致癌物在不同个体的活性相差可以在数十倍以上。个体因为对环境致癌物的活化和解毒能力的不同而对各种致癌物引起的肿瘤具有不同的遗传易感性,而基因多态性是其中的一个重要原因。

3. 基因多态性　是指在正常人群中某一个基因位点上存在着两个以上等位基因,其中最低的基因频率也比突变频率高。一般当最低基因频率≥1%,即可认为具有多态性。发生在代谢酶中的多态性可以表现为基因编码区的核苷变化引起氨基酸替换而改变了酶的活性或与底物结合能力的改变,或者是表现为编码区缺失,导致无活性酶或蛋白合成缺乏,而发生在非编码区的多态性影响可能涉及到基础酶表达和诱导的转录控制元件。代谢酶中的多态性现象十分普遍,但由于这些代谢酶控制和影响了致癌物的代谢,故它们的遗传多态性在决定人群中个体的肺癌易感性方面起了重要作用。

代谢酶基因 CYP1A1、CYP2E1 多态性与肺癌遗传易感性的关系:细胞色素 P450 (cytochromes P450)是体内最重要的 Ⅰ 相代谢酶。研究显示,其亚家族成员 CYP1A1 和 GYP2E1 等参与了香烟中最重要的致癌物 B[a]P 和亚硝胺的代谢激活,与吸烟诱导的肺癌关系密切。

目前,对肺癌易感性的关注,特别是对代谢酶基因多态性与肺癌易感性关系的研究已经成为近年来肿瘤分子流行病学的热点。从目前国际上研究结果来看,尽管涉及各种基因多态性对肺癌易感性影响的研究数据很多,但常常得出矛盾的结果。分析其中的原因可以概括为以下几点:①不同国家人群的种族构成,相同多态性位点在不同人群的频率分布差异较大。②不同民族的生活习惯以及环境致癌物暴露因素各异,这些致癌物在肺癌发生发展中可能起的作用不同。③纳入人群的标准和评价分级方法不同或者描述不清使不同研究之间的可比性降低。④受人力、时间或经费等限制,单项研究纳入的样本数量太少,没有达到足够统计学效能所要求的样本含量或因为分组太多,样本数量分散,丢失有效信息过多导致检验效能降低。⑤检验的基因多态性位点太少或仅仅只有单基因位点的检测。

迄今,已有少数针对中国人群中代谢酶基因多态性与肺癌遗传易感性的研究报道,但常常存在研究涉及的基因数目较少,研究样本太少,样本选择方法各异的问题。目前尚缺乏针对大样本人群的多种代谢酶基因多态性联合检测与肺癌遗传易感性关系的研究。

周清华等首次在国内外对 CYP1A1 的 Exon 7 多态性,CYP2E1 的 RsaI/PstI 和 DraI 多态性进行了研究,以及 CYP1A1 的 Exon 7 多态性,CYP2E1 的 RsaI/PstI 和 DraI 基因多态性在中国汉族人群中的联合大样本检测,同时首次评价了不同组织学样本在多态性检测中的符合性。该研究试图从基因-环境交互作用的角度,研究代谢酶基因多态性的联合作用,以及它们与环境因素的交互作用与中国人群肺癌易感性的关系,并从中筛选出能反应多种易感因素综合作用结果的标志物,探讨可能的新的群体筛查方法。通过对肺癌的分子流行病学研究,达到进一步阐明与遗传易感性有关的肺癌发病机制,以及更准确评价中国人群肺癌遗传风险的目的。

为了探讨这几种重要的代谢酶基因与中国人群肺癌遗传易感性之间的相关性,本研究应用病例对照的研究方法,应用 PCR、AS - PCR 和 PCR - RFLP 等技术检测了 150 例中国四川汉族肺癌和 152 例中国四川汉族健康人的 CYP1A1 基因 Exon 7 多态性,CYP2E1 基因的 RsaI/PstI 和 DraI 多态性和 GSTM1 基因多态性的分布频率,并分析了这几种重要的代谢酶基因多态性与中国四川汉族人群肺癌遗传易感性之间的相关性,以及上述代谢酶基因多态性和吸烟在中国四川汉族人群肺癌易感性中的交互作用,同时还探讨了不同组织学样本在基因多态性检测中的可行性。

　　肺癌组和对照组之间的 CYP1A1 Exon 7 三种多态基因型分布频率分别为 21.3%、69.3%、9.3% 和 25.7%、69.1%、5.3%，分布频率在两组间比较无显著性差异（$X^2 = 0.634$，$P = 0.728$）。

　　携带突变 Val 基因的个体较携带 Ile/Ile 基因型的个体患肺癌的危险性增加，患肺癌的 OR 分别为 1.104 和 1.529，按照吸烟因素分层后，这种趋势仍然存在。

　　与携带 Ile/Ile 的个体相比，携带 Ile/Val 和 Val/Val 基因型个体患肺腺/鳞癌风险增加，在鳞癌中这种风险增加尤甚（OR = 3.510，95%CI：1.326～9.293，$P = 0.011$），在腺癌中未发现有统计学意义的相关性（OR = 1.398，95%CI：0.690～2.832，$P = 0.353$）。

　　按照吸烟因素分层，与携带 Ile/Ile 基因型的不吸烟个体比较，携带 Val/Val 基因型的不吸烟个体患肺癌的风险增加（OR = 1.625，95%CI：0.353～7.475，$P = 0.533$）。同样携带 Val/Val 基因型的吸烟个体也较携带 Ile/Ile 基因型的吸烟个体患肺癌的风险增加，OR 为 1.569（95%CI：0.382～6.442，$P = 0.532$）。携带 Ile/Val 基因型的个体较携带 Ile/Ile 基因型的个体也见肺癌风险增加（OR = 1.599，95%CI：0.667～3.831，$P = 0.293$）。

　　联合两种突变基因型，与携带 Ile/Ile 基因型的不吸烟个体比较，携带突变基因型的不吸烟个体患肺癌的风险增加（OR = 1.016，95%CI：0.476～2.169，$P = 0.967$），而携带突变基因型的吸烟个体患肺癌的风险增加更明显（OR = 1.614，95%CI：0.683～3.818，$P = 0.275$）。

　　与野生基因型相比，携带 Val/Val 基因型增加不吸烟者患肺癌的风险（OR = 1.625，95%CI：0.353～7.475，$P = 0.533$），Ile/Val 基因型表现为肺癌风险下降，但无统计学意义（OR = 0.883，95%CI：0.397～1.962，$P = 0.760$）。在轻度吸烟组，携带 Ile/Val 基因型的个体患肺癌的 OR 为 1.157，携带 Val/Val 基因型的个体患肺癌的 OR 为 1.883。携带 Ile/Val 基因型的重度吸烟者患肺癌的 OR 为 1.935，携带 Val/Val 基因型的个体患肺癌的 OR 为 1.234。联合分析 Ile/Val 和 Val/Val 基因型，与 Ile/Ile 基因型比较，在重度吸烟组，携带 Ile/Val 和 Val/Val 基因型的个体患肺癌的风险逐渐增大。轻度吸烟者患肺癌的 OR 为 1.231（95%CI：0.404～3.753，$P = 0.751$），重度吸烟者患肺癌的 OR 增加到 1.842（95%CI：0.447～7.587，$P = 0.398$）。

　　(1) CYP2E1 RsaI/PstI 基因多态性分布频率及与肺癌易感性的关系：肺癌组的 c1/c1，c1/c2 和 c2/c2 基因型频率分别为 62.7%，34.7% 和 2.7%，对照组的三种基因型频率分别为 54.6%，41.4% 和 3.9%，其中肺癌组的 c1/c1 和 c1/c2 基因型频率高于对照组，两组的 c2/c2 基因型频率相似。

　　与携带含有 c2 等位基因的基因型（c1/c2 和 c2/c2）的个体比较，携带 c1/c1 基因型的个体患肺癌的风险明显增加（校正后的 OR = 1.576，95%CI：0.956～2.597 $P = 0.074$）。

　　与携带至少一个突变 c2 基因的个体比较，携带 c1/c1 基因型的个体患肺腺癌的风险显著增加（OR = 2.152，95%CI：1.130～4.099，$P = 0.02$）。按年龄、性别和吸烟等因素调整后这种风险增加仍然存在（OR = 2.440，95%CI：1.235～4.820，$P = 0.01$）。但没有发现携带 c1/c1 基因型的个体与患肺鳞癌风险之间的相关性。

　　按照吸烟因素分层，与携带至少一个突变 c2 的基因型不吸烟个体比较，携带 c1/c1 基因型的不吸烟个体肺癌易感性显著增加（OR = 2.453，95%CI：1.140～5.276，$P = 0.022$）。在吸烟者中，肺癌易感性虽仍然增加，但无统计学意义。

　　以突变纯合的 c2/c2 基因型为参考分别比较不同吸烟量组与肺癌的关系。在不吸烟组，携带 c1/c1 基因型的个体患肺癌的风险增加,重度吸烟组携带 c1/c1 基因型的个体患肺癌的风险最高(OR=2.485,95％CI:0.139～44.388,P=0.536)。吸烟个体如果携带 c1/c2 杂合基因型有肺癌易感性的下降(OR=0.425,95％CI:0.062～2.914,P=0.383),而携带 c1/c2 基因型的轻度和重度吸烟者表现为肺癌易感性增加,OR 分别为 1.524(95％CI:0.083～28.136)和 2.303 (95％CI:0.126～42.166,P=0.574)。

按照吸烟因素分层,与携带 DD 基因型不吸烟个体比较,携带 DC 和 CC 基因型的不吸烟个体均有患肺癌风险的降低(OR=0.720,95％CI:0.339～1.531 和 OR=0.853,95％CI:0.195～3.736)。在吸烟者中,携带 DC 和 CC 基因型的个体肺癌易感性较携带 DD 基因型的个体降低,把 DC 和 CC 基因型合在一起再与 DD 基因型比较,但无统计学意义。

按照累计吸烟量分组比较,与携带 DD 基因型比较,不同吸烟量组别中携带 DC 和 CC 基因型都表现肺癌易感性的下降,合并 DC 和 CC 基因型与 DD 基因型比较,这种趋势仍然存在。

(2) GSTM1 基因多态性与肺癌遗传易感性的关系

1) GSTM1 基因型的分布频率及其与肺癌易感性的关系:在肺癌组,GSTM1(+)和 GSTM1(-)基因型频率分别为 46.7％和 53.3％,对照组 GSTM1(+)和 GSTM1(-)基因型频率分别为 59.9％和 40.1％,肺癌组的 GSTM1(-)显著高于对照组(χ^2=5.255,P=0.022)。按照年龄、性别和吸烟状况校正后,这种差异性仍然具有统计学意义(χ^2=6.646,P=0.010)。

携带 GSTM1(-)基因型的个体肺癌的易感性按年龄、性别和吸烟状况,携带个体患肺癌的风险是 GSTM1(+)基因型个体的 1.9 倍(95％CI:1.171～3.191,P=0.010)。

未发现 GSTM1 基因型与肺鳞癌和腺癌易感性的相关性,但 GSTM1(-)基因型增加除其他类型肺癌的易感性,并有统计学意义(OR=4.204,95％CI:1.429～12.365,P=0.009)。

2) CYP2A6、CYP1B1 和 GSTT1 基因多态性与人肺癌遗传易感性关系:近年来,关于代谢酶基因多态性与肺癌遗传易感性的研究国内亦有部分报道,但主要是单基因多态性与肺癌易感性的研究,而有关 GSTT1、CYP2A6、CYP1B1 基因联合多态性与肺癌遗传易感性关系的研究国内外均无报道。

3) CYP2A6 基因多态性与人肺癌遗传易感性关系研究:肺癌组 CYP2A6wt 和 CYP2A6del 基因型的分布频率分别为 96.0％(144/150)和 4.0％(6/150);对照组 CYP2A6wt 和 CYP2A6del 基因型的分布频率分别为 87.5％(133/152)和 12.5％(19/152)。肺癌组和对照组 CYP2A6 基因多态性分布频率比较有显著性差异(χ^2=7.184,P=0.007)。经 Binary Logistic 回归分析(用性别、年龄和吸烟等进行校正后多因素回归分析,以下同)发现携带 CYP2A6wt 基因型者较携带 CYP2A6del 基因型者患肺癌的风险增加 3.756 倍。与对照组比较,CYP2A6wt 基因型增加患肺鳞癌的风险 7.511 倍(P=0.011)。CYP2A6wt 基因型无增加患肺腺癌及其他类型肺癌的风险性。

从吸烟角度进行分层分析,发现携带 CYP2A6wt 基因型不吸烟者较不吸烟携带者不增加患肺癌的风险性;而携带 CYP2A6wt 基因型吸烟者较不吸烟者增加患肺癌风险 28.879 倍(OR=28.879,95％CI:3.537～235.763,P=0.002)。提示吸烟和 CYP2A6wt 基因型相互作用,共同增效,两者同时存在则明显增加患肺癌的风险性。

携带 CYP2A6del 基因型的吸烟者较携带该基因的不吸烟者患肺癌的风险性无明显增加,而携带 CYP2A6wt 基因型的吸烟者较携带该基因型的不吸烟者患肺癌的易感性增加了 10.307

倍,携带 CYP2A6wt 基因型的吸烟者患肺癌的风险明显增加。

将肺癌组和对照组中吸烟量<20 包年和≥20 包年者分别进行分层分析,探讨 CYP2A6 基因多态性与肺癌易感性的关系。吸烟量<20 包年并携带 CYP2A6wt 基因型者较携带 CYP2A6del 基因型者无明显增加患肺癌的风险性(OR=4.E+09,95%)。吸烟量≥20 包年并携带 CYP2A6wt 基因型者较吸烟量≥20 包年并携带 CYP2A6del 基因型者患肺癌的风险增加 23.1 倍(95%CI:2.680~199.142,P=0.004)。提示重度吸烟并携带 CYP2A6wt 基因型者患肺癌的风险更大,吸烟与 CYP2A6wt 基因型间的交互作用进一步得到证实。

　　4) CYP1B1 基因多态性与人肺癌遗传易感性关系研究:目前国外对 CYP1B1 基因的研究主要集中在乳腺癌、子宫内膜癌及青光眼等。迄今,关于 CYP1B1 基因多态性与肺癌遗传易感性的研究很少,而且主要研究其蛋白表达,而国内尚未见有关 CYP1B1 基因多态性与肺癌遗传易感性的研究报道。因此,CYP1B1 基因多态性在中国人群中的分布,与中国人肺癌遗传易感性,以及 CYP1B1 基因多态性和吸烟在肺癌发生中的交互作用等课题均是肺癌研究领域的前沿和热点。

　　将肺癌组和对照组从吸烟的角度进行分层分析研究,吸烟携带 G/C+/G/G 基因型者较吸烟携带 C/C 基因型者可增加患肺癌的风险 2.521 倍(95%CI:1.046~6.080,P=0.039)。提示吸烟者携带 G/C+/G/G 基因型可明显增加患肺癌的风险性。

　　将肺癌组和对照组从 CYP1B1 Val432Leu 基因多态性的角度进行分层分析研究 CYP1B1 Val432Leu 基因多态性、吸烟与肺癌易感性三者之间的相关关系,发现携带 C/C 基因型的吸烟者增加患肺癌的风险性为 5.764 倍(95%CI:2.690~12.350,P=0.000);携带 G/C+G/G 基因型的吸烟者增加患肺癌的风险性为 12.093 倍(95%CI:3.713~39.388,P=0.000)。C/C 和 G/C+G/G 基因型与吸烟在肺癌的发生学中均具有明显的交互作用,C/C 和 G/C+G/G 基因型显著增加吸烟者患肺癌的易感性,尤以后者明显(表 3-2),C/C 基因型对吸烟者没有保护作用。

表 3-2　CYP1B1 Val432Leu 基因多态性和吸烟与肺癌易感性的关系

CYP1B1 genotype	Smoking status	Cancer (n=150)	Control (n=152)	OR	95%CI	P
C/C	Nonsmoker	35	65	1.000		
	smoker	66	44	5.764	2.690~12.350	0.000
G/C+G/G	Nonsmoker	17	35	1.000		
	smoker	32	8	12.093	3.713~39.388	0.000

　　将肺癌组和对照组中吸烟量<20 包年和≥20 包年者分别进行分层分析,探讨 CYP1B1 Val432Leu 基因多态性与肺癌易感性的关系,发现吸烟量<20 包年并携带 G/C+/G/G 基因型者较吸烟量<20 包年但携带 C/C 基因型者无明显增加患肺癌的风险性(OR=0.901,95%CI:0.226~3.597,P=0.883);而吸烟量≥20 包年并携带 G/C+/G/G 基因型者较吸烟量≥20 包年但携带 C/C 基因型者明显增加患肺癌的风险性(OR=4.762,95%CI:1.300~17.444,P=0.018),提示吸烟量越大并携带 G/C+/G/G 基因型者则增加患肺癌风险性越大(表 3-3)。

表 3-3　吸烟量(包年)和 CYP1B1 Val432Leu 基因多态性与肺癌易感性的关系

Smoking status	CYP1B1 genotype	Cancer ($n=150$)	Control ($n=152$)	OR	95%CI	P
PY<20	C/C	23	23	1.000		
	G/C+G/G	8	2	0.901	0.226~3.597	0.883
PY≥20	CC	36	26	1.000		
	G/C+G/G	31	1	4.762	1.300~17.444	0.018

(3) GSTT1 基因多态性与人肺癌遗传易感性关系的研究:谷胱甘肽-S-转移酶(GSTs)是一组具有解毒功能的蛋白超基因家族,可分为胞质型、胞膜型、线粒体型和 LTC4 合成酶。胞质型 GSTs 同工酶又可分为 Alpha(A)、Mu(M)、Theta(T)和 Pi(P)等亚家族,其基因及染色体上位置各不相同。谷胱甘肽-S-转硫酶是体内重要的解毒酶系,催化还原性谷胱甘肽与由 I 相代谢酶(CYP450)代谢活化而来的广泛的活性亲电子化合物(如苯并芘、亚硝胺、卤代烃等)共轭结合成亲电子物质,使其毒性减低和水溶性增强,最后完成代谢减毒或代谢灭活,从而加强有害物质的清除,保护生物大分子免受侵袭从而发挥解毒功能。近年来的研究资料显示 Mu(M)家族的谷胱甘肽-S-转硫酶 M1(GSTM1)、Theta(T)家族的谷胱甘肽-S-转硫酶 T1(GSTT1)和 Pi(P)谷胱甘肽-S-转硫酶 P1(GSTP1)在人群中存在多态性,且这种多态性与个体患癌易感性相关。

GSTT1 是 theta 类 GSTs 的一员,其基因缺失型是一种常见的缺失型多态性基因。有研究认为 GSTT1 和 GSTM1 同时为缺失型时个体更易罹患化学致癌物所致癌症,也有研究报道其与卵巢癌治疗的生存率有关。GSTT1 基因的主要功能与 GSTM1 相似,在不同种族人群中 GSTT1 缺失型的分布频率差别较大,提示 GSTT1 在不同人群中对毒物的解毒能力不同,可造成人群暴露于致癌物而诱发肿瘤的易感性不同。GSTT1 基因多态性与肺癌的关系目前尚有争议。本研究旨在通过对 GSTT1 基因多态性的分析探讨其与中国四川汉族人群肺癌遗传易感性的关系。

GSTT1 产物大小为 480 bp,内对照 β-Globin 产物为 268 bp,同时出现 480 bp 及 268 bp 两条带者即为 GSTT1 功能型基因,用 GSTT1(+)表示;只出现 268 bp 一条带者为 GSTT1 缺失型基因,用 GSTT1(-)表示。

肺癌组和对照组 GSTT1(-)基因型的分布频率分别为 54.7%(82/150)和 38.2%(58/152),经 χ^2 检验 GSTT1 两种基因型在两组间的分布频率有显著差异($\chi^2=8.274$, $P=0.004$)。回归分析发现 GSTT1(-)基因型显著增加患肺癌的风险性(OR=1.715,95%CI:1.038~2.853,$P=0.038$)(用年龄、性别和吸烟进行校正后多因素 Logistic Regression 分析,以下同)(表 3-4)。

表 3-4　GSTT1 基因多态性与肺癌易感性的关系

Group	N	GSTT1 genotype		OR	95%CI	P
		(+)	(-)			
Control	152	94	58	1.000		
Cancer	150	68	82	1.715	1.038~2.853	0.038

70 例鳞癌、61 例腺癌及 19 例其他类型肺癌 GSTT1(一)基因型的分布频率分别为 64.3%(45/70)、49.2%(30/61)和 36.8%(7/19),分别与对照组比较,发现 GSTT1(一)基因型明显增加患肺鳞癌(OR=2.565,95%CI:1.323~4.975,P=0.005)和肺腺癌的风险性(OR=2.149,95%CI:1.091~4.231,P=0.027)的风险性。GSTT1(一)基因型无明显增加患其他类型肺癌(OR=1.022,95%CI:0.365~2.863,P=0.966)的风险性。提示 GSTT1(一)基因型可能是肺鳞癌和肺腺癌的易感性基因型(表 3-5)。

表 3-5　GSTT1 基因多态性与肺癌组织学类型的关系

Histology	N	GSTT1 genotype		OR	95%CI	P
		(+)	(一)			
Control	152	94	58	1.000		
SCC	70	25	45	2.565	1.323~4.975	0.005
AD	61	31	30	2.149	1.091~4.231	0.027
Others	19	12	7	1.022	0.365~2.863	0.966

将肺癌组和对照组的吸烟状况进行分层分析,探讨 GSTT1 基因多态性与肺癌易感性的关系,发现不吸烟者携带 GSTT1(一)基因型较携带 GSTT1(+)基因型无明显增加患肺癌的风险性(OR=0.557,95%CI:0.253~1.229,P=0.147)。而吸烟者携带 GSTT1(一)基因型较携带 GSTT1(+)基因型明显增加患肺癌的风险性(OR=4.088,95%CI:1.977~8.454,P=0.000),提示吸烟与 GSTT1(一)基因型间可能存在交互作用,二者协同增加患肺癌的风险性(表 3-6)。

表 3-6　吸烟和 GSTT1 基因多态性与肺癌的关系

Smoking status	GSTT1 genotype	Cancer (n=150)	Control (n=152)	OR	95%CI	P
nonsmoker	(+)	40	61	1.000		
	(一)	12	39	0.557	0.253~1.229	0.147
smoker	(+)	28	33	1.000		
	(一)	70	19	4.088	1.977~8.454	0.000

从 GSTT1 基因多态性的角度分层分析探讨其和吸烟与肺癌易感性的关系,发现携带 GSTT1(+)基因型的吸烟者较不吸烟者患肺癌的风险性无明显差异(OR=1.294,95%CI:0.681~2.460,P=0.432)。而携带 GSTT1(一)基因型的吸烟者较不吸烟者患肺癌的风险增加 58.518 倍(95%CI:12.868~266.119,P=0.000),提示携带 GSTT1(一)基因型的吸烟者易患肺癌(表 3-7)。

表 3-7　GSTT1 基因多态性和吸烟与肺癌易感性的关系

GSTT1 genotype	Smoking status	Cancer (n=150)	Control (n=152)	OR	95%CI	P
(+)	nonsmoker	40	61	1.000		
	smoker	28	33	1.294	0.681~2.460	0.432
(一)	nonsmoker	12	39	1.000		
	smoker	70	19	58.518	12.868~266.119	0.000

　　将肺癌组和对照组中吸烟量<20包年和≥20包年者分别进行分层分析,探讨GSTT1基因多态性与肺癌易感性的关系,发现吸烟量<20包年并携带GSTT1(－)基因型者较吸烟<20包年但携带GSTT1(＋)基因型者患肺癌的风险增加3.294倍(95%CI:1.022~10.619,$P=$0.046);而吸烟≥20包年并携带GSTT1(－)基因型者较吸烟≥20包年,但携带GSTT1(＋)基因型者患肺癌的风险增加4.296倍(95%CI:1.649~11.190,$P=$0.003),表明吸烟量越大时间越长且为GSTT1(－)基因型者患肺癌的风险越高(表3-8)。

表3-8　吸烟包年和GSTT1基因多态性与肺癌的关系

Packyear	GSTT1 genotype	Cancer ($n=98$)	Control ($n=52$)	OR	95%CI	P
PY<20	(＋)	13	18	1.000		
	(－)	18	7	3.294	1.022~10.619	0.046
PY≥20	(＋)	15	15	1.000		
	(－)	52	12	4.296	1.649~11.190	0.003

　　(4) 代谢酶CYP2D6、GSTP1、NAT2基因多态性与肺癌易感性关系的研究:CYP2D6酶为异喹呱羟化酶,主要催化烟草中前致癌物NNK及尼古丁的活化代谢。国外的早期研究结果认为单独的CYP2D6基因多态性与肺癌易感性相关,但后来的大多数研究均不支持这种观点,认为单独的CYP2D6基因多态性与肺癌易感性无关。CYP2D6ch多态性是中国人群最常见的CYP2D6基因突变形式,最近,国内顾艳斐等报道中国人群单独的CYP2D6ch多态性与肺癌易感性相关。NAT2主要参与催化芳香胺类化合物的灭活,对NAT2基因多态性与肺癌易感性的研究,国外的研究结果不太一致,一些研究认为两者相关,另外一些研究则不赞同这种观点。目前,国内有关这方面的研究报道较少。GSTP1酶在肺组织中含量是所有GSTs同工酶中最高的,故GSTP1酶对吸入性致癌物有重要的解毒作用,如活化了的多环芳烃(PAH)、苯并(a)芘(BaP)、烟草致癌物等。虽然国内外的研究者对GSTP1基因多态性与肺癌风险的相关性进行了较多研究,但是研究结果不尽如人意,一些研究结果认为GSTP1基因多态性增加肺癌风险,而另外一些研究结果则不支持GSTP1基因多态性增加肺癌风险。综上所述,代谢酶CYP2D6、GSTP1和NAT2基因多态性与肺癌易感性关系的研究结果不尽一致。本课题应用PCR-RFLP方法检测四川汉族人群Ⅰ相代谢酶CYP2D6和Ⅱ相代谢酶GSTP1、NAT2基因多态性的分布频率及特点。周清华等的研究的目的是:①观察CYP2D6、GSTP1和NAT2基因多态性在四川汉族人群的分布频率及特点。②探讨CYP2D6、GSTP1和NAT2基因单个基因多态性与肺癌易感性的关系,并进一步分层分析各基因多态性与吸烟、肺癌病理类型之间的相关性。③探讨CYP2D6、GSTP1和NAT2联合基因多态性与肺癌易感性的关系。④为肺癌的筛查及早期诊断寻找分子标志物提供理论基础和实验依据。

　　(5) 代谢酶CYP2D6基因多态性与肺癌易感性关系的研究:以肺癌病理类型分层分析后发现,CYP2D6ch基因多态性与肺鳞癌的风险相关,携带非T/T基因型的人患肺鳞癌风险较携带T/T基因型的人升高约1.88倍(95% CI:1.006~3.527,$P=$0.048),在腺癌中则未见两者相关(表3-9)。

表 3-9　CYP2D6ch 基因多态性与肺癌及不同病理类型肺癌风险的关系

| Item | n | CYP2D6ch | | OR[*] | 95%CI | P |
		T/T n(%)	Non-T/T n(%)			
Control group	152	60(39.5%)	92(60.5%)	1.00		
Lung cancer	150	45(30.0%)	105(70.0%)	1.33	0.802~2.253	0.262
SQ	70	17(24.3%)	53(75.7%)	2.08	1.024~4.244	0.043
AD	61	22(36.1%)	39(63.9%)	1.24	0.665~2.312	0.498
Others	19	6(31.6%)	13(68.4%)	1.53	0.531~4.410	0.431

* adjusted by gender, age and smoking status。

　　在非吸烟、既往吸烟组中,CYP2D6ch 基因多态性与肺癌易感性无明显关系($P>0.05$);而在吸烟组中,与肺癌风险临界相关($P=0.064$);进一步以吸烟量分层分析后发现,在轻度吸烟组中,对照组中 T/T 基因型分布频率显著高于肺癌组($P=0.033$),携带 Non-T/T 基因型的轻度吸烟者患肺癌风险是携带 Non-T/T 基因型的轻度吸烟者的 2.92 倍。在重度吸烟组中,没有发现二者相关(表 3-10)。

表 3-10　不同吸烟状态人群中 CYP2D6ch 基因多态性与肺癌风险的关系

Item	Control n(%)	Lung cancer n(%)	OR[*]	95% CI	P
Total subjects	152	150			
Nonsmokers	100	52			
T/T	39(39.0%)	17(32.7%)	1.00		
Non-T/T	61(61.0%)	35(67.3%)	1.262	0.623 2.557	-0.519
Ex-smokers	4	12			
T/T	1(25.0%)	4(33.3%)	1.00		
Non-T/T	3(75.0%)	8(66.7%)	0.667	0.051 8.639	-0.756
Current smokers	48	86			
T/T	20(41.7%)	24(27.9%)	1.00		
Non-T/T	28(58.3%)	62(72.1%)	2.01	0.959 4.210	-0.064
PY<30	33	41			
T/T	16(48.5%)	10(24.4%)	1.00		
Non-T/T	17(51.5%)	31(75.6%)	2.92	1.087 7.828	-0.033
PY≥30	15	45			
T/T	4(26.7%)	14(31.1%)	1.00		
Non-T/T	11(63.3%)	31(68.9%)	1.11	0.319 3.846	-0.873

* adjusted by gender and age。

　　4.代谢酶 NAT2 基因多态性与肺癌易感性关系的研究　　N-乙酰化转移酶(N-acetyltransferase, NAT)属外源性化合物代谢酶中的 II 相酶,在人类,它有两种同工酶:N-乙酰化转移酶 1（N-acetyltransferase 1，NAT1）和 N－乙酰化转移酶 2（N-acetyltransferase 2，NAT2）。NAT2 参与多种外源性化合物（如烟草、环境致癌物、药物等）的代谢失活，主要参与催化芳香胺类化合物的乙酰化过程，而烟草、环境污染物、现代工业以及油煎或烧烤食品中均存在着大量的芳香胺类化合物。NAT2 具有多态现象，根据对黄胺二甲嘧啶和异烟肼的代谢率差异，N－乙酰基转移酶可分为快速乙酰化型和慢速乙酰化型两种表型。NAT2 的这种不同代谢表型是由 NAT2 基因的编码区或非编码区点突变决定的，即 NAT2 基因多态性决定的。NAT2 基因可发生多个点突变，其中第 481 位点 C→T 突变（M1 突变等位基因）、第 590 位点 G→A 突变（M2 突变等位基因）和第 857 位点 G→A 突变（M3 突变等位基因）是决定 NAT2 表型的最重要的点突变。研究表明，个体间 NAT2 基因遗传多态性差异可导致 NAT2 活性不同，造成 NAT2 对芳香胺类化合物的代谢速率的不同，因此 NAT2 基因多态可能对一些与芳香胺类代谢相关肿瘤的发生有影响。

周清华等的研究共检测到了 10 种不同的 NAT2 的等位基因型，分别为 WT/WT、WT/M1、WT/M2、WT/M3、M1/M1、M1/M2、M1/M3、M2/M2、M2/M3、M3/M3，它们在对照组和肺癌组中的分布频率见表 3-11。按照野生型纯合子 WT/WT、突变杂合子 WT/M$_x$（x=1，2，3）和突变纯合子 M$_x$/M$_x$（x=1，2，3）来代表以上基因型，则它们在对照组和肺癌组中分布频率见表 3-12，两组间 NAT2 基因型分布频率的比较差异显著（$P=0.023$）。

表 3-11　对照组和肺癌组中 NAT2 等位基因型的分布频率

Genotypes of NAT2 gene	Control(%) (n=152)	Lung cancer(%) (n=150)
WT/WT	44(28.9%)	33(22.0%)
WT/M1	5(3.3%)	3(2.0%)
WT/M2	40(26.3%)	35(23.3%)
WT/M3	34(22.4%)	30(20.0%)
M1/M1	0(0%)	1(0.7%)
M1/M2	3(2.0%)	4(2.7%)
M1/M3	2(1.3%)	4(2.7%)
M2/M2	6(3.9%)	10(6.7%)
M2/M3	15(9.9%)	26(17.3%)
M3/M3	3(2.0%)	4(2.7%)

表 3-12　对照组和肺癌组中 NAT2 等位基因型的分布频率

Group	n	Genotypes of NAT2 gene			χ^2	P
		WT/WT	WT/M$_x$	M$_x$/M$_x$		
Control	152	44(28.9%)	79(52.0%)	29(19.1%)		
Lung cancer	150	33(22.0%)	68(45.3%)	49(32.7%)	7.510	0.023

WT=Wild type；M$_x$=any mutant allele M1，M2 or M3。

NAT2 的快乙酰化基因型和慢乙酰化基因型在对照组中的分布频率分别为 80.9% 和 19.1%，而在肺癌组中的分布频率则分别为 67.3% 和 32.7%，NAT2 慢乙酰化型在肺癌组分布频率显著高于对照组（$P=0.035$），携带 NAT2 慢乙酰化基因型者患肺癌的风险是携带快乙酰化基因型者的 1.84 倍（95%CI：1.044～3.231）（表 3-13）。

将肺癌组以不同病理类型分层后，NAT2 的快、慢乙酰化基因型的分布频率见表 3-13。从表中可以看到不同病理类型肺癌与对照组相比，携带慢乙酰化基因型者患腺癌风险是携带快乙酰化基因型者的 2.49 倍，且有统计学意义（95%CI：1.242～4.973，$P=0.010$）。NAT2 基因多态性与患鳞癌的风险升高临界相关（95%CI：0.950～4.427，$P=0.068$），患其他癌风险虽有升高，但无统计学意义（$P=0.656$）。

表 3-13　NAT2 快乙酰化型和慢乙酰化基因型与肺癌及不同病理类型肺癌风险的关系

| Group | n | NAT2 | | OR[*] | 95%CI | P |
		EM n(%)	PM n(%)			
Control	152	123(80.9%)	29(19.1%)	1.00		
Lung cancer	150	101(67.3%)	49(32.7%)	1.84	1.044～3.231	0.035
SQ	70	49(70.0%)	21(30.0%)	2.05	0.950～4.427	0.068
AD	61	38(61.7%)	23(38.3%)	2.49	1.242～4.973	0.010
Others	19	14(73.7%)	5(26.3%)	1.29	0.419～3.979	0.656

* adjusted by gender, age and smoking status。

5. 代谢酶 GSTP1 基因多态性与肺癌易感性关系　以不同肺癌病理类型对肺癌组分层，并与对照组进行比较分析后发现，Non-A/A 基因型与肺鳞癌风险升高显著相关，携带 Non-A/A 基因型者患肺鳞癌风险是携带 A/A 基因型者的 2.31 倍（95%CI：1.180～4.512，$P=0.015$），在腺癌和其他癌组中则未见未见这种相关（表 3-14）。

表 3-14　CYP2D6ch 基因多态性与肺癌及不同病理类型肺癌风险的关系

| Group | n | Genotypes of GSTP1 | | OR[*] | 95%CI | P |
		A/A n(%)	Non-A/A n(%)			
Control	152	86(56.6%)	66(43.4%)	1.00		
Lung cancer	150	74(49.3%)	76(50.7%)	1.43	0.890～2.306	0.138
SQ	70	27(38.6%)	43(61.4%)	2.31	1.180～4.512	0.015
AD	61	34(55.7%)	27(44.3%)	1.12	0.579～2.180	0.730
Others	19	9(47.4%)	10(52.6%)	1.71	0.636～4.617	0.286

* adjusted by gender, age and smoking status。

6. 代谢酶基因联合多态性与肺癌易感性的关系　病因学研究显示，在肺癌的发生和发展过程中，环境致癌物和机体遗传因素的交互作用起了重要作用。在关于代谢酶基因多态性与肺癌遗传易感性的研究中，不同地区和人群得到的结果常常有较大的出入。不同的种族背景、环境暴露及不同的研究设计方法和检测水平都可能影响分析结果。高致癌物暴露环境下单一遗传因素在肿瘤发生过程中起的作用可能较小，而多基因遗传异常与环境因素的交互作用是决定人群和（或）个体是否患恶性肿瘤的重要因素。

肺癌的病因学研究业已证明，肺癌是多种环境因素和遗传因素长期共同作用的结果。目前研究并没有发现某种遗传因素在肺癌的发生中起了决定性的主导效应,参与肺癌发生的多种遗传因素只是不同程度地影响了肿瘤易感性。大量的代谢酶多态性与肺癌易感性的研究结果已经证明,单一代谢酶基因多态性对肺癌易感性的作用是较小的。从理论上推测,如果同时具有几种可能对肿瘤易感的基因型,个体对致癌物的激活或解毒能力应该表现为某种协同作用,几种易感基因效应的累积可能改变肺癌的易感性。目前得到的研究结果也证明多基因联合多态性对肺癌易感性的影响更明显。而肿瘤的低发病率以及单一基因改变在肺癌发生中的作用有限,同样决定了在肿瘤流行病学研究中,在更大样本的研究对多种易感基因进行联合检测是必要的。我们首次在大样本的中国四川汉族人群中联合多种代谢酶多态基因型分析遗传因素在肺癌易感性中的作用。

(1) GSTM1 和 CYP1A1 Exon 7 联合基因多态性与肺癌易感性的关系:联合分析 CYP1A1 的 Exon 7 多态性和 GSTM1 多态性,与同时携带 GSTM1(＋)和 Ile/Ile 野生基因型的个体比较,同时携带 GSTM1(＋)和突变 Val 基因型的个体患肺癌的 OR 为 1.462(95％CI:0.674～3.172 $P=0.336$)。携带 GSTM1(－)和突变 Val 基因型的个体患肺癌的易感性明显增高,其中同时携带 GSTM1(－)与 Ile/Ile 基因型联合的个体患肺癌的 OR 为 3.683(95％CI:1.217～11.144, $P=0.021$),而同时携带 GSTM1(－)与突变 Val 基因型联合的个体患肺癌的 OR 为 2.307(95％CI:1.019～5.220, $P=0.031$)(表 3－15)。

表 3－15　GSTM1 与 CYP1A1 Exon 7 联合基因型在肺癌组和
对照组的分布频率及其与肺癌易感性的关系

Genotype	genotype	Controls $N(\%)$	cancers $N(\%)$	OR (95％CI)	P	OR (95％CI) [a]	P^a
GSTM1(＋)	Ile/Ile	29(19.1)	15(10.0)	1[b]		1[b]	
	Ile/Val＋Val/Val	62(40.8)	54(36.0)	1.684 (0.818～3.467)	0.157	1.462 (0.674～3.172)	0.336
GSTM1(－)	Ile/Ile	10(6.6)	17(11.3)	3.287 (1.210～8.928)	0.020	3.683 (1.217～11.144)	0.021
	Ile/Val＋Val/Val	51(33.6)	64(42.7)	2.426 (1.176～5.003)	0.016	2.374 (1.083～5.204)	0.031

a: OR and P Value adjusted by age, gender and smoking status; b: reference category。

(2) GSTM1 和 RsaI/PstI 联合基因多态性与肺癌易感性的关系:联合分析 CYP2E1 的 RsaI/PstI 和 GSTM1 多态性,对照组同时携带 GSTM1(＋)和含 c2 突变基因型的个体是肺癌组的 2 倍(分别为 27.6％和 13.3％, $X^2=6.021$, $P=0.014$)。与同时携带 c2 突变基因型和 GSTM1(＋)基因型的个体比较,同时携带 GSTM1(＋)和 c1/c1 基因型的个体患肺癌的 OR 为 2.477(95％CI:1.211～5.064, $P=0.013$)。而 GSTM1(－)和 RsaI/PstI 所有基因型的联合都与肺癌易感性增加有密切关系,其中同时携带 GSTM1(－)和 c1/c1 基因型的个体患肺癌的风险最高,是同时携带有 c2 突变基因型和 GSTM1(＋)基因型个体肺癌风险的 3.5 倍(OR＝3.523, 95％CI:1.649～7.530, $P=0.001$);同时携带 GSTM1(－)和 c2 突变基因型的个体患肺癌的 OR 为 3.232(95％CI:1.473～7.0951, $P=0.003$)(表 3－16)。

表 3-16　GSTM1 与 RsaI/PstI 联合基因多态性在肺癌组和
对照组的分布频率及其与肺癌易感性的关系

genotype	genotype	controls N(%)	cancers N(%)	OR (95%CI)	P	ORª (95%CI)	Pª
GSTM1(+)	c1c2+c2/c2	42 (27.6)	20(13.3)	1ᵇ		1ᵇ	
	c1/c1	49 (32.2)	51(34.0)	2.143 (1.105~4.156)	0.024	2.477 (1.211~5.064)	0.013
GSTM1(−)	c1c2+c2/c2	27 (17.8)	36(24)	2.800 (1.350~5.809)	0.006	3.232 (1.473~7.095)	0.003
	c1/c1	34 (22.4)	43(28.7)	2.718 (1.356~5.449)	0.005	3.523 (1.649~7.530)	0.001

a：OR and P Value adjusted by age, gender and smoking status；b：reference category。

（3）GSTM1 和 DraI 联合基因多态性与肺癌易感性的关系：联合分析 CYP2E1 的 DraI 多态性和 GSTM1 多态性发现，与同时携带 DC 和 CC 突变基因型和 GSTM1(+)基因型的个体比较，同时携带 GSTM1(+)和 DD 基因型的个体患肺癌的 OR 为 1.756(95%CI：0.879~3.510，$P=$ 0.111)。GSTM1(−)和 DraI 基因型的联合都与显著增加的肺癌风险密切关联，其中同时携带 GSTM1(−)与 DC 和 CC 基因型的个体患肺癌的 OR 为 2.504(95%CI：1.184~5.294，$P=$ 0.016)，而同时携带 GSTM1(−)和 DD 基因型的个体患肺癌风险最高，OR 为 2.763(95%CI：1.345~5.678，$P=$0.006)(表 3-17)。

表 3-17　GSTM1 与 DraI 联合基因型在肺癌组和对照组的分布频率及其与肺癌易感性的关系

genotype	genotype	Controls N(%)	cancers N(%)	OR (95%CI)	P	ORª (95%CI)	Pª
GSTM1(+)	DC+CC	46(30.3)	26(17.3)	1ᵇ		1ᵇ	
	DD	45(29.6)	44(29.3)	1.730 (0.916~3.266)	0.091	1.756 (0.879~3.510)	0.111
GSTM1(−)	DC+CC	27(17.8)	36(24.0)	2.359 (1.180~4.717)	0.015	2.504 (1.184~5.294)	0.016
	DD	34(22.4)	44(29.3)	2.290 (1.187~4.416)	0.013	2.763 (1.345~5.678)	0.006

a：OR and P Value adjusted by age, gender and smoking status；b：reference category。

（4）CYP2A6 和 GSTT1 基因多态性联合与肺癌易感性的关系

1）CYP2A6 和 GSTT1 基因多态性联合与肺癌易感性的关系：CYP2A6 和 GSTT1 的各基因型的组合及其在肺癌组和对照组中的分布频率如表 3-17 所示。以 CYP2A6delt/GSTT1 (+)基因型组合患肺癌的 OR 为 1，将其他各基因型组合与之作比较，同时用年龄、性别及吸烟状况校正后进行多因素 Logictic 回归分析，发现 CYP2A6wt/GSTT1(+)基因型组合和 CYP2A6wt/GSTT1(−)基因型组合患肺癌的风险分别增加 4.444 倍(95%CI：1.240~15.926，$P=$0.022)和 11.782 倍(95%CI：2.955~46.985，$P=$0.000)。而 CYP2A6delt/GSTT1(−)基因型组合无明显增加肺癌风险的作用。同时可以看出在 CYP2A6 基因和 GSTT1 基因的联合作用中以 CYP2A6wt 基因型的作用占主导地位(表 3-18)。

表 3-18 CYP2A6 和 GSTT1 基因多态性与肺癌易感性关系

CYP2A6/GSTT1	Cancer ($n=150$)	Control ($n=152$)	OR	95%CI	P
Del/(+)	3	16	1.000		
Wt/(+)	65	78	4.444	1.240~15.926	0.022
Del/(−)	3	3	3.902	0.393~38.783	0.245
Wt/(−)	79	55	11.782	2.955~46.985	0.000

2) CYP2A6 和 GSTT1 基因多态性和吸烟与肺癌易感性的关系:对肺癌组和对照组的不吸烟者进行分层分析,探讨 CYP2A6 基因和 GSTT1 基因各等位基因型组合后的联合作用与肺癌易感性的关系。以 CYP2A6del/GSTT1(+)基因型组合患肺癌的 OR 为 1,将其他各基因型组合与之作比较,同时用年龄、性别校正后进行 Logictic 回归分析。结果未见其他各等位基因型组合有增加患肺癌风险的作用。同样的方法将肺癌组和对照组的吸烟者进行分层分析,发现 CYP2A6wt/GSTT1(+)基因型组合和 CYP2A6wt/GSTT1(−)基因型组合分别增加患肺癌风险 11.739 倍(95%CI:1.396~98.737,$P=0.023$)和 46.255 倍(95%CI:5.314~402.584,$P=0.001$),提示这两种基因型组合与吸烟之间在肺癌发生中可能存在交互协同作用,共同增加患肺癌的风险性。在基因多态性的联合作用中仍以 CYP2A6wt 基因型的作用占主导地位。其中 CYP2A6del/GSTT1(−)基因型组合因例数少无统计学意义(表 3-19)。

表 3-19 CYP2A6 和 GSTT1 基因多态性和吸烟与肺癌易感性的关系

Genotype (CYP2A6 /GSTT1)	nonsmoker				smoker			
	Cancer ($n=52$)	Control ($n=100$)	OR 95%CI	P	Cancer ($n=98$)	Control ($n=52$)	OR 95%CI	P
Del/(+)	2	6	1.000		1	10	1.000	
Wt/(+)	38	55	1.927 0.364~10.209	0.440	27	23	11.739 1.396~98.737	0.023
Del/(−)	3	2	4.500 0.408~49.627	0.219	0	1	—	—
Wt/(−)	9	37	0.774 0.096~6.232	0.810	70	18	46.255 5.314~402.584	0.001

(5) CYP1B1 和 GSTT1 基因多态性与肺癌易感性关系

1) CYP1B1 和 GSTT1 基因多态性与肺癌易感性关系:CYP1B1 和 GSTT1 各等位基因型的组合及其在肺癌组和对照组的分布频率见表 3-20。以 CYP1B1(C/C)/GSTT1(+)基因型组合患肺癌的 OR 为 1,将其他各基因型组合与之比较,并用年龄、性别和吸烟状况校正后进行 Logictic 回归分析。发现(C/C)/(−)基因型组合和(G/C+G/G)/(−)基因型组合分别增加患肺癌风险 1.915 倍(95%CI:1.023~3.584,$P=0.042$)和 2.328 倍(95%CI:1.146~4.728,$P=0.019$),并可见其中以 GSTT1(−)基因型的作用明显占主导地位(表 3-20)。

2) CYP1B1 和 GSTT1 基因多态性联合和吸烟与肺癌易感性的关系:对肺癌组和对照组的不吸烟者进行分层分析,以 CYP1B1(C/C)/GSTT1(+)基因型组合患肺癌的 OR 为 1,将其他各

表 3 - 20　CYP1B1 和 GSTT1 基因多态性与肺癌易感性的关系

CYP1B1/GSTT1	Cancer ($n=150$)	Control ($n=152$)	OR	95%CI	P
(C/C)/(＋)	51	70	1.000		
(G/C＋G/G)/(＋)	17	24	1.124	0.532～2.375	0.759
(C/C)/(－)	50	39	1.915	1.023～3.584	0.042
(G/C＋G/G)/(－)	32	19	2.328	1.146～4.728	0.019

基因型组合与之比较,并用年龄和性别校正后进行 Logictic 回归分析,结果未发现 CYP1B1 和 GSTT1 各等位基因型有增加肺癌风险性的作用。同样的方法对肺癌组和对照组的吸烟者进行分层分析,发现(C/C)/(－)基因型组合和(C/G＋G/G)/(－)基因型组合分别增加患肺癌风险 4.592 倍(95%CI:2.024～10.415,$P=0.000$)和 6.612 倍(95%CI:2.110～20.724,$P=0.001$)。提示这两组基因型组合与吸烟之间在肺癌发生中可能存在交互协同作用,共同增加患肺癌的风险性。其中以 GSTT1(－)基因型的作用占主导地位(表 3 - 21)。

表 3 - 21　CYP1B1 和 GSTT1 基因多态性联合和吸烟与肺癌易感性的关系

Genotype (CYP1B1 /GSTT1)	nonsmoker				smoker			
	Cancer ($n=52$)	Control ($n=100$)	OR (95%CI)	P	Cancer ($n=98$)	Control ($n=52$)	OR (95%CI)	P
(C/C)/(＋)	30	40	1.000		21	30	1.000	
(G/C＋G/G)/(＋)	10	21	0.710 0.285～1.769	0.462	7	3	3.333 0.772～14.396	0.107
(C/C)/(－)	5	25	0.396 0.128～1.231	0.110	45	14	4.592 2.024～10.415	0.000
(G/C＋G/G)/(－)	7	14	0.697 0.238～2.039	0.510	25	5	6.612 2.110～20.724	0.001

　　(6) CYP2A6 和 CYP1B1 基因多态性联合与肺癌易感性的关系:CYP2A6 和 CYP1B1 各等位基因型的组合及其在肺癌组和对照组的分布频率见表 3 - 22。以 CYP2A6del/CYP1B1(C/C)基因型组合患肺癌的 OR 值为 1,将其他各基因型组合与之比较,同时用年龄、性别和吸烟状况进行校正后,进行 Logictic 回归分析,结果发现 wt/(C/C)基因型组合及 wt/(G/C＋G/G)基因型组合分别增加患肺癌风险 4.568 倍(95%CI:1.417～14.722,$P=0.011$)和 6.058 倍(95%CI:1.714～21.407,$P=0.005$),其中仍以 CYP2A6wt 基因型的作用占主导地位。del/(G/C＋G/G)基因型组合无明显增加患肺癌风险的作用(表 3 - 22)。

表 3 - 22　CYP2A6 和 CYP1B1 基因多态性与肺癌易感性的关系

CYP2A6/CYP1B1	Cancer ($n=150$)	Control ($n=152$)	OR	95%CI	P
Del/(C/C)	4	15	1.000		
Wt/(C/C)	97	94	4.568	1.417～14.722	0.011
Del/(G/C＋G/G)	2	4	0.763	0.062～9.461	0.833
Wt/(G/C＋G/G)	47	39	6.058	1.714～21.407	0.005

(7) CYP2D6ch 和 NAT2 基因联合多态性与肺癌易感性的关系:从表 3-23 可以见到 CYP2D6ch 多态和 NAT2 多态对肺癌易感性存在的协同作用。与携带 CYP2D6ch T/T 和 NAT2 快代谢基因型的个体相比,同时携带 CYP2D6ch Non-T/T 和 NAT2 慢代谢基因型个体患肺癌的危险性是前者的 2.76(95%CI:1.229~6.177, $P=0.014$);而同时携带 CYP2D6ch T/T 和 NAT2 慢代谢基因型或 CYP2D6ch Non-T/T 和 NAT2 快代谢基因型个体患肺癌的危险性虽然有升高,但均无统计学意义($P>0.05$)。

表 3-23　CYP2D6ch 和 NAT2 基因联合多态性与肺癌易感性的关系

CYP2D6ch	NAT2	Control n(%)	Lung cancer n(%)	OR[*]	95%CI	P
T/T	EM	47(30.9%)	29(19.3%)	1.00		
T/T	PM	13(8.6%)	16(10.7%)	2.19	0.862~5.568	0.099
Non-T/T	EM	76(50.0%)	72(48.0%)	1.52	0.825~2.788	0.180
Non-T/T	PM	16(10.5%)	33(22.0%)	2.76	1.229~6.177	0.014

* adjusted by gender, age and smoking status。

(8) CYP2D6ch 和 GSTP1 联合基因多态性与肺癌易感性的关系:同时按 CYP2D6ch 和 GSTP1 的不同基因型分组,观察这些基因组合与肺癌易感性的关系。从表 3-24 可以看出,同时携带 CYP2D6ch T/T 和 GSTP1 Non-A/A 基因型者患肺癌风险是同时携带 CYP2D6ch T/T 和 GSTP1 A/A 基因型者的 2.64 倍($P=0.029$),同时携带 CYP2D6ch Non-T/T 和 GSTP1 Non-A/A 基因型者患肺癌风险是同时携带 CYP2D6ch T/T 和 GSTP1 A/A 基因型者的 2.81 倍($P=0.010$)。同时携带 CYP2D6ch Non-T/T 和 GSTP1 A/A 基因型者患肺癌风险是同时携带 CYP2D6ch T/T 和 GSTP1 A/A 基因型者的 1.96 倍,但无统计学意义($P=0.082$)。

表 3-24　CYP2D6ch 和 GSTP1 基因联合多态性与肺癌易感性的关系

CYP2D6ch	GSTP1	Control n(%)	Lung cancer n(%)	OR[*]	95%CI	P
T/T	A/A	29(19.1%)	17(11.3%)	1.00		
T/T	Non-A/A	31(20.4%)	28(18.7%)	2.64	1.107~6.306	0.029
Non-T/T	A/A	57(37.5%)	57(38.0%)	1.96	0.918~4.186	0.082
Non-T/T	Non-A/A	35(23.0%)	48(32.0%)	2.81	1.271~6.206	0.010

* adjusted by gender, age and smoking status。

(9) NAT2 和 GSTP1 联合基因多态性与肺癌风险的关系:同时按 NAT2 和 GSTP1 的不同易感基因型分组,观察这些不同基因组合与肺癌易感性的关系,从表 3-25 可以看出,同时携带 NAT2 慢乙酰化基因型和 GSTP1 Non-A/A 基因型者患肺癌风险是同时携带 NAT2 快乙酰化基因型和 GSTP1 A/A 基因型者的 3.68 倍($P=0.002$)。无论同时携带 NAT2 快乙酰化基因型和 GSTP1 Non-A/A 基因型者还是同时携带 NAT2 慢乙酰化基因型和 GSTP1 A/A 基因型者,与同时携带 NAT2 快乙酰化基因型和 GSTP1 A/A 基因型者相比,前二者的肺癌风险均无显著差异($P>0.05$)。

表 3-25　NAT2 和 GSTP1 基因联合多态性与肺癌风险的关系

NAT2	GSTP1	Control group $n(\%)$	Lung cancer $n(\%)$	OR[*]	95%CI	P
EM	A/A	68(44.7%)	58(38.7%)	1.00		
EM	Non-A/A	55(36.2%)	43(28.6%)	1.21	0.680~2.151	0.518
PM	A/A	18(11.8%)	16(10.7%)	0.95	0.424~2.105	0.889
PM	Non-A/A	11(7.3%)	33(22.0%)	3.68	1.622~8.331	0.002

* adjusted by gender, age and smoking status。

（10）其他标志物：包括染色体畸变、DNA 含量分析、肺癌易感基因检测、肿瘤释放蛋白、microRNA 等。

美国国立癌症研究所早期诊断研究协作组织（EDRN）将肿瘤标志物从发现到应用的过程分为 5 个阶段：①临床前实验室研究阶段。②临床验证阶段。③以回顾性研究验证标志物是否可以做为一种筛检指标并确定其诊断标准。④以前瞻性研究来进一步验证其对疾病的筛检效果确定假阳性率。⑤设计随机对照试验来评价这种筛检方法在人群中应用的价值。目前肺癌早期标志物的研究只处于前三个阶段，与实际应用还有很长一段距离。

（六）肺癌早期诊断与筛查成本效益分析

据美国的统计资料显示，美国用于癌症治疗的费用约占所有因健康所造成的直接费用总和的 5% 左右。2000 年用于诊断治疗癌症的直接费用为 400 亿美元，其中肺癌、前列腺癌、乳腺癌和肠癌的费用占了其中的 80%。据估计肺癌的诊治费用达 120 亿美元。我国目前尚无肺癌等恶性肿瘤诊治确切费用的报告，据估计每年用于癌症的诊治费用在 400 亿～500 亿元人民币，其中肺癌占 100 亿～120 亿元人民币。由于肺癌的预后至今仍然较差，所以其诊治费用总是引起人们的关注。

以预防为主的策略作为降低肺癌的发病率和死亡率是降低肺癌诊治费用简单而有效的途径。如果能通过戒烟、减少工业污染、环境污染，使肺癌的发病率降低 25%，则每年可减少肺癌诊治费用 20 亿～30 亿元人民币，并创造劳动产值 50 亿～100 亿元人民币。同样地，如果能使 25% 的肺癌患者在癌前病变或原位癌阶段就得以筛查确诊，不发展到浸润癌，每年亦可减少肺癌诊治费用 20 亿～30 亿元人民币，并增加社会产值 50 亿～100 亿元人民币。这可能是降低肺癌发病率和死亡率、降低医疗费用支出的两个最有效途径。与发展到浸润性肺癌或（和）转移性肺癌住院治疗的昂贵费用，以及因肺癌患者人群丧失创造社会财富的费用相比，肺癌的筛查和肺癌易感基因、易感人群的检测，以及对癌前病变和原位癌的治疗，是一种更符合卫生经济学的成本-效益原则的方法。然而，遗憾的是迄今我国尚无肺癌筛查、诊断治疗费用成本-效益方面的资料，有待以后加以研究。

■ 三、展望

据 WHO 资料报道，目前全世界每年有 100 多万人因肺癌死亡。在人类进入 21 世纪后，肺癌的发病率和死亡率仍然居高不下，并呈继续增长的趋势，并在相当长的一段时间内将仍然是导致人类因癌症死亡的首要疾病。肺癌发病率和死亡率居高不下的原因是多方面的，一些原因已经清楚，但尚无有效方法加以根除，如肺癌的侵袭转移，肺癌易感人群的遗传易感基因异常等；而另一些原因则尚不清楚,如肺癌癌变、癌细胞产生多药耐药、侵袭转移的分子机制等。已有的研究结果表明:LDCT 是目前最有希望的肺癌筛查工具之一,可显著提高肺癌的早期检出率,改善肺癌患者的生存,然而肺癌筛查的最终目的是降低人群肺癌的死亡率。2011 年《新英格兰医学杂志》研究纳入 53 454 例高风险受试者,随机分为 2 组,即低剂量螺旋 CT 组和胸部 X 线片组,对照 2 组受试者的肺癌死亡率。结果显示,与胸部 X 线片组比较,低剂量螺旋 CT 组将肺癌死亡率降低了 20% ($P=0.004$)。但今后是否能将低剂量螺旋 CT 纳入肺癌筛查的标准还需进一步探讨。随着分子生物学的飞速发展,越来越多的肺癌早期标志物显示出作为肺癌筛查和早期诊断的潜力,特别是人类基因组学和蛋白质组学及相关技术的发展,使得发现新的标志物的时间大大缩短。相信在不久的将来,LDCT、液基细胞学、痰脱落细胞肺癌易感基因检测等现代技术将会被大量纳入到肺癌筛查方案中,必将明显提高早期肺癌的筛出率,进而提高肺癌的治愈率、降低死亡率。但最为理想,且能从根本上降低肺癌发病率和死亡率的方法是:①开展全面健康教育,实行全民戒烟运动。②加强环境污染治理,清洁我们的空气和生活环境,降低肺癌发病的环境因素影响。③加强肺癌病因学和肺癌癌变分子机制的基础研究,弄清楚肺癌发生学的确切机制,为肺癌预防提供理论依据。④研究和阐明肺癌个体易感性,实行群体预防和个体预防相结合的策略。相信随着现代医学科学技术的发展,21 世纪人类对肺癌的防治工作会有更大的作为,并取得较上一个世纪更大的成就。

（周清华　范亚光）

第四章
肺癌的病理学

第一节　肺癌的病理学概论

肺癌病理学研究的主要内容是肺癌的组织发生,肿瘤发生部位、分布,肺癌的肉眼观察的大体类型,肺癌组织学形态学特征及类型以及其与临床治疗、肿瘤转移规律及预后的关系等。

全世界肺癌发病率逐年升高,特别是在发达国家尤为突出。美国是肺癌高发国家,据美国癌症学会(American Cancer Society)公布的统计结果,2006 年全美有 17 万多新发肺癌患者,16 万多人死于肺癌,占总癌症死亡人数的 28.76%。2006 年,我国第三次居民死亡原因抽样调查结果显示,肺癌已代替肝癌成为首位恶性肿瘤死亡原因(占全部恶性肿瘤死亡的 22.7%)。2007 年上海市恶性肿瘤调查报告显示,肺癌是男性发病率及死亡率最高的恶性肿瘤,其发病率达 83.57/10 万,死亡率是 73.74/10 万。尽管上海女性肺癌发病率位居乳腺癌之后,是第二高发恶性肿瘤,但其死亡率占上海女性恶性肿瘤之首,达 31.28/10 万。国内外日趋公认肺癌的"两个第一",即"发病率第一"(first in incidence),"死亡率第一"(first in mortality)。中国的肺癌发病率及患病绝对人数均占全世界的第一位。

以往肺癌发病以老年人、男性、鳞癌多见,近年来肺癌发病有年轻化趋势,而且女性发病率明显增高,男女发病比例正在缩小。近年来肺癌发病的另一个特点是腺癌发病明显增多且已逐步取代鳞癌成为肺癌发病最高的类型。近十几年来,随着各种现代分子生物学技术如基因重组技术、核酸杂交技术、聚合酶链反应技术、核酸测序技术、比较基因组杂交技术、蛋白质组分析技术和基因芯片技术等日益广泛的应用,不仅在肺癌的发生、发展及转归方面,而且还对肺癌组织病理学分型、分类、浸润和转移、各类型肺癌对化疗及放疗的反应以及与预后的关系等诸多方面均有了更深层次的认识,极大地促进了肺癌病理学的进步和发展。

■ 一、肺癌的组织发生

肺癌是指主要发生于支气管黏膜上皮细胞,少数发生于肺泡上皮细胞的恶性肿瘤。对肺癌的组织发生的看法尽管还存在许多分歧,但通过近年来各方面的深入研究,在许多重要问题上逐渐取得了一致的意见。

1. 鳞状细胞癌(以下简称鳞癌)　目前认为鳞癌是支气管上皮基底储备细胞在致癌因素作用下发生鳞状化生并进一步发生不典型增生最终恶变而来。鳞癌的发生与吸烟程度密切相关。超过90%的肺鳞癌是发生在吸烟者。有人对758例死于肺癌的患者的支气管及肺进行细致的病理学研究,平均每例作支气管切片200张。除观察到支气管上皮有非特异性炎症性增生及化生等改变外,还发现化生细胞的非典型性增生,且与吸烟关系甚密。其重度吸烟者非典型性增生的发生率为93%,吸烟5~15年后戒烟者为6%,不吸烟者为1%。在重度吸烟者的尸检中,6%的支气管上皮有原位癌的改变。近年的研究表明从支气管上皮细胞发生鳞状化生并在此基础上进一步发生不典型增生,并最终发生癌变的发展过程中,有着一系列的分子遗传学的改变,如在其早期阶段常发生3号染色体短臂多位点的等位基因丢失如3p21,3p14,3p22—24和3p12等,同时还有9p21(p16INK4a基因位点)丢失。而后还可进一步发生8p21—23,13q14(RB基因位点)及17p13(TP53基因位点)的丢失。此外在24%的鳞状化生上皮细胞中和50%的原位癌细胞中发现有p16INK4a基因甲基化。

2. 腺癌　对腺癌的组织发生仍不十分明确。大部分腺癌可能来自于支气管上皮基底储备细胞恶变。以往曾强调肺腺癌与慢性炎症如结核、支气管扩张、慢性肺脓肿、各种原因引起的纤维化以及愈合的肺梗死之间的相互关系。在一组121例细支气管-肺泡癌中,62%既往有肺炎史,84%显示大体或显微镜下有既往残留性病变的证据。目前认为不同解剖部位及不同组织学类型的肺腺癌其组织学发生是不相同的。中央型的腺癌被认为是来自于支气管上皮基底储备细胞恶变,而发生于肺周围的腺癌被认为是来自于Ⅱ型肺泡细胞及细支气管的Clara细胞。越来越多的证据表明肺泡细胞不典型腺瘤样增生(atypical adenomatous hyperplasia, AAH)是肺腺癌前期病变。这不仅是因为在40%的肺腺癌周围能找出AAH病灶,而在非肺癌患者尸检肺中仅有3%的检出率,而且AAH的基因变异与肺腺癌亦十分相近。如在AAH、k-ras12号密码子突变可达39%,cyclinD1的过表达可达70%,p53在10%~58%之间,survivin是48%,这与肺腺癌十分相近。许多学者相信周围型肺腺癌的发生是通过细支气管及肺泡上皮细胞中的Clara细胞和Ⅱ型肺泡细胞发生不典型腺瘤样增生,再进一步发展为细支气管肺泡细胞癌,最终发展为浸润性腺癌。

3. 大细胞癌　目前认为大细胞癌是来自肺内具有多向分化潜能的细胞。大细胞癌是以光镜为标准,近年来超微结构及免疫组织化学的研究结果表明,本型肺癌相当一部分是低分化的腺癌或鳞癌。在光学显微镜下,只要仔细寻找,总可以在某些分化较好的区域找到腺腔形成的依据。黏液卡红和过碘酸-雪夫反应(PAS)染色常呈阳性反应,即使在实性细胞团内也可看到个别PAS阳性反应的细胞。多数作者电镜观察都找到分泌上皮的图像,因而主张本型癌属于腺癌性质,仅少数属鳞癌。有神经内分泌分化的大细胞神经内分泌癌并不意味着是来自特殊的神经内分泌细胞。与类癌相反,大细胞神经内分泌癌不伴有弥漫性神经内分泌细胞增生以及MEN1基因的突变。基底样癌细胞显示出支气管原始储备细胞的超微结构特点和免疫组织化学的表型。而大细胞癌中透明细胞亚型和横纹肌样亚型可能是来自肺内具有多向分化潜能的细胞。

4. 小细胞癌　小细胞癌的组织发生目前仍不能确定。早年Barnard研究指出,小细胞癌是发生于支气管上皮基底细胞,长期以来,这种观点在小细胞癌的组织发生学中一直占统治地位。20世纪70年代,随着电镜及组织学、细胞化学等技术在病理组织学上的广泛应用,根本上改变了对本型癌组织发生上的看法,不少作者在电镜下发现小细胞癌的胞质内与正常肺组织的 K 细胞(Kultschitsky 细胞,即嗜银细胞)以及类癌细胞一样,具有一种特殊的神经分泌颗粒,此发现与临床上肺癌患者可以出现各种类型肺外内分泌症状是一致的,因此主张小细胞癌与类癌在发生学上是同源的,认为小细胞癌实际上是一种起源于神经嵴的支气管类癌的高度恶性变型。近年来随着分子病理学研究的深入,多数学者认为肺小细胞癌可能是起源于肺内具有神经内分泌特征的上皮细胞,其表现出来的形态学和遗传学特征与大细胞神经内分泌癌相似程度要大于类癌或不典型类癌。

■ 二、肺癌的扩散

肺癌的扩散情况取决于原发肿瘤的大小、生长部位、组织学类型、分化程度、患者机体的免疫状况等多种因素。肺癌的扩散一般通过下列几种途径。

1. 局部直接浸润　肺癌主要向纵隔、心包、横膈及肺尖等处直接浸润,在肺组织内,发生于支气管壁的癌细胞,其可向支气管腔内生长,导致管腔狭窄或完全阻塞;癌肿向支气管外生长即侵入肺组织,再蔓延扩展侵及邻近的组织。中央型肺癌蔓延扩展入肺门、纵隔后即可压迫或侵犯淋巴管、血管、神经以及位于纵隔的多种器官和组织,产生胸闷、声嘶、上腔静脉综合征等症状。靠近肺边缘部位的周围型肺癌则常侵及脏层胸膜、胸壁等,引起胸腔积液等临床症状。当肿瘤位于上叶顶部时,可侵入和压迫位于胸廓上口的器官组织。如第一肋骨、锁骨下动静脉、臂丛神经、颈交感神经等,从而产生相应症状,此外肿瘤尚可穿过肺叶间裂侵入相邻的肺叶。

2. 淋巴道转移　淋巴道转移是肺癌常见的扩散途径。小细胞癌可在早期发生明显的肺门、纵隔淋巴结转移。肺腺癌比鳞癌更易发生淋巴结转移。癌细胞先侵入支气管和肺实质内的淋巴管,后转移至邻近的肺段、肺叶或气管旁淋巴结,然后根据肺癌所在部位到达肺门、气管隆突下、纵隔、气管旁淋巴结,还可进一步累及锁骨上、前斜角肌和颈部淋巴结。多数肺癌的淋巴结转移遵循由肺内经肺门再向纵隔转移的顺序规律,但纵隔淋巴结的转移呈"跳跃式"也较为常见。这种跳跃式转移主要出现在肺腺癌患者中,而且主要的转移方向是直接转移到上纵隔淋巴结。跳跃性纵隔淋巴结转移的存在是外科施行纵隔系统性淋巴结清扫的重要依据。纵隔气管旁和颈部淋巴结转移,一般发生在肺癌的同侧,但有时左侧肺癌淋巴转移可发生在肺癌的对侧,即所谓交叉转移。此外肺癌侵入胸壁和膈面胸膜后,可经淋巴道转移到腋下、颈部和上腹部淋巴结。

3. 血道转移　肺癌发生血道转移时病变已进入晚期。通常癌细胞侵入肺静脉系统,然后经左心随体循环血流而转移到全身各处器官和组织,最常见的转移部位有肝、肾上腺、肾、骨骼、脑、皮下组织等。尸检资料分析表明,绝大部分肺癌病例都伴有转移。在一组大宗尸检病例分析中,只有 10.5% 的患者无转移,其中多数为鳞癌。Anderson 根据大量资料分析,指出各内脏的转移频率依次为:肝(大约 1/3),肾上腺(20%～30%),骨骼系统(15%～21%),脑(18%),肾(14%～17%),脾(5%)。

4. 气道播散　少数肺癌患者脱落的癌细胞可经气道播散进入同侧或对侧其他肺段或肺叶,形成新的癌灶。黏液性细支气管肺泡癌较常发生气道播散。

目前认为,肺癌转移是一个复杂和多步骤的过程,包括癌细胞脱离最初生长部位,侵犯周围结缔组织并到达淋巴管或血管旁,侵入淋巴管或血管壁,逃过宿主的免疫监视系统,黏附到转移部位的内皮,浸润出血管或淋巴管壁,在转移部位进一步生长,当长到一定大小时,血管长入其中,然后继续生长。研究表明一种为细胞和细胞之间以及细胞与细胞外基质之间的黏附因子与肺癌转移有密切联系,黏附因子包括四类分子,其中最重要的一类是 E-cadherin-catenin,研究发现它们与肺癌的分化、侵袭、转移有重要关联,E-cadherin-catenin 的低表达与肺癌预后差有关。新近的研究表明基质金属蛋白酶(MMP)也与肺癌的转移有重要关联,MMP 是一种能降解细胞外基质的蛋白酶,它为分多个亚型,研究表明它除了能降解细胞外基质外,还与细胞生长、血管生成等有关。目前已完成的小分子 MMP 抑制剂的动物实验表明,基质 MMP 抑制剂有利于治疗和预防转移。但还需要更多的有关 MMP 与上皮和间质关系的研究。因为有证据表明基质MMP 在肿瘤进展中的作用与细胞的种类有关。以往认为它只表达宿主在肿瘤细胞内,现在认为它常常在宿主的间质细胞中表达;以往还认为它能促进肿瘤的进展,现在认为某些类型的MMP 对宿主有保护作用,而且多由宿主的浸润炎细胞产生,这表明宿主的免疫系统在肿瘤的进展中也起着作用。

■ 三、肺癌癌周组织反应与预后

癌周反应是肿瘤和宿主互相作用的结果,与肿瘤的生物学行为有重要关系,这主要包括淋巴细胞浸润、促结缔组织形成和血管生成等。肿瘤周围的浸润淋巴细胞长期以来就是一个争论的话题,T 淋巴细胞被认为是抗肿瘤免疫反应的最主要的效应细胞。Kawai 等研究显示在 IV 期NSCLC 患者的癌巢和癌间质中免疫细胞的数量与化疗的预后有关。他们观察到当浸润的巨噬细胞在癌巢中的数量大于癌间质时,患者的生存率好于巨噬细胞数量在癌巢中小于癌间质的患者。CD8[+]的 T 淋巴细胞的表达也是如此。在多变量分析中,癌巢和癌间质中浸润的巨噬细胞和 CD8[+] T 淋巴细胞的比例是独立的预后因子。因此 Kawai 等认为在癌巢和癌间质中浸润的巨噬细胞和 CD8[+] T 淋巴细胞的数量是评价 IV 期 NSCLC 患者化疗预后的有用指标,但对化疗反应无预测作用。有研究提示 CD8[+]的 T 细胞的存在量与肺癌预后相关。而新近的研究表明 CD4[+]、CD25[+]的 T 细胞也能聚集在肿瘤的周围,抑制抗肿瘤特异性的 T 细胞反应,从而阻碍了肿瘤的清除,因此,如果不加选择地用肿瘤浸润淋巴细胞数量评价肿瘤预后,将影响其预后判断的准确性。当 CD4[+]、CD25[+]的调节性 T 细胞存在时,对宿主的抗肿瘤反应是起负作用;当效应 T 细胞(包括 CD8[+] T 细胞和非调节性辅助 T 细胞)存在时,对宿主的抗肿瘤反应是起正作用。所以增加抗肿瘤的效应 T 细胞同时抑制局部的 CD4[+]、CD25[+]调节 T 细胞将成为改进肿瘤免疫治疗的一个有效方法。

在肿瘤的纤维组织形成中,研究最多的是基质金属蛋白酶和它的抑制剂在肿瘤发生、发展中的作用,目前基质金属蛋白酶的抑制剂正在进行临床试验。促进肺癌淋巴管、血管生成的细胞因子主要包括 VEGF-C 和 VEGF-D,它们通过受体 VERFR-3 发挥其作用。肺癌的血管形成也是抗肿瘤药物的一个重要靶点,目前抗肿瘤血管形成的药物已经开始用于肺癌的临床治疗。

(张 杰 朱 蕾 林震琼 朱雄增)

第二节　肺癌的大体病理学

■ 一、肺癌的部位分布

临床影像学及病理工作者按一般习惯,主张将肺癌分为中心型及周围型两大类型。凡是肿瘤发生于总支气管及叶支气管或段支气管开口以上者,定为中心型肺癌;发生于段支气管开口以下者,定为周围型肺癌。据中国医学科学院肿瘤医院病理科等 405 例手术切除标本分析:中心型占 100 例,周围型占 305 例,约 1∶3。上海交通大学附属胸科医院 3 861 例外科切除肺癌标本中,中心型 1 135 例,周围型 2 728 例,两者之比约为 1∶2.4。

肺癌分为中心型和外周型两大类对于肺癌普查和临床均有帮助。两类肺癌有各自的病理学基础和临床病理联系。中心型肺癌较易获得阳性细胞学结果,病理巨检多属管内型和管壁浸润型,因而肿瘤阻塞支气管,合并肺不张、肺气肿及阻塞性肺炎的可能性较大;由于部位特征,亦认为支气管镜检查更适用于本型。周围型肺癌由于部位分布上的解剖特点,早期阶段往往不伴有症状,因而明确诊断更多有赖于影像学引导下的经皮穿刺肺活检(percutaneus aspiration lung biopsy, PALB)。晚期肿瘤较易侵犯胸膜,合并胸水,此时胸水的细胞学检查可作为诊断措施之一。

肺癌发生以右侧多于左侧,上叶多于下叶。据上海交通大学附属胸科医院 2006～2008 年外科手术切除肺癌标本 3 538 例中,右肺 1 988 例(56.24%),左肺 1 547 例(43.76%);其中右上叶 1 085 例(30.69%),右中叶 191 例(5.40%),右下叶 654 例(18.50%),右全肺 58 例(1.64%),左上叶 982 例(27.78%),左下叶 481 例(13.61%),左全肺 84 例(2.38%)。

■ 二、肺癌的大体分型

一个正确的大体分型来源于临床实践,反过来又要指导临床实践,包括治疗方法的选择及预后判断等。关于肺癌的大体分型,国内外许多学者都做过大量的工作。早年邱近明等(1957)根据 9 例尸检资料和 6 例手术切除标本分析,将肺癌的大体形态分为肺门型、结节型和弥漫型三个主要类型。张汝逢等(1965)根据 64 例原发性肺癌的尸检材料分析结果,主张将肺癌分为三大型八亚型。①肺门纵隔型:a)息肉型;b)结节型;c)巨块型;d)分支型。②外周型:a)结节型;b)肺炎样型;c)瘢痕型;d)胸膜型。③中间型。Liebow(1952)根据肿瘤在支气管中发生的部位将肺癌的大体类型分为①中心型:肿瘤侵犯总支气管或叶支气管。②中间型:肿瘤侵犯段支气管。③周围型:肿瘤侵犯小的周围支气管,通常肿瘤靠近胸膜。④多发型:来自上述任何一级的多发性肿瘤。中国医学科学院肿瘤防治研究所病理科等,根据 405 例手术切除肺癌标本分析,于 1977 年提出一个肺癌大体分型方法,分为五大型七亚型:①管内型。②管壁型:a)管壁浸润型;b)管内外混合型;c)管壁外浸润型。③球型:a)规则球型;b)不规则球型。④巨块型:a)规则巨块型;b)不规则巨块型。⑤弥漫浸润型。

上海交通大学附属胸科医院根据病变形态和部位,于 1965 年将肺癌分为五个基本类型,即:①管内型。②管壁浸润型。③球型。④块型。⑤弥漫浸润型等。基本特征如下:

1. 管内型　肿瘤限于支气管腔内,可以有管壁侵犯,但巨体检查管壁外的肺组织无肿瘤存在。一些病例表现为息肉样或菜花样突入腔内,并可有粗细长短不一的蒂(彩图 1)。

2. 管壁浸润型　肿瘤组织明显地破坏支气管并侵入周围肺组织,但在肿瘤切面上仍能清楚地辨认支气管,特别是残留的支气管软骨,显示出支气管的位置在肿瘤中心(彩图2)。

3. 球型　肿瘤呈球型与周围组织分界清楚,与支气管的关系不明确,边缘可呈小分叶状。肿瘤体积一般较小,但少数也有较大的,若最大直径超过 4 cm,则边缘比较平滑,且分界必须清楚才可作为球型(彩图3)。

4. 块型　肿块大的较多,形状不规则,与周围肺组织分界有时不清楚,可呈大分叶状,与支气管关系不明确(彩图4)。

5. 弥漫浸润型　肿瘤组织弥漫浸润,并波及肺叶或肺叶的大部分,与大叶性肺炎或融合性支气管肺炎所见到的形态相似(彩图5)。

表4-1是总结了1965～1977年上海交通大学附属胸科医院手术切除标本1 894例肺癌大体形态分型分析结果。

表4-1　1894 例肺癌的大体分型

大体类型	例数	百分比(%)	大体类型	例数	百分比(%)
管内型	51	2.7	块型	1 089	57.5
管壁浸润型	146	7.7	弥漫浸润型	6	0.3
球型	602	31.8	合计	1 894	100.0

表4-2是总结了2006～2008年上海交通大学附属胸科医院手术切除标本3 861例肺癌大体形态分型分析结果。

表4-2　3861 例肺癌的大体分型

大体类型	例数	百分比(%)	大体类型	例数	百分比(%)
管内型	52	1.3	块型	1 837	47.6
管壁浸润型	1 083	28.0	弥漫浸润型	10	0.3
球型	879	22.8	合计	3 861	100.0

通过对4-1表和4-2表比较可以看出,尽管两表统计时间相差30年,但肺癌的大体分型中,块型仍是发生率最高,从表4-2显示出,近年来管壁浸润型发生率有明显增加,并已超过球型占据第二位。其他各亚型发生率尚无明显变化。

■ 三、肺癌大体类型与组织学分型间的相互关系

肺癌大体类型与组织学分型是密切相关的,探讨两者间的互相关系,有利于进一步加强对肺癌形态及生物学行为的理解。

1. 肺癌大体类型与部位分布的关系　管内型与管壁浸润型的绝大多数属中心型,少数发生于段开口以下支气管的属周围型表现。球型、块型的大多数属周围型,少数近肺门但不与大支气管有关。弥漫浸润型完全是周围型。

2. 肺癌大体类型与组织学分型的关系　表4-3显示出管内型与管壁浸润型均以鳞癌最多,球型以腺癌占大多数,块型也以腺癌居多,其后依次为鳞癌及腺鳞癌。弥漫浸润型以腺癌占

绝大多数。其他的各类型癌的各种大体类型比例相近。

表4-3 3861例肺癌大体类型和组织学分型的关系

类型	鳞癌	腺癌	小细胞癌	大细胞癌	类癌	腺鳞癌	肉瘤样癌	涎腺型癌
管内型	35	—	—	—	6	2	—	9
(%)	67.3	—	—	—	11.5	3.8	—	17.3
管壁浸润型	652	158	65	29	13	136	15	15
(%)	60.2	14.3	6.0	2.7	1.2	12.4	1.4	1.4
球型	54	723	9	16	4	66	6	1
(%)	6.1	82.3	1	1.8	0.5	7.5	0.7	0.1
块型	335	1 069	24	56	5	303	44	1
(%)	18.2	58.2	1.3	3.0	0.3	16.5	2.4	0.1
弥漫浸润型	—	9	—	—	—	1	—	—
(%)	—	90	—	—	—	10	—	—

3. 肿瘤部位与组织学类型的关系 表4-4是总结了1965～1977年上海交通大学附属胸科医院手术切除标本1894例肺癌组织学类型与肿瘤部位的关系。

表4-4 1894肺癌例组织学类型与肿瘤部位的关系

肿瘤部位\组织类型	鳞癌	腺癌	小细胞癌	大细胞癌	其他类型癌
中心型例数(%)	195 (71.2)	25 (9.1)	33 (12)	15 (5.4)	6 (2.2)
外周型例数(%)	649 (40.0)	669 (41.3)	115 (7.1)	149 (9.2)	38 (2.3)

表4-4显示出,在1965～1977年时间段,中心型肺癌以鳞癌为主。而周围型肺癌中腺癌略多于鳞癌居首位,鳞癌居其次位。

表4-5是总结了2006～2008年上海交通大学附属胸科医院手术切除标本3861例肺癌组织学类型与肿瘤部位的关系。

表4-5 3861肺癌例组织学类型与肿瘤部位的关系

肿瘤部位\组织类型	鳞癌	腺癌	小细胞癌	大细胞癌	其他类型癌
中心型例数(%)	687 (60.5)	158 (13.9)	65 (0.57)	29 (2.6)	196 (17.3)
外周型例数(%)	389 (14.3)	1 801 (66.1)	33 (1.2)	72 (2.6)	431 (15.8)

通过对表4-4和表4-5比较可以看出,相隔30年后,中心型肺癌仍以鳞癌为主,而周围型肺癌中是以腺癌占大多数,而且腺癌从原来的41.3%上升至66.1%,而原来与腺癌发生率相近的鳞癌已从40%降至14.3%,退居第三位。

（张 杰 林震琼 吴 洁 朱雄增）

第三节 肺癌的组织病理学

一、肺癌的组织学分类

肺癌的组织学类型主要有四大类:鳞状细胞癌、小细胞癌、腺癌和大细胞癌。这些主要类型还可进一步分为各种亚型,有的亚型的临床意义非常重要,如腺癌的变型——细支气管肺泡癌。从临床实践来看,最重要的是区分小细胞肺癌(small cell lung carcinoma,SCLC)和非小细胞肺癌(non-small cell lung carcinoma,NSCLC)两大类,这是因为这两类肺癌除组织形态不同外,临床特点、播散方式、对治疗的反应和预后都有显著差别。与 NSCLC 相比,SCLC 更容易早期播散到其他器官,手术治疗的疗效差,而对放射治疗和化学治疗的最初反应率高。随着对肺癌研究的日益深入,这种简单的区分方法很难满足临床实践的需要,尤其 NSCLC 包含了各种组织学类型和亚型,而且由于肺癌的组织学呈明显异质性,还常存在混合性组织学类型(光镜下至少30%肺癌有明显的组织异质性),它们的临床特点、治疗和预后都不相同。因此,必须了解各种不同类型肺癌的病理特点及其与临床相关性。

肺癌组织学分类的国际标准由世界卫生组织(WHO)和国际肺癌研究协会(IASCL)提出(表4-6),该分类还包括了一些少见类型(腺鳞癌和肉瘤样癌)、类癌、涎腺型肿瘤和癌前病变。

表 4-6 肺癌的 WHO 组织学分类(2004 年)

鳞状细胞癌	8 070/3	复合性大细胞神经内分泌癌	8 013/3
乳头状	8 052/3	基底细胞样癌	8 123/3
透明细胞	8 084/3	淋巴上皮瘤样癌	8 082/3
小细胞	8 073/3	透明细胞癌	8 310/3
基底细胞样	8 083/3	大细胞癌伴有横纹肌样表型	8 014/3
小细胞癌	8 041/3	腺鳞癌	8 560/3
复合性小细胞癌	8 045/3	肉瘤样癌	8 033/3
腺癌	8 140/3	多形性癌	8 022/3
腺癌,混合性亚型	8 255/3	梭形细胞癌	8 032/3
腺泡性腺癌	8 550/3	巨细胞癌	8 031/3
乳头状腺癌	8 260/3	癌肉瘤	8 980/3
细支气管肺泡癌	8 250/3	肺母细胞瘤	8 972/3
非黏液性	8 252/3	类癌	8 240/3
黏液性	8 253/3	典型类癌	8 240/3
非黏液性和黏液混合性或不确定性	8 254/3	非典型类癌	8 249/3
实性腺癌伴有黏液产物	8 230/3	涎腺型肿瘤	
胎儿性腺癌	8 333/3	黏液表皮样癌	8 430/3
黏液性("胶样")癌	8 480/3	腺样囊性癌	8 200/3
黏液性囊腺癌	8 470/3	上皮-肌上皮癌	8 562/3
印戒细胞腺癌	8 490/3	浸润前病变	
透明细胞腺癌	8 310/3	鳞状细胞原位癌	8 070/2
大细胞癌	8 012/3	非典型腺瘤性增生	
大细胞神经内分泌癌	8 013/3	弥漫性特发性肺内分泌细胞增生	

■　二、肺癌组织病理学类型和亚型

（一）鳞状细胞癌（squamous cell carcinoma，SCC）

鳞状细胞癌是一种起自支气管上皮,显示角化和(或)细胞间桥的恶性上皮性肿瘤。肿瘤好发于 50～70 岁男性,男女之比为 6.6～15∶1,90% 以上患者有长期吸烟史。大多数 SCC 位于中央,起自主支气管、叶支气管或段支气管,约 1/3 肿瘤位于周围。

组织学上,SCC 显示角化、角化珠形成和(或)细胞间桥,依据这些特点的分化程度可分为高分化、中分化和差分化三级。高分化 SCC 的癌细胞分化好,类似正常鳞状上皮的棘细胞层细胞、胞质丰富,嗜伊红色,核圆形或卵圆形,核仁常较明显,细胞边界清楚,可见细胞间桥、角化或角化珠形成,癌细胞异型性小,核分裂像偶见。差分化 SCC 的癌细胞明显异型,核分裂像多,胞质少,仅局灶性区域中可见细胞间桥和角化,肿瘤内常有明显坏死和出血(彩图 6)。中分化 SCC 的形态学特点介于上述两者之间。SCC 相邻的支气管黏膜常可见到鳞状细胞原位癌的改变,并与鳞状上皮异型增生和鳞状上皮化生相延续。

SCC 的形态学变型:①乳头状变型:由分化好的鳞状上皮衬覆在纤维血管轴心表面而形成的乳头所组成,可向支气管腔内或支气管壁内生长。支气管镜活检的小块标本有时很难与鳞状细胞乳头状瘤鉴别,只有细胞学具有明确恶性特征或间质和脉管内侵犯才能诊断为乳头状 SCC。②透明细胞变型:主要或几乎完全由透明细胞组成的 SCC,需与透明细胞癌、大细胞癌和肾的转移性透明细胞癌鉴别,肿瘤内找到明确的鳞状细胞分化(细胞间桥和角化)证据可作出诊断。③小细胞变型:由小细胞组成,但仍保留 NSCLC 形态特征和鳞状细胞分化特征的 SCC。小细胞变型属于差分化 SCC,需与真正的 SCLC 和复合性 SCLC 鉴别,SCC 的小细胞变型与其他 SCC 一样,在支气管黏膜上皮内向邻近扩展,不同于 SCLC 主要向上皮下肺实质侵犯,而且小细胞变型的癌细胞缺乏 SCLC 中特征性核改变,小细胞变型的细胞核染色质粗大或空泡状,核仁明显,且胞质较丰富,细胞边界清楚;SCLC 的细胞核染色质细而分散,核仁不明显或无,胞质很少,细胞边界难以见到。④基底细胞样变型:也属于差分化 SCC,癌细胞相对较大,核圆形或短梭形,染色质深染,核仁不明显,核分裂像多,胞质少,癌细胞呈实性巢或小梁状,周边排列成栅状,中央常见凝固性坏死。此型与大细胞癌基底细胞样变型的区别在于后者的癌细胞大,缺乏鳞状细胞分化证据。

免疫组化显示大多数 SCC 表达高分子量角蛋白（34βE12），CK5/6 和 CEA,也可表达低分子量角蛋白（35βH11）,仅少数表达 TTF-1 和 CK7。电镜显示癌细胞胞质内张力微丝和桥粒。

文献中的梭形细胞鳞癌（spindle cell squamous carcinoma）现已归入肉瘤样癌中的多形性癌(后述)。

（二）小细胞癌（small cell carcinoma，SCLC）

肺的小细胞癌是一种胞质少,细胞边界不清,核染色质细颗粒状,核仁不明显或缺乏的小细胞所组成的恶性上皮性肿瘤。以前曾称为雀麦细胞癌、小细胞间变性癌、未分化小细胞癌等。肿瘤好发于男性,男女之比 4∶1,中位年龄 60 岁,患者也常有长期吸烟史。肿瘤大多位于中央,肺门或肺门旁,少数位于周围。

组织学上,癌细胞小,为正常小淋巴细胞的 2～3 倍,细胞核圆形、卵圆形或短梭形、染色质细颗粒性,核仁不明显或缺乏,核分裂像很多,胞质少,细胞边界不清。细胞核之间可互相嵌合成铸

模形(nuclear molding)。癌细胞排列成小巢状或小梁状,周边呈栅状(彩图 7)。肿瘤内常有广泛坏死,小血管壁可见来自坏死癌细胞的嗜碱性物质沉积(Azzopardi 现象)。

复合性小细胞癌(combined small cell carcinoma)是指 SCLC 中混合 NSCLC 成分,包括鳞状细胞癌、腺癌和大细胞癌,有时可为梭形细胞癌或巨细胞癌,其中 NSCLC 成分必须超过 10%,病理报告中应注明 NSCLC 的组织学类型。

免疫组化显示瘤细胞除表达角蛋白(AE1/3、34βH11)外,还可表达神经内分泌标记物(Syn、CgA、CD56 和 NSE),<10%SCLC 不表达神经内分泌标记物。此外,SCLC 表达 TTF1(~90%)和 CD117(~80%)。电镜显示约 2/3 病例中存在直径 100~200 nm 的有界膜分泌颗粒。

支气管镜活检标本小,挤压变形,可影响诊断。肺的小细胞恶性肿瘤有时难以作出肯定的病理诊断,可以是 SCLC,也可以是由小细胞组成的差分化 SCC 或腺癌、非典型类癌、转移性小细胞癌(如 Merkel 细胞癌)、原始神经外胚层瘤或恶性淋巴瘤。当形态学不能作出明确区分时,可借助于免疫组化和电镜辅助诊断,当标本挤压变形显著而难以明确诊断时,应重取活检。

(三)腺癌(adenocarcinoma)

腺癌是一种有腺体分化或黏液产物的恶性上皮性肿瘤,显示腺泡状、乳头状、细支气管肺泡状或实性伴黏液生长方式或上述生长方式的混合。腺癌的发病年龄比 SCC 稍低,男女之比约为 2:1,患者可有吸烟史,但不少患者可从无吸烟史,尤其是女性。与其他类型肺癌相比,腺癌最常位于周围,很少位于中央。

组织学上,约 80% 切除的腺癌中,由多种亚型成分混合而成,依据腺体分化程度和癌细胞异型性也可将腺癌分为高分化、中分化和差分化三级。高分化腺癌的腺体常由高柱状或黏液上皮组成,癌细胞胞质丰富,淡嗜伊红色或透明,核位于细胞的基部,核仁明显,核分裂像少。中分化腺癌的腺体不规则增生,分布紊乱,有明显间质反应和炎症,癌细胞有较明显异型,胞质减少,核大小不一,核仁明显,核分裂像易见。差分化腺癌的腺体形成少或很不规则,癌细胞显著异型,常形成实性片状生长,核不规则,染色质粗颗粒状或空淡,核仁显著,核分裂像多,癌细胞浸润周围间质,引起明显纤维化和炎症。

1. 腺泡状腺癌(acinar adenocarinoma) 以立方形或柱状细胞组成腺泡和腺管为特征,可有黏液产物,起自支气管腺或支气管衬覆上皮细胞,包括 Clara 细胞(彩图 8~10)。

2. 乳头状腺癌(papillary adenocarcinoma) 以衬覆纤维血管轴心表面的立方形或柱状细胞而成的二级和三级乳头状结构为特征,可有或无黏液产物,起自支气管衬覆上皮细胞,Clara 细胞或可能肺泡Ⅱ型细胞(彩图 11)。

3. 细支气管肺泡细胞癌(bronchioloalveolar carcinoma, BAC) BAC 在有些分类中列为一种特殊类型 NSCLC,但在 WHO 分类中将 BAC 视为腺癌中的一个亚型。BAC 以肿瘤细胞沿以前存在腺泡结构生长方式(贴壁样生长,lepidic growth)为特征,无间质、血管或胸膜浸润的证据。依据是否有黏液产生,可将 BAC 分为非黏液性和黏液性二个变型。非黏液性 BAC 显示 Clara 细胞和(或)Ⅱ型肺泡细胞分化(彩图 12),而黏液性 BAC 则起自产生胞质内黏液的高柱状细胞或杯状细胞(彩图 13)。偶尔,BAC 可由非黏液性和黏液性两种细胞混合而成。

BAC 在不同时期的分类中,诊断标准不一,这造成目前国内诊断为 BAC 的病例较多。WHO 分类对诊断 BAC 的标准很严格,只有境界清楚的肿瘤仍保留原有肺泡结构,无间质浸润,无明显细胞异型,核分裂像不易找到和无肿瘤性坏死时,才能诊断为 BAC。如不符合上述标准时,最好诊断为"腺癌,伴有细支气管肺泡癌的特点"。BAC,尤其非黏液性 BAC 中的肺泡间隔因弹力组织增加而使间隔增宽,此时称为硬化性 BAC(sclerosing BAC)。文献中所谓的一些"硬化性 BAC"究竟是真正的 BAC 还是一个早期浸润性腺癌,有时很难区分,确定是否存在浸润通常依据细胞学上有明显异型、成纤维细胞性间质反应和腺泡状生长方式。BAC 中有时可出现乳头结构,但乳头均为一级分支,从肺泡壁上突入肺泡腔内,不同于乳头状腺癌的乳头为二级和三级分支,有纤维血管轴心。在冷冻切片和石蜡切片上,要严格区分 BAC 与非典型腺瘤性增生(atypical adenomatous hyperplasia,AAH)常有困难。AAH 是一种衬覆肺泡和有时衬覆呼吸性细支气管上皮的局限性轻至中度非典型增生,通常病变直径<0.5 cm,无肺泡间隔的间质纤维化和炎症。如出现下列改变应诊断为 BAC:①病变>0.5 cm,伴细胞复层排列。②细胞密度高,细胞核互相重叠。③核染色质粗颗粒状,核仁可见。④出现柱状细胞伴细胞群集。⑤出现微乳头簇。

4. 实性腺癌伴有黏液产物(solid adenocarcinoma with mucin production) 肿瘤由缺乏腺泡、腺管和乳头的成片多边形细胞所组成,黏液染色(淀粉酶消化后 PAS 染色或奥辛蓝染色)证实 2 个高倍视野中每个视野至少有 5 个肿瘤细胞内含有黏液(彩图 14)。SCC 和大细胞癌中个别细胞内可含黏液,不能诊断为腺癌。

肺腺癌中还有一些特殊亚型,包括:①胎儿性腺癌(fetal adenocarcinoma):一种类似胎儿肺,衬覆富含糖原、无纤毛高柱状细胞的分支状小管构成腺体的腺癌。柱状细胞的核下和核上胞质内含糖原空泡,腺体基部常可见鳞状细胞样细胞形成的桑葚体,似子宫内膜样腺癌。②黏液性(胶样)腺癌[mucinous(colloid) adenocarcinoma]:肿瘤含大量黏液,肿瘤上皮分化好,有时肿瘤细胞飘浮在黏液湖中,形态学与胃肠道黏液性腺癌相同,故需先排除胃肠道转移后才能诊断肺的原发性黏液性腺癌。③黏液性囊腺癌(mucinous cystadenocarcinoma):肿瘤境界清楚,有部分纤维性包膜,中央囊性变,含大量黏液,肿瘤性黏液上皮沿肺泡壁生长。④印戒细胞腺癌(signet ring adenocarcinoma):肿瘤细胞内含丰富的黏液,核偏位,呈印戒样,需首先排除胃肠道转移。⑤透明细胞腺癌(clear cell adenocarcinoma):癌细胞主要由透明细胞组成,可见腺样分化,需首先排除肾透明细胞癌的转移。

免疫组化染色依腺癌的亚型和分化程度而异,绝大多数腺癌表达上皮性标记物 AE1/3、CAM5.2、EMA、CEA 和 CK7,部分表达 CK20。TTF1 也常表达(彩图 9),尤其分化好的腺癌,表面活性辅基蛋白(SP)(彩图 10)的表达率较 TTF1 低。肺的黏液性肿瘤,尤其黏液性 BAC 常 TTF1 阴性,CK7 和 CK20 阳性。电镜下,腺癌细胞胞浆内富于线粒体和滑面内质网,细胞游离面可见微绒毛和基体(basal bodies),侧面有细胞连接。黏液细胞内含黏原颗粒;Clara 细胞胞浆内含 200~900 nm 圆形电子致密分泌颗粒;Ⅱ型肺泡细胞胞浆内有发达的粗面内质网和高尔基复合体,还可见特征性平行排列的嗜锇性板层小体。

2011 年,国际肺癌研究学会、美国胸科学会和欧洲呼吸学会(IASLC/ATS/ERS)公布了肺腺癌的国际多学科分类(表 4 - 7)。

表 4-7　肺腺癌的 IASLC/ATS/ERS 分类(2011 年)

浸润前病变	浸润性腺癌
非典型腺瘤性增生	贴壁为主(原来的非黏液性 BAC 生长方式,浸润灶>5 mm)
原位腺癌(≤3 cm 原来的 BAC)	腺泡状为主
非黏液性	乳头状为主
黏液性	微乳头状为主
黏液/非黏液混合性	实性为主伴有黏液产物
微浸润性腺癌(≤3 cm 贴壁状为主的肿瘤,浸润灶≤5 mm)	浸润性腺癌变型
非黏液性	浸润性黏液腺癌(原来的黏液性 BAC)
黏液性	胶样型
黏液/非黏液混合性	胎儿型(低度和高度恶性)
	肠型

新分类与 2004 年 WHO 分类主要有以下一些不同处:①2004 年 WHO 分类对 BAC 的诊断有严格规定,是指肿瘤细胞完全沿肺泡壁生长,没有间质、血管、淋巴管及胸膜侵犯的非浸润性肺肿瘤。但由于多种因素,许多病理医生还是将一些有或似沿肺泡壁生长形式的肺腺癌如微浸润性腺癌、以沿肺泡壁生长为主的浸润性腺癌、混合型浸润性腺癌和广泛播散性黏液腺癌等诊为BAC。故新分类废除了 BAC 这一术语。②将完全沿肺泡壁生长、≤3 cm 的小腺癌命名为原位腺癌(AIS),归入浸润前病变。将沿肺泡壁生长为主、≤3 cm 且浸润灶≤5cm 的小腺癌命名为微小浸润性腺癌(MIA)。AIS 和 MIA 绝大多数为非黏液性,极少数为黏液性。③浸润性腺癌中的混合型亚型不再使用,而是按肿瘤主要生长方式分类,各种组织学亚型成分只要超过 5%,需予以记录,并在病理报告中注明百分比。④以沿肺泡壁生长,即原来的非黏液性 BAC 生长方式,浸润灶>5 mm 为主的腺癌,现称为贴壁状为主腺癌(LPA),并增加了微乳头状为主腺癌。⑤原来的黏液性 BAC 依据沿肺泡壁生长还是浸润性生长,分类为黏液性 AIS、黏液性 MIA 或浸润性黏液性腺癌。⑥浸润性腺癌变型中将黏液性囊腺癌归入胶样型腺癌。⑦透明细胞腺癌和印戒细胞腺癌不再认为是特殊的组织学亚型而从分类中删除。⑧依据肿瘤分化程度将胎儿型腺癌分为低度和高度恶性,并增加了具有结直肠腺癌形态学和免疫组化特点的原发性肠型腺癌。

新分类还对小活检和细胞学诊断肺癌时做了一些规定:①由于肺癌组织学的异质性,小活检和细胞学标本不能代表整个肿瘤,也常常无法判断是否存在浸润。因此,术语"AIS"和"MIA"不能应用于小活检和细胞学标本和诊断,大细胞癌或多形性癌也不能应用于小活检和细胞学标本和诊断。②对于分化差的非小细胞肺癌(NSCLC)应尽可能依据形态学和免疫表型(TTF-1、p63 等)区分倾向腺癌或鳞癌的诊断,以提供临床药物治疗的选择。③细胞学检查最好与组织学检查一起进行,以提高诊断准确性。

（四）大细胞癌(large cell carcinoma, LCC)

大细胞癌是一种缺乏小细胞癌、腺体或鳞状分化细胞学和结构特点的未分化非小细胞癌。肿瘤好发于老年男性,中位年龄约 60 岁,男女之比为 4~5∶1,绝大多数患者有吸烟史。LCC 中的淋巴上皮样癌(LELC)非常少见,好发于我国,大多数为女性,平均年龄 57 岁,仅 40% 患者有吸烟史。LCC 大多数位于肺的周边,但基底细胞样癌除外。

LCC 为差分化肿瘤,诊断时必须先排除鳞状细胞癌、腺癌和小细胞癌。肿瘤由成片或巢状排列的大多边形细胞组成,癌细胞大,核圆形或卵圆形、空泡状、核仁明显,核分裂像易见,胞质中等量,细胞边界清楚(彩图15)。肿瘤内间质很少,癌细胞可紧密排列("致密型"LCC)或松散排列("松散型"LCC),后者在癌细胞之间有大量炎症细胞(中性粒细胞、嗜酸性粒细胞和淋巴细胞)浸润,这与癌细胞产生的粒细胞集落刺激因子有关,有报道说此型的预后较好。

免疫组化显示癌细胞表达角蛋白 AE1/3、CAM5.2、部分表达 CK7,不表达 CK20 和 CK5,通常也不表达 TTF1。电镜下,LCC 可显示向腺癌、腺鳞癌或鳞状细胞癌分化的某些证据。

LCC 也有几个亚型:①大细胞神经内分泌癌(large cell neuroendocrine carcinoma,LCNEC):癌细胞大,胞质丰富,核大而空淡,核仁明显,核分裂像多。癌细胞呈器官样、巢状、小梁状、菊形团和栅状排列,常有大片坏死。免疫组化显示瘤细胞表达 CgA、Syn 和 CD56,部分表达 TTF1(50%)。电镜下癌细胞胞质内含有神经内分泌颗粒。②复合性大细胞神经内分泌癌(combined LCNEC):LCNEC 伴有腺癌、鳞状细胞癌、巨细胞癌和(或)梭形细胞癌成分。③基底细胞样癌(basaloid carcinoma):癌细胞较大而单一,圆形、卵圆形或短梭形,染色质细颗粒性,核仁不明显或无,核分裂像多,胞质很少。周边的癌细胞呈栅状排列,癌细胞巢中央常有粉刺样坏死。肿瘤内无鳞状分化证据,间质少,玻璃样或黏液样变。免疫组化显示癌细胞表达高分子量角蛋白(34βE12),不表达神经内分泌标记物(CgA、Syn 和 CD56),也不表达 TTF1。④淋巴上皮瘤样癌(lymphoepithelioma-like carcinoma):癌细胞大,核大、空泡状,核仁显著,嗜伊红色,核分裂像多,胞质丰富。癌细胞排列成片状或巢状,有大量淋巴细胞浸润。EB 病毒编码小 RNA(EBER-1 RNA)原位杂交常检测到癌细胞核阳性信号。⑤透明细胞癌(clear cell carcinoma):癌细胞大,胞质丰富、透明,无鳞状分化或腺体的证据,胞质内糖原染色可阳性或阴性。⑥大细胞癌伴横纹肌样表型(large cell carcinoma with rhabdoid phenotype):在 LCC 中由至少 10% 肿瘤细胞内含胞质嗜伊红色小球的横纹肌样细胞所组成的肿瘤归入此型。免疫组化显示横纹肌样细胞的嗜伊红色小球表达波形蛋白和角蛋白,电镜下为聚集在核旁的中间微丝束。

（五）腺鳞癌(adenosquamous carcinoma)

腺鳞癌由 SCC 和腺癌两种成分组成,每种成分至少占 10% 以上,大多数患者有吸烟史,临床表现和生物学行为相似于腺癌。免疫组化显示癌细胞表达不同分子量角蛋白(AE1/3、CAM5.2 和 CK7 等),但通常不表达 CK20,腺癌成分还表达 EMA 和 TTF1。

（六）肉瘤样癌(sarcomatoid carcinoma)

肉瘤样癌是一组含有肉瘤或肉瘤样[梭形细胞和(或)巨细胞]成分的差分化 NSCLC。按 2004 年 WHO 分类可分为五个亚型:多形性癌、梭形细胞癌、巨细胞癌、癌肉瘤和肺母细胞瘤。肉瘤样癌好发于老年男性,平均年龄 60 岁,男女之比约为 4:1,但双相型肺母细胞瘤的平均年龄 45 岁,无性别差异。肿瘤可位于肺的中央或周边,以肺上叶为多。临床上,肿瘤进展迅速,常广泛转移,化学治疗和放射治疗的疗效差,预后不良。

1. 多形性癌(pleomorphic carcinoma) 肿瘤可以完全由恶性梭形细胞和巨细胞组成,也可以同时含有腺癌、SCC 和 LCC 等差分化的 NSCLC 成分。后一种情况,梭形细胞和巨细胞成分至少占肿瘤的 10% 以上。免疫组化显示 NSCLC 成分表达 CK 和 EMA,梭形细胞和巨细胞成分表达波形蛋白,偶可局灶性表达 CK、EMA 和 α-SMA。病理诊断为多形性癌时,应在报告中注明腺癌或 SCC 成分,但 LCC 成分不必注明。

2. 梭形细胞癌(spindle cell carcinoma) 肿瘤仅由恶性梭形细胞组成,无明确腺癌、SCC、LCC 或巨细胞癌成分。梭形细胞排列成束状和巢状,常可同时表达 CK、CEA、波形蛋白和

TTF1。肿瘤内可有散在的淋巴细胞和浆细胞浸润,当炎症细胞浸润显著时,需与炎性肌成纤维细胞瘤鉴别。

3. 巨细胞癌(giant cell carcinoma,GCC) 肿瘤完全由多形性单核和(或)多核瘤巨细胞组成,也不含有腺癌、SCC 和 LCC 成分。癌细胞大、核单个或多个,明显畸形。癌细胞相互松散排列,常有大量炎症细胞,尤其中性粒细胞浸润,癌细胞胞质内常可含有炎症细胞。GCC 中巨细胞也可同时表达 CK、波形蛋白和 TTF1。

4. 癌肉瘤(carcinosarcoma) 肿瘤由 NSCLC 成分和有明确分化真正肉瘤成分组成。NSCLC 成分中最常见的是 SCC,其次是腺癌和 LCC;肉瘤成分为恶性软骨、骨或横纹肌等。NSCLC 成分表达 CK 和 EMA,软骨肉瘤成分表达 S100 蛋白,横纹肌肉瘤成分表达结蛋白、myoD1 和 myogenin。

5. 肺母细胞瘤(pulmonary blastoma) 一种含有类似分化好的胎儿性腺癌的原始上皮成分和原始间叶成分的双相型肿瘤,可以视为一种特殊类型癌肉瘤。恶性腺体相似于胎儿细支气管的小管状结构,小管衬覆单层或假复层无纤毛柱状上皮,糖原染色阳性。小管周围绕以胚胎性间充质,为小卵圆形或梭形细胞,偶尔可含有骨肉瘤、软骨肉瘤或横纹肌肉瘤成分。肺母细胞瘤的原始上皮成分的免疫组化染色表达上皮性标记物(CK、EMA 和 CEA),也可表达神经内分泌标记物(如 CgA)和特殊激素标记物(如降钙素、蛙皮素和胃泌素释放多肽等);原始间叶成分可表达波形蛋白和 α-SMA,此外,软骨和横纹肌成分分别表达 S100 蛋白和结蛋白。

(七)类癌(Carcinoid tumor)

类癌是一种由较一致的瘤细胞以器官样、小梁状、岛屿状、栅状、带状、菊形团样生长方式为特征的神经内分泌肿瘤。肿瘤好发于中老年人,平均年龄 55 岁,无性别差异。类癌大多位于主支气管和段支气管,偶尔位于肺周边区,约半数患者无临床症状,常在 X 线检查时偶然发现,其余患者可出现咳嗽、咯血和支气管梗阻相关症状。若肿瘤分泌异位激素如 ACTH,可出现库欣综合征,但很少发生类癌综合征或 MEN1 综合征。

组织学上,类癌由中等大小、一致的多边形细胞组成,瘤细胞的核圆形或卵圆形,染色质细颗粒状,核仁不明显,胞质少至中等量,嗜伊红色。瘤细胞排列成器官样、小梁状、岛屿状、栅状、假腺样或菊形团样。间质为富于血管的纤维组织。类癌的瘤细胞核通常较规则,但有时可有轻度非典型或多形性,核分裂像一般不多,偶有灶性坏死。依据核分裂数和有无坏死可将类癌分为典型类癌(TC)和非典型类癌(AC)两型:TC 的核分裂数<2 个/mm^2(相当于 10 个高倍视野),无坏死;AC 的核分裂数 2~10 个/mm^2 和(或)灶性坏死。瘤细胞核的非典型或多形性不是区别 TC 与 AC 的可靠标准。当核分裂数≥11 个/mm^2 和出现大片坏死,应诊断为 SCLC 或 LCNEC。

特殊染色显示瘤细胞胞质嗜银颗粒染色阳性,亲银颗粒染色阴性。免疫组化染色显示瘤细胞大多表达 CK,但有时可不表达 CK(达 20%病例),瘤细胞均表达神经内分泌标记物(CgA、Syn、CD56 和 NSE)。电镜下,瘤细胞胞质内含有直径 100~400 nm 的电子致密核心有界膜分泌颗粒。

发生在肺周边部的微小类癌,大小仅数毫米,形态学与 TC 相同,称为肺微小瘤(pulmonary tumorlet)。由于病变微小,常在肺活检或尸检时偶尔发现,部分病例与支气管扩张或炎症性病变导致肺组织瘢痕形成有关。

（八）涎腺型肿瘤

肺的涎腺型肿瘤（salivary tumorlet）是一组主要起自气管和支气管壁小涎腺的肿瘤，这些肿瘤均较少见。良性肿瘤有黏液腺瘤、多形性腺瘤、嗜酸性腺瘤和肌上皮瘤等，均非常罕见，病理形态学与大涎腺相应的肿瘤相同。恶性肿瘤有黏液表皮样癌、腺样囊性癌、上皮-肌上皮癌、腺泡细胞癌和恶性肌上皮瘤等。

1. 黏液表皮样癌（mucoepidermoid carcinoma，MEC）　一种由鳞状细胞、黏液细胞和中间型细胞组成的恶性肿瘤。肿瘤好发于 20～40 岁，男性稍多。大多数肿瘤位于大支气管（主支气管、叶支气管和段支气管），呈息肉状突入支气管腔内，引起支气管刺激和阻塞症状。肿瘤最大直径 0.5～6 cm（平均 2.2 cm），质软，粉红色至棕色。

组织学上，依据各种癌细胞的比例和异型程度可将 MEC 分为低度恶性和高度恶性两型。低度恶性 MEC 以黏液细胞形成含黏液的小腺腔和囊肿为主，混有非角化鳞状细胞和介于上述两种细胞之间的中间型细胞。癌细胞的异型性小，核分裂像很少，通常无坏死。肿瘤局部侵袭，很少发生转移，手术完全切除后预后良好。高度恶性 MEC 主要由中间型细胞和鳞状细胞组成，混有少量黏液细胞和黏液，癌细胞异型性较大，核深染，核质比例高，核分裂像多，常伴有明显坏死。肿瘤常侵犯肺实质和转移到肺门淋巴结，手术很难将肿瘤完全切除，预后不良。

2. 腺样囊性癌（adenoid cystic carcinoma，ACC）　一种由排列成筛状、小管状和腺样结构的上皮细胞巢包埋于多少不等的黏液性和玻璃样基底膜物质所组成恶性肿瘤。肿瘤好发于 30～50 岁成人，无性别差异。肿瘤仅位于气管和大支气管，尤以气管为多见，ACC 占所有气管癌的 20%～35%。肿瘤最大直径 1～4 cm，平均 2 cm，位于气管黏膜下，呈息肉样突入管腔内，或围绕气管弥漫浸润性生长。ACC 常侵犯神经束膜（可达 40% 病例），并沿支气管、血管和淋巴管扩展，远远超出肉眼所见局限性结节以外，故在手术中应做冷冻切片证实切缘阴性，以保证肿瘤能被完全切除。肿瘤还常浸润和破坏气管软骨，侵犯肺实质、肺门和纵隔软组织。ACC 术后易复发和转移，约 20% 病例有淋巴结转移，约 40% 病例晚期可转移到肝、脑、脾、肾和肾上腺等处。

组织学上，肿瘤细胞小，胞质少，核深染，卵圆形或成角，核分裂像少。癌细胞排列成筛状、小管状、实性巢或腺样结构。富于黏多糖基底膜物质围绕上皮细胞巢。免疫组化显示癌细胞有导管上皮和肌上皮两种成分，表达 CK、波形蛋白、α-SMA、calponin、p63、S100 蛋白和 GFAP 等。

3. 上皮-肌上皮癌（epithelial-myoepithelial carcinoma，EMC）　一种由梭形、透明或浆细胞样的肌上皮细胞和立方形导管上皮细胞组成的恶性肿瘤。肿瘤发病年龄 33～71 岁，无性别差异。EMC 大多位于支气管内，切面实性，灰白色。肿瘤通常能完全切除而治愈，只有少数病例可复发，偶尔发生淋巴结和远处转移。

组织学上，肿瘤由导管和巢状结构组成，导管内层或小巢中央为立方形细胞，胞质嗜伊红色，表达上皮性标记物 CK 和 EMA；导管外层或小巢周边部细胞呈多边形，胞质常较透明，有时呈梭形或浆细胞样，表达肌上皮标记物（α-SMA、calponin、p63、S100 蛋白和 GFAP）等。

■ 三、肺癌的浸润前病变

（一）鳞状上皮异型增生和原位癌（squamous dysplasia and carcinoma in situ）

鳞状上皮异型增生和原位癌是起自支气管上皮鳞状细胞癌的前驱病变，组织学改变是可以识别的连续性谱系，可由支气管黏膜上皮增生、鳞状化生，进而出现不同程度异型增生，再通过原位癌,最后进展为浸润癌。鳞状上皮异型增生和原位癌可单发性或多灶性,可以单独出现或作为伴有浸润癌的一个支气管表面病变。

此类病变在临床上通常无症状,患者有重度吸烟史和伴有阻塞性气道疾病,男性常见。纤维支气管镜和大体检查可无异常发现,当肉眼观察到异常时,往往类似黏膜白斑,大多浅表或扁平,黏膜稍增厚,少数表现为结节或息肉状。

组织学上,支气管黏膜上皮在鳞状化生的基础上,细胞层次不同程度增多,细胞的形态和结构出现异常,包括细胞大小不一,细胞核大深染,排列紊乱,极向消失。依据细胞学异型性和结构异常程度可以分为轻、中、重度异型增生,这些病变表现为一个连续的细胞学和组织学改变,基底膜完整,可有不同程度增厚,间质无浸润。当鳞状上皮全层均被显著异型细胞累及,但尚未穿破基底膜,称为原位癌。异型增生的病变较原位癌轻,轻、中、重异型增生大致以累及鳞状上皮厚度下 1/3、中 1/3 和上 1/3 作为判断的标准,但不累及全层。支气管上皮可有各种增生和化生性改变,包括杯状细胞增生、基底细胞(储备细胞)增生、不成熟鳞状化生和鳞状化生。上述这些改变可以单独出现,也可伴随异型增生和原位癌出现,如单独出现这些增生和化生,不应视为癌前病变。

文献报道鳞状上皮异型增生和原位癌可有一系列免疫组织化学和遗传学改变,包括 EGFR、HER2/neu、TP53、MCM2、Ki67、CK5/6、BCL2 和 VEGF 等的表达增强,MUC1 分布异常,FHIF、叶酸结合蛋白和 p16 的丢失。

重度异型增生和原位癌常同时存在浸润癌,如在浸润前切除这些病变可完全治愈。

(二)非典型腺瘤性增生(atypical adenomatous hyperplasia,AAH)

AAH 是一种衬覆肺泡和有时衬覆呼吸性细支气管上皮的局限性轻至中度非典型增生。病变通常位于肺的周围肺泡组织,直径<5 mm,间质缺乏炎症和纤维化。

AAH 常偶尔被发现,一般见于在有原发性肺癌,尤其肺腺癌中。肺癌患者中,19%女性和9.3%男性同时存在 AAH;而在肺腺癌患者中,女性和男性同时存在 AAH 的发生率分别高达30.2%和18.8%。无肺癌的尸检研究仅发现 2%～4%病例存在 AAH。AAH 患者无临床症状或体征,在高分辨率 CT 扫描时可发现局部单纯的毛玻璃样小结节。

大体检查时可见直径<5 mm 的灰黄色病灶,单发或多发,常为多个散在病灶。组织学上,AAH 常位于中央肺泡区,靠近呼吸性细支气管,肺泡壁衬覆圆形、立方形、低柱状或"大头钉样"细胞,核圆形或卵圆形、类似 Clara 细胞或 II 型肺泡细胞。增生的细胞大多呈不连续单层排列,细胞核无明显异型或轻度异型,偶尔单层细胞的核可有中度异型或有双核细胞,但核分裂象极罕见。约 1/4 病例可见核内包涵体,病变内不含出现纤毛细胞或黏液细胞。肺泡壁不增厚或轻度增厚,可有个别纤维母细胞和淋巴细胞,但无明显纤维化和炎症。

免疫组化染色显示增生细胞表达 AE1/3、CAM5.2、EMA、SP、CEA 和 TTF1。电镜下可见 II 型肺泡细胞胞质内嗜铬性板层小体,也可见 Clara 细胞中的电子致密分泌颗粒。

AAH 必须与继发于肺实质的炎症和纤维化引起肺泡上皮的反应性增生区别,后者肺泡上皮增生程度轻,无异型性,且分布较弥漫,病变界限不如 AAH 清楚,且肺泡间隔有明显炎症和纤维化;AAH 的肺泡上皮增生较明显,有一定程度异型性,肺泡间隔无炎症和纤维化,而且在肺的炎症性或纤维性疾病中通常不会见到 AAH。AAH,尤其细胞较丰富和较明显非典型的 AAH还需与 BAC 鉴别,两者的区别较困难,鉴别点见到 BAC 节,BAC 通常>10 mm,细胞更异型,排列密集,互相重叠、轻度复层,出现一致的柱状细胞群。许多研究显示,当 BAC<20 mm,肺泡间隔无活跃的纤维组织增生,组织学上证实肿块已完全切除,且与影像学上所见有很好的相关性,随访资料显示 5 年生存率高达 100%。因此,在手术中外科医师能确保肿瘤完整切除,术中用冷冻切片来确定 BAC 还是 AAH 实际上并不太重要。

（三）弥漫性特发性肺内分泌细胞增生(diffuse idiopathic pulmonary neuroendocrine cell hyperplasia，DIPNECH)

DIPNECH 是支气管和细支气管上皮中散在的单个肺神经内分泌细胞(PNC)、小结节(神经内分泌小体)或线性排列的 PNC 弥漫性增生。PNC 又称为 Kulchitsky 细胞,具有摄入胺前体和脱羧基功能。PNC 大多以单个散在分布于支气管和细支气管黏膜上皮细胞之间或黏膜下腺上皮细胞之间,少数以线性排列或形成圆形小体。

DIPNECH 好发于 40～60 岁成人,女性稍多。病变常见于气道或肺间质纤维化患者,可能是一种非特异性反应,病变也可见于有多发性微小瘤(tumorlet)或类癌患者,可能为微小瘤或类癌的早期病变。

组织学上,支气管和细支气管上皮内 PNC 的数目增加,体积增大,病变大时可突入管腔内,但上皮下基底膜完整,细支气管壁可因纤维化和(或)PNC 增生而增厚。在诊断 DIPNECH 时,应排除肺的炎症或纤维性疾病引起 PNC 继发性增生。当增生的 PNC 穿破基底膜,缺乏黏膜下间质引起明显纤维化,形成 2～5 mm 的肿块时,微小瘤。当增生 PNC 的大小≥5 mm 时,则应诊断为类癌。

■ 四、肺癌化疗后的病理组织学改变

化疗后,癌组织变性坏死和纤维化是最显著的改变,光镜下原发灶肿瘤细胞有不同程度的变性和坏死,肿瘤细胞的坏死表现为凝固性坏死,可见到核固缩、核碎裂、核溶解和细胞崩解的碎片。这种变化呈灶状和片块状分布,大多位于癌巢的边缘,间质继发以淋巴细胞、浆细胞为主的炎症细胞浸润,成纤维细胞、小血管以及血管内皮细胞的增生,随后发生纤维化和瘢痕形成,明显纤维化者炎症反应相应减轻。邻近受损的支气管壁常因纤维结缔组织的增生而增厚,支气管上皮再生和修复。化疗后的病理学改变可作为判断化疗疗效的参考。病理学疗效评价根据光镜和电镜的形态表现分为三个等级,Ⅰ级为完全缓解,分为两个亚型:ⅠA 级为肿瘤灶消失,完全被纤维组织取代;ⅠB 级为肉眼无肿块,仅在显微镜下看到少量残存的癌细胞。Ⅱ级为部分缓解,分为两个亚型:ⅡA 级为原发灶肿瘤细胞变性和坏死大于 60%;ⅡB 级为原发灶肿瘤细胞变性和坏死占 20%～60%。Ⅲ级为无效,即原发灶肿瘤细胞仅有轻度的变性和坏死(<20%),或者没有明显的变化。Ⅰ、Ⅱ级判定为化疗有效。癌组织化疗后的肿瘤细胞超微结构显示不同程度的细胞毒性损伤。在电镜下,发生变性和坏死的肿瘤细胞其超微结构有严重的破坏,在各种膜性结构上出现裂隙,可以看到内质网和线粒体膜碎裂和空泡化,有时核糖体和高尔基复合体不易识别,核质的密度丢失,在核膜的边缘可以看到粗大的染色质颗粒的聚积。个别病例在光镜下未能见到肿瘤细胞的明显变性改变,但在电镜下可见到上述超微结构的变化。在受损的肿瘤细胞周围常可见淋巴细胞和浆细胞浸润,坏死灶中有较多的成纤维细胞和胶原纤维。

（朱雄增　张　杰）

第四节　肺癌的细胞病理学

■ 一、肺癌的细胞病理学检查方法

（一）痰液脱落细胞学检查

1. 临床应用价值　痰液细胞学检查是目前临床应用最广的诊断肺癌的重要方法之一。具有简单、无创、经济、诊断价值高的特点。随着检查技术的进步，可以在影像学发现病变之前得到细胞学的阳性结果，并发现部分早期肺癌，故可以应用于肺癌高危人群的普查。根据国内外文献报道：肺癌的细胞学阳性率在60%～80%之间，上海交通大学附属胸科医院1958～1976年间经病理学确诊为肺癌者1 255例，细胞学阳性率76.7%，假阳性率1.8%。大量资料分析表明，应用自然咳痰直接涂片的痰液细胞学检查方法，阳性率比较高，而假阳性率甚低，对肺癌诊断的准确性和可靠性均较大。但应注意的是尚有20%左右的假阴性率。

痰液细胞学检查的阳性率与痰检次数有一定关系，上海交通大学附属胸科医院426例痰细胞阳性病例的痰检次数与累计阳性率依次为47.9%、72.1%、84.5%、91.5%…，90%以上的阳性结果在第四次以后每次递增的百分率极少，因此认为痰液细胞学检查通过4～6次即可能获得诊断。

痰液细胞学检出率与肿瘤部位有关，有资料报道中心型肺癌阳性率高于周围型，但亦有报道周围型肺癌阳性率高于中心型者，中心型肺癌的瘤块易阻塞支气管造成检出困难，但可以看出痰液细胞学检查对于临床诊断较困难的周围型肺癌亦有较高的检出率，对确诊更困难的弥漫型肺癌，细胞学检查的确诊价值往往超越其他检查方法。肿瘤在各个肺叶的位置与检出率的关系，据上海交通大学附属胸科医院644例分析，肺下叶阳性率高于肺上叶，分别为80.5%和73.5%，且左下叶高于右下叶分别为85.7%和76.3%，左上叶和右上叶相近，分别为75.8%和72.0%，痰液细胞学检查对临床较难诊断的上叶肺癌亦有较满意的结果。根据涂片中检出各种类型来看，上海交通大学附属胸科医院1 255例肺癌中，以鳞癌的检出率最高，其检出率为82.2%，其次是腺癌为69.4%。从上海交通大学附属胸科医院230例肺癌细胞学和病理组织学类型比较结果，小细胞癌的细胞类型符合率最高为80%，其次为鳞癌75%，腺癌最低47.5%。由于细胞涂片中，分化差的鳞癌、腺癌和大细胞癌在鉴别诊断上比较困难，建议统一诊断为非小细胞低分化癌。

2. 痰液细胞学检查方法

（1）标本采集：痰液标本质量的好坏，直接影响细胞学诊断的准确性，也是痰液检查成功与否的关键。符合标准的痰液应该新鲜，且从肺深部咳出。患者在咳痰前，先用清水漱口，以减少口腔内食物残渣及口腔上皮细胞。在咳去喉部积痰后，再用力深咳，咳出痰液3～4口，将痰置于无色大口容器内，痰液咳出后，应及时送检，保持新鲜，直接涂片。避免细胞因时久自溶。每个患者至少应连续送检3次，每天送验一次，少数无痰患者可以试用祛痰剂或雾化等法引痰。

（2）标本选择：原则上，痰液标本应挑选痰液内白色、灰白色、带血丝成分或透明黏液性痰液作涂片。尽量避免选取黄绿色脓痰、灰黑色尘块、陈旧性血块、全血或水样成分。痰内如发现可疑组织块，除制涂片外，应将组织块进行石蜡包埋，作病理切片检查。

（3）制片方法：一般用直接涂片法，均匀涂片1～2片。防癌普查时，常在同一时间内，大批痰液标本需及时处理,为防止痰液变质,可以在容器内先加入 50％乙醇,只能先固定后再作涂片。此法可长期保存标本,但痰液经乙醇固定后,黏液凝固,不易挑选合适标本,凝固的黏液亦难以均匀涂开,检出率受影响。有报道认为,经固定后的痰液标本除进行直接涂片检查外,可采用手摇震荡或搅拌机震荡离心后做浓集涂片,每个患者同时用直接及浓集法检查,亦能获得良好的效果。目前市面上可见到各类液化痰液的试剂,其原理不外乎通过化学或物理学方法去除痰液中黏液成分并将其稀释,而后再离心后做浓集涂片。这类方法由于均未见大宗病例统计分析报告,故其质量尚难评估。

常用固定液如 Carnoy 溶液,等量乙醚乙醇或单用 95％乙醇等对痰液涂片的固定效果均佳。固定方法可以直接滴加 0.5 ml 固定液于涂片上,或将涂片悬浸于固定液内 10～15 min,即可进行涂片染色。常用的苏木精-伊红(HE)染色法及巴氏染色法在细胞学检查中均可采用。前者染色质量稳定,方法简便,使用比较普遍,后者涂片色泽鲜艳,质量较高,能更清楚地显示癌细胞的结构和特性,具有独特的优点。在巴氏染色的痰涂片内,腺癌细胞的核仁呈红色,而核染色质呈深紫色。由于巴氏染色能反映胞质内的角质形成,高分化鳞癌细胞质呈橘黄或橘红色,而其他一些胞质内无角质形成的细胞均呈浅蓝色。因之,在一片蓝色或蓝绿色的背景中很容易认出胞质为橘黄色或橘红色的鳞癌细胞。在胞质内有无角质形成已成为确定鳞癌及其分化程度的重要依据,所以巴氏染色法有其独特优点。

近年来膜式液基薄层细胞学检测技术开始应用于痰液细胞学检查,薄层细胞学检测系统(thinprep cytologic test,TCT):1996 年获美国 FDA 批准用于临床。该技术在细胞处理和涂片制作方法上有革命性进步,它主要方法是将各类细胞学标本(痰液、胸水、气管镜刷检液等)放入有细胞保存液的小瓶中,通过高精密度过滤膜过滤后,将标本中的杂质分离,取滤后的上皮细胞制成直径为 20 mm 薄层细胞于载玻片上,所制玻片背景干净,染色鲜艳均匀,胞质胞核清晰,被检细胞集中,均匀,既避免细胞重叠、遮挡,又节省阅片时间,减少漏诊,提高工作效率并有助于对异常细胞的筛查。该项技术另一优点是由于细胞是在液体中固定,避免空气干燥造成的细胞退变,保持了原有的细胞形态结构,该项技术还通过分解黏液,溶解过多的红细胞,经离心去除大部分白细胞,减少黏液、红细胞、白细胞的遮挡,保证最大限度地集中有诊断价值的细胞。尽管传统痰液涂片存有制片较厚,细胞多,细胞结构容易不清等缺点,但其仍具有简单、经济、便宜等优点,故仍是目前痰液细胞学检查最主要的技术方法。

(二)纤维支气管镜(TBB、TBLB、刷检、冲洗、TBNA)细胞学检查

纤支镜检查是肺癌诊断的另一种方法之一,即通过直接观察到气管和支气管中的病变,吸出肿瘤在支气管内的分泌物,做直接涂片或用尼龙刷刷取肿瘤表面或附近支气管黏膜上皮的可疑病变,直接涂片做细胞学检查。还可采用支气管冲洗方法即行支气管镜检查时,用少量生理盐水冲洗支气管腔,然后吸出冲洗液,离心沉淀后作涂片检查。经支气管镜穿刺针吸(TBNA)方法是一种获取气道壁、肺实质及邻近支气管及纵隔内病变的细胞学检查技术,它可以对纵隔淋巴结、肺门淋巴结以及气管/支气管肿块、黏膜下病变及肺周围的结节进行针吸后涂片细胞学检查。

(三)经皮病灶穿刺细胞学检查

肺癌易转移至锁骨上淋巴结,其他部位的淋巴结转移或皮下转移结节也不少见。对这些病灶的穿刺吸取物体细胞学检查是简单快速诊断方法。对较深部肿瘤常采用 CT 和 B 超等引导下抽吸肿瘤组织,可获得必要的标本进行检查,从而进一步拓宽了细胞学检查应用范围,提高了细

针穿刺准确性,降低盲目用针所造成的不必要的损伤。目前细胞穿刺抽吸细胞学检查,对肺部病变诊断已成为一个重要的诊断方法之一。由于其简单、快速、安全、价廉并能较准确诊断肿瘤,因此深受临床医师的肯定和欢迎。

（四）胸液脱落细胞学检查

在炎症或者肿瘤等病理情况下,胸膜间皮组织可以分泌大量液体积聚于胸膜腔形成胸液,胸液细胞学检查的主要目的是在胸液中寻找肿瘤细胞,为临床诊断提供依据。胸液抽出后应立即送检,检验者在收到标本后必须及时处理,防止细胞破坏,影响诊断。胸液标本新鲜与否影响细胞学诊断准确性,为防止胸液内纤维蛋白凝结,须在标本瓶内预先加入 3.8％枸橼酸钠溶液,其量为标本总量的 10％～20％。收到胸液标本后须及时离心沉淀 5～10 min(1 000～2 000 转/min),然后取出离心管吸去上清液,再将沉淀摇匀,用吸管吸取细胞层,滴于载玻片上,制成薄涂片 1～2 张,待干后滴加固定液,5～10 min 即可进行染色。如标本为脓性黏稠可直接涂片,如为大量血液,应离心沉淀后,吸出红细胞与上清液之间的中层液后再行涂片。如胸液沉淀物较多,还可进行石蜡包埋做成病理切片。

■ 二、肺癌细胞的形态学特征

（一）一般癌细胞形态特征

（1）细胞体积较一般呼吸道脱落的黏膜上皮细胞为大,且大小不一。

（2）细胞核与细胞质的比例不正常,细胞核大,且大小不一,核染色深,染色质多而粗。

（3）核膜增厚,有核分裂现象,并可出现多核、巨核和畸形核等改变。

（4）细胞有时成堆成团出现,排列状态可呈片状、腺样结构、癌珠形成,或乳头状结构,这些特殊状态的出现是诊断肿瘤细胞的依据。

（二）痰液内各种癌细胞的形态特征

1. 鳞癌　细胞呈圆形或多边形,大小不一。胞膜清楚。核显著增大,且大小不一,核深染。染色质增粗,分布不匀。核浆比例大,胞质丰富,染色偏酸性。有时出现角化现象。有的细胞形态极不规则,呈纤维状或蝌蚪状(彩图 16～17)。分化良好者可有癌珠出现,癌细胞排列成片或成团,也可见有单个散在的出现。涂片背景中常出现成片细胞坏死现象是肺鳞癌的一个特点。

2. 腺癌　单个腺癌细胞呈圆形或卵圆形,细胞大小不一,一般较鳞癌细胞小。核呈圆形或卵圆形,核膜清楚,核仁明显,核常偏于细胞一侧,胞质着色偏嗜碱性,胞质内有时出现空泡,空泡大小不一,亦可见空泡将核推向细胞一侧,此为腺癌细胞之特征性表现(彩图 18～19)。细胞排列可以单个散在,有时成片成团,典型者有腺腔样结构。细支气管-肺泡癌的癌细胞常成团出现,核常偏位,胞质内常有空泡,核略大或大小不一,细胞的异型性不及腺癌细胞显著。分化良好者类似支气管柱状上皮细胞,成片出现,与此型正常支气管柱状上皮细胞在形态上不易鉴别。

3. 小细胞癌　小细胞癌的细胞形态常具特征性表现,细胞体积很小,一般仅略大于淋巴细胞。细胞核大小不一,核染色深,呈圆形、梭形、瓜子形或不规则形等。胞质极少,形如"裸核"。癌细胞常成片排列呈索条状分布(彩图 20),细胞与细胞之间排列紧密,有时呈现"镶嵌"结构。

除上述具有典型特征者外,痰涂片中也可见到同时具有鳞癌和腺癌特征的腺鳞癌、分化差的鳞癌、腺癌和大细胞癌等几种类型,因细胞形态有时没有特征性改变,互相间鉴别困难,往往仅诊断为"非小细胞型低分化癌"。脱落细胞学分型因涂片的局限性,缺乏组织结构学特征,使癌细胞的分型有一定偏差。

4. 痰液细胞学检查存在的问题　痰液细胞学检查有一定的局限性,细胞学检查目前仍有一定的假阴性率和极少数的假阳性病例,不能作肿瘤定位和类型诊断,而且与组织学检查难以完全符合,操作技术要求熟练,诊断较费时间等等,故还不能代替组织病理学诊断。

据国内外报道痰液细胞的假阳性率1%～3%,上海交通大学附属胸科医院的一组病例中假阳性率为1.8%,造成假阳性的原因,主要是在慢性炎症的刺激下,支气管上皮增生,鳞状化生以及细胞退行变性等造成的细胞形态改变,以及检查者缺乏经验,认识不足等原因。

假阴性的原因是多方面的。除了与痰液制片技术操作水平、诊断标准的掌握及镜检技术有关外,肿瘤部位及肿瘤与支气管的关系尤为重要。如肿瘤部位的支气管腔有狭窄,甚至阻塞,癌细胞无法排出,内镜无法到位,肿瘤大部分坏死,造成涂片辨认困难。又如痰液细胞学检查,病员痰少,也不易将病变区的适量癌细胞带出来,此外检查者的疏忽,粗枝大叶亦为造成漏诊的原因之一。

（三）支气管刷片细胞形态特征

支气管刷片细胞形态特征与痰液涂片相似,但支气管刷片细胞成分比较单一,主要是呼吸道纤毛上皮细胞、杯状细胞,还可见增生的基底细胞,多为锥形或多角形。由于刷片是机械摩擦人为脱落细胞,其中部分是属于增生活跃的癌细胞,故成团的肿瘤细胞更常见,细胞核染色质呈颗粒状,核仁明显,由于细胞成团成巢脱落,故鳞癌和腺癌的细胞有时易混淆。小细胞癌因其细胞软嫩,经刷制片后可见细胞有核丝,成团或条索状排列。

（四）针吸细胞形态特征

针吸细胞在细胞的排列、形态和分类方面有同于肺脱落细胞特点,也有同于病理组织学细胞特点。肿瘤脱落细胞系瘤体表面细胞易受外界环境影响,如易发生细胞自溶、退变,而针吸细胞即可抽吸肿瘤的浅表部位又可吸抽深部的瘤细胞,标本新鲜,如果吸取标本足够多,常可见到一些组织结构特征,如乳头、腺腔或角化珠等。但如仅吸取到肿瘤边缘部位或吸取到的标本量太少,再加上细胞分化差的情况下,有时只能报光镜下见到或未见到恶性肿瘤细胞,较难得出组织类型的明确诊断。因此,行针吸细胞穿刺的医师,应尽量同时抽吸肿瘤的浅表部位和深部的瘤细胞并尽可能争取获得较多的标本,以提高诊断的准确率。

（五）胸液细胞的特征

胸膜表面覆盖的间皮是一层菲薄的弹性半透明膜,在组织学上由单层多角形扁平细胞组成。当器官舒张时细胞扁平鳞状;器官收缩时,间皮层变厚,细胞呈单层立方或柱状。间皮细胞脱落后,失去其原有形态,呈圆形或卵圆形。非肿瘤性积液主要病因是炎症、循环障碍等良性疾患,此时胸液内的脱落细胞主要是间皮细胞、炎症细胞及组织细胞等。由于这些细胞,特别是间皮细胞在脱落后和在各种炎症影响下,细胞形态可以发生不同程度的改变甚至有异形性,从而增加了细胞学诊断上的困难,因此,必须认识胸液内间皮细胞的形态特点。

1. 间皮细胞　涂片上的间皮细胞大多呈圆形或卵圆形,胞质淡染,呈淡红或淡蓝色。核呈圆形或卵圆形,位于细胞中央或偏位。核染色质较均匀。一般为单核,有时可见双核或多核,偶见核仁和核分裂。细胞多数单个散在,但亦可集合成团（彩图21）。在某些炎症情况下,间皮细胞可以发生退行变性,造成细胞形态改变,表现为间皮细胞体积增大,细胞核肿胀变大,核的大小不一致,染色质增粗,胞质内出现空泡变性,核变形,甚至细胞呈"腺样"等特殊形状排列。这些形态改变有时不易与癌细胞区别,但仔细观察这些变化了的细胞核质比例常在正常范围内,核的异形性不够显著,可能有助于良恶性的鉴别。

2. 其他细胞 胸液内常见中性粒细胞,特别是在炎症或脓胸时可见大量存在。胸膜反应和慢性胸膜炎如结核等,胸膜内可见到淋巴细胞,慢性炎症时经常见到浆细胞和嗜酸粒细胞等。

此外,胸液内常可见到组织细胞,也就是吞噬细胞。在炎症或肿瘤情况下,组织细胞均有增生现象,数目很多,组织细胞的大小与间皮细胞相似。核卵圆形或肾形,偏于细胞一侧,可略有异形或可见核分裂,胞质淡染,有时含有被吞噬的物质。在涂片中,组织细胞与间皮细胞和癌细胞的形态有时难以区别,鉴别时,可用中性红作活体染色,组织细胞染色后能着色,而间皮细胞和癌细胞不着色。

胸液内经常见到血红细胞,肿瘤侵犯胸膜时常有渗血现象,但胸膜炎症或局部穿刺损伤,均可出现血红细胞,因此没有特殊性,诊断意义不大。

3. 胸液恶性细胞形态 胸液内出现恶性肿瘤细胞,一般诊断为胸膜转移性恶性肿瘤,这些恶性肿瘤多数来自原发性肺癌(特别是边缘性肺癌)、转移性肺癌和乳腺癌,较少见者为来自纵隔淋巴结的淋巴瘤,胸膜原发的间皮肉瘤更为少见。恶性肿瘤一般在穿破胸膜以后,胸液内可能找到肿瘤细胞。

(1)胸液内肿瘤细胞的一般形态:胸液内肿瘤细胞的一般形态与身体其他部位的肿瘤细胞有相似之处,表现为细胞大,核大且大小不一,核染色质粗,深染,核畸形,核质比例失常,有核仁,核分裂等。但是多为低分化癌,高分化鳞癌极少见。

(2)胸液内恶性肿瘤细胞如前所述多数来自肺癌、转移性癌、淋巴瘤和原发性胸膜间皮肉瘤等,因此恶性肿瘤细胞大致可分以下几个类型:

1)鳞癌细胞:典型者癌细胞常散在分布,细胞体积大,且大小不一,胞质丰富、均匀,色鲜红(彩图22),细胞呈圆形、卵圆形或多边形,核大且大小不一。染色质粗,分布不匀核深染,常有畸形核。分化差者细胞体积小,形状不规则,核不规则,呈多形性,畸形明显,染色质粗,核深染,常分散或成团分布。

2)腺癌细胞:典型者细胞体积较大,圆形或卵圆形。胞质丰富,略嗜碱性,浆内可以出现空泡。核较大,圆形或不规则,核染色质丰富,分布不匀,核深染,畸形(不及鳞癌显著)。核内可出现一个或多个核仁,常出现瘤巨细胞,核分裂相可见,有时见病理性核分裂。癌细胞散在或成团排列,成团排列时可呈现典型的"桑椹样","腺样"或"镶边样"结构(彩图23),对腺癌有诊断价值。分化差的腺癌细胞体积较小,胞质亦较少,核质比例明显失常,浆略嗜碱性,少数浆内出现空泡。核偏于一侧或偏中,核染色深,核的畸形不明显,瘤细胞常成团分布,特征性不明显。

3)小细胞癌细胞:小细胞癌细胞散在或成团分布,典型者有"镶嵌状"结构,单个细胞胞质极少,呈裸核样,核深染,有畸形或不规则形,畸形不明显者易误认为淋巴细胞,但与成熟淋巴细胞相比,有体积略大,核染色深,大小不一等特征可作鉴别。

4)恶性间皮瘤细胞:是原发于胸膜的恶性肿瘤,比较少见。单个瘤细胞呈圆形或卵圆形,形态大小不一,一般较间皮细胞体积大。核大,圆或卵圆,位于细胞中央或偏于一侧,核染色质分布不匀,核仁明显。胞质较少,色淡,有时胞质内出现空泡核位于一侧,细胞排列单个散在或成片成团,有时亦可呈"桑椹样"(彩图 24)或"腺样"结构,恶性间皮瘤细胞在形态上没有特征性,有时类似腺癌或低分化癌的形态,从涂片上与癌细胞很难区别。

5) 恶性淋巴瘤细胞:肿瘤来自纵隔淋巴结者,在涂片上表现为大量密集的淋巴样细胞,细胞类型比较单一,如果肿瘤细胞分化成熟,细胞形态比较一致,则与一般淋巴细胞不易区别,易误诊为结核性胸膜炎。但若细胞分化差,异形性明显则结合临床可能作出确切的细胞学诊断。

在胸液涂片中查找到的恶性细胞以腺癌细胞较为多见,其原因为胸膜转移性恶性肿瘤大多数来自原发性肺腺癌。

胸液涂片由于细胞种类较少,又没有黏液,背景较为清晰,较之痰液涂片易于观察,但是由于胸液内脱落细胞如间皮细胞和恶性细胞形态变异很大,间皮细胞的形态,大小、染色,排列的变化均可能接近恶性肿瘤细胞,而恶性细胞在积液内的恶性特征却并不那样突出,甚至缺乏形态上的特征性,导致积液的细胞学诊断较之其他细胞涂片的难度大,常因认识不足造成误诊,因此,必须熟悉胸液内良性及恶性细胞在正常及病理情况下的各种形态及其变异,才有可能获得正确的细胞学诊断。

(六) 细胞学诊断的分级方法

细胞学诊断,一般用分级诊断法来表示,常用的分级诊断方法如下。

1. 三级诊断法

阴性:未找到癌细胞。

可疑:找到可疑癌细胞。

阳性:找到癌细胞。

2. 五级诊断法(巴氏分级法)

Ⅰ级:未见异常细胞。

Ⅱ级:见核异形细胞。

Ⅲ级:见可疑恶性细胞。

Ⅳ级:见高度可疑恶性细胞。

Ⅴ级:肯定恶性细胞。

上述各种分级诊断中,五级诊断法比较详细,亦较繁琐,三级较为实用。

"核异形"细胞,或称核异质、不典型增生细胞等,是指在脱落细胞涂片中,某些细胞表现为细胞增大,核染色质增粗,核染色较深,伴有一定程度的核畸形。这些细胞可能是不典型的癌细胞,也可能是正常上皮细胞发展成癌细胞的过渡阶段,即所谓"癌前期"细胞;此外还包括一部分在形态上与上述细胞难以区别的退化变性的上皮细胞。上述各种不同性质的细胞由于异形性不明显,数量过少,在形态上尚无充分依据诊断为癌细胞或可疑癌细胞,但又不能确定或排除其为良性细胞时在细胞学诊断中均可能诊断为"核异形细胞"。

在实际工作中,级别的划分,往往没有截然的界限,对于"核异形细胞"或"可疑癌细胞"等诊断报告,前者倾向于阴性,而后者倾向于恶性可能,形态上的依据不足有误诊的可能性,故必要时应附上细胞形态的描述,建议复查,然后作出比较确切的结论。

在肺癌高发人群(如重度吸烟、职业致癌等)和群体调查研究工作中,有必要将痰内鳞状化生细胞的不典型性进行分级比较,根据化生细胞和核的大小、形态、排列分布等不同表现分为规则化生和轻、中、重度不典型增生等四级(表 4-8)。

表 4-8 鳞化细胞的不典型性分级标准

项目	规则鳞化	轻度不典型增生	中度不典型增生	重度不典型增生
细胞大小	大小一致,相当于鳞状上皮基底细胞或略小	轻度增大,少数大小不一	多数增大,有的可较小	明显增大
细胞核大小	略大于基底细胞核	轻度增大,少数大小不一	中度增大,大小可不一致	明显增大,大小不一
核质比	基本正常	少数失常	约半数失常	多数失常
染色质形态及排列	细颗粒状,均匀	细颗粒状,少数聚集,靠近核膜	细颗粒状,部分集结成块,靠近核膜	颗粒较粗,常结块集于核膜
核仁	罕见	罕见	少见,较小	可见,少,嗜碱性
胞质	常嗜碱性	多数嗜碱性,少数嗜酸性	嗜酸性或嗜碱性	多数嗜酸性
核形态	圆或椭圆	圆或椭圆	少数不规则	少量异型或多形性
细胞排列	多数成片,亦可单个出现	多数成片,有单个出现	成片,散在者增多	单个散在多见

　　鳞状化生和轻、中度不典型增生常见于支气管上皮创伤、感染或吸烟,经适当处理后可恢复正常状态。重度不典型增生多见于重度吸烟,细胞形态有较明显不正常,但不足以置疑或尚未达到癌细胞标准,经若干时间观察,部分病例可发展为癌,因此亦可称为"癌前期"病变,由于重度不典型增生是由鳞状化生逐渐演变而来,因此对这些病例必须进行定期随访,以期发现早期肺癌患者达到早诊断早治疗的目的。

　　细胞学诊断中,对于癌细胞阳性的涂片需要根据癌细胞形态,来确定其细胞类型,为临床诊断治疗提供依据,特别是对于那些不能手术,活检有困难的患者,细胞学检查对类型判断的意义更为重要。

(林震琼　张　俭　张　杰)

第五节　肺癌的分子病理学

■ 一、肺癌的遗传学改变

(一)癌基因和抑癌基因突变

　　1. TP53 突变　肿瘤抑制基因 TP53 的是肺癌最频发的突变基因,它编码的 P53 蛋白发挥多种抗增殖作用,特别是对于具有基因毒性的应激反应。50% 的 NSCLC 和 70% 以上的 SCLC 中能检测到 TP53 突变。在鳞癌和腺癌进展早期以及从原位病变进展到转移性癌各个阶段都可有 TP53 突变。p53 基因存在 3 个与肺癌有关的多态位点:①第 3 内含子处 16 个碱基对插入。②第 4 外显子存在 G>C 颠换,导致编码产物精氨酸被脯氨酸取代(Arg/Pro)。③第 6 内含子存在 G→A 转换。p53 基因突变可解除对细胞异常分裂和增殖的抑制,影响 DNA 修复机制的活性,导致细胞恶性转化。研究证明通过检测患者的肿瘤组织、痰液或支气管灌洗液等标本中的 p53 突变有助于肺癌的筛选、早期诊断和预后判断。体外实验将外源性野生型 p53 基因导入 p53

功能失活的肺癌细胞,可以对其进行遗传修饰,抑制其恶性增殖从而产生治疗效应,但不会影响正常细胞的生长,为肺癌临床基因治疗打下了基础。

2. ras 突变的激活　Ras 基因家族由 h‑ras、k‑ras 和 n‑ras 组成。这 3 种 ras 基因都含有 4 个编码的外显子和一个 5′末端的不表达的外显子,能编码出极其相似的蛋白即 p21 蛋白。p21 蛋白与 G 蛋白相似,在细胞增殖分化信号从激活的跨膜受体传递到下游蛋白激酶的过程中起重要作用。Ras 突变及伴随的高表达出现在 30％的 NSCLC,但很少发生在 SCLC 患者。正常情况下 p21 蛋白结合 GTP 后活化,传导生长刺激信号进入细胞核内,GAP(GTP 酶激活蛋白)能促使 GTP 水解,从而下调 Ras 信号通路。在 NSCLC 及其他恶性肿瘤中,ras 活化点突变可导致 GAP 活性抑制,使 p21 蛋白处于持续活化状态,产生持续的生长刺激信号。ras 基因被激活最常见的方式就是点突变,多发生在 N 端第 12,13 和 61 密码子,其中又以第 12 密码子突变最常见,而且多为 GGT 突变成 GTT。研究发现 K‑ras 基因第 12 位密码子点突变在 NSCLC 的发病机制中起重要作用。外界因素(如化学致癌因子)对于 K‑ras 的突变起着诱导作用,尤其是吸烟,K‑ras 的密码子 12 可能是烟草致癌化学物质的特定位点,而且这个位点的突变可发生在腺癌发生和形成的早期,且是不可逆的。所以吸烟是导致人类肺癌的一个主要因素。文献报道 ras 基因的检测可为肿瘤的早期诊断、病情评估、治疗和预后判断等提供帮助。

（二）信号传导通路的改变

1. RB1 通路　RB1 是编码 Rb 蛋白的抑制基因,后者在细胞周期从 G1 到 S 期转换过程中起"看门人"的作用。正常细胞周期中,pRb 作为 CDK_4/$cyclin\ D_1$ 复合物的主要底物,受其磷酸化失活调控,在 G1 期中,pRb 以去磷酸化活性形式存在,并作用于 ElF、ATF 等转录因子,发挥其负调控细胞生长作用。80％～100％的高度恶性神经内分泌肿瘤可检测到 Rb 蛋白表达的丢失,其中大多数存在正常 P16 和 cyclinD1 表达。由于小细胞肺癌(SCLC)和视网膜母细胞瘤具有类似的神经内分泌特性,许多学者对 Rb 基因在肺癌中的表达进行了系统的研究,发现小细胞肺癌基因中存在 Rb 基因的杂合子丢失(有时为纯合子丢失)、基因点突变等基因异常现象。与之相反,RB1 丢失在 NSCLC 中不常见(仅 15％)。

2. EGFR 过表达及信号传导通路的激活　EGFR 为跨膜蛋白,主要包括 3 个部分:胞外配体结合区,疏水跨膜区和具有酪氨酸激酶活性胞内区。EGFR 结合配体后,发生结构改变,形成二聚体,引起胞内区酪氨酸残基的磷酸化,从而激活催化结构域。磷酸化后的酪氨酸残基可以作为细胞内一系列下游信号分子的配体。EGFR 激活的下游信号通路主要有 3 条:①Ras‑Raf‑MEK‑ERK/MAPK:该通路主要与细胞生长及增殖有关。②PI3K 和 Akt/PKB:EGFR 结合配体后,形成二聚体,激活 PI3K,从而导致 Akt 活化。活化的 Akt 通过磷酸化作用激活或抑制其下游一系列底物如 Bad、caspase9、NF‑κB、GSK23 等,从而调节细胞的增殖、分化、凋亡以及迁移等。③PLC‑γ 和 PKC:活化的 PLC‑γ 水解 4,5 二磷酸磷酸肌醇(PIP‑2),生成甘油二酯(DAG)和三磷酸肌醇(IP3),从而激活 IP3‑DAG‑Ca^{2+} 信号通路,影响细胞的运动力与迁移力。同时 PLC‑γ 的激活可以活化 PKC,通过负反馈机制抑制 EGFR 信号通路。EGFR 活化后可以影响到肿瘤细胞的增殖,迁移及凋亡抑制等。在 NSCLC,EGFR 通路的激活主要通过基因拷贝数的增加及基因自身的突变。EGFR 的突变因与应用 EGFR 酪氨酸激酶抑制剂治疗有关而广受关注。EGFR 酪氨酸激酶(EGFR TK)功能区由外显子 18～24 编码,EGFR TK 域基因突变主要集中在 18—21 外显子,占突变类型的 90％以上,多为框内缺失性突变或替代突变(外显子 19

和 21 的 delE746—A750 和 L858R 为最常见的突变形式),这两种突变都增强了肿瘤细胞对小分子酪氨酸激酶抑制剂的敏感性。NSCLC 患者 EGFR TK 域基因突变有以下 4 个特点:①东亚患者突变发生率高于欧美患者。②女性发生率较男性高。③不抽烟患者发生率较抽烟者高。④腺癌患者较其他组织学类型患者发生率高。目前 EGFR TK 域基因突变检测的标准方法是组织 DNA 样本的直接测序。

3. 异常的 TGFβ - Smads 信号通路　TGFβ 信号通路由 TGFβRI 与 TGFβRII 介导。TGFβ 通过细胞周期成分,使细胞周期停滞在 G1 期,从而抑制细胞增殖。Smads 蛋白可以介导 TGFβ 生长抑制效应。与生长因子受体介导的通路不同,TGFβ 信号通路激活常导致多种细胞类型的生长抑制。该通路与一系列细胞功能有关,尤其是细胞周期的抑制,其生长抑制的功能主要通过抑制 cyclinD/CDK 的表达及装配有关。此外,TGFβ 还可以通过调节细胞周期因子、转录因子、黏附因子等环节促进血管内皮细胞增生,有利于肿瘤组织血管的生成,这为肿瘤细胞的增殖提供了有利的环境。TGFβ 对肿瘤发生、发展起着抑制和促进的双重作用。肿瘤发生的早期 TGFβ 可能作为肿瘤抑制因子,通过诱导细胞的程序性死亡和细胞周期停滞而抑制上皮细胞的生长。但在肿瘤的发展过程中,随着 TGFβ 合成的增加,使肿瘤细胞失去了对 TGFβ 信号的应答能力,对肿瘤的发展又起到促进作用。TGFβRI 在恶性转化中较少发生突变,而 TGFβRII 的失活位点较多。TGFβRII 是 TGFβ 信号转导中的必需分子,对上皮细胞生长起着主要的抑制作用,也是重要的抑癌基因。TGFβRII 的表达降低或缺失会导致多种肿瘤包括非小细胞癌的发生。在小细胞癌中肿瘤对 TGFβ 反应丧失(也称 TGFβ 抵抗)与 TGFβRII 缺乏有关。

(三)基因的扩增或过表达

1. 神经肽的过表达　神经肽过表达是 SCLC 的标志,部分 NSCLC 也有表达。神经肽通过结合跨膜受体 G 蛋白耦联受体,导致一系列下游信号传导通路的活化,包括 PLC、PI3K 以及涉及细胞黏附性的特定激酶。

2. myc 的扩增　myc 基因属于编码核蛋白的癌基因,其家族成员包括 c - myc、n - myc 及 l - myc3。myc 编码一种与细胞周期调控有关的核内 DNA 结合蛋白,促进细胞增殖、永生化、去分化和转化等,在多种肿瘤形成过程中处于重要地位。myc 在 NSCLC 及 SCLC 中常有扩增。myc 的扩增导致 myc 转录因子的过表达。myc 蛋白与其他转录因子竞争结合 Max,导致一系列基因的活化及抑制。目前研究发现 myc 基因家族与肺癌预后有密切关系。

3. 其他生长因子及受体的激活　①IGF - 1 表达水平的升高:胰岛素样生长因子(Insulin like growth factor, IGF)包括两个类型:IGF1 和 IGF2。最近研究表明,IGFs 不仅在 NSCLC 中过表达,而且与区域淋巴结转移的部位、数量及组数相关联,提示 IGFs 在 NSCLC 发生和发展中可能起重要作用,为 NSCLC 生物学行为尤其是淋巴结转移的判断提供一个新的有意义的指标。②PTK c - kit 和其配体 SCF 表达的上调:研究发现 c - Kit 蛋白的表达与 SCLC 的发生、发展及肿瘤大小及预后密切相关。③c - met 表达上调:HGF(肝细胞生长因子)与 c - met 结合后激活受体发生自身磷酸化,进而导致多种底物蛋白磷酸化,从而发挥其生物效应。近年的研究提示 c - met 原癌基因及其配体离散因子/肝细胞生长因子(SF/HGF)有可能成为肿瘤预后和转移的指标。c - met 能增强肺肿瘤细胞的浸润转移能力,并促进肿瘤细胞增殖,与肺癌的恶性进展和转移有关。

(四)3 号染色体短臂(3p)的杂合性缺失

正常细胞的两个等位基因是杂合的,因而在提取 DNA,用适当的限制性内切酶酶解,再用电泳分离,可显示不同的带型。如果有一个等位基因缺失,就会显示单一的带型,这种现象称为杂合性丢失(loss of heterozygosity, LOH)。

已有研究表明 3p 等位基因缺失是肺癌发病机制中最常见和最早期的遗传学事件,提示可能存在许多潜在的抑癌基因位点。在 80% 的肺癌中可以检测到这种基因异常。在 3p 中有几个肿瘤的抑制基因,包括 FHIT、RASSF 和 SEMA3B。FHIT 基因位于高脆性染色体部位,FHIT 编码具有 ADP 氢化酶活性的蛋白,它具有各种细胞内功能,包括 DNA 复制的调节和信号应激反应。在烟草烟雾中的致癌物作用下特别容易直接引起的 DNA 损伤而导致 FHIT 的部分缺失。RASSF 编码的蛋白涉及控制癌基因、RAS 家族成员的功能。RASSF 基因是新近在肺癌和乳腺癌的研究中发现的一种候选抑癌基因,位于染色体 3p21.3 上,其启动子 CpG 岛甲基化或 RASSF 基因的失活破坏 RAS 的平衡,导致了细胞的恶性转换。SEMA3B 编码信号素 3B,是一个编码具有再神经元和上皮组织发育过程中起重要作用的分泌蛋白基因家族成员。SEMA3B 基因在肺癌组织中表达下调,并与肿瘤细胞凋亡、血管新生有密切关系,提示其表达异常对肺癌的发生、发展及预后起重要作用。研究发现 3p 等位基因 LOH 几乎可见于所有的 NSCLC 组织且常为多个位点缺失,提示在 3p 中存在多个与肺癌发生发展相关的抑癌基因,因此 3p 的 LOH 可能与肺癌的发生及发展相关。

（五）DNA 损伤修复

DNA 损伤修复系统在维持基因组完整性方面起着举足轻重的作用,其监测和修复致癌物质所导致的 DNA 损伤能力是肺癌易感性的决定因素之一。核苷酸切除修复(nucleotide excision repair, NER)途径是细胞修复损伤 DNA 的重要途径,目前发现参与这一过程与肺癌易感性有关的基因主要有 XPA、XPD 和 ERCC 等。修复基因所编码产物在 DNA 损伤修复通路中发挥重要作用,而这些基因多态性可通过影响 DNA 损伤修复能力而影响肺癌的发生。研究表明 ERCC1 基因多态性能增加非小细胞肺癌发生风险。在非小细胞肺癌患者中,hMSH2、hML H1 基因编码产物表达降低。另外 NER 在铂类耐药中起非常重要的作用。铂类药物是目前临床治疗晚期 NSCLC 的常用药物,其作用机制在于对肿瘤细胞 DNA 造成损伤,损伤后的 DNA 如果能够及时修复则会对铂类药物耐药。目前研究发现的位于 XPC 基因第 9 内含子的 AT 双核苷酸插入/缺失[poly(AT), PAT]多态、XPD 基因第 751 密码子的 Lys/Gln 多态以及 ERCC1 基因 $3'$- UTR 区的 8092C/A 多态与化疗敏感、耐药相关。

（六）microRNA(miRNA)与肺癌

microRNA 是长度在 18～25 个核苷酸左右的内源性非编码小分子 RNA。miRNA 在进化上高度保守,主要通过结合靶 mRNA 的 $3'$ 末端非翻译区($3'$- UTR)介导蛋白翻译阻抑,或者通过诱导 mRNA 的 $3'$ 端去腺苷酸化或者 $5'$ 端去帽介导靶 mRNA 的快速降解,对靶基因的表达进行调节。miRNA 具有多种生物学功能,如调节细胞发育、分化、增殖和凋亡等。研究发现,与正常肺组织相比,部分 miRNA 在肺癌组织中表达发生异常。如 miR - 17 - 92 在肺小细胞癌中过表达,并促进肺癌细胞系增殖。Yanaihara 等利用 miRNA 芯片技术通过比较 104 例肺癌组织和相应的非癌组织,发现有 43 个 miRNA 在癌组织和非癌组织中存在显著差异表达。研究发现 miR - 34c、miR - 145 及 miR - 142 - 5p 可抑制非小细胞肺癌细胞系增殖。miR - 17 - 92 在肺癌细胞中的过表达则抑制肿瘤细胞的转移。

■ 二、各种肺癌组织学类型中的基因改变

（一）鳞状细胞癌

erbB(EGFR、HER2/neu、k‐ras)通路异常在 NSCLC 很中常见,而在 SCLC 中少见。k‐ras 基因的激活突变常见于腺癌(30%),在鳞癌中少见。大多数鳞癌存在 3pLOH。肺鳞癌的特征是角蛋白的基因高水平表达,Keratin5、6、13、14、16、17 和 19 基因是其突出的基因表达标记,此外鳞癌特征性的高度表达 P53 相关基因 TP63。大多数鳞状细胞癌显示大片段 3p 的等位丢失,而大多数腺癌和肿瘤前/侵袭前病变有小的染色体区 3p 等位丢失。

李萃等通过建立和优化肿瘤蛋白质组研究的方法系统,分析了人肺鳞癌细胞的蛋白质组。在人肺鳞癌细胞中检测到(1146±116)个蛋白质点,通过质谱分析和数据库查询初步鉴定了 44 个蛋白质,其中部分是与细胞周期有关的蛋白质、部分是与信号转导有关的蛋白质、部分是与癌基因相关的蛋白质。李萃等通过二维凝胶电泳进一步分离手术后新鲜的肺癌组织和癌旁正常支气管剥离上皮组织之间的差异蛋白质,并运用激光解吸电离飞行时间质谱(MALDI‐TOF‐MS)技术和数据库查询,初步鉴定了一些与癌基因、细胞周期调控、信号转导等有关的蛋白质。如细胞周期(G1/S)调控蛋白 D2(Cyclin D2)、外胚层发育不良因子 A2 受体(X-linked ectodysplasin A2 receptor,XEDAR)、热休克蛋白 70(HSP70)连接蛋白、蛋白 HSPC163、P53 连接蛋白 Mdm2、Ras 基因蛋白家族成员 Ras 相关蛋白 Rab39、Caspase2 激活的脱氧核糖核酸酶等。

最近研究发现,支气管黏膜鳞状上皮不典型增生‐癌变‐鳞形细胞癌的发生发展过程中有一些 microRNA 的表达有显著差异性,如 miR‐32 及 miR‐34c 在正常支气管黏膜鳞状上皮的表达明显低于鳞癌组织,而 miR‐142‐3p 及 miR‐9 表达则显著升高。

（二）腺癌

腺癌的遗传学改变包括显性癌基因(如 k‐ras 基因)和肿瘤抑制基因(如 p53 和 p16)的点突变。约 30%的腺癌 k‐ras 基因发生突变,但在其他类型中却很少见。突变多数发生在 12 号密码子,少数发生在 13 号密码子,更少数发生在 61 号密码子,突变较常见于吸烟患者的肺癌中。突变可持续刺激下游引起增殖的信号。在癌前病变中如不典型腺瘤样增生中也有发生突变的描述。近来许多的研究结果显示在非典型腺瘤样增生(AAH)是细支气管肺泡癌(BAC)和肺腺癌的癌前病变。AAH 为单克隆增生,与周边的 BAC 呈同样的细胞克隆,而细支气管化生细胞和正常对照细胞均为多克隆。研究表明 p53 在 AAH 的表达明显低于早期和晚期腺癌,说明 AAH 只有少量细胞发生 p53 突变。大多数肺癌都有 3p 和 9p 的缺失和特异性等位基因的丢失。从单纯增生到原位癌,其中也包括 AAH,3p 和 9p 缺失的出现率也很高。这些结果提示 3p 和 9p 的异常在肺癌的早期阶段就已出现。k‐ras 基因,尤其是密码子 12 突变在肺的周围型腺癌中特异性出现,在 AAH 也有相似表现,由此说明 k‐ras 可能是肺周围型腺癌早期发展中的一个重要标志。

对于局限性腺癌,p53 突变于是一个预后不良的因素。p27(一种细胞周期调节基因)表达增加与肿瘤分化及预后好有关。有多种机制导致的 p16lnk4 失活在腺癌中常发生,并可能与吸烟有关。有报道 LKB1/STK11(导致 Peutz‐Jeghers 综合征)在腺癌中常常失活。其他经常发生于腺癌、也在少量其他非小细胞癌发生的重要变化是 HER2/Neu 和 COX‐2 基因的过表达。

越来越多的研究发现特异性 microRNA 在肺腺癌中表达。其中研究较为集中的是 let‐7,

研究发现部分肺癌患者癌组织中 let-7 表达减低,此类患者肿瘤切除术后存活时间较短,与肺癌分期无关。let-7 过表达可抑制肺腺癌细胞系 A549 生长。研究发现肺癌组织 let-7 表达减低伴随 RAS 蛋白显著过表达,两者呈负相关;同时癌基因 ras 的 3′UTRs 具有多个能与 let-7 互补结合的位点,体外抑制 Hela 细胞中 let-7 的表达可增加 RAS 蛋白量。利用实时荧光定量 RT-PCR 研究发现,单一 hsa-miR-205 可以准确鉴别鳞癌及腺癌,敏感性高达 96%,特异性高达 90%。

（三）小细胞癌

SCLC 和类癌是经典的神经内分泌肿瘤,它们反映 NE 细胞的所有特征。SCLC 与 NSCLC 的基因谱系既有相同也有区别,这些区别多数都是相对的,它们的绝对区别很少,包括 NSCLC 中的 RAS 基因突变和 Cox-2 的过度表达,SCLC 中特征性的 MYC 扩增和 caspase-8 的甲基化。大多数 SCLC 和鳞癌显示大段的 3p 同源缺失。TP53 基因突变是人类癌症中最常见的基因异常,SCLC 比 NSCLC 更常见。Rb 基因失活和 E2F1 的过度表达几乎是 SCLC 的普遍现象。SCLC 显示更高频率的 p14arf（重要的 G2 检查点基因）失活,NSCLC 则很少见。

SCLC 基因表达的实验研究包括分析原发肿瘤的寡核甘酸微阵列、原发肿瘤的 cDNA 微阵列和分析细胞系的寡核甘酸微阵列。用上述三种方法研究均鉴定出胰岛素瘤相关基因-1（IA-1）和 hASH1,可作为 SCLC 的标记。

（四）大细胞癌

大细胞癌与 NSCLC 具有共同的分子和遗传学改变,这可能是因为它们都是分化差的肿瘤,来源于相同的干细胞以及暴露于同样的致癌物。k-ras 突变、p53 突变和 RB 通路改变（P16INK4 丢失、cyclinD1 或 E 高表达）的发生频率与其他 NSCLC 相同。大细胞神经内分泌癌除了失活通路与 SCLC 相同外,还有 TP53 突变和 RB 突变形式也相同:高频率的 p53 突变和 bcl-2 过表达、缺乏 bax 表达、高端粒酶活性,但 Rb、P14ARF 蛋白丢失和 E2F1 过表达频率比 SCLC 低。

（五）类癌

类癌的一个突出特点是频繁出现 MEN1 基因的突变及其蛋白产物 menin 的缺失。该突变伴有 11p13 上 MEN1 位点的等位基因缺失。3p、13q、9p21 及 17p 的 LOH 在典型类癌中很少出现,但却出现在不典型类癌中,然而不典型类癌中的出现频率低于 SCLC。

（六）其他类型

腺鳞癌每种成分的分子遗传学改变分别是鳞癌和腺癌所特有的。肉瘤样癌的分子谱系与其他 NSCLC 相似。

（卢韶华　朱雄增）

第六节　肺癌的临床病理学

■ 一、非小细胞肺癌亚型新分类的预后意义

非小细胞肺癌（non-small cell lung cancer, NSCLC）约占肺癌总数的 80%,其中腺癌的组织

学异质性(heterogeneity)最大、分型最复杂、亚型最多,以混合亚型最常见,约占 80%;各亚型间可任意混合。所以,肺癌的表型特征、生物学行为和对治疗的反应性复杂多样。笔者对细支气管肺泡细胞癌(bronchioloalveolar carcinoma, BAC)在混合型 NSCLC 中的临床意义进行了研究,并据此提出了 NSCLC 亚型的新分类(表 4-9)。

表 4-9　NSCLC 亚型与 pTNM 分期的相关性

亚型	pTNM			合计
	Ⅰ	Ⅱ	Ⅲ	
鳞癌	61	31	30	122
腺癌	25	20	26	71
腺癌+BAC	40	12	19	71
腺鳞癌	14	16	21	51
腺鳞癌+BAC	3	5	5	13
其他	22	14	22	58
合计	165	98	123	386

$X^2 = 19.0$; $P = 0.040$。

收集了上海交通大学附属胸科医院 1995~2000 年手术的 386 例 NSCLC,pTNM Ⅰ~Ⅲ期;男性 275 例,女性 111 例,随访资料完整。按 WHO 2004 年版肺癌病理学分类标准重新核对组织病理学亚型,每例重阅 3 张切片。含 BAC 诊断依据为:在肺癌组织中可见癌细胞呈细支气管肺泡样生长方式,非黏液性癌细胞可为柱状、立方或圆顶形,具有胞质突起,细胞核位于细胞顶端,细胞呈钉突状沿肺泡壁生长;黏液性癌细胞呈高柱状,胞质含有黏液,细胞核位于基底部,沿肺泡壁生长,肺泡腔常常因扩张而充满黏液。分组:鳞癌、腺癌、腺癌+BAC、腺鳞癌、腺鳞癌+BAC、其他(大细胞癌、肉瘤样癌)。统计学分析:使用 SPSS10.0 统计软件,采用 χ^2 检验、精确概率法和 Kaplan-Meier log-rank 方法进行生存分析,$P < 0.05$ 为有统计学意义。

本组病例中鳞癌 31.6%,腺癌 36.8%(其中 1/2 伴 BAC 成分),腺鳞癌 16.6%(其中 1/5 伴 BAC 成分),其他亚型 15.0%。统计学分析表明 NSCLC 分为这 6 个亚型与 pTNM 分期有相关性($P < 0.05$),在Ⅰ期 NSCLC 中以鳞癌和含有 BAC 成分的腺癌较多见。

■ 二、NSCLC 亚型与患者预后的相关性

通过 Kaplan-Meier 生存曲线的进一步分析,发现 NSCLC 含有 BAC 成分的复合型的预后要优于其单纯型,生存期有显著的统计学差异($P < 0.05$);本组病例预后最好的是腺癌伴 BAC 成分,其余依次为鳞癌、腺鳞癌伴 BAC 成分、腺癌、其他亚型和腺鳞癌,说明我们对 NSCLC 亚型的新分类明确了 BAC 成分的临床病理意义。我们在临床病理学工作上观察到 BAC 成分不仅存在于混合型腺癌,而且还可见于腺鳞癌中,然而其临床意义尚不清楚,国内外均未见报道。在本组内的腺鳞癌病例中 1/5 伴有 BAC 成分,Kaplan-Meier 生存曲线的分析证明其预后明显好于单纯的腺鳞癌,这是一项令人鼓舞的新发现。

■ 三、肺癌疗效组织病理学判断标准

1. 显效　肿瘤消失。原发病灶肿瘤组织完全消失,由纤维组织取代,包括局部转移淋巴结

无癌组织或仅有坏死。

2. 有效　肿瘤大部消失(癌细胞消失＞60％)。原发病灶肿瘤组织大部为纤维组织替代,但可见少量残留的癌组织,包括肺内淋巴结转移。

3. 部分有效　肿瘤部分消失(癌细胞消失 10％～60％)。原发病灶纤维组织大量增生,肿瘤坏死变性。肿瘤一般较小,可伴区域淋巴结转移。

4. 无效　病灶变化不明显(癌细胞消失＜10％)。原发病灶癌细胞增生活跃,伴或不伴有纤维化及炎症等治疗反应,可以有广泛扩散与转移。

（张　杰）

第五章
肺癌的细胞生物学及分子生物学研究新进展

　　近来美国国立癌症研究所(National Cancer Institute)公布的肿瘤流行病学的资料提示:美国仅在 2008 年中发生新诊断的肺癌患者总人数就高达 215 020 人,其中男性为 114 690 人,女性为 100 330 人;据初步估计在 2008 年内死于肺癌总数约为 161 840 人,男性为 90 810 人,女性为 71 030 人。很显然,肺癌已是居于美国人(包括男性及女性总和人数)癌症死因中的第一位。西方国家的恶性肿瘤流行病学资料提示:每年死于肺癌的人群已超过 100 万,其中死于肺癌患者的数量要高于前列腺、乳腺、结肠及宫颈癌的死亡总数。上海市肿瘤研究所流行病学统计资料表明:早在 2000 年,上海市区居民肺癌死亡总人数中男性死亡数为 2 337 人,死亡构成比为 26.68%,粗死亡率为 73.26%;而女性死亡数为 1 009 人,构成比为 18.23%,粗死亡率为 32.43%。因此上世纪 80 年代后期至本世纪以来,上海市男性及女性居民的肺癌年死亡率均已上升为全市恶性肿瘤的首位。世界卫生组织的统计资料提示:在肺癌人群中约有 87% 为吸烟人群以及由于美国抽烟人数明显减少而导致美国从二十世纪后期肺癌年发病率有所下降趋势的两方面典范实例,进一步证实抽烟与罹患肺癌的概率呈正相关,而戒烟就有可能降低罹患肺癌的概率这一概念。然而,吸烟人群罹患肺癌的概率并非很高,且肺癌患者中已戒烟人群(former smokers)占有较大的比值,因此对肺癌的发生及发展的各种预防措施仍有较大的研究范围,其中可能涉及肺癌易感人群(target population)的确认以及患者本身的遗传背景等。众所周知,当前致癌剂进入机体(动物或人)内将会被第一相氧化酶氧化成致癌剂而诱导细胞癌变,然而机体还存在第二相解毒酶以通过与外来前致癌剂结合而消除致癌剂的作用。该二相酶在机体内起到维持动态平衡,一旦该二相酶失去平衡就有可能使外来致癌剂在机体内发挥作用。肺癌的发生与吸烟相关,其中烟草中致癌剂必须通过第一相细胞色素氧化酶(CYP)的氧化,但同时体内的第二相谷胱甘肽转移酶(GST)可消除前致癌剂在体内的逗留,上述的机制也可解释吸烟人群中罹患肺癌的概率较低的理论根据。由此可见,人体二相酶基因多态性的变异或失去平衡可能是决定肺癌易感人群(target population)主要因素之一。随着新世纪的到来以及颇有价值的肿瘤干细胞生物学特性研究的新进展,尤其是干细胞及肿瘤干细胞的分离、纯化以及肿瘤干细胞表型的确立,促使肿瘤学家对肿瘤干细胞在肿瘤的演变、浸润及转移中作用的研究创建了一个新的思维及认识空间。为此,本章将重点集中对肺癌(非小细胞肺癌为主)的细胞生物学新领域(肿瘤干细胞)以及细胞分子生物学研究新进展等方面,作较为深入而详细的论述。

第一节　肺癌的细胞生物学

　　成体干细胞研究已成为生物医学及肿瘤学领域中颇为重视及研究的热点课题之一,不仅因为干细胞具有自我更新及多向性分化的重要功能,在临床上应用于器官移植方面取得了重大进展,还因其对肿瘤的发生、发展、诊断及治疗存在潜在的应用价值。人们对干细胞的认识是由造血干细胞的研究开始,而后扩展到对组织成体干细胞的研究,近年来的大量文献报道认为干细胞与肿瘤的发生具有密切关系,并提出肿瘤中也存在着少数干细胞样的细胞可启始肿瘤的发生及促进肿瘤细胞的浸润及转移,由此肿瘤干细胞(cancer stem cells)这一概念被提出。类似的报道更进一步称其为肿瘤启始细胞(tumor-initiating cell, T-IC),这使得研究者对干细胞的认识更为深入。最近国内外报道的有关干细胞、肿瘤干细胞与肺癌及其他肿瘤发生及发展相关性研究的新进展可归纳为以下几方面。

■ 一、干细胞的概念及其来源

　　干细胞是一种具有自我无限更新和多向分化能力的细胞,该类细胞大体上包括为胚胎干细胞和成体干细胞,而肿瘤干细胞属成体干细胞的一种特殊的干细胞。随着细胞生物学技术的发展及提高并进一步加速动物体(包括人体在内)的干细胞分离、纯化及培养技术的成熟,人们对干细胞生物学特性有了更深刻的认识(图5-1)。而对干细胞研究的深入开展又促使干细胞研究从实验室基础理论而逐步转向临床应用的方向发展。

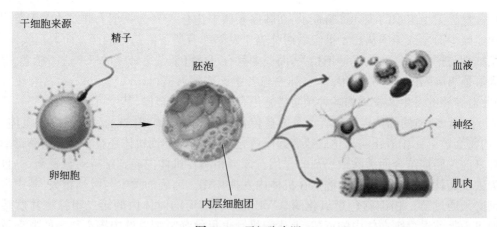

图5-1　干细胞来源

上述图示提示干细胞的来源主要是受精卵分裂而形成原肠胚中内层细胞,而这些细胞可分别分化为血液、神经及肌肉三大组织系统

■ 二、肿瘤干细胞的概念

　　正常干细胞已被证实可存在以下一系列特性,包括长期存活、自身修复、自身增殖、传递及扩增子细胞的多种特性,这些特征使其成为一种典型的癌启始细胞。惟有这些具备长期存活及维

持一定数量并受到多种遗传性的改变的细胞才能获得形成肿瘤特性的能力。随着对癌干细胞的深入认识，人们更确信癌组织是有多种异质性细胞表型所组成，而其中只有一小部分子细胞群体才具备形成肿瘤细胞的可能性。肿瘤的发生与干细胞有着密切的关联，即使有的肿瘤细胞具有分化细胞的表型，也可随着干细胞的突变或分化成熟停止而导致肿瘤的发生及发展。最初是干细胞发生突变，继而传给其子代细胞，子代细胞在获得自我更新能力的基础上又发生其他突变，以至于最终导致正常细胞恶性转化而形成肿瘤细胞。某些报道认为体内的祖细胞也类似于干细胞，同样可以发生恶性转化。多年来，遗传学和肿瘤学聚焦于证明细胞外信号传导畸变调节导致肿瘤形成的假说，而与此同时，肿瘤生物学家却认为肿瘤的出现和生长是由少数肿瘤干细胞形成的结果，肿瘤干细胞培养成功证实了该类细胞是癌症起源的靶细胞。

随着新世纪的来临，在干细胞研究的进展基础上，肿瘤学家进而转向肿瘤干细胞的深入研究，从而发现肿瘤组织中并非每个细胞均具有克隆性，只有潜在性的占有极少比例的自我更新的细胞才具有此生物学行为，称为肿瘤干细胞。虽然肿瘤干细胞与正常干细胞有一定的相似性，但又有其本质的差异，如肿瘤干细胞自我更新转导途径的负反馈机制被破坏引成累积复制的倾向，缺乏分化成熟的能力，而成体干细胞却具有自我稳定调控能力，不会无限制的增殖。因此简单地利用正常干细胞标志物并不能完全分选出肿瘤干细胞，同样各种肿瘤干细胞有其独特的标志物的表达，故仅用一种或数种标志物无法筛选出不同类型的肿瘤干细胞。最初来自对髓性白血病细胞的解释认为，从功能角度出发可将癌细胞分成两种不同的群体，第一种为分化比较好的亚群，其存在有限的增殖能力，由它们形成肿瘤的体积及这种疾患的细胞表型的特性；而第二种小而分化差的子群却含有癌干细胞的克隆特性。Dick 等人通过对实体瘤干细胞——乳腺癌干细胞的发现的评论中大致归纳了两种推测：①随机学说（stochastic theory）：它认为肿瘤组织中的每一个细胞都具有再生形成新肿瘤的潜能，但是它们是否能够进入细胞分裂周期则是一个低概率的随机事件。因此拟在组织中预测哪一类细胞恶性转化成肿瘤起始细胞（T-IC）的概念仍极难突破，随机事件导致正常细胞具有低概率的机会成为 T-IC。②分级学说（hierarchy theory）：它认为肿瘤组织属功能异质性，只有其中一类极少量的细胞才具有形成新肿瘤的能力，而这类细胞中的每一个都具有高频率形成新的肿瘤细胞。该模型还预测，根除非 T-IC 细胞可以导致肿瘤缩小，但未根除的 T-IC 仍可促使肿瘤复发。虽然上述两种推测都可以解释只有一部分肿瘤细胞可以形成新肿瘤的现象，但是其中涉及的生物学机制却大不相同。

■ 三、干细胞与多种恶性肿瘤发生及发展的相关性研究

肿瘤干细胞的概念几乎可以追溯到在造血系统内体细胞干细胞的发现。研究者在稳定地建立了急性骨髓源性白血病（AML）细胞株的时候，首次发现一个未分化的白血病细胞就可以诱发小鼠的白血病，并进而借助裸鼠模型证明了某些白血病细胞具有干细胞的潜能。虽然经细胞形态学观察到急性粒细胞白血病（AML）细胞形态相类似并均能呈现分化差的幼稚细胞，但这类细胞生物学的功能却完全不同，其中仅有极少部分的白血病细胞能导致白血病。Lapidot 等首次通过特异细胞表面标志分离出了人急性粒细胞白血病干细胞（leukemic stem cells，LSC），发现只有 LSC 才具有不断自我更新维持其恶性显型的作用，从而证明了肿瘤干细胞的客观存在。之后的大量研究也逐步证明肿瘤干细胞属肿瘤中一小部分具有干细胞特性的细胞群体。它是肿瘤形成的来源并具有自我更新的能力，同样也是形成不同分化程度的肿瘤细胞和肿瘤不断扩大的根

源。这个设想很好地解释了肿瘤的异质性，即肿瘤干细胞在不同生物微环境选择压力下，向不同功能方向分化和成熟，造成肿瘤细胞的群体漂移，从而形成异质性。

　　1997 年 Bonnet 等曾将原始的 AML 细胞接种于有免疫缺陷的 NOD/SCID 小鼠，发现只有 0.2％的细胞能在小鼠体内产生并维持白血病克隆，这一小群细胞被定义为 SCID 致白血病细胞（SL-ICs）。为此 Bonnet 等提出有两点理由可能支持干细胞是恶性转化的靶向性细胞：①肿瘤细胞的主要特性是具有无限增殖能力，但一经分化的细胞就会失去无限增殖能力，因此若要发生恶性转化必须先经过多次突变来获得这种无限增殖能力。其中以干细胞本身最具有激活的自我更新机制，故而与分化细胞相比干细胞更容易发生恶性转化。②众所周知，一个正常细胞恶性转化成癌细胞至少需要 4～7 次突变，这可能需要几年甚至几十年的时间。然而，机体中已分化的细胞经周期性新陈代谢而不断被替代，但干细胞却处于自我更新而长期存在，这意味着基因（分子）突变更容易在干细胞中得以积累。继后，一系列的动物接种实验证实 SL-ICs 具有高度的自我更新能力，经鉴定和纯化细胞表型为 $CD34^+CD38^-$，与目前公认的正常造血干细胞表型 $CD34^+$ 类似，因此这些白血病细胞被认为是 AML 干细胞，这是第一次鉴别出肿瘤干细胞。更深入的研究发现 AML 干细胞细胞周期大多处于 G0 期，与正常造血干细胞细胞周期相似，AML 干细胞与正常造血干细胞还存在一些共同的标记和特征。β-连环蛋白是参与正常造血干细胞自我更新的重要信号途径，在慢性粒细胞白血病（CML）中粒-巨噬细胞祖细胞的 β-连环蛋白表达水平高于正常骨髓中的同类祖细胞，而且 CML 粒-巨噬细胞祖细胞可产生能自我更新并可反复接种的白血病克隆，因此这些祖细胞被视作 CML 干细胞。惟有少数白血病细胞能自我更新并产生新的白血病克隆，进一步提示血液中恶性肿瘤细胞属异质性，同时也证明了肿瘤干细胞的存在。

　　除在血液恶性肿瘤中发现存在肿瘤干细胞外，在对实体恶性肿瘤研究中也观察到只有一小部分肿瘤细胞体外培养可形成克隆，并需接种大量肿瘤细胞才能在裸鼠中形成肿瘤。对此的解释之一是肿瘤组织中并非所有肿瘤细胞均具有增殖和形成新肿瘤的能力，其中惟有一小群特定表型的肿瘤细胞才有增殖能力并最终在接种的动物模型中移植而形成肿瘤群体。虽然这些细胞数量非常少，但这类细胞可呈现高效率的增殖能力。为了区分这种可能性，就需通过采用标记物来识别肿瘤中可形成克隆的细胞，以区分致瘤细胞和非致瘤细胞之间的差异。但由于实体瘤中的肿瘤干细胞纯化和鉴定比较困难，因此实体瘤中是否存在干细胞的问题长期以来一直未能给予证实。

　　随着实体瘤乳腺癌干细胞的分离成功，研究者又先后在脑瘤、前列腺癌、黑色素瘤及其他实体瘤组织中分离并成功培养了肿瘤干细胞。从而，肿瘤干细胞的分离、鉴定阐明了肿瘤干细胞的生长和存活的途径并有力地支持了分层假说。AJ-Hajj 等人将乳腺癌病理组织标本制成单细胞悬液，筛选出表达 CD44、ESA 和 B38.1 的肿瘤细胞，并注入到 NOD/SCID 小鼠的乳腺组织。从接种肿瘤的动物模型中观察到，只有一小部分癌细胞可在小鼠体内形成肿瘤。研究表明：这些细胞表面标志物呈 $CD44^+/CD24^-/low$，具有自我更新、能够分化成其他类型细胞的特征。小鼠乳腺的新生肿瘤中亦有同样的细胞，可以被分离出来，并且其致瘤性可以连续接种到别的小鼠体内而形成新的肿瘤。经对 9 例乳腺癌患者的组织原代培养实验研究，其中 8 个患者原代培养的 2％癌细胞能在 NOD/SCID 小鼠体内致瘤，这些细胞表型均为 $CD44^+CD24^-/lowLineage^-$，只需 100 个即可在 NOD/SCID 小鼠体内致瘤，而表型为 $CD44^+CD24^+$ 的癌细胞数量高达 20 000 个也无法致瘤。虽然该两种表型不同的肿瘤细胞的形态学上却未见有明显差异，但其致瘤特性上却截然不同。此外,研究者还发现在 CD44$^+$CD24$^-$/lowLineage$^-$ 子代细胞中保留有一定比例的与原代细胞表型相同的细胞。这一研究结果首次证明在实体瘤中存在肿瘤干细胞,并且表明肿瘤干细胞可以自我更新和分化成为不同表型的异质性肿瘤细胞。最近的研究通过干细胞标记物 Oct‐4 在 CD44$^+$CD24$^-$ 乳腺癌细胞中的表达进一步证实这种表型的乳腺癌细胞具有强的致瘤能力,并且具有干细胞/祖细胞特征。

Singh 等人曾先后报道将原代培养的成神经管细胞瘤、毛细胞性星形细胞瘤、神经节神经胶质瘤等肿瘤细胞使用正常神经干细胞特征性标记 CD133 进行免疫磁珠分选,并证明分选出的 CD133$^+$ 脑肿瘤细胞具有自我复制和多向分化能力。接种仅 100 个 CD133$^+$ 的脑瘤细胞至 NOD/SCID 小鼠耳后部位即会分化形成脑瘤,而 CD133$^-$ 细胞则不具备此能力,说明前者控制脑瘤的生长。在脑瘤中分离出肿瘤干细胞,当接种仅 100 个 CD133$^+$ 的脑瘤细胞至 NOD/SCID 小鼠耳后部位即会分化形成脑瘤,而 CD133$^-$ 细胞则不具备此能力,说明前者控制脑瘤的生长。肿瘤干细胞在移植入小鼠前并不表达成熟细胞的标记物,而在移植后则异常分化,并产生一些人类原发性肿瘤中可见的标记物,其中包括神经胶质纤维酸性蛋白和微管联合蛋白等。异种移植细胞中仍可检测到脑瘤中存在的异常染色体组型。CD133$^+$ 细胞具有干细胞的基本特性——复制,因此在多次异体移植后仍能表达原始细胞的特征。体外培养 7 d 后 CD133$^+$ 肿瘤细胞生长成不贴壁的肿瘤神经球,肿瘤细胞不断增加,而 CD133$^-$ 肿瘤细胞贴壁生长,无增殖现象,无神经球形成。免疫细胞化学分析显示未分化肿瘤神经球 CD133 和 nestin(前体细胞标记物)表达呈阳性,而代表神经细胞分化状态的标记物 GFAP(glial fibrillary acidic protein)和 β‐tubulin 3 的表达呈阴性,未分化神经球加血清培养 7 d 后优先分化成来源原始肿瘤的表型,GFAP 或 β‐tubulin 3 的表达呈阳性。另有报道也获得类似研究结果,提示脑肿瘤干细胞除了表达 CD133,还具有 Sox‐2、musashi‐1、bmi‐1、磷酸丝氨酸磷酸化酶等神经干细胞和其他干细胞的基因特征。

Yuan 等人报道从多形性成神经胶质细胞瘤中可以分离出肿瘤干细胞,这些肿瘤干细胞 CD133 和 nestin 的表达阳性,能形成神经球,拥有自我更新的能力,表达与神经干细胞有关的基因,产生表型各异的子细胞,接种裸鼠形成的肿瘤类似于原始的多形性成神经胶质细胞瘤。将具有神经球形成能力和无神经球形成能力的胶质瘤细胞各 50 000 个瘤接种裸鼠,6 周后接种前者的裸鼠均有肿瘤生成,而接种后者无肿瘤生成。研究者将前者细胞数量减少至 5 000 个/裸鼠,将后者细胞数量增加至 250 000 个/裸鼠,结果发现接种前者的所有 6 只裸鼠均有肿瘤产生,所形成的肿瘤中均含有神经元和神经胶质细胞,而接种后者的 6 只裸鼠却未见有肿瘤生成。

关于前列腺癌干细胞的来源假说众多,而目前人们倾向于支持其来自于前列腺正常干细胞。早期报道提示可从人前列腺癌中分离及鉴别出肿瘤干细胞,这些细胞约占总肿瘤细胞的 0.1%,具有很强的自我更新能力,可以产生表型各异的非致瘤细胞,非致瘤细胞雄激素受体、前列腺酸性磷酸酶等阳性表达,呈现出分化细胞的特征。经鉴定前列腺肿瘤干细胞表型为 CD44$^+$/α2β1hi/CD133$^+$,与正常前列腺干细胞表型 α2β1hi/CD133$^+$ 一致,并且前列腺癌干细胞的表型与肿瘤的病理分级无关。TOKAR 等人提出可根据前列腺上皮细胞表面的蛋白表达谱而区分前列腺中干细胞/祖细胞与正常细胞之间的差异。实验结果证实干细胞/祖细胞中具有对 p63、cytokeratins、CK5/14、CK8/18 及 GST‐pi 蛋白高表达水平以及具有 40 倍高活性的间质金属蛋白酶‐2(MPS‐2)和非依赖于激素的细胞生物学特性。近来 Lam 等人提出前列腺癌中占有极小部分的癌干细胞,但这小部分的癌细胞可能来自于干细胞/祖细胞的恶性转化而形成,并具有抗凋亡及生殖性增殖。同样,美国休斯敦德州大学 MD Anderson 癌症中心,Tang 等人也提出前列腺癌中也确实存在来自于干细胞/祖细胞的癌干细胞(CSC)。

■ 四、正常肺组织干细胞

Kim 等人在原有的早期研究基础上,进一步阐述成年小鼠中一群稀少的支气管干细胞的特性。这类细胞最初被证实是通过检测到能表达两种肺泡上皮细胞类型Ⅱ(AT2)细胞标志,表面活性蛋白 C(SP-C)及支气管上皮 Clara 细胞标志,Clara 细胞分泌蛋白(CCSP)。在早期胚胎肺发育时,几乎所有存在于远端及少数的上皮细胞都能表达 AT2、Clara 及神经内分泌(NE)细胞各类标志,而这些支气管肺泡干细胞(BASCs)已被发现局限于支气管输气口连结点处(BADJ)。BASCs 细胞具有对萘诱发毒性的低度抗性并在支气管修复时可出现细胞数量增加。这类肺细胞可呈现 SP-C 及 CCSP 表达,也可作为小鼠其他组织的干细胞群体表达的标志,例如细胞表面抗原 Sca-1 及 CD34。除了上皮性细胞 CD31 及造血干细胞 CD45 外,BASCs 细胞可用流式细胞仪进行分离、纯化并可在体外培养及传代。在体外培养的条件下,这些纯化的 BASCs(SP-C阳性/CCSP 阳性)既能以未分化状态下进行增殖,又能传给伴有 Clara 细胞(SP-C 阴性/CCSP阳性)的下一代、AT2(SP-C 阳性/CCSP 阴性)、或 AT1(SP-C 阳性/aquaporin5 阳性)细胞表型。尽管这些特性都与干细胞的自身更新及多向性分化的核心特性相一致,但最终要深入地在体内来阐明其特性还有待于进一步的探索。研究者通过对小鼠胚胎肺细胞在体外无血清培养时,另外一种肺干细胞群体被证实为 cytokeratin 阳性的上皮性细胞克隆。这些细胞克隆为CCSP 阳性及 Sca-1 阳性,但因其不表达 SP-C 及 CD34,故不同于 BASCs 细胞。除表达 Sca-1 外,这类细胞还表达 Oct-4 及 SSEA-1,而这两类标志均属自身再生及多分化潜在性的胚胎干细胞。溴化尿嘧啶在新生小鼠实验研究中发现其定位于分裂相缓慢的一类小的群体细胞,Oct-4阳性细胞在 BADJ 的上表皮层处。考虑到这两类肺干细胞群体的类似性,BASCs 就有可能来源于同一种 Oct-4 阳性的胚胎性肺细胞。至于这类 Oct-4 阳性克隆的多重性分化能力,已被通过原发性克隆在培养于具有胶原蛋白 1 的培养皿的个体转换后所证实。这似乎是通过有序性的分化过程所产生,由最初失去“干细胞性”即 Oct-4 蛋白,接着 AT2 细胞成熟而出现细胞表型阳性(SP-C-阳性),继之形成 AT1(aquaporin5 阳性)细胞群体。这一结果部分地仿效于 AT2 细胞的早期研究即类似于干/祖细胞的群体,当博莱霉素诱导的 AT1 通道的上皮细胞被消融后,导致产生细胞扩增的修复作用。自从 Oct-4 阳性细胞的存在无论是在最初或不同的培养条件下均并未被确定其具有细胞传代的功能,因此可以排除被公认为干细胞群体的自我更新的能力。曾报道 Oct-4 阳性上皮细胞克隆也能被冠状病毒所感染而出现严重急性呼吸道综合征(SARS),并认为这类疾病的严重性有可能来自原存在的干细胞部分的失去,而这些干细胞可防止性地取代由病毒而损害的特殊肺上皮细胞。

■ 五、支气管肺泡干细胞与抑癌基因

2007 年期间曾有三篇文章分别发表于国际著名杂志,其主要内容为支气管肺泡干细胞(BASCs)与某些肿瘤抑癌基因的表达特性相关联。最为广泛表达的 Mapk 基因分子家族可能起到在不同的哺乳类组织中调节细胞的分化与增殖,现已有证据表明 p38 基因在肺上皮干细/祖细胞的分裂及分化中起了很关键的作用。经比较研究 p38 敲除的等位基因的成年小鼠杂合性

(Mapk14 阳性/阴性)或纯合性(Mapk14 阳性/阴性),结果表明肺组织具有超增殖的肺小叶上皮细胞,而这类细胞与高度增加那些显示缺失分化标志 SP－C 阳性细胞的数量相关。那些被敲除 p38 基因的小鼠最终均会发生呼吸系统的疾患以及过早地死亡。许多 SP－C 阳性细胞被证实为处于细胞周期停止期,类似于成热的 AT2 细胞群体。然而,具有 CCSP 及 Sca－1 双染色也显示了一种延伸的 BASC(SP－C 阳性/CCSP 阳性/Sca－1 阳性)的群体中之亚群,它们的小环境不再局限于分散性早期描述的 BADJ 范围。从 Mapk14 阴性/阴性纯合性肺来源所分离的高比率的 BASCs 群体能比来源于 Mapk14 阳性/阴性杂合性小鼠更能显示其高活化的细胞周期的特性,并在体外培养时呈现高增殖的特性。极相不同的结果是敲除 p38 基因的 BASCs 在体外培养时却出现分化的情况以维特 SP－C 阳性/CCSP 阳性的细胞表型,取代于分化而进入两类 SP－C 阳性或 CCSP 阳性的子一代。Mapk14 阳性/阴性的 BASCs 可能介释的行为类似于 Mapk14 阴性/阴性的纯合性部分被 p38 抑制剂在体外所处理过的情况,并与升高 EGFR 以及降低 C/EBP 蛋白水平相关。在敲除基因的小鼠肺组织中 C/EBP 水平以及 HNF3 下游的靶分子及 HNF3 均属低水平表达。两种转录因子对于干细胞分化而进入较为成熟的子代是必不可缺的,这也许可解释为 BASCs 在这类肺组织中分化能力差的因素。同样,p38 基因具有抑制 CyclinD1 活性的作用以及具有调节肺组织中 EGFR 水平的功能,这也许能解释在 Mapk14 阴性/阴性敲除基因小鼠中能增强 BASCs 增殖的原因。现已知细胞周期素依赖性激酶(CDKs)在连结不同的 G1 期细胞周期对照的信号途径中起了关键性的作用。它们本身是经由结合 INK4 家族各成员数而起到负调控的作用,其中也包括 p18(Ink4c)。实际上,p18 已被公认为限制造血干细胞自身再生的能力,其具有增殖 BASCs 的作用,因为这类 SP－C 阳性/CCSP－阳性增殖细胞群体已被观察到来自于年轻的 p18 阴性/阴性小鼠肺的 BADJ 处,而不是肺周围的结构。BASCs 的增殖也同样地在伴有支气管肺泡上皮细胞特异的磷酸化及 Pten 基因的无效突变被观察到,Pten 基因是一种细胞分裂的关键调节因子,当该因子缺失可导致某些组织中干细胞/祖细胞的增殖,它是一种抑癌基因,而这类基因在大多数癌细胞中呈现高频率的突变。BASCs 的增生病变是与肺组织中 Sonic Hedgehog(Shh)显著性增强表达相关,Shh 为在胚胎发育过程中肺支气管形态学形成以及在某些组中促进干细胞自身更新所必需。

■ 六、BASCs 作为肺癌演变的靶点

　　SP－C 阳性/CCSP 阳性的双重阳性的细胞表型已被证实为小鼠腺癌动物模型的前期病灶,而 k－ras 癌基因的等位基因突变可进一步促使细胞增殖。因此,由于呼吸管道受伤而导致 BASC 库的进一步增殖,在 k－ras 基因活化前,均会在动物模型中增加肿瘤的体积以及肿瘤的数量。同样,来自于 p38 基因敲除的小鼠 BASCs 对于 k－ras 基因诱发肺肿瘤呈敏感性,允许早期诱发及快速地演变成肺腺癌。这种发现类似于人体肺肿瘤比正常肺组织出现更低水平的 p38 基因表达现象。因为这些腺癌所含有的细胞群体中均存在 AT2 及 AT1 两种细胞,故而这似乎是表达活化的 k－ras 基因突变的 BASCs 细胞仍能维持类似正常细胞分化的能力。在 p18 纯合性基因敲除小鼠的 BASC 细胞扩增可与伴随 Men1 阳性/阴性动物模型相合作而产生更为恶性的异质性肿瘤,但在单一模型中却未见出现此现象。Men1 基因可编码 menin,是一种能调节细胞周期程序的抑癌基因。同样,初期的支气管中度增生病灶与敲除 Pten 基因小鼠中 BASCs 扩增相关,并可更进一步发展为肺腺癌。这类 Pten 敲除小鼠对化学诱癌剂更为敏感。人非小细胞肺

癌约有 70%患者具有 Pten 基因表达的下降现象,尤其是该基因的表观遗传学机制的反映,大部分出现该基因促进子的甲基化。更进一步的文献报道证实 BASCs 可能是肺癌的前期病灶,并可在 p27 基因被转入的小鼠动物模型中呈现。在这些小鼠中,CDK -依赖的抑癌基因的活性全部消失,癌前病灶及癌发生的癌诱发功能可发生于该小鼠的多种器官。在肺部 BADJ 处 BASCs 细胞的增殖为最早发生,继而就可发生于整个支气管小泡上皮组织。伴随着小鼠年令的增长,小鼠肺部中病灶可由增生、间变以及最终形成肺腺癌。人们除了支持这种解释,即肺干细胞/祖细胞是维持肿瘤诱发的靶点,研究者还提出干细胞/祖细胞的单独扩增并不足以导致肿瘤演变,至少还需要有一种遗传性及表观遗传事件的发生。这种遗传特性的受损可能诱发一系列不同的遗传形式,并将会促使研究者去发现其他各种小鼠肺癌特性的模型或可能与早期的 BASCs 扩增相协同考虑。这将有利于了解 BASCs 能否导致肿瘤亚型的发生而不仅为腺癌,例如在 Rb1/Trp53 敲除的小鼠小细胞肺癌的模型。这些肿瘤含有 NE 分化标志,而在正常肺的 BASCs 还未见这类标志存在。

■ 七、人体肺克隆性干细胞

早在 25 年前,人们已报道人体肺癌组织中存在克隆性细胞群体。现已知在临床上的腺癌及小细胞肺癌的组织标本在软琼脂的细胞克隆检测法中均可见有癌细胞克隆的形成。当筛选出个别的琼脂中生长的细胞注射至无胸腺裸小鼠体内,这类克隆细胞可产生出与原来患者肿瘤标本相一致的特征,因此可证实在恶性细胞中存在一种人体肺克隆性干细胞(CSCs)的细胞群体。ABC 运输器及荧光染料 Hoechst33342 外排特性的干细胞中相互调控之间的研究,更进一步证实少数侧群(SP)细胞具有干细胞的特性。人体肺癌临床手术标本及多株人体肺癌细胞株(A549、H23、H460、HTB-58、H2170 及 H441)的研究,进一步证实它们确实存在于临床标本及体外培养的细胞株中。细胞株的 SP 细胞可递升某些 ABC 运输器的转录,因此这些 SP 细胞比无 SP 细胞更具有对化疗药物的抗性作用。CSCs 细胞是一种既永生化又静止的细胞群体,而 SP 细胞也包括细胞内增高衰老抑制剂基因 mRNA 表达水平和端粒酶,以及降低细胞增殖标志 MCM7 和 mRNA 表达水平。在体内,对于启动成瘤能力来讲 SP 细胞相对比非 SP 细胞更为危险,仅需极少量的细胞接种于 NSID 小鼠中就可移植成致瘤,进一步的实验研究发现在 16 例临床肺癌手术标本中均见有与体外培养的肺癌细胞株相类似 SP 细胞的特性。因为考虑到应用于癌的治疗问题,值得研究的是对 CSCs 细胞的特异性标志的研究,尤其是这些体外表达的标志以及独立的功能性之细胞检测以用于细胞纯化及鉴定,而其中重要的是如何能精确地描述有关正常肺细胞转化成 CSCs 的机制。企图采用 Hoechst 染色法在非小细胞肺癌中寻找出该细胞未获成功,而给予 CD24、CD34 和 CD44 的附加性染色以及套式染色也无法区分 SP 及非 SP 细胞群体。在肺小细胞肺癌的细胞株中,发现了一种很小的尿激酶类型的血纤蛋白溶酶催化剂(uPAR)阳性细胞即 CD87 细胞被证实其中一种子群细胞具有在体外增强克隆的活性。尽管 uPAR 阳性及 uPAR 阴性细胞均可产生克隆以至于提出对于这些干细胞存在多重性潜在能力,但有关这方面工作还未见有详细报道。从小细胞肺癌株中纯化的 uPAR 阴性细胞仅有小数或几乎没有克隆的活性。现已知 uPAR 细胞具有调节细胞黏附及细胞移动能力,并与多种肿瘤患者预后差相关。被确认的 CSC 标志现也可在其他的多种恶性肿瘤中发现,其中包括:急性髓性白血病(CD34 阳性/CD38 阴性)、乳腺癌(CD44 阳性/CD24 阴性/低/Lin 阴性)、前列腺(CD44 阳性/21 高/CD133 阳性)以及脑中(CD133 阳性/nestin 阳性),也被通过正常组织部分作对照而反映出这些基因表达。遗憾的是人体 BASCs 部分的标志却无法在小鼠中给予证实,Sca-1 及 CD34 两种标志均不在人体非小细胞肺癌的 SP 干细胞中存在。然而,最近报道一种很稀少的 CD133 阳性细胞却在正常小鼠肺组织中存在,类似于 BASCs,这些细胞可以在小鼠接受萘损害而引起呼吸气管中细胞大量增殖时出现。新鲜切除的人 SCLC 及 NSCLC 手术标本中也含有相类似的 CD133 阳性亚群。这些细胞可在体外培养时形成长期的球状的肺肿瘤,并也能在体内进行分化及形成肿瘤。在球形肿瘤的抗化疗耐药性的特性与那些 SP 细胞表型 ABC 输送器的表达相关,相当于胚胎干细胞标志物 OCT4 及 NANOG。尽管在不同的亚型的肺癌中具有 CD133 表达共性,它仍然有待于被证实是否是一种单一性的。

■ 八、胚胎化途径与肺癌发生之间的相关性

最近研究支持胚胎发育程序的概念可应用于肺部肿瘤发生过程,甚至于人体各类肺亚型的分子信号可与小鼠发育过程中不同时期的分子信号相比较。已有不少研究结果表明,正常人体肺标本几乎非常类似于小鼠肺发育的后阶段。从三种不同类型的人体肺癌亚群的各种时间表来看,恶性程度最高为 SCLC,且为最早出现,继而为鳞癌,接着是腺癌,其可接近于 5 年生存率。这表明小鼠发育的最早期时,也就相当于人体肺癌恶性程度最高的类型,而其生存率为最短。Rudolf Virchow 认为"每个细胞均来源于原来存在的相似细胞",他假设癌是来源于类似胚胎型的细胞,这一观点相当于当今的 CSC 的理论。更为深入的证据表明,胚胎模式途径的异常活化,例如 Notch 及 Hedgehog 信号途径均与正常干细胞出现扩增及恶性转化相类似,并呈现为肿瘤演变的早期阶段。这些信号途径在肺胚胎发育中起到决定细胞命运的重要调节器的重要功能,并且也是它们在肺器官中形成恶性细胞的关键作用。

（一）Notch 途径

在通过 Notch 家簇分子受体的中介而出现的细胞对细胞之间反应的一种潜在性的双重决定了细胞命运。这也许可代表一种由子细胞在两种新机会命运中作选择,或改变成采用一种新的命运来维持它的原来状况。因此,一种典型的 Notch 功能在发育以及保持平衡是维持干细胞生存以及不对称的细胞分裂,可分别在骨髓、脑、肠隐血、乳腺癌上皮细胞中所发现。有文献提示,一个细胞上的受体可由邻近的细胞配体所激活,从而最终导致转录靶点的活化,主要在一组抑制螺旋状之间环的转录因子,其中包括 Hes1。这类转录因子受体蛋白阻碍了阳性活化的基本的螺旋间环的分子成员。敲除基因小鼠模型的研究表明肺的胚胎发育需要 Notch 的信号转导途径。Notch 配体、受体及 HES1 水平增高均可在 NSCLC 细胞株中发现,并且 Notch 信号的关键性下游分子癌基因 ras 广泛地存在于恶性肿瘤细胞。

NSCLC 病理发生与 Notch 分子信号之间的相关性已被人们所公认,有关资料提示增加细胞凋亡、血清依赖型及降低体内外 NSCLC 肿瘤的生长均可由一种分泌酶抑制剂而封闭上述分子通路的活性。活化的 Notch-1 基因高表达可抑制 A549 肺腺癌细胞株在体外克隆化以及体内成瘤率,这也反映 Notch 途径的复杂性以及其在不同肺肿瘤亚型中所起的作用。Hes1 能常规地阻断人体 achaetescute homolog-1 的转录,而其中 achaetescute homolog-1 在小细胞肺癌中可呈现高表达,而这类 SCLC 有特异的 NE 特征。来自于 Hes1 敲除的小鼠肺组织明显地见有增高 NE 的分化并伴随有 Clara 细胞的降低。Notch 受体很少在小细胞肺癌中表达,但一旦呈现这类

受体高表达即可抑制 SCLC 的生长。Notch－1 信号活化可对另外一种神经内分泌类肿瘤(如肺部良性肿瘤)产生抗肿瘤作用,而这类肿瘤可减弱人体 achaete-scute homolog－1 蛋白水平。因此,研究者假设 Notch 途径的缺失可促使原始性 NE 表型的稳定性。

（二）Hedgehog 途径

Hedgehog 途径可简单解释为,在哺乳类的信号通路是由于分泌性生成素(morphogen,Shh,Ihh,及 Dhh)与其受体相结合而启动,补充以及救助式的稳定的表达以及最终显示它本身调节 Gli 转录因子(Gli1、Gli2 and Gli3)和下游的靶点基因。有关与 Hedgehog 相作用的蛋白可直接与其配体相结合而削弱 Hedgehog 信号,因此有可能在某些细胞群体中产生一种分化的反应。这表明 Hedgehog 信号通路在早期肺形成过程中起重要角色。上皮与间质组织之间作用调控小鼠肺胚发育的支气管,并且可出现 Shh 分子高水平的表达,但整个上皮组织的发育过程中可见到这些分子水平在出生后可降至极低。在邻近的肺间叶细胞中 Ptch 及三种 Glis 可表达并且它们的水平可反映 Shh 的表达状况。Shh-null mice(Shh 敲除小鼠)可显示一系列的原肠的损伤,其中包括不完整的呼吸系统与消化系统的分离以及两类小型的呈现,内胚层肺胚芽含有类似 sac 的结构但并非在呼吸支气管处。相反,在 SP－C 促进子的控制下的 Shh 的高表达可导致肺泡功能性的缺失以及肺上皮细胞及间叶细胞两者的高度增殖。在成年期时,结构性 Hedgehog 信号看来是被局限到一小部分细胞,而这些细胞局限在基底层中支气管上皮细胞并维持在低水平。经受萘物质损伤后而诱发的气管增生,可导致伴随 Hedgehog 信号活化的上皮内细胞群体的增殖。这种途径的再度活化往往是先于正常稀有的气管中 NE 细胞群体的增殖,而这类细胞可被认为是一种潜在性上皮祖细胞的增生。采用免疫共聚焦技术,上皮细胞中可表达 Ptch、NE 标志及 CGRP 的一小群细胞,在胚胎小鼠呼吸道细胞中可观察到,随即中介邻近细胞出现 Shh 表达。不同于 NSCLC 细胞株,而这种伴有肺部神经内分泌因子的分化以及这类维持 Hedgehog 信号传道途径成分的 SCLC 生长却可由类固醇 Hedgehog 类似物 cyclopamine 所抑制。总之,在正常状况下,呼吸道上皮细胞性祖细胞能呈现一种 NE 特征方式来针对由邻近上皮细胞所提供的 Shh 信号分子作出反应,但在 SCLC 中也许不再需要这些信号来调控。

■ 九、肺癌肿瘤干细胞研究的初步总结及展望

近来的导向性研究可以预示,在 SCLC 中存在有一小群抗化疗耐受的细胞克隆,而这类细胞是依赖于异常 Hedgehog 信号转导的存在。例如,恶性根源的 CSCs 对于采用的 Hedgehog 途径的类似物将会被消除或控制呈敏感状态。正常干细胞天然地存在对化疗药物的对抗能力,其主要是高表达耐药基因(MDR－1)、解毒功能酶及 DNA 修复酶等,另外也因干细胞周期缓慢而促使其对化疗药物的逃逸。最初的研究观念来自于多重性的骨髓瘤中(MM),这种恶性肿瘤中伴有的干细胞部分细胞表型明显不同于各种血液浆细胞。这种动物模型显示,在 MM－CSC 细胞部分中 Hedgehog 途径的活性有明显浓聚,并与该通路有一定的相关性。Hedgehog 通路的阻断可显著性地抑制细胞克隆的增殖并伴有纯化的 MM－CSC 细胞的终端分化,但对于恶性血液浆细胞的生长却很少或没有任何作用。然而,用 Hedgehog 配体来处理,却相反地促进 MM 干细胞的扩增而不发生分化,同样的结果也可见于脑胶质母细胞瘤中。在早期的研究结果中表明当采用 Aldefluor 试剂系统证实了在多种 SCLC 细胞系中有一小群细胞群体中伴有高水平的 ALDH 酶活性,这些可能是干细胞的功能性的特点。在体外检测到这群纯化的 ALDH 高水平的克隆性

细胞明显地优于未分离的总体 SCLC 样本,但这类细胞可被 Hedgehog 类似物所抑制。无论在正常或恶性组织中 ALDH1 酶的表达已被证实为在哺乳类具有潜在性分化中一种自身再生性的标志。回顾性地对乳癌组织的 DNA 芯片技术分析可发现 ALDH 阳性与患者预后差相关。经采用免疫组化分析也观测到两种 ALDH 同功酶的表达水平在 NSCLC 细胞中明显地高于对照组正常肺组织。目前研究者正寻找一系列肺 CSCs 细胞膜标志物,以期协助解释细胞克隆性、Hedgehog 通路活化以及化疗耐性的 SCLC 中的细胞群体。人体支气管上皮细胞在体外经香烟的烟雾暴露后,可获得在无胸腺小鼠中形成肿瘤的能力,这些细胞还直接与 Hedgehog 通路活化相关。这也为通过胚胎的信号通路的治疗靶点而提供一种新的药物开发方向。由于 SP 细胞能显示肿瘤始发及肿瘤干细胞表型的特性,故而可认为这类细胞群体既存在高度致瘤能力又具有癌细胞耐药的作用。这些罕见的细胞的其他特点分别为,既可在化学治疗下存活又可进一步再生而成为一种癌细胞群体而导致肿瘤复发。因此这类 SP 细胞有可能代表有效的治疗疗效的标志性细胞以及肺癌治疗的靶点。这些研究需要去进一步探讨少数靶细胞和总的肿瘤瘤块之间的异同性,并在此基础上开发一种最适合的检测方法,为建立最有效的药物疗效提供依据。

■ 十、今后尚需深入研究的方向

总之,"肿瘤干细胞"这个概念的提出,使肿瘤研究步入一个崭新的领域及方向,尽管最近的报道证实肿瘤干细胞的存在,但仍有许多问题需要深入的探讨和解决。其中包括各种实体肿瘤是否都具有肿瘤干细胞,肿瘤干细胞起源于哪种类型细胞,肿瘤干细胞具有哪些特异性生物学特性或标记,如何有效分选肿瘤干细胞,杀灭肿瘤干细胞的同时如何避免给正常干细胞带来损害等一系列的问题。然而,"肿瘤干细胞"理论的出现对阐明肿瘤发病机制、改进治疗策略都是新的思路和尝试,有望成为肿瘤基础及临床研究的新突破点之一。

"肿瘤干细胞"这一概念已在基础及临床上发生重大的作用。仍有以下几个方面基础及临床研究有待人们去进一步深入研究及开发。

(1) 肿瘤干细胞是否在各种肿瘤组织中普遍存在,以及肿瘤干细胞与非肿瘤干细胞在其基因(分子)变异上面之间是否存在差异,之间差异的分子属哪种功能性的分子类型为主尚属未明。

(2) 肿瘤干细胞在肿瘤的发生及发展中的细胞生物学及分子生物学的主要特性。

(3) 人体微环境中诱发及起动肿瘤干细胞向肿瘤细胞转化的分子基础,并根据该类靶分子而生产有关抑制剂的药物以应用于临床。

第二节 肺癌的分子生物学研究新进展

21 世纪以来,随着分子生物学技术的迅猛发展,一系列研究肿瘤分子生物学方法学不断出现,其中包括:荧光原位杂交(FISH)、多聚酶链反应(PCR)、逆转录酶多聚酶链反应(RT-PCR)、实时定量 PCR(Real time-PCR)及基因芯片等高敏度及高通量的方法。从而使研究者可在染色体、不同来源的 DNA、m-RNA 及蛋白质分子水平而检测到极微量的癌细胞(能在 1 000 万至 1 亿个细胞背景中检测出一个表达肿瘤标志的细胞)中各类分子的变异状况。这些分子检测方法结合磁性活化细胞分选(magnetic activated cell sorting，MACS)来提高检测骨髓中的显微转移性癌细胞的灵敏度并可对无症状患者的复发肿瘤患者作出及时的诊断，提升分子分期(molecular staging)及判断预后等多种潜在性的临床应用。早年作者曾通过肺癌临床各期标本并结合分子生物学的实验研究，从而提出中国人非小细胞肺癌的分子病理学研究的重要性。现今人们已可从人类基因组学的研究中发现 20 个以上遗传克隆基因及表观基因的变异与肺癌的演变相关。这类分子的变异类型还是环绕于传统性遗传特性改变的分子基础周围，如抑癌基因的失活、癌基因的高度活化以及染色体某些区域的不稳定性。近年的研究使人们认识到分子或 DNA 的高甲基化的改变可能与正常细胞恶性演变密切相关。早期遗传变异的克隆病灶可因发生于由吸烟而诱发的上皮性细胞癌前期变异的实验证据而被证实，故人们称这些细胞遗传的分子背景为肺癌标志。这些与肺癌发生及发展的各种信号传导的分子通路中各类标志都有可能应用于临床，以作为肺癌的早期诊断、肺癌危险度评估、预防、治疗疗效评估以及预后判断的实验室依据。肺癌发生及发展过程中所呈现的各类分子变异之间的相关性研究将如下所述。

■ 一、基因图谱变异所导致的肺癌细胞特性

随着近几年的肿瘤病理学及分子生物学技术的发展及创新，人们更广泛及更深层次地认识了肺癌生物学特性的基因组学及蛋白组学的变异，其中包括：①激光捕捉微切割技术的建立可获得在显微镜观察到的组织切片中由于吸烟而诱发的微小呼吸道上皮组织的癌前病灶中的数个细胞，从而可从病理形态学证实的癌前病变中获得大量肺癌前细胞的分子生物学特性。这样就可完善临床上常规的免疫组织化学技术所无法获得的有关肺癌癌前病灶中的一系列分子特性。②基因芯片技术的创建可使人们在少量组织标本中获得成千上万个基因中高通量、多信息的基因表达谱，以至于可在一次性实验中来区分正常支气管上皮组织、癌前病灶以及癌组织之间的各类基因组学表达谱的差异。由于上述两类技术创建及临床上广泛应用，将更有利于临床医生对肺癌患者的药物疗效及生存期的预后判断。这类癌变过程中靶向性的遗传性及细胞变异而延伸出以下几方面有关肺癌细胞分子标志的主要特点。

（一）自分泌及旁分泌因子与肺癌细胞增殖

肺癌及癌旁间质细胞具有一系列生长因子基因及其受体基因出现高表达的能力，因而在癌细胞及癌旁细胞之间就产生一种或多种的自分泌及旁分泌的环网络，其中包括某些原癌基因的激活与正常肺细胞演变成癌细胞之间的相关性。ERBB 基因是一组跨膜蛋白酪氨酸激酶分子家蔟，其一旦与配体相结合就构建成一种潜在性，尤其以非小细胞肺癌更为突出。肺癌中 ERBB 基因家族中两种基因最为明显，EGFR(ERBB1)及(ERBB2)可在肺癌组织中各自独立地创建自分泌或旁分泌的环网络。一旦配体与 ERBB 相结合即可形成同质性或异质性二聚体，诱导出内在性激酶活化而启动细胞内信号传导途径运行，其中包括促细胞分裂蛋白激酶(MAPK)、磷脂酰肌醇 3-激酶(P13-K)及蛋白激酶 B(AKT)的活化（图 5-2）。

在肺癌细胞中可通过 EGFR(表皮生长因子受体)的过表达而起到调动上皮细胞的增殖及分化的重要作用。肺癌细胞本身也表达配体，包括 EGF 及 TGF，因此产生形成一个潜在性的细胞内分泌生长环网络，某些临床试验证实 EGFR 网络环损害与患者生存期相关。根据这一基础研究的结果，现已开始针对 EGFR 这一靶分子而相应生产了 EGFR 抗体及酪氨酸激酶抑制剂药物并结合化疗而应用于临床。另外，针对另一个 ERBB2 基因成员，其在非小细胞肺癌患者中约有

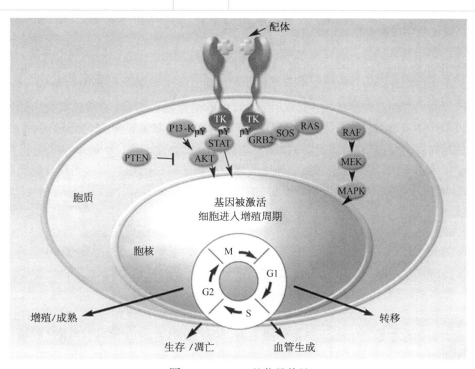

图 5 - 2　EGFR 的信号传导

MAPK:促细胞分裂蛋白激酶,P13 - K:磷脂酰肌醇 3 -激酶,STAT:信号传导和转录活化因子

30％出现高表达,其中尤以腺癌更为明显。实验研究结果提示 HER2/neu 基因高表达的肺癌具有对多种药物的抗性表型以及递增潜在性转移,该基因的高表达可能与某些非小细胞肺癌患者预后差之间存在相关性。肿瘤药学家已创建一种人源化 neu 基因的单克隆抗体,称为 Herceptin,在通过结合其他化学药物治疗而直接应用于临床并已取得较大的癌症疗效的进展。在肺癌中最具有特征性的自分泌系统为胃泌素释放的多肽和类 bombsin 多肽(GRP/BN)及其受体。迄今所知,GRP/BN 在体内具有广泛的生理效应,其中包括分泌调节、生长和神经调节。自分泌环包括干细胞因子及其酪氨酸激酶受体 CD117,在小细胞肺癌中明显地比非小细胞肺癌更为活化。为此,最近已发展了一系列特异性酪氨酸激酶的抑制剂以作用阻断这一自分泌环通路,并作为靶向性治疗肺癌的一种有效惜施。另外,胃泌素(gastrin)释放多肽(GRP)生长刺激自分泌环几乎在小细胞肺癌中可达 20％～60％之间,因此现已创建 GRP 单克隆抗体以及 GRP 类似物以通过阻断这一自分泌环以求治疗早期小细胞肺癌。GRP 受体是属于 aG -蛋白偶联的超家族受体分子,其中包括 GRP -、神经介导 B -及 bombesin 亚型 3 种受体,而上述三种均可在各种病理类型的肺组织及某些吸烟者支气管上皮组织标本中表达,并意味着肺癌高危家系的早期病变阶段。目前三种人体 GRP/BN 受体亚型已被分离,它们属于伴有 7 个预示跨膜分子域的 G 蛋白偶联受体超家族。细胞模型的研究,其中包括人 SCLC 细胞株和鼠 3T3 细胞株,显示随着 GRP/BN 刺激而导致细胞内发生系列的生化程序,即在同一促细胞分裂剂刺激下所产生体内及体外细胞内反应的异同性。GRP 受体在女性中出现高达的频率数明显多于不吸烟的男性人群中,尤其某些对尼古丁有敏感性的女性,因而这种受体分子有可能是高危肺癌女性人群由于吸烟

而诱发成肺癌的重要因素之一。另外一种生长因子系统，包括 IGF-Ⅰ、IGF-Ⅱ，IGF 受体类型Ⅰ、血小板生长因子及其受体、肝细胞生长因子及其受体，上述每种类型的生长因子及受体均有可能对肺癌中具有潜在性临床应用价值。实验研究表明一旦 IGF 与 6 型蛋白相结合可诱导非小细胞肺癌细胞的程序性死亡(PCD)，反之该因子与 3 型蛋白相结合可促进肿瘤细胞生长，故而根据这类不同蛋白结合所呈现的现象可作为临床应用的治疗的新措施。另外，实验中还发现血中高浓度的 IGF-Ⅰ及增加外周血淋巴细胞的突变均有可能是独立的肺癌高危险的相关因素，因此 IGFs 的基因多态性分析也许可作为预测发展肺癌的分子遗传学的背景。

　　人体小细胞肺癌细胞株的软琼脂培养以及体内裸鼠的移植已观察到这类具有促癌细胞生长的多肽物质的作用，经 GRP/BN 的 C-末端分子功能区域单克隆抗体或铃蟾肽(bombesin)类似物的作用即可导致癌细胞生长抑制。临床应用研究提示该单克隆抗体具有一定的抗肿瘤活性，经治疗的 12 例 SCLC 患者中，一例显示肿瘤完全消退而 4 例出现病情稳定。免疫组化研究表明有 20%～60% 的 SCLC 患者表达 GRP，但 NSCLC 患者表达频率较低。GRP/BN 的三类受体的表达可广泛分布于 SCLC 和 NSCLC 细胞株以及大多数细胞株均能表达三种受体中一种或多种，从而证实 GRP/BN 和 GRP 受体自分泌与非小细胞肺癌细胞生长之间的相关性。事实上，文献提示 GRP/BN 与肺癌的发育和修复密切相关，例如胚胎肺神经内分泌激素细胞内的 GRP/BN 可促进上皮细胞生长和胎肺分支化并能刺激呼吸道上皮细胞迁移，因此该过程被认为对于呼吸道损伤后的治疗和功能恢复至关重要。神经调节因子(也可称为神经分化因子或遗传调节因子)是多肽生长因子，可与 ERBB 家族的跨膜受体酪氨酸激酶(ERBB2、ERBB3 和 ERBB4)相互作用，并提示神经调节因子和 ERBB 家族可能是组成肺癌的潜在性生长刺激环。在结合神经生长因子的同源或异源 ERBB 受体二聚物后，诱导原有的激酶活化并促发细胞内信号传导串联反应，例如 MAP 激酶途径。当前人们认为一旦 ERBB2 自身缺乏配体结合能力就需要有异二聚化过程，因此 ERBB2 对于增强和稳定二聚化过程中起到了一个重要的协调作用，其中尤以这类 ERBB2 含异二聚物更具有极高的信号传导潜能。

　　ras 原癌基因家族(k-ras、h-ras 和 n-ras)其基因编码蛋白 p21，分子量为 21 000，为一种细胞浆中膜蛋白，该基因家族参与信号传导的重要途径。ras 基因家族成员中以 k-ras 原癌基因在肺癌细胞中出现高活化现象，该基因出现点突变而引起信号传导异常而导致癌细胞增殖。早期的实验研究已表明当 ras 基因产物 P21 蛋白结合鸟苷三磷酸(GTP)时就可诱导内源性 GTPase 的活化，从而将结合的 GTP 水解为 GDP。一旦形成结合型 GTP，RAS 蛋白将处于活性结构从而使生长信号传导至细胞核，但 GTP 水解后，RAS 分子又恢复它的失活结构并失去信号传导功能。因此 ras 基因发生突变，P21-RAS 丢失它的水解 GTP 的能力，以至于使分子无法恢复失活结构，导致异常的生长信号持续地传到细胞核以促使细胞加速分裂。

　　癌基因的活化的主要形式是可导致基因产物的过渡表达，而这种蛋白的过渡表达主要是由于该基因的扩增或基因转录时出现功能失控之故。因此在肺癌中显示 myc 基因 mRNA 表达增加，myc 原癌基因家族编码的细胞核内产物是 ras 基因信号传导的最终靶点，其中以 c-myc 最易涉及到小细胞肺癌及非小细胞肺癌，而 n-ras 及 l-myc 局限在小细胞肺癌。而其中 18%～31% 在小细胞肺癌中出现 myc 基因家族中某一个成员扩增，而在非小细胞肺癌仅在 8%～20%。非小细胞肺癌中常可出现低水平的 myc 基因扩增并与生存率低下相关，当该基因扩增并伴有 Caspase-3 表达可导致生存率更低的预后。由此可见，myc 基因的表达或许能作为一种指示治疗途径的分子标志,例如经维甲酸处理后,小细胞肺癌细胞株抑制生长时可引起 l-myc 基因表达增加,从而降低 myc 基因的表达水平。

（二）逃逸细胞凋亡能力

众所周知,正常细胞一旦遭遇到细胞损伤或 DNA 破坏时均可导致细胞自主性地程序性死亡或凋亡,但肿瘤细胞却失去该项功而导致肿瘤细胞永生化。与细胞凋亡最为关键的分子为 p53 及 bcl2 原癌基因,其中 bcl2 基因产物可对抗细胞凋亡并且该基因在小细胞肺癌出现高表达的频率可达 75%～95%,明显地比非小细胞肺癌为高。事实上,bcl2 在肿瘤细胞中出现高表达可用以预测非小细胞肺癌患者的生存期。bax 及 bcl2 是相互制约的两类分子,前者是促使细胞凋亡而后者却为抑制凋亡,并是 p53 基因转录的下游靶点。在神经内分泌性恶性肿瘤中 bax 和 bcl2 基因也同样是相互间对抗性功能的两类基因,例如在小细胞肺癌中 bcl2 基因表达明显高于 bax 基因并伴有缺乏促细胞凋亡的功能的野生型 p53 基因。抑制凋亡的蛋白(IAP)-2 是一种介导非小细胞肺癌对脱氧核苷类似物灵敏度的蛋白。为此,抗凋亡治疗的方案现正在进行临床预初研究之中,其中包括反义 bcl2(下调 bcl2 蛋白表达)对小细胞肺癌的治疗及反义 bcl-xL 对非小细胞肺癌的治疗,而生物特异性的反义 bcl2-bclXL 基因可同时治疗小细胞肺癌及非小细胞肺癌治疗。

（三）丢失抗细胞生长途径的敏感性信号

人们早已认识到肿瘤抑癌基因在控制正常细胞生长时能起到的关键作用。这类基因不但可抑制肿瘤演变的过程,同时还能涉及到 DNA 损伤的修复作用。然而,当染色体等位基因的丢失、抑癌基因出现遗传性突变或该类基因的启动子出现高甲基化时,上述情况就可引起抑癌基因失活以至于不再控制细胞正常生长。染色体等位基因杂合性丢失(LOH)是作为抑癌基因失活的一种重要标志,同样也表明在肺癌细胞中多条染色体区域损伤。例如,采用 400 个高危险性分子多态性标志的基因组进行深入而广泛的研究,结果发现在 36 个肺癌细胞株中平均存在 17～22 热点区域出现染色体丢失。现已证明人体肺癌组织染色体在 22 个不同位点出现 60% 的 LOH,其中 13 个区域与小细胞肺癌相关,7 个与非小细胞肺癌相关以及 2 个与两种类型肺癌均有关。在肺癌细胞中最易发生 LOH 的多种染色体区域大致可包括以下几方面,其中包括 1p、3p、4p、4q、5q、8p、9p（p16 TSG locus）、9q、10p、10q、13q（RB-retinoblastoma TSG locus）、15q、17p（p53 TSG locus）、18q、19p、Xp 以及 Xq。上述多条染色体可观察到如此多的区域出现 LOH,故而可推测肺癌细胞中存在多种后选抑癌基因遭受到严重损伤,但至今仍然无法寻找到特异性位点或某个特定的抑癌基因失活与肺癌发生及发展密切相关。然而,大量实验研究提示某些候选基因可能位于 3p 区域,因为该位点的杂合性及纯合性丢失在肺癌中高达 96%,在癌前期组织为 78%。另外,文献报道 3p 区域 LOH 的频率及大小的增加与肺癌前期病理的严重程度呈正相关。在染色体 3p14.2 区域中,一种最为突出的候选抑癌基因称为 FHIT,其在肺癌细胞呈现 mRNA 转录及异常高频率表达,并明显地区分于正常野生型 FHIT。更有说服力的实验证据提示一旦肺癌细胞经野生型 FHIT 转导后,该肺癌细胞在裸鼠中明显地减弱其致瘤率程度。除此以外,3p14.2 及 3p21.3 区域也存在一系列候选抑癌基因均可因转导而抑制肺癌细胞的生长。RASSF1A mRNA 变异形态(Isoform)定位于 RASSF1A 位点处,当该基因出现突变时,就会明显地失去其表达能力,并约有 90% 存在于小细胞肺癌,30%～40% 在非小细胞肺癌并出现高甲基化现象。现今所知非小细胞肺癌组织中 RASSF1A 甲基化是与患者的生存期差相关,可考虑采用氮胞苷(azacitidine,甲基化抑制剂)来恢复该基因的活性,可应用于临床治疗肺癌。RASSF1A 基因的作用是能抑制 DNA 合成及低调 cyclin D1 的转录水平,从而抑制细胞增殖周期。3p21 区域的 5Kb 及 50Kb 位点上 FUS1 及 SEMA3B 两个野生型基因也与肺癌细胞生长及转移密切相关,例如野生型 FUS1 基因可明显地抑制体外培养的肺癌细胞增殖以及减弱肺癌细胞接种于裸鼠身上的转移能力。另外,野生型 SEMA3B 基因转导入肺癌细胞还可促使癌细胞趋向死亡,因此需研究采用该基因分泌蛋白产物而制定临床肺癌的治疗方案。3p 基因中 DUTT1/ROBO1 及 RAR 受体均可呈现 LOH 及高基化现象,因此上述一系列 3p 抑癌基因的 LOH 有可能是肺癌发生过程中早期分子遗传变异的特征。

实际上,除 3 号染色体外,肺癌还涉及其他多条染色体区域上的 LOH 或某些已知的抑癌基因,其中包括 p53、Rb 以及 p16 基因等,现今上述抑癌基因的失活均可通过临床常规的免疫组化染色而在肺癌中发现。众所周知,p53 基因是一种非常关键的抑癌基因,其蛋白产物的生物学功能是在面向放射性及致癌剂损伤时,来维持细胞内正常基因组的完整性。一旦细胞在 DNA 受损或缺氧状态时均可上调 p53 基因以促使其作为一种转录因子而调控其下游的一系列基因,其中包括 p21、MDM2、GADD45 及 bax 基因,从而进一步控制 G1/S 细胞周期转换、G2/M DNA 损伤的关卡(check point)以及促使细胞趋向凋亡。p53 基因在 75% 以上的小细胞肺癌及 50% 的非小细胞肺癌中出现突变,大多数吸烟肺癌组织中该基因突变位点为 G→T 转换,因此 p53 基因的核苷酸的转换可能由于预测吸烟致癌物对细胞的攻击作用所致。Mitsudomi 等人认为非小细胞肺癌组织中 p53 基因突变对化疗药物顺铂及放射治疗具有一定的敏感性。尽管人们对于 p53 基因突变是否与预后差这一事实有所争议,但大多数文献报道是支持基因突变与肺癌患者预后差相关的。肿瘤学家早在上世纪已采用瘤内注射野生型 p53 基因来取代突变型基因,促使癌细胞趋向凋亡,并配合放疗作为临床药物 2 期试验的临床治疗方案。遗憾的是 Schuler 等人认为这种采用瘤内注射的治疗方案对晚期非小细胞肺癌的一线治疗无一定的疗效。事实上,p53 基因表达水平在正常细胞中无法检测,因为该基因通过自主调控环中 MDM2 基因,而 MDM2 原癌基因产物可阻断 p53 基因调控靶基因以及增强其依赖性退化。反之,p53 可递增并与 MDM2 结合而激活 HDM2 启动子,从而调低其本身。MDM2 在非小细胞肺癌中约有 25% 出现高表达,因此这是 p53 基因的另一条被消除功能性的途径。反之,该基因还可被 p16 基因的变异产物 p14ARF 所灭活,因此 p16 基因异常产物同样是与失活 p53/MDM2/p14ARF 的功能途径相关。p16 - cyclinD1 - CDK4 - Rb 途径信号转导是控制细胞周期 G1 - S 转换的中心,故而 p16 基因是该分子途径中一个重要的组成部分。同样,该途径的分子中均有可能出现细胞周期功能上的变异,例如 Rb 基因可因其丢失、突变或分子剪接异常而异致基因蛋白质产物异常化,其中包括所有的小细胞肺癌及 15%~30% 的非小细胞肺癌。当采用体外培养的肺癌细胞,经野生型 Rb 基因转导时,均可抑制癌细胞生长。然而,小细胞肺癌中该条途径由于 Rb 基因失活而被破坏,而在非小细胞癌中 cyclin D1、CDK4 以及 p16 基因均普遍地呈现异常化。Cyclin D1 可通过刺激 CDK4 的磷酸化过程而抑制 RB 基因活化,因此 CDKD1 的高表达是一种破坏此正常分子转导途径的重要的变异机制并可作为判断非小细胞肺癌患者预后差的一种分子指标。CDK4 高表达也同样普遍存在于非小细胞肺癌,故而该分子也属今后临床靶向治疗的一种靶分子。反义 Cyclin D1 转染肺癌细胞株可造成 Rb 基因失去稳定性并延缓细胞生长,为此 Shapiro 等人已在进行有关抑制周期素依赖性激酶的临床试验。p16 基因是一种抑癌基因,其位于 9p21 位点处并可因其杂合性及纯合性丢失及启动子高甲基化变异而失活其抑癌基因的功能,并产生二次变异的可读性基因产物蛋白 p14ARF,以参与 p53/MDM2/pARF 途径。p16 基因是通过抑制 CDK4 及 CDK6 激酶而调控 RB 功能,而该基因可因其遭受杂合性或纯合性的缺失、突变及启动子的异常高甲基化而丧失其功能并在非小细胞肺癌中普遍出现 p16 基因的上述各种类型的失活现象。肺肿瘤有其独特的干扰一个单一遗传位点中两种不同的基因产物,而每一种均具有其特殊的生长调控的途径。Dworakowska 曾认为细胞中 Cyclin D1 及 pRb 基因均与调控细胞周期中 G1 期相关,因此非小细胞肺癌中 Cyclin D1 的扩增及高表达均可导致肺癌患者出现很差的预后。当然,人们尚未知肺癌亚型而呈现的特异性突变靶点,因此仍有待于去深入了解它们的变化与肿瘤细胞分化之间的相关性。

（四）基因启动子（promoter）的高甲基化与抑癌基因失活

目前人们已先后报道肿瘤细胞获得异常启动子的甲基化的基因可包括以下多种基因:RAR、TIMP-3、p16、MGMT、FHIT、DAPK、ECAD,p14ARF 以及 GSTP1 等抑癌基因。根据上述多种基因的异常甲基化中,在非小细胞肺癌组织中至少有一种基因可呈现此现象,而同一患者相应的癌旁正常组织却很少此现象。约有 13% 非小细胞肺癌患者可发生有基因启动子甲基化,并认为出现甲基化时可导致 p16 基因表达下调,而当该基因发生上述现象时,可能与肺癌演变早期以及吸烟相关。肺癌细胞还包括多条染色体区域呈现高甲基化现象,例如 3p 位点（RARB、FHIT、RASSF1A 和 SEMA3B）、4q34、10q26 以及 17p13 等。尽管至今人们对于某些基因启动子高基化的确切机制尚未明确,但检测此结果对肺癌的评估价值仍有一定的临床意义。现已知某些基因启动子的高甲基化还可用于临床作为肺癌的预测、早期诊断以及化疗疗效的实验室指标,例如某些肺癌患者的痰液的脱落细胞中出现 p16/06-MGMT 甲基化现象可在临床诊断前 3 年出现。另有报道提示可在肺癌患者血清中发现 DNA 甲基化,甚至除肿瘤诊断外,还可根据肿瘤高甲基化的结果而设计出肿瘤治疗的药物。例如,人们已知维甲酸可能对肿瘤的发生及发展起了极为重要的作用,其主要是作用于细胞核的维甲酸受体（RARB）上。最近Han 等人可从人呼气的冷凝物（exhaled breath condensate）中检测到 DNA 甲基化,并认为此物质主要是来源于肺组织,并从中检测到,吸烟与肺癌发生主要依赖于个别基因促进子中 CpG 乌的甲基化改变。在肺癌细胞的 RARB 基因常见有高甲基化,尤其是小细胞肺癌,因此化学性去甲基化或许可提供一条能使该基因再表达的治疗途径。

（五）端粒酶活化与癌细胞增殖

在人染色体的末端存在一种端粒（telomerase）含有 6 个核苷酸重复序列 TTAGGG。当正常细胞分裂时,端粒可发生重复序列的丢失以至于使端粒缩短,从而出现末端复制问题。这一过程被认为代表了细胞内在性"细胞钟"以通过进行性端粒缩短来导致细胞衰老,因而控制正常细胞的死亡率。生殖细胞和某些干细胞具有端粒酶的高活性,因此可通过 6 个核苷酸序列的重复片段置于染色体末端以补偿端粒的缩短。某些永生化细胞（生殖细胞及某些干细胞）可因其高表达端粒酶而促使细胞无限制地增生,而绝大多数正常成年细胞却不能显示端粒酶的表达。不同类型的肿瘤具有末端端粒限制性片段长度的变化,其中也包括肺癌。在 60 例原发性肺癌中有 14例出现端粒缩短,而 2 例则显示端粒延长。经采用高灵敏的端粒复制扩增技术（TRAP）检测癌组织中端粒酶活性,结果发现 SCLC 为 100%,而 NSCLC 则为 80%,许多其他类型的肿瘤也出现端粒酶的活性以至于引起癌细胞的永生化。端粒酶的高活性往往与细胞增殖率的升高以及与原发性肺癌的病理晚期相关。另外,端粒酶的高活性或端粒酶 RNA 高表达常发生在肺癌的原发灶处,从而表明该酶的高活性可能属肺癌多阶段发生过程的早期事件。因此端粒酶有望成为肺癌检测的候选肿瘤标志以及可能是肺癌治疗的新靶点。虽然人类端粒酶的催化亚单位最近已被克隆并发现其主要存在于人癌细胞内,然而对于该酶在肺癌发生中的详细作用仍有待于进一步阐明。肺癌分子病理学的研究提示所有的肺癌患者的癌组织中均见有端粒酶的活化,但并非为肺癌演变的早期的分子变异。据于端粒酶的活化与癌细胞增殖相关,故而有人提出该酶的高表达可能与肺癌患者预后以及复发转移相关。最近 Frías 等人通过 DNA 芯片技术对 83 例非小细胞肺癌的端粒及 DNA 修复系统进行检测,进一步证实了端粒的缩短可作为患者的预后指标,并进一步提示某些 DNA 修复基因及端粒酶活化可与肺细胞恶性病变相关。端粒酶除被用于临床诊断外,还可采用反义端粒酶的基因序列来减弱该酶活性而作为肺癌治疗的临床应用。

（六）持续性地形成肿瘤血管

经肿瘤微血管计数表明肺癌细胞可造成血管形成以及大量肿瘤血管的扩增和延伸,因此人们普遍认为肿瘤血管形成可能与预后差之间存在密切相关,但某些报道却持有不同观点。现已知血管内皮生成因子(VEGF)分子中存在多种分子亚型,其中 VEGF189 mRNA 高表达密切与肿瘤血管形成、术后复发及生存期短相关,而 VEGF121、VEGF165 及 VEGF206 mRNA 分子亚型就无上述相关性,从而表明 VEGF189 mRNA 分子亚型的表达水平的检测可用于临床以作为非小细胞肺癌的预后指标。肺癌周围血管的形成主要是由于癌细胞内 VEGF 的大量产生,而部分因素可能是由于 p53 基因失活之故。最近人们已开发出多种人源化抗 VEGF 抗体的生物药物用于临床试验,这些临床的初步试验已发现其具有一定的毒性作用并涉及大面积肺癌瘤块中出血之间存在一定的相关性。近年来,基础研究发现人体血管上皮细胞膜上存在两种高亲和 VEGF 的受体,分别为 Flt‐1(the fms-like tyrosine kinase)以及 KDR(kinase domain-containing receptor)。根据这一机制,人们在近年内已生产一系列能抑制血管生成的 VEGF 单克隆抗体或合成某些能抑制酪氨酸激酶的小分子以期起到抑制血管表皮细胞的无限止生长。例如,抑制受体激酶小分子的口服型 ZD6474 能明显地抑制人体肺癌动物模型,并已进入临床试用 49 例晚期实体瘤患者;一种人源化小鼠抗 VEGF 单克隆抗体(Bevacizumab, rhuMab-VEGF)可封闭 Flt‐1,其与 KDR 已进入临床Ⅱ期;另外,Endostatin、基质的金属蛋白酶抑制剂、软骨素抽提物等均具有抑制人体血管上皮细胞生长的作用,同样也分别进入临床各期研究阶段。据 Amano 等人 2009 年报道,一旦转基因小鼠中敲除 EP3 基因,将会明显地抑制移植小鼠肺部的肺癌克隆的形成,前列腺 E‐类型受体(EP3)的分子信号传导促使 MMP‐3 上调及增强 VEGF‐A,从而促进小鼠肺部肿瘤血管形成而促使肿瘤侵润及转移。因此该学者采用 EP3 抑制剂作用小鼠肺癌模型,结果可明显地预防小鼠肺癌的转移。

（七）癌细胞的浸润及转移的分子生物学研究

癌细胞的浸润及转移与患者的生存期密切相关,而癌细胞中某些分子的变异可能起到极其重要的作用。Wistuba 等人报道一种与浸润及转移相关的分子颇为人们重视,称为 CRMP‐1,它是一种能起到中介脑衰蛋白(Collapsin)的功能的蛋白。该作者的实验研究显示,凡肺癌组织标本中出现 CRMP‐1 基因产物低表达均提示肺癌患者属晚期、淋巴结转移、手术后在短期内复发或生存期短的病理状况,从而表明该分子的变异与肺癌细胞复发及转移相关。脑衰蛋白是神经生长抑制因子蛋白(Semaphorin)家族组成中一员,除可起到神经生长抑制的功能外,还与肺癌相关。另外,层粘连蛋白(Laminin)及整联蛋白(Integrin)均与组织基层膜相关,因此这两种蛋白均被视为与癌细胞浸润及转移的关联分子。Laminin 常在肺癌细胞中出现低表达现象,从而导致基底层膜破碎以及基质成分不正常增生,并在癌细胞的浸润中起到重要作用。Laminin‐5 的一种组成部分在非小细胞肺癌中出现高表达,而在小细胞肺癌却未见表达。Laminin‐5 是一种异质性三聚体蛋白质,其由 3 及 2 链组成以及还包括另一个由 LAMC2 基因编码的 2 链。Integrin 是特异性地与 Laminin‐5 接合的受体,为一种非小细胞肺癌增殖的循环因子,但与小细胞肺癌无关。肺癌患者的生存期分析表明 Laminin‐5 的高表达与患者生存期短有关,可作为一种非小细胞肺癌的独立预后因子。Muras 等的实验结果显示,细胞朊病毒蛋白[cellular prion protein,PrP(c)]为一种细胞表面蛋白,其在神经系统组织中呈现高表达,而在其他组织中为低表达。PrP(c)可与细胞表面 Laminin 及 vitronectin 相结合以中介细胞黏附与分化。PrP(c)可负性调控 integrin alpha(V)beta3 的活化及表达,以至于促使细胞恶性程度递升,因而 PrP(c)可能为调控癌细胞转移形成的一种主要调控分子。

■ 二、吸烟与人体肺癌演变的基因组学研究

人们早已认识到肺癌与吸烟之间有着密切的相关性,在美国,随着吸烟的控制人群中肺癌的发病率有所降低,这能更进一步证实肺癌与吸烟的相关性。然而,当今肿瘤流行病学资料显示,在美国肺癌患者中约有 50％属戒烟多年的人群,因此也就引伸出人们对于肺癌与吸烟相关性的另一个新的研究领域,即探讨具有吸烟史但已戒烟的肺癌患者的某些分子病理学模式。通过对这类具有吸烟史的肺癌患者组织病理形态学的观察可发现,早期所引起的吸烟损伤而导致支气管上皮细胞的基因变异,可继续积累遗传特性的改变而形成癌前期病灶,最终使多处 DNA 遗传特性改变的病灶产生于浸润性肺癌中,甚至更多地在转移性肺癌组织中出现,这一发现也符合癌变的多步骤学说。

另外,尽管人们早已知悉吸烟与肺癌发生之间的相关性,但终身吸烟的人群中仅有 15％可发生肺癌,而在肺癌患者中却有 10％从未有过吸烟史。当然这些非吸烟者也有可能是受到其他的致癌剂的影响,其中包括氡气、石棉、砷及空气污染。吸烟者中,遗传易感因子均与致癌剂的代谢、DNA 修复及细胞分裂周期相关。吸烟者的呼吸器官的上皮细胞也经常可因为烟中致癌剂的损害,从而产生癌基因活化、抑癌基因失活、广泛地产生染色体位点处杂合性丢失等遗传特性的系列变异,从而导致基因表达分子信号的变异。在吸烟者的肺癌组织中可出现明显的 k‐ras 通路的高活化,而在非吸烟肺癌患者中却出现 EGFR 通路的活化。这些结果充分表明某些肺癌亚型可通过基因组学的检测而区分,但因其积累病例数有限,至今仍无法确定群体与哪个分子途径以及吸烟状况之间具有相关性。

然而,吸烟者的肿瘤组织表达的基因明显不同于非吸烟者肺癌组织,其主要集中于染色体 3p21 及 3p14 处出现丢失位点。这些研究证据均来自于基因表达的分类以及其他的基因组学分析等方法学,例如 LOH 分析、基因拷贝数分析及甲基化分类。另外,吸烟引起 DNA 的改变以及吸烟者致癌剂诱发癌变病灶能持久地存在于呼吸道的肿瘤组织。这些分子信号研究的方法主要是采用支气管刷子从健康的吸烟者及非吸烟者获得的上皮细胞,再通过 DNA 芯片技术分析而获得实验室证据。在吸烟者中高表达的基因组类型主要集中在药物代谢类及抗氧化剂类基因,而当比较分析及评价某些戒烟者时可发现这类基因变化可显示出潜在性的可逆性变化。这类暂

时性的基因组对损伤的反映也可通过体外实验，即采用人体支气管上皮细胞暴露于烟的冷凝物及体内小鼠模型暴露于香烟的实验中所观察到。

同样，肺胚胎发育的基因组的分析表明，肺胚胎中某些基因组表达明显地与肺癌发生早期类似，例如 GPC3 基因（chromosome Xq26）其基因产物为 heparin sulfate proteoglycan glypican 3，它的主要功能为调控正常胚胎发育，相对于非恶性肿瘤其在恶性肺组织可出现低水平表达，同样在非恶性吸烟肺组织表达水平也明显低于非吸烟肺组织，这样也就表明 GPC3 是一种潜在性抑癌基因，以起到部分调节吸烟中致癌剂对组织的损伤功能。同样，H19 基因类似于 GPC3 基因，也在胚胎发育及癌变时起到调节功能，尤其在吸烟患者气管中出现上调作用。因此在胚胎发育过程中，基因信号及某些基因均有可能在成年肺部上皮细胞受到致癌剂的损伤中起到中介作用。香烟的烟雾进入体内并非仅局限于肺上皮细胞，还可存在于肺泡的巨噬细胞及外周白细胞内，例如 polycyclic aromatic hydrocarbon (PAH) 的 DNA 加成物可在吸烟者的外周血淋巴细胞中检测到，并发现 DNA 加成物与肺癌的危险性呈正相关。同样，在早年曾有人报道，支气管炎症时吸烟者的肺泡巨噬细胞中可出现抗氧化相关基因、趋化因子及其受体基因高表达。Lampe 等人已证实一种基因信号与血浆中尼古丁的水平的检测可预测受检者的吸烟状况。这类以外周血为基础的吸烟暴露的基因信号可作为一种非侵入性生物标志，从而反映吸烟的暴露程度，并估计局部肺组织中由于吸烟而造成肺部炎症的程度。总之，这些研究证实了一个局部和系统的基因表达对吸烟暴露的反应，并且它们明显地证实了个体差异对肺相关疾病（包括肺癌及慢性支气管炎）的各种不同的敏感程度。当然，对于这类呼吸道细胞的基因表达生物标志物与疾病实际的演变之间的相关性仍需作深入的研究来证实。由于吸烟而形成的肺疾病是一种慢性疾病，除了吸烟外还可能由其他有害物质的影响而导致，因而也就只能假设某些基因表达可作为确诊吸烟与疾患之间的因果关系，但并不能证实其直接相关性。近年的研究以新建立肺癌的遗传模型及吸烟暴露的动物模型来观察两者间基因组的变化，这样就可减少上述因素的模糊程度及提供更为重要的讯息。除了建立香烟暴露（含有多种致癌剂）的动物模型外，还建立了直接用单一的致癌剂如 NNK、ENU 及 urethane 的动物模型。尽管人们认为采用香烟烟雾暴露而建立的动物模型能平行地模拟人体暴露香烟的状况，但该作者的实验及其他报道的结果表明，动物因香烟引起的肺癌发生率极低，且没有肿瘤发生的时间表以及无浸润性肺癌表现。但相反的是，采用 NNK 及 urethane 所诱发的肺癌模型无论在组织学及基因组学上均与人类肿瘤相似。现已有多种近年才建立的肺癌动物模型，例如采用突变型 k-ras2 及 k-ras/p53 双突变型遗传模型，它们就具有明显的优点，其中包括重复性、肿瘤数量及大小可控性以及某些类似于人类转移的高恶性表型的遗传性。突变型原癌基因所建立的肿瘤基因组分析表明，这些肿瘤的分子分型图以及细胞形态学均非常类似于人体腺癌，甚至比由 NNK 诱发的肿瘤更为类似。因此，这些动物模型的基因表达谱从总体上来说，有可能用来证实人体肺癌的基因谱，以及来确定由于致癌剂的暴露以及突变因素而活化的下游活化途径。采用 DNA 芯片技术已能证实在人体肺癌组织及非癌组织之间的数百个基因的表达谱的差异，但至今对于检测那些基因对于癌发生所必需以及那些属偶发现象之基因仍存在困难。Rhodes 等对上百例癌标本的 DNA 芯片分析结果表明，肿瘤的"metasignature"主要以细胞周期、转录的调节、蛋白折叠和蛋白酶体等基因表达为主。肺癌发展相关的 129 个基因谱中的这类基因在肺癌诱发时起到重要作用，目前更新的研究主要集中在上述基因变异所涉及的肿瘤分化及进程的每个步骤中的主要作用。

■ 三、肺癌遗传易感人群的分子流行病学研究

目前肿瘤发生的分子流行病学的研究重点已转向对肿瘤易感性基因与接触环境致癌因素之间相互作用的研究,特别是某些代谢基因的遗传多态性和特殊致癌剂接触之间的关系。代谢能力的遗传差异在决定因环境因素引起的肿瘤的易感性中起主要作用,因为大多数致癌剂惟有在代谢酶激活情况下才能与细胞内大分子(核酸、蛋白质及其他各类分子)发生相互作用,或需经解毒酶的作用使其变成水溶性可排泄的产物,因此这些代谢酶的基因编码的多态性和变异将与肿瘤发生的易感性密切相关。尽管早在上世纪已见有大量报道提示肺癌的发生与吸烟相关,但目前肿瘤流行病学资料显示约有 11％的吸烟人群最终罹患肺癌,因此肿瘤学家提出,肺癌的发生可能与某些遗传性分子涉及到致癌剂对该人群暴露的影响。这必然会促使肿瘤学家去考虑其他多种因素,其中包括个人的遗传背景、饮食、生活习惯等因素。当然烟草中最具有危害的成分为尼古丁,因此对于尼古丁在人体内的摄入量以及吸烟人群中的基因多态性与摄入量相关性的研究就显得尤为重要。最近文献报道,裸鼠皮下注射尼古丁,可进一步促使由烟雾所诱发的肺癌细胞发生高转移的能力。肺癌与吸烟最具有相关性的基因中可包括细胞色素氧化酶(P450)的家族性亚型的多肽 6 型(CYP2A6)、多巴胺 D1、D2、及 D4 受体、多巴胺转运蛋白及血液中复合胺的转运蛋白基因。另外,基因的多态性存在于许多代谢酶中,如Ⅰ期(激活性)酶,细胞色素 P450 基因(CYP1A1、CYP1A2、CYP2D6 和 CYP2E1 等),Ⅱ期(灭活性)酶,谷胱苷肽－S－转移酶(GSTM1 和 GSTT1 等),以及 N-乙酰转移酶(NAT2)。由此可见,基因表达形式中的变异(多态性)强烈地影响个体对致癌的生物反应,尤其是在代谢基因的联合效应中可观察到更为明显的影响,如 CYP1A1 的纯合子与 GSTM1 双基因共同缺失将使肺鳞癌的相对危险性(RR)增加 9 倍。目前所知,具有家族史的吸烟人群中患有肺癌的危险性约高于无家族史的人群 14 倍,而这类人群一旦控制吸烟,此危险性就会降低至 2.5 倍。目前认为 Rb 基因的突变、GST 多态性家系及 P450 多态性酶的活化均与烟草致癌剂在体内的代谢相关。女性吸烟人群患肺癌的危险性大大高于男性吸烟人群,且台湾的资料提示女性腺癌发生可能与 HPV 病毒感染相关。当然目前要精确地预测基因的多态性或某些基因的变异与肺癌发生之间的相关性,仍有待于大量资料的积累以及随访追踪的深入研究。虽然人们认为吸烟是大多数肺癌的主要危险因素,但肿瘤遗传学的研究提示个体遗传因素也许在肺癌演变过程中起到更为重要的角色。家族性的研究结果表明,某些年青人、终身未吸烟者以及妇女(亚洲妇女很少有吸烟史)也同样可患肺癌。由此可见,某些与致癌剂代谢相关的基因功能多态性的改变也可导致人体内对烟草暴露的敏感性的变异,其中可包括 DNA 修复、炎症、细胞周期路径。目前所知的主要的基因多态性主要可包括 CYP、GST、DNA 修复酶的 XPD、XRCC1、MGMT 以及决定细胞周期的 p53 基因等。因此当今分子流行病学者正在逐步积累上述多方面的分子多态性与肺癌发生相关性的数据库,以用作今后评估人类个体分子多态性的变异与肺癌易感性之间的直接相关性。

■ 四、肺癌分子生物学实验研究与临床应用相结合

肿瘤分子生物学在临床中应用的最终目标系为降低肿瘤发病率及死亡率,因而其重点研究的课题应涉及到肿瘤的预防、诊断及治疗三大方向。各种类型的恶性肿瘤既有其普遍性又有其特殊性,但其中以肺癌最受关注,因为肺癌的发病率及死亡率在西方国家以及国内大城市中均居于首位。经分析,其关键的因素主要是难于做到预防、早期诊断以及中晚期肺癌的治疗,故而多

年来的临床资料提示,肺癌的 5 年生存率长期来维持在 $10\%\sim15\%$。因此,今后需发展新技术以获得癌前期及早期癌细胞或细胞产物的标本,例如外周血、痰液、支气管活检、肺毛刷标本、灌洗液等来源的脱落细胞中 DNA、RNA 及蛋白质等,以通过检测各类与肺癌发展及发生相关的分子生物学特性改变而可作出癌前期判断、早期诊断和中晚期治疗疗效及预后的判断。肿瘤学家认为目前可采用上述标本进行一系列的甲基化改变检测及一组与肺癌相关的生物标志检测,并能通过基因多态性、丢失、缺失、突变、异常表达等分子生物学技术的定量化检测来达到预期的目标。另外,这几年来一系列有效的基因组学研究技术的建立,其中包括 SNP、高通量毛细管测序、基因表达的系列分析以及基因芯片技术的成熟化,必将有助于人们深入地明确及进一步发现恶性肿瘤相关基因表达的变异。 显然,当今急需发展的是如何证实那些肺癌特异的分子标志可用于临床实践中的早期及鉴别诊断,而其中尤以新型 DNA 芯片技术的建立及临床推广应用最为突出。虽然已知肺癌组织基因组学谱中大多数与细胞生长及增殖相关的 45 个基因、细胞死亡相关的 41 个基因及细胞运动相关的 34 个基因,但这类基因组学谱不仅局限于肺癌细胞还涉及其他癌症细胞,例如乳癌相关的 DLC1、FGFR2、NME1、TFAP2A 和 TGFBR2 基因,胃癌相关的 COL1A2、SLC16A4 和 TTK 基因,与肺癌细胞凋亡及克隆形成的 CACNA2D2、SEMA3B、TP73L(p63)和 DLC1 基因等。

　　最近对 65 例非小细胞肺癌及正常人体非癌性肺正常组织作芯片技术检测(Flow-Thru Chips® FTC),结果从中观察到约有 20 个基因可用于区分正常组织及癌组织之间存在明显的差异。 更有意义的是所取组织中仅含有 300 个细胞就足够得出上述结果,因而开发了一种微量的新鲜活体组织作类似 Q‐PCR 及 FTC 芯片技术,从而对多类基因表达的定性及定量检测,即可获得有利于肺癌临床上的早期诊断、预后判断及药物疗效的实验室证据。Santos 等认为某些有效的基因组技术的临床应用,其中包括单一核苷多态性(SNP)、高分辨能力毛细管测序分析和芯片技术的应用,将可帮助人们去解释各类癌基因的复杂性以及基因之间的相关性,从而推动肿瘤学家决定对靶向性分子选择的方向。 同时,这类技术的突破性进展将明显地区别于以往数十年的对非特异性基因的无目的性的检测。这可为今后人们采用特异性检测而用于“个体化诊治”的预防、诊断及治疗提供有效的生物靶分子。然而,实验研究除需通过有效的分子检测技术对肺癌高危人群作出癌前病变或早期病灶诊断外,同时还需对某些与肺癌发生及发展的分子信号途径相关的靶分子阻断及基因治疗的临床开发及应用给予关注。

　　总之,为促使肿瘤学家在 21 世纪中叶能正确地面临严重危害人类的肺癌这一顽症的严峻挑战。需采用肺癌的预防、诊断及治疗等领域多方面所取得崭新的研究成果并与临床研究相紧密结合,通过创建及广泛应用于控制肺癌的发生及发展的高新技术,才能达到降低肺癌发病率及死亡率的最终战略目标。

（许凯黎）

第六章
肺癌的临床表现

第一节　肺癌的临床特征

■ 一、发病及死亡年龄

随着年龄的增加,肺癌的发病率逐渐上升。调查表明肺癌患者的发病及死亡年龄有年轻化的趋向。不同时期的肺癌死亡率高峰出现前移。

■ 二、诊断时的分期情况

患者首次就诊时,常常缺乏病理分期(P 分期),因此最常使用的是临床分期(C 分期)。1992年美国国家癌症数据中心(NCDB)统计有 55％的新发病例,共 62 392 例患者。这项研究发现NSCLC 患者初次就诊时约 38％为Ⅳ期,31％为ⅢA、ⅢB 期,7％为Ⅱ期,24％为Ⅰ期(均使用1986 年的分期标准)。但是所有登记的数据中约 20％的患者缺少分期资料,因此美国的这项研究将病理分期与临床分期一起使用。2006 年 NCDB 的数据显示:93 573 例新发患者中,36.3％为Ⅳ期,26.14％为ⅢA、ⅢB 期,7.8％为Ⅱ期,23.2％为Ⅰ期(均使用 2001 年入组时的分期标准)。

小细胞肺癌约占所有肺癌 20％。根据上述资料,在 11 506 名 SCLC 患者中约 57％为Ⅳ期(即广泛期)。按照 TNM 分期标准:Ⅲ期患者占 30％,Ⅱ期占 4％,Ⅰ期占 7％。但是该项研究中,22％的患者缺少 TNM 分期资料。这项研究中广泛期约占 60％,局限期约占 40％,与其他关于 SCLC 的临床报道结果相似。近期的一项较小样本的研究中,4 782 例 SCLC 患者中处于广泛期的患者约占 71.7％。

■ 三、伴随疾病概况

一项研究对 1993～1995 年间芬兰 3 834 例 NSCLC 患者进行的调查发现,约 2/3 的患者至少合并一项合并症(<70 岁的患者约 60％有合并症,≥70 岁的患者约 76％有合并症)。女性患者较少合并有心血管合并症,而大于 70 岁的患者合并症较多。不同病理类型之间的患者在合并症发生率之间无明显差异。

当然,合并症的情况会影响患者的治疗方案,包括严重的肝肾功能损害、心功能损害和COPD 等。但是许多的研究未能对这些情况提供确切的定义(如 COPD),因此无法从中了解这些合并症确切的发病率。

第二节　肺癌的临床征象

■ 一、临床表现

肺癌的临床表现多种多样,比较复杂。在肺癌中有 5%～10% 可以没有症状。最常见的有咳嗽、咯血、胸痛、呼吸困难及发热等。肺癌的临床症状和体征取决于原发病灶的部位和大小,不同病理组织类型、病程长短、转移灶的部位以及副癌综合征的出现等。例如周围型腺癌,几乎没有任何呼吸道症状,往往是以发生了远道脏器转移而出现症状为契机而确诊;再比如多数发生于肺门部的鳞癌,常由于原发灶的原因而引起咳嗽、咯血与阻塞性肺炎后被发现。在探讨肺癌的症状与物理学检查所见时,临床医生应对肺癌组织类型的分类有明确的概念,肺癌往往由于向其他脏器的浸润或全身转移而出现一些特异的症状。许多报道证实肺癌首发症状可以是一系列伴随的综合征,尤其是小细胞癌中的燕麦细胞型肺癌,可异位产生各种激素,也可以合并复杂的神经症状(表 6-1)。

表 6-1　肺癌的肺外表现

全身表现
发热、恶病质、免疫力低下
内分泌综合征
血管加压素异常分泌综合征、异位促肾上腺皮质激素综合征、异位促性腺激素分泌综合征、伴癌高钙血症、伴癌低血糖症、异位促甲状腺激素分泌综合征、异位催乳素分泌综合征、类癌综合征
神经/肌肉副癌综合征
中枢神经系统
包括小脑退行性变、边缘叶脑炎、脑脊髓炎、僵人综合征、斜视/眼阵挛-肌阵挛
周围神经系统
亚急性感觉神经元病、感觉运动神经病、自主神经病
肌肉病变
Lambert-Eaton 肌无力综合征、多发性肌炎、皮肌炎以及重症肌无力
皮肤黏膜表现
色素沉着、瘙痒、黑棘皮症、匐行性环状红斑、副肿瘤性肢端角化症、菜花状皮肤乳头瘤病、天疱疮、手足点状角化症、硬皮病以及获得性胎毛增多症
骨骼表现
杵状指、肥大性肺性骨关节病、厚皮骨膜病
血液系统表现
贫血、溶血性贫血、红细胞增多症、类白反应、血小板减少性紫癜、弥散性血管内凝血
血管
游走性血栓性静脉炎、无菌性心内膜炎、动脉栓塞
免疫性疾病
系统性硬化、膜性肾小球肾炎、免疫性甲状腺炎、腹膜后纤维化、淀粉样病
蛋白病
低蛋白血症、高 γ 球蛋白血症

（一）症状

1. 无症状　肺癌最佳情况是在没有症状时被发现。理论上，一个肺癌从单个恶性细胞分裂为多个细胞过程有恒定的倍增时间。确定一个无症状的早期肺癌较难，因胸片对于<1 cm 的肺癌较难诊断。肺实质无丰富的神经，原发肺癌可以发展到很大而不产生症状，这种症状无疑导致更严重的周围损害。

2. 原发肿瘤症状

（1）咳嗽、咯痰和咯血：肺癌初期的症状，按发生的顺序常为咳嗽、咯痰与咯血。咳嗽是肺癌的最常见的自诉症状，50% 甚至更多的患者有咳嗽。在 Hyde 的报道中，肺癌患者有 74% 有咳嗽症状，其中 99% 的患者为吸烟者。如咳嗽不伴有发热、鼻卡他性炎症或其他上呼吸道症状，咳嗽时间超过病毒性上呼吸道感染 5～7 d 的病程，则更应警惕肺癌的存在。肿瘤生长在主支气管及其附近时，早期症状多为咳嗽。中央型的鳞癌胸部 X 线检查不易发现异常。咯血一般并非大量，典型表现为痰中带有鲜红色的血丝或血痰。当患者有明确的吸烟史或通过内科治疗后咯血仍持续存在，尤其超过 2 周或反复发作时，肺癌的可能性加大。在有咳嗽与血痰的症状时，不少患者是在痰细胞学或纤维支气管镜检查明确诊断的。当肿瘤侵犯肺部大血管所致大量咯血时可致命。痰是癌症初期异物刺激的反应，可咯出少量黏液性痰。癌瘤增大后发生溃疡时，出血而咯出血痰。气管阻塞与纤毛破坏后合并细菌感染时，痰为黄色或带绿色，继而变为脓性痰。中央型鳞癌及气管阻塞后合并感染常演变为肺炎，甚至合并肺脓肿。而周围型腺癌初期可不出现咳嗽、咯痰。肺癌进展侵犯胸膜时，可见伴有胸痛的干咳。

（2）呼吸困难和喘息：呼吸困难意味着肺功能降低，出现了低氧血症，其原因系通气障碍、气体弥散障碍与循环障碍等。肺癌的呼吸困难可由多种原因引起，且常为多种因素共同所致。Chute 等报道肺癌患者中 37% 有呼吸困难。气管、支气管阻塞、肺梗阻、弥散性多发性结节、继发性支气管痉挛、癌性淋巴管病变、上腔静脉阻塞综合征、癌性心包炎、胸腔积液以及肺血管的癌性血栓等多种原因都可引起呼吸困难。与肺癌治疗有关的如放射性肺炎、博莱霉素性药物性肺炎以及机会感染等亦应考虑。局限性喘鸣可能是出现于大气道尤其主支气管受累而管腔狭窄的结果；少数可能由双侧声带麻痹引起。应及早采取积极的措施。

（3）胸痛、胸部不适：25%～50% 的肺癌患者有胸痛症状。胸痛可以表现为间断性的局限在肿瘤一侧，通常不伴有胸膜、胸壁或纵隔侵犯的确切证据。或因肺癌侵犯到肋间神经、胸肌、肋骨、气管、主支气管、胸膜、膈肌及纵隔内脏等时发生，胸痛为持续或严重的，是肺癌进展中的症状。

（4）发热：发热是肺癌的常见症状，常为肺癌伴阻塞性肺炎或呼吸道感染所致。晚期患者亦可因癌热所致，表现为低热、不伴寒战、抗菌治疗无效而吲哚美辛（消炎痛）治疗有效。

3. 局部压迫侵犯邻近组织和远道转移症状

（1）声音嘶哑：声音嘶哑几乎总是喉返神经麻痹产生的症状，尤其左侧喉返神经起始部主动脉弓下和动脉导管附近淋巴结可引起左侧喉返神经麻痹。

（2）吞咽困难：因食道周围淋巴结转移增生，引起食管受压、闭塞以至食物通过障碍，经口摄食困难。

（3）Pancoast 综合征：是由于肺尖原发肺癌向胸腔外延续，侵及邻近结构导致的临床表现。如刺激臂丛神经引起肩部及上胸壁的疼痛。可伴 Horner 综合征、臂丛和反射性交感神经营养不良。典型病例在恶性肿瘤被诊断前 1 年或更长时间已有这些症状,容易误诊为风湿病等。疼痛常由肿瘤直接侵犯胸壁及第 1、2 肋骨引起,在部分病例系由侵袭横突和上胸椎引起。脊髓受压可来自该层面椎管的直接侵袭,需要积极治疗。臂丛的一些较低的神经根受累可引起上臂疼痛并向下放射至第 4、5 指。颈上神经节的破坏引起 Hornor 综合征,即同侧上睑下垂、眼裂减小及无汗症组成的三联征,系由于受该神经支配的面部失去交感神经支配所致。当上交感神经链也被毁损,相应肢体的自主神经支配也丧失,致反射性交感神经营养不良,其特征为血管张力调节丧失所致的水肿。

(4) 胸腔积液:有 15%~20% 的肺癌患者表现胸腔积液。虽然大部分被诊断为恶性,但经胸水初始细胞学检查确定的仅半数,诊断肺癌胸膜转移,但需与肺不张、肺炎、因淋巴结肿大引起的淋巴回流障碍或心力衰竭所致的胸水相鉴别。

(5) 心脏症状:约 5% 的晚期患者会出现心包积液,因癌症侵犯至心外膜,可引起心包炎所致。一般起病隐匿,初始症状为呼吸短促和端坐呼吸。症状、体征继续进展,因心脏填塞而引起心力衰竭,出现严重呼吸困难、焦躁不安、心动过速、胸骨下压榨感或疼痛、颈静脉怒张、奇脉、肝肿大及氮质血症,最后出现低血压和死亡。诊断心包填塞并不容易,约 1/3 患者在死亡前被漏诊。一旦肺癌侵犯到心肌,则可出现心律失常,可见到心电图改变。

(6) 淋巴管扩散:肿瘤经肺实质淋巴管扩散可引起患者的死亡。主要症状为呼吸困难、咳嗽和因肿瘤侵犯而导致低氧血症。

(7) 脑转移和神经症状:肺癌是最常见的颅内转移肿瘤,>25% 的肺癌患者出现脑转移。其中小细胞肺癌的脑转移发生率最高,在确诊时约有 10% 的患者已有脑转移,经治疗的 2 年以上的小细胞肺癌的患者脑转移的发生率可达 80%,在非小细胞肺癌中,腺癌的脑转移的发生率最高,约为 25%。但在某些情况下有增多尤其在晚期疾病手术切除后。当肺癌转移到中枢神经系统时。可出现呕吐、头痛头晕、意识模糊和丧失、脑神经麻痹、小脑障碍、人格变态以及癫痫样发作等。软脑膜转移可表现为颅神经麻痹与马尾综合征。

(8) 骨转移症状:20% 以上的患者骨转移为初期症状。骨转移可见于全身的各处骨骼,尤以肋骨、椎骨的转移为多见。骨转移的初期,在局部发生伴有放射的剧痛。多数骨转移可出现溶骨现象,转移部位可发生病理性骨折。

(9) 肝转移和肾上腺转移:在晚期转移患者中,肝和肾上腺也是常见转移部位。肝转移症状首先为肝肿大,肝区疼痛,随着转移灶的增大可引起肝功能损害与黄疸。肾上腺转移一般因无症状而不容易发现,而且 CT 发现肾上腺转移的敏感率仅 40%。

(10) 其他转移部位:肺癌转移如此常见,转移灶偶尔可见于其他部位,有些非常少见,包括皮肤、软组织、肠、甲状腺、卵巢和前列腺等。

4. 肿瘤伴随综合征(副癌综合征)　所谓肿瘤伴随综合征系指原来不产生激素的组织所发生的肿瘤,特别是恶性肿瘤,具有产生和分泌异位激素或其他生理性物质的功能,在某些肿瘤患者中表现出内分泌紊乱的症状或体征,表现在皮肤、肌肉、骨关节、胃肠道等方面的异常。这些症状与体征即所谓肿瘤伴随综合征(Paraneoplastic syndrome),也叫副肿瘤综合征。产生异位激素的肿瘤包括 APUD 瘤或非 APUD 瘤。在肺癌中,APUD 瘤如肺类癌、肺燕麦细胞癌等可产生ACTH(促肾上腺皮质激素)、ADH(血管加压素)、β-MSH(黑色素细胞刺激素)、INS(胰岛素)、GL(高血糖素)、VT(催产素)、PRL(泌乳素)和 CT(降钙素)等。非 APUD 瘤有肺大细胞未分化癌等,可产生 HCG(促性腺激素)、GH(生长激素)及 PTH(甲状旁腺素)等。此外有些肿瘤产生其他生理活性物质:①组织生长因子:如红细胞生成素和集落刺激因子等。引起低血糖的非抑制性胰岛素样活性物质(NSILA)和生长调节素(Somatomedin)等。②酶类:如 AKP、LDH、淀粉酶和核糖核酸酶等。③胚胎蛋白:如甲胎蛋白、胎儿运动铁蛋白和癌胚抗原等。

肺癌伴随综合征主要分为下列几种:

(1) 内分泌综合征

1) 异位 ACTH - MSH 分泌综合征(异位促肾上腺皮质激素-黑色素细胞刺激素分泌综合征):产生异位 ACTH - MSH 的恶性肿瘤主要为肺燕麦细胞癌,占本综合征的 60% 以上,本征主要临床特点是低血钾、虚弱、碱中毒和高血糖,部分患者有 Cushing 综合征。同时常伴有皮肤色素沉着,这是由于肿瘤组织分泌 β - MSH 等物质所致,肿瘤组织中除检测出 ACTH 外,还可测出 MSH,约半数患者尿 17-羟皮质醇及血浆皮质醇升高。血浆 ACTH 升高较明显,常 >200 pg/ml。

2) 异位 PTH 分泌综合征(异位甲状旁腺激素分泌综合征,又称高血钙症):高血钙症以肺鳞癌最常见,Bender 等发现肺癌中的发生率 12.5%,高血钙症可以伴骨转移,但无骨骼累及更常见。高血钙症可能是恶性肿瘤组织分泌甲状旁腺样物质所致。临床症状有肌无力、疲乏、恶性呕吐、食欲不振、腱反射消失、共济失调、精神失常、昏睡及多尿等。患者的血清钙可高达 14 mg/ml,而血清磷常下降。但也有些患者无明显临床症状。血、尿检查时才被发现尿钙、尿磷增高。多数患者血中 PTH 水平有不同程度升高。高血钙、低血磷是本症候群的重要特点。没有并发感染时也可见白细胞增加,这与肿瘤分泌的甲状旁腺激素相关蛋白、IL - 6、集落刺激因子有关。

3) 异位 ADH 分泌综合征(异位抗利尿素分泌综合征,又称低钠血症):肺癌伴有低血钠症和尿潴留,异位 ADH 分泌的肿瘤绝大多数为肺燕麦细胞癌,少数为肺鳞癌、肺未分化癌等。本征主要临床表现为低钠血症,血浆渗透压低,高渗尿,持续性尿钠排出增多,尿钠浓度常在 20 mmol/L 以上。但大部分为轻型,无明显临床症状,血钠降至 120 mmol/L 以下时可出现恶心、呕吐、无力、嗜睡、烦躁和精神失常等。如钠<110 mmol/L 则可出现腱反射消失、延髓麻痹、惊厥和昏迷,严重者可导致死亡。肿瘤组织中可测出 ADH 类活性物质。

4) 异位 PRL 分泌综合征(异位催乳素分泌综合征):较罕见,异位催乳素分泌的肿瘤有肺燕麦细胞癌。临床主要表现为溢乳。血中 PRL 增高,肿瘤组织中可提取高浓度 PRL 物质。但也有些病例,只有 PRL 增高,而无溢乳症状出现。

5) 异位 TRH 分泌综合征(异位性促甲状腺激素分泌综合征):临床主要表现为消瘦、肌无力及神经质,易被误诊为消化道疾病或功能性疾病。致病肿瘤绝大多数为消化道肿瘤,其次是肺癌。血浆中该激素浓度增高,用放射免疫法测定证实癌组织中该激素浓度很高,与甲状腺功能亢进症(简称甲亢)不同(多为女性)本病男性较多,占 50% 以上。3% 的小细胞癌患者可伴发 Lamber Eaton 肌无力综合征等,神经肌的异常多数表现为近端肌无力伴肌肉疼痛和僵硬。此乃小细胞癌针对抗原产生的抗体对有交叉抗原性的部分损害神经细胞所致。

6) 异位性 HCG 分泌综合征(异位促性腺激素分泌综合征):以大细胞未分化癌多见。临床主要表现为男性乳腺发育、血浆中促性腺激素增高。

7) 异位 GH 分泌综合征(异位生长激素分泌综合征):肥大性骨关节病(Marie Bemberger 综合征),以四肢远端骨、关节肿胀、疼痛、杵状指为主要症状,为长骨骨膜下骨质增生(骨膜肥厚)所致。肺癌并发本症的阳性率为 5%,组织类型与本症的发病率无明显相关性,但周围型伴有胸膜侵犯的肺癌容易发生。骨、关节的肿胀与疼痛好发于四肢远端及膝、肘关节,可诱发关节腔积液。骨 X 线检查,可见长骨末端骨膜明显肥厚。ECT 骨扫描可见弥漫性左右对称性的骨皮质强吸收显影。在癌瘤摘除后,或化疗显效后,骨、关节的肿胀与疼痛可明显减轻。有人测定肺腺癌术前生长激素增高,术后骨关节症状消失。

(2) 类癌综合征:Salycl 于 1958 年较早的认识到支气管类癌可合并类癌综合征,因支气管类癌属于前肠来源。类癌来自嗜银细胞,是一种内分泌细胞(APUD 细胞),它可产生肽类及胺类物质。如 5 -羟色胺(5 - HT)及组织胺、儿茶酚胺、5 -羟色胺酸迟缓激肽及肾上腺皮质激素等一系列代谢产物。其临床主要表现为皮肤阵发性潮红、腹泻、哮喘及呼吸困难等。实验检查血清素(五羟色胺)增高以及尿中五羟吲哚醋酸明显增高。

(3) 神经副癌综合征:神经副癌综合征相对少见,可累及神经系统任何部位。影响可以是局部的也可以是广泛的。多见于小细胞肺癌。多数神经副癌综合征被认为与自身免疫过度有关。许多自身免疫抗体有特征性。Hu 抗体出现在小细胞肺癌,具有抗神经元细胞核的活性。抗 Hu 与多种临床副癌综合征有关,包括脑脊髓炎、感觉神经元病、脑退行性变自主神经病、周围神经脑炎、斜视眼阵挛或肌阵挛、小细胞肺癌还发现其他抗体,包括抗 Yo(小脑退行性变)、抗 Ri(斜视眼阵挛或肌阵挛、小脑退行性变)、抗 VGCC(Lamber Eaton 肌无力综合征)、抗视网膜(癌症相关性视网膜病)及僵直人综合征(Antiamphiphisin)。

(4) 血液综合征及血管表现:贫血在肺癌患者中是常见问题,不明原因贫血是副癌综合征。红细胞通常为正色素或轻度低色素贫血、铁蛋白浓度和铁储备储备正常或增高,血红蛋白浓度和网质红细胞计数有不成比例的降低。可能与抑制血红蛋白的细胞因子有关。白血病亦可见到,可能与 IL - 1 或颗粒细胞刺激因素有关。血小板增多症非常常见,可能与细胞因子释放的 IL - 6 和血小板生成素有关。Trousseau 综合征显示血栓形成与癌症有关,虽然非常见部位血栓亦可见,但下肢深静脉血栓形成与肺栓塞最常见。可能因促凝血物质释放、促凝血活性细胞因子的释放、血小板高活性和组织因子释放。

5. 皮肤黏膜表现　与肺癌相关的皮肤综合征中,许多皮损不常见,但与恶性肿瘤关系密切。如色素沉着或角化病、黑棘皮症及全身黑变病、红斑(离心性环形红斑),还可有瘙痒和硬皮病。

6. 恶病质　癌性恶病质综合征以食欲不振、体重减轻、无力、免疫力降低、组织消耗及一般情况衰退为特征。目前发生机制尚不明确,可能与肿瘤活跃地合成激素样活性物质有关。如肿瘤坏死因子(TNF)、白介素、蛋白聚糖、胰岛素、促肾上腺皮质激素、去肾上腺素、人类生长因子、胰岛素样生长因子等可能参与恶病质形成。

(二) 体征

1. 胸廓运动　可观察到左右胸部运动的差别、肋间隙扩大与凹陷等。明显吸气性呼吸困难,可见两肋间隙与锁骨上窝在吸气时明显内凹时,推测为气管下部与左右支气管分支部存在阻塞。一侧性呼吸运动受限,而肋间隙凹陷,心尖搏动位置向患侧移位时,考虑合并有肺不张可能。呼吸运动受限,但胸廓扩张、肋间隙扩大、心尖搏动向对侧移位时,系胸水贮留可能,两者可经叩诊加以鉴别。

2. 呼吸形式　端坐呼吸可见于上腔静脉阻塞、上纵隔转移引起的气管狭窄,或心包转移引起心包填塞等时,均为重症表现。体位性呼吸困难系某侧卧位时呼吸困难,一般患侧位于卧位下方,表示该部位有大量胸水贮留或气胸。可能过度换气、发绀与明显呼吸困难时,应考虑癌性淋巴管炎、放射性肺炎，或博莱霉素性肺炎等可能。因脑转移引起呼吸中枢异也可常见到。

3. 杵状指　指两侧手指甲床至末端明显肥大，是肺癌的特征性表现，尤其是腺癌。

4. 淋巴结肿大　双锁骨上窝(尤其右锁骨上)，前斜角肌为肺癌好发的淋巴结转移部位。典型的表现是固定而坚硬，逐渐增长、增多，可以融合。但有时淋巴结并不定坚硬，特别在较小时，最小的淋巴结仅呈绿豆或米粒大小，质软，甚至较为活动、无触痛，多见于腺癌。

5. 表浅静脉怒张(上腔静脉综合征)　上半身浮肿，颈、上肢、胸部等仅限于上半身表浅静脉怒张，为上腔静脉阻塞的症状，其肺癌的发生部位多见于右上叶纵隔侧或淋巴结肿大。根据静脉怒张的部位可推测出阻塞的部位。阻塞部位在奇静脉注入上腔静脉处的末端时，大部分反流血液，从颈外静脉经过胸壁上侧表浅静脉，通过乳内静脉与肋间静脉注入奇静脉，以阻塞部位为中心从上腔静脉流入。表浅静脉怒张与侧支循环出现的范围，主要为颈、肩部与胸部上方，并不波及到腹部和腰部。相反，阻塞部位在奇静脉流入心脏一侧时，静脉血则途经腹壁的表浅静脉、腰、背部的表浅深部的侧支循环，经股静脉、髂静脉注入下腔静脉。

■ 二、状态评分

许多研究表明患者的一般状况(PS)是影响患者预后的一项重要因素，PS较差的原因与肿瘤负荷有一定的相关性。而且，如果合并症严重到影响患者的治疗方案，那么也一定会影响患者的PS评分情况。由此PS评分可以作为肺癌本身或者合并症严重程度的评价指标。

有研究表明 SCLC 广泛期约 60% 的患者 PS 为 0～1，20% 的患者 PS 为 2，20% 的患者 PS 为 3～4。局限期患者约 80% 的患者 PS 为 0～1，10% 的患者 PS 为 2，10% 的患者 PS 为 3～4。所有分期的患者中约 40% 出现体重下降 >5%，20% 患者出现体重下降 >10%。

（赵家美　赵　艺　李子明　王志杰　王　洁）

第七章
肺癌的诊断技术

第一节　影像学技术

■ 一、常规 X 线检查

胸部具有良好的天然对比,当 X 线透过胸部时,由于双肺与其周围的胸壁、纵隔及横膈对 X 线吸收的差别,在荧光屏上或胶片上就形成明暗或黑白对比不同的影像,多数正常和异常变化都能清晰地显示出来,因此 X 线检查在胸部应用十分普遍。许多胸部病变如肺炎、肺良恶性肿瘤、纵隔肿瘤等,通过常规 X 线检查多能显示病变的部位、形态、大小及密度等,甚至做出定性诊断。近年来,随着数字化 X 线成像技术的临床应用,进一步提高了胸部 X 线检查的图像质量和诊断效能。

（一）X 线检查方法

1. 胸部透视（chest fluoroscopy）　是呼吸系统疾病最简单的检查方法。可多体位观察病变,可了解器官的动态变化,如观察膈肌活动度,有助于判断膈神经是否被肿瘤侵犯。但透视是暂时性影像记录,无法永久保留图像供以后对照,还不易发现细微病变,并且患者接受的放射线剂量较大。目前透视主要作为胸部摄片后的补充检查,而在健康体检中应少用或摒弃。

2. 胸部摄片（chest radiography）　是呼吸系统疾病最常用的检查方法,所得照片称为平片（plain film）。常规拍摄胸部正位片及侧位片,必要时需加摄其他体位片。一般立位正位胸片采用后前位投照,即前胸部靠近胶片;对于卧床的患者采用前后位投照,即背部靠近胶片。观察肋骨腋段的病变可拍摄斜位片,观察肺尖部及与锁骨、肋骨重叠的病变可拍摄前弓位片。随着 CT 的广泛应用,前弓位投照等已少有使用。胸部普通摄片采用管电压为 60～80 kV,高千伏摄影采用 120 kV 以上的投照电压进行摄片,由于 X 线穿透力强,可减少胸壁软组织、肋骨对肺内病变的干扰,使肺纹理显示清楚,并可穿透纵隔,有利于中央型肺癌、纵隔病变等的观察。

3. 数字 X 线成像　近年来胸部计算机 X 线摄影（computed radiography，CR）和数字 X 线摄影（digital radiography，DR）已经在一些医院逐步替代了传统的 X 线胸片。CR 与普通 X 线平片的不同在于采用影像板（image plate）取代传统 X 线胶片接受 X 线照射,影像板感光后形成潜影,将带有潜影的影像板置入读取装置中用激光束进行精细扫描,经信息转换最终得到数字化图像,可以进行计算机图像显示及各种图像后处理、存储和激光照相等。DR是指在专用计算机控制下,直接读取感应介质记录的X线影像信息,并以数字化图像方式存储和显示。由于没有通过影像板的模数转换,DR相对于CR在图像清晰度、X线转换效率和成像时间上均具有优势。数字X线成像的图像清晰度和对比度均优于传统胸片,对肺内病变特别是结节性病变的检出率优于传统胸片,对传统胸片不能清楚显示部位的病变如肋骨病变、某些纵隔病变和心影后的病变亦能较好地显示。

4. 体层摄影 既往用于明确平片难以显示、重叠较多、较深部位的肺内及气管支气管病变,随着CT的出现和CT重建技术的发展,目前已基本被淘汰。

5. 造影检查 包括支气管造影及血管造影。支气管造影是向支气管内灌注造影剂以显示支气管的方法,主要用于观察支气管扩张及支气管的良恶性肿瘤。血管造影主要有肺动脉及支气管动脉造影,用于检查肺动脉瘤、肺动静脉瘘、肺动脉发育不良及不明原因的咯血。由于造影检查属于有创检查,随着螺旋CT尤其是多层螺旋CT增强扫描的广泛应用,已多由CT替代,目前肺部单纯诊断性血管造影检查已较少应用,支气管造影基本不用。

(二)胸部正常X线表现

正常胸部X线影像是胸腔内、外各种组织、器官包括胸壁软组织、骨骼、心脏大血管、肺、胸膜和膈肌等相互重叠的总和投影。

1. 胸廓

(1)胸壁软组织

1)胸锁乳突肌和锁骨上皮肤皱褶:胸锁乳突肌与颈根部软组织在两肺尖内侧形成外缘锐利、均匀致密的带状阴影。摄片时如颈部偏斜可使一侧的阴影较突出,勿误认为肺尖部病变。锁骨上皮肤皱褶为与锁骨上缘平行的3～5 mm宽的薄层软组织密度影,系锁骨上皮肤及皮下组织的投影。

2)胸大肌:胸大肌在肌肉发达的男性,于两侧肺野中外带可形成扇形致密影,下缘锐利,呈一斜线与腋前皮肤皱褶连续。两侧胸大肌影可不对称。

3)乳房及乳头:女性乳房可重叠于双肺下野形成下缘清楚、上缘不清且密度逐渐变淡的半圆形致密影,其下缘向外与腋部皮肤连续。乳头在双肺下野相当于第5前肋间或附近,有时可形成小圆形致密影,多见于年龄较大妇女,有时也可见于男性,多两侧对称。应注意与肺内结节区别,透视下转动体位即可与肺野分开。

4)伴随阴影:由肺尖部胸膜反折及胸膜外的软组织形成,表现为第2后肋下缘的1～2 mm宽的细带状阴影,边缘光滑,厚度均匀。勿将此阴影误认为胸膜增厚。

(2)骨性胸廓:骨性胸廓由肋骨、胸椎、胸骨、锁骨和肩胛骨组成。

1)肋骨:肋骨起于胸椎两侧,后段呈水平向外走行,前段自外上向内下斜行。肋骨前后端不在同一水平,一般第6肋骨前端相当于第10肋骨后端的高度。前段肋骨扁薄,不如后段肋骨的影像清晰。第1～10肋骨前端有肋软骨与胸骨相连,肋软骨在钙化之前于胸片上不显影,故肋骨前端呈游离状。成人肋软骨常见钙化,表现为不规则的斑片状致密影,勿误认为肺内病变。肋骨及肋间隙常被用作胸部病变的定位标志。肋骨有多种先天性变异,如颈肋、叉状肋及肋骨融合等。

2)胸椎:在标准后前位胸片上位于纵隔阴影内,第1～4胸椎清晰可见,当采用数字X线成像时可看到更多的胸椎。胸椎横突可突出于纵隔影之外,勿误认为肿大淋巴结。

3)胸骨:正位胸片上,胸骨几乎完全与纵隔影重叠,仅胸骨柄两侧外上角可突出于纵隔阴影之外。侧位片上胸骨可以全貌显示。

4)锁骨:两侧锁骨内端与胸骨柄形成胸锁关节,两侧胸锁关节应对称,否则为投照位置不正。锁骨内端下缘有半月形凹陷,为菱形韧带附着处.有时边缘不规则,勿误认为骨质破坏。

5)肩胛骨:肩胛骨内缘可与肺野外带重叠,勿误认为胸膜肥厚。青春期肩胛骨下角可出现二次骨化中心,勿误认为骨折。

2. 气管和支气管 在标准后前位胸片上,可以显示气管,而在高千伏摄影时,可显示左右主支气管。气管位于上纵隔的中线部位,起于喉部环状软骨下缘(相当于第 6～7 颈椎平面),在第5～6 胸椎平面分为左、右主支气管。气管分叉部下壁形成隆突,分叉角为 60°～85°。两侧主支气管逐级分出叶、肺段、亚肺段、小支气管、细支气管、呼吸细支气管、肺泡管和肺泡囊。右侧主支气管分出上叶支气管后至中叶支气管开口前的一段称为中间支气管。左侧无中间支气管。右下叶支气管共分出背、内、前、外、后五支肺段支气管,左下叶支气管则分为背、内前、外、后四支肺段支气管。

3. 肺

(1)肺野:两侧肺部影像称之为肺野。两侧肺野透光度基本相同,其透光度与肺内所含气体量成正比。为了便于指明病变部位,通常人为地将两侧肺野分别划分为上、中、下野及内、中、外带。横向的划分:分别在第 2、4 肋骨前端下缘引一水平线,即将肺分为上、中、下三野。纵向的划分:由肺门向外至肺野外围分别将两侧肺分为三等分,即将肺部分为内、中、外三带。此外第一肋外缘以内的部分称为肺尖区,锁骨以下至第 2 肋外缘以内的部分称为锁骨下区。

(2)肺门:肺门影主要由肺动脉、肺静脉、支气管及淋巴组织投影构成。正位胸片上,肺门位于两肺中野内带第 2～4 前肋间处,左侧比右侧高 1～2 cm。两侧肺门可分上、下两部,上、下部相交形成一钝的夹角,称肺门角。右下肺动脉内侧有含气的中间支气管衬托而轮廓清晰,正常成人其横径不超过 15 mm。左下肺动脉由于心脏影的遮盖不能见其全貌。侧位胸片上两侧肺门大部重叠,右肺门略偏前。肺门表现似一尾巴拖长的"逗号",其前缘为上肺静脉干,后上缘为左肺动脉弓,拖长的逗号尾巴由两下肺动脉干构成。

(3)肺纹理:在充满气体的肺野,可见自肺门向外呈放射状分布的树枝状影,称为肺纹理。肺纹理由肺动脉、肺静脉组成,其中主要是肺动脉分支,支气管、淋巴管及少量间质组织也参与肺纹理的构成。在正位胸片上,肺纹理自肺门向肺野中、外带延伸,逐渐变细,至肺野外围几乎不能辨认。下肺野肺纹理比上肺野多而粗,右下肺野肺纹理比左下肺野多而粗。

(4)肺叶、肺段和肺小叶:肺叶由叶间胸膜分隔而成,右肺分为上、中、下三个肺叶,左肺上、下两个肺叶。肺叶与肺野的概念不同,肺叶前后重叠。肺叶由 2～5 个肺段组成,每个肺段有单独的段支气管。肺段常呈圆锥形,尖端指向肺门,底部朝向肺的外围,肺段间没有明确边界。各肺段的名称与其相应的支气管一致。肺段由多数的肺小叶组成。肺小叶既是解剖单位又是功能单位。肺小叶由小叶核心、小叶实质和小叶间隔组成。小叶核心主要是小叶肺动脉和细支气管,其管径约 1 mm。小叶实质为小叶核心的外围结构。小叶间隔由疏松结缔组织组成,内有小叶静脉及淋巴管走行。小叶的大小不完全一致,直径为 10～25 mm。每个小叶又由 3～5 个呼吸小叶(又称腺泡)构成。终末细支气管直径 0.6～0.8 mm,在腺泡内继续分出 1、2、3 级呼吸细支气管,然后再分为肺泡管、肺泡囊,最后为肺泡。

　　肺叶在正位胸片上前后重叠,如右肺中叶与下叶完全重叠,中叶在前,下叶在后。右肺上叶与下叶的上部重叠。在判断病变的部位时应结合侧位片,根据叶间裂的位置,辨别病变位于哪个肺叶或肺段。肺的分叶还有先天变异,主要的是副叶。其中以下叶内侧的下副叶较多,其叶间裂呈致密线影,自膈的内侧向上向内斜行达肺门,左侧因心影遮盖而不易显示。另一副叶为奇叶,系因奇静脉位置异常所致,奇静脉周围的胸膜反折,呈一倒置的逗点弧形叶间裂,自上纵隔向外上斜行达肺尖。正常情况下,胸片上不能显示肺段的界限。在病理情况下,单独肺段受累,可见肺段的轮廓。正常时,胸片上亦不能显示肺小叶轮廓。单个肺小叶实变可表现为直径 1～2 cm 的片状影。一个腺泡的直径为 4～7 mm。当腺泡范围内发生实变时,胸片上可表现为类圆形结节状致密影,称腺泡结节样病变。

　　4. 纵隔　纵隔位于胸骨之后、胸椎之前,介于两肺之间,上为胸廓人口,下为横膈,两侧为纵隔胸膜和肺门。其中包含心脏、大血管、气管、主支气管、食管、胸腺、淋巴组织、神经及脂肪等器官和组织。胸片上除气管及主支气管可分辨外,其余结构缺乏对比。只能观察其与肺部邻接的轮廓。

　　正常时纵隔居中,当一侧胸腔压力升高,如一侧胸腔大量积液或气胸或巨大占位性病变时,纵隔可向健侧移位;但一侧胸腔压力减低时,如肺不张或广泛胸膜增厚,纵隔可被牵向患侧。纵隔可因炎症、肿瘤、淋巴结肿大、主动脉瘤、食管极度扩张及椎旁脓肿等而呈普遍或局限性增宽。气体进入纵隔形成纵隔气肿,可在纵隔两侧边缘出现透明的气带影。

　　5. 横膈　横膈由薄层肌腱组织构成。分左右两叶,介于胸、腹腔之间。两侧均有肌束附着于肋骨、胸骨及腰椎。横膈上有多个连结胸腹腔结构的裂孔,主动脉裂孔有主动脉、奇静脉、胸导管和内脏神经通过;食管裂孔有食管及迷走神经通过;下腔静脉裂孔有下腔静脉通过。此外,还有胸腹膜裂孔及胸骨旁裂孔,为横膈的薄弱区,是膈疝的好发部位。

　　左右横膈均呈圆顶状,一般右膈顶在第 5 肋前端至第 6 前肋间水平,通常右膈比左膈高 1～2 cm。横膈的圆顶偏内侧及前方,所以呈内高外低,前高后低。正位胸片上,膈内侧与心脏形成心膈角,外侧逐渐向下倾斜,与胸壁间形成尖锐的肋膈角。侧位片上,膈前端与前胸壁形成前肋膈角;圆顶后部明显向后、下倾斜,与后胸壁形成后肋膈角,位置低而深。平静呼吸状态下,横膈运动幅度为 1～3 cm,深呼吸时可达 3～6 cm,横膈运动两侧大致对称。横膈的局部发育较薄弱或张力不均时,向上呈一半圆形隆起,称为局限性膈膨升,多发生于前内侧,右侧较常见,深吸气时明显,为正常变异。有时在深吸气状态下,横膈可呈波浪状,称为"波浪膈",系因膈肌附着于不同的肋骨前端,在深吸气时受肋骨的牵引所致。

　　胸腔或腹腔压力改变时,可导致横膈位置变化。当胸腔压力减低,如肺不张、肺纤维化,以及腹腔压力增高,如妊娠、腹水、腹腔巨大肿瘤等均可使横膈升高。反之,胸腔压力升高,如肺气肿、气胸及胸腔积液等,可使横膈位置降低。膈神经麻痹时,患侧横膈亦升高。

　　6. 胸膜　胸膜菲薄,分包裹肺和叶间的脏层和与胸壁、纵隔及横膈相贴的壁层,两层胸膜之间为潜在的胸膜腔。胸膜正常情况下不显影,在胸膜返折处且 X 线与胸膜走行方向平行时,胸膜可显示为线状致密影。后前位片常见于第 2 肋骨下缘,表现为与肋骨下缘平行的线形阴影称伴随阴影。常规胸部正位片多可见水平裂胸膜,表现为从腋部第 6 肋骨水平向内止于肺门外 1 cm 处的水平线状致密影。侧位片上,斜裂胸膜表现为自后上(第 4、第 5 胸椎水平)斜向前下方的线状致密阴影,在前肋膈角后 2～3 cm 处与膈肌相连;水平裂起自斜裂中点,向前水平走行达前胸壁。

肺叶间裂的变异常见的有奇叶副裂,系肺的发育过程中,奇静脉被包入发育中的右肺芽内,由奇静脉两侧的四层胸膜形成,表现为自右肺尖部向奇静脉方向走行的弧形线状致密影,以小圆点状的奇静脉为终止点,其内侧肺组织即奇叶。

（三）肺癌的常规 X 线表现

1. 中央型肺癌　发生于主支气管及叶、段支气管,多数为鳞状细胞癌、小细胞癌、大细胞癌及类癌等,部分腺癌也可为中央型。早期肿瘤局限于支气管腔内,当支气管狭窄程度尚不足以引起通气障碍前,不发生阻塞性改变,胸片上可无异常发现,因此常易漏诊。当支气管进一步狭窄引起通气障碍时,就会引起阻塞性肺气肿、阻塞性肺炎和阻塞性肺不张。阻塞性肺气肿是最早的改变,表现为透过度增高及肺纹理稀疏,由于胸片密度分辨率低,在实际工作中难于发现。阻塞性肺炎呈局限性斑片状影或肺段、肺叶实变影。早期阻塞性肺炎在抗炎治疗后可以吸收,但吸收缓慢,且可反复发作。尤其是中老年吸烟患者,如局部有迟缓吸收或反复发作的肺炎应警惕肺癌的可能,需进一步做支气管镜检查,以免延误诊断和治疗。阻塞性肺不张导致肺体积缩小、密度增高。肺癌发展到中晚期后,肿瘤向腔外生长和（或）伴有肺门淋巴结转移时,则可在肺门形成肿块。肺门肿块使肺不张阴影在肺门部密度增高或有肿块突出。发生于右肺上叶支气管的肺癌,肺门肿块与右肺上叶不张形成"反 S 征"（图 7-1）。有时肺癌发展迅速、体积较大,其中心可发生坏死而形成空洞,表现为内壁不规则的偏心性空洞,多见于鳞癌。

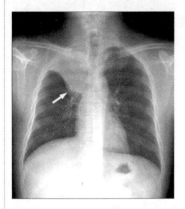

图 7-1　右肺上叶低分化鳞状细胞癌（男性,46 岁）

正位胸片示右肺上叶根部肿块（↑）与远端不张肺组织形成"反 S 征"

2. 周围型肺癌　发生在段以下的支气管,可见于各种组织学类型的肺癌,但以腺癌多见。早期病灶较小,分叶征象少,常表现为结节状或无一定形态的小片状阴影,少数可呈空洞、条索状表现,边缘多毛糙、模糊,只有少数分化好、生长慢的肿瘤边缘才较清晰,靠近胸膜者可侵及胸膜形成胸膜凹陷征（图 7-2）。肿瘤逐渐发展,由于生长速度不均衡和肺组织支架结构的制约,可形

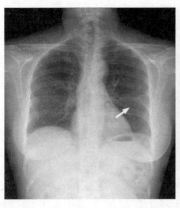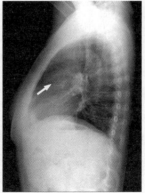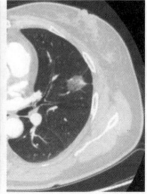

图 7-2　左肺上叶高分化腺癌（女性,56 岁）

正侧位胸片示左肺上叶舌段淡片影（↑）,边界欠清。CT 示结节为部分实性结节,以非实性成分为主,边缘毛糙,牵拉侧胸膜

成分叶状肿块,如呈浸润性生长则边缘毛糙常有毛刺(图7-3)。如肿块较大,中心可坏死形成空洞,空洞一般为厚壁空洞,空洞的内缘凹凸不平。X线平片显示肿瘤有钙化者占1‰~2‰。一些瘤体周边部可有斑片状影,为阻塞性肺炎表现。

3. 弥漫型肺癌　是指肿瘤在肺内弥漫性分布,多见于细支气管肺泡癌。肿瘤可为多发结节型,表现为一叶、多叶或双肺多发结节病灶,结节呈粟粒大小至1 cm不等,以双肺中下部较多。亦可表现为肺炎型,即多发肺叶、段的实变影像。

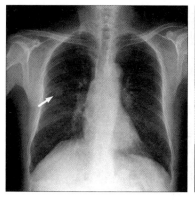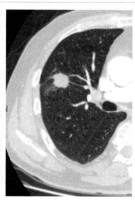

图7-3　右肺上叶腺癌(男性,67岁)

正位胸片示右上肺结节(↑),边缘毛糙,有毛刺。CT示右肺上叶前段结节,边缘可见长短不一毛刺,牵拉邻近胸膜

4. 肺癌胸部转移　多数肺癌首先转移至肺门和纵隔淋巴结,表现为肺门增大及纵隔增宽。纵隔淋巴结转移也可间接表现为气管支气管移位、食管受压、膈麻痹等。胸膜转移表现为胸膜增厚或胸腔积液。肺内血行转移多表现为肺内多发结节影,边缘光整;淋巴道转移则表现为网状及小结节状影。肺癌可直接侵犯或转移至骨性胸廓,表现为胸椎、肋骨、胸骨及锁骨的骨质破坏或病理性骨折。

（四）常规X线检查在肺癌影像检查中的应用价值

近些年来,随着医学影像检查设备和技术的迅猛发展与不断完善,CT、MRI、超声、核素显像及PET-CT等影像检查方法越来越多地用于胸部疾病的诊断,肺癌的影像检查早已不再单纯地依靠传统的常规X线检查,但X线胸片因其简便易行、经济实用,目前仍是肺癌初诊时最基本的检查方法。数字化胸部X线摄影(CR、DR)可通过增强对比、调节灰阶、进行放大等后处理方法提高胸片的清晰度和信息量。应用计算机辅助诊断系统(computer aided diagnosis, CAD)可提高肺结节的检出率。透视可作为胸部摄片后的补充检查。当病变足够大,多数肺癌病例可通过X线胸片初步确定病灶的部位、形态、边缘、密度等,并可作出初步诊断或较明确诊断。当病灶较小,或密度较低,或与肋骨、锁骨重叠,或位于胸膜下、心后区、肺门、膈面附近等一些隐蔽部位时,胸片上常易漏诊。对于局限于主支气管或叶支气管黏膜部位的早期中央型肺癌,X线胸片也常无异常发现。

Quekel等回顾分析了396例肺癌患者X线胸片,发现约20%肺癌结节被漏诊,结节平均直径约1.6 cm。Kaneko等报道在高危人群中(≥50岁,吸烟≥20包/年),周围型肺癌的检出率为0.3%,其中73%的肺癌在胸片上为阴性。美国"早期肺癌行动计划"对1 000名吸烟者(≥60岁,吸烟≥10包/年)进行胸片和低剂量CT(LDCT)筛查,27人被证实为肺癌,胸片仅检出7例,而LDCT检出了所有27例(85%为Ⅰ期肺癌),LDCT肺结节检出率是胸片的3倍,肺癌检出率是胸片的4倍。近期美国国家癌症研究所的一项LDCT与X线胸片随机对照研究显示,LDCT的阳性率和肺癌检出率分别为20.5%和1.9%,而胸片分别为9.8%和0.45%,证实了之前的报道。

综上所述，目前常规 X 线检查一般只作为胸部肿瘤的初筛工具。凡胸片发现可疑恶性病灶，或者临床怀疑肺癌而常规 X 线检查阴性或可疑者，或者经抗炎或抗结核治疗不吸收的病灶，均应进一步进行胸部 CT 检查。

（吴 宁 赵世俊）

■ 二、X 线胸片与 CT 在胸部疾病诊断中的比较应用

肺癌是我国居民发病率和死亡率最高的癌症，造成肺癌高死亡率的主要原因是早期肺癌无症状而难以发现。发现早期肺癌的一个重要途径就是肺癌筛查。影像学的肺癌筛查方法之一是 X 线胸片（chest radiography）及痰细胞学检查；另一个是胸部低剂量螺旋 CT 检查。胸部摄片是直接用 X 线摄影，也称 X 线平片（plain film）。照片清晰度优于透视，并可留下记录，因而便于复查对比和会诊。全面观察病变的部位和形态应摄正侧位胸片。体位不正、摄片条件不合适或呼气位胸片，可导致误诊、漏诊。对肺癌病例的回顾性分析可发现有 90％的病例在早期 X 线胸片上已有异常改变，造成漏诊和误诊的原因为：结节隐藏在心脏后、肺尖区、肺门旁、肋骨及膈肌附近等隐蔽区；读片不慎、或已见明确病变而遗漏了其他病变。此外，信息的数字化是计算机发展的必然趋势，因为只有数字化数据才能对图像进行各种处理、贮存、传递。

根据数字化 X 线摄影成像原理的不同，分为计算机 X 线摄影（computed radiography，CR）系统和数字 X 线摄影（digital radiology，DR）系统，CR 的临床应用加速了传统 X 线摄影的发展，实现了 X 线摄影信息数字化的成像，CR 有密度分辨率高和宽容度大的特点，可清晰显示肺野内的血管、支气管、纵隔内及横膈周围的隐蔽区及乳腺结构，并又可减低受线剂量。特别有益于急诊、监护患者的床旁摄影。DR 系统的空间分辨率高，可满足绝大部分诊断需要。此外，DR 图像的动态范围可达到 14 dB 以上，线性度在 1％范围内，大大优于传统 X 线胶片。但无论是 CR 还是 DR 在时间分辨率上，反应速度较慢，因此不能满足动态器官结构的显示，且对肺部小病灶把图像压缩储存再显示时还会有遗漏，还会丢失一部分信息。

计算机辅助检测系统（CAD）是利用计算机软件分析和处理数字化的胸部影像图像，检出病变并鉴别病变性质，为诊断医师提供诊断参考结果或治疗方案的自动测量、诊断分析软件系统。CAD 系统对中心性结节的显示更为敏感，可帮助放射科医师提高病灶检出率，被称为放射科医师的"第二双眼睛"。CAD 系统能够发现隐藏在与肺门、大血管、肋骨重叠的解剖学区域结节，可以检出那些体积小、密度低和形态不规则的结节，有效地避免放射科医师在大量阅片过程中忽略的微小病灶造成的漏诊，降低漏诊率，有利于微小肺癌的早期发现、诊断和治疗，在癌症筛查上具有实用价值，现已成为系列随访的必备工具。新一代实时式交互式计算机系统，如 IQQA™-Chest V 1.0 胸片解读分析系统（智能/交互式定性定量分析），可通过对比增强观察模式、结节增强观察模式及自动或手动的分割模式对数字化胸片影像中的肺部结节进行显示、辨认、标记、定量分析，自动汇总后再作出图文并茂的临床报告（图 7-4，图 7-5）。

X 线计算机体层摄影（computed tomography，CT），其密度分辨率较 X 线胸片高，密度分辨率明显高于 X 线胸片，分别为 5％和 0.25％。X 线胸片是胸部三维物体的二维平面的重叠投影（正侧位），CT 为胸部横断面影像投影的三维显示，这对于全面观察胸部病变大为有益。由于 CT 的问世使医学影像学诊断进入了一个以电子计算机和体层成像相结合，以图像重建为基础

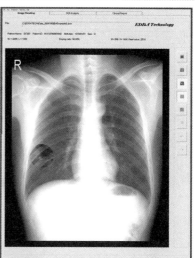

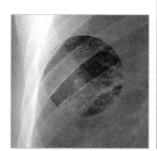

图7-4　使用胸片解读分析系统(智能/交互式定性定量分析)结节增强观察模式,检测出一个易被漏诊的肺结节(IQQA™- chest V1.0)

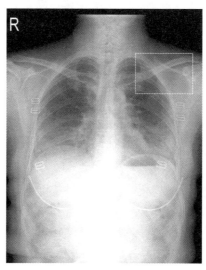

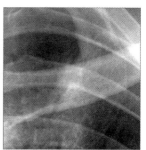

图7-5　通过胸片解读分析系统(智能/交互式定性定量分析)对比增强观察模式检出一个位于锁骨后被重叠易漏诊的小肺癌(IQQA™- chest V1.0)

的新时代,成为最常用、有价值的、必不可少的胸部影像学检查方法。CT增强扫描可显示出增强结节及其边缘部分的微小血管结构。特别在评价结节的良恶性方面明显优于胸片。在CT扫描中最为关键的技术是"切薄层,做增强,测数据,用软件",来评估肺小结节的良恶性,提高诊断的准确性和可靠性。CT检查在胸部疾病影像诊断上的应用有下列5个方面。

1. **胸壁**　胸部CT检查可以发现胸片上不能显示的石棉肺伴发胸膜增厚。胸腔积液时,若胸部CT检查发现胸膜小结节或肿块,有助于转移瘤和间皮瘤的诊断。根据胸膜肿块的CT值可鉴别包裹性积液、胸膜外脂肪瘤、肋骨肿瘤,CT增强也可诊断胸壁血管瘤。

2. **肺**　胸部CT检查对周围型肺癌的早期诊断有价值。发现主支气管、肺叶支气管及肺段支气管狭窄或截断时,对诊断中央型肺癌有帮助。高分辨率CT扫描可以显示胸片不能显示的弥漫性间质性病变的一些征象,因此对早期诊断和鉴别诊断有价值。CT检查还可发现胸片上不能显示的肺大疱、支气管扩张及较小结核空洞。

高分辨率 CT(high resolution CT，HRCT)是为了增加对比度，以求显出肺内细微病变轮廓，常用于肺间质病变及支气管扩张的观察。其原则是增加 mAs(450 mAs)，采用薄层(2 mm 层厚)，并用骨窗参数重建来获得高分辨率 CT 的扫描图像。

3. 纵隔　CT 检查可以发现胸片上不能发现的增大淋巴结，根据肿块 CT 值和部位有助于纵隔肿块定性诊断。它还可鉴别脂肪性、囊性及实性肿块，增强扫描可诊断出肺动脉瘤及主动脉瘤。

4. CT 血管成像(CTA)的临床应用　CT 血管成像(CT angiography，CTA)是螺旋 CT 应用方面的重要进展之一。它从体部外周的静脉用 CT 专用自动压力注射器作团注法(bolus)注入碘对比剂的快速技术并作多方位、多角度的图像重组，从而观察身体各部的血管的新技术。CTA 技术方便、安全、基本无创伤、可在门诊进行、可同时显示扫描区域内动、静脉及软组织或病灶的变化。与多普勒(doppler)超声和磁共振成像血管造影 MRA 相比，CTA 的优点是：①重组的血管图像质量稳定，真实性好。②三维重组可从不同角度显示血管结构。③图像不受或少受呼吸、吞咽、蠕动和搏动等伪影影响。④可以识别钙化斑块。CTA 可用于全身各部位血管造影检查。对手术前后患者的血管解剖结构作出快速诊断及评价。特别适合外伤、急诊和不能接受常规血管造影的患者。运用多平面重组(MPR)、最大密度投影(MIP)等图像后处理方法观察肿瘤与肺动静脉、支气管间关系及进行形态学分型，并分析与病灶之间的关系，因此 CTA 对病灶的定性有很高的临床应用价值。

5. CT 仿真内镜(CTVE)的临床应用　CT 仿真内镜(CT virtual endoscopy，CTVE)是通过一系列螺旋 CT 扫描的容积数据与计算机领域的虚拟现实(virtual reality)结合，如管腔导航技术(navigation)或漫游技术(fly through)即可模拟支气管内镜(FOB)检查的全过程，还可以进行伪彩色编码，使影像逼真，它为螺旋 CT 开发出一种新的功能，也开拓了新的临床应用领域。

这一获取人体腔道内三维或动态三维解剖结构图像的新方法，其优点是：①为无损伤性检查方法。②可显示段及亚段支气管。③能从支气管腔闭塞和狭窄的远端观察病变。④可同时显示轴位、冠状位、矢状位等多方位的管腔外的解剖结构，且对壁外肿瘤精确定位、确定范围。⑤帮助纤维支气管内镜避开纵隔内大血管结构，选择最佳位置进行透壁针吸活检。⑥可模拟纤维内镜的检查过程，有助于纤维内镜医师的培训。其缺陷是：①不能显示病变颜色，不能发现充血、水肿等炎性病变。②无法观清黏膜下病变，也不能显示黏膜颜色的变化，不能分辨浅表细微结构的变化，单凭 VE 很难做定性诊断。③不易发现腔内扁平病变及程度在 30% 以下的渐进性或长段狭窄。④可有伪影及诸多因素影响。⑤不能进行活检。气道 VE 的适应证为：①显示小儿或成人的先天性和后天性支气管病变。②发现气道狭窄并追寻病因。③为气管、支气管置放内支架作术前定性、术后复查。④可为气道受阻、气管镜检查失败者或气管镜检查禁忌者作检查。⑤可以替代纤维支气管镜在肿瘤患者术后、放化疗及介入治疗后进行随访检查。⑥为外伤性支气管吻合术或肺移植患者作术后复查。⑦作为内镜医师的培训手段。

在实际的临床应用中，CT 仿真支气管内镜显示肿瘤引起的支气管腔的改变：①狭窄：可因肿瘤突出于管腔内所致；也可因肿瘤呈浸润性生长，引起管腔内向心性狭窄(图 7-6)；还可因管腔外肿瘤或肿大淋巴结压迫，造成支气管管腔狭窄。②闭塞：肿瘤向腔内生长，致气道完全受阻。

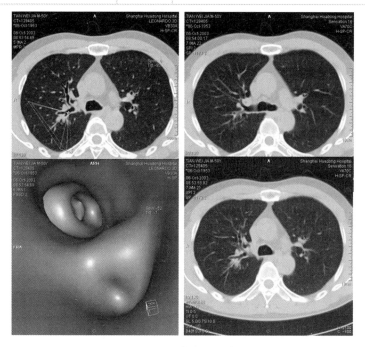

A

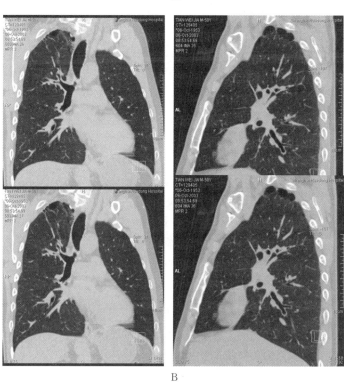

B

图 7-6 肿瘤生长致支气管腔内向心性狭窄

A. CTVE 示支气管肿瘤致管腔内向心性狭窄（中央型肺癌） B. 同一
病例的冠状面及矢状面图像示右上叶后支管腔内有微结节

此一技术作为一种新的图像显像方式,较 CT 横断面图像能更好地显示气管支气管腔内表面,并作连续性观察,尤其对横断面较难观察的垂直方向走行的支气管效果好,能更好地反映腔内解剖结构。它既可以辅助 CT 横断面诊断,又可以帮助临床内镜医师发现病变,有助于对病变的活检和治疗。

总之,影像学检查对肺癌的发现、确定病变部位、范围、动态变化及鉴别诊断起着非常重要的作用。其中,胸部正侧位 X 线片无疑是首选方法。根据胸片表现可以明确诊断肺肿瘤或提出有针对性的其他影像检查方法,因此胸片是肺肿瘤不可缺少的基础检查方法。

胸部 CT 检查现已成为最常用的、最有价值的、必不可少的胸部影像学检查方法。将肺部肿瘤的 CT 薄层横断面作多方位图像后处理(MPR)组成冠状、矢状面图像,可观察到更为微细的解剖结构,已成为 16 层以上螺旋 CT 的一种常规,破除了以往 CT 横断面一统全貌的局面。这是因为 16 层以上的螺旋 CT X、Y、Z 轴方向空间分辨率明显提高,达到各向同性,除可进行横断位扫描外,最大的优势在于它不论采用多厚的层厚扫描,都可以进行任意层厚(不小于 0.65 mm)的横断面重建,可以发现更微小的病灶,有助于微细征象的显示,并且可进行多平面重组(MPR),不仅可准确了解肺内肿块的特点,还可以准确显示肿块与邻近肺组织的关系、与支气管血管束的关系以及与胸膜的关系,是对轴位图像非常重要的补充。

从临床出发,胸片上炎变经治疗后不吸收、主诉有间断性咯血、进行性气短、刺激性干咳并疑有阻塞性炎症时,应首先选择胸部 CT 检查,这样就可以发现一些意想不到的、对诊断有价值的信息,对鉴别诊断颇有帮助。在常规 CT 检查的基础上对肺孤立性结节病灶或疑有弥漫性肺间质病变合并支气管扩张者还应作高分辨率 CT(HRCT)扫描。对于有肺内、纵隔和肺门肿块者在普通平扫的基础上还必须作螺旋 CT 增强扫描,这已成为常规。因为多层螺旋 CT 增强扫描对于肺结节在动脉期、静脉期、延迟期内的增强表现、炎症合并有肺内孤立性肿块或其他肺转移、弥漫性细支气管肺泡癌肺内病灶的检出均极有帮助。

在筛查肺癌上使用低剂量作胸部螺旋 CT 扫描,这是在满足肺部图像诊断质量的前提下,尽可能降低 X 线放射剂量的一种新的检查方法。由于一次胸部 CT 的有效 X 线辐射当量为 3～27 mSv,是一次胸片 X 线辐射当量(0.3～0.55 mSv)的 10～50 倍。因此使用＜30 mA 的低剂量作胸部螺旋 CT(曝光剂量仅为常规 CT 检查的 10%～25%)扫描时,结节灶的发现率并无明显降低。应用这种新方法可发现更多的早期肺癌,如 IA 期肺癌的发现率比用胸片发现可提高近 10 倍。这在当今是检出早期肺癌方面属于最佳的也是最有效的影像学检查方法,使发现肺癌的敏感度和准确度达到最高,而被检查者受到的辐射剂量降到最低。

■ 三、胸部断层解剖结构

CT 具有空间分辨率和密度分辨率高、横轴断层成像无结构重叠的优势,在肺部疾病的发现、定位乃至定性诊断中占有重要地位,成为常规 X 线诊断的有效的、必不可少的补充手段。掌握肺部结构的正常解剖和 CT 表现特征,是理解肺部异常 CT 表现的前提和基础。下面对肺裂、支气管、血管和肺段的 CT 解剖进行概要描述。

(一)肺裂

肺裂的 CT 表现主要为低密度的"带状影"(或称乏血管带)、中等密度的"灰条影"和高密度的"细线影"。据研究,这些特征性的表现除与 CT 机的分辨能力和裂面自身形态有关外,主要受层厚和 X 线束与裂面的相切角度的影响。常规层厚(1.0 mm)时肺裂多显示为较宽的"透亮带"，而薄层扫描(2 mm 以下)则多见"细线影"。如 X 线束与裂面垂直时，肺裂表现为较窄的"高密度线影"或"灰条影"；而 X 线束与裂面斜交或平行时，则显示为较宽的"透亮带"。

由于左肺较右肺狭长，故左肺斜裂走向较右侧陡直，在由上至下的连续扫描中，左肺斜裂先出现，多见于主动脉弓或其稍上方的层面，可较右肺斜裂高出 1～2 个常规厚度的层面。斜裂的位置和形态在不同高度的扫描层面表现不同。在由肺尖至肺底的连续扫描中，斜裂的位置由肺野的后方逐渐向前方推移，其形态也随之改变。在肺门上方的层面上，斜裂的内侧高于外侧，呈凸面向后的弧形；在肺门层面上，斜裂的内、外侧几乎等高，稍呈内侧后凸、外侧前凸的波浪状；在肺门下方的层面上，斜裂的外侧高于内侧，呈凸面向后的弧形(表 7-1)。

表 7-1　显示 CT 层面的叶间裂位置标志

项目	CT 层面	右侧标志	左侧标志	图解
上部断面	1. 主动脉弓层面 2. 主动脉窗层面 3. 左、右肺动脉	— 椎体旁 中间支气管	主动脉弓后缘与椎体之间 降主动脉前侧缘 左肺动脉层面	
中部断面	4. 基底干层面 5. 两下肺静脉层面	下叶动脉 下肺静脉前方	下叶动脉 下肺静脉前方	
下部断面	6. 心底层面	心缘旁前中 1/3	心缘旁前中 1/3	

注:CT 图像上两肺叶间裂常为灰条影或乏血管带；上部断面：左侧比右侧起点高。两侧的叶间裂内端比外端更向前，叶间裂向后凹；中部断面：两侧叶间裂横行水平向外，内外侧端前后位置一样；下部断面：两侧叶间裂内侧比外侧更向后，亦向后凹。

水平裂多见于中间支气管或右肺动脉干的层面上，其 CT 表现与斜裂相似，在常规层厚扫描时显示为较斜裂更宽的低密度"透亮带"，往往与其后方的斜裂共同构成类圆形或底在肺表面的楔形"透亮区"，以致有人将其误认为是单一水平裂的特征表现。在薄层扫描时，水平裂也常表现为线样致密影，以高分辨率 CT 显示最佳。

（二）支气管

支气管是 CT 图像上确定肺段及其亚段的主要依据，其 CT 表现除与管径大小有关外，还与其走行方向有关。当支气管走向与扫描层面一致时，CT 显示其断面，如右上叶支气管及其前、后段支气管，左上叶支气管及其前段支气管，中叶支气管及其外、内侧段支气管，两肺下叶的上段(背段)支气管。当支气管的走向与扫描层面垂直时，CT 显示其横断面，如右上叶尖段支气管、左上叶的尖-后段支气管、右肺中间支气管、两肺下叶支气管及其基底段支气管的近侧部。当支气管的走向与扫描层面斜交时，CT 显示支气管为卵圆形断面，如舌叶支气管及部分上、下舌段支气管，偶见于右肺中叶的外、内侧段支气管，下叶基底段支气管的远侧部。

通常支气管内充盈空气，以低密度的"含气影"为特征。横行的支气管最易为 CT 显示，直行者次之,斜行的支气管CT显示率较低。此外,支气管的CT显示率还与扫描层厚有关,肺叶支气管和肺段支气管多可借常规层厚显示,斜行的肺段支气管和亚段级支气管往往需行薄层扫描方可分辨。

观察100例常规层厚的肺部正常CT图像,肺段支气管的CT显示率如表7-2。

表7-2　肺段支气管的CT显示率(%)

肺段支气管	右肺	左肺	肺段支气管	右肺	左肺
B1	100	97	B6	89	89
B2	91	86	B7	71	68
B3	91	84	B8	78	82
B4	87	57	B9	85	87
B5	88	40	B10	89	89

(三)肺血管

与支气管相同的是肺内血管的CT表现亦主要取决于其管径的大小和走行方向。与支气管不同的是支气管内一般含空气,呈低密度影,而血管内充盈血液,显示稍高密度影,两者形成鲜明对比。但肺动脉和肺静脉通常情况下无密度差异,它们之间的鉴别有一定困难,主要依据各自与相应支气管的位置关系或连续层面分析方能决定。靠近肺门的大血管一般易显示,而肺内的血管显示率不等,往往需借连续层面追踪观察到肺门血管干处,才能判定是肺动脉或是肺静脉。一般来说,肺段动脉紧密伴行于同名支气管,多位于支气管的前、外或上方;肺段静脉主干则位于同名支气管的后、内或下方。由于CT扫描的横断面成像方式和"部分容积效应"的影响,支气管与相应血管之间的位置关系并非与正常解剖观察结果完全一致,尤其是支气管与血管之间呈上下位或接近上下位时更是如此。如实际上为上下位的支气管和血管,在CT图像中会显示为内外位,甚或不在同一层面上显示。掌握CT解剖与大体解剖的异同,有助于正确理解和解释CT图像所见。CT图像上支气管、肺动脉和肺静脉在肺段内的相对位置关系见表7-3。

表7-3　CT图像上肺段支气管与血管间的相对位置关系

肺段支气管	肺段动脉	肺段静脉(主干)	肺段支气管	肺段动脉	肺段静脉(主干)
B1	内	外	RB5	外	内
B2	后	前	B6	外(上)	内(下)
B3	内(上)	下	B7	前外	后内
LB4	外(上)	内(下)	B8	前外	后内
LB5	外(上)	内(下)	B9	前外	后内
RB4	外	内	B10	后外	前内

注:①肺段动脉和静脉的位置以肺段支气管为参照;②L示左肺,R示右肺,(上)、(下)指在上一层面或下一层面上显示。

薄层CT扫描因为受容积效应的影响较少,故可更细致地显示支气管血管束。总的说来,CT图像上的血管外形比较光滑规则,从肺门向肺周围逐渐变细;有时较大血管的外缘可呈三角形,代表着血管的分支处。肺血管的断面影接近肺门及纵隔方向较粗也较多见,越近肺外周越少和越细,而薄层扫描时血管断面显示的概率增加。

CT图像上如何鉴别血管与肺内细小结节,下述方法可供参考:①血管断面往往与伴行的支气管断面紧邻,大小也相仿。②与邻近的条状血管影大小比较,粗于相邻血管的为小结节,否则为血管断面。③自上而下的薄层面作 MPR 图像用动态连续追踪观察,如连续出现者为血管,否则为小结节。④改变患者体位后扫描,因血管方向改变,断面影随之消失,而小结节形态和位置不变。

当人体直立扫描(立位胸片),可见下肺野血管较上肺野血管粗些;仰卧位扫描时,则同一层面后部血管较前部为粗,在下肺野层面尤为明显。这些主要与重力和血流分布有关,不应与病变混淆。

（四）肺段

CT 图像上确定肺段的主要依据是肺段支气管,它位于肺段的中心。肺裂和肺段静脉主支位于相邻肺段之间,构成肺段的边缘。各肺段之间的界限决非整齐划一,根据扫描部位所显示的肺段也不相同。以纵隔内的大血管和(或)肺内的大支气管作为标志,有助于肺段的确认和划分。下面描述 6 个标志层面上的肺段分布(图 7-7,图 7-8)。

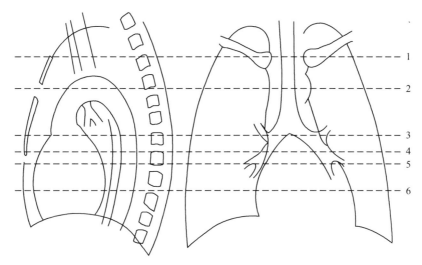

图 7-7 胸部 CT6 个层面

1. 胸锁关节层面；2. 主动脉弓层面；3. 主动脉窗层面；4. 左肺动脉层面；5. 右肺动脉层面；6. 下肺静脉层面

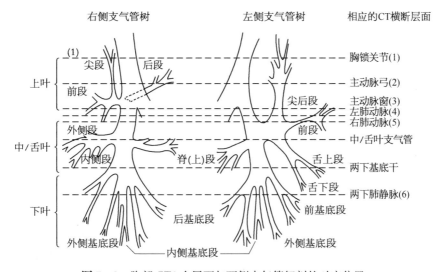

图 7-8 胸部 CT6 个层面与两侧支气管解剖的对应位置

　　1. 经胸锁关节的层面　两侧肺野内可见多个圆形或逗点状管道断面影,它们是支配上叶尖段的支气管血管束,故本层面及向上层面上主要为两肺上叶尖段分布(图7-9)。

　　2. 经主动脉弓的层面　两侧肺内近纵隔缘可见含气的尖段支气管,在其内侧的高密度影为尖段动脉,在其外侧者为尖段静脉。在肺野的前、后方,尚可见支配前段和后段的支气管血管影,故该层面可同时显示上叶的尖段、后段和前段(图7-10)。由于左肺斜裂较右肺者出现层面高,故本层面左肺野内尚可见下叶的上段(背段)。在其下方即为主动脉窗层面(图7-11),左侧纵隔边缘是脂肪组织,右侧纵隔边缘是奇静脉弓,它从椎旁向前进入上腔静脉。

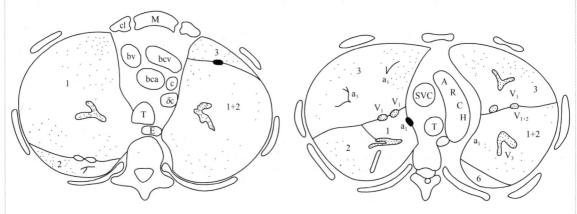

图7-9　胸锁关节层面　　　　　　　　　　图7-10　主动脉弓层面

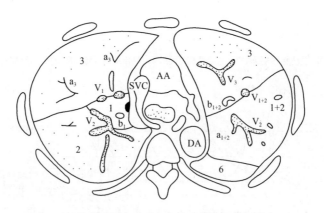

图7-11　主动脉窗层面

　　3. 经左肺动脉的层面　在右肺野内可显示上叶支气管干及其前、后段支气管的长轴,上叶尖段静脉的断面呈圆形,位于前、后段支气管形成的向外开放的夹角内;后段静脉呈长轴汇入尖段静脉,该静脉亦可用来划分右肺上叶的前、后段。左肺野内所见基本同右侧,只是前、后段支气管不如右肺者粗大明显。两肺斜裂位置前移,下叶上段面积增大。本层面主要由两肺上叶的前、后段和下叶上段构成(图7-12)。

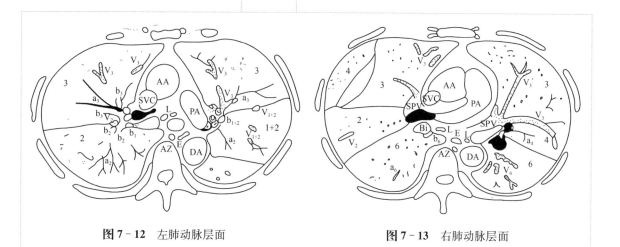

图 7 - 12 左肺动脉层面　　　　　　　　　　图 7 - 13 右肺动脉层面

4. 经右肺动脉的层面　两侧肺野前方可见 1～3 支较大的血管影,无支气管伴行,为上叶前段静脉的段间支(主支),表示前段行将结束。右肺野中部的"透亮区"前部为水平裂,后部为斜裂,所围的肺组织属中叶外侧段。左肺野中部可见舌叶支气管和血管,两肺斜裂进一步向前移位。本层面右肺内主要为上叶前段、中叶外侧段和下叶上段,左肺内主要为上叶前段和上舌段、下叶上段分布(图 7 - 13)。

5. 经基底干层面　右肺显示中叶支气管及其外、内侧段支气管的长轴,相应的肺段动脉分别位于支气管的外(后)方,而静脉则位于支气管的内(前)方。左肺显示上舌段支气管和血管干,其中动脉位于支气管的外侧,静脉位于支气管的内侧。本层面两肺下叶上段达到它的最大面积,向下将逐渐变小。本层面右肺可见中叶外、内侧段及下叶上段,左肺则为上叶的上舌段和下叶上段占据(图 7 - 14)。

6. 经两下肺静脉的层面　右肺斜裂前方仍为中叶的外、内侧段分布,斜裂后方由下叶的内、前、外、后基底段占据。左肺斜裂前方仅有下舌段,有时亦可见上舌段,斜裂后方基本同右肺,亦为内(心)、前、外、后基底段分布(图 7 - 15)。

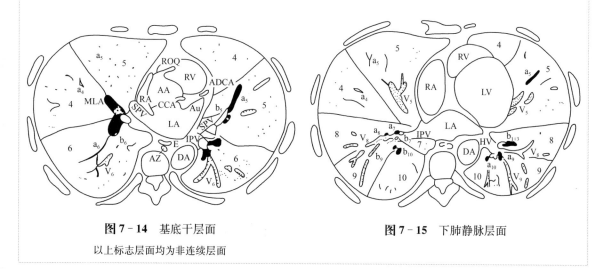

图 7 - 14 基底干层面　　　　　　　　　　图 7 - 15 下肺静脉层面

以上标志层面均为非连续层面

上述 6 个标志层面上的肺段分布情况见表 7-4。

表 7-4　标志层面上的肺段分布

标志层面	右侧肺段	左侧肺段
胸锁关节(胸廓入口)	S_1	S_1
主动脉弓(尖段支气管近端)	S_1，S_2，S_3	S_1，S_2，S_3，S_6
左肺动脉(右上叶支气管)	S_2，S_3，S_6	S_2，S_3，S_6
右肺动脉(左上叶支气管)	S_3，S_4，S_6	S_3，S_4，S_6
基底干上(中叶支气管)	S_4，S_5，S_6	S_4，S_6
下肺静脉(基底段支气管)	S_4，S_5，S_7，S_8，S_9，S_{10}	S_5，S_7，S_8，S_9，S_{10}

在段/亚段支气管血管的横断面解剖结构中有"4 个必须"应作为分析胸部 CT 图像的基本要点：①必须具有支气管树的基础解剖概念。②必须认识主要结构横断面的基本走向和形态：右上叶尖段/前段肺动脉、右中叶肺动脉、两下肺动脉、两上和两下肺静脉。③必须熟悉下列结构横断面的恒定关系：右 B1，B3b，与右 A1，A3b 之间；右 A4+5 与 B4+5 之间；两侧 B6，B8-10 与 V6，V8，IPV 之间。④必须明了常见的肺动脉和肺静脉横断面层面上的变异表现：右中叶肺动脉，左舌段肺动脉，两上肺静脉。因此，认识支气管血管的横断面解剖结构是诊断小肺癌、小的肺栓塞以及经支气管行肺穿刺的基本功。掌握这些基本读片要点将有助于提高胸部 CT 的诊断水平，从而可避免作出某些错误结论。

注：(一) 本书肺部 CT 表现的插图都是复旦大学医学院(原上海医科大学)沈宗文教授根据国人尸体的横断剖面，对照胸部 CT 扫描层次而精心绘制的。图中的一些字母的表示如下：

1. 上叶尖段；2. 上叶后段；3. 上叶前段；4. 右中叶外段/左舌叶上段；5. 右中叶内段/左舌叶下段；6. 下叶上段(背段)；7. 下叶内基底段；8. 下叶前基底段；9. 下叶外基底段；10 下叶后基底段。

a. 动脉；AA. 升主动脉；ADCA. 左冠状动脉前降支；AOA. 主动脉弓；Au. 心耳；Az. 奇静脉；b. 段支气管；Bi. 中间支气管；CA. 颈总动脉；CCA. 左冠状动脉旋支；DA. 降主动脉；E. 食管；HAz. 半奇静脉；IA. 无名动脉；IPV. 下肺静脉；IV. 无名静脉；IVC. 下腔静脉；L. 淋巴结；LA. 左心房；LLb. 舌叶支气管；LV. 左心室；MLA. 中叶肺动脉；MLb. 中叶支气管；PA. 肺动脉；RA. 右心房；RV. 右心室；ROA. 右冠状动脉；SA. 锁骨下动脉；SPV. 上肺静脉；SVC. 上腔静脉；TD. 胸导管；TP. 肺动脉干；TS. 横窦；V. 静脉。

(二) 膈神经的行径：由颈丛发出($C_3 \sim C_5$)，在锁骨下动、静脉之间经胸廓上口进入胸腔。在胸腔与心包膈动脉一同经过肺根前方，在纵隔胸膜与心包之间下行达膈肌。膈神经是混合性的，其运动纤维支配膈肌，感觉纤维分布于胸膜、心包。膈神经还发出分支穿过膈肌或通过腔静脉孔至膈下面中央部腹膜、肝脏、胆囊及胆道系统。

膈神经在 CT 上主要与肺韧带作鉴别：右膈神经沿右心房、下腔静脉下降至膈面水平，有 2~3 条细小分支从下腔静脉的外侧方发出，而右肺韧带则位于下腔静脉的后方，且无分支，可资鉴别。左肺韧带邻近食管外侧可呈鸟嘴状或弧形少分支的高密度影，与左膈神经不难区分。

(三) 两侧喉返神经的行径：右侧喉返神经位置较左侧高，迷走神经在右锁骨下动脉处勾绕返向上，行于气管食管沟中，延伸至喉改称喉下神经。左侧喉返神经位置相对较低，迷走神经在主动脉弓下发出喉返神经勾绕后返向上，行于气管食管沟中。因此，在两侧勾绕处及气管食管沟处的淋巴结肿大，均可侵及喉返神经，分别造成两侧声带固定、出现声音嘶哑。

■ 四、肺的高分辨率 CT 解剖

有关肺的解剖:肺段支气管以下分支依次排列是肺亚段支气管、支气管分支、肺小叶细支气管、终末细支气管、呼吸性细支气管、肺泡管(肺囊泡、肺泡)。每一终末细支气管的结构范围称为腺泡(也称初级小叶,约 6 mm 大小)。每 3~5 个腺泡组成一个肺小叶(又称次小叶,1~1.5 cm 大小)。它是肺最基本的解剖单位。据统计,全肺有 20 个肺段,38 个亚段,共有 10 000 个左右的肺小叶,35 000 个腺泡结节,3 亿个肺泡。

使用薄层和高空间分辨率靶重建图像技术,是显示肺小叶结构的最好方法。高分辨率 CT (high resolution computed tomography,HRCT)同时由于肺内有空气对比,使直径 0.2 mm 的细血管和直径 0.1 mm 的小叶间隔这些小于理论分辨率的结构也能够显示。

高分辨率 CT 的扫描技术可以显示肺的细微解剖结构,主要用来研究肺部的弥漫性间质性疾病和小结节。肺小叶是肺的一种结构和功能单位,也是 HRCT 图像的基本影像单位,许多肺部病变都可导致肺小叶的改变,某些改变具有特征性。因此掌握肺小叶的解剖和高分辨率 CT 表现特征,是理解异常肺高分辨率 CT 的前提和基础。肺小叶在高分辨率 CT 扫描图上呈多边形或截头锥体形,底位于肺表面,尖向肺门(图 7 - 16)。现将肺部主要结构的高分辨率 CT 表现分述如下。

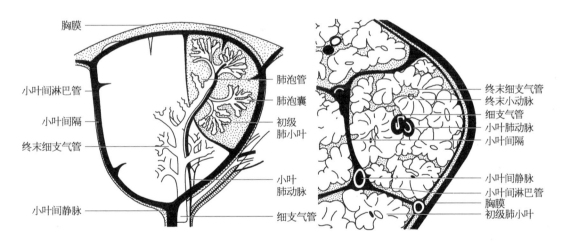

图 7 - 16 肺小叶结构

(一) 小叶间隔

活体高分辨率 CT 图像上,正常人的小叶间隔往往不被显示。小叶间隔的数目多寡不等,以上、中(舌)叶胸膜下最多,下叶次之,各肺叶中心区最少,以致很少看到完整的小叶间隔,如能够清晰地察见时多系异常增厚所致。小叶间隔内的小静脉多可显示,直径约 0.5 mm,表现为点状或逐渐变细的线样高密度影,有伸向胸膜的趋势。

(二) 小叶核心结构

是指供应肺小叶的呼吸性细支气管(或 3~5 支终末细支气管)和小叶内终末细动脉,直径约为 1.0 mm,而终末细支气管及其伴行动脉,直径仅为 0.5 mm,这些管状结构多可在高分辨率 CT 图像上显示。在离体肺标本上,这些结构较清楚,而在活体扫描时仅可显示小动脉,难以显

示细支气管,这可能与运动伪影及体壁干扰有关。小动脉呈点状或"Y"型分支状,距胸膜面 5～10 mm,距小叶间隔 3～5 mm。

（三）小叶实质

在高分辨率 CT 图像上,小叶实质比气管腔内空气的密度稍高,可见其中的点状高密度影,系初级肺小叶（也即肺腺泡）内血管的断面。高分辨率 CT 不能显示初级肺小叶的完整轮廓和呼吸性细支气管。

■ 五、胸内淋巴结

肺癌分期对制定治疗计划和估计预后有重要价值,由 Denoix 提出的 TNM(tumor nodal-involvement metastasis,TNM)分期理论备受推崇,并为国际抗癌联盟(International Union Against Cancer,IUCC)采纳作为制定全身恶性肿瘤分期的参照依据。肺癌 TNM 分期目前主要存在两大系统,即美国癌症分级和最终结果报告联合委员会(American Joint Committee for Cancer Staging and End Result Reporting,AJCC)和美国胸科协会(American Thoracic Society,ATS)分别制定并不断修订的分期方案,至 2009 年仍维持第 6 版 N 分期标准,但增加了单站即 N1a,N2a 及多站 N1b,N2b 淋巴结。

胸内淋巴结受侵或转移是肺癌 TNM 分期的一项重要指标,主要涉及淋巴结的数目、大小、位置及观测方法等内容。

（一）胸内淋巴结的范围、数目和大小

胸部是淋巴结分布最广泛的体部之一。胸内淋巴结主要包括纵隔、肺和锁骨上区,它们通常沿气管、食管和大血管分布,多聚集成群,尤其在肺门、隆突下区及气管间隙处。淋巴结的数目多无定论,一般认为与年龄、健康状况及既往有无呼吸系统病史有关。至于淋巴结的大小,健康人群或青少年群体胸内淋巴结长轴不超过 7 mm;慢性病患者及老年群体淋巴结长径平均在 10 mm 以下,少数个体可达 15 mm 甚至更大。Glager 按 ATS(1983)系统用 CT 研究了 56 例正常个体纵隔淋巴结的数目和大小,结果见表 7-5。

表 7-5　正常个体纵隔淋巴结的数目和大小($n=56$)

区域	可见例数	数目(个)(M±SD)	最大例数	短径(mm)(M±SD)	均数(mm)(M±SD)
2R	53	2.1±1.3	6	3.5±1.3	8.0±3.1
2L	42	1.9±1.6	6	3.3±1.6	7.6±4.0
4R	56	3.2±2.0	10	5.0±2.0	11.1±3.9
4L	47	2.1±1.6	7	4.7±1.9	10.8±4.2
5	33	1.2±1.1	3	4.7±1.7	11.8±5.0
6	48	4.8±3.5	12	4.1±1.7	10.3±4.2
7	53	1.7±1.1	6	6.2±2.2	14.3±4.6
8R	32	1.0±1.1	4	4.4±2.6	10.1±6.1
8L	25	0.8±1.2	6	3.8±1.7	8.9±3.9
10R	56	2.8±1.3	7	5.9±2.1	13.6±4.0
10L	39	1.0±0.8	3	4.0±1.2	9.4±2.3

肺癌时胸内淋巴结有无受累或转移,很重要的一条是观察淋巴结有无肿大,因此肿大淋巴结的标准成为 CT 研究的热点,表 7-6 是不同时期部分作者的研究结果。

表 7-6 肿大淋巴结的下限标准对照

作者	时间	病例数	测量方法	大小(mm)
Genereux	1984	51	长径	>11
Glager	1985	100	短径	>10
Kiyono	1988	40	短径	>12
Pearlberg	1988	37	短径	>10
Mcloud	1992	143	短径	>10
Murray	1993	50	长径	>15

综述者通常分别以淋巴结的长、短径大于 15 mm 和 10 mm 作为肿大淋巴结的标准,这样就兼顾了有时难以决定淋巴结长短径的困惑。值得注意的是,不少文献提示"肿大淋巴结可以是反应性增生,而正常大小淋巴结镜下却有转移"的情况,因此在肺癌淋巴结转移上应持慎重态度,较可取的方法是报告有无肿大淋巴结及其数目、部位。

(二)胸部淋巴结的分组和分期

在胸内淋巴结的定位和命名上,AJCC 和 ATS 之间有所不同。前者较为详细,适合胸腔镜或开胸活检;后者简明确切,可用于术前的影像学评价。AJCC 和 ATS 在淋巴结分期方面是一致的,可分 4 级:N0 无可见的淋巴结转移;N1 同侧肺门或(和)肺门淋巴结转移;N2 同侧纵隔和(或)隆突下淋巴结转移;N3 对侧纵隔、肺门、肺内或锁骨上淋巴结转移。表 7-7 是 1997 年修订过的 AJCC 和 ATS 胸内淋巴结分组分期对照。

表 7-7 AJCC 和 ATS 胸内淋巴结分组对照

AJCC(1997)			ATS(1988)		
组码	命名	分期	组码	命名	分期
1	最上纵隔组	同侧 N2	1R/L	锁骨上组	均为 N3
2	上气管旁组	N2	2R/L	上气管旁组	同侧 N2
3	血管前气管后组	N2			
4	下气管旁组	N2	4R/L	下气管旁组	同侧 N2
5	主动脉下组	N2	5	主肺动脉组	同侧 N2
6	主动脉旁组	N2	6	前纵隔组	同侧 N2
7	隆突下组	N2	7	隆突下组	均为 N2
8	食管旁组	N2	8R/L	食管旁组	同侧 N2
9	肺韧带组	N2			
10	肺门组	同侧 N1	10R/L	气管支气管组(右)	同侧 N1
			10R/L	支气管周围组(左)	同侧 N0
11	肺叶间组	同侧 N1	11R/L	肺内组	同侧 N1
12	肺叶内组	同侧 N1			
13	肺段内组	同侧 N1			
14	肺亚段组	同侧 N1	14R/L	膈上组	同侧 N2

在分组方面 ATS 更注重解剖结构方面的标志性和术语的准确性,其与 AJCC 主要区别:①剔除了 AJCC 概念含糊不清的命名,如以锁骨上组取代最上纵隔组,以气管支气管组(右)和支气管周围

组(左)取代肺门组。②对某些区域概念易混淆的组群进行了必要的合并,如将 AJCC 的血管前气管后组并入上下气管旁组,将肺韧带组并归食管旁组,将肺叶间组、肺叶组及肺段组合并统称肺内组。③充分利用解剖标志定义某些不开胸难以分辨的组群,如将 AJCC 的主动脉下组和主动脉旁组更名为主肺动脉(窗)组和前纵隔组,将食管旁组限定在隆突下 3.0 cm 以远,其上则并入隆突下组、上下气管旁组及支气管周围组。因为锁骨上淋巴结实际上既不属胸内更不属纵隔,所以 ATS 在肺癌分期时将其定为 N3,类同远处转移;而 AJCC 仍将其划归纵隔淋巴分期范畴,似为不妥。

(三)CT 显示胸内淋巴结的方法及准确性

CT 系横断层成像,是含有三维信息的二维图像,它的高分辨率和薄层扫描技术,可显示任一组群的淋巴结;利用静脉注射对比剂的增强扫描,可分辨血管性能与非血管性结构,因而是非损伤地评价胸内淋巴结的最佳手段。在轴位断层图上测量淋巴结的大小已近似精确,划分组群主要利用解剖结构作区间标记(图 7-17)。

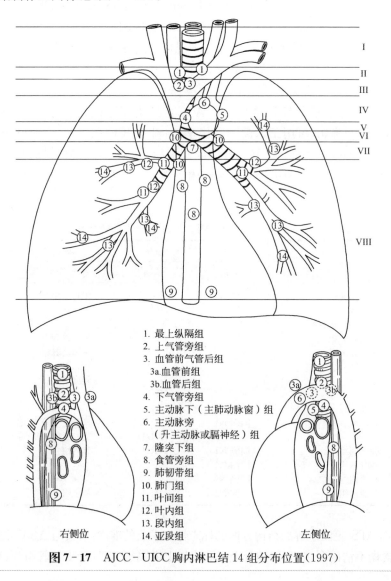

1. 最上纵隔组
2. 上气管旁组
3. 血管前气管后组
   3a.血管前组
   3b.血管后组
4. 下气管旁组
5. 主动脉下(主肺动脉窗)组
6. 主动脉旁
   (升主动脉或膈神经)组
7. 隆突下组
8. 食管旁组
9. 肺韧带组
10. 肺门组
11. 叶间组
12. 叶内组
13. 段内组
14. 亚段组

右侧位   左侧位

图 7-17 AJCC-UICC 胸内淋巴结 14 组分布位置(1997)

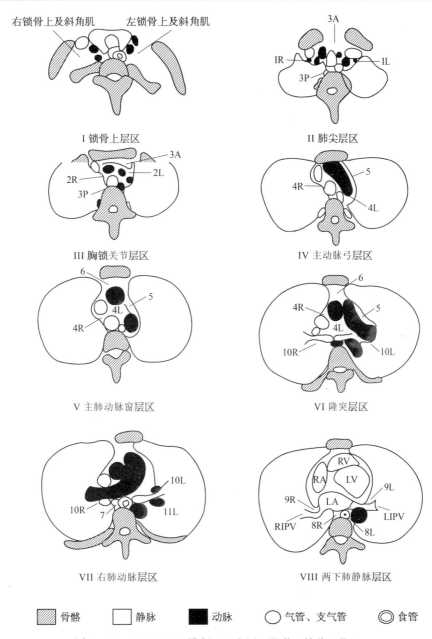

右锁骨上及斜角肌　左锁骨上及斜角肌

I 锁骨上层区

II 肺尖层区

III 胸锁关节层区

IV 主动脉弓层区

V 主肺动脉窗层区

VI 隆突层区

VII 右肺动脉层区

VIII 两下肺静脉层区

▨ 骨骼　▢ 静脉　■ 动脉　◯ 气管、支气管　◎ 食管

图7-18 Ⅰ～Ⅷ:CT横断面8个层区的淋巴结分组位置

实践中我们结合最新AJCC淋巴结命名法和CT横断面成像的特点,在连续的胸部CT图像上划分8个区域层的方法较为简便实用,易于在胸部CT横断面图像上鉴别淋巴结组群。它们分别是:Ⅰ.锁骨上层区(第6颈椎上缘至肺尖):可见锁骨上窝及沿斜角肌排列淋巴结,同侧、对侧均为N3(图7-18,Ⅰ)。Ⅱ.肺尖层区(肺尖至左无名静脉横行段):可见1R/L,3A/P组,同侧属N2,对侧属N3(位于中线属同侧)(图7-18,Ⅱ)。Ⅲ.胸锁关节层区(左无名静脉横行段至主动脉弓上缘):可见2R/L,3A/P组,同侧属N2,对侧属N3(图7-18,Ⅲ)。Ⅳ.主动脉弓层区

（自主动脉弓上缘至肺动脉窗）：可见 4R/L，5、6 组，同侧属 N2，对侧属 N3（图 7-18，Ⅳ）。Ⅴ.主动脉窗层区（自主动脉窗至左肺动脉）：可见 4R/L，5、6 组，同侧属 N2，对侧属 N3。也可见 10R/L 组，同侧属于 N1，对侧属于 N3（图 7-18，Ⅴ）。Ⅵ.隆突层区（左肺动脉至隆突）：可见 4R/L，5、6 组，同侧属 N2，对侧属 N3。还可见 10R/L 组，同侧属于 N1，对侧属于 N3（图 7-18，Ⅵ）。Ⅶ.右肺动脉层区（隆突下 3 cm 以内）：可见 7 组，同侧、对侧均为 N2，10R/L 组（图 7-18，Ⅶ）。Ⅷ.两下肺静脉区（隆突以下 3 cm 至膈上）：可见 8R/L，9R/L 组，同侧属 N2，对侧属 N3（图 7-18，Ⅷ）。在肺尖至膈上各层面中肺内可见 11R/L，12 R/L，13 R/L，14 R/L 组，由于都位于纵隔膜外，因此同侧属 N1，对侧才属 N3。兹将 8 个 CT 横断面层区的淋巴结组群分布简单小结，列于表 7-8。

表 7-8　8 个胸部 CT 横断面层区淋巴结组群分布简表

断 层 范 围	淋巴结组编码
Ⅰ.锁骨上层区（第 6 颈椎上缘至肺尖）	锁骨上和斜角肌组
Ⅱ.肺尖层区（肺尖至左无名静脉横行段）	1R/L，3A/3P 组
Ⅲ.胸锁关节层区（左无名静脉横行段至主动脉弓上缘）	2R/L，3A/3P 组
Ⅳ.主动脉弓层区（自主动脉弓上缘至肺动脉窗）	4R/L，5、6 组
Ⅴ.主动脉窗层区（自主动脉窗至左肺动脉）	4R/L，5、6，10R/L 组
Ⅵ.隆突层区（左肺动脉至隆突）	4R/L，5、6，10R/L 组
Ⅶ.右肺动脉层区（隆突下 3 cm 以内）	7，10R/L 组
Ⅷ.两下肺静脉区（隆突以下 3 cm 至膈上）	8R/L，9R/L 组
* 在肺尖至膈上各层面肺内	11—14R/L

　　尽管 CT 在非损伤地显示胸内淋巴结的数目、大小和位置上具有优势，但在判断肺癌患者有无淋巴结转移中仍存在假阳性和假阴性。Mcloud 的研究结果指出：淋巴结直径<10 mm 时转移率仅 13%，在 20～30 mm 时转移率 62%，在>40 mm 时转移率 100%；10R 和 11R 区的假阳性率最高，10L 和 11L 区的假阴性率最高。因此 CT 评价淋巴结转移存在着一定的局限性，而 PET/CT 对淋巴结转移诊断的敏感性、特异性、准确性均明显高于 CT 及 MRI。但进一步检查时还应考虑采用纵隔镜、剖胸、支气管镜或 CT 引导下经皮针吸活检，以获得病理诊断。表 7-9 和表 7-10 分别提供了纵隔淋巴结 CT 分期的准确性和淋巴结大小与转移之间的关系。

表 7-9　纵隔淋巴结分期的准确性

淋巴结群（ATS）	敏感性	特异性	淋巴结例数
2R	:	:	10
2L	:	:	7
4R	78	79	104
4L	33	86	70
5	83	83	30
7	25	91	108
10R	30	72	42
10L	27	94	29
11R	29	73	22
11L	17	86	20
8R	:	:	1
8L	:	:	0

表7-10　纵隔淋巴结大小与转移之间的关系

淋巴结个数	大小(mm)	转移率(%)	淋巴结个数	大小(mm)	转移率(%)
336	<10	13	6	30～39	67
57	10～19	25	2	>40	100
13	20～29	62			

■ 六、肺癌的CT影像诊断

肺癌起源于气管的黏膜上皮,可发生于主支气管、肺叶支气管、肺段支气管、亚段支气管、细支气管以及肺泡。根据其发生部位,可分为4型,即中央型(肺段支气管以上,图7-19a,b)、中间型(肺段支气管)、周围型(细支气管以上)和边缘型(细支气管以下,近胸膜缘)。现以周围型肺癌为代表阐述肺癌的影像学诊断特征及与肺内其他孤立性结节病灶的鉴别要点。

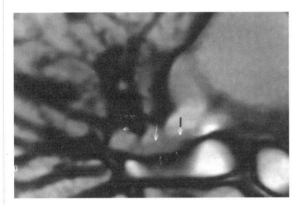

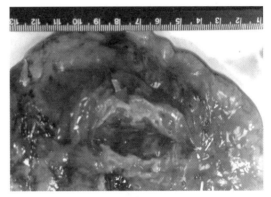

图7-19(a)　右主支气管前壁增厚呈软组织低密度影

图7-19(b)　同一病例的大体标本,病理为鳞癌(中央型)

(一)肺孤立性结节病灶

多年来,我们在研究肺孤立性结节病灶(solitary pulmonary nodule,SPN)的CT诊断与鉴别诊断这一重要而困难的领域中,不断创立新方法,不断开展新技术,不断总结新经验。籍以提高周围型肺癌与肺良性结节CT诊断的准确率。总结对SPN作CT定性评估的经验,提出以下4个CT诊断指标,供使用时参考。

Ⅰ外形:a-圆球;b-土豆/树叶/桑椹状。

Ⅱ密度:a-均匀;b-不均匀:小结节堆聚、支气管充气的小管、小泡、小洞。

Ⅲ钙化:a->20%容积(中央及周围);b-<20%容积(中央及周围)。

Ⅳ周围:a-无刺;b-有刺/肿瘤血管增强及微小血管的狭窄、扭曲、截断/胸膜凹陷/阻塞改变(肺炎、肺气肿、肺不张)。

必须指出,对于SPN决不能凭单一的CT诊断指标来肯定或否定周围型肺癌或肺良性结节的诊断。需要强调的是,有3～4个相关的CT指标并存,同时密切结合临床资料,才有诊断价值。一般规律是ⅠB～ⅣB均为恶性结节即肺癌的特征。如果前3个CT诊断指标中的任何一项组合了ⅣB,则肺癌的诊断可以成立(图7-20)。也即肺癌结节的CT诊断要点是:结节/肿块外形呈土豆状;内部有小结节堆聚但少有钙化或可出现支气管充气征的小泡、小管、小洞;结节边

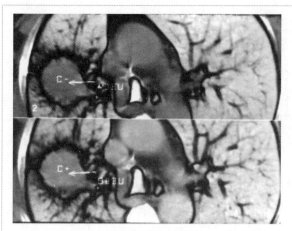

图 7 - 20 (a)　　右上叶肺癌,增强后 CT 值升高 50 HU,瘤周有长短毛刺

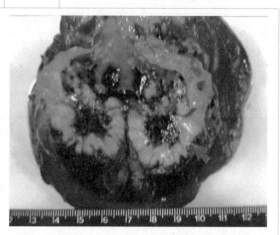

图 7 - 20(b)　　同一病例的大体标本,病理为腺癌 (周围型)

缘有毛刺、肿瘤血管的增强及微小血管有狭窄、扭曲、截断,或出现胸膜皱缩、凹陷、牵曳;还可有阻塞性肺气肿、肺不张、炎症等改变。此外,在使用自动加压 CT 专用注射器以 3 ml/s 速率作 CT 增强,癌结节在静脉期往往有不同程度的增强。增强前后的 CT 值相差一般都大于 30 HU。以上所述是所有肺癌的共同影像特征,无论是腺癌、鳞癌,还是小细胞肺癌或大细胞肺癌均有这些共性表现。

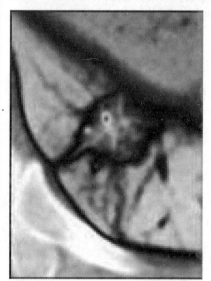

图 7 - 21　　在肺腺癌结节的边缘部分 CT 示放射树枝状的微小血管结构

因此可以认为,周围型肺癌具有"三多"特征:即多肿块性,多小结节堆聚,多增强性。与肺结核的共性正好相反:肺癌的"三多"共性在肺结核则为"三少";而肺结核的"三多"共性即多灶性、多态性、多钙化性在周围型肺癌则为"三少"。

需要特别指出的是基于肺癌血管构型中,肿瘤外带是癌细胞增殖、活跃生长的区域。也是肿瘤新生血管主要分布的区域。肿瘤中心部分则是肺组织被破坏/再重建的区域——再产生新生血管和基质。应用 CT 血管造影(CTA)这一非创伤性技术,在动-静脉期中,肺癌之边缘部分的肿瘤外带丰富的新生血管分支或是残留在癌组织内的宿主血管的分支,均可被强化,形成特殊的 CT 肿瘤微血管成像征(CT microvessels sign)。这是周围型小肺癌(≤3 cm)与其他单发肺结核鉴别的一个重要依据(图 7 - 21)。

(二) 细支气管肺泡癌的 CT 表现

近年来,肺腺癌的发病率明显上升,相反鳞癌的发病率相对下降,且前者大多数又都是周围型。而肺腺癌中的细支气管肺泡癌(bronchioloalveolar carcinoma, BAC)的生长方式主要表现是磨玻璃结节(GGN型)或孤立性球形病灶(单发结节型),长在肺外周或胸膜下的区域,多数可见分叶状,周围有短细毛刺及胸膜凹陷、牵曳征,内部有小泡、小管式的支气管充气征及小结节堆聚征。可有强化,增强前后病灶区域的 CT 差值一般都大于 30 HU(图 7 - 22)。也可呈一侧或双侧肺内弥漫性结节状或斑点状病灶(弥漫型),在继续长大后,整个支气管管道无气体充填时则呈一团状或实变影(实变型）。实变型早期CT表现为边界清楚的磨玻璃影，中晚期可见大片实变影，或有"枯树枝"征，密度增高而均匀一致，易与炎症混淆。特别是当结节/实变病灶继续生长，阻塞了段/亚段支气管，还可引起肺段的阻塞性肺炎和不张，形成楔状致密影，很易误诊为节段性肺炎（图7-23）。如能仔细地观察，可见节段性肺炎和不张的均匀影中还常见有密度较高的肿块影，增强扫描强化明显，从而与炎症及不张区域能分开，可以作出鉴别。由于BAC的CT影像学既具有肺癌的共性表现，也有其特殊的个性特征。因此将细支气管肺泡癌的CT分型详细介绍如下。

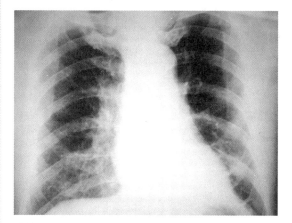

图7-22(a)　胸片示左下肺结节影（混合型细支气管肺泡癌）

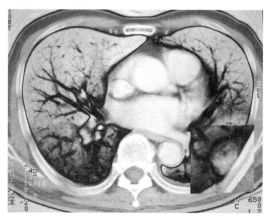

图7-22(b)　同一BAC病例CT示在放大的病灶内可见支气管充气征、空泡征及小结节堆聚征

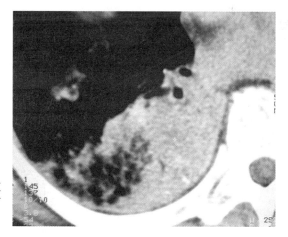

图7-23　右下肺实变（多灶）型细支气管肺泡癌（手术证实），易误诊为节段性肺炎

1. **磨玻璃结节型**　在CT上肺密度模糊地增加，在病变区内仍可见肺实质本底有血管及支气管影的可称为磨玻璃影（GGO），又可分为纯磨玻璃影（pure ground glass opacity，pGGO）和部分伴有实性结节的混合性磨玻璃影（mixed ground glass opacity，mGGO）两类。由多种原因造成肺泡含气量下降或肺泡未被完全充填，均可形成GGO。所以它是一种非特异性表现，可以由多种原因造成，如炎症性病变（包括一般非特异性、结核及真菌性）、局灶性纤维化（图7-24）、不典型腺瘤样增生（atypical adenomatous hyperplasia，AAH）、细支气管肺泡癌（BAC）、混合型肺小腺癌均可形成肺内局灶性磨玻璃密度结节（ground glass nodule，GGN）的改变。在CT影

像上表现为局灶性云雾状密度结节影,结节内的血管和支气管纹理仍清晰可辨,CT 值约为－300 HU。单纯 BAC 在 X 线平片上常为境界不清的模糊淡片影,常常可误诊为浸润型肺结核或炎症,或因病灶较小而漏诊,单纯 BAC 在 CT 上呈纯磨玻璃影(pGGO)时,肺窗表现为云雾状密度影,CT 值－300～－650 HU,病灶内可见清晰的细小血管与数量不等的空泡或支气管充气影,纵隔窗病灶未能显示。呈磨玻璃伴有部分实性结节(part-solid GGN)时,肺窗表现为云雾状密度影与较密实结节灶并存。结节与肺界面大多清楚,与 GGO 界面大多模糊(图 7-25)。在 CT 诊断中要对以上多种异病同影的病灶作出鉴别有时是十分困难的。对混合型肺腺癌及细支气管肺泡癌的 CT 和病理对照研究发现,当肿瘤细胞沿肺泡壁附壁生长而无肺泡塌陷时,在 CT 上表现为 pGGN(图 7-26);当肿瘤细胞沿肺泡壁附壁生长伴有肺泡塌陷、弹性纤维中重度增生、网状结构断裂时,则表现为部分实变 GGN(part-solid GGN)(图 7-27)。当肿瘤完全呈实体性生长时,则呈实性软组织密度的局灶性结节(solid or sub-solid, GGN)(图 7-28)。

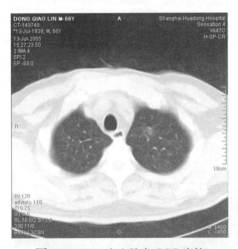

图 7-24(a) 左上肺尖 GGO 病灶

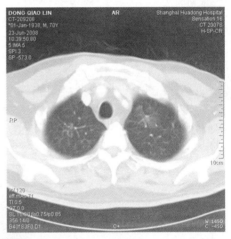

图 7-24(b) 同一病例 4 年随访,GGO 病灶增大,手术证实为局灶性纤维化

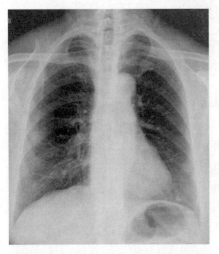

图 7-25(a) 3 年胸片随访,遗漏了隐藏在右侧肋骨后的 GGO 病灶

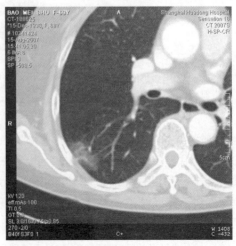

图 7-25(b) CT 横断面示右下叶胸膜缘的 GGN,与肺界面清楚,呈分叶状

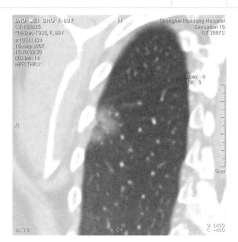

图 7 - 25(c) 同一病例的冠状面图像。GGN 肺密度模糊地增加,其内可见血管及支气管影

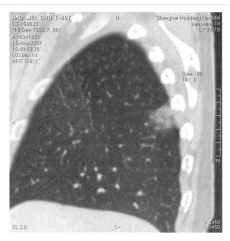

图 7 - 25(d) 矢状面图像 GGN 位于右侧斜裂下方,病理:GGN 型即单纯性 BAC(Noguchi A 型)

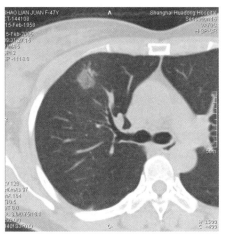

图 7 - 26(a) 右上肺前段球状 GGN,其内可见增粗的支气管血管束

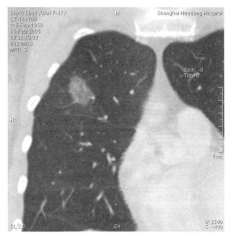

图 7 - 26(b) 同一病例冠状面示球状 GGN 内可见小泡状充气影

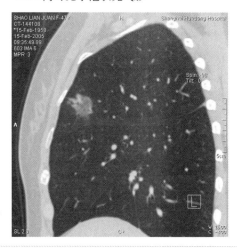

图 7 - 26(c) 矢状面图像示球状 GGN 内有血管影,单灶型 BAC(Noguchi B 型)

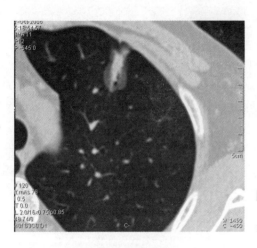

图 7 - 27　左上肺前段 GGO 伴半实性结节
（part-solid GGN），病理：以 BAC 为主的混合
型腺癌

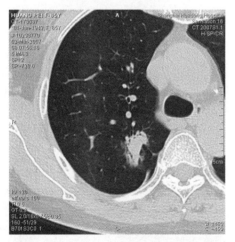

图 7 - 28(a)　右上肺后段实性结节（solid
GGN）伴胸膜侵犯，病理：混合型腺癌

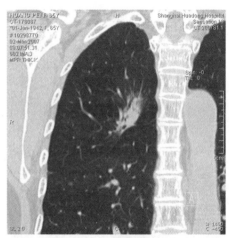

图 7 - 28(b)　同一病例的冠状面病灶内
可见支气管充气征并有胸膜侵犯
（Noguchi D 型）

　　不典型腺瘤样增生（atypical adenomatous hyperplasia，AAH）是细支气管肺泡癌（BAC）的
癌前病变。AAH 在 CT 上也呈典型纯磨玻璃结节（GGN）表现（图 7 - 29）。它在病理上病灶
局限，边界清楚，增厚的肺泡壁或呼吸性细支气管内衬有不典型的立方或低柱状上皮细胞。
一般 AAH 直径均在 5 mm 或以下，很少大于 10 mm。因此在临床上对 pGGN 定期作 CT 随访
是完全必要的，对长期观察期间仍持续存在的肺小结节中的可能是 AAH、BAC 或肺腺癌，
AAH 随访 2、3 年都可稳定不变，但 AAH 有向 BAC 或腺癌发展的趋势，BAC 或小腺癌会不
断增大，出现胸膜凹陷、牵曳，此时应采用 CT 引导下的肺组织活检或胸腔镜以明确诊断。当
细胞学或活检标本还不能明确诊断时，凭结节的生长速度加快及体积变实也能提示为恶性征
象。因此在非实性的肺小 GGN 结节随访期间一旦出现实性病灶，并经 CT 增强扫描属强化结
节或发现肿瘤边缘部分微血管征这三者的，应停止随访而采用手术切除，以免延误早期肺癌
的诊治（图 7 - 30）。

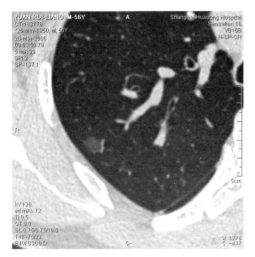

图 7‑29(a) 右上肺结节不典型腺瘤样增生（AAH）也呈 pGGN 表现

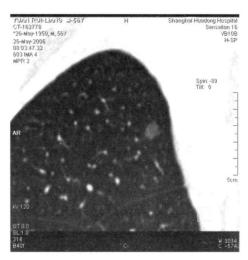

图 7‑29(b) 矢状面示病灶不与胸膜粘连，手术证实为 AAH

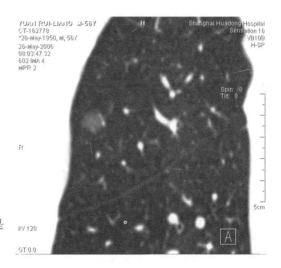

图 7‑29(c) 冠状面示 AAH 直径 8 mm，是细支气管肺泡癌（BAC）的癌前病变

2. 单发结节型 结节型细支气管肺泡癌为含有 BAC 成分的混合型腺癌，其生长方式主要表现为孤立性球形病灶时，常长在肺外周或胸膜下的区域，多数可见分叶状，周围有短细毛刺及胸膜凹陷征，内部有小空泡征、细支气管充气征及结节增强征（图 7‑31）。小空泡征及细支气管充气征的病理基础可以是未被肿瘤组织占据的含气肺泡腔；可以是未闭合的或扩张的细支气管；可以是融解、破坏与扩大的肺泡腔。它们与空洞征是不同的，后者则是指肿瘤坏死物经支气管排出后形成的，或肿瘤压迫、阻塞邻近支气管致肺气肿、肺大疱形成以后肿瘤向肺大疱壁靠近生长而成，更有可能是与终末支气管的活瓣阻塞有关。大小可在 5 mm 以上至数厘米（图 7‑32 及图 7‑33）。

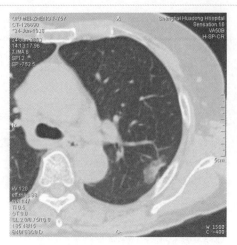

图 7‐30(a) 左上肺后段 pGGN 出现血管增强征象

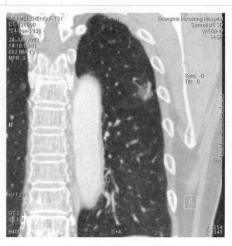

图 7‐30(b) 同一病例冠状面还可见半实性结节

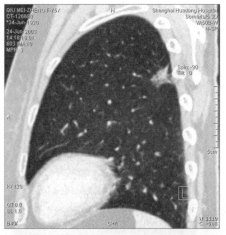

图 7‐30(c) 矢状面图像示胸膜还有粘连,病理:以 BAC 为主的混合型腺癌

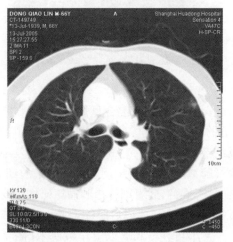

图 7‐31(a) CT 横断面示左上肺 pGGN

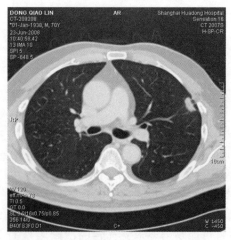

图 7‐31(b) 同一病例 3 年随访,由 pGGN 发展为 solid-GGN

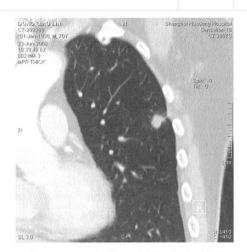

图7-31(c) 冠状面示病灶有较显著的
强化

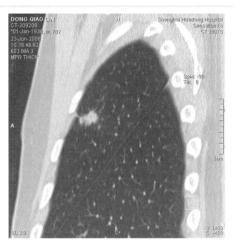

图7-31(d) 矢状面示病灶呈分叶状并
与胸膜粘连,手术证实为混合型肺腺癌

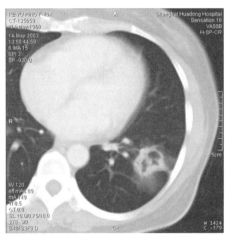

图7-32(a) 左下肺混合型腺癌的空洞
征,形态多发而不规则

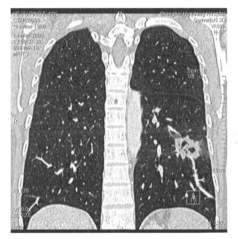

图7-32(b) 同一病例,病灶还有长条状
纤维影粘连

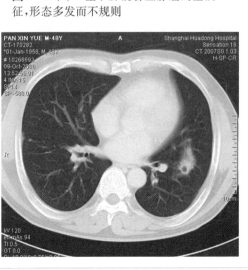

图7-33 左肺BAC的空洞征,直径>5 mm

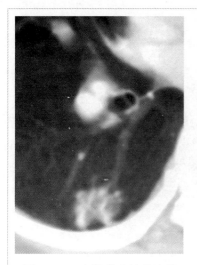

图7-34　在结节病灶的边缘部分出现"CT 微血管成像征"是混合型肺腺癌的特点

肺癌结节可有强化,增强前后病灶区域的 CT 差值一般都大于 30 HU。需要特别指出的是基于肺癌血管构型中,肿瘤外带是癌细胞增殖、活跃生长的区域,也是肿瘤微血管主要分布的区域。肿瘤中心则是肺组织被破坏/再重建的区域——再产生新生血管和基质。采用 CT 血管造影(CTA)技术,在动脉期或动静脉期中,结节型肺泡癌(含有 BAC 成分的混合型腺癌)的肿瘤外带丰富的微血管分支结构可被强化,形成特殊的 CT 微血管成像征(CT microvessel sign),这是结节型细支气管肺泡癌(≤2 cm)与其他单发肺结核鉴别的一个重要依据(图 7-34)。

在显示结节型细支气管肺泡癌的支气管、肺动脉、肺静脉之间的形态关系上,运用 CT 多平面重建、最大密度投影等图像后处理方法观察肿瘤与肺动静脉、支气管间关系及进行形态学分型,并分析与病灶之间的关系,这对病灶的定性有很大的实用价值。从组织病理学发生上来讲,细支气管肺泡癌因多起源于细支气管黏膜上皮或肺泡上皮,故而较易出现细支气管僵直、牵拉、扭曲、变窄、截断(图 7-35)。肺动脉又与支气管伴行,影像上支气管表现为截断或僵直牵拉时,肺动脉也多有相似的形态改变:早期受累时可表现为边缘走行伴僵直、牵拉、变窄等,进一步受累严重时可表现为截断(图 7-36)。而肺静脉不与支气管伴行,与支气管有一定间距,所以肺静脉形态变化多样,但也以边缘走行伴僵直、牵拉、变窄为多见。

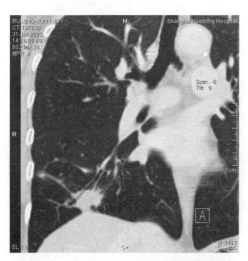

图7-35　冠状面示右下肺腺癌内的支气管扭曲、僵直及狭窄

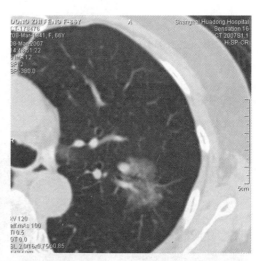

图7-36　左上肺 BAC 内的血管与支气管伴行并有截断征象

3. 多发结节型　当结节病灶继续生长,阻塞了段/亚段支气管,可引起肺段的阻塞性肺炎和不张,也可呈一侧或双侧肺内弥漫性结节状或斑点状病灶生长,呈多中心发展。诸结节大小不等,每个结节形态与单发结节型 BAC 相同,结节边缘可具深分叶征、毛刺征和棘突征。深分叶征是指肿瘤边缘凹凸不平,呈花瓣样突出,弧距与弧长之比≥0.4,系肿瘤各个方向生长速度不同或

生长过程中受到血供及支气管阻碍造成;毛刺征表现为自肿瘤边缘向周围肺伸展,呈放射状、无分支的细短线条影,这是瘤组织向肺间质浸润并牵拉周围的小叶间隔所致(图7-37);棘突征是指纵隔窗表现为自肿瘤边缘突向肺野,形态介于分叶与毛刺之间呈尖角样的棘状突起,被认为是分叶的一部分,是肿瘤发育的先端部位,代表肿瘤细胞在血管周围的结缔组织内浸润和沿淋巴管蔓延。有深分叶征、毛刺征和棘突征的肺泡癌可能有更高的恶性生长生物学特性。对小肺癌的诊断有非常重要的价值。

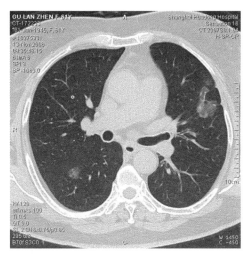 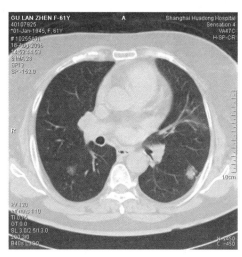

图7-37(a)　多发结节型 BAC。两肺 pGGN,部分病灶边缘不整,呈花瓣样 　　图7-37(b)　同一病例,部分病灶呈实性结节(solid GGN)

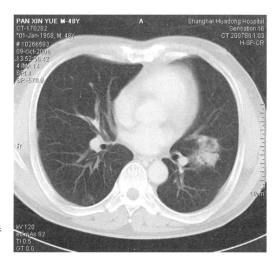

图7-37(c)　同一病例,部分病灶增大为半实性结节(part-solid GGN)

　　4. 实变弥漫型　在肿瘤继续长大后,整个支气管管道无气体充填时则呈一团状或大片实变影(图7-38)。密度增高而均匀一致,易与炎症混淆。在实变影中,也可有较大的支气管充气显影,而较小的支气管多不能显示,呈"枯树枝"征(图7-39a,b);也可形成楔状的肺段致密影,病变尖端指向肺门,外围与胸膜相连,密度均匀一致,边缘平直,也可稍外凸或内凹,而无支气管充气征,很易误诊为节段性肺炎。另外在实变型的肺泡癌周围或对侧肺内常可合并一些小斑片状或腺泡样结节影的存在,这也是一个重要的佐证。如能仔细地观察,还可见在节段性肺炎和不张的均匀影中有密度更高的肿块影,强化明显(图7-39c);也可在均匀一致的低密度区内有树枝状的血管影,从而与炎症及不张能区分开来。弥漫型细支气管肺泡癌有无数小结节或小斑片影弥漫分布于两肺,结节内可有小空洞或小囊影出现,其成因可能是与终末细支气管的活瓣阻塞有关(图7-40)。

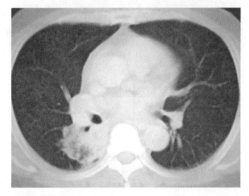

图7-38　右肺下叶上段实变(多灶)型 BAC。在GGO 中有实性结节,紧贴脊柱旁

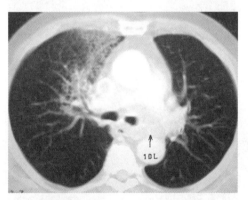

图7-39(a)　右肺上叶前段实变(多灶)型BAC。病灶呈大片状浸润影

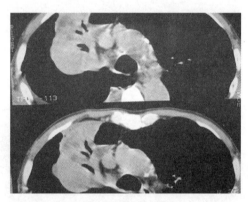

图7-39(b)　半年后同一病例的 CT 纵隔窗示大片实变影及支气管树充气征

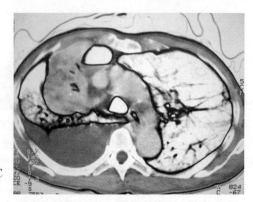

图7-39(c)　半年后同一病例的非线性窗示 BAC癌灶明显强化伴胸腔积液

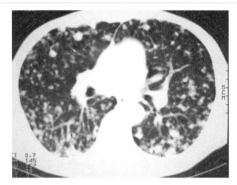

图 7 - 40 弥漫(多灶)型 BAC:CT 示两肺散在多发的小结节影及增粗的支气管血管束

(三) CT 征象与组织病理基础的相关性

(1) 在介绍肺癌结节的 CT 诊断要点中曾提出ⅠB～ⅣB 均为恶性结节 4 个相关的 CT 指标是:结节/肿块外形呈土豆状;内部有小结节堆聚但少有钙化或可出现支气管充气征的小泡、小管、小洞;结节边缘有毛刺、肿瘤血管的增强及新生血管微小分支或是残留在癌组织内的宿主血管的微小分支有狭窄、扭曲、截断;或出现胸膜皱缩、凹陷、牵曳。这是所有肺癌共同的 CT 影像特征,无论是腺癌、鳞癌,还是小细胞肺癌或大细胞肺癌均可有这些共性表现。但不同的组织病理类型,也可以有不同的个性表现。鳞、中低分化腺癌、小细胞癌常具有毛刺、分叶、胸膜凹陷牵曳征及周围血管受侵犯等清楚的边缘征象。而支气管充气征及空泡征则主要见于腺癌,特别是呈磨玻璃密度的分化好的腺癌,而在其他组织类型肿瘤罕见。空泡征产生的原因为细支气管囊状扩张、肿瘤坏死腔或支气管扩张。肿瘤中无支气管充气征及空泡征,提示肿瘤增长迅速。有较大凸面、凹凸不平的深分叶征像,主要为膨胀性或填充性(肺泡腔被肿瘤细胞填满)生长的恶性肿瘤所具有,凹凸不平的边缘可能是肿瘤切迹或分叶的一部分。切迹或分叶的肿瘤生长方式主要为膨胀性生长,当然在某些良性肿瘤中也能见到。而凹凸不平的肿瘤生长方式为附壁生长,几乎都是恶性肿瘤。密集的细毛刺征呈多发不规则放射状的细线影,小于 2 mm,97％为恶性肿瘤,特别是腺癌所具有。CT 影像上的毛刺为肿瘤细胞向各个方向放射状蔓延或肿瘤刺激引起结缔组织增生、纤维索条形成。胸膜凹陷、牵曳的形成是由于小叶间隔的增厚、外周血管阻塞引起的纤维化及淋巴管被肿瘤细胞填充所致,主要见于腺癌。

总之,周围型小肺癌的密度及边界清晰程度与组织细胞类型及其分化程度有关。高分化腺癌表现为磨玻璃密度,边缘较模糊;中分化腺癌则为密度均匀的软组织密度结节,边界清晰;低分化腺癌、鳞癌、小细胞肺癌则为密度均匀的软组织密度结节,边缘有深分叶。因此凡 CT 影像上主要表现以混合型磨玻璃结节、支气管充气征及空泡、浅分叶、毛刺征明显,胸膜凹陷明显,肺内结节周围出现血管分支增强或有血管穿透病灶内部出现狭窄、扭曲、截断时,高度提示为腺癌。

(2) 细支气管肺泡癌(bronchioloalveolar carcinoma,BAC):在 WHO 肺癌国际组织学分类(1999)中属于腺癌的第三型。第一型为腺泡型(acinar),第二型为乳头型(papillary),第四型为混合型(mixed),这已保留在 2004 年的 WHO 分类中,其中混合型是最常见的肺腺癌亚型。而BAC 作为腺癌的一种特殊类型,起源于细支气管上皮和肺泡上皮,病理组织学上再分成非黏液性(non-mucinous)、黏液性(mucinous)、混合性(mixed)或不定性(indeterminate)。多数 BAC 为非黏液性,黏液性占 25％,混合性罕见。所有的 BAC 都必须显示呈单纯沿肺泡壁呈附壁式生长,癌细胞密集排列,形态多样,可呈柱立方状、钉状、圆顶状,而无基质、血管或胸膜的侵袭,称单纯性 BAC(图 7-41)。根据这一严格的标准,大多数以前含有 BAC 成分的肺腺癌,如今都应划归为混合型肺腺癌。2011 年肺腺癌 IASLC/ATS/ERS 分类,废除了 BAC 这一术语,如≤3 cm,原来的 BAC 改为原位腺癌等(详见肺癌的病理学)。2004 年 WHO 肺癌国际组织学分类中还保留了 1999 年所规定的不典型腺瘤样增生(atypical adenomatous hyperplasia,AAH)这一类型,而 AAH 只是一种由轻至中度不典型细支气管肺泡细胞的局限性增殖,达不到 BAC 的病理标准,可为肺 BAC、腺癌的前驱性病变,通常≤5 mm,不伴间质炎症和纤维化。

(3) 在 CT 诊断中要对以上多种异病同影形成的 GGO 病灶作出鉴别有时是十分困难的。对混合型肺腺癌及细支气管肺泡癌的 CT 和病理对照研究发现,在早期,癌细胞呈钉突状或灯泡样挂在肺泡表面,使肺泡腔缩小,含气量减少,并经肺泡孔蔓延,致使病灶扩大,当增大到一定范围,即可被 CT 所发现。由于此时肺泡腔内尚含有气体,肺泡框架基本完整,CT 上表现为类圆形云雾状影(图 7-38)。表现为单纯 GGN 的 BAC 倍增时间可以很长,甚至可逾 2 年以上。

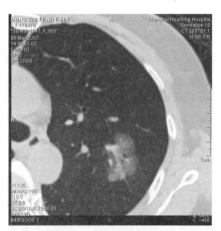

图 7-41(a) 单灶型即纯性 BAC。pGGN 呈深分叶状

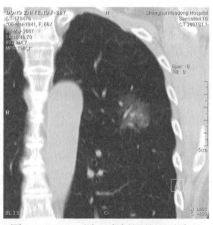

图 7-41(b) 同一病例冠状面示病灶内血管截断

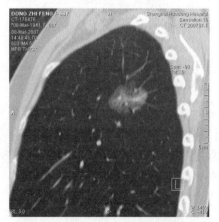

图 7-41(c) 同一病例矢状面示 pGGN 周围无胸膜侵犯

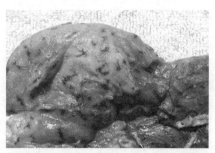

图 7-41(d) 同一病例的术后大体标本:肺癌病灶呈粉红偏白色的鱼肉样改变

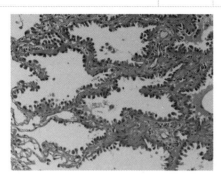

图 7 - 41(e)　HE 高倍:癌细胞单纯沿肺泡壁呈附壁式生长,排列密集,形态多样,无肺泡塌陷

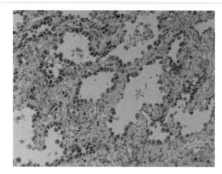

图 7 - 41(f)　TTF1 染色:癌细胞呈棕色呈单纯的附壁式生长,而无基质、血管和胸膜的侵犯

当肿瘤细胞继续增殖生长,填满部分肺泡腔后,形成 GGN 中的实性部分或肿瘤内出现纤维组织增生、网状结构断裂使肺泡壁塌陷,形成密实区。CT 上表现为 GGN 中伴有部分实性小结节灶即混合性的 mGGO。这种实性灶可位于 GGN 中的任何区域,称部分实性结节(part-solid GGN)。若肿瘤细胞继续增殖生长,细胞数量成倍增加,小结节灶不断扩大或融合,GGO 则不断减少直到消失。此时 CT 影像上表现为完全实性结节,称实性结节(solid or sub-solid GGN)。但是只有在肺内局灶性磨玻璃影形成的结节,其成分≥50%结节体积的细支气管肺泡癌(BAC)在病理上可属于原位癌,其 5 年生存率可达 100%。

(4) 不典型腺瘤样增生(AAH)是细支气管肺泡癌(BAC)、腺癌的前驱性病变。AAH 在 CT 上也呈典型 GGO 表现。病理上病灶局限,边界清楚,增厚的肺泡壁或呼吸性细支气管内衬有不典型的立方或低柱状上皮细胞,细胞核浓染,核仁不清,胞质少,通常无核分裂,可呈典型的"平头针"样排列模式,同时可有大量的气腔残留。在临床上对 GGN 定期作 CT 随访是非常必要的,规范化的长期观察期间仍持续存在的肺小结节可能是 AAH、BAC 或肺腺癌。然而要在 AAH 和 BAC 之间鉴别很困难,因为两者的很多 CT 特征一致并且可能同时存在。但 AAH 的直径均<10 mm,随访 2、3 年都可稳定不变。如病变增大、增浓、实质化或有微细颗粒出现,应疑及有肿瘤形成,应积极处理。此时应采用 CT 引导下作肺组织活检或胸腔镜以明确诊断。

(5) 多发结节与肺实变即多中心与弥漫型均可见于有黏液性或非黏液性的 BAC。但大多数这种肿瘤是混合型肺腺癌,有着不同程度的 BAC、腺泡、乳头和实变。经支气管播散的 BAC 肺转移灶为含肿瘤脱落细胞的黏液或含有肿瘤细胞的血液经支气管播散到达远端细支气管腔内,导致小气道嵌塞,肿瘤于局部种植生长,继而引起肺泡腔的填塞和气腔实变,故病变分布与所属支气管有明显相关性。部分多发结节型为经支气管播散的肺转移;另部分多发结节型为多中心表现;有一部分弥漫型 BAC 还可能是经支气管转移的结节型或实变型 BAC 的晚期表现。实变型肺癌是指大体病理及影像学表现为非阻塞性的肺实变,影像表现类似炎症性实变,又有称为炎症型肺癌(pneumonic-type lung cancer),多见于有 BAC 成分的混合亚型腺癌。由于实变型肺癌病灶内的支气管是通畅的,脱落的肿瘤细胞很容易进入其他气道内,因此发生经气道转移也是很常见的。

(6) 大细胞肺癌(LCLC)是肺癌一种较少见的组织学类型,多发生于长期大量吸烟的老年男性。2004 年 WHO 出版的肺肿瘤组织学分类中大细胞癌分为 5 种亚型:①大细胞神经内分泌癌。②基底样癌。③淋巴上皮瘤样癌。④大细胞癌伴横纹肌样表型。⑤透明细胞癌。大细胞癌是一类未分化的非小细胞肺癌,无腺性或鳞状上皮分化,也缺乏小细胞癌的形态和结构特征,诊断大细胞癌要首先排除鳞癌、腺癌及小细胞癌而诊断。

　　大细胞肺癌(LCLC)常表现为在肺外围周边部有边界清楚、边缘光整的软组织肿块影。肿块边缘浅分叶,少见空洞,也不伴空气支气管造影征。边缘光滑是因为肿瘤细胞呈堆集式生长,致瘤体边界光整;肿块的边缘无深分叶征,这是与肿瘤细胞的生长速度相对均匀及瘤内纤维组织收缩力较小有关;肿块实质内偶而可见散在多发细砂粒样钙化,形成钙化的原因可能为肿瘤营养不良性钙化或是与癌细胞的内分泌功能有关;实性癌细胞巢中细胞大小形态不一,细胞排列紧密时,肿块密度可呈均匀增强;而细胞排列疏松并有黏液产生时,则肿块密度有不均匀强化;特别是当大细胞肺癌瘤体过快、过大生长,血供跟不上时,发生坏死的机会就越多。癌巢中央可出现缺血性坏死。此时肿块内可见低密度、不增强的大范围坏死区,而增强后肿块的边缘则有不连续的、但均匀性的环形强化影可见,提示为富血管的活性癌组织,与干酪性结核结节可有所鉴别(图7-42)。此种不均匀、不规则强化在鳞癌中也不少见,因为鳞癌的肿瘤血管大小及分布极不均匀,且鳞癌细胞易侵犯血管壁,致癌内营养血管狭窄,断裂,呈血管减少或无血管状态,因而出现坏死的机会较多,故出现不均匀的强化或不强化(图7-43)。而均匀强化则大多见于腺癌,且强化程度较高(CT值最大强化增值≥30 HU)。因腺癌易形成丰富的、相当均匀、单一的筛孔状细血管网,基质的分布较规则、癌巢分布较均匀,其间是较宽的纤维间隔,并相互联接成筛网状,内有丰富的小血管结构。同时实质部分并无明显坏死或即使有极小的灶性坏死,CT也难以分辨,所以整个癌结节可呈均匀强化。由于增强扫描能提供更多的信息,发现平扫所不能显示的某些特征,无疑对早期周围型肺癌的诊断与鉴别诊断是很有价值的。

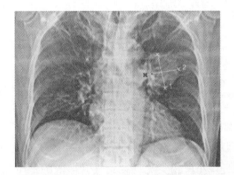

图7-42(a)　左上肺大细胞癌(LCLC)
胸片所见

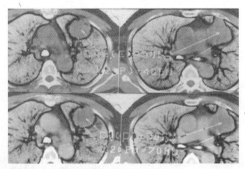

图7-42(b)　同一病例CT示病灶中央部
分不增强,边缘不连续增强

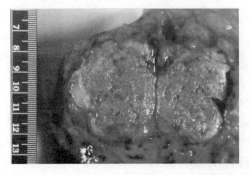

图7-42(c)　LCLC大体标本示中央大块坏
死(不增强),边缘是残留的癌组织(增强)

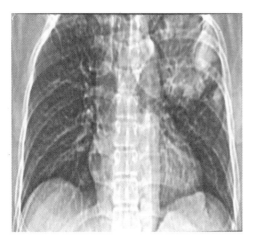

图 7 - 43(a)　左上肺鳞癌胸片所见

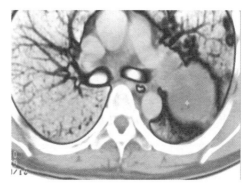

图 7 - 43(b)　同一病例 CT 示病灶中央坏死区不增强

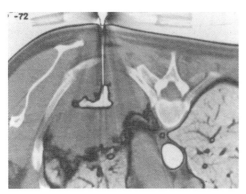

图 7 - 43(c)　肺穿刺证实为鳞癌,并见局部肋骨破坏

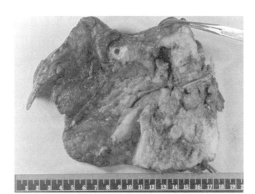

图 7 - 43(d)　鳞癌的大体标本

　　当肿瘤侵犯胸膜及胸膜下的脂肪层时,CT 表现为局部胸膜增厚,胸膜下脂肪层消失且密度增高与肿块界面不清。胸膜凹陷牵曳征在大细胞癌中并不多见,这是因为大细胞癌实性癌巢间纤维血管间质较少,产生的纤维瘢痕组织较少,收缩时很难产生大的牵引力,再由于病灶较大,以致极少产生胸膜凹陷牵曳征之故。

　　(7)肺原发恶性肿瘤中,腺鳞癌和中央型神经内分泌癌具有显著的恶性 CT 征象,如形态不规则、分叶、长毛刺和尖角、胸膜凹陷牵曳征等,诊断相对较容易;神经内分泌肿瘤因有免疫组化神经内分泌标记物的阳性表达,有时临床有类癌综合征表现,可能提示诊断;乳头状腺癌、黏液腺癌、典型类癌(typical carcinoid,TC)、不典型类癌(atypical carcinoid,AC)、黏液表皮样癌、淋巴上皮瘤样癌和基底样鳞癌的 CT 影像学表现多不典型,如浅分叶、无明显毛刺、中度强化、周围磨玻璃征等,与真菌和结核球较难鉴别,黏液分泌较多的腺癌,强化几乎为零,边缘也比较规则,与肺良性肿瘤难以鉴别,临床症状常不典型或缺乏呼吸道症状,但仔细分析其 CT 影像学表现和实验室检查,均有可提示恶性的线索。黏液型肺泡癌表现特殊,易误诊为间质性炎症和肺结核。

（四）多层螺旋CT（MSCT）灌注成像及图像后处理在肺癌诊断上的应用

1. 多层螺旋CT（multi-slice computed tomography，MSCT）灌注成像的应用价值　随着多层CT扫描技术和相关计算机软件的发展，CT灌注成像（perfusion）已经从单层面灌注发展到多层面灌注，可在一次扫描中获得更多的血流动力学的定量信息，使CT诊断从单纯的形态学诊断发展到功能诊断。孤立性肺结节（solitary pulmonary nodule，SPN）的CT灌注已成为近年来研究的热点之一，不同类型的孤立性肺结节CT灌注特点不同，而CT灌注的病理基础与微血管密度（microvessel density，MVD）和血管内皮生长因子（vascular endothelial growth factor，VEGF）密切相关，恶性结节的MVD计数，在VEGF表达阳性者显著高于良性结节。CT灌注成像检查SPN，既能获得病灶的大体增强表现，显示病灶的全貌，又可根据SPN强化值、结节-主动脉强化比值以及SPN的灌注量等参数来推测SPN的血管生成状态及分布等组织学特征，从而判断其良恶性。因此，CT灌注成像可为临床提供更多、更准确的血流动力学信息，在SPN的诊断与鉴别诊断、生物学行为评估以及疗效评价等方面发挥重要作用，可作为一种无创、快捷、有效的检查方法。

2. 多层螺旋CT图像后处理的应用价值　肺癌在其自然的生长过程中侵犯各级肺血管是常见的，这不仅在对肺癌的定性诊断、分期和预后方面有临床价值，而且对癌肿侵犯中央肺动静脉的部位、范围、程度和对肺癌的切除率、手术方式及难易程度也有很大的影响。使用多层螺旋CT（multi-slice computed tomography，MSCT）的CT血管造影（CT angiography，CTA）、多平面重组（multiplanar reformation，MPR）、最大密度投影（maximum intensity projection，MIP）等后处理方法，可用于术前判断肺癌与中央肺动、静脉的关系。中央型肺癌与肺动脉间关系可分为肿瘤与肺动脉相贴、肿瘤包埋肺动脉合并管腔狭窄、肺动脉被肿瘤压迫移位。而当肺癌侵犯段及段以下肺动脉分支时，癌肿常常包埋血管，与癌肿侵犯中央肺动脉相比，更易发生血管腔狭窄及梗阻。中央型肺癌侵犯肺静脉干的CT表现分为：①肿块紧贴肺静脉干，与之不能分开；血管周围脂肪层消失。②肺静脉干被肿块包埋。Dore等认为若CT上发现癌肿紧贴肺静脉干并出现管径变窄或消失，则认为肿瘤侵犯静脉管壁，若肺静脉干增粗则说明腔内癌栓形成。CTA判断血管与肿瘤关系的正确率高于横断面CT；预测血管不能处理和不能行标准肺叶切除术的准确率也高于横断面CT。在显示周围型肺癌支气管、肺动脉、肺静脉之间的形态关系上，运用多平面重组、最大密度投影等图像后处理方法观察肿瘤与肺动静脉、支气管间关系及进行形态学分型，并分析与病灶之间的关系，这对病灶的定性有很大的实用价值。从组织病理学发生上来讲，周围型肺癌因多起源于支气管黏膜上皮或腺上皮，故而较易出现支气管截断。肺动脉又与支气管伴行，影像上支气管表现为截断或僵直牵拉时，肺动脉也多有相似的形态改变：早期受累时可表现为边缘走行伴僵直、牵拉、变窄等，进一步受累严重时可表现为截断。而肺静脉不与支气管伴行，与支气管有一定间距，所以肺静脉形态变化多样，但也以边缘走行伴僵直、牵拉、变窄为多见。

（五）肺癌的CT鉴别诊断

21世纪是一个循证医学的时代。循证医学（evidence-based medicine，EBM）是寻求、应用证据的医学。要求明确地将现有的可靠证据应用于诊断决策中，然后对患者的权益、价值、期望三结合以制定出最佳的治疗方案。因此在单发/多发肺结节的CT诊断与鉴别诊断实践中，都应以客观的科学依据、结果作为证据，特别是对CT表现上同病异影或异病同影要进行由表及里，审慎鉴别，去粗取精，去伪存真地进行逻辑推理，细致分析，结合临床，完善结论。

　　1. 肺结核　Ⅰ型原发性肺结核为初次结核感染包括原发综合征和胸内淋巴结核,通过肺动脉播散至两肺即为血行播散型肺结核(Ⅱ型),在儿童期原发性肺结核痊愈后,成年期再次感染结核杆菌而发生的为继发性肺结核(Ⅲ型),结核性胸膜炎及肺外结核分属Ⅳ型及Ⅴ型。虽然各型结核均有不同的 CT 表现,但其病理基础都是相同的。当以过敏占优势而形成的结核炎性渗出病变时,则称渗出性病灶。当以免疫占优势而形成的结核性结节病变时,则称增殖性病灶。当以变质占优势而形成的凝固性干酪样坏死病变时,则称干酪坏死灶。而干酪坏死灶液化后排出体外的过程则形成空洞性病灶。若干酪灶/增殖灶/渗出灶周围有一层纤维包围则称结核球。若病灶内蛋白质变性,磷酸盐增高,钙质沉积出现钙化,这是结核病理演变过程中常见的结局之一。因此各型肺结核都是以干酪坏死、纤维化和钙化为特征的慢性肉芽肿样的演变过程。病理上分为渗出、增生、干酪、空洞 4 个时期。因此 CT 影像特征与这 4 个不同时期的病理基础有关。而后者又可在 1 次 CT 检查过程中全部或部分显示,由此形成了肺结核“三多”、“三少”的特征。即结核的多灶性、多态性、多钙化、少肿块、少堆聚、少增强。

　　肺结核 CT 表现如下。

　　(1) 多灶性:肺结核的 CT 征象往往是除了其病灶周围可见卫星灶外(图 7 - 44),在其余肺叶、肺段也出现类似的病灶。这是因为干酪性病灶通过支气管可引起其他肺段或对侧肺的播散,也有称之为肺门流沙样播散或火焰样播散。甚至结核病灶向胸膜浸润,形成胸水、胸膜增厚、粘连或向纵隔淋巴结发展。

　　(2) 多态性:是指肺结核病灶的 CT 表现可以呈多种形态出现。即所谓“同病异影”。因为肺结核的病理演变可随机体免疫功能的变化及抗结核药物治疗而发生改变。当机体和药物不能控制结核菌生长,则结核菌可沿淋巴管、血管或支气管蔓延播散。局部病灶可以溶解液化,形成空洞,再向邻近播散。一旦

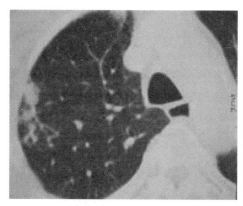

图 7 - 44　肺结核:多灶性—右上肺胸膜缘有多发散在病灶

邻近组织受侵、蔓延,可使病理演变更加复杂化。在 CT 影像上就出现多种形态:浸润渗出、增殖结节、干酪坏死、薄壁空洞、纤维粘连、支扩瘢痕、肉芽钙化、粟粒播散、网状结构及磨玻璃样变(图 7 - 45)。

　　(3) 多钙化:钙化是结核病理演变过程中常见的结局之一。无论经过治疗或未经治疗的结核病灶在浸润渗出向吸收好转的发展过程中首先可出现小颗粒状钙化,继而渐渐增多,往往由中央延向周围,钙化总容积应>20%。由于 CT 的密度分辨率高出胸片 20 倍,因此一旦出现极细小的钙化点,CT 即能发现。在我们工作中常遇到胸片上有 1 个直径<2 cm 的 SPN 病例,常常为了要作 CT 引导下穿刺明确病灶性质或疑为肺癌需明确 TNM 分期者,在作 CT 检查时即发现 SPN 有>50%容积的钙化。从而放弃了 CT 引导下肺穿刺及避免了不必要的手术(图 7 - 46)。

　　(4) 少肿块:肺结核病灶以渗出为主时则影像以云雾状、斑片状、磨玻璃状为 CT 特征,呈非肿块性表现;以空洞为主时则可呈无壁空洞、薄壁空洞、张力性空洞、干酪空洞、厚壁空洞等形态,也属非肿块性;以结核球为主时则呈一圆球形,由于球形干酪灶的周围有一层纤维包膜,所以特别光整,很容易与土豆或姜状生长的肺癌灶作出鉴别。

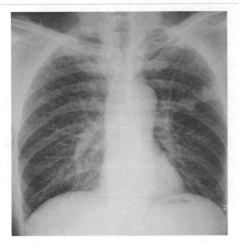

图 7－45(a)　左肺肺结核 X 线胸片

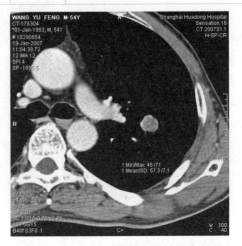

图 7－45(b)　同一病例左肺结核内侧干酪灶内部既无增强，也无小结节堆聚

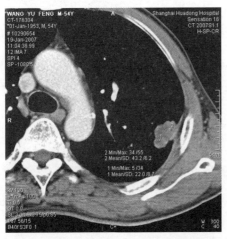

图 7－45(c)　同一病例左肺结核外侧干酪灶的边缘包膜有增强，形态多变

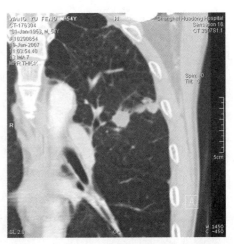

图 7－45(d)　同一病例 CT 冠状面 MPR 图像显示干酪灶的边缘的粗毛刺及非肿块性形态

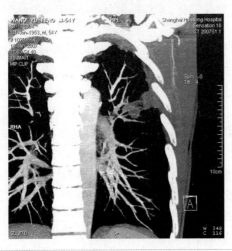

图 7－45(e)　同一病例 CT 冠状面 VRT 图像显示 2 个干酪灶与周围增厚胸膜的关系

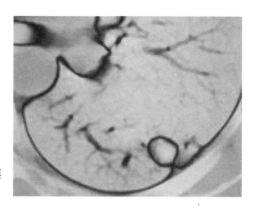

图 7‐46　肺结核:多钙化性—左下肺胸膜缘有近乎全钙化的病灶

(5) 少堆聚:肺结核病灶以增殖-干酪-坏死为主时,是指在增殖灶中心坏死并且相互融合成小块干酪灶,干酪是一种以渗出或增殖病灶变质占优势的凝固性干酪样坏死病变。成为一种均匀的物质充入肺泡。当未发生液化时,CT 显示密度均匀,而较少有小结节堆聚的癌灶表现。

(6) 少增强:用自动压力 CT 专用注射器作静脉团注法 CT 增强扫描的时间必须掌握在注射后 15～20 s 内的肺动脉灌注期。这样测出在同一层面、同一部位病灶增强前后的 CT 变化值,才有肯定价值与意义。结核干酪灶由于血管分布少或无血供,因而对比剂随血流进入病灶中心的数量也少,故强化不明显(图 7‐47),一般增强前后的 CT 差值<30 HU 范围。肺癌的血供相对较丰富,对比剂随血流进入病灶量大,因此强化较明显,一般 CT 差值>30 HU。但需强调的是这仅指结核干酪性病灶与周围型小肺癌的鉴别,如果是结核增殖性病灶或形成增殖性肉芽肿,由于其血供较丰富,也可以明显强化,其增强前后的 CT 差值可达 50 HU 以上。此时结核结节与小肺癌的鉴别相当困难。但肺结核病的 CT 影像往往不是单一的,多种形态、多种病灶的影像常同时存在是肺结核病的 CT 表现重要特征。因此在诊断中决不能凭单一的征象去肯定或否定单发肺结节的性质,往往需要相关征象组合在一起,才有可靠的诊断价值。

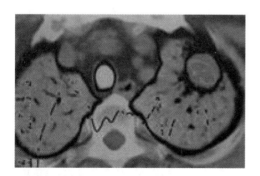

图 7‐47(a)　肺结核:少增强性—左上肺胸膜缘有一圆形病灶

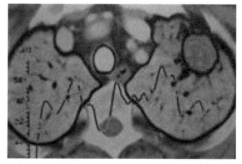

图 7‐47(b)　同一病例的同一 CT 层面显示病灶无强化,病理属干酪灶

有少数病例肺结核与肺癌可以共存(图 7‐48),此时常出现恶性结节的良性 CT 征象,或良性结节的恶性 CT 征象。因此对老年肺结核患者,如有大片干酪病灶在治疗吸收过程中出现不规则肿块,或在增殖硬结灶的周边出现软组织密度的软性改变时,必须密切随访观察动态变化,

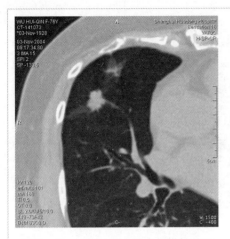

图 7 - 48　右肺中叶小腺癌 CT 显示肿瘤的深分叶征及细毛刺征,并与其前方的结核灶共存

要反复进行多次痰癌细胞检查及结合 TBB/TBLB,以排除合并肺癌的可能。

2. 肺转移瘤　恶性肿瘤在晚期多可转移到肺部,可以是血行播散、淋巴系统转移或邻近器官的直接侵犯。以血行性转移较为多见。因为全身的血液都必须经过肺循环毛细血管的过滤,再经过肺静脉系统的回流,形成肺部的转移性病灶。在此类血行性转移瘤中,以绒毛膜癌、乳腺癌、肠癌多见,肝癌、肾癌、甲状腺癌次之,还有骨肉瘤、胰腺癌、前列腺癌和间叶组织来源的恶性肿瘤等。肺淋巴性转移病变的转移方式一般是先有肺内血行性转移病灶,然后经肺的淋巴管引流到肺门淋巴结或者是先转移到纵隔淋巴结,以后再逆行至肺门淋巴结,最后发展到肺内淋巴管。当纵隔淋巴结发生转移后,由于淋巴引流的障碍,可以产生浆液性胸腔积液。若是胸膜上直接的转移,则通常表现为血性胸水。

肺转移瘤(癌)与其他病变的主要鉴别点是:变化快,短期内可见肿瘤增大、增多,有的在原发肿瘤切除后或放疗、化疗后,甚至在没有经过治疗的情况下,转移瘤灶有时可自行消失,此称为"肿瘤善化"。但毕竟极为少见,这种情况见于来自肾癌和绒毛膜癌转移者。

肺部转移瘤少而小时,可无临床症状。当大量转移时可出现气急,咳嗽及痰血不多见。特别是淋巴系统转移者,进展较快,数周内迅速加重,可有广泛啰音或哮鸣音出现。胸膜转移者还可伴有胸痛或胸闷等症状。

CT 对病灶的发现、病灶内外的细微结构以及纵隔/胸内淋巴结增大、胸膜结节、肋骨、椎体等有无破坏的显示均优于胸部 X 线平片,应作首选的必不可少的检查步骤。当发生血行转移时,CT 图像上可显示两肺内有多发圆形致密影,大小不一,边缘光整,密度均匀,有时也出现小空洞或不规则的浸润性病灶,类似于肺炎或浸润型肺结核。若是弥漫性粟粒性转移灶时,应与急性/亚急性血行播散型肺结核(粟粒型肺结核)鉴别。若在转移灶内出现钙化或骨化结构,多为脂肪肉瘤或骨肉瘤转移。

血行转移瘤还可以是单发灶,多见于肉瘤、肾癌、胃癌、结肠癌、卵巢癌、恶性畸胎瘤、小儿的肾胚胎瘤(Wilm's 瘤)。在 CT 上,可表现为单一圆形的致密结节/肿块影,密度均匀,直径为 2～10 cm,一般在 3～5 cm 范围。常呈分叶状,边缘光整,周缘无刺。诊断多依据原发肿瘤(癌)的病史而确立。有时原发肿瘤的病史可远在 10 至 30 年前。

乳腺癌、胃癌发生的淋巴系统转移则表现与血行性有所不同:除有纵隔、肺门淋巴结增大外,可沿着肺纹理走向有异常条状和小结节影,是淤积扩大的肺内淋巴小管或毛细淋巴管及在管内的癌结节。当肺小叶间隔的淋巴管淤积、水肿和增厚时,则可在肺外带近胸膜缘出现 Kerley A、B、C 间隔线。间隔线的分布部位如下:A 线系自肺野的外周引向肺门,长 2～6 cm,不与支气管和血管的走向一致,亦没有分支,多见于上肺野,在 CT 断面图像中,其走行与扫描中心线平行时,一般常能见到;B 线又称膈上横线,长 1～3 cm,宽 1～2 mm 的水平横线,多见于膈面上方近胸膜缘,CT 容易发现;C 线见于中下肺野,呈网格状交织的短线影。这些均反映间隔的淋巴淤积、水肿和增厚。

3. 局灶性机化性肺炎　局灶性机化性肺炎是由于肺泡腔内渗出物因某些原因,如患者年龄、糖尿病、慢性支气管炎、不同病原、吸收障碍等,使肺泡壁成纤维细胞增生,侵入肺泡腔内进而发展为纤维化,并见慢性炎性细胞浸润(淋巴细胞、浆细胞等)。急性肺炎因上述某种原因可演变成机化性肺炎,区分急性肺炎和机化性肺炎对于治疗有重要意义。机化性肺炎是不可逆的,若对于机化性肺炎不适当地使用抗生素治疗,可导致真菌等机遇性感染。一般机化性肺炎均有急性肺炎病史,可有咳嗽、发热、咳痰伴血痰等。仅根据 1 次胸片和(或)胸部 CT 诊断局灶性机化性肺炎比较困难。周围型小肺癌有的经 1～2 年,甚至更长时间。当病灶与肺癌无法鉴别时应行纤维支气管镜活检或 CT 引导下穿刺活检,及时获取组织学依据。随访比较病灶形态、大小的变化来帮助诊断。当病灶过小,不适于穿刺活检时,胸腔镜检查或开胸探查有时还是必要的。因为无论何种方法,有时对鉴别局灶性机化性肺炎与周围型肺癌还是相当困难的。

(1) 类圆型:病灶呈类圆型,其边缘一部分向病灶内侧凹陷,邻近肺野可有卫星灶,并可伴有支气管壁增厚及支气管扩张征象(图 7 - 49)。

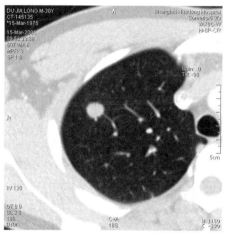 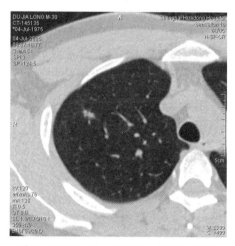

图 7 - 49(a)　局灶性机化性肺炎(类圆型):右上肺病灶呈圆形,其边缘有粗毛刺

图 7 - 49(b)　同一病例同一层面,经抗炎后 4 个月复查见病灶明显缩小

(2) 浸润型:病灶可呈多角形、不规则形,沿支气管血管束分布,边缘向病灶中心收缩,并伴有锯齿状改变(图 7 - 50)。

(3) 胸膜型:沿胸膜呈三角形或带状影,尖端指向肺门,基底贴近胸膜面(图 7 - 51)。

局灶性机化性肺炎的 HRCT 表现是以小叶间隔为界,病灶边缘一部分向病灶内侧凹陷,可见胸膜凹陷牵曳征及支气管充气征,由于表现可以多种多样,因而有时与周围型肺癌很难鉴别,使患者接受不必要的手术。

4. 慢性肺炎　慢性肺炎系指慢性非特异性炎症。慢性肺炎可分为原发性慢性肺炎与由急性肺炎演变而来的慢性肺炎。前者无急性发病过程,后者有急性肺炎转为慢性肺炎的病史。

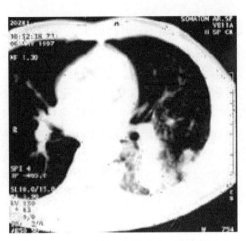
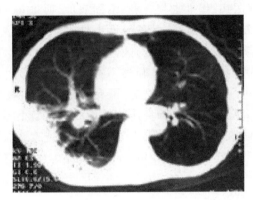

图 7-50 局灶性机化性肺炎(浸润型):左下肺病灶呈大片状,其边缘有晕征样改变

图 7-51 局灶性机化性肺炎(胸膜型):右下肺病灶呈宽带状,其边缘紧贴胸膜面

　　慢性肺炎的基本病理变化包括变质、增生和渗出。一般渗出性病变较轻微,以纤维组织增生硬化为主。血管内皮细胞和组织细胞增生,并有支气管肺泡上皮增生。化脓性慢性肺炎可见大小不同脓腔。慢性肺炎在大体形态上可分为弥漫性与局限性两种。前者病变弥漫分布于两肺各叶,常为支气管炎或支气管扩张伴发病变。后者病变局限于肺叶、肺段或部分肺段。呈肺叶、段实变或球形、不规则形肿块,慢性肺炎以 50 岁以上男性较多见,尤以老年人常见。局限性的慢性肺炎以咳嗽、咯血及胸痛为主要症状。弥漫性以咳、喘及咯痰为主要症状。来诊者多以不能除外肺癌前来就诊。慢性肺炎需与肺癌、肺结核鉴别,应采用 CT 检查(图 7-52)。呈肺段、肺叶型的慢性肺炎,CT 可见支气管扩张优于胸片,多无支气管狭窄或梗阻,有时支气管轻度狭窄较难与正常支气管鉴别。因此在怀疑肺癌产生的支气管狭窄时应作纤维支气管镜检查,这是必不可

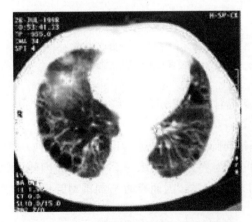
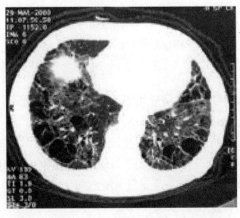

图 7-52(a) 慢性肺炎:右中叶炎性浸润灶(上海市第五人民医院供片)

图 7-52(b) 同一病例 2 年后 CT 随访右中叶病灶呈团块状,周围有索条影,难与肺癌鉴别

少的步骤。呈肿块型的慢性肺炎用 CT 检查也不能与周围型肺癌区分时,还应采用在 CT 引导下细针胸部穿刺活检术。一般说来,慢性肺炎在 CT 上缺少周围型肺癌的典型征象(分叶征,毛刺征)。但肿块的增强有时却很明显。因此除了 CT 细针胸穿外,必要时还要做胸腔镜,甚至开胸探查来获取可靠的病理资料。

5. 炎性假瘤　炎性假瘤与机化性肺炎和慢性肺炎在概念上不同之处在于:炎性假瘤在大体标本上呈肿瘤样外观,是慢性肺炎的一种特殊大体形态。机化性肺炎是指炎症区域的增生被纤维结缔组织所取代,是炎症的一种转归,在大体标本上是不规则的实变区,而慢性肺炎是以增生为主的炎症。因此,肺炎性假瘤一般认为是多种细胞成分形成的炎性增生性肿块。WHO 肿瘤国际组织将它归在良性肿瘤中,称类肿瘤样病变。抗生素的大量应用,在抑制病原菌的同时也削弱了人体对病原菌的炎性反应,降低了体内的纤维蛋白溶解酶的作用,使大量纤维蛋白沉淀,肉芽及纤维包膜形成后即发展成肺炎性假瘤。

肺炎性假瘤的临床症状和影像学表现易与肺癌、肺结核等混淆,在诊断上确实存在一定困难。特别是多个病灶或单个病灶与错构瘤或结核瘤并存时,误诊更为多见。

其误诊率较高的原因主要有以下 5 点:①临床表现不典型,起病缓慢,症状轻微,无高热史。②患者未提供确切的呼吸道感染病史。③与周围型肺癌 CT 征象相似,为异病同影。④检查技术不当,未作薄层及增强扫描。⑤对具有特征性的征象认识不足。

CT 表现:典型的炎性假瘤与其他肺内良性肿瘤相似:1 个或多个病灶,边缘光整,无分叶,无毛刺,其内密度均匀(图 7 - 53),包膜强化,其环形强化边缘呈连续性,无中断,此为特征性表现,可以与肺癌鉴别。肺炎性假瘤的不典型性 CT 征象可多样化:多灶性、多态性,有的可有空洞和钙化,边缘不规则,有毛刺,内部密度不均匀,可有强化。肿块可呈分叶状与周围型肺癌非常相似(图 7 - 54)。但是胸膜边缘的炎性假瘤 CT 表现有其特征:软组织肿块中偶可见偏心性空洞,病灶经多方位重建(MPR)可呈长条样改变,边缘有收缩、牵拉现象。这是由于胸膜因炎症刺激部分有增厚与假瘤合成软组织肿块,其边缘也可被牵拉撑起围成个透亮区,所谓"偏心空洞"(图 7 - 55)。

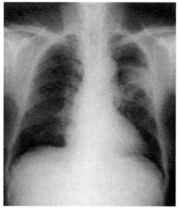

图 7 - 53(a)　肺炎性假瘤之 X 线胸片显示左上肺病灶

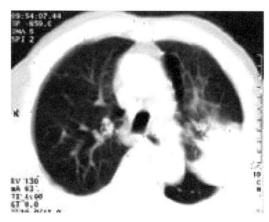

图 7 - 53(b)　同一病例 CT:假瘤的前后缘光滑,无分叶,无毛刺(上海市第五人民医院供片)

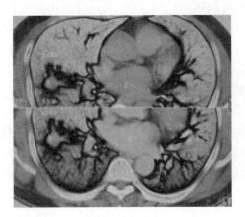

图 7‑54　右中叶炎性假瘤 CT 示肿块有增强、周围有多发的粗芽状突起,难与肺癌鉴别

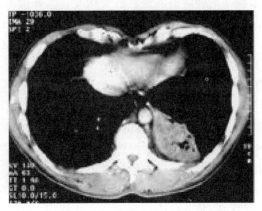

图 7‑55　左下肺炎性假瘤 CT:病灶外有条状牵拉,内有偏心空洞(上海市第五人民医院供片)

6. 黏液嵌塞　黏液嵌塞是一种少见的肺内病变。通常黏液性或感染性黏稠分泌物聚集于 3～4 级支气管,阻塞管腔而形成的临床综合征。引起支气管黏液嵌塞的原因很多,肺癌、支气管炎、结石、异物均可引起本征。甚至变态反应性曲菌病由于嗜酸性细胞浸润,与痰液黏度增加,形成硬痰栓,曲菌感染也可使痰栓嵌塞于支气管内造成本征。病理上各叶、段以下的支气管内充满橡皮样的、棕色甚至绿色的油灰黏液栓。经抗炎、激素治疗后,痰栓液化随咳嗽排出而消失,以后可再重现,常呈游走性是其特点。

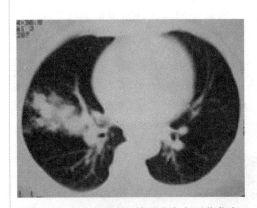

图 7‑56　右中叶支气管黏液嵌塞呈葡萄串样病灶,纤支镜证实为痰栓

CT 表现:多见在上叶自肺门向外侧伸展,呈"V"形或"Y"形的细枝状、小棒状、阔指样或葡萄串样的病灶影。多发结节状,密度均匀,CT 值在 20～80 HU(图 7‑56)。CT 比胸片发现数量肯定增多。当治疗后小的黏液栓部分或完全咳出后,细小的支气管充气影、囊或柱状支气管扩张可以清楚地显示,管壁较正常支气管壁明显增厚,腔内含小气液面。当支气管阻塞时,其远端表现多种多样,可有小段楔形变,也可有阻塞性局限肺气肿等改变。本征常须与结核和转移性肿瘤作鉴别。支气管镜检是能够明确病理诊断的最佳选择。

7. Wegener 肉芽肿　现称坏死性肉芽肿性血管炎。是一种原因不明的坏死性肉芽肿性血管炎。主要累及上、下呼吸道、肾脏和皮肤等脏器。无肾脏病变者为局限型,多数患者有鼻咽部症状和肺部感染症状:鼻咽喉腔、副鼻窦、声带发生溃疡和肉芽肿,胸痛、咳血痰和气急等。肾功能差,皮肤损害时可表现为紫癜、水疱、结节、溃疡和肿块等。

本病应与肺炎、肺结核、真菌感染、周围型肺癌、转移瘤和艾滋病的肺合并症鉴别。血清抗中性粒细胞胞质抗体(ANCA)抗胞质抗体(ACPA)对本病有较高的特异性,其敏感性与病变范围和活动性呈正相关。鼻咽部和肺活体组织检查可确诊。

CT 表现：肺内有多发球形病灶，大小 1～10 cm，边缘锐利，易伴有空洞，急性期为厚壁空洞，慢性期可呈薄壁空洞，内壁不规则，少数可见液平面。少数病例可呈单发结节病灶和多发粟粒性结节病灶。韦氏肉芽肿有一重要征象是结节周围可有针刺状线形瘢痕影，以及从结节放射到邻近胸膜面的索条影，这是其他如脓毒栓子和血行性转移灶所缺少的征象（图 7 - 57）。同时肺内还有小叶性或节段性浸润病灶，为肺部坏死性血管炎引起的肺出血或肺梗死所致，支气管受累时也可导致肺不张。上述肺内病变常以动态变化快为特点，用激素治疗后，病灶短期内缩小、消退，又可增大或出现新病灶，呈游走性、此起彼伏的波浪形的表现。纵隔淋巴结可稍增大，可有少量胸水和胸膜增厚。鼻咽、喉腔内可有多发性软

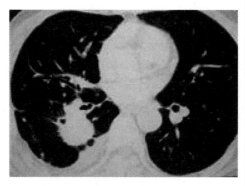

图 7 - 57　韦氏肉芽肿：右下肺单发大结节内有厚壁偏心空洞，内壁不规则、周围线形长刺及多发胸膜凹陷征（上海市浦东新区人民医院供片）

组织肿块，气道或大支气管有不规则狭窄。常规胸片对直径<0.5 cm 的空洞、结节及结节的营养血管不能显示。作为首选检查手段 CT 的优越性在于它能发现供养血管。小的空洞及小结节影并有易变性，在抗痨治疗无效时应考虑到本病，但耳鼻喉科的临床检查也是必不可少的。

8. 肺动静脉瘘（pulmonary arteriovenous fistula）　是指肺部的动脉和静脉直接相通而引起的肺血管畸形。大多数为先天性显性遗传，故可有家族病史，但常常至青、中年以后才出现临床症状和肺部改变。Goldman 认为，本病常与先天性遗传性出血性毛细血管扩张症合并存在，毛细血管扩张症表现为口腔、鼻、唇黏膜出血和皮肤小毛细血管瘤。两者关系密切。据有关文献报道，单发性肺动静脉瘘患者 36% 合并有毛细血管扩张症；多发性肺动静脉瘘 57% 合并有此症。所以，有的作者认为，肺动静脉瘘是毛细血管扩张症的肺内表现。

主要病理改变为 1 个或多个扩大的肺动脉分支，不经毛细血管网直接流入较大的肺静脉，瘘处血管扩张形成单个或多个瘤样囊腔。主要的病理类型有两种：一是肺动脉与肺静脉之间的直接交通，此型较为多见；二是主动脉分支（如支气管动脉、肋间动脉或胸主动脉的异常分支）与肺静脉发生直接交通，此型较为少见。

多在青、中年以后出现症状，且逐渐明显。临床表现轻重不一，取决于分流量的大小。肺动静脉之间直接交通的患者，从右到左分流量超过整个循环的 25% 时将出现紫绀、杵状指、气短、乏力、咯血、继发性贫血或继发性红细胞增多，多数患者局部可听到血管性杂音（"心外"杂音）。动脉血气分析：氧分压降低。部分患者往往伴有皮肤或黏膜的毛细血管扩张。

CT 表现：肺动静脉瘘病灶在 CT 上主要表现为圆形或椭圆形结节或块形影，略呈分叶状，密度均匀，轮廓清晰。CT 值测定与血管密度相似。约 2/3 为单发。直径从 1 cm 至数厘米大小，多数呈中等大小。局部可见扩大的肺血管影，通常有 2～3 条，分别代表引流的肺动脉和肺静脉，往往呈三个铅笔样条状阴影进出类圆形结节或块形。采用静脉团注法作螺旋 CT 薄层增强扫描，可见瘤样囊腔呈明显强化，局部引流血管亦更为清晰。将原始资料经三维重组 VRT 显示，可以

更有质感和动感地显示肺动静脉瘘引流血管及瘤样囊腔的全貌以及对比剂经过静脉逐渐进入瘤样囊腔的全过程(图 7 - 58)。

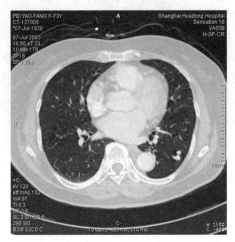

图 7 - 58(a)　肺动静脉瘘:左下肺 b9 段近胸膜缘 3 个微小结节病灶

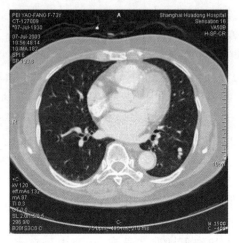

图 7 - 58(b)　同一病例下一个 CT 层面,3 个微小结节病灶排列位置发生变化

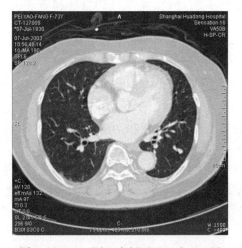

图 7 - 58(c)　同一病例再下一个 CT 层面,病灶结构呈血管状,静注对比剂有强化

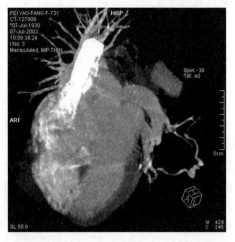

图 7 - 58(d)　同一病例的 VRT 3D 图像:从肺动脉发出的血管—瘤样囊腔—引流血管汇入肺静脉全貌,证实为肺动静脉瘘

9. 肺淋巴瘤　原发性肺淋巴瘤(pulmonary lymphoma)较少见,通常无明显症状,发展缓慢,可持续数年仍无转移。

有胸部侵犯的淋巴瘤则与原发性者不同,除了有原发性肺淋巴瘤的特征外,还可以出现肋骨的破坏,心包受累,胸膜转移等。

CT 表现:可分成实变型、结节型、支气管血管淋巴管型、血管播散型、心包胸膜型等。往往可伴有纵隔淋巴结增大。实变型可达整个肺段或肺叶,类似肺炎的实变影,密度高而均匀,边缘毛糙。有时实变影中可出现坏死性空洞影。结节型则是在支气管周围有单/多发小结节伴支气管充气征,这是肺淋巴瘤的特征性表现之一。此因淋巴瘤侵犯肺间质和支气管黏膜下组织,病灶沿支气管、血管周围的间质蔓延,表现为结节型或支气管血管型淋巴瘤。但需与结核、炎症、浸润型肺癌等病变鉴别,并进行较长时间的随访,观察其动态变化,必要时可行肺穿刺检查加以明确(图 7 - 59)。

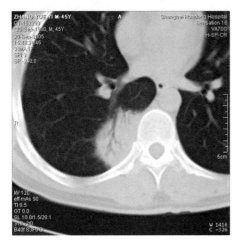 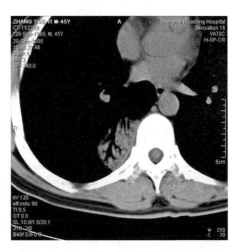

图 7 - 59(a)　原发性肺淋巴瘤病变主要侵犯肺间质和支气管黏膜下组织,4 个月抗炎治疗无效

图 7 - 59(b)　同一病例纵隔窗见病灶内支气管通畅,病灶沿支气管、血管周围的间质漫延

10. 肺错构瘤　错构瘤是一种正常组织的异常组合,主要是软骨、脂肪、血管组织构成,是最常见的肺良性肿瘤。在肺孤立性结节病变中占 5.7%,好发于 40~60 岁,小于 30 岁者仅占 6%,男:女之比为 3:1。

90%错构瘤为周围型,10%为中央型长在气管支气管内。肺实质内的错构瘤多无临床症状,而在常规胸透或胸片中发现。

CT 表现为一圆形球状病灶,直径 2~3 cm,边缘清楚,可有浅分叶,肿物多呈软组织密度,由于主要由软骨构成,形如珊瑚堆聚,其脂肪成分有时范围较大,容易发现,范围较小呈小圆点时往往在肿瘤边缘,必须用窄窗宽技术或图像后处理技术才能发现。所谓爆米花样钙化并不多见,在肿瘤中央/边缘常可有点/块状钙化。在一般情况下错构瘤不增强,但有一部分肿瘤内部血管成分较多时可出现强化,CT 增强前后的差值可>50 HU 或更高。错构瘤多系单发,长期观察其大小改变甚微或极缓慢地增长(图 7 - 60)。

11. 肺真菌病　肺真菌病也称肺真菌感染。是指真菌对气管支气管和肺的侵犯,引起气道黏膜炎症和不同程度的肺部炎症、肉芽肿,严重者有坏死性肺炎、甚至血行播散到其他部位。致病真菌以念珠菌、曲菌最为常见,其次为新型隐球菌、放线菌、奴卡菌、毛霉菌等。近年来广泛使用广谱抗生素、肾上腺皮质激素、细胞毒性药物等,致使正常菌群紊乱、人体免疫功能下降、引起某些致病菌的感染,其中以真菌感染最为常见。

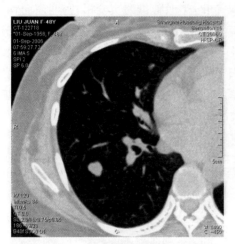

图 7 - 60(a)　周围型肺错构瘤 CT 表现为一圆形球状病灶边缘清楚,有浅分叶

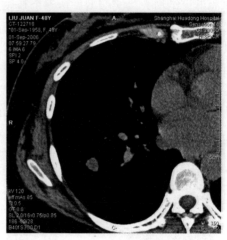

图 7 - 60(b)　同一病例纵隔窗见病灶密度均匀,不增强

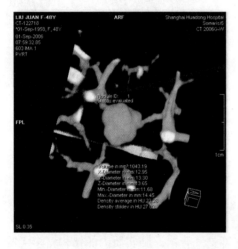

图 7 - 60(c)　使用三维容积测量方法长期观察 9 年,其容积大小改变甚微,极缓慢地增长

　　肺真菌病在肺内的病理改变主要有过敏性反应,急性炎症,化脓性病变以至慢性肉芽肿形成。扩散的方式有直接侵犯、淋巴和血行播散。曲菌可侵犯肺血管,发生出血梗死,早期病灶中心坏死结节被出血区围绕,晚期坏死溶解形成含气的新月形空洞。因周围坏死组织被粒细胞搬运而吸收,进而中心坏死组织及含气空洞围绕曲菌球形成特征性变化。

　　CT 表现:肺真菌病引起的肺部病变主要有曲菌球、肿块、空洞、支气管扩张和肺段性炎症。①曲菌球表现为薄壁空洞中出现菌球且与周围有一定的间隙,并可随体位移动而变动,球与薄壁空洞间见新月征(即海蜇含珠征)。其病理基础为:曲菌丝、纤维、黏液混合成团,寄生在肺部的空洞病变内。它的存在是曲球菌感染的可靠依据(图 7 - 61)。②肿块或空洞。单发肿块,可有小分叶、密度均匀,包膜轻微增强,周围可见浸润性改变。脓肿形成后可以液化再形成空洞,厚壁或薄壁均可。此时与结核或癌性空洞鉴别颇难。穿刺可以作出病理定性。③肺段性炎变可以单发,也可多发。常并发薄壁空洞、支气管扩张、结节灶。④引起肺内外的扩散:两肺弥漫性结节灶、小片灶并伴有曲菌球、小空洞及支气管扩张,肺间质改变少。而肺结核肺内播散,除了渗出、增殖病灶外,还有钙化及支气管狭窄改变,可与真菌感染鉴别。真菌沿淋巴道播散时,可见肺门淋巴结、纵隔淋巴结肿大。也可侵犯胸膜引起胸水,甚至播散到脑部引起真菌性脑炎,此时以大脑皮质粟粒性结节为主要表现。必须作增强扫描与结核性脑炎、病毒性脑炎等鉴别。真菌侵犯骨可以引起溶骨性破坏,干骺端有穿凿样缺损,伴有骨膜反应及软组织肿胀。最后确诊需结合临床资料、真菌培养或病理组织检查。

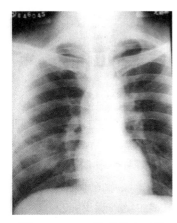 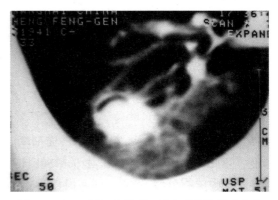

图 7‐61(a)　肺真菌病正位　　　　　图 7‐61(b)　同一病例 CT 示右下肺曲菌球内前
X 线胸片,右下肺有圆形病灶　　　　　　方有含气的新月征,周围伴晕征(helo sign)

12. 肺包虫病　由犬绦虫蚴寄居于肺内所致的包虫囊肿,多见于牧区。与肝、肌肉等部位的包虫病同时存在。约占包虫病的 15%。患者一般无症状,血象中嗜酸性粒细胞增高,如囊肿大者伴感染时可有发热、咳嗽、咯痰、胸痛。囊肿穿破支气管,可咳出大量含囊膜带咸味痰液。Casoni 皮内试验和补体结合试验阳性。CT 表现如下:

(1) 肺包虫囊肿以单发多见,亦可多发,圆/类圆形,1～10 cm 大小,密度均匀,边缘整齐,周边可有钙化。囊肿位于右下肺后部多见。

(2) 深吸气及深呼气扫描时可有大小改变。

(3) 囊肿破裂与支气管相通时,腔内有气液面,液面漂浮着部分脱落的囊膜组织,呈波浪状突起影称"水上浮莲"征。

(4) 有时少量气体进入囊肿壁的内外层间隙中,在囊肿上缘可见一狭细的新月状透亮带。

(5) 囊肿破入胸腔时则出现液气胸。

(6) 囊肿伴感染时,周边模糊,边缘不整,形成肺脓肿。

13. 支气管囊肿　由于胚胎期肺支气管的发育异常,停滞发育的小支气管盲端,积聚多量的分泌黏液而逐渐膨大,形成薄壁圆形囊肿。可分为纵隔型及肺内型二类。肺内型支气管囊肿来自周围小支气管。发病年龄在 30 岁左右,一般无症状,如一旦与支气管相通即可有咯血和继发感染症状,可误诊为肺脓肿,肺结核空洞甚至小肺癌。

CT 表现:肺内有单发、圆形、密度均匀、液性的囊肿影。边缘光滑,直径<3 cm,无钙化。如囊肿与支气管相通,则囊肿含液平(液气囊肿)或呈全部充气的薄壁环影(含气囊肿),囊壁菲薄,1～2 mm。单发者需与周围型肺癌及肺结核球鉴别。虽然 CT 值测量±10 HU 为诊断支气

管囊肿的重要依据,但是往往在支气管囊肿合并有继发感染时常表现为由ⅠA、ⅡA、ⅢA、ⅣA的良性结节CT诊断指标转化成ⅠB、ⅡB、ⅢB、ⅣB的恶性结节CT诊断指标,此时极难与小肺癌作鉴别。有厚壁空洞时又与急性肺脓疡不易区分。抗炎治疗后作动态观察囊肿周围炎症吸收情况及显示出囊壁可有助于鉴别。

14. 肺脓肿　肺脓肿是由肺化脓性细菌引起的肺部局限性化脓性病变:炎症、液化、坏死和排出坏死物后形成或不形成空洞为其特点。它和肺炎不同点在于肺脓肿有程度不等之肺组织坏死液化,而肺炎多限于肺泡之内,肺组织无坏死表现。经呼吸道感染的肺脓肿多为单发,血源性肺脓肿多发常见。胸部的开放性创伤,食管癌或食管憩室穿孔,也可通过淋巴途径或直接将细菌侵至肺部形成肺脓肿。腹部的感染也可以穿透横膈,蔓延到肺形成脓肿。肺肿瘤本身也可以表现为脓肿形式。这是由于肿瘤压迫、阻塞附近的支气管造成引流不畅,继发地引起肺脓肿。脓肿破入胸腔时可引起脓胸或脓气胸,若破入气管或支气管,则形成空洞。根据肺脓肿的临床经过分为急性肺脓肿和慢性肺脓肿。

肺脓肿需要和结核性空洞及周围型肺癌空洞鉴别。单凭胸片检查有其局限性,鉴别有困难。因为X线胸片不可能明确空洞壁及周围组织的细微结构,往往需要加用CT的增强检查,必要时应在CT引导下作肺穿刺或查痰找结核菌或癌细胞才能对鉴别诊断有所帮助。抗生素治疗后动态变化很快,则有助于肺脓肿与周围型肺癌的空洞鉴别。CT表现如下:

(1)急性气源性肺脓肿,脓肿可发生在两肺任何部位,以两肺后部较前部多见,多为单发。在胸片上脓肿的发展演变过程首先是出现肺内一片浸润。若仔细观察,特别是采用CT检查时可在致密区中央见到密度减低区,示坏死的开始。当坏死化脓的组织通过支气管排出后就形成空洞,否则空洞不能见到,因为空洞的内容物及周围的炎性浸润在胸片上同样表现为软组织密度改变。脓肿空洞大小不一,空洞内壁多不规则且模糊,空洞外可见范围不同斑片状浸润阴影。空洞内液化坏死物经支气管引流不畅时,在空洞内可见液平面。由于空洞内容多为吸入,也可在其他肺野中产生"子灶"。当胸片上拟为肺脓肿又不能见到空洞时,无分叶,内有气液平面,其内下方示片状模糊影可采用CT检查,这是发现小空洞、确定空洞位置及数目、观察空洞壁的构成最好的方法。有时还能在CT片上看到继发的支气管扩张影像。CT与MRI有助于病灶形态、内部结构与周围组织器官的三维立体观察,因此这些资料对指导外科手术甚为必要。在合理的抗生素治疗下,一般2周看到大小和周围浸润性病变可有慢性变化,经4～6周可完全吸收。

(2)血源性肺脓肿:身体其他部位的化脓性病灶如骨髓炎、蜂窝织炎、中耳炎、阑尾炎、产褥期感染、败血症等都可能通过血行在肺部引起血行迁徙性肺脓肿。血源性肺脓肿多数显示为两侧或一侧多发性病灶,以两下叶多见,早期表现为两肺单/多发散在斑片状病灶,边缘模糊,或两肺单/多发圆形或椭圆形密度增高影,在CT增强扫描中,可在环形增强的厚壁中央出现低密度的液化坏死区(图7-62),一般经过1周或不到1周可发展成多发薄壁空洞,空洞内可有液平面,但较少见。脓肿破入胸腔则形成脓胸,所以脓肿可与脓胸同时存在。经抗生素治疗后经2～4周可完全吸收。上述病变吸收后,可有局部纤维化或形成气囊即肺大疱。

(3)慢性肺脓肿:在急性肺脓肿时,感染未能及时被控制,使肺部的炎症和坏死空洞迁延发展到慢性阶段,即形成慢性肺脓肿。慢性肺脓肿患者可无症状,但当急性发作时,会出现反复低热、咳嗽、脓痰等全身症状。这种急性发作和缓解好转的间歇出现,是慢性肺脓肿的一个特点。

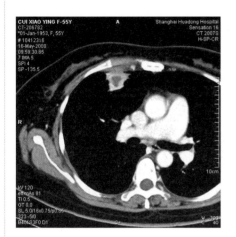

图 7 - 62(a) 右上肺脓肿 CT 横断图像在环形增强的厚壁中央有液化坏死区

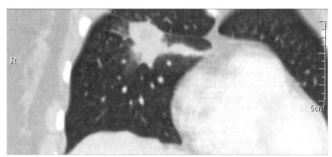

图 7 - 62(b) 同一病例的冠状面示肿块周缘有炎性浸润

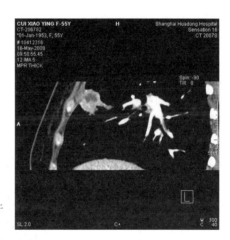

图 7 - 62(c) 同一病例的矢状面示脓肿位于右上肺前段

　　慢性肺脓肿好发生于肺的后部,下叶多见,特别是下叶后基底段,但也可有发生于上叶。慢性肺脓肿一般为边界清楚的厚壁空洞,呈圆形或椭圆形,多数为单发大空洞,也可为实性肿块内多发小空洞,可有液平面。当引流支气管堵塞不通畅,液化物质排不出时,可形成团块状影像。脓肿附近常可见局限性胸膜肥厚粘连。原发的慢性肺脓肿周围的炎变,在性质上可有所不同,有的是广泛浸润病变,有的则为高度纤维化。与脓肿相连或邻近的支气管多有不同程度的支气管扩张或新的播散病灶,这在 CT 检查中表现得特别明确。

　　15. 结节病　结节病是非干酪性肉芽肿疾病全身性病变,在临床上易误诊为结核或肿瘤。胸部非干酪性肉芽肿发生于支气管周围的淋巴结,主要表现为胸内淋巴结肿大,可及胸膜下间质、小叶间隔、肺间质和肺泡壁。结节以上皮样细胞、郎罕巨细胞为主,无坏死为其特点,并有网织纤维。病变较多时即形成肺内广泛性纤维结节性病变。

　　临床症状通常较轻,或可没有任何症状。常规胸透时才发现肺门淋巴结增大。常见症状仅为体重减低、乏力,少数患者有发热和咳嗽。

周围淋巴结肿大相当常见。活检常有阳性发现(非干酪性肉芽肿)。肺外的临床表现还有皮肤的结节突起或结节性红斑,通常出现在脸部、颈部、肩部和四肢。常有腹膜后淋巴结肿大,甚至压迫下腔静脉分支产生一侧或双侧小腿无故肿胀的表现。结节病抗原试验(Kveim 皮肤试验)阳性率为 70%～80%,但此试验目前已很少在临床应用。

CT 表现:CT 扫描是目前胸部结节病最有效的无痛苦、无创性的影像学检查,尤其是高分辨率 CT 扫描技术对肺内细微改变的早期发现及临床分期具有重要价值,并有助于随访治疗效果、估计疾病预后。结节病的肉芽肿很小,在肺内主要沿淋巴管在血管支气管束的肺间质内分布,病变早期在常规 CT 扫描中可仅表现为肺纹理增粗或阴性,因此必须运用高分辨率 CT 扫描方法,以清晰显示肺内病变的细微征象。结节病肺内改变主要有:①肺内肉芽肿细小,呈不规则形粗细不一的点状,沿肺外周、胸膜下及肺门周围间质分布较多。肉芽肿可融合成大块,内可见支气管充气征和小空洞。②肺泡内渗出表现为斑片状磨玻璃样改变。③支气管壁厚薄不均。④晚期可出现间质纤维化、蜂窝肺,使肺体积缩小。合理运用常规扫描与高分辨率 CT 技术相结合,最大限度地显示肿大的淋巴结和肺内改变,有助于临床分期。根据病变所累及的部位,国内胸内结节病可分为 3 期:Ⅰ期仅有肺门淋巴结肿大;Ⅱ期为淋巴结肿大伴肺内改变;Ⅲ期以肺内改变为主。这种分期方法仅代表 X 线影响学表现,并不反映疾病的病程,但在胸片和常规 CT 扫描中肺部早期病变显示不满意,因而使以往胸部结节病肺内表现及支气管内病变早期发现较少。随着高分辨率 CT 扫描的普及和运用,可极大地促进结节病的诊断。

纵隔及肺门淋巴结增大,多位于上腔静脉后、主动脉弓旁、隆突下及肺门部。各部位增大淋巴结大小左右相近,但也可以某组淋巴结增大为明显。一般呈中等大小,亦可显著增大。CT 以两肺门多数淋巴结增大为其特征,据统计占 70%～75%。少数患者可出现胸水,80% 的Ⅰ期患者在一年内自行吸收。

用激素治疗结节病最为有效。对多数病例,经治疗后 1 个月复查,增大淋巴结和肺内病变明显变小或减少;2～3 个月可完全消失。也有的病例激素治疗效果差。在纤维结节期(胸部Ⅲ期)治疗效果较差,而在细胞结节期(胸部Ⅰ、Ⅱ期)治疗效果较好。因此,胸部 CT 检查除了可以明确有无肺门及纵隔淋巴结的增大外,还可以在治疗过程中观察增大淋巴结的动态变化,并评估治疗的效果。

(张国桢　滑炎卿　吴威岚　叶剑定)

■ 七、放射性核素骨显像

(一)原理

放射性核素骨显像是核医学显像检查中应用最多的项目之一,对早期诊断恶性肿瘤骨转移具有高度灵敏性,目前临床上已将全身骨显像作为肺癌、乳腺癌、前列腺癌等临床分期和随访的常规方法之一。其较 X 线检查可提前 6 个月发现病变,而且发现的病灶数也比 X 线摄片发现的多,故骨显像的临床价值已得到公认。复旦大学附属华山医院对 82 例经手术病理证实的其他部位原发恶性肿瘤作全身骨显像,并与 X 线检查结果对比,部分病例与 CT(20 例)、MRI(4 例)对比,骨显像阳性率为 68.3%,X 线平片阳性率为 6.1%,CT 阳性率为 10.5%,MRI 阳性率为 25.0%。因为 X 线对病变的检出取决于病变脱钙或钙质沉积导致骨质密度变化的程度,一般认为局部钙量的变化大于 30%～50% 时，X 线才能显示异常（骨折除外）。而骨显像显示病变是根据骨骼局部血流量和骨盐代谢的情况，在病变早期即可有明显改变。当病变进展时，两者的阳性率逐渐接近；进入静止期后（陈旧性病变），骨显像多转为阴性而 X 线往往仍呈阳性。

常用的放射性药物有 ^{99m}Tc - MDP、^{99m}Tc - HMDP，早期亦曾用 ^{99m}Tc - PYP，但以 ^{99m}Tc - MDP 为常用。静脉注射后，约 5% 被骨的主要无机盐成分——羟基磷灰石晶体吸附和被未成熟的骨胶原结合，而不聚集在其他脏器组织，因而可使骨骼显影。其血浆蛋白结合率约 22%，血液清除 t1/2α 及 t1/2β 分别为 3 min 及 1 h，静脉注射后 2 h 浓聚于骨，约 50% 聚集在骨表面，其在骨的半衰期约 24 h。3 h 内经尿排出 35%，24 h 内排出 50%～75%，基本不经肠道排泄。骨聚集磷酸盐的机制是通过化学吸附和离子交换。磷酸盐在局部骨骼的聚集受以下几个因素的影响：局部骨骼的血流量，血流量越丰富，骨骼摄取的显像剂即增加；骨骼的代谢状态，正常骨骼生长中心、骨更新较快处、成骨病变和骨骼修复处聚集增加；交感神经状态，交感神经活性增强可使毛细血管关闭，交感神经切断术和脑卒中或偏瘫后血管扩张而使局部血流增加，骨髓炎、骨折和肿瘤可能损伤骨内交感神经造成充血。

肺癌放射性核素骨显像适应证主要包括以下几个方面：

（1）肺癌患者治疗前进行骨显像，判断有无骨转移，以确定临床分期，帮助制订治疗方案，避免不必要的手术。

（2）小细胞型生长快，易向远处转移，预后最差，应进行骨显像探查有无骨转移。

（3）评价骨痛：对原因不明疼痛患者病因的探查有重要价值。

（4）评价预后。

（5）追踪各种治疗方案的疗效及探测病理性骨折的危险部位。

（二）显像方法

1. 静态显像　为临床上最常用的显像方法，静脉注射 ^{99m}Tc - MDP 740—925 MBq（20～25 mCi）2～4 h 后进行全身显像，采集前位和后位两个体位。

2. 骨动态显像（三相显像）　"弹丸"式静脉注射 ^{99m}Tc - MDP 740 MBq（20 mCi）后，立即启动 γ 照相机或 SPECT，按 1 帧/3s 速度摄影 10 帧，反映血流灌注的情况，称血流相。继而按 1 帧/min 采集 10 帧，称为血池相。在注射 2～4 h 及 24 h 延迟显像即为静态显像。必要时还可加作第四时相，即注射后 24 h 显像。

3. SPECT 断层显像　应用低能高分辨准直器，探头围绕病变部位旋转 360°，采集 64 帧，每帧采集 25 s。对腰椎病变的检出率高于平面显像。

4. SPECT/CT 显像　SPECT/CT 将 SPECT 的功能影像与多层螺旋 CT 的解剖影像进行同机图像融合，为临床医生提供真正的清晰影像，增强疾病诊断的信心。对病灶的精确定位及小病灶的诊断、或者骨扫描正常但 CT 骨窗所发现的骨病灶的准确诊断具有重要价值。首先 CT 定位扫描确定融合断层的范围及部位，后行 CT 透射扫描，参数：120 kev，螺距 1.225，矩阵 512×512，5 mm 扫描，3 mm 重建。CT 扫描结束后采集 SPECT 断层显像，矩阵 128×128，两个探头同时采集各 180°，共采集 360°，步进 6°/帧，每帧 20 s。利用工作站融合软件 Integra 实现 SPECT 和 CT 图像的同机融合（图 7 - 63）。

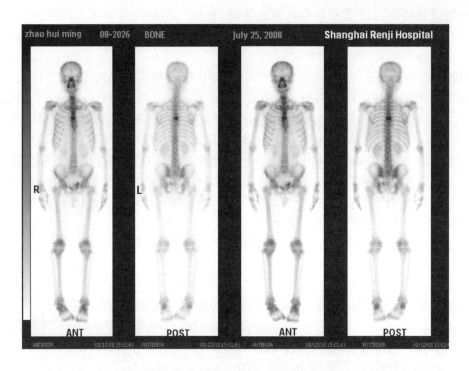

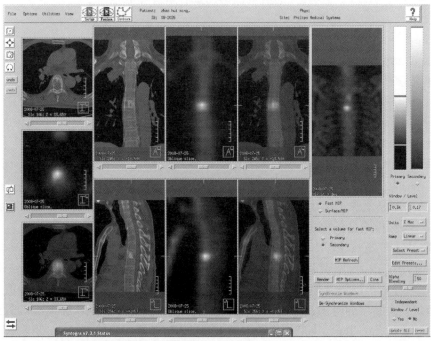

图 7-63　右肺中分化腺癌 T5 椎体异常浓聚，SPECT/CT 骨窗显示 T5 椎体溶骨和成骨混合型改变，诊断为肺癌 T5 椎体转移

5. 局部特殊体位显像　为正确显示病灶的部位、数目、大小和形态,有时需要在常规骨显像的基础上,加做局部特殊体位显像。如为辨别病灶来自肩胛骨或肋骨时,可做双臂抬高胸部后位像。如病灶随肩胛骨位置的变化而移位,则可判断为肩胛骨病灶,反之属肋骨病灶。对可疑耻骨有病变时,可考虑加做 TOD（tail on the detector）位。

（三）正常图像与异常图像判读

全身骨骼呈对称性的放射性浓聚,扁平骨如椎骨、肋骨、颅骨、上颌骨、下颌骨以及长骨的骨骺端均含有大量代谢活跃、血运丰富的疏质骨,能摄取较多的骨显像剂,而长骨的骨干含密质骨较多,血运亦不丰富,仅摄取少量的显像剂。

异常图像最常见的表现为多发性"热区",亦偶有呈单发甚或"冷区"。超级影像（superscan）,颅骨、长骨显影浓,胸骨"领带状",肋骨为串珠肋,双肾不显影,有时可出现假性骨折,多见于弥漫性骨转移、甲旁亢、软骨病、Paget's 病,要注意与肾功能衰竭相鉴别。骨骼恶性肿瘤病灶,经过治疗后约 3 个月,复查所见的骨显像较治疗后病灶部位的浓集现象更为明显,而患者的临床表现却有显著好转,此即为"闪耀现象"。有部分肺癌患者出现肺性肥大性骨关节病,即骨显像见长骨的骨皮质放射性增高,呈"电车轨道"状线状浓集带,并不侵及两端,常见的部位为尺骨、桡骨、胫骨、腓骨、肱骨和股骨等长骨。

（四）肺癌骨转移性病灶的诊断

1. 肺癌骨转移的途径　有两条,即直接侵犯或血行转移。除常见直接侵犯邻近胸壁肋骨或完全破坏外,肿瘤多由肺静脉进入体循环向全身广泛播散,转移的主要部位是在红骨髓丰富的中轴骨,但是肿瘤也可转移到肢体的远端,如掌骨、跖骨、指骨和趾骨。转移灶分布无规律,呈局灶性,异常放射性主要在骨髓腔。肺癌骨转移可产生溶骨性、成骨性或混合性反应,溶骨性病变多于成骨性病变,以混合性为主。肺癌骨转移典型的表现为多发非对称性无规律的放射性浓聚。图 7 - 64 至图 7 - 65 分别为两例肺癌患者的骨显像图像。骨显像诊断骨转移要点主要为:①新

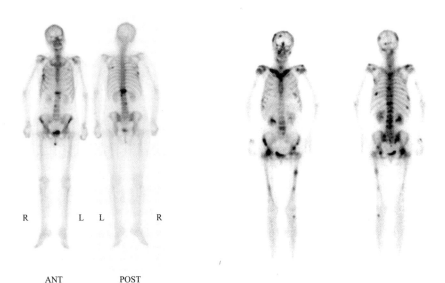

图 7 - 64　右肺癌术后 T12,L1,L3 骨转移,右侧前肋的摄取为手术创伤引起　　　　**图 7 - 65**　肺癌患者多发骨转移

病灶。②随病程延长病灶增大和（或）放射性增高。③在一块骨呈非对称性损害。④散在、无规律分布。⑤伸进骨髓腔。⑥放射性缺损区。⑦靶形损害：边缘放射性增加，中间放射性减少。⑧超级影像：肾脏不显影，提示有广泛弥漫骨转移的可能。⑨X线片不能解释的骨显像异常。以溶骨性转移为主的肿瘤则表现为放射性缺损区（"冷区"）。

2. 胸腔积液的影响　肺癌伴有恶性胸腔积液时，可出现患侧胸腔放射性浓聚，这是因为胸膜血循环增加，显像剂随渗液渗至胸腔内所致。

3. 软组织异常影像　肺癌患者骨显像时部分可出现肺癌原发病灶摄取骨显像剂，肺癌脑转移瘤部分也可摄取骨显像剂。肺癌引起上腔静脉综合征致使头颈部出现淋巴性水肿，可存留少量 $^{99m}Tc-MDP$ 而显影。

4. 肺性肥大性骨关节病　典型的骨显像表现为沿长骨内、外侧缘呈平行放射性摄取，称"平行轨"征或"双条"征。一般情况下，放射性分布相当均匀，有时呈斑片状影。

5. 治疗的影响　手术对肋骨的创伤可造成放射性浓聚，这种浓聚可持续 6 个月到 2 年，但结合手术史容易与肺癌的骨转移进行鉴别。放射治疗后可出现照射侧软组织放射性摄取增加，放疗后 4～6 个月常见照射野的椎体放射性摄取减低。

（五）临床评价

骨转移性病灶主要来自前列腺癌、乳腺癌和肺癌，来自其他肿瘤者相对较少，Krasnow 等综合文献报道前列腺癌骨转移的发生率为 57%～84%，乳腺癌和肺癌分别为 57%～73%、19%～32%。因为骨转移癌多为血行播散，约 90% 的骨转移灶呈随机的多发性异常浓聚。杨瑞品等报道 572 例经病理证实的肺癌患者骨显像结果，肺癌骨转移发生率为 52.3%，其中 91.3% 为多发性，平均每例 6.3 个转移灶，随机多发性放射性增高灶是骨转移瘤的主要特征，不同病理类型肺癌骨转移发生率不同，腺癌发生率较高（62.1%），鳞癌和未分化癌骨转移的发生率较低，腺癌发生骨转移的时间早于未分化癌和鳞癌，骨转移的部位以胸部（包括肋骨、锁骨、胸骨、肩甲骨），其次为脊柱、骨盆、肢体和颅骨。对孤立的骨异常放射性增高灶，诊断要慎重，2～3 个月后随访骨显像，若病灶增大，或出现新的病灶，骨转移可确诊或可能性很大。必要时可行穿刺活检。有人报道肿瘤患者肋骨发现单个放射性增高灶，转移灶的概率很低，仅有 10%～17% 最后证实为骨转移，而 40% 为良性骨折，27% 为放射性骨炎，其余 20% 左右原因不明。肋骨单个增高灶若不呈团块状，而是沿肋骨扩展成条状，则转移灶的可能性很大。颅骨单发灶也仅有 20% 为转移灶。杨瑞品等报道 299 例不同病理类型的肺癌，各个部位的骨转移灶发生率分别为：胸部 74.6%、脊柱 49.2%、骨盆 45.2%、四肢 34.8%、颅骨 12.4%。少数肿瘤在骨显像上表现为放射性缺损区称"冷区"，但几乎全部是转移瘤，是由于骨质异常细胞分泌一种肽，使溶骨过程占优势的结果。朱旭生等报道 14 例"冷区"转移病灶中，原发肿瘤以肺癌、多发性骨髓瘤及肝癌多见，冷区分布以腰椎为最常见，其次为肋骨、胸骨。孙达等复习 913 例骨显像，有 39 例呈局限性放射性缺损灶，39 例冷区中恶性骨肿瘤 26 例（其中转移性骨肿瘤占 21 例）。术前诊断可帮助疾病分期，术后随访可了解有无骨转移。骨显像对诊断骨转移性病灶灵敏度高，肺癌无症状者与有症状者的阳性率有很大差别，I 期和 II 期无症状患者骨显像真阳性率仅 4%，且多为孤立病灶，但也存在假阳性，故术前骨显像的意义不大。有症状的胸部 I 期和 II 期患者显像阳性率达 30% 左右，III 期阳性率达 40% 以上，并且多在 6 个月内死亡，故骨显像结果是决定治疗方案和预后的重要参考依据。

值得指出，骨显像出现放射性"热区"并非骨肿瘤或骨转移性病灶所特有，骨折、骨髓炎、股骨头无菌性坏死、幼年性变形性骨软骨炎、骨代谢疾病（Paget's 病）、原发性甲状旁腺功能亢进、肺性肥大性骨关节病均可引起局部骨摄取^{99m}Tc‑MDP，同时一些软组织也可以摄取骨显像剂，应注意与骨肿瘤或骨转移灶进行鉴别。骨显像虽然诊断骨转移瘤的灵敏度较高，但其特异性相对较低。据报道^{99m}Tc‑MDP 联合^{99m}Tc‑MIBI 或^{99m}Tc(V)‑DMSA 显像可以提高骨显像的特异性。赵新明等对 106 例疑骨转移瘤患者进行^{99m}Tc‑MDP 和^{99m}Tc(V)‑DMSA 全身显像，70 例证实有骨转移患者中，MDP 均示有异常放射性浓聚，DMSA 68 例显示在某些相同部位与 MDP 显像有类似的放射性浓聚，2 例为阴性；MDP 显像检出 236 个病灶，DMSA 显示了其中 175 个病灶，24 例骨良性病变，MDP 轻度异常浓聚，而 DMSA 未见异常浓聚。但是 DMSA 显像对正常骨组织往往显示不清，在诊断时必须结合 MDP 进行比较分析，另外一些软组织脏器的放射性会影响骨转移瘤的诊断，须作局部断层或改变采集位置。^{18}F‑FDG PET 显像所检出的骨转移灶有时与骨显像结果不一致。赵军等对 52 例肿瘤患者进行^{18}F‑FDG PET 及^{99m}Tc‑MDP 骨显像对比，结果提示骨显像诊断骨转移的灵敏度（89.6%）高于 PET（63.2%），PET 对肋骨及头颅骨转移的检测灵敏度较低，且单纯应用 PET 定位存在困难，两者联合显像并不能提高^{99m}Tc‑MDP 骨显像诊断骨转移的特异性。

■ 八、PET/CT 显像

（一）原理

1. 发展史　1932 年 Carl Anderson 在研究宇宙射线的云室光子显像时确定了正电子的存在，20 世纪 50 年代中期，Gordon Brownell 等用简单的符合探测技术及^{64}Cu、^{72}Sc 定位肿瘤。正电子核素显像开始为正电子扫描机，随后为正电子 γ 照相机，1953 年 Brownell GL 和 Sweet WH 使用一对互相对应的探头建立了一个正电子扫描仪，然后 Ter-Pogossian 和 Phelps 在 70 年代发明了可用于临床的 PET，1976 年 12 月完成了第一台商业 PET（ECAT）。以后 PET 装置发展迅速，由多探头、单环进入到多环断层显像，使全身断层显像和肿瘤研究成为可能。1976 年全世界只有 4 个 PET 中心，2008 年统计仅美国就拥有 2 000 多个正电子成像中心（包括 PET 或 PET/CT、移动式显像仪），2008 年完成 PET 显像 152 万例。2005 年新安装设备中，PET/CT 与 PET 之比超过 90%。1995 年山东淄博万杰医院引进国内第一台能有效用于临床的 PET（GE Advance），主要进行了脑及全身显像的应用研究。1998 年开始国内分别在北京、上海、广州建立了 6 个 PET 中心。PET/CT 由 Townsend 博士等 1998 年首先研制成功，原型机于 1998 年 8 月安装于美国匹兹堡大学。国内自 2002 年西安长安医院引进 GE Discovery LS PET/CT 以来，2003 年复旦大学附属华山医院引进 Siemens Biograph Sensation 16 LSO 晶体的 PET/CT，截至 2009 年 5 月底，国内已安装 PET/CT（包括在应用的 PET）达到 118 台。2008 年全国完成 PET/CT 显像 11.59 万例。而美国自 2004 年起 PET 年检查例数超过 100 万例，2008 年为 152 万例。

2. PET 成像基本原理　正电子发射断层（Positron emission tomography，PET）是一种无创性探测发射正电子的核素在机体内分布的断层显像技术。基本原理是湮没辐射（annihilation radiation），即根据正电子核素衰变产生的正电子与体内的负电子结合产生一对能量相同（511 keV）但方向相反的 γ 光子，采用符合探测技术探测这一对光子，得到人体内不同脏器的核素分布信息，由计算机进行图像的断层重建处理，得到人体内标记化合物的分布图像。正电子核素主要依靠回旋加速器生产,如^{11}C、^{13}N、^{15}O、^{18}F,它们的半衰期短,分别为 20 min、10 min、2 min、110 min。另外一些正电子核素可通过核素发生器生产,如^{68}Ga(Ge - Ga 发生器)、^{62}Cu(Zn - Cu 发生器)、^{82}Rb(Sr - Rb 发生器)。PET/CT 中心由回旋加速器、热室及 PET/CT 仪三大部分组成。

PET/CT 是将 PET 和 CT 安装在同一机架上,实现了 PET 与 CT 功能与解剖结构的同机图像融合,双方信息互补,彼此印证,可以提高诊断的灵敏度、特异性和准确性。PET/CT 与常规 PET 相比,具有以下优点:①显著缩短图像采集时间,增加患者流通量,且大多数患者能够耐受双手臂上举,图像质量更佳。②提高病变定位的精确性,如肺癌患者转移纵隔淋巴结的分组、胸膜与肺、肺底与肝顶病变的定位等。③PET/CT 诊断的准确性优于单纯的 PET 或单纯的 CT 以及 PET 与 CT 的视觉融合。④CT 的应用可避免 FDG 摄取阴性肿瘤的漏检。如转移性肺癌小病灶、成骨性骨转移、原发性肝细胞癌等。⑤PET/CT 可从肿瘤组织的血流灌注、代谢、增殖活性、乏氧、肿瘤特异性受体、血管生成及凋亡等方面进行肿瘤生物靶容积(BTV)的定位,指导放射治疗计划的精确制订。

3. FDG 肿瘤显像原理及影响因素　Warburg(1930 年)发现恶性肿瘤细胞糖酵解作用增强,并认为是癌细胞的特征之一,恶性肿瘤细胞糖酵解速率异常高于正常或良性病变。肿瘤对 FDG 的摄取基于肿瘤细胞糖酵解的增加,注射后 FDG 被摄入至细胞内,运输 FDG 进入转化的细胞内的一个重要机制是葡萄糖转运蛋白(GLUT)的作用,而且结合于肿瘤细胞线粒体的高活性的己糖激酶(HK)通过使 FDG 磷酸化生成 FDG - 6 - PO4 而滞留于细胞内。另外由于缺氧状态下可以激活葡萄糖的无氧酵解,FDG 的高摄取也可能与肿瘤组织的相对缺氧状态有关。因为所有的具有活力的细胞均需要葡萄糖作为能量供应,因而 FDG 的摄取并不是特异的。了解和认识 FDG 这一示踪剂的局限性,可使临床医师更好地理解检查结果。

肿瘤细胞的葡萄糖代谢非常旺盛,因而 18F - FDG PET 可广泛用于恶性肿瘤的显像。FDG 通过葡萄糖转运体(GLUT)进入细胞,在己糖激酶(HK)的作用下磷酸化。由于 6 -磷酸- FDG (FDG - 6P)的脱磷酸化在肿瘤细胞非常缓慢,产生的 FDG - 6P 滞留于肿瘤细胞内。虽然 FDG 不能像葡萄糖一样以相同的方式被代谢,但是与葡萄糖代谢有关的酶的活性和表达水平的改变也将影响 FDG 在肿瘤细胞内的摄取,如 GLUT 表达水平和 HK 活性的增加,以及葡萄糖- 6 -磷酸酶活性的降低。在肿瘤细胞,不同类型 GLUT 和 HK 的表达明显影响糖酵解速率,在各种类型的 GLUTs 中,GLUT1 对葡萄糖和 FDG 的高摄取是必需的一个因素,HKⅡ型主要在快速生长的高糖酵解的肿瘤中表达。肿瘤细胞与正常细胞相比蛋白表达方式的不同引起肿瘤摄取 FDG 的增高。肿瘤细胞因其高的生长速率和糖酵解,呈现对葡萄糖和 FDG 的高摄取。另外,快速生长的正常细胞也具有活跃的葡萄糖代谢和有氧糖酵解,因而认为高的葡萄糖代谢率是细胞增生活跃的一个指标,而不单纯是恶性表型的指标。目前已有许多证据表明正常细胞和肿瘤细胞中与葡萄糖代谢有关的基因表达水平存在差异。

肿瘤对^{18}F - FDG 的摄取存在很多影响因素。从葡萄糖代谢途径而言,FDG 的摄取不仅由葡萄糖的转运决定,还与 HK 的含量和活性及葡萄糖- 6 -磷酸酶对 FDG - 6 - P 的去磷酸化等密切相关。HK4 种亚型中 HKⅡ与肿瘤的关系最密切,但也有一些报道 HKI 与 FDG 的摄取呈正相关。同时也受一些其他病理生理因素影响,如局部血流量、乏氧、坏死和肿瘤周围炎性反应、激素、表皮生长因子(EGF)等。乏氧诱导肿瘤的侵袭性,增加其代谢的潜能,促进其发生并降低其对放、化疗的疗效,乏氧对肿瘤细胞 GLTUs 含量起促进作用。在缺氧情况下,医师没有能力辨别是否是肉芽肿成分的细胞还是肿瘤细胞摄取 FDG,也就是说在缺氧条件下必须测定非肿瘤细胞的活力。缺氧可引起有关肿瘤摄取 FDG。在肿瘤内乏氧区是通常存在的,这一现象也可引起 FDG 的摄取增加。另外,FDG 的聚集也反应了肿瘤内存活细胞的数目。阐明肿瘤的乏氧与存活细胞的数目这两方面因素对解释 FDG 高摄取的影响是必要的。因此,应该认识到,^{18}F - FDG PET 显像一方面可能是诊断肿瘤的灵敏方法,但其不具有特异性。卵巢分泌的激素,尤其是雌激素(E2),促进 GLUTs 的表达,可增加糖酵解、促进三羧酸循环,刺激糖代谢。

(二) 肺癌 PET 及 PET/CT 检查适应证

(1) 肺癌 TNM 分期和再分期。

(2) 肺部占位病变良、恶性的诊断与鉴别诊断。

(3) 早期监测和评估放、化疗疗效。

(4) 肺癌治疗后肿瘤的纤维化瘢痕或放射性肺炎与肿瘤残余及复发的鉴别诊断。

(5) 不明原因的胸腔积液检查。

(6) 临床上首先发现肿瘤转移灶或副癌综合征,需要进一步寻找肿瘤的原发灶。

(7) 指导肿瘤放疗计划的制定,提供肿瘤代谢信息。

(8) 帮助确定肿瘤的活检部位。

(9) 评估恶性病变的分化程度及预后。

(三) 显像方法

(1) 注射 FDG 之前至少禁食 4~6 h,禁止饮用含糖饮料,但不禁水。禁食的前一餐最好食用高蛋白、低碳水化合物膳食。

(2) 显像前 24 h 内避免剧烈活动。

(3) 血糖水平的要求:<8.3 mmol/L(150 mg/dl)最佳,≤11.1 mmol/L(200 mg/dl)通常可以接受。血糖升高会降低肿瘤对 FDG 的摄取,并增加本底。大多数情况下血糖>11.1 mmol/L(200 mg/dl)可另行预约检查时间,或静脉注射胰岛素的患者^{18}F - FDG 的注射时间应适当延迟,具体情况视胰岛素的类型与给药途径而定,否则肌肉显影明显。

(4) 静脉注射^{18}F - FDG2.96 - 7.77 MBq/kg(儿童酌情减量),就显像仪器等不同,剂量可适当调整。注射部位选择已知病变对侧肢体,药物注射后安静休息,尽量少讲话,避免紧张体位。

(5) 为了使胃肠道较好的充盈,PET/CT 检查建议患者口服阴性对比剂 1 000~1 500 ml(如水等)。PET/CT 检查前排空小便,避免尿液污染体表和衣裤。

(6) 显像时间:一般选择注射药物后 1 h 进行。脑显像可于注射后 30 min 进行。

(7) 取仰卧位,双手上举抱头(头颈部肿瘤和黑色素瘤患者除外)。依次采集 CT 定位相,CT 和 PET 数据,经图像重建处理后得到 CT、PET 以及 PET 和 CT 的融合图像。

(8) 单时相法:即上述常规注射 FDG 后 1 h 的图像采集。

(9) 双时相法:在初次显像 1~2 h 后再次进行 PET/CT 图像采集,比较病灶 SUV 随时间的变化,有助于良恶性病变的鉴别诊断。

(10) 肺小结节建议增加呼吸控制的 2 mm 薄层 CT 采集。无近期胸部 CT 图像的患者,完成 PET/CT 采集后增加呼吸控制的 CT 采集图像。CT 的三维容积显示和 PET 图像的融合(4D 图像)可酌情应用。

　　（11）携带既往影像学检查资料，以便进行比较。病史记录中应了解肿瘤的部位与类型、诊断与治疗的经过（如活检结果、手术、放疗、化疗、骨髓刺激因子及激素的应用情况），糖尿病史及血糖控制情况、近期感染史、是否有幽闭恐惧症、患者能否耐受双手臂上举且平卧 15～20 min 等。

　　（四）正常图像与异常图像判读

　　1. 正常图像　PET/CT 图像经重建处理后可获得全身三维立体投射图像（MIP）和横断面、冠状面及矢状面的 CT、PET 及 PET/CT 的融合图像。正常禁食状态下，大脑葡萄糖代谢非常旺盛，脑摄取 FDG 较多，肾及膀胱因显像剂的排泄而显影，心肌显影因人而异，部分病例左心室心肌可见显影，唾液腺体对称显影，肝脏和脾脏显影一般较淡且均匀，胃肠道变异较大，可见胃的轮廓和肠形，双肺野清晰，FDG 摄取呈本底水平，纵隔心血池 FDG 摄取较低，分布欠均匀。借助 CT 的解剖信息，可帮助鉴别上述生理性摄取和病变组织。

　　2. 图像分析方法

　　（1）PET 目测法：目测肿瘤部位的"热区"（即定性分析）是临床工作中的最基本方法。在各个层面寻找异常放射性浓聚灶，并注意与生理性摄取或炎症等良性病变导致的假阳性摄取区分，必要时行延迟显像。对于胸部病灶，一般将病灶的放射性摄取程度与纵隔心血池的摄取程度进行比较，分为 4 级。1 级：未见放射性摄取。2 级：轻度放射性摄取，但低于纵隔血池。3 级：中度放射性摄取，与纵隔血池摄取程度相似。4 级：明显放射性摄取，摄取程度高于纵隔血池。Grade 4 提示恶性结节，Grade 1 提示良性结节，Grade2‐3 提示结节倾向于良性，但需结合其他病史资料综合考虑。

　　（2）PET 半定量分析法

　　1）SUV：标准化摄取值（standardized uptake value，SUV）是目前最常用的评价病灶 FDG 摄取程度的半定量分析指标。由于局部组织摄取 FDG 的绝对量不仅取决于其葡萄糖代谢率，还受引入体内的 FDG 活度及个体大小的影响，因此局部的 FDG 摄取程度需要用后两者进行标准化。SUV 是单位重量（或体积）组织显像剂的摄入量与单位体重显像剂注射量的比值：SUV＝组织的 FDG 浓度（MBq/g）/［FDG 注射剂量（MBq）/患者体重（g）］。其中组织 FDG 浓度可用感兴趣区（ROI）技术从 FDG PET 图像获得（计数/g），在经时间衰变校正和已知活度转换系数转换为 FDG 注射时的活度（MBq/g），转换系数的正确性和 ROI 设置的技术因素是决定 SUV 准确性的关键。目前 PET/CT 厂家都有相应的软件提供，因此 SUV 获得很简单。对于一个 ROI 可同时获得 SUV 平均值和最大值，两者均可作为诊断的参考依据，ROI 的设置对前者影响更大。为保证 SUV 的可重复性和减少 ROI 的设置对 SUV 的影响，临床一般采用病灶内放射性浓聚最高处的 SUV 最大值作为诊断的参考依据，尤其是放射性分布不均匀的病灶。影响 SUV 的因素还包括 FDG 注射后至显像的时间、图像重建所用的滤波函数和截止频率、体重和注射量的计量正确性等，这些因素可通过规范化消除影响。FDG 注射时的血糖浓度是影响 SUV 的另一个重要因素，注入体内的 FDG 与体内葡萄糖存在竞争性抑制关系，血糖升高将使病灶处的 FDG 摄取减低，SUV 减低。另外，由于 FDG 在脂肪内的分布和摄取较少，因此用体重对 FDG 进行分布容积标准化将使肥胖者的 SUV 偏高。有研究者提出用瘦体重（lean body mass，LBM）和体表面积（body surface area，BSA）对 FDG 进行分布标准化，可部分消除这种影响。因此在应用 SUV 时，要考虑以上各种因素，并尽量减少其影响。对于肺内结节，一般推荐以 2.5 作为良、恶性鉴别的临界值，即 SUV≥2.5 诊断倾向恶性，SUV＜2.5 倾向良性。随着经验的积累，目前认为仅靠

SUV 来判断肺良、恶性病变有明显的局限性，SUV 只能作为鉴别肺部结节良、恶性的一个重要参考指标，并不能绝对化，需要结合病灶的位置、大小、形态、病变的数量及病灶内放射性分布情况，结合病史及其他检查结果，进行全面综合分析。

2) T/B 或 L/B：利用 ROI 技术计算靶组织(target，T)与本底(base，B)的放射性分布比，也称病灶本底比(L/B)。在获得 SUV 有困难或 SUV 偏低时，L/B 也可作为 FDG PET 的半定量分析指标。

(3) PET/CT 综合分析法：PET/CT 兼有 PET 和 CT 的优势，在对 PET 图像进行分析的同时可参考 CT 图像以及 PET/CT 融合图像，结合 CT 提供的解剖信息对 PET 上的高浓聚灶进行定性和定位，必要时可行 CT 后处理如多平面重建、仿真内镜等，提供更多的诊断信息。

(五) PET/CT 在肺癌中的应用价值

1. 肺单发结节(SPN)良恶性的鉴别诊断　孤立性肺结节(solitary pulmonary nodule，SPN)，1948 年由 Obrien 等报道，为肺内单发的、圆形或类圆形的、实质性的病灶。SPN 的性质各异，临床并非少见，但患者通常没有临床症状，多数为体检时被影像学偶然发现。从常规 X 线到 CT，由于分辨率的不同，对 SPN 大小的确定差异较大，现在多倾向于其直径≤3 cm。大量研究报道证实，在＞3 cm 的 SPN 中，恶性率高达 93%～99%；而在＜2 cm 的 SPN 中，良性率为44%～45%。对 SPN 的定性诊断和鉴别诊断一直是临床关注的焦点。

CT 主要从 SPN 所在的位置、大小、形态、密度、周围和强化效应等方面进行考察。通常提倡使用薄层动态扫描或螺旋扫描薄层重建图像，用肺窗观察 SPN 的形态、纵隔窗测定 SPN 的密度。

肺癌的直接 CT 征象：①实质性肿块，三维径线接近，而非斑片状病灶。②形态不规整，边缘见浅分叶和细短毛刺，可有胸膜凹陷征。③密度不均一，可有液化坏死，可见小泡征或偏心厚壁空洞，钙化少见或细碎。④强化多不均匀，增强程度轻、中等(30～50 HU)，可见小结节堆聚，偶见血管造影征和微血管成像征。

肺癌的间接 CT 征象：①阻塞性改变：阻塞性肺炎(结节周围)、局部阻塞性肺气肿、肺不张(段、叶、单侧肺)。②纵隔淋巴结肿大(长径＞15 mm 或短径＞10 mm)。③邻近结构受侵：纵隔大血管、气管、食管及胸壁等。④远处转移：邻叶肺或对侧肺(但要注意除其他转移性肿瘤)、胸膜结节或胸水、脑、肾上腺等。

目前评价 SPN 的方法包括 CT 检查、细针穿刺活检(FNA)、支气管镜和直视下胸腔镜检查。CT 检查是评价肺部结节的常规方法，特别是螺旋 CT。据 2001 年符合 EBM 的一组 2 572 例综合分析，[18]F - FDG PET 鉴别诊断 SPN 灵敏度为 96%，特异性 80%，FDG PET 阴性预测值较高，可达 92%～96%。认为 CT 检查结合[18]F - FDG PET 显像是评价肺部结节最可靠的无创性诊断方案(表 7 - 11，图 7 - 66)。

美国胸科医师学会(American college of chest physicians，ACCP)2007 版临床指南中对疑似肺癌的肺部单发结节是否行 PET/CT 检查的建议：①如怀疑为低到中度恶性(50%～60%)、直径 8～10 mm，推荐行 PET/CT 检查。②高度恶性(＞60%)，直径＜8～10 mm，不推荐行PET/CT 检查。③对直径至少 8～10 mm、诊断不明肺单个结节拟行手术切除的患者当临床可能性较低(＜30%～40%)，PET 扫描并不是高代谢，可进行 CT 随访。④对直径至少 8～10 mm、诊断不明的肺单个结节如临床怀疑中到高度恶性(＞60%)或结节 PET 扫描为高代谢可行手术诊断。

表 7 - 11　FDG PET 和 PET/CT 在肺部单发结节鉴别诊断中的评价

作者	时间	病例数	灵敏度(%)	特异性(%)	准确性(%)	阳性预测值(%)	阴性预测值(%)
Dewan	1995	33	100	78	94	93	100
Duhaylonsod	1995	87	97	82	92	92	92
Gupta	1996	61	93	88	92	95	82
Lowe	1998	89	92	90	91	94	84
文献综合	2001	1 255	96	73	90	91	90
Nomori	2004	101	90.5	71.1	83.2	83.8	81.8
Herder	2004	36(SPN≤10 mm)	93	77	83	72	94
丁其勇	2005	60	90	93.3	91.7	93.1	90.3
葛全序	2005	27	93.3	75	85.2	82.4	90
陈香	2006	60	93.9	88.9	91.7	91.2	92.3
邱贵华	2006	56	85.7	89.9	72.3		
Yi	2006	119	96	88	93	94	92
Kim	2007	42	97	85	93	93	92

＊2005 年以后资料均为 PET/CT。

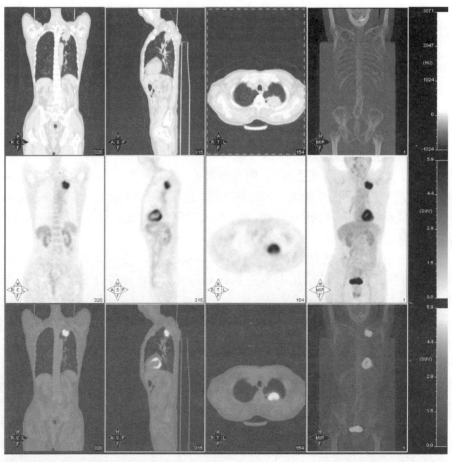

图 7 - 66　女性,50 岁,左上肺腺癌,CT 结节大小 2.8 cm×3 cm,可见分叶,FDG PET 摄取异常增高,SUVmax＝8.3

原发性肺癌多表现为病灶部分或全部 FDG 异常浓聚,SUV 一般大于 2.5,转移淋巴结可表现为单发结节或融合成团块状高浓聚灶。当中央型肺癌伴阻塞性肺不张或肺炎时可见"彗星征",即肿块明显放射性浓聚,伴有的阻塞性肺炎放射性摄取轻度增高。肺泡细胞癌的 FDG PET/CT 表现与其类型有关:较小时 SUV 值通常不增高,肺炎型肺泡癌表现为病灶整体弥漫型 FDG 异常浓聚,其内可见小空泡状低放射性分布区;弥漫型或多发结节型表现为散在多发放射性摄取增高影;黏液分泌型表现为大片实变肺组织内局限性放射性浓聚灶;单发结节型表现为结节型放射性增高灶,其浓聚程度不一,甚至无放射性浓聚,在 CT 上常为磨玻璃样表现,内可见结节影,是导致 PET 假阴性的一个重要原因。

FDG PET 对肺癌的诊断阳性预测值相对较低,这是因为其假阳性存在,活动期炎症或感染过程,如结核、曲霉病、炎性假瘤、肉芽肿等都可摄取 FDG(表 7－12)。肺结核在我国较为常见,每年均有新发病例,在与肺部肿瘤鉴别诊断时应予重视。陈旧性结核与稳定期结核 FDG PET 显像病灶一般不摄取 FDG。显像阳性的肺结核往往是增殖性病变,有大量的类上皮细胞、郎罕巨细胞和淋巴细胞等,外缘包有网状纤维,这些细胞代谢旺盛,摄取 FDG 而呈阳性。结核 FDG PET 表现的多样性,在 PET 肿瘤诊断中应警惕结核的可能存在。双时相显像可明显提高 FDG PET 诊断肺结节的准确性,双时相与单时间点诊断的灵敏度分别为 95.7%,88.3%,阳性预测值分别为 92.8%,91.2%。我们对 32 例肺癌患者和 15 例肺良性病变患者行双时相显像,结果示以 SUV 升高＞30% 为阈值,良恶性鉴别诊断灵敏度、特异性和准确性分别为 90%、100% 和 93.3%。FDG 和其他正电子显像剂的联合显像:台北荣民总医院刘仁贤等应用 FDG 和 ^{11}C－Acetate(ACE)联合 PET 显像诊断肺结核,10 例活动期结核 FDG 阳性而 ACE 均为阴性,FDG 结合 ACE PET 诊断灵敏度为 100%,特异性为 83%,单纯 FDG PET 诊断结核的特异性仅为 44%。Hara 等研究发现,14 例结核患者 ^{18}F－FDG 的 SUV 随着病灶体积的增大而增高,而 ^{11}C－胆碱的 SUV 一直稳定在 2 左右,但 97 例肺癌患者两种显像剂的 SUV 均升高。我们初步临床应用结果表明,^{11}C－Choline 与 ^{18}F－FDG 联合显像有助于 SPN 鉴别诊断。田嘉禾等 ^{18}F－FLT 和 ^{18}F－FDG 肺结节多中心前瞻性研究结果表明,55 例患者中 16 例为肺部恶性病变,16 例为结核,23 例为肺部良性病变,^{18}F－FDG 灵敏度和特异性分别为 87.5% 和 58.97%,^{18}F－FLT 灵敏度和特异性分别为 68.75% 和 76.92%,两种显像剂联合应用灵敏度和特异性分别为 100% 和 89.74%,以 ^{18}F－FLT 与 ^{18}F－FDG SUV 比值 0.40～0.90 作为阈值可以很好地鉴别上述 3 个组别。

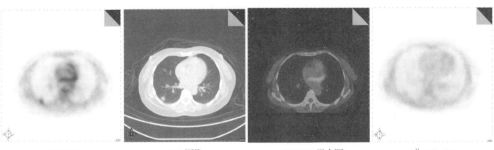

a FDG PET　　　　b CT 图像　　　　c PET/CT 融合图　　　　d ^{11}C-Choline

图 7－67　女性患者,64 岁,体检发现右下肺叶背段 1 cm 大小结节;FDG PET/CT 示右下肺结节放射性摄取增高,SUVmax＝2.1,延迟显像 SUVmax＝1.3(a, b, c);^{11}C－Choline 显像未见明显放射性摄取(d);手术结果为结核

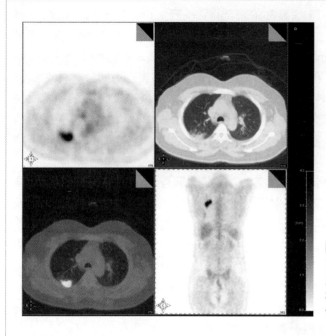

图 7 - 68　女性,44 岁,体检发现右上肺 3.7 cm× 1.5 cm 大小近胸膜结节,无明显不适,无结核病 史。PPD 试验强阳性。PET/CT 右上肺后段肿 块 FDG 代谢异常增高,SUVmax＝8.4,延迟显 像 SUVmax＝9.6。手术结果为真菌性肉芽肿

表 7 - 12　摄取 FDG 的肺部良性病变

常见疾病	少见或罕见疾病	常见疾病	少见或罕见疾病
活动期肺结核	组织浆细胞病		支气管囊肿
嗜酸性肉芽肿	曲霉病		横膈疝
结节病	隐球菌病		韦格纳肉芽肿
肺炎	肺寄生虫		支气管腺瘤
肺脓肿	神经鞘瘤		良性间皮瘤
炎性假瘤	棘球属囊肿		软骨瘤

　　值得提出,评价 SPN 时,既要避免良性结节患者接受不必要的侵入性程序,但也不能使可以 切除的支气管肺癌丧失手术时机,这对影像学诊断提出了很高要求。综合国内外文献及我们多 年的实践,体会到在 SPN 良恶性鉴别时,单次影像检查在很大程度上依赖形态学特征(CT 征象) 或 PET 有关的参数值;注意观察其动态变化,重视影像学的随访;FDG PET 如发现肺部孤立性 结节外其他原发癌病灶,则此结节为转移性结节;如发现肺外有支气管肺癌转移征象(肝、肾上 腺、骨骼、脑等),则为肺癌佐证;肺结核(结核球)与支气管肺癌的鉴别仍有一定困难。SUV 和延 迟显像对鉴别诊断的价值,我们的体会是单次 SUV 价值有限,结合延迟显像 SUV 对临床诊断 有较大意义,但互相之间仍有重叠,个别病例在肺结核基础上发生肺癌(瘢痕癌),易造成误诊。 在临床实践中,细支气管肺泡癌、类癌、含黏液成分高的肿瘤、高分化肿瘤及小病灶(<1 cm)等可 出现假阴性。对<2 cm 低/无代谢肺结节,观察肺结节的形态比代谢更为重要,要重视薄层 CT 及 MPR 矢状面/冠状面重建。当结节为恶性的可能性较小时,应用 CT 对肺结节进行随访复查, 当结节稳定时间超过 24 个月,可以认为结节是良性。总之,PET 医师应同申请医师、放射科医 师密切合作,综合临床有关资料,作出鉴别诊断。但尽管如此,某些病例最终仍要进行创伤性检

查以明确诊断。

2. TNM临床分期　非小细胞肺癌(NSCLC)准确的分期可以避免不必要的治疗。2003年第39届美国临床肿瘤年会(ASCO)推荐指南中将PET显像作为肺癌临床分期检查非创伤性检查方法之一。对PET发现的肾上腺或肝脏孤立性病灶者,如肺部有手术条件建议活检排除转移;对PET发现骨骼病变而原发肺部病变可以手术,结合其他影像学甚或组织学证实为骨转移。^{18}F-FDG PET可灵敏地检出正常大小的转移淋巴结,发现传统分期未发现的局部和远隔转移以及第二原发癌,有效地减少不必要的开胸手术,PET检查结果影响72.2%肺癌患者的临床诊治决策。

PET一次检查可获得全身的断层图像,在判断图像时对肺癌常见的纵隔及肺门淋巴结转移,是同侧还是对侧,有否锁骨上淋巴结的转移,及全身远处器官的转移(包括骨骼、肾上腺、肝、脑等)可以从不同的断面和角度进行观察,从而获得较准确的分期。PET/CT集中了PET反应肿瘤的生物学特性和CT的清晰解剖结构两方面的优势,将显著提高诊断和分期的准确性。我们总结了复旦大学附属华山医院PET中心997例PET/CT诊断中有转移的肺癌病例,转移情况为:①常见淋巴结转移部位:纵隔淋巴结62.8%(626/997),肺门淋巴结44.1%(440/997),锁骨区淋巴结15.8%(158/997),颈部淋巴结6.2%(62/997)。②少见部位淋巴结转移:如腹股沟淋巴结0.6%(6/997)。③常见脏器转移:骨骼29.1%(290/997),肺内结节22.8%(227/997),胸膜结节17.4%(173/997),脑14.2%(142/997),肝脏8.2%(82/997),肾上腺7.4%(74/997)。④少见部位:皮下结节1.3%(13/997),胰腺0.8%(8/997),肾脏0.6%(6/997),脾脏0.4%(4/997),心包结节0.4%(4/997),甲状腺0.3%(3/997),肌肉0.3%(3/997)。⑤罕见部位:包括眼底、乳腺各1例,共3.9%(39/997)肺癌病例有少见部位转移,0.2%肺癌病例患者有罕见部位转移。

(1) T分期:T分期主要依靠能提供精细解剖结构的CT,PET反映肿瘤的代谢情况,在鉴别肺部病变的良恶性有优势。PET/CT根据CT的解剖信息评价肺癌对胸壁、周围血管支气管及纵隔的侵犯,又结合PET提供的生物学信息提高了对T分期的准确性。Lardinois等研究40例NSCLC患者,结果显示,对肿瘤原发病灶,CT、PET、整合性PET/CT诊断正确率分别为58%、40%和88%;分期不正确的比例分别为22%、20%和2%。另外,PET/CT对胸壁和纵隔受侵犯情况的检测也优于前两种方法。Antoch等研究结果也同样显示PET/CT对肺癌T分期的评价比单独的PET和CT更精确。PET/CT由于能准确显示肺内、胸膜及纵隔内病变的肿瘤活性程度,还有助于穿刺活检或胸腔镜活检选择最佳的部位,提高这些创伤性检查的成功率。

值得注意的是,由于PET/CT的扫描是在浅呼吸状态下获得的,由于呼吸运动的影响,肺内1 cm以下的小结节因容积效应可能被遗漏,而且受PET分辨率的影响,这些小结节FDG常表现为假阴性。Allen-Auerbach等对142例肺癌患者进行研究,发现34%患者的标准胸部CT扫描较PET/CT能多发现125个肺小结节(3.4±1.6 mm,大小1～9 mm),所有这些结节均未见FDG摄取。因此认为常规的PET/CT检查对NSCLC的分期提供的信息还不足,建议PET/CT诊断时需仔细对照近期的标准胸部CT图像,必要时可在检查结束后加做标准胸部CT采集。近来有研究认为吸气末低剂量CT扫描已能显著提高对肺小结节的检出率,因此可在常规显像后加扫低剂量标准CT扫描,从而在准确诊断疾病的同时最大限度减少患者的辐射剂量。

(2) N分期:CT主要依靠淋巴结的大小判断转移,一般以10 mm为标准,而有的转移淋巴结体积并不增大,因此区分肿大的淋巴结是否由肿瘤转移或炎性增生引起,小的淋巴结有否肿瘤的转移尚有缺陷,限制了 CT 的诊断价值。研究表明 PET 在淋巴结分期上优于 CT,但是单纯 PET 对淋巴结的准确定位有一定困难,近肺门区的异常放射性浓聚的淋巴结很难区分究竟是在肺门还是纵隔内(即 N1 或 N2 的鉴别),特别对伴有肺不张或术后解剖结构改变的患者,由于纵隔偏移,单个异常放射性浓聚的淋巴结就更难准确定位。而按国际肺癌 TNM 分期标准,肿瘤转移至同侧肺门为 N1 期,转移至同侧纵隔内为 N2 期。对 T1M0 患者来说,N1、N2 的确定分别为肿瘤ⅡA、ⅢA 期,两者决定的治疗方案不同,对患者预后的影响也有很大差异。PET/CT 既可以发现异常的淋巴结又可以对淋巴结进行精确定位,可以提高对 N1 和 N2 的分辨率,使其对淋巴结的分期更准确。已有多项研究发现 PET/CT 对纵隔淋巴结的分期优于单独的 PET 和 CT 或 PET 和 CT 的联合分析(表 7 - 14)。CT 显示有钙化或密度高于周围大血管的淋巴结即使 PET 阳性也应考虑良性淋巴结可能。而对于没有钙化或 CT 值较高的 PET 阳性淋巴结,即使在 1 cm 以下也考虑肿瘤转移。Kim 等以此为标准发现所有 16 个肺癌患者的 23 组阳性淋巴结均获得正确诊断。

^{18}F - FDG 诊断纵隔淋巴结转移特异性远高于 CT,阴性预测值在 90% 以上。PET/CT N0 期肺癌患者,行系统纵隔淋巴结清扫增加的 N2 检出率有限,纵隔镜与内镜联合检出率小于 10%。由于常规纵隔镜本身未检出的 N2(Unsuspected N2)发生率≥10%。PET/CT 未见纵隔淋巴结转移是否全部需要做术前有创分期,目前的观点是将 N0 与 N1 期区别对待,累积的临床研究结果倾向于对临床Ⅰ期的患者,可综合分析全部已知信息,选择性进行术前有创纵隔分期。2007 年欧洲胸心外科协会(European Society of Thoracic Surgeons,ESTS)指南建议:PET 分期后,N1 患者在根治术时须行系统的淋巴结活检,大多数 N0 分期的非小细胞肺癌在没有危险因素的情况下直接考虑手术。2011 年 NCCN (National Comprehensive Cancer Network)指南将 PET 纳入Ⅰ期肺癌治疗前分期评价的同时,ⅠA 期术前纵隔镜的推荐级别降为 2B 类。N0 须考虑有创分期的危险因素有:中央型肺癌、右上叶腺癌、高代谢肺癌(maxSUV≥10)、原发灶低代谢(maxSUV<2.5)、纵隔淋巴结≥1.6 cm。具备 1 种或多种危险因素的 N0 期患者需考虑术前系统纵隔淋巴结活检的必要性。

对于 PET 阳性淋巴结行纵隔镜活检,将有助于提高 N2 转移淋巴结的检出率。随着肺癌 PET 分期经验的累积,从研究内容和分析深度上,目前注重研究阳性转移淋巴结的规律。原发灶代谢越高,阳性淋巴结转移的概率就越大;当原发肿瘤 SUVmax>5.3 时,阳性纵隔淋巴结提示转移的准确性高于 92%。肺癌的淋巴转移有一定的规律,右上叶最常转移至 2R、4R,右中叶至第 7 组,右下叶至 4R 和第 7 组,左上叶至 5 和 6 组,左下叶至 5 和 7 组。上纵隔淋巴结假阳性率低,前上纵隔淋巴结真阳性率高于后下纵隔淋巴结。周围型腺癌 N2 假阴性率低,周围型鳞癌 N2 假阳性率低。根据淋巴回流的优势路径,综合分析原发肿瘤的部位、病理类型、代谢水平和纵隔淋巴结转移规律可个体化地区分和预测不同组 ^{18}F - FDG 阳性淋巴结发生转移的危险度,有针对性地指导有创纵隔分期。

另外,主肺动脉窗、前纵隔及隆凸下后方的淋巴结是标准颈部纵隔镜较难到达的部位,经颈纵隔镜约有 8% 的假阴性率,其中 57% 以上的假阴性是这些难采样部位的淋巴结所导致的。如果 PET/CT 检出这些部位的高代谢淋巴结,可指导对这些淋巴结进行其他的活检方法,如前纵隔镜、经皮或经气管穿刺活检、食管超声内镜检查指导的细针穿刺(EUS - FNA)等,提高分期的准确性。

近年来随着 PET/CT 的价值越来越被临床医师认可,PET/CT 中 CT 的性能也在不断提高,如 16 层、64 层 MSCT,已由开始的作为一种衰减校正方法发展至现在的可以提供诊断性信息的 CT。MSCT 空间分辨率高,并具有强大的后处理能力,包括多平面重建(multiplanar reformation,MPR)、表面遮盖显示(shaded surface display,SSD)、容积重建技术(volume rendering,VR)、仿真内镜(virtual endoscopy,VE)等。更有意义的是,目前的 PET/CT 融合技术能将 PET 的功能信息与 MSCT 提供的三维信息如仿真纵隔镜、支气管镜等融合,获得四维容积融合图像(4D),进一步提高 T、N 病变的定位和诊断的准确性。

(3)M 分期:肺癌远处转移对决定能否手术及其预后起关键作用,常见的转移部位为肝、肾上腺、骨骼和脑等。PET 全身显像是发现肺癌胸外转移的一种很有效的方法,可以对 PET 发现的异常浓聚区进行准确定位,并结合 CT 对应部位结构的改变综合分析 PET 结果,减少 PET 的假阳性。另外有些转移灶 PET 阴性而 CT 阳性,PET/CT 的应用可减少单纯 PET 的假阴性。

肺癌肝内转移通常为多发,多数病灶可由 B 超或 CT 检查得到诊断。研究显示 PET 比 CT 更准确,前者特异性高。一项对多种类型肿瘤的研究显示 PET 的灵敏度、特异性分别为 97% 和 88%,而 CT 分别为 93% 和 75%。

一般双侧的肾上腺肿大或肿块基本可以确定为转移,如为单侧肿块则需排除腺瘤后方可诊断。20% 的 NSCLC 患者明确诊断时已有肾上腺肿块,其中 2/3 为无症状的肾上腺腺瘤。PET 对肾上腺转移的检出灵敏度高,但对肾上腺的小病灶判断时要特别小心。PET 诊断肾上腺转移的特异性为 80%～100%,部分肾上腺腺瘤也有 FDG 的摄取。Yun 等建议把肾上腺病灶的摄取程度与肝脏的摄取作比较分析,可提高诊断的特异性。腺瘤常是低摄取,等于或低于肝脏的摄取,而转移灶常是高摄取。但即使是后一种情况,如果要排除患者接受积极性治疗的可能性仍需对 FDG 摄取阳性的肾上腺病灶作病理证实。不过 PET/CT 由于能同时提供 CT 信息,更进一步提高了诊断的确定性和准确性,如可以检出由于瘤内出血或坏死导致的 PET 假阴性的转移瘤。

^{99m}Tc 标记的亚甲基二磷酸盐(^{99m}Tc - MDP)骨显像是临床诊断骨转移灶的常规方法,其灵敏度高,大约为 90%,但缺乏特异性。文献资料显示 PET 诊断肺癌骨转移的灵敏度与骨显像相似,但其特异性更高,可达 98%(图 7 - 69)。美国 NCCN 非小细胞肺癌临床实践指南指出对肺癌的骨转移诊断^{18}F - FDG PET 可取代骨显像。但是通常意义的全身 PET 显像并不包括下肢和颅骨,因此这些部位的转移病灶 PET 会遗漏。美国第 51 届核医学年会中提出真正意义的全身显像(TWB),Osman 等报道 84 例非小细胞肺癌有 25% 的骨转移病灶位于常规采集视野之外(包括下肢 16.6%、上肢 4% 和颅骨 4.6%)。我们建议对晚期肿瘤全身转移及黑色素瘤应进行 TWB PET 显像。

因为正常脑组织葡萄糖呈高代谢,PET 检测脑内转移的灵敏度低,PET 不太适合检测脑内的转移。当一些较小的脑转移灶(<5 mm)位于高代谢活性的大脑皮质时,PET 较难分辨,而且脑转移瘤在 PET 的表现也多种多样,可以表现为高、低代谢活性或与正常脑皮质活性相同,可以出现中心代谢的缺损,高代谢的周边组织往往因脑水肿而代谢减低。对肺癌怀疑有脑转移患者,脑部 PET 显像建议在全身检查结束后进行(延迟显像),这样可提高脑转移灶的检出率。我们认为延迟显像、^{11}C - Choline、^{11}C - MET 以及 CT 上脑转移的异常影像如脑内异常密度灶、指状水

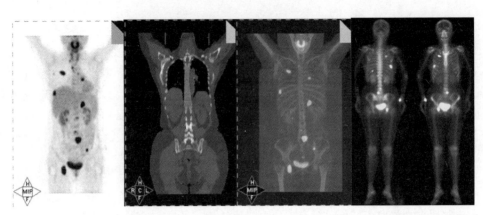

图 7-69　女性,45 岁,左下肺腺癌术后 1 年余,pT2N2M0;术后化疗 7 个疗程,PET/CT 示
左肺门、纵隔淋巴结、左肾上腺及右侧第 4 前肋、第 8 后肋、L2、L4、L5 椎体、左侧髂骨及右
侧坐骨多发性 FDG 代谢增高灶,诊断左肺癌治疗后多发转移。同期^{99m}Tc-MDP 骨显像示
右侧第 4 前肋、第 8 后肋、左第 10 后肋、L4、L5 椎体、右侧坐骨多发性浓聚

肿等对脑转移诊断均有一定的帮助,但对高度怀疑脑转移而 PET/CT 检查阴性者,建议增强
MRI 检查,MRI 被认为是脑内转移灶诊断的最佳方法。

（4）小细胞肺癌的分期:临床上将小细胞肺癌分为"局限期"和"扩散期",这个分期对于治疗
的选择简单实用。多项研究显示 PET 或 PET/CT 对 SCLC 的分期准确性优于常规的显像方
法。Bradley 等对 24 例常规显像诊断"局限期"的 SCLC 进行 PET 显像,PET 使 8.3％患者的分
期上调,PET 检测转移灶的灵敏度、特异性分别为 100％和 95.5％,25％的患者因 PET 检测出纵
隔内额外的转移淋巴结而改变放疗计划。Fischer 等对 29 例 SCLC 进行前瞻性研究,PET/CT
使 17％患者分期上调,常规分期和 PET/CT 分期的灵敏度、特异性分别为 79％、100％和
93％、100％。

少数肺癌病例由于癌肿产生的内分泌物质及其他尚未了解的原因,可在临床上呈现多种非
转移性的全身症状,称为副癌综合征。这些症状有时在胸部 X 线检查发现异常之前即已出现,
经外科治疗切除肺癌后可以消失。内分泌和代谢异常引起的非转移性全身症状,多见于小细胞
癌和支气管类癌病例。有的病例因颈部淋巴结转移,呈现肿块或转移性皮下结节才就医检查发
现肺癌。已有相关文献资料报道 PET 或 PET/CT 对副癌综合征潜在恶性病灶或不明原发灶转
移中的应用价值。

表 7-13　FDG PET/CT 在肺癌分期中的评价

作者	时间	病例数	检查手段	准确性(％)	灵敏度(％)	特异性(％)	阳性预测值(％)	阴性预测值(％)
Lardinois	2003	37	PET/CT	84				
			PET	87				
			CT	64				
Antoch	2003	27	PET/CT	93	89	94	89	94
			PET	89	89	89	80	94
			CT	63	70	59	50	77

(续表)

作者	时间	病例数	检查手段	准确性(%)	灵敏度(%)	特异性(%)	阳性预测值(%)	阴性预测值(%)
Shim	2005	106	PET/CT	84	85	84		
			CT	69	70	69		
崔勇	2005	49	PET/CT	97.9	100	96.4	95.5	100
			CT	69.3	61.9	75	65	72.4
张成琪	2005	66	PET/CT	92.4	80.09	97.14	96.11	84.7
			CT	72.7	56.48	71.02	63.21	64.93
Halpern	2005	30	PET/CT	83				
			PET	57				
Fischer	2006	29	PET/CT		93	100		
	SCLC		PET		93	83		
Low	2006	41	PET/CT		92.3	95		
Kim	2006	150	PET/CT	94	42	100	100	94
		(均T1)						
巩合义	2006	58	PET/CT	90.6	96.9			

　　Seltzer 等对 274 例确诊或可疑肺癌 PET 显像患者的提交临床医师进行问卷调查,结果表明,在申请的 PET 检查中,肺癌分期占 61%,诊断占 20%,追踪治疗或病程估测占 6%;44%的患者改变了肺癌分期,其中分期上调 29%,下调 15%;39%的患者改变了治疗方式,15%的患者虽治疗方式相同但改变了具体的治疗手段。Marom 等对 20 个月内新诊断的 100 例肺癌以病理学分期作对照,比较 FDG PET 和胸部 CT、骨扫描、增强脑 CT 或 MRI 等常规影像学手段对肺癌全面分期的准确性,PET 为 83%,常规手段为 65%;对纵隔淋巴结分期的准确性,PET 为 85%,CT 为 58%;对骨转移的准确性,PET 为 98%,骨扫描为 87%。Gambhir 等综合分析了 1993~2000 年 6 月的文献,结果示在 1 565 例患者中,PET 可发现更广泛的病灶,37%改变了临床处理的方案。我们收集了 2007.06 至 2007.12 期间进行检查的肺癌及肺癌治疗后的 245 例病例,通过问卷调查的形式初步研究了 PET/CT 显像对肺癌临床治疗决策的影响,结果显示是 PET/CT 检查前后肺癌临床分期改变为 26.5%(65/245),其中分期上调为 17.1%(42/245),分期下调为 9.4%(23/245);另外还有 5.7%(14/245)的病例由于相应临床医师习惯参考 PET/CT 结果进行分期,在进行 PET/CT 检查前未行临床分期,故 PET/CT 检查影响临床分期 32.2%(79/245)。PET/CT 检查前后治疗方案改变为 51.8%(127/245),不同治疗方式间改变为 15.9%(39/245),同一治疗方式内部改变为 35.9%(88/245)。

　　3. 检测肺癌残留和复发　肺癌经过手术、放疗、化疗等各种治疗后是否有残留、复发和转移,对于进一步治疗及预后十分重要,而肺癌经治疗后往往形成纤维化、坏死及瘢痕组织,依靠 CT、MRI 等很难从形态学上与肿瘤的残留、复发相鉴别。PET 利用肿瘤组织葡萄糖代谢旺盛,坏死纤维化组织葡萄糖代谢极低甚至没有的特点,能较好地进行鉴别,并能发现复发或转移灶,及时调整治疗方案。Akhurst 等报道 365 例 NSCLC 患者经过多种治疗后,FDG PET 显像判断治疗后原发灶残留、复发的阳性预测值为 98%,对远处转移灶诊断灵敏度达 100%。值得注意的是,由于放射性肺炎或肿瘤坏死组织中巨噬细胞糖酵解的影响,放疗后短期内的 PET 检查可能会出现假阳性。PET 上放射性肺炎的典型表现为放射治疗肺野内弥漫性轻到中度的放射性分布增高,而临床实践中放射性肺炎的表现多种多样,故一般建议放疗后间隔 2~3 个月接受检查,以便可以正确分析肿瘤活性。另外结合 PET/CT 中的 CT 提供的信息也有助于正确诊断某些炎症和感染,提高诊断准确性。Keidar 等报道 PET/CT 对肺癌复发的价值,26 例患者中,PET/CT 对 56％患者提供了额外信息,包括定位更精确、鉴别生理性和病理性摄取,发现一些 CT 会遗漏的病灶。他们另外报道 PET/CT 诊断肺癌复发的灵敏性、特异性、PPV、NPV 分别为 96％、82％、89％和 93％,而 PET 联合 CT 诊断的结果分别为 96％、53％、75％和 90％。Keidar 等研究发现,PET/CT 提高了对肺癌复发的检出率并能对发现的异常 FDG 浓聚准确定性定位,最终改变了 29％患者(12/42)的治疗计划。

4. PET/CT 评价肺癌疗效和指导治疗 Ⅲ期肺癌尤其是化疗有效的患者通过新辅助治疗能够达到提高手术完全切除率的目的,并降低局部复发率及远道转移,而对于新辅助治疗无效的患者会延误病情,增加了以后的治疗难度,因此尽早了解此类患者对治疗的反应,采取进一步治疗方案对改善预后有重要意义。临床最常用的 CT 评价疗效的主要指标是肿瘤体积的改变,而治疗后早期肿瘤体积常没有明显变化;PET 是从肿瘤代谢水平上对肿瘤细胞活力进行评价,理论上对治疗有反应的肿瘤细胞其代谢活性必定降低,因此无论是监测疗效的灵敏度还是特异性,PET 均优于 CT(表 7-14)。在部分小细胞肺癌,某些化学药物的治疗可导致癌细胞产生抗药性,这类患者在化疗后虽然 X 线胸片可显示肿瘤范围的缩小,但如果 FDG 在肿瘤局部的摄取异常增高,常提示化疗无明显效果,并可能产生肿瘤的抗药性;相反,另一些患者在化疗后肿瘤范围未见明显变化,但局部 FDG 摄取明显减低,仍提示治疗方案有良好的效果(图 7-70)。PET 评价疗效常用的指标为治疗前后的 SUV 变化率(ΔSUV)[(治疗前 SUV－治疗后 SUV)/治疗前 SUV]。Cerfolio 等研究发现,新辅助治疗前后的 ΔSUV 与治疗后肿瘤中非活性的肿瘤细胞数目呈正相关,而且这种相关性优于治疗前后 CT 所示肿瘤体积的变化(Δ 体积)。当 ΔSUV 在 80％以上时其预测肿瘤完全缓解的灵敏度、特异性和准确率分别为 90％、100％和 96％。在他们最近的一项研究中以 ΔSUV 高于 75％作为肿瘤完全缓解的标准,而 ΔSUV 高于 55％作为肿瘤部分缓解的标准。Pottgen 等研究也发现,化疗前后 SUV 的下降程度与疗效密切相关,疗效好的患者 SUV 的降低更显著,而且 SUV 显著下降及治疗有效的患者复发率明显低于治疗无明显效果的患者。

表 7-14 EORTC PET 研究组关于 PET 放化疗的疗效评价标准

治疗疗效	视觉评价	肿瘤 SUV 的变化
病变进展	出现新转移灶的摄取或肿瘤摄取范围增大 长径增加>20％	升高>25％
病变稳定	肿瘤摄取范围无明显变化 长径增加<20％	降低<15％ 或升高<25％
部分缓解	肿瘤摄取范围不一定缩小	化疗 1 周期降低 15％～25％ 第 2 周期降低>25％
完全缓解	肿瘤放射性摄取与周围正常组织无明显差别	SUV 与周围组织接近

新辅助治疗后纵隔淋巴结特别是 N2 淋巴结的正确评价是指导进一步治疗的重要依据。经过放化疗后由于解剖结构的改变、纤维瘢痕的存在以及炎症的影响,纵隔镜手术困难,影响其诊断灵敏度,且手术风险增加。De Leyn 等研究发现,诱导化疗后的淋巴结再分期 PET/CT 的灵敏

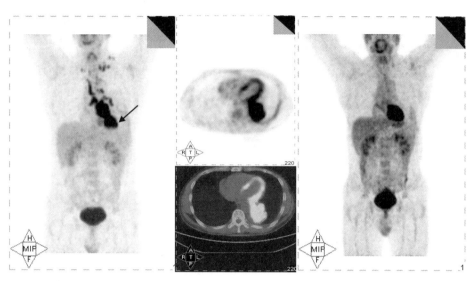

图 7 - 70 男性,56 岁,CT 左肺 3 cm×10 cm×3 cm 大小肿块,左侧胸腔积液,支气管镜检查病理为鳞癌。PET/CT 左肺下叶肿块、左肺门、纵隔及双侧锁骨区淋巴结多发代谢增高灶(黑色箭头为心肌影)。行放射治疗 2 个月后复查,上述病灶代谢活性显著降低,病情明显好转

度、特异性和准确率分别为 77%、92% 和 83%,而纵隔镜分别为 29%、100% 和 60%,PET/CT 的灵敏度及准确性均优于纵隔镜。Cerfolio 等对 93 例 N2 期的 NSCLC 新辅助治疗后的再分期进行评价,PET/CT 再分期的准确性优于单独的 CT,该研究认为当转移淋巴结的 ΔSUV 超过 50% 预示该淋巴结已经没有活性肿瘤细胞。虽然 PET/CT 的再分期的准确性优于 CT 和纵隔镜,但特异性不如纵隔镜,仍存在假阳性,因此对于 SUV 未见明显降低的淋巴结在条件允许的情况下仍需要活检证实。PET/CT 对于指导进行创伤性检查并提高检查的阳性率具有非常重要的意义。另外,PET/CT 还能检出胸外的转移病灶,避免无效手术。

放疗可直接或间接地损伤肿瘤细胞,引起 DNA 损伤或非 DNA 病变,而与放射损伤的修复有关的几个生化旁路是消耗 ATP 的过程,糖酵解与有氧氧化是细胞内产能的主要途径,因此放疗后一段时间内肿瘤细胞代谢虽然减低,但细胞损伤可导致继发反应的糖代谢增加,两者互相抵消,使肿瘤的 FDG 浓聚程度保持不变甚至增加(图 7 - 71);化疗后全身骨髓等组织可出现反应性增生,放射性摄取增高,因此评价疗效时还需注意 PET/CT 检查时间窗的选择,通常认为放化疗前及放疗后 2~3 个月或第三化疗疗程开始前分别行 PET/CT 显像对疗效的评价比较准确。

5. PET/CT 指导下放射治疗计划的制订 CT 是目前放疗定位的主要依据,但由于 CT 是一种解剖结构显像方法,其用于放疗定位存在一些缺点,如放疗前无法有效区分肿瘤与肺不张,放疗后不能准确鉴别肿瘤残余、肿瘤复发和放疗后改变。PET/CT 70 cm 的扫描孔径能容纳标准放疗支架,同时 PET/CT 可以利用多种不同性质的显像剂,从肿瘤组织的血流灌注、代谢、增殖活性、乏氧、肿瘤特异性受体、血管生成及凋亡等方面进行肿瘤生物靶容积(BTV)的定位,结合 CT 精确勾画病灶轮廓,在制订放疗方案时根据边缘受累的体积确定照射野,提高肿瘤靶区的剂量,降低肺及食管等正常组织的毒性反应,并可根据治疗反应情况继续、改变或终止放疗。呼吸

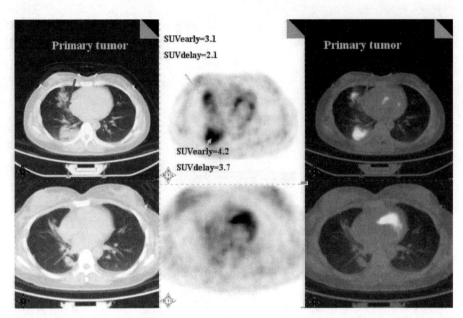

图 7-71 女,37 岁,右肺低分化癌,NP 方案化疗 4 个疗程,后行放疗,放疗结束 3 个月行 PET/CT 检查,原发灶部位未见明显 FDG 摄取增高,右中肺和右下肺可见片状 FDG 摄取增高,延迟显像 SUV 下降,结合放射治疗的病史,考虑放射性肺炎(上图);10 个月后 PET/CT 随访,放射性肺炎明显好转,FDG 未见明显摄取增高(下图)

门控技术的应用将有助于提高图像融合的精度,提高 PET 图像中小病灶分辨率,对放射治疗计划提供精确定位具有重要价值。Ciernik 等应用 PET/CT 对 39 例肿瘤患者制订放疗计划,结果显示 PET/CT 提供的代谢信息改变了 56% 的患者 GTV,46% 患者 PTV 的修订>20%。PET/CT 已成为三维适形放射治疗(3D CRT)和调强适形放射治疗(IMRT)的理想工具。Caldwell 等报道 30 例 NSCLC 患者不同医师勾画 GTV,结果显示 CT 勾画靶区最大和最小比为 2.31:1,PET/CT 勾画为 1.56:1。这种勾画差异很大程度上是源于不同医师对肺不张内是否存在有活力的肿瘤组织以及淋巴结是否有转移的判断存在分歧。PET/CT 可分辨 CT 上无法区分的肺癌与肺不张,避免将肺不张勾画进入靶区,并能发现 CT 上未能发现的淋巴结和肺内转移,使靶区的勾画更准确和全面,并在一定程度上减少不同观察者靶区勾画的差异,提高靶区勾画的一致性。不过 GTV$_{PET}$ 的勾画还存在一些问题。目前 PET 勾画 GTV 的标准还不一致,大多数是采用 SUV 阈值法,即以 SUV 最大值的百分比为参考标准,如 GTV=所有>40% SUVmax 的肿瘤体积,也有不用阈值直接根据 PET 显示的病灶在 CT 图像上勾画 GTV。

Biehl 等的研究发现,如果用一个阈值对所有肿瘤的 GTV 进行准确勾画是不太现实的,对于小病灶高阈值(如 40%)勾画的 GTV$_{PET}$ 与 GTV$_{CT}$ 更接近,而大病灶用较低的阈值(如 20%)勾画的 GTV$_{PET}$ 与 GTV$_{CT}$ 更符合。而且由于患者肺部的运动,测出的 SUVmax 与真实值间也存在差异,PET 勾画的肿瘤 GTV 常较实际大。呼吸门控(四维采集)PET/CT 的应用可减少呼吸运动的影响,SUV 值的计算更准确,可能有助于确定勾画 GTV 的最佳阈值。

PET/CT 对放疗的另一个重要价值是能进行乏氧显像,确定肿瘤内乏氧体积及乏氧水平,协助调强放疗生物靶体积的制订。乏氧的肿瘤组织对射线不敏感,必须加大放射剂量才能有效杀灭肿瘤细胞。氟硝基咪唑(^{18}F - FMISO)、^{60}Cu - ATSM 是两种最常用的乏氧显像剂。Dehdashti 等用^{60}Cu - ATSM 对 14 例 NSCLC 患者行疗效观察,发现对治疗有反应的患者的^{60}Cu - ATSM 的平均 T/M(1.5 ± 0.4)显著低于无反应者(3.4 ± 0.8),提示^{60}Cu - ATSM 对 NSCLC 可反应肿瘤的缺氧情况,预测肿瘤对治疗的反应。

6. 预后评价　因为 FDG 代谢与肿瘤细胞的生长率和增殖能力相关,所以可应用 PET 葡萄糖代谢率来评价肺癌的预后。Schiepers 等用 FDG PET 显像对 148 例肺癌患者的预后进行评价,PET 阴性者无病灶生存的时间较 PET 阳性者要长。Ahuja 等报道 155 例 NSCLC 患者,排除肺癌临床分期、病理类型、治疗方式等因素的影响,结果显示 118 例患者的 SUV<10,其平均中位生存期为 24.6 个月,37 例患者的 SUV>10,其平均中位生存期仅为 11.4 个月。D' Amico Thomas 等对 57 例术前行 PET 显像的 NSCLC 患者进行研究,Ⅰ期患者如 SUV<5.0,5 年生存率达 80%,若 SUV>5.0,5 年生存率为 17%。Downey 等对 100 例 NSCLC 的研究也发现,SUV<9 和 SUV>9 的 2 年生存率分别为 96% 和 68%。PET 对治疗后患者的预后评价也有价值,研究认为对经过治疗的患者,若 PET 结果阳性,其生存时间中位数为 12 个月,若 PET 阴性,则其存活率达 85%,随访时间中位数为 34 个月($P=0.002$)。

我们对 210 例肺癌患者的预后进行 FDG PET 显像研究,98 例患者 SUV>8,其中位生存时间为 14 个月,112 例患者 SUV≤8,其中 67% 的患者在随访中止时仍健在,高 SUV 组的预后明显差于低 SUV 组($P<0.0001$)。多因素分析显示 SUV 和分期一样是肺癌患者的独立预后因子,SUV 每升高"1",死亡风险将升高 6%。我们还发现 SUV 对各期肺癌的预后价值不同,对Ⅰ~Ⅲ期患者 SUV 有预后价值,而对Ⅳ期没有预后价值。Ⅰ~Ⅱ期与Ⅲ期比较,SUV 对Ⅲ期患者的预后价值更大。

SUV 对肺癌的预后价值对临床治疗决策将有重要意义。目前临床中治疗方案的选择往往根据患者的 TNM 分期,而即使分期相同的肿瘤其预后及复发危险也不同,利用 FDG PET 显像有希望将相同分期患者进一步划分不同危险组,采取更个性化的治疗方案。例如,临床中对Ⅰ期肺癌完全切除术后是否需要行辅助化疗有争议。Ohtsuka 等对 98 例Ⅰ期肺腺癌的研究发现,高 SUV 组的复发率明显高于低 SUV 组,SUV 是比肿瘤分化程度及分期更有意义的复发影响因子。

7. 其他 PET 显像剂的应用　FDG 是 PET 在肿瘤学临床应用中最多的显像剂,事实上,PET 还可灵敏而准确地反映肿瘤的异常灌注、蛋白质合成和代谢、DNA 复制、受体的分布情况及抗癌药物的动力学研究等指标,表 7 - 15 为常用的 PET 肿瘤显像剂。恶性病变组织的重要特征是细胞分裂速率增加,由于 DNA 合成增加,肿瘤组织中胸腺嘧啶脱氧核苷的浓聚也增加。氨基酸穿过肿瘤细胞膜的转移速率可以鉴别肿瘤的良恶性。PET 还可用于测定激素及神经受体的数量及亲和能力。

表 7 - 15　PET 肿瘤显像剂

放射性药物	应用	放射性药物	应用
$H_2^{15}O$	灌注	^{11}C - Acetate	有氧代谢
^{11}C - Choline	胆碱代谢	^{13}N - ammonia	灌注
^{11}C - methionine	氨基酸代谢	^{18}F - FDG	葡萄糖代谢
^{11}C - tyrosine	氨基酸代谢	^{18}F - tyrosine	氨基酸代谢

（续表）

放射性药物	应用	放射性药物	应用
^{18}F – uracil（FU）	摄取，代谢	^{60}Cu – ATSM 或 ^{64}Cu – ATSM	肿瘤乏氧
^{18}F – uridine（FUrd）	代谢，增生	^{18}F – FETNIM	肿瘤乏氧
^{18}F – Fluorothymidine（FLT）	核酸代谢，增殖	^{11}C – PD153035	表皮生长因子受体（EGFR）
^{18}F – FMISO	肿瘤乏氧		

　　^{11}C-甲硫氨酸可用于评价肿瘤细胞的氨基酸代谢，已知甲硫氨酸为肿瘤生长所必需，且对蛋白质和多胺的合成及转甲基反应也是必需的。肿瘤细胞依赖于外源性的甲硫氨酸供应，而正常的细胞可以从高半胱氨酸产生甲硫氨酸。^{11}C-甲硫氨酸可用于肺部肿瘤良恶性的鉴别诊断，Kubota 等报道在肺癌鉴别诊断中甲硫氨酸 FDG PET 相比在灵敏度和特异性方面无明显差异。Yasukawa 等报道对 41 例原发肺癌患者进行术前 ^{11}C-甲硫氨酸显像，计算肿瘤与椎体旁肌肉的摄取比值（TMR），经组织病理证实的 36 个转移淋巴结，TMR 为 5.15±1.69，明显高于非转移淋巴结（2.91±0.76），最佳截止值为 4.1。甲硫氨酸 PET 评价肺癌纵隔和肺门淋巴结转移灵敏度为 86.1%，特异性 91.1%，准确性 89.7%，阳性预测值 79.5%，阴性预测值 94.3%。明显优于 CT 的评价。因为甲硫氨酸 PET 阴性预测值较高，对 CT 增大的淋巴结但 PET 阴性时可不考虑为转移淋巴结，但对直径小于 5 mm 的转移淋巴结，甲硫氨酸 PET 检出率仍较低。

　　Pieterman 等比较了 ^{11}C-胆碱和 ^{18}F – FDG PET 在胸部恶性肿瘤进行诊断和分期中的价值，发现胆碱对肺癌及其转移灶的诊断特异性更好，但灵敏度偏低，不过在探测脑转移方面 ^{11}C-胆碱要优于 ^{18}F – FDG。

　　目前在肺癌方面研究最多的新型显像剂主要是 ^{11}C-胆碱、^{11}C-甲硫氨酸、^{18}F-氟-α甲基酪氨酸、^{18}F – FLT（3′- deoxy - 3′- fluorothymidine）、^{18}F – FMISO 等，其中 ^{18}F – FIMISO 是一种乏氧显像剂，主要用于指导放疗生物靶区的精确勾画。^{11}C – MET，^{11}C-胆碱这两种显像剂与 FDG 比较，肿瘤与本底比值高，图像清晰，对肿瘤具有相对高的亲和力，而对炎症的亲和力相对较弱。^{18}F – FLT 是目前反映肿瘤增殖活性最好的显像剂，与 FDG 比较，它对肺癌的定性诊断特异性更高，而且在评价放射治疗疗效方面 FLT 的降低较 FDG 出现更早，可用于早期监测治疗效果。目前这些新型显像剂多数还处于研究阶段或国内少数单位少量病例的应用和研究，其临床价值还有待进一步积累资料。

　　（六）结语

　　肺癌是 PET 和 PET/CT 最好的适应证之一，有关 PET 显像在肺癌诊断、分期及再分期、疗效监测、预后估测及指导放疗计划中生物靶区定位等中的价值国内外已积累了较多的资料。PET/CT 较单纯的 PET 显像对肺癌的诊断水平又有了长足的进步，包括更准确的诊断和提供更多的诊断信息，使其诊断准确性提高 5%～10%，但仍存在 ^{18}F – FDG PET/CT 技术本身难于解决的问题，包括假阳性、假阴性等。作为一个 PET 医师应了解国内外医疗机构对肺癌的治疗有什么措施和进展，以及 PET 检查结果如何影响临床医师对疾病治疗决策（clinical pass-way）是很重要的。加强学科之间互相沟通和协作，加强临床研究的前瞻性设计，用循证医学（EBM）方法开展多中心协作研究,取得充足的证据,使 PET/CT 能为肺癌的诊治的不同阶段发挥更重要的作用。

(赵 军 林祥通)

■ 九、MRI 及影像学诊断

1946 年 Purcell 和 Bloch 各自独立发现了核磁共振现像,1973 年 Lauterbur 利用梯度磁场获得了两个充水试管的核磁共振图像,奠定了磁共振成像(magnetic resonance imaging,MRI)的技术基础,1980 年商品 MRI 机出售,开始应用于临床,现已迅速应用于包括胸部在内的全身各系统病变的诊断。

MRI 是通过对静磁场中的人体施加某种特定频率的射频脉冲(radio frequency,RF),使人体组织中的氢原子受到激励而发生磁共振现象,当终止 RF 后,宏观磁化矢量逐渐向平衡状态恢复(即弛豫)过程中释放能量和产生 MR 信号,经过对 MR 信号的接收、空间编码和图像重建等处理过程,产生 MR 图像。人体中氢原子丰富,目前 MRI 常用氢原子成像。MRI 成像具有多参数成像,对脑和软组织的对比分辨率高,无骨伪影,无放射辐射,可多方位断层成像,便于显示病变和周围解剖结构的相互关系,无需造影剂也可显示心脏和大血管,可以进行功能成像和生化代谢分析等优点。但是对体内有心脏起搏器等铁磁性物质及重症需要监护设备的患者不能进行 MRI 检查;常规扫描时间长,对胸腹部检查易受到呼吸和心跳的影响;对钙化的显示不及 CT;对质子密度低的结构如骨皮质和肺实质的显示不佳。

(一)胸部 MRI 扫描方法及常用序列

1. 胸部 MRI 扫描方法 胸部 MRI 扫描一般先行横轴位扫描,扫描范围包括从肺尖到肺底,肺癌患者最好包括双侧肾上腺,然后根据病变部位作冠状位、矢状位或斜位扫描,以观察病变与周围结构的关系。由于心跳和呼吸的影响,胸部扫描多采用心电或呼吸门控进行扫描,但耗时太长。随着快速序列的开发,也可以采用屏气下扫描,亦能得到较好的图像质量。

2. 胸部 MRI 常用序列及技术

(1)自旋回波(spin echo,SE)脉冲序列:常规 SE 序列是临床最常用的成像序列。该序列是先发射一个 90°RF,间隔数毫秒至数十毫秒再发射一个 180°复相位 RF,使质子相位重聚,产生自旋回波信号。通过调节回波时间(echo time,TE)和重复时间(repetition time,TR)可分别获得反映组织 T_1、T_2 及质子密度特性的 MR 图像。常规 SE 序列图像质量高,但扫描时间相对较长,因此一般采用快速自旋回波(fast spin echo,FSE)序列。

(2)梯度回波(gradient echo,GRE)脉冲序列:使用小于 90°的 RF 激励,再施加一强度一样、时间相同、方向相反的梯度磁场,使相位重聚产生回波。GRE 序列扫描速度快、成像时间短,空间分辨率及信噪比较高,可用于屏气下动态增强扫描、血管成像等。

(3)反转恢复(inversion recovery,IR)脉冲序列:使用 180°反转脉冲,使质子的净磁矢量反转达到完全饱和,通过选择适当的反转时间(time of inversion,TI)可以得到不同质子纵向磁化的显著差异,在胸部扫描中常用的为短 TI 反转恢复(short TIinversion recovery,STIR)序列,选择适当的反转时间,使脂肪信号为零,可用于观察纵隔结构及胸壁受侵情况。

(4)平面回波成像(echo planar imaging,EPI)脉冲序列:EPI 是目前最快的 MRI 成像技术,可以与所有常规成像序列进行组合,用于磁共振功能学成像。

（5）磁共振血管成像（magnentic resonance angiography，MRA）：常用的 MRA 技术有时间飞跃（time of flight，TOF）法和相位对比（phase contrast，PC）法,无需注射造影剂即可使血管显影。近年来对比剂增强的 MRA 信噪比更高,在胸部扫描中可用于观察纵隔大血管受侵情况。

（二）胸部正常结构 MRI 表现

1. 纵隔　气管、支气管管腔无信号,管壁本身显示困难,其轮廓由周围脂肪的高信号所勾画。纵隔大血管管壁在 MRI 上呈中等信号,管腔常因流空效应而表现为无信号。食管壁呈中等信号。肺门及纵隔淋巴结在脂肪组织的衬托下可以较清晰显示,呈边缘光滑的类圆形中等信号。青少年的胸腺呈均匀中等信号,中年以后的胸腺以脂肪为主,一般与周围脂肪组织无法分辨。

2. 肺门　肺门血管和支气管呈管状无信号的结构,仅能凭借其解剖学关系加以辨别,叶支气管经常可以显示,但段及其远端支气管不容易显示。

3. 肺实质　因肺实质的质子密度很低,肺实质在 MRI 上呈极低信号,肺纹理及小叶间隔难以显示。

4. 胸膜　MRI 难以显示正常胸膜,叶间裂多不能显示,因此在 MRI 上难以区分肺叶。

5. 胸壁　胸壁脂肪在 T_1 加权相、T_2 加权相上均呈高信号。胸壁肌肉在 T_1 加权相上呈中等信号,在 T_2 加权相上呈中等略低信号。肋骨、胸骨和脊椎的骨皮质在 T_1、T_2 加权相上均呈低信号,骨髓质呈高信号。

6. 横膈　呈厚 2～3 mm 的线状低信号。

（三）肺癌 MRI 影像学诊断

肺组织本身信号强度低下,且受心脏搏动、呼吸运动伪影以及气肺界面磁敏感效应的影响,MRI 图像质量不够理想,目前 MRI 在肺癌方面的应用十分有限。但是 MRI 具有 CT 没有的一些优点,除了软组织分辨率较高,无放射外,对于不能行 CT 增强扫描的患者通常可考虑行 MRI 增强检查,MRI 在肺癌的应用中可对 CT 起到补充作用。随着高场强 MR 仪器的应用,胸部 MR 的成像速度和图像信噪比明显提高,MR 成像在肺癌的诊断、鉴别诊断及分期方面可望发挥多一些作用,尤其是在某些特定情况下。

1. 肺癌的诊断及鉴别诊断　对于早期中央型肺癌仅表现为支气管壁局限性增厚时,MRI 对肿瘤范围的显示不及 CT,通常仅能对于明显的叶支气管狭窄作出诊断,对于段及远端支气管病变较难作出准确评价。肺门血管因 MR 流空效应管腔内常呈无信号或低信号,肺门肿块呈相对较高信号,MRI 较平扫 CT 更容易区分肺门肿块与血管。MRI 较难显示气管及支气管管壁,在确定肿块与气管、支气管的关系方面不及 CT,但对于鉴别肿瘤与远端阻塞性改变优于 CT 增强扫描。在增强 CT 上阻塞性病变强化程度与肿瘤相当时,常难以区分两者的边界,但在 T_2 加权相上阻塞性肺炎和肺不张常表现为较高信号,可以较容易地与中等或较低信号的肿瘤区分,中国医学科学院肿瘤医院对 19 例合并阻塞性改变的肺癌患者分别进行 3.0T MRI 平扫及增强扫描,T_2 加权相及增强 MRI 均可以区分肿瘤及继发阻塞性改变的边界,但 T_2 加权相显示两者的对比度不及增强扫描（图 7 - 72）。

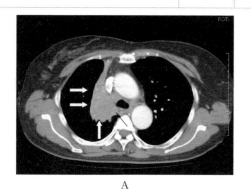
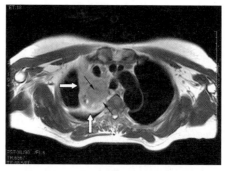
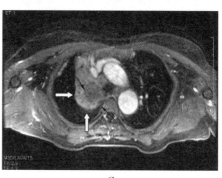

图 7 - 72　右肺上叶腺癌伴远端肺不张（女，51 岁）

　　A. 增强 CT；B. T_2 加权；C. 增强 LAVA；增强 CT 显示肺癌肿块与右肺上叶不张强化程度接近，两者分界不清；T_2 加权可以区分肺癌肿块（黑箭头所示）与右肺上叶不张（白箭头所示），但两者对比度不好；增强 LAVA 可以清晰区分肺癌肿块（黑箭头所示）与继发右肺上叶不张（白箭头所示）的边界

　　周围型肺癌主要表现为肺内孤立性结节或肿块，T_1 加权呈中等信号，T_2 加权呈略高信号，随着 MRI 技术的发展，MRI 图像信噪比明显提高，可以检出直径＜1 cm 的肺结节，但对于肿瘤边缘特征如有无毛刺、分叶、胸膜凹陷、牵曳等，MRI 均不易显示，对于显示病变内部结构如空洞、钙化、空泡、细支气管充气征等也远不及 CT，而这些征象对于病变的良恶性鉴别是十分重要的。由于 MRI 对于叶间裂的显示不佳，在肿瘤的定位上不及如 CT 准确。

　　肺孤立性结节（solitary pulmonary nodule，SPN）的诊断一直是影像学的难点，增强 MRI 对鉴别肺癌和结核球有一定的应用价值。肺癌多表现为均匀或不均匀明显强化，而伴有干酪性坏死的结核则表现为特征性薄壁环形强化。随着高场强 MR 的应用和快速成像序列的开发，使得旨在研究肺癌血流动力学特点的动态增强 MRI 成为可能，有助于肺癌和良性 SPN 的鉴别诊断。有研究发现肺癌结节强化曲线表现多为快速上升后逐渐下降或快速上升后持续较高水平的强化，炎性结节强化曲线表现为持续的上升趋势，而结核球表现为低平或平缓的强化趋势。

　　2. 肺癌分期

　　（1）淋巴结：准确地分期对于肺癌患者选择合理的治疗方案十分重要，传统的 MRI 对淋巴结转移的判断与 CT 的评价标准一致，也是基于淋巴结的形态学指标，MRI 多方位扫描对于纵隔淋巴结的显示优于传统 CT，特别是在冠状位显示主动脉弓下、左肺动脉与左主支气管之间的淋巴结以及隆突下肿大淋巴结。但随着多排螺旋 CT 的应用，已可容易得到高质量的多平面重组图像，MRI 对某些区域纵隔淋巴结的显示已无明显优势。对于不能行 CT 碘造影剂增强的患者，MRI 显示肺门淋巴结要明显好于平扫 CT。

　　单纯依赖形态学指标判断纵隔及肺门淋巴结转移的假阳性及假阴性均较高。近年来有研究者试图通过定量分析淋巴结的信号强度判断转移与否。Ohno 等应用快速自旋回波 STIR 序列定量评价非小细胞肺癌纵隔及肺门淋巴结转移。对 110 例肺癌患者的 802 个淋巴结进行研究，其中 92 个病理为转移。研究方法是放置 60 ml 0.9％的生理盐水于扫描范围同层，测量淋巴结的信号强度与生理盐水信号强度的比值（LSR），结果发现转移淋巴结组 LSR 高于非转移组；以 LSR 0.6 作为阳性阈值时，敏感性、特异性分别为 93％和 87％（以患者为单位），认为快速自旋回波 STIR 序列定量分析淋巴结信号强化能鉴别淋巴结转移与否，且明显高于文献报道的 CT 诊断纵隔淋巴结转移的敏感性和特异性。

随着快速序列的开发，有研究者应用动态增强 MRI 评价纵隔及肺门淋巴结转移，Hasegawa 等对 30 例周围型肺癌患者进行动态增强 MR 扫描，并多平面重建，多方位观察淋巴结与肺门血管及肺实质的关系，同时与手术和病理结果进行对照，动态增强 MRI 诊断肺门淋巴结转移的敏感性、特异性、阳性预测值、阴性预测值分别为 92％、78％、73％、93％，动态增强 MR 对评估肺门淋巴结转移有很大的潜力。

（2）大血管：随着增强 MR 血管成像的发展，MRI 对于肺癌纵隔及肺门血管受侵的显示能力得到提高。有研究者对 50 例怀疑纵隔和肺门血管受侵的肺癌患者分别进行增强 CT 和增强 MR 成像，对比两者，结果显示心电门控增强 MR 血管成像诊断肺动脉和肺静脉受侵的敏感性、特异性和准确性分别为 89％和 90％、87％和 83％、88％和 86％，而增强 CT 诊断肺动脉和肺静脉受侵的敏感性、特异性和准确性分别为 67％和 70％、73％和 67％、71％和 68％，增强 MR 血管成像可以提高肺癌纵隔及肺门受侵的诊断能力。中国医学科学院肿瘤医院应用 3.0T MRI LAVA 序列对肺癌患者行动态增强 MR 扫描，并进行多平面重建，判断纵隔大血管受侵情况，与手术结果的符合率高（图 7 - 73）。

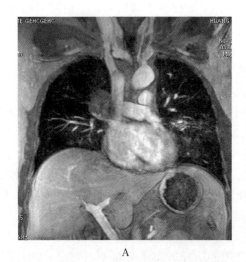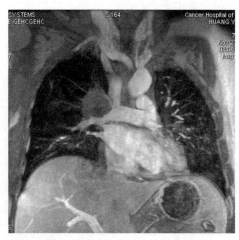

A　　　　　　　　　　　　　　　B

图 7 - 73　右肺上叶低分化鳞癌（男，56 岁）

增强 LAVA 显示右肺上叶根部肿物侵及上腔静脉、右上肺静脉（图 A），侵达右肺动脉分叉处（图 B），并经开胸探查术证实

（3）胸壁：术前显示肺癌胸壁侵犯的情况对外科手术方式的制定很有帮助。MRI 有较高的软组织分辨力，可以判断胸壁受侵程度和范围。肿瘤与胸壁贴邻并不能表明胸壁一定受侵，通常需要看到肿瘤对胸壁有较明显的侵犯，例如胸壁脂肪界面消失、T_2 加权相胸壁肌肉信号改变或肋骨破坏是为可靠指征，增强后 T_1 加权相肿瘤信号明显强化。MRI 动态回放技术通过观察呼

吸周期中肿瘤与胸膜的相对运动,也可以用于评价肺癌的胸壁侵犯,当肿瘤侵及胸壁时肿瘤与胸壁相连呈同步运动,无胸壁侵犯时肿瘤与胸壁存在相对运动。

MRI 成像无骨影响,加之软组织分辨率高,使得肺尖部这一特定部位的显示要优于 CT,尤其在冠状位和矢状位上可以评价肺尖癌与臂丛神经、锁骨上动静脉及胸壁的关系。

(4)远处转移:肺癌可发生广泛转移,以脑、骨、肝脏和肾上腺常见。在大多数病例,胸外症状与特定的受累脏器有关,但是对没有无症状的患者,目前还没有选择影像检查的统一标准。

肺癌脑部转移瘤在 T_1 加权相上呈低或等信号,在 T_2 加权相和 FLAIR 上呈高信号,增强扫描肿块呈明显块状、结节状或环形强化,常伴有瘤周水肿。MRI 对于发现肺癌的脑转移瘤明显优于 CT。Yokoi 等对 332 例拟行手术治疗的无症状非小细胞肺癌患者分两组行脑部 MRI(177例)或 CT(155 例)扫描,术后随诊 12 个月后,MR 组观察到 6.8%(12 例)脑转移瘤,其中术前发现 3.4%(6 例);CT 组观察到 7.1%(11 例)脑转移瘤,而术前仅发现 0.6%(1 例)。欧阳汉等对858 例病理证实为肺癌的患者进行脑部增强 MRI 扫描,其中 393 例(45.8%)发现脑部转移瘤,原发肿瘤以腺癌(29.8%)和小细胞肺癌(28%)最常见,鳞癌(13.2%)相对较少,因此肺癌患者行脑部增强 MR 扫描是非常必要的。

对于肺癌患者,常常会遇到肾上腺转移瘤与腺瘤鉴别的问题,MRI 对此很有帮助。大多数腺瘤信号强度与肝脏接近或稍高。因腺瘤内多含有脂质,应用化学位移成像脂肪抑制序列可见腺瘤的信号强度降低。Korobkin 等应用化学位移法诊断肾上腺腺瘤,认为当反相位成像肾上腺结节信号强度减低时可以诊断为腺瘤,诊断敏感性 100%,特异性 81%。

肺癌骨转移首先发生在骨髓,然后才累及骨小梁和骨皮质,X 线平片或 CT 多在在骨质破坏到一定程度后才能发现,而 MRI 诊断骨转移瘤的依据是骨髓受侵润,骨髓中的脂肪信号被肿瘤信号所代替,所以能较早的显示骨转移瘤,具有高度的敏感性。大多数骨转移瘤在 T_1 加权相为低信号,T_2 加权相为高信号,而成骨性骨转移仍为低信号,但大多数成骨性转移仍混杂有不同程度溶骨性骨破坏。注射 Gd-DTPA 后转移瘤可呈中度到明显强化。

(四)肺癌 MR 影像学进展

1. 动态增强 MRI 对肺癌血管生成的评价　大量的研究发现,血管生成在肺癌的生长与转移过程中起着重要的作用,肺癌微血管密度(microvessel density,MVD)与肺癌患者的生存率有着密切的关系,直接针对血管内皮或阻遏血管生成过程的治疗已成为新的肿瘤治疗策略。因此准确评估肺癌的血管生成状况,对肺癌患者治疗手段的选择和预后的评估均具有重要意义。目前定量分析肿瘤血管生成多采用微血管密度和血管内皮细胞生长因子(vascular endothelial growth factor,VEGF),其中 MVD 测定技术已成为评价肿瘤血管生成的金标准。但就临床应用而言,MVD 测定方法繁琐,需有创性检查取得标本,不是理想的检查手段,且只能反映取材区内肿瘤极小区域的血管生成情况,更无法动态地对肿瘤血管生成活性进行评价。由于上述病理学方法的局限性,很多研究者试图采用影像学方法间接评价肺癌血管生成情况。

动态增强的 MRI 具有多层面、多序列成像和信号强化等优势,能比 CT 提供更多更全面的信息,可以通过信号强度-时间的变化,推测肺癌血管生成状况。中国医学科学院肿瘤医院应用3.0TMR 对经病理证实为肺癌的 14 例患者行胸部动态增强扫描,分析肿瘤强化参数与 MVD 的相关性,结果早期强化峰值、最大强化峰值与 MVD 呈正相关,提示动态增强 MRI 可以反映肺癌MVD 情况。有研究者对 94 例直径≤3 cm 周围型肺癌进行动态增强 MR 的研究也有类似结果,发现动态增强最大强化比、平均强化速度与肿瘤 MVD 成正相关,强化峰值时间与 MVD 成负相关,而肿瘤 VEGF 阳性较 VEGF 阴性者的最大强化比、平均强化速度明显增高,认为动态增强 MR 信号强度-时间曲线上升支指标可以反映肿瘤血管生成状况。

2. 新型造影剂对淋巴结转移的诊断　传统影像学判断纵隔肺门淋巴结转移主要依赖于淋巴结大小、形态变化、内部坏死、淋巴结外侵及强化程度等指标,但是这些指标在鉴别诊断中的应用价值仍有争议,尤其是对于正常大小淋巴结内微转移灶诊断困难。

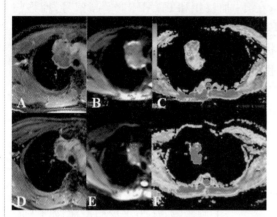

图 7-74 右肺上叶鳞癌(男,53 岁)

A、B、C 分别为放疗前增强 LAVA、DWI、ADC 图。D、E、F 分别为放疗后增强 LAVA、DWI、ADC 图。放疗后肿瘤较放疗前缩小,对肿瘤前部实性区域进行 ADC 值测量,ADC 值由治疗前 1.48×10^{-3} mm^2/s 升高到治疗后 2.07×10^{-3} mm^2/s

超小型超顺磁性氧化铁颗粒(ultrasmall particles of iron oxide, USPIO)能够通过网状系统吞噬,分布于肝、脾、淋巴结及骨髓等器官和部位,是一种负性对比剂。经静脉给药后,USPIO 主要分布于全身各处的淋巴结,只有极少部分被肝脏、脾脏的单核-吞噬系统所吞噬,可以用于淋巴结负性造影成像。正常或反应性增生淋巴结中的吞噬细胞吞噬 USPIO,导致淋巴结的磁敏感度明显增加,淋巴结信号强度下降(即负性造影成像);而转移性淋巴结内肿瘤细胞增殖,破坏网状内皮系统,USPIO 摄取减低,故而淋巴结信号强度减低不明显或无变化,这与 CT 和以往常规 MR 依靠形态学的诊断有所不同,可以反映淋巴结的功能学指标。对于头颈部和腋窝淋巴结转移情况的研究显示无转移的淋巴结注射 USPIO 后自旋回波 T$_2$ 加权相和梯度回波 T$_2$ 加权相均较用药前明显减低,而用药前后信号强度无变化或仅局部信号减低者均提示为转移淋巴结。但此种方法仍存在假阳性和假阴性,以及运动和磁敏感伪影问题。目前 USPIO 评价肺癌淋巴结转移仍处于临床试验阶段,一组针对 18 例原发性肺癌多中心临床研究的数据显示,应用 USPIO 诊断纵隔淋巴结转移的敏感性和特异性分别为 92% 与 80%,认为 USPIO 对纵隔淋巴结转移可以提供补充信息。

3. 扩散加权成像在肺癌的初步应用　扩散加权成像(diffusion weighted imaging, DWI)是利用特殊的磁共振成像序列,观察组织中水分子微观扩散运动的成像方法,可反映病理生理状态下各组织成分间水分子交换的功能状态。目前 DWI 广泛用于中枢神经系统、腹部、盆腔及乳腺肿瘤的诊断、鉴别诊断及淋巴结转移的研究,恶性肿瘤常表现为弥散受限,有可能与恶性肿瘤细胞体积大,核浆比例失常有关。由于肺组织具有低质子密度、高弥散性的特点,DWI 在肺部原发肿瘤诊断和鉴别诊断方面的应用受到限制,相关文献较少。中国医学科学院肿瘤医院对 15 例病理证实为肺癌拟行放化疗治疗的患者进行 DWI 成像,观察放化疗治疗前后表观扩散系数(apparent diffusion coefficient, ADC)的变化,仅 7 例患者治疗前后均获得满意的 DWI 图像,放化疗后肿瘤 ADC 值均较治疗前提高(图 7-27),提示 DWI 成像在监测肺癌放化疗后早期功能学变化方面有潜在应用价值,但目前 DWI 成像图像质量尚不能满足临床常规使用。

(吴　宁　常　青)

第二节 纤维支气管镜

■ 一、硬质气管镜

气管镜检查是胸外科和肺内科常用的诊疗技术之一,它是将特制管状器械插入气管、支气管内,使医生能在直视下观察病变情况和采取病理标本;还可进行吸痰、止血、取除异物和经气管镜进行的各项诊断及治疗的措施。

(一)历史回顾

该项技术最早是由美国医师 Gustal Killian 于 1897 年在局麻下运用咽喉镜和普通光源进行,他成功地直接观察到气管、支气管病变,由此开创了气管镜检查的历史,并因此而被称为气管镜之父。1915 年美国医师 Chevalier Jackson 在美国费城医学中心创建了支气管镜食管镜科,并对气管镜进行了改进,将远端带有小灯泡冷光源装置的金属硬质直管支气管镜应用于临床;同时为全球医师开展气管镜操作进行技术培训,为气管镜的推广和应用奠定了基础,以后 Holinger 等制成一整套气管镜检查的教学片,对诊断胸部疾病作出巨大贡献。

最初的硬质气管镜是由胸外科医师和耳鼻喉科医师操作,主要用于钳取气道异物。20 世纪 30 年代起肺内科医师将其用于肺结核的诊断,50 年代则用于肺癌的诊断,60 年代中期硬质气管镜检查已广泛用于临床诊治。以后随着纤维支气管镜的发明,因为其操作方便,痛苦少,在许多方面逐步替代了硬质气管镜,但是在某些方面硬质气管镜较纤维支气管镜仍有其优点,因此,了解和掌握其操作要领仍有必要。

(二)器械

目前应用的硬质气管镜与 80 年前 Jackson 使用的相似,一套完整的硬质气管镜包括不同大小及直径的气管镜,一根吸引管,一系列活检钳以及不同角度的反射镜(包括 30°、60°、90°3 种)和冷光源。其他辅助装置包括教学示教镜、照相机、异物钳、用于针吸穿刺的细针和激光等。

硬质气管镜有大小系列,可以选用于年龄不同的患者(表 7-16)。

表 7-16 硬质气管镜型号

年龄	气管镜号	年龄	气管镜号
成人(男性)	8 mm×40 mm	12~24 个月	4 mm×30 mm
(女性)	7 mm×40 mm	6~12 个月	3.5 mm×25 mm
6~12 岁	6 mm×35 mm	<6 个月	3 mm×25 mm
2~5 岁	5 mm×30 mm		

气管镜末端的角度是为了便于气管镜顺利通过咽喉部,由于气管镜占据大部分气道空间,因此对某些通气功能受损的患者,加用适当的辅助通气装置是必要的。当气管镜位于一侧主支气管时,其末端的侧孔对保持对侧肺的通气具有重要意义。

（三）麻醉及插入方法

1. 麻醉

（1）局部麻醉患者术前 4 h 禁食，术前 0.5 h 肌内注射阿托品 0.5 mg 以减少气道分泌物和咽喉反射。局部口腔黏膜及咽喉部喷 0.5% 丁卡因或 2% 利多卡因。0.5% 丁卡因总量不宜超过 10 ml。因硬质气管镜质硬，插管过程患者较痛苦，局部麻醉仅适用于有经验的操作者，同时需要患者充分配合，操作前可予以镇静剂（如吗啡 2~5 mg）等。

（2）全身麻醉可采用静脉全身麻醉、吸入全身麻醉，或两者联合使用，同时辅以肌松剂，在全身麻醉下有 4 种通气方式：

1）间隙通气方式：这是静脉全麻下最常用的方式，通常是将通气管接在气管镜的操作末端或侧孔上。

2）持续通气方式：本通气方式的优点在于可以通过气道持续吸入麻醉药物，而减少静脉麻醉的需要，但其缺点是易使气管镜镜面因吸入气而模糊，不能高效完成吸引和进行活检。

3）面罩通气方式：面罩通气是硬质气管镜检查时最常用的通气方式，麻醉药物通过静脉给药，这种方式操作简便，无需额外辅助通气设备。

4）自主通气方式：主要适用于无缺氧表现的患者，高浓度的麻醉药物通过气管镜侧孔进入气道，主要缺点是易使操作医师误吸麻醉药物。

不管采取何种通气方式，必须同步监测患者的氧饱和度、脉搏、血压和心电图。

2. 插入方法

（1）全麻下操作：全麻下硬质气管镜的检查在手术台上进行。患者仰卧，在全麻的同时，对咽喉部进行局麻，以减轻反射刺激。用手术巾保护患者眼部，整个操作过程中，医师必须小心保护患者的嘴唇、牙龈和切牙免受损伤。用橡皮牙垫保护牙齿，亦可用浸湿的海绵替代。为了观察清楚，常选择适合患者的最大直径的气管镜，但管径越大，越易造成咽喉部的损伤和通气困难。型号的选择见表 7-17。

当诱导麻醉和肌松剂起效后，下颌能完全移动，提示麻醉适当。操作医师左手拇指保护患者上切牙免受损伤，同时操作气管镜前行；右手持镜，紧握气管镜的头部用于掌握气管镜的方向。在光源指示下缓慢通过咽喉部，应保持气管镜位于舌后中间沟前方，用末端轻压舌根缓慢前行至会厌部，向前轻提气管镜头部可见声门。患者头部轻度前屈有利于操作。到达声门上方时，气管镜顺时针方向转 90° 后通过声门进入气管。由于插入气管镜后，患者颈部被拉长，因此操作时需小心避免损伤颈椎。气管镜应小心，轻柔地前行，依次观察气管、气管隆突。将气管镜头部轻度转向左侧，气管镜进入右侧主支气管，可窥及右上叶开口，但不能见上叶各段开口，然后依次观察中间支气管，右中叶，右下叶各段（包括下叶背段）开口；退出气管镜至气管隆突，将气管镜头部轻度转向右侧，进入左总支气管，由于左总支气管本身较细长，而气管镜前行时可使气管拉长变细，更易造成损伤，需更小心缓慢。气管镜依次可窥及左上叶及舌段开口，但不能窥及尖后段、前段开口。由于左下叶开口较小，气管镜常不宜插入，但在远处可窥及左下叶背段和各基底段开口。

（2）局麻下操作：局麻下插入硬质气管镜，需要患者很好配合。患者躺在齿科床或仰卧在手术台上，其操作技术与步骤和全麻下相似，氧气从气管镜侧孔进入。

（四）适应证

尽管纤维支气管镜已能解决常见呼吸系统疾病的诊断和治疗问题，但在某些情况下，硬质气管镜仍有其独到之处。

1. 大咯血　大咯血易造成窒息,硬质气管镜管腔大,有利于吸引且可接辅助通气装置。如果确定出血来源还可进行气囊压迫止血,同时可经气管镜给予肾上腺素等药物止血。

2. 气道异物吸入　误吸异物是儿童窒息死亡的重要原因,对成人亦十分有害。通过纤维支气管镜可以钳取较小的异物。但如分泌物多而黏稠,则不易吸出,硬质气管镜因管腔大,更易吸出分泌物,且活检钳大,钳取异物更为方便。

3. 儿科的应用　尽管有小儿纤维支气管镜,但对婴幼儿而言,硬质气管镜更适合该年龄组的患者。因为儿科应用气管镜的主要目的,是鉴别大气道阻塞的原因是痉挛性支气管炎,还是咽炎或异物吸入。文献已证实硬质气管镜在儿科中应用是安全有效的。

4. 大气道阻塞　尽管肿瘤、术后瘢痕收缩、气道受外压造成的大气道阻塞也可以通过纤维支气管镜诊断。但纤维支气管镜不带有辅助通气装置,易造成通气不足,通过硬质气管镜可以扩张瘢痕所致的狭窄,便于切除管腔内肿瘤,如活检时出血较多,也便于吸引及止血。

5. 支气管结石　当支气管结石位于气管壁内较深处,常需较大的异物钳,硬质气管镜钳取较方便。

6. 去除黏稠分泌物　当肺脓疡破溃入气管时,脓性分泌物多而稠,硬质气管镜管腔大有利于吸出黏稠分泌物。

7. 激光治疗和支架安放　硬质气管镜管腔大,便于激光定位和支架安放。同时有利于吸出激光治疗后留在管腔内残存组织且 CO_2 激光会损坏纤支镜的光导纤维,而硬质镜不会被激光损坏。

(五)禁忌证

(1) 严重心、肺功能不全者。

(2) 主动脉瘤压迫引起呼吸困难者不能做硬质支气管镜检查,否则可引起动脉瘤破裂,而致大出血死亡。

(3) 昏迷患者不适宜做支气管镜检查。

(4) 上呼吸道及肺部急性炎症、重症肺结核或喉结核,凝血机制障碍及麻醉剂过敏者慎用硬质气管镜检查。

(5) 脊柱损伤或脊柱强直患者不宜行硬质气管镜检查。

二、纤维支气管镜

(一)历史回顾

早在 1870 年纤维光束的物理特性已为人们所认识,但是直到 1930 年才试用于临床医学,1957 年 Hirschowitz 等发明了纤维胃镜。1964 年日本池田茂人(Ikeda)为了诊断肺部肿瘤着手研究纤维支气管镜(简称纤支镜),利用导光纤维将镜外的光源导致气管镜前端,增强了照明度,既能导光传像,又纤细柔软可以弯曲。纤支镜具有硬质气管镜所没有的许多优点:①操作简便,患者痛苦小;床边、病房治疗室均可进行。②易伸入段或亚段支气管,尤其是上叶支气管。③可在直视下作活检或刷检,冲洗等细胞学检查。④可用活检钳插入外周肺的病变处取活检标本。⑤可视范围广,导光强,可录像作成研究与教学的资料。⑥可接示教镜供教学用。

随着电子技术和光学技术的不断发展,1983 年美国 Welch Allyn 公司研制成功了电子摄像式内镜。该镜前端装有高敏感度微型摄像机,将所记录下的图像以电讯号方式传至电视信息处理系统,然后把信号转变成为电视显像机上可看到的图像。不久日本 Pentax 和 Olympus 公司即推出了电子支气管镜。电子支气管镜的清晰度高,影像色彩逼真,能观察到支气管黏膜细微的病变,配合以高清晰度电视监视系统和图像处理系统,极大地方便了诊断、教学和病案管理。但电子支气管镜由于价格高、不便于携带等原因,仍无法完全取代纤维支气管镜的部分功能。目前大多数单位的电子支气管镜仅限于在支气管镜室内进行诊断性操作;而纤支镜在辅助治疗上充分发挥了其便携性好的特点。

（二）支气管镜下解剖

1. 支气管的命名　Ⅰ级支气管为叶支气管,Ⅱ级支气管为段支气管,Ⅲ级支气管为亚段支气管。Hayata 教授的亚段支气管命名法(图 7-75)将第Ⅳ级和第Ⅴ级支气管,分别定为 i、ii 支及 α、β 支;其远端、后面及上方的支气管命名为 i 及 α 支;近端、前面、下方的支气管命名为 ii 及 β 支。

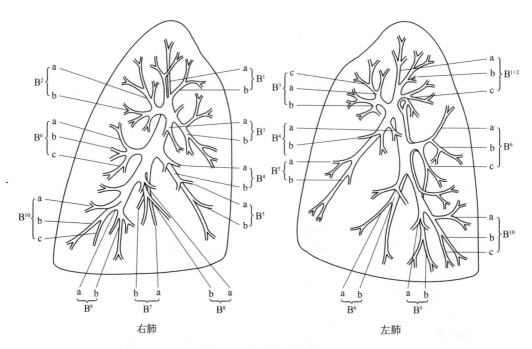

图 7-75　Hayata 命名法

2. 气管、支气管大体解剖、分支类型及发生比例

(1) 气管起自环状软骨,相当于第 6～7 颈椎,向下后伸入纵隔,止于第 4～5 胸椎水平,长 10～13 cm,左右径 2.0～2.5 cm,前后径 1.5～2.0 cm。以胸骨柄上缘之颈静脉切迹为界,将气管分为颈段与胸段;气管下界分为左,右总支气管,中间为隆突。

(2) 左侧支气管

1) 左总支气管:较细长。与气管成 40°～55°角,平均长约 5 cm,直径 1.0～1.5 cm,在主动脉弓下方及食管、胸淋巴管和下行主动脉的前方约第 6 胸椎处进入肺门,分成上、下叶支气管。

2）左上叶上分支：即左上叶尖后前段，尖后段为 $B^{1+2a、b、c}$，前段为 B^3。二开口型，即 B^{1+2} 和 B^3 型居多，占 72%，其中 B^{1+2} 分为 B^{1+2a+b} 及 B^{1+2c} 型占 94%；B^3 以 B^{3a} 和 B^{3b+c} 型居多，占 95%。上述分支命名皆为逆时针方向排列。

3）左上叶舌段支气管：B^4（上舌支）在外上方，B^5（下舌支）在前下方，亚段命名自 B^{4a} 开始按顺时针方向排列；另一种为水平方向排列，自左向右，此类型较少见。仅占 5%。

4）左下叶支气管：B^6（背段）向背后分支，有 3 个亚段支气管，a 支向上，b 支向外，c 支向下，其开口按顺时针方向排列，三开口型占 17%，二开口型 B^{6a+b} 和 B^{6c} 型占 75%，其次有 B^{6a} 和 B^{6b+c}，以及 B^{6b} 和 B^{6a+c} 型。基底段与右下叶不同。无 B^7 开口，仅有 B^8、B^9、B^{10} 3 个开口（分别为前、外、后基底段），从前向后排列。B^8 和 B^9 各分成 a、b 2 个亚段（外 a、内 b）分别占 87% 和 89%。B^{10} 分为 B^{10a} 和 B^{10b+c} 型占 93%，$B^{10a、b、c}$ 按顺时针方向排列。

（3）右侧支气管

1）右总支气管：长 2.5～3.0 cm，直径 1.4～2.3 cm 与气管成 20°～36°角，在第 5 胸椎下端进入肺门，分成上、中、下 3 个叶支气管。

2）右上叶支气管：纵形皱襞一般延续到后段 B^2 支气管开口，B^1 向肺尖部开口，B^3 向前开口。右上叶段支气管开口的 6 个类型及三开口型的 4 个亚型。

3）右中叶支气管：B^4（中叶外段）向外，B^5（中叶内段）向纵隔面，亚段按照反写 N 依次命名，自 B^{4a} 开始；另外一种为水平方向自外向内。

4）右下叶支气管：B^6（背段）与左侧相仿，a、b、c 三开口型占 6%，排列是按逆时针走行。右下叶基底段与左侧不同，B^7（内基底段）在纵隔方向，后 a 前 b，B^7 缺如的占 4%。$B^{8、9、10}$（分别为前、外、后基底段）为从前向后排列。B^8 和 $B^9 + B^{10}$ 占 2/3；$B^8 + B^9$ 和 B^{10} 占 21%，三开口型占 6%。$B^{8、9}$ 各有 2 个亚段 a、b 支。自外向内排列，$B^{10a、b、c}$ 为逆时针方向。

（4）右上叶支气管的异常分支

1）右上叶仅 B^1 和 B^3 两个开口，B^2 开口位于中间支气管上端的外侧壁上。此为罕见。另外支气管的异常分支位于气管下方右侧壁分出一个开口为奇叶支气管。

2）B^2 从右中间支气管侧壁单独开口。

（三）肺癌的纤支镜所见

从纤支镜 1964 年问世以来，Ikeda 首先将纤支镜下肺癌的表现分为三类：即直接征象、间接征象、无发现。具体分为 6 种表现：肿瘤、管腔闭塞、管腔狭窄、管壁局部隆起及黏膜皱襞肥厚和中断。上海市肺癌协作组将纤支镜下肺癌表现分为两大类：①直接表现，包括外生性肿瘤、浸润性肿瘤、息肉样病变。②间接表现，包括充血、水肿、狭窄。日本 Oho 将肺癌纤支镜下表现根据肿瘤侵犯支气管壁不同层次分为黏膜上型及黏膜下型两大类。我们认为此种分类比较合理，故选用并参照其分类也将纤支镜下肺癌的表现分为两大类。

1. 黏膜上型　肿瘤自黏膜层向管腔内生长，其形态如下述。

（1）菜花状：肿瘤表面不规则似菜花样生长，基底较宽。

（2）乳头状：肿瘤表面较光滑，呈粉红色，血管较丰富，在黏膜上生长突入管腔，基底较宽。

（3）息肉状：肿瘤基底较小，自支气管黏膜向腔内生长，肿瘤呈长型，突出管腔，除基底部固定外，其他部分呈游离状，可随呼吸及咳嗽上下移动。

（4）肉芽状：肿瘤在黏膜上生长，表面不规则，呈沙粒状。

（5）坏死：肿瘤表面完全被白色或黄白色坏死物覆盖，无法窥及肿瘤形态。

2. 黏膜下型　肿瘤自黏膜下层生长，表现如下：管口闭塞、管口狭窄、黏膜充血水肿、黏膜增厚、纵形皱襞增粗不规则、黏膜表面高低不平、嵴增宽。

上海交通大学附属胸科医院曾总结自 1981 年 1 月至 1985 年 12 月经纤支镜检查的肉眼可见的黏膜上、下型肺癌共 1 215 例，其中黏膜上型 697 例（占 57.4%），黏膜下型 518 例（占 42.6%）。不同组织学类型纤支镜表现不同，鳞癌以黏膜上型表现为多，占 67.4%（445/660），黏膜下型占 32.6%（215/660），约 2/3 为黏膜上型，1/3 为黏膜下型。其主要表现为菜花样状及乳头状新生物，各占 62.2%（277/445）及 25.4%（113/445）。鳞癌伴坏死较多，内有坏死者占 56.3%（27/48）。腺癌黏膜下型表现以管口狭窄、黏膜高低不平和管口闭塞者为多：各占 52.8%（86/163）、19%（31/163）和 17.8%（29/163），而黏膜上型中乳头状新生物较多，占 52.6%（51/97），菜花状次之，为 33.0%（32/97）。小细胞癌中黏膜上、下型分别占 53.3%（90/169）及 46.7%（79/169）。黏膜下型肺癌往往不易诊断，或不被重视，对黏膜充血水肿或纵形皱襞增粗增宽、嵴增宽等表现应认真检查，并于报告上注明其累及的范围，为外科提供切除范围的依据，尽量避免术后切端阳性。当发现气管腔内改变时，根据病变表现不同选用不同的检查方法可获得组织学或细胞学结果。常用的检查方法有活检、刷检、穿刺、冲洗及检后痰等检查，几种检查方法联合应用可提高阳性率。通常内镜中可见肿瘤的检查阳性率在 90% 以上。国内外纤支镜检阳性率见表 7-17。

表 7-17　国内外纤支镜阳性率

作者	病例数	活检阳性率	刷检阳性率	冲洗阳性率	检后痰阳性率	总阳性率
薄维娜	1 215	76.6% (814/1 063)	69.2% (797/1 152)	28.7% (284/990)	47.2% (218/462)	90.40%
潘淋娜	911	78.1% (581/744)	85.9% (756/880)			87.50%
李忠民	826	95.5% (694/727)	88.9% (152/171)	涂检 85.4% (76/89)		98.90%
胡华成	270	72.9% (186/255)	83.1% (217/261)			94.40%
王一丁	210	62.9% (83/132)	35.7% (26/75)		19.5% (8/41)	86.20%
汤华战	200	81% (128/158)	76.3% (58/76)			93.70%
Martini	106	93% (66/71)	92% (45/49)	79% (81/102)	68% (57/84)	98%
Kvale	70	71% (50/70)	77% (54/70)	63% (45/71)	48% (28/58)	86%
Zavala	193	97% (58/60)	93% (124/133)			94%

为获得较高的阳性诊断率，每种检查必须认真进行。首先应熟悉各型肺癌的镜下特征，有助于肺癌的基本诊断。根据肺癌的生长部位与形式，采用多种不同的取材方法互相补充。

（四）气管肿瘤

在气管镜检查中，有时会发现生长于声门下与气管隆突之间的气管肿瘤，气管肿瘤常易误诊或漏诊。因为 X 线胸片常无异常发现。国内报道,在肺癌中气管肿瘤的发病率仅占 1%～3%,这可能由于条件限制或医师对其认识不足之故。有学者提出 40 岁以上,近期出现咳嗽、痰血、呼吸困难或伴有哮鸣音者除应拍摄 X 线胸片外,应及早进行纤支镜检查,以达到诊断目的。薄维娜曾总结纤支镜诊断原发性气管肿瘤 40 例,其中恶性和低度恶性共 37 例,占 92.5%,良性肿瘤 3 例占 7.5%,并提出纤支镜检查后应详细描述以下内容。

(1) 气管肿瘤的形态:有菜花状、乳头状、息肉状、肉芽状及管壁浸润等表现。

(2) 肿瘤位置及范围:测量肿瘤上缘距声门的距离,肿瘤下缘距气管隆突的距离,并可测量出肿瘤的长度。如肿瘤较大纤支镜无法通过肿瘤,则依靠正侧位胸片、气管倾斜断层片及 CT 片估计肿瘤的大小。

(3) 肿瘤生长部位:将气管圆周按时针方向测量肿瘤生长于几点至几点位置,例如肿瘤长在右侧壁,自 12 点至 6 点钟位置。

(4) 肿瘤占管腔面积:将气管以十字分 4 等分,每区各占 25%,估计肿瘤占管腔面积为多少,如肿瘤占管腔面积>75% 以上者,则不宜进行活检、刷检等,以防检查时出血,造成患者窒息。纤支镜医师提供以上资料给胸外科医师,可让其选择手术方式及确定切除范围,也为麻醉科医师提供插管方式及插管深度。术后即刻吸除气道内血液、痰液及清除气道内残留的组织碎片。术后定期复查纤支镜,以了解吻合口愈合情况,有无肉芽组织、线头,以及肿瘤复发情况。线头及肉芽组织可进行治疗,钳除线头,肉芽组织可用高频电灼或 YAG 激光气化治疗。

(五) 转移性肺癌

主要有 3 种表现:①支气管内可见的病灶。②肺外周型结节。③淋巴管炎样播散。

对支气管内可见的病灶可经纤支镜进行检查以明确诊断,其他则需通过 TBLB 进行检查。有些肿瘤可能转移到支气管腔内:如乳腺癌、结肠癌、黑色素瘤及肾癌。当怀疑肺实质内有转移癌,行纤支镜检查时,常常可以在内镜下发现肿瘤,但放射学上仍为隐匿性的转移癌占 11%～38%。对转移性的病灶诊断阳性率不如支气管肺癌阳性率高,其诊断阳性率为 24%～76%。

(六) 常见并发症

纤支镜检查虽然是一种较安全的检查方法,但在操作过程中也可出现各种并发症。较严重者甚至可致死亡。普通常规纤支镜检查较经支气管肺活检并发症为低。常见的并发症有麻醉并发症、术前用药反应、迷走反射、发热、心律紊乱、出血、气道阻塞、恶心呕吐、气胸、心电图异常、心理反应、失声等。

Credle 等学者问卷调查 24 521 例次纤支镜检查后报道严重并发症发生率占 0.09%,病死率占 0.01%。Suratt 等报道一组回顾性研究,48 000 例纤支镜检查,死亡 12 例,其病死率为 0.03%。Herf 及 Simpson 报道 TBLB 共 6 015 例次,气胸 219 例(占 3.6%),出血 52 例(占 0.9%),死亡 9 例(占 0.1%)。美国 22 位学者对经支气管肺活检并发症进行前瞻性研究,在 4 252 例中气胸 167 例(占 4.0%),出血 89 例(占 2.1%),死亡 5 例(占 0.1%)。上海纤支镜学组 1999 年问卷调查 29 家医院共 131 003 人次纤支镜检查,发生各类并发症共 1 746 例(占 1.33%),死亡 10 例(占 0.008%)。

■ 三、经支气管肺活检

经支气管肺活检(transbronchial lung biopsy,TBLB),首先是 Anderson 用硬支气管镜进行

检查。而自纤维支气管镜问世以后,Scheinhom 将 Anderson 的活检技术和纤维支气管镜结合起来,取得很好的效果。近 30 多年来,TBLB 检查在世界各地已广泛开展,大大提高了胸部疾病的诊断水平。

（一）适应证

（1）周围型肺实质性肿块和结节,因为纤支镜的可见范围有一定限制,对不可见的周围型病灶需行 TBLB 检查。

（2）弥漫性肺间质疾病。

（3）肺部感染性疾病。

（4）免疫抑制性疾病肺浸润。

（5）心肺移植术后的肺活检,监测全身反应和感染情况。

（二）禁忌证

（1）肺动脉高压患者。

（2）凝血机制不全患者。

（3）疑诊为肺动静脉瘘、肺动脉瘤、肺血管瘤、肺包囊虫病及肺大疱患者。

（4）心肺肾功能严重障碍,严重心律紊乱,近期有过心肌梗死及全身情况极差者。

（5）哮喘发作期间。

（6）发热 38°以上或严重咳嗽及痰量较多者。

（7）未得到患者与家属同意,未签字者。

（三）并发症

主要为出血、气胸等。

（四）TBLB 在肺恶性肿瘤中的阳性率

周围型的肿瘤 21％～77％、转移性的淋巴管样癌肿 17％～88％、淋巴瘤 50％～57％、肺泡细胞癌 25％和肺上沟瘤 36％。

（五）影响经支气管肺活检阳性率的因素

1. 病灶的大小　直接影响阳性率的高低,病灶＞2 cm 与＜2 cm 阳性率是有明显差异的。在美国大多数学者报道病灶＜2 cm,诊断阳性率仅为 11％～28％,相反＞2 cm 的病灶诊断阳性率为 42％～76％。

2. 病灶距肺门的距离　与阳性率有关,Stringfield 等认为病灶距肺门 2～6 cm 之间诊断阳性率较高,而病灶距肺门＜2 cm 或＞6 cm 则诊断阳性率下降,太靠近肺门的病灶与太远离肺门的病灶,诊断阳性率较低。Radke 也支持此种说法。

3. 病变本身的性质　良性与恶性直接影响诊断阳性率。一般内镜下可窥见的病灶诊断阳性率比周围型病灶为高,而周围型病灶恶性比良性病灶诊断正确率为高。Joyner 和 Scheinhom 报道对结核和结节病的诊断正确率仅为 12％～37％。

4. 联合多种检查方法　如活检、针吸、刷检、冲洗和检后痰等对周围型病变诊断的阳性率可提高为 68％。Shiere 和 Feduoll 发现活检对周围型结节诊断阳性率为 36％,而针吸对周围型结节诊断阳性率为 52％,针吸联合标准的活检、刷检、冲洗,阳性率明显增加至 48％～69％。Popovich 推荐对周围型病灶取活检 6 块,可提高诊断正确率,而对内镜下可窥见的病灶活检 3～4 块已足够。几位学者报道收集检后痰,对周围型恶性病变,可提高诊断阳性率。

5. 内镜医师技术　内镜医师必须技术熟练,并在荧光透视引导下检查,活检钳必须完全准确地达到病灶内,才能获得阳性诊断的标本。Teirstein 等提出活检钳钳口张到 4 mm 大,才能得到足够的活检标本。Saltzstein 等观察到活检钳使用 20～25 次则变钝;如果活检钳多次使用,在其关节内有血迹,则其钳口打不开或打开很小,影响活检阳性率。

6. 病理科医师的经验及实验室设备　有资历的病理科医师及设备良好的实验室是提高诊断正确率的重要因素。因为 TBLB 所取肺组织较小,组织相不典型。应结合电镜、免疫组化、特殊染色,需要有丰富临床经验的病理科医师,将病理学、放射学、临床表现结合起来方能得到正确的诊断。

（薄维娜　陈智伟　孙加源）

■ 四、经支气管针吸活检术(transbronchial needle aspiration, TBNA)

作为支气管镜检查的方法之一,TBNA 是利用一种特制的带有可弯曲导管的穿刺针,通过支气管镜的活检通道进入气道内,穿透气道壁,以对腔外病灶,如结节、肿块、肿大淋巴结及肺部病变等进行针刺吸引,获取细胞或组织标本的技术。早在 1949 年,有"TBNA 之父"之称的阿根廷医生 Schieppati 首先在阿根廷支气管食管大会上展示了通过硬质支气管镜对隆突及其下方淋巴结进行穿刺的技术,并于 1962 年总结并发表了应用 TBNA 诊断纵隔肿物及淋巴结的技术和经验。此后,经过数十年的发展和革新,1983 年,Ko-Pen Wang 等将这一技术运用于纤维支气管镜,除对隆突淋巴结进行穿刺活检外,对所有贴近气管、支气管的肿物或肿大淋巴结均进行了穿刺活检。随着穿刺针的不断改良、CT 扫描等影像学检查技术的分辨能力不断提高,TBNA 作为一种微创方法已成为一种诊断纵隔及肺实质内病灶的常规方法,并对肺癌分期诊断意义重大。

与常规支气管镜下活检术相比,TBNA 可以对活检钳难以或不能到达的部位或区域进行针吸活检,具有更广泛的适应证,可用于对气道腔内及黏膜下病变的诊断,以及对肺门和纵隔标本的取材,都是一种安全、准确的方法。

（一）TBNA 的适应证

（1）纵隔和肺门占位性病变及肿大淋巴结的诊断。

（2）对已知或怀疑的肺癌患者进行分期。

（3）坏死性或黏膜下的管腔内病变的诊断。

（4）周围肺实质的结节样病灶。

（5）肺上沟瘤。

（6）纵隔良性囊性病灶的诊断及引流。

（二）TBNA 的禁忌证

（1）肺功能严重损害而不能耐受检查者。

（2）心功能不全、严重高血压或心律失常者。

（3）全身状态或其他重要脏器极度衰竭者。

（4）主动脉瘤者。

（5）严重出、凝血机制障碍或大咯血者。

（6）穿刺点明显感染。

对于大多数的腔内可视性病变，因为经支气管镜钳夹活检或刷检的检出率更高，故 TBNA 在这些情况下应用较少。对于表面有坏死物质覆盖的病变，以及表面黏膜正常的结节样或息肉样隆起型病变，TBNA 可进入病灶的中心部位获得有价值的病变组织，提高诊断的阳性率。TBNA 还可弥补经支气管镜活检由于部分病灶的角度特殊或结构坚韧而无法实施的不足。同时，对于血供丰富的病变，TBNA 较钳夹活检的安全性更高。TBNA 对于中央型病变的诊断敏感性为 67%（47%~70%）；对于黏膜下病变，TBNA 的检出率为 71%，而经支气管活检的检出率只有 55%，因此，TBNA 对于黏膜下病变的诊断具有更好的应用价值。国内外很多肺癌专家建议，对于影像学无法明确分期的肺癌患者，应进行病理的 TNM 分期。目前对肺癌的病理学分期方法主要包括胸腔镜探查取活检、纵隔镜探查取活检及 TBNA 对肺门及纵隔淋巴结活检。相比之下，TBNA 的创伤和检查费用都明显优于前两种方法。借助胸部 CT 扫描等技术进行靶淋巴结定位后，利用 TBNA 技术进行纵隔淋巴结活检的敏感性为 15%~85%。现场快速细胞学涂片评价（rapid on site evaluation，ROSE）可以立即鉴别恶性病变，并通过检测淋巴细胞数来确定样本量是否充足，以此可以提高 TBNA 的检出率。

针对肺癌的临床分期，TBNA 的检查结果分为阳性、可疑和阴性三种情况，需结合影像学检查、腔内病变综合判断。伴有管腔内病变时，癌细胞脱落在管腔分泌物中，在穿刺抽吸过程中污染标本，可能造成 TBNA 的假阳性结果。TBNA 的阴性结果预测率较低，穿刺针的口径、肿瘤分化程度、操作者的技术熟练程度等因素，均可影响 TBNA 的结果。选择合适的穿刺针、精准定位，以及在病灶的不同方位多点穿刺等，可减少假阴性的发生概率。怀疑假阴性结果者，则需要纵隔镜或胸腔镜检查，甚至开胸探查以明确诊断。

（武　宁　李　强）

■ 五、支气管内超声下经支气管细针穿刺

腔内超声已有近 40 年的历史，1988 年 Borner 等率先将经食管超声用于纵隔疾病的诊断，1992 年经气道超声被应用于临床实践，1993 年 Ryosuke 等首次经电视超声支气管镜对肺癌进行诊断和分期。气道超声检查仪有两种，一种为经纤维支气管镜的小型探头超声仪；另一种为电视超声支气管镜。小型探头的直径为 0.15 cm，电视超声支气管镜最大外径为 0.6 cm，它们均能十分容易地到达段支气管口内，而不引起近段支气管堵塞。探头超声频率在 7.5~20 MHz 之间。由于气道和含气的肺组织影响，体表超声和经食管腔内超声都无法了解肿瘤在气道壁上的生长范围和气道旁淋巴结的情况。经气道超声能有效地避开这些含气器官的干扰，通过紧贴气道壁进行超声，并结合该超声引导下的组织活检或穿刺针吸活检技术，可以达到以下目的：①清楚显示气道周围及纵隔内各大血管和心脏的结构。②了解肿瘤外侵的深度以及肿瘤与周围组织和器官的关系。③判断肿瘤在气道壁上浸润的范围。④了解邻近的肺门和纵隔肿大淋巴结的性质。⑤对肺癌进行诊断和 TNM 分期。

支气管内超声下经支气管细针穿刺（EBUS-TBNA）或肺活检（EBUS-TBLB）超声换能器的微型化和计算机处理的加速促进了支气管内超声的发展。现有 2 种类型的支气管镜下 EBUS，一种是扇形 EBUS，另一种是线性（整合）EBUS。超声探头能显示支气管外的层面，这样

就可以显示黏膜的细节、周围性肿块以及 5 cm 深的纵隔淋巴结,这种技术的发展也许是肺癌诊断和分期最重要的进展之一。Chao 等评价了 EBUS - TBNA 对周围肺病变的诊断率。EBUS 探头直达病变之内的诊断率较探头仅达病变附近的诊断率要高(78.3% *vs.* 47.2%),TBNA 的诊断率与此无关,TBNA 在没有增加额外风险的情况下能够提高对周围肺病变的诊断率。Koh 等评价了 EBUS - TBLB 对周围型肺病变的临床价值和安全性,研究者得出结论,EBUS 在周围型肺病变的诊断上是一种安全和有效的方法。

在气管超声图上,根据超声探头部位的不同,气管壁可分为两种图像。即三层图像和单层图像;在有软骨环的部位,气管壁分为三层:黏膜上皮组织构成高回声波层,软骨组织构成低回声波层,外膜及周围肺组织构成强回声波层;在无软骨环的部位,气管壁仅表现为一层高回声波层。肿瘤组织为低回声波层,血管和心脏均表现为高回声的管壁环和无回声的内容物,并有液体流动图像。

经气管超声的操作过程与纤维支气管镜相似。局麻下,通过纤维支气管镜对段支气管开口以内的气管进行全面观察,然后对病灶部位进行腔内超声检查,将超声探头紧贴气管壁,通过不同的频率和扫描方向,对气管壁及周围组织、器官进行连续扫描。通过测量距门齿的距离和扫描方向,对可疑的肺门和纵隔淋巴结进行定位,再在纤维支气管镜下经气管壁穿刺行淋巴结活检术。对于中心型肺癌,经纤维支气管镜下活检后,用超声探头对气管肿瘤段进行扫描,主要了解肿瘤外侵的深度、肿瘤与周围器官的关系,以及肿瘤在黏膜下浸润的范围。对于周围型肺癌,通过胸片和 CT 大致了解肿瘤位于肺的哪个亚段,然后,经纤维支气管镜活检孔将小型超声探头尽量送到肿瘤相应的部位,向探头周围的水囊注 1～3 ml 水后,行超声扫描检查,在强回声的肺实质中出现低回声的软组织影时,除外血管后,则为肿瘤部位,再对相应的部位进行刷片或者活检。中心型肺癌经气管超声判断肿瘤范围及周围情况的准确率为 92.6%～97.8%;对于肺门和纵隔淋巴结,气管超声引导下的穿刺活检阳性准确率和阴性准确率分别为 94.6% 和 91.2%。在气管镜不能观察到的周围型肺癌中,有 70.6%～84.7% 的患者通过这种小型超声探头能清楚地显示肿瘤。

气管超声引导下经气管穿刺活检较纤维支气管镜下的气管穿刺活检有以下优点:①提高了对肺门、纵隔淋巴结诊断的敏感性。②降低了为达到诊断目的所需的活检次数和标本含量。③避免穿刺损伤纵隔内各正常器官,明显减少了穿刺的各种并发症。④由于穿刺准确,提高了活检的成功率。⑤明显提高了气管旁直径<1.5 cm 淋巴结活检成功率。

经支气管腔内超声(EBUS)主要用于探查纵隔淋巴结并导引针吸活检紧靠支气管壁的淋巴结。在超声探查中,判断淋巴结的状态主要依靠其大小、形状、边界、回声密度和内在质地等指标。通常认为淋巴结直径>10 mm、圆形、边界清晰、中心回声均匀、低回声是恶性肿瘤转移淋巴结的特点,而直径<10 mm、椭圆形、边界较模糊、中心回声不均匀、高回声的表现则更多考虑良性改变。尽管根据现代计算机技术能参照以上特点对淋巴结的性质加以鉴别,但结果却是因检查者的主观因素而呈现多变性。为了减少这种人为因素造成的误诊,在超声检查的基础上,追加细胞学证据确认技术(EBUS - TBNA),就更加显得必要。

经支气管针吸活检(TBNA)是一项非常易于开展用于纵隔淋巴结的诊断和分期的新技术,平均敏感度可达 70%,而当淋巴结直径>1.5 cm 时,其敏感度更高达 95%。在(经支气管腔内超声)EBUS 定位下,TBNA 的操作非常容易进行,因为纵隔淋巴结和气道有相对固定的空间关系,比如位于气管周围的第 2、第 3 组，气管支气管夹角处的第 4 组淋巴结和紧贴支气管的肺门、肺内淋巴结（第 10、第 11、第 12 组）。因此 EBUS - TBNA 可作为一种主要的方法评价 N3 淋巴结的状态，判断手术指征，并能减少纵隔镜的检查。有了 EBUS 的辅助，在原发病灶不明的情况下，EBUS - TBNA 通过纵隔肿大淋巴结的诊断，尤其是 N3 淋巴结的排除，可避免了不必要的手术。在 50 个伴有纵隔淋巴结肿大的肺癌患者，分别给予 EBUS 和 CT 检查，EBUS 的敏感度和特异度分别为 89％和 100％，而在 CT 只有 25％和 80％。在 N 分期的诊断准确率上，EBUS - TBNA 更能将其提高到 86％。

　　尽管 EBUS - TBNA 操作方便，并发症低，再加上检查费用明显低于 CT 和 MRI 等诸多优点，但也存在一定的局限性。首先，由于是经气管支气管操作，在局部麻醉的条件下，患者的耐受程度和时间将受到严重考验。再者，对于检测远离支气管壁的纵隔淋巴结（第 3p、第 5、第 6、第 8、第 9 组），EBUS - TBNA 则无能为力。此外，气管支气管径较为狭小，且均由软骨环组成，极大限制了超声探头的直径和活动范围。

　　支气管镜下看不见的中央型肺内肿瘤的诊断存在较大的挑战，Nakajima 等评价了 EBUS - TBNA 对这类病变的诊断率。他们共评估了 35 例这样的患者，其中的 25 例在普通支气管镜下没有诊断，而通过细胞学或组织学、EBUS - TBNA 诊断了 33 例，26 例为原发性肺癌，EBUS - TBNA 对不明原因肺部肿块的敏感性和诊断正确率分别为 94.1％和 94.3％。Tournoy 等做了与以上类似的研究，他们用 EBUS - TBNA 共评估了 60 例患者，大部分在普通支气管镜下没有诊断，EBUS - TBNA 诊断肺癌的敏感性为 82％，阴性预测价值为 23％，其避免了较多的经胸细针穿刺活检或外科手术诊断方法，但 EBUS - TBNA 的阴性预测价值较低。Larsen 等的研究表明内镜下超声指导下淋巴结穿刺后无效开胸率为 9％，而采用常规分期的无效开胸率高达 25％。

　　总体而言，随着现代诊断技术的不断发展和完善，很难依靠单一的手段对非小细胞肺癌纵隔淋巴结的检测进行完全覆盖。腔内超声-针吸活检作为微创病理学检测技术的临床应用，已经显示出其独特的价值，并对现有的无创和有创诊断手段提供了有益的补充。相信在不久的将来，结合更多的辅助手段，能更全面而精确地提供完整的非小细胞肺癌纵隔淋巴结的分期，为患者选择更适合的治疗作出更大贡献。

（陈智伟）

■ 六、自荧光支气管镜检查（autofluorescence bronchoscopy，AFB）

　　正常的支气管黏膜组织当受到波长为 380～460 nm 的蓝色光照射时，其上皮下的荧光载体被激发，会反射出波长较长的光线，这种光线是由波长不同的绿光（520 nm）和红光（630 nm）组成的混合光线，而以绿光较强，故显示屏上呈现绿色图像；而异常组织，如原位癌（carcinoma in situ，CIS）或不典型增生组织其反射光较正常组织暗，并且以绿光减弱更明显，显示的图像偏红色。自荧光支气管镜是利用正常和病变组织之间荧光反射的差异而形成的差异图像来对病变组织进行检出的一种新型的诊断用支气管镜。使用 AFB 对患者进行检查之前，首先对患者进行常规的白光支气管镜检查（white light bronchoscopy，WLB），若在 WLB 下无法检测到明确的病变，或无法对异常病变进行准确的定性，则可能换至 AFB 模式。根据所用技术的不同，目前的

AFB 分为两大类:激光成像荧光支气管镜(laser induced fluorescence endoscope system,LIFE)和药物荧光/自荧光(D‐Light/AF)支气管镜。前者利用氦-镉蓝色激光束来激发组织,可以实时监测支气管黏膜的荧光图像,不良反应小、分辨率高、不需使用光敏剂,但费用昂贵、系统结构复杂、操作时需白光和自荧光模式转换。后者既可以观察支气管黏膜的自发荧光,也可以在使用光敏药物后观察肿瘤部位浓聚药物激发的荧光,价格较低、模式转换方便,但分辨率不如 LIFE 系统,且光敏剂的使用存在一定的药物不良反应的风险。

欧洲的 Haussinger 等对 1 173 例患者进行的前瞻性研究发现,对于痰细胞学阳性的患者,AFB 有助于诊断癌前病变。与 WLB 相比,AFB 使得对 Ⅱ～Ⅲ度异型增生的检出率提高,但是并未提高对原位癌的检出率。研究者认为,由于 AFB 的阳性预计值(positive predictive value,PPV)和特异性均较低,分别只有 25.1% 和 58.4%,因此不宜作为一种早期肺癌的普查方法。AFB 检测恶性病变的假阳性率较高(34%),而 PPV 较低(4.3%～33%)。这可能是由于低度异型增生、炎症、肉芽组织、增生和化生组织都有异常的自发荧光,很难与高度异型增生(Ⅱ和Ⅲ度)及 CIS 进行区分。由于 AFB 存在较高的假阳性率,因此在临床应用中对其结果的判断应与病理学检查结果相结合。

第三代自荧光支气管镜检查系统(autofluorescence imaging bronchovideoscope system,AFI)既保持了对癌前病变诊断的敏感性,又显著提高了诊断的特异性。LIFE 对气管癌前病变诊断的敏感性和特异性分别为 90.5% 和 33.3%,与之相比,AFI 的诊断敏感性为 85.7%,而特异性则显著提高至 85.7%。AFB 的应用显著提高了对不典型增生和原位癌的检出敏感性,使得许多单纯使用普通支气管检查漏诊的早期中央型肺癌患者得到及时的诊断和治疗,且可以明确肿瘤侵犯的边界,从而为相应的治疗措施,如手术、近距离放疗等提供了可靠的依据。对于肺癌的高危人群,如长期吸烟者或慢性呼吸道感染者,应先行痰脱落细胞学筛检,对痰检可疑或阳性者再行 AFB 定位检查。

(武 宁 李 强)

■ 七、经食管镜超声引导下淋巴结活检

食管镜检查在肺部肿瘤学中的应用多在明确支气管-食管瘘或肺部肿瘤是否侵犯食管。近年来,在食管镜头端附以超声探头以了解肺癌相关纵隔淋巴结累及情况的技术正逐步开展;1988 年,Borner 等经食管超声用于纵隔疾病的诊断,1990 年,Kondo 等经食管超声用于肺癌纵隔淋巴结性质的判断,1992 年开发出各种型号的小型高频超声探头,这些小型探头可以通过纤维胃镜或纤维支气管镜的活检孔,经食管或气管行腔内超声检查,用于胸外科疾病的诊断和治疗。

腔内超声就是将超声探头通过各种非创伤性的方法插入到人体的生理管腔中,进行高频超声扫描,从而获得该管腔、管壁各层次结构和周围邻近重要脏器的超声影像图。由于腔内超声明显地缩短了超声探头与受检靶器官之间的距离,故腔内超声能够使用比体表超声更高的频率,使受检靶器官的超声图像变得更为清晰。

目前,腔内超声仪有以下五种:①经食管探头超声仪。②超声胃镜。③经食管小型探头超声仪。④经气管小型探头超声仪。⑤电视超声支气管镜。

由于胸壁组织、气道和肺组织的干扰,体表超声在肺部肿瘤的应用受到局限。近年来,腔内超声在肺部肿瘤上的应用,证明腔内超声不仅对上消化道肿瘤有价值,而且对肺部肿瘤也有很大的价值,包括经食管和气管超声两个途径。

食管与周围毗邻组织器官的解剖关系决定了食管镜超声对右上纵隔第 1～4 组淋巴结探测描述能力较差,除非在右侧第 1～4 组淋巴结明显肿大的情况下才有探及可能,而食管镜超声对于左侧纵隔淋巴结,特别是第 4～6 组以及第 7～8 组、左侧第 9 组、双侧第 10 组具有良好的探测描述能力。有文献报道根据食管镜超声探及淋巴结的直径、形状、边界、质地均匀程度和回声信号高低以判断有无淋巴结转移,即直径＞1 cm、球型、边界清晰、均质及低回声的淋巴结应考虑转移可能,但是回声特性的认知不但取决于淋巴结本身结构,而且与超声探头、操作者的主观判断相关,有研究表明对回声主观判断的一致性和可重复性较差,因此主张对于纵隔淋巴结的探测不能局限于单纯的食管镜超声,应在超声引导下穿刺针吸活检。经食管镜超声引导下纵隔淋巴结针吸活检的诊断敏感度、特异度和准确率均优于 CT 诊断,文献报道其特异度100％,敏感度和准确率均在 90％以上。与纵隔镜下淋巴结活检相比,食管镜超声引导下针吸活检具有无须全身麻醉、门诊可行、操作时间短、血管损伤等并发症低等优势,食管镜超声引导下对右上纵隔淋巴结活检的可行性劣于纵隔镜,但对于下纵隔淋巴结活检则优于纵隔镜。经食管镜超声淋巴结活检可以与纵隔镜、经气管镜超声检查联合应用,完善肺癌相关淋巴结的病理诊断。

食管超声纵隔淋巴结扫描,可以比较准确地判断肺癌纵隔淋巴结的性质。在淋巴结的超声图上,对良、恶性的判断有四个特征(表 7 - 18)。其中回声特征最为重要,其次为边界,而短轴径意义最小。单凭其中一个特征来判断淋巴结性质时,准确率仅为 61.7％～74.2％,综合这四个特征来判断时,准确率可达 80.4％～87.2％。而 CT 在判断肺癌纵隔淋巴结性质时,准确率为33.0％～41.0％。

表 7 - 18　良、恶性淋巴结的特征

超声图像	良　性	恶　性
形状	新月形或三角形	圆形或椭圆形
回声特征	(1) 周围低回声,中央为高回声; (2) 回声较纵隔脂肪稍低,且回声质均匀	低回声或无回声
边界	不清楚	清楚
短轴径	＜1.0 cm	＞1.0 cm

对于有肺门或纵隔淋巴结转移的进展性肺癌和毗邻食管的肺癌,在腔内超声引导下经食管穿刺行淋巴结或肿瘤针吸活检,可以对部分肺癌患者进行诊断和分期。由于气管的干扰,位于气管前方的前上纵隔区域属于经食管腔内超声的扫描盲区。该技术于 1994 年首次应用于临床。穿刺前,首先行超声内镜纵隔扫描,通过不同的扫描频率和扫描方向了解病灶的大小和形状以及在纵隔中的位置;然后,在线形扫描引导下经食管穿刺。在穿刺过程中,通过彩色多普勒效应和调整穿刺针头的方向,能有效地避开纵隔内血管和正常器官。该方法所得出的肺癌诊断和分期与手术后病理结果比较,准确率为 99.2％,阳性符合率为 100％,阴性符合率达 96.5％。经颈部纵隔镜检查在判断气管前间隙淋巴结和偏前方的隆突下淋巴结的性质,是目前最常使用的一种

侵袭性手段,其准确率为 93.6%,而其他区域的淋巴结是不适合该方法的;故经食管腔内超声和纵隔镜可以相互补充。

近年来,随着超声诊断技术的发展,经食管腔内超声(EUS)检测技术已经由原先用于检测胃肠道肿瘤逐渐发展应用到检测纵隔淋巴结状态。在术前检测中,先给予受检患者咪唑安定(1～5 mg 静脉推注)作为清醒镇静,然后经口置入腔内超声探头(频率调为 7.5 或 10 MHz),经食管全长,仔细逐个探查各纵隔淋巴结站,纵隔淋巴结分组依据 Mountain CF 提出并为美国胸科协会(ATS)推荐应用的纵隔淋巴结图。并对于患者受检前的胸部 CT 上发现的肿大可疑淋巴结予以重点观察。原则上先检测对侧淋巴结,即 N3 淋巴结。然后检测同侧纵隔淋巴结。一经发现,可同时在超声探头引导下,以 22♯穿刺针自食管腔内向目标淋巴结进行穿刺,配以吸引器进行针吸活检,各站淋巴结都应且分别采样,分别更换新的穿刺针,以保证采样的准确率。所有受检患者都应在检查结束后严密观察有否任何不适症状出现,必要时应立即给予相应的干预措施。所获取的标本涂片可由病理检查结果证实该患者有否纵隔淋巴结转移。

Fritscher-Ravens 等报道在一项研究中,给予 35 例经支气管镜未能确诊肺癌的患者以 EUS-FNA 检测纵隔淋巴结,并在随后的手术中予以验证。结果在 26 例恶性肿瘤患者中检出 25 例,9 例良性病变全部符合,其敏感性达 91%,特异性达 100%。Mohamad 等通过对 104 例经 PET 或 CT 检测怀疑后纵隔淋巴结(5,7,8 或 9 组)阳性的患者进行 EUS-FNA,并对活检证实阳性患者施行完全性切除手术,包括纵隔淋巴结彻底清扫。评价结果显示其敏感性、特异性、阳性预测值、阴性预测值、准确率分别为 92.5%,100%,100%,94% 和 97%。证明 EUS-FNA 较 PET 或 CT 在后纵隔淋巴结检测中有更高的阳性预测值和准确率。同样有证据表明,对 PET 检查阳性的患者应予以 EUS-FNA,因为 PET 具有 9%～39% 的假阳性。Eloubeidi 等在一项对于 104 例患者的回顾性研究表明,在后纵隔淋巴结分期中,EUS-FNA 较 PET 或 CT 有更高的准确率。

在腔内超声-针吸活检时,目前主张对各站淋巴结分别进行系统性采样,包括经 CT 或 PET 影像学怀疑阳性和阴性所有淋巴结。这样能显著提高敏感性。LeBlanc 等研究报道单纯对于可疑阳性淋巴结进行采样,其敏感性仅为 25%,而特异性达到 100%,Michael B 等研究报道对于所有淋巴结进行系统性采样,包括更多在表现正常形态淋巴结采样,可获取更多阳性淋巴结,其敏感性可达 61%,而特异性达到 98%。鉴于大部分的研究报道 EUS-FNA 的病例是经过 CT 检查筛选后提供,无形中影响了 EUS-FNA 对于 CT 的依赖后的价值。Wallace MB 的研究表明,对于 CT 显示没有肿大的孤立纵隔淋巴结(直径<1 cm)进行 EUS-FNA,约 25% 可以检出阳性结果,换而言之,若将 EUS-FNA 作为首选微创检查,有 25% 患者可能避免不必要的手术。

作为一种有效的微创检查手段,其具有极低的并发症发生率。Vilman P 等报道其并发症发生率<0.5%,Wiersema 等报道在 327 例 EUS-FNA 检查中仅有 1 例发生。相比于纵隔镜检查的 2%～5% 的并发症率,更能为医师所接受。另一特点为进行检查时仅需对患者清醒镇静,相对于纵隔镜所需的全身麻醉,更加适合门诊患者的检查。

EUS-FNA 检测纵隔淋巴结的一个局限性在于无法获取前纵隔淋巴结的标本。从这个意义上来说,纵隔镜正好与之形成互补。同样作为有创性病理学检测,目前尚没有前瞻性研究此二种方法能否相互取代。Serna 等在一项回顾性研究中,使用二组不同患者比较了 EUS-FNA 和纵隔镜检查纵隔淋巴结,得到敏感性分别为 86% 和 100%。而 Larsen 等在一组非选择性 60 个患者中,比较纵隔镜和 EUS－FNA 检测纵隔气管旁淋巴结(3♯)和隆突下淋巴结(7♯),得到敏感性分别为 24％和 96％,完全与之相反。

胸片、CT 检查为了解肺癌肿瘤侵犯纵隔情况提供了较充分的依据。经食管腔内超声能够对纵隔内各器官进行持续的动态观察,能生动地显示肿瘤外侵到血管或心脏情况。因此,腔内超声对判断肺癌纵隔侵犯,也是一种有效的辅助方法。判断标准如下:①肺癌肿瘤回声影延续到纵隔中。②邻近纵隔器官正常结构层的消失或异常。③受侵器官伴随呼吸运动和心脏跳动所出现的正常移动现象的消失。腔内超声和 CT 判断肿瘤纵隔侵犯范围的准确率分别为 86.7％和 78.4％。

(陈智伟)

第三节　活体组织检查技术

■ 一、经皮肺穿刺活检

目前诊断肺癌的手段,大致分为两类:一类为非创伤性检查,包括临床表现、影像学诊断、痰液细胞学检查、肺癌的肿瘤标志物的检测及基因诊断等;另一类为创伤性检查,包括经皮肺活检、纤支镜、胸腔镜、纵隔镜及剖胸肺活检等。临床上常综合考虑两种检查手段,然而不论何种检查手段,最后确诊仍需依靠细胞学和组织学证实。

以下对于如何选用和借助现有影像仪的引导,开展对肺部病变的经皮肺活检予以叙述。

(一) 适应证

1. 电透引导经皮肺活检适应证

(1) 一般常规检查方法(包括影像学、痰液细胞学及纤支镜等)不能确诊的肺周围部位病变。

(2) 直径＞3 cm 肺部结节、肿块,疑为原发性恶性肿瘤,病变在肺的外周处,不适开胸或手术切除,为明确细胞组织学类型,以制订有效治疗方案者。

2. B超引导经皮肺活检适应证　与胸壁紧贴的原因不明,直径 3 cm 左右的肺部肿块样病变。因 B 超的波束不能透过含气的脏器。需紧贴胸壁者 B 超下可定位。

3. CT 引导经皮肺活检适应证

(1) 胸部 X 线阴性而从胸部 CT 发现的隐蔽部位实质性病变(包括脊柱旁、心脏后或近肺尖者)但性质不明,这是绝对的适应证。

(2) 肺、纵隔或胸膜病变,经常规胸片、纤支镜、痰细胞学或常规穿刺等法仍不能找到可靠的病理依据者。

(3) 肺内病灶过小,直径 2 cm 左右,部位较深或 X 线定位困难,邻近有重要脏器或大血管,在 X 线引导下无法作针刺活检者。

上述 3 种方法,其诊断正确率为 70％～96％,但以 CT 引导经皮肺活检诊断正确率最高,国外报道,经皮肺穿刺活检对恶性肿瘤的诊断率为:＜20 mm 的病灶,敏感性 89.5％,特异性 100％(阳性预测值 100％,阴性预测值为 76％);而＞20 mm 以上的病灶,敏感性 95.5％,特异性 100％(阳性预测值 100％,阴性预测值为 82.7％)。

（二）禁忌证

（1）出血素质或凝血机制不良。

（2）疑有血管性疾病者。

（3）严重心肺功能不全及肺动脉高压。

（4）严重的小气道阻塞性病变或胸腔内感染者。

（5）贴近肺门部血管的病灶,活检区有大泡或囊肿病变。

（6）疑诊肺包虫囊肿病。

（7）有精神疾病或患者不合作或有控制不住的咳嗽者。

（三）电透、B超及CT引导经皮肺活检的操作步骤

1. 穿刺器械

（1）穿刺针:①切割针:目前常用的是备有自动活检装置的切割针（手枪式）,供病理组织学检查,其创伤性较大。②抽吸针:一般采用细针抽吸,供细胞学检查,其创伤性较小。③气钻活检针:因对组织损伤大,产生并发症的机会很多,目前较少使用。

（2）引导穿刺仪:①电透机:最好能双相透视的电透机。②B超仪:并需备有超声活检探头。③CT扫描仪。

2. 穿刺方法

（1）穿刺前准备

1）术前检查:进行穿刺前应完成全面而仔细的体格检查和复习其他检查结果,对选择进针部位和穿刺成功具有重要的作用。对每个患者均应有检查血小板计数、出血时间和凝血时间等。在穿刺前应进行胸部B超或胸部X线或胸部CT检查确定最佳穿刺部位。

2）取得患者的同意:应让患者了解经皮肺穿刺肺活检术的目的和必要性,了解穿刺过程,消除其顾虑;教会患者作浅而短的呼吸及短暂屏气以配合穿刺;征得患者及其家属的同意和配合,并在手术同意书上签字。

3）患者的准备:经皮穿刺肺活检术为一种简便、安全的检查方法,一般不需要使用特别的术前用药。但临床上经常可见部分患者对经皮穿刺肺活检术存在恐惧心理,对于这类患者,可于术前半小时给予地西泮10 mg,或可待因15 mg肌内注射。要求患者有良好的咳嗽反射,以及清除气道分泌物的能力,以免穿刺过程中血液堵塞气道。

4）检查室准备:经皮穿刺肺活检术必须在无菌条件下进行,最好在固定消毒的检查室内进行。要求能进行X线透视或超声波或CT扫描检查以引导穿刺针进入正确的部位。

（2）电透引导经皮肺活检术:首先定位,要找出最佳穿刺点和估计进针深度,要求避开骨骼、大血管、重要脏器的阻挡,一般采用双相透视法,即先在透视下,在近病变部位的胸壁上放一金属标志物,然后移动球管或体位,作正、侧位胸透定位,确认该金属标志物的正侧位时,是否始终和病灶相重叠,如被确认,则标志物处即为最佳穿刺点。然后经常规消毒后,在2%利多卡因局部浸润麻醉下,根据病灶大小,采用切割或针吸等法经皮肺活检,必须指出在进针至壁层胸膜时,请患者短暂屏住呼吸或平静呼吸下快速进针至病灶中,这样可避免气胸发生,使命中率提高,如采用切割针,则采取组织块,用福尔马林液固定,供组织学检查。如采用细针针吸,则针吸物作涂片多块,用固定液固定供细胞学检查。穿刺后再次胸透,了解有否气胸等并发症,以便及时处理。

（3）B超引导经皮肺活检术：根据病灶部位，采用不同体位，应用超声探头，探查病灶部位，探到病灶，要求穿刺时进针避开肋骨等阻挡，同时最大限度暴露病灶部位，并测出穿刺深度即皮肤穿刺点至壁层胸膜，及壁层胸膜至肺部病灶的距离，确定穿刺点后即在皮肤上涂上龙胆紫作标志，经局部皮肤常规消毒后再作局部浸润麻醉，直至壁层胸膜，接上经消毒后的超声活检探头，探头的中央，有个穿刺小孔，该孔可自行调节，可调节穿刺针和皮肤的成角，要求最大限度显示穿刺方向和部位，在B超屏幕监视下进针，按照预先所测的病灶深度进针，当穿刺针进入壁层胸膜时，嘱患者短暂屏住呼吸或平静呼吸，迅速将针对准肺部病灶活检，在屏幕上可显示出穿刺针到达病灶的光束，取出标本供病理检查，然后常规胸透，了解有否气胸等，并做相应处理。

（4）CT引导下经皮肺活检术：穿刺点的选定：根据病灶部位，决定穿刺时体位，再选择病变直径最大和靠近体表最近的层面，选择有胸膜肥厚、有粘连的层面进针，减少并发症的发生。要求在穿刺进路上，避开大血管、心肌和骨骼等阻挡和避免心脏和大血管损伤，老年人有肺大疱肺气肿者，应避开肺大疱及气肿区，减少气胸发生。此为最佳穿刺点及穿刺层面，根据计算机顺序，按体表骨性标志，测出至穿刺点距离，利用激光游标灯光在穿刺点上置标识器（硅板片或橡圈），再作一次断层扫描，确认标识器部位为最佳穿刺点，穿刺点表面常规消毒，作局部麻醉。术前要检查活检枪与配针是否牢固，针与针柄是否松动等。然后换上切割针或针吸针，进针时肋间进针要贴近下一肋骨的上缘，避免损伤肋间动脉和肋间神经，经皮穿刺至壁层胸膜，局麻时针尖不要穿过胸膜时作一次断面扫描，如确认进针方向正确，则按照进针深度令患者在屏气或平静呼吸下，快速穿过肺组织进入病灶边缘部位，再次作断面扫描确认，针在肺内调整确定针尖位置要一针见效，避免肺内反复穿刺和过度穿越病灶，减少肺内出血。调整窗宽、窗位以避开坏死区，提高正确率，然后开始切割或针吸，取出标本供病理检查，术毕，再常规作一次扫描，检查有无气胸、出血和咯血等并发症，并作相应处理。

3. 电透、B超及CT引导经皮肺活检方法的结果比较

（1）电透引导经皮肺活检术：电透机器比较普及，方法简单，可在直视下进针，穿刺要求病灶在3 cm左右，穿刺诊断正确率70%～80%。

（2）B超引导经皮肺活检术：要求具备超声活检探头，穿刺要求病灶位于肺周围部位并紧贴胸壁，并可在屏幕直视下操作，穿刺诊断正确率可达90%左右。

（3）CT引导经皮肺活检术：能对一般胸片或电透下不能显示或显示不清的肺内小病灶（甚至≤1.5 cm）对病灶作针刺活检，且能精确分辨出纵隔、肺门与病灶的境界及纵隔大血管和病灶的位置关系，从而保证穿刺安全和成功，但其惟一缺点，定位时间长，操作者不能在直视下进行，但穿刺诊断正确率最高可达96%是三种影像引导中最高的，根据报道，敏感性可达88%，特异性97%，假阳性率1%，假阴性率27%。

4. 注意要点

（1）经皮针刺肺活检人员一般为2～3人，由一人主要操作，配备专门的细胞病理学医师。

（2）活检前向患者说明情况极为重要，以便能更好地配合进针。

（3）对病灶的活检可重复进行，直至获得满意的足够的标本为止。

（4）放射科医师和细胞病理学医生的配合很重要，要有快速作出初步细胞学检查报告的制度，以便在必要时再次进针取样。

（四）常见经皮肺活检失败原因及处理

经皮肺活检失败的原因多种多样，有报道发生率约为 4%，常见原因有以下几点：①患者情绪紧张，穿刺无法进行。②屏气欠佳，活检针无法到达穿刺靶点。③穿刺过程中出现并发症，操作中止。④穿刺针选择不当，取材组织太少。⑤病灶的具体情况了解不足，穿刺组织取材不当，为坏死组织。⑥使用 B 超引导的穿刺时最大的障碍为气体的干扰，主要是穿刺针划破肺组织，使肿块显示不清而造成操作困难。

针对以上情况，可采取以下方法：①术前详细询问病史，全面掌握患者病情，做好患者的心里疏导工作，必要时口服镇静药物。②穿刺前反复训练屏气，对于咳嗽剧烈的患者可以服用镇咳药物。③全面了解病灶的具体情况，熟悉周围组织的毗邻和解剖关系，必要时穿刺前增强扫描了解组织及组织周围，以免出现并发症以及取材不当。④根据病灶情况选择合适的穿刺针。

（五）并发症及处理

气胸作为 CT 引导下肺活检的并发症，出现率为 20%～25%，大约半数需要胸腔引流，活检针的大小及患者年龄是气胸的影响因素。采用细针针吸活检并发症明显减少，肺压缩往往＜20%，多数不需要胸腔闭式引流，一般均能自行吸收。咯血发生率很小，为 0～8%，均以痰血为主，且短暂，对症处理后可恢复，细针穿刺引起死亡的报道甚为罕见，极个别出现血胸、气栓或穿刺针道发生肿瘤细胞种植，目前采用自动活检装置的穿刺针，几乎未发生肿瘤细胞种植的现象。

提高周围部位小结节灶(1.5 cm)经皮肺活检阳性率的关键在于：①定位要绝对准确。②穿刺针设计合理，一般采用细针针吸活检为主。③穿刺技术的熟练程度。④病理学技术需要进一步提高。据报道，为提高小标本的阳性率，可采用负压抽吸，所得的液体先行细胞学涂片，剩余物全部用 10%甲醛固定或去红细胞处理后离心收集，石蜡包埋连续切片，HE 染色，当所取组织标本少，组织形态不典型，造成诊断困难时，可借助特殊染色、免疫组化，甚至电镜技术以进一步提高诊断的准确性。

总之，经皮肺活检术是创伤性的诊断手段之一，对肺周围部位的病变，尤其对靠近或紧贴胸膜的肺部肿瘤的诊断迅速、安全、简单和有效，值得大力推广。

（周　篪　叶翔赟）

■ 二、胸腔镜活检术

肺活检术常被用于诊断原因不明的肺部疾病。以往的确诊方法有纤维支气管镜活检，经纤维支气管镜肺灌洗脱落细胞检查及肺穿刺活检等，但其常常因为活检组织标本太小或脱落细胞数量太少而不能获得明确的诊断。以往，为获取足够多的组织标本，一般需开胸手术，而开胸活检的创伤大，术后疼痛影响呼吸功能，因此对心肺功能差不能耐受开胸手术者确诊更加困难。目前，胸腔镜肺活检术已经广泛替代开胸肺活检术。其优势在于患者术后疼痛较轻，住院天数减少，对呼吸功能影响小，切口美容等特点，其不仅可直接观察肺脏、纵隔及脏壁层胸膜，还可根据不同情况在各个可疑部位获取多块标本送检以明确诊断，确诊率高，具有很高的临床应用价值。

胸腔镜活检术的主要适应证为：①间质性或弥漫性肺疾病。②经纤维支气管镜检查或肺穿刺活检不能获得诊断者。③周围型肺肿物。④经 X 线或 B 超引导下行肺肿物穿刺活检失败或不能确诊者。⑤怀疑恶性肿瘤而因心肺功能不良等因素不能耐受开胸手术。⑥需要较多标本组织量以对肿瘤具体分型/基因检测,为化疗,放疗或靶向治疗提供依据者。⑦反复胸腔积液者。

胸腔镜活检术的手术技术如下。

1. 麻醉　多通过全麻下的双腔气管插管使健侧单肺通气,少数情况下也可将单腔气管插管直接插入健侧的主支气管。

2. 患者体位　90°侧卧位,通过在乳头水平患者身下垫高或弯曲手术床扩展肋间隙,以利于胸腔镜和手术器械的置入和操作,尽可能避免术中肋骨的牵开。对于肥胖患者应注意保持患者臀部向健侧弯曲,避免臀部对胸腔镜操作的阻碍。

3. 胸腔镜设备和器械　胸腔镜影像设备由成像、传输、显示和照明系统组成。根据病灶部位的不同,多采用 0°或 30°胸腔镜,术者和助手需要遵循的原则是避免胸腔镜过度扭转对肋间压迫,防止术后神经炎的发生。监控电视以两台为妥,以便术者和助手轻松地无须转头监控手术操作。与胸腔镜配套的手术器械较多,如五爪拉钩、电剪、电钩、活检钳和内镜缝针等,主要用于切割、把持、剥离、活检和缝合等。还有常规手术器械也可使用,如 Metzenbaum 剪、Debakey 镊、肺钳、Mixter 钳、Harken 钳和海绵钳等。使用常规器械具有轻便、易于掌控和为大多数医师所熟悉等优势。由于胸腔广泛粘连、胸腔镜下肿瘤无法定位等术前不可预计的情况存在,因此同时要备足常规开胸手术器械。切除标本如较大,需要从较小切口拉出,因此密封标本袋(或取物袋)也是必不可少的。笔者还使用上海交通大学附属胸科医院拥有专利的淋巴结钳,可适用于钳夹不同大小的肺部结节而不会对标本造成损伤。

4. 切口入路　胸腔镜主要是在肋间做 1~1.5 cm 小切口(打孔),肋骨不撑开,但可于主操作孔放置切口保护套。笔者经验是根据患者体位和病灶部位,遵循胸腔镜镜头取景方向、病灶和电视监视器在一条直线的原则,通常在第 7~8 肋间腋前线与腋后线之间做观察孔,置入套管及胸腔镜,从胸腔内较低的位置观察胸腔全景。胸腔镜活检术多经胸腔镜套管切口和 2 个操作孔即可完成。一个主操作孔多位于第 4~5 肋间的腋前线,另一个副操作孔在第 7~8 肋间腋后线的后方,主要起牵拉、暴露及置入腔镜切割缝合器的作用。但如果病变位于肺尖或胸顶,两个操作孔可以相应上移,以利于操作。若经 3 个切口仔细探查仍无法确切明确病变部位和大小、范围,可以适当延长主操作孔,术者的 2 个手指可经小切口进入胸腔仔细触摸探查。

5. 病灶探查　通过胸腔镜,一般可以直接观察到病灶所在位置,但如遇到肺部小结节,尤其是直径<1 cm 且未累及脏层胸膜的肺部病灶,就需要病灶探查。术前的 CT 下病灶定位极其重要,如病灶位于哪一个肺叶,哪一个层面(如上肺静脉层面、隆突层面、下肺静脉层面、斜裂/水平裂等),基准线(如腋后线、腋中线、腋前线等)及距离脏层胸膜的距离。手术中,目前一般采用的方式为手指探查,需要肺萎陷较好,由一或二根手指于主操作孔伸入胸腔,根据术前的 CT 定位仔细触摸病灶。而辅助定位方式有术前穿刺染色定位、术中 B 超定位及术前 Hook-wire 等。根据笔者通过较多次的临床尝试,效果较好的方法为术前 Hook-wire 定位。Hook-wire(Ariadne's Thread;Biosphere Medical, Louvres, France)为乳腺常用定位针,由前端的钩子及与其相连的金属线组成。钩子直径展开 8 mm,后接金属线为 50 cm,规格有套针口径 20G,长度 10 cm,当钩子释放后套针收回。手术前患者行 CT 薄层扫描,定位病灶后使用 hook-wire 套针穿刺进入,

再次 CT 扫描后确定针尖位于肺结节附近后立即释放钩子并回收套针,可重复 CT 扫描确定钩子膨胀打开并位于结节邻近周围肺组织内,距离<5 mm。操作结束后于体表剪断金属线,并立即送往手术室行胸腔镜手术,手术中可以通过提拉金属线来确定结节位置,便于术中切除。

6. 病灶切除方式

(1) 直接切除:如病灶位于胸膜、心包等位置或病灶较大,可直接使用腔镜活检钳钳夹后,辅助电刀等直接切除活检病灶。

(2) 不使用切割缝合器的楔形切除:如病灶位于肺组织内,较为浅表,可使用卵圆钳及淋巴结钳钳夹包括病灶在内的部分肺组织,后使用电刀等直接切除病灶,置入标本袋内,拉出胸腔后,于胸腔镜下使用胸腔镜持针器及腔镜缝合针/线缝合肺创伤面。

(3) 使用切割缝合器切除病灶:从主操作孔置入卵圆钳或淋巴结钳抓住所选择的肺组织。从后方副操作孔置入一只胸腔镜切割缝合器,将准备切取的肺组织放入前端张开的钉仓之间,然后激发缝合器。通过钉仓中的刀片及缝合钉,肺组织沿着缝合器边缘被剪开了,用同样的方法继续,直到取下标本。

(4) 使用其他设备进行切除,如超声刀等。

7. 切除后的探查 在直接观察下,使肺组织慢慢复张,以检查缝合边缘有无出血,胸腔内置入无菌蒸馏水,手术处置入水中,再次鼓肺探查有无漏气。取出镜头和套管,根据需要置入胸腔引流管,但也有国外文献认为可不必置术后引流管。

(赵晓菁)

■ 三、纵隔镜技术

纵隔镜手术对纵隔内肿物或肿大淋巴结的诊断率为 83.00%～93.60%。部分纵隔型或邻近纵隔面的肺癌病灶可借此获取诊断,部分病例则通过纵隔镜取得纵隔转移淋巴结而获得病理诊断。纵隔镜技术不仅是肺癌纵隔淋巴结外科分期的最主要手段,也是肺癌诊断的重要方法,是肺癌常规诊断方法的有益补充和延伸。

2001 年 10 月 18 日,作者在上海交通大学附属胸科医院成功进行第 1 例目视纵隔镜手术,并于 2004 年在华东地区成功开展第 1 例电视纵隔镜手术。据不完全统计,截至 2007 年底,笔者医院纵隔镜手术中涉及肺癌诊断及分期者为 61 例,病变分布详见表 7-19。

表 7-19 纵隔镜检查术在肺癌诊断及分期中的应用

病理类型(例数)	病 种 分 布
肺癌(肿瘤直接活检 18 例)	鳞癌(1 例),腺癌(5 例),小细胞癌(9 例),混合型癌(3 例)
肺部肿瘤 LN 转移(43 例)	鳞癌(8 例),腺癌(10 例),小细胞癌(12 例),混合型癌(7 例) 其他(6 例,大细胞、肉瘤等)

(一)肺鳞状细胞癌

肺鳞状细胞癌(以下简称鳞癌)曾经是肺癌中最常见的类型,男性尤为多见,但近年其发病率则保持稳定甚至有所下降。病例:患者 CT 提示纵隔型肿物自胸廓入口平面延伸至隆突水平,压迫气管及上腔静脉,内见不规则液化坏死区(图 7-76),常规检查未能确诊。采用经颈纵隔镜检查术,手指触感肿物紧贴气管右前缘,质感硬韧,但有一定弹性,包膜较厚,在主动脉弓水平直接活检肿瘤(图 7-76 箭头),肉眼组织呈淡褐色鱼肉样,术中冰冻为"恶性肿瘤"。术后石蜡切片 HE 染色病理为鳞癌(图 7-77)。

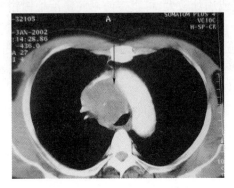
图 7-76　肺鳞癌的 CT 表现

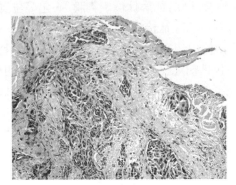
图 7-77　肺鳞癌的病理

（二）肺腺癌

肺腺癌(以下简称腺癌)是目前最常见的肺癌类型,近年其发病率明显上升。多见于女性。可经纵隔镜诊断的病例多为肿瘤贴近纵隔面气管旁区域,或纵隔淋巴已有转移者。病例:患者原发病灶位于右肺上叶,周围型,在胸主动脉弓降部水平贴近气管右侧面(图 7-78),常规检查未能确诊。采用经颈纵隔镜检查术,于气管中下段右旁触及肿物,质地偏软,肉眼纵隔镜下直视见肿瘤表面包膜不厚,以吸引器金属头剥离,穿破胸膜活检肿瘤(箭头),肿物呈淡红色鱼肉样,术中冰冻及术后石蜡切片 HE 染色病理为腺癌(图 7-79)。

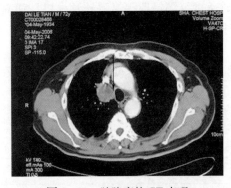
图 7-78　肺腺癌的 CT 表现

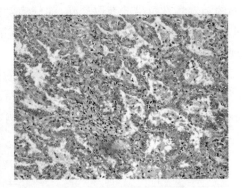
图 7-79　肺腺癌的病理

（三）小细胞肺癌

国内小细胞肺癌占肺癌总数的 10%～15%,恶性程度高,易于侵犯转移。大多数小细胞肺癌均生长于较大支气管,同时也易侵犯纵隔结构,往往表现为肺门肿块。病例 1:患者以声嘶为主诉入院,影像提示隆突以上水平中纵隔肿物,双侧性,主肺动脉窗区域尤为明显,上腔静脉明显受压(图 7 - 80),气管镜仅见气道充血,未能确诊。采用经颈纵隔镜检查术,肿瘤触诊质硬而固定,包膜较韧,于主动脉弓下方活检肿瘤(图 7 - 80 箭头),术中冰冻为小细胞肺癌,术后石蜡切片 HE 染色病理见图 7 - 81。

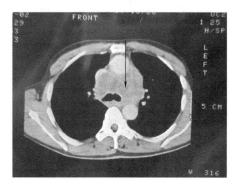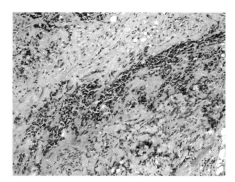

图 7 - 80　小细胞肺癌的 CT 表现　　　　**图 7 - 81**　小细胞肺癌的病理

　　病例 2:患者为纵隔型肿物,位于(右)上中纵隔,包绕、推移、压迫动脉及上腔静脉(图 7 - 82),气管受压移位,伴上腔静脉综合征。经常规检查未能确诊。采用经右胸骨旁第 2 肋间径路纵隔镜检查术,直接活检肿瘤(图 7 - 82,箭头),术中冰冻见淋巴组织坏死,术后石蜡切片 HE 染色病理为复合型小细胞癌(小细胞＋鳞,图 7 - 83)。

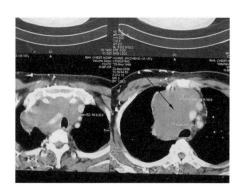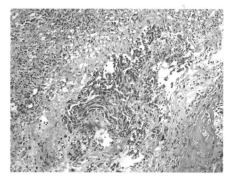

图 7 - 82　复合性小细胞肺癌的 CT 表现　　　　**图 7 - 83**　复合性小细胞肺癌的病理

(四)肺大细胞肿瘤

　　临床所见肺大细胞肿瘤主要为肺大细胞神经内分泌肿瘤和基底细胞肿瘤。肺大细胞神经内分泌肿瘤是一类与普通非小细胞肺癌生物学行为有显著区别的病理类型,起源于支气管黏膜的 Kulchitzky 细胞,表现出神经内分泌肿瘤常见的形态学特征。根据 WHO 的提议,肺大细胞神经内分泌肿瘤的形态学特征介于非典型性类癌和小细胞肺癌之间。病例:患者原发病灶为右肺周围型低密度浸润灶及胸膜转移结节(图 7 - 84),伴纵隔淋巴结肿大(图 7 - 85)。经常规检查未能确诊。采用经颈纵隔镜检查术,活检右上纵隔淋巴结(图 7 - 85,箭头),术中冰冻为低分化腺癌,术后石蜡切片 HE 染色病理为大细胞癌(图 7 - 86)。

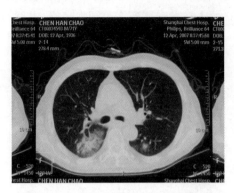

图 7 - 84　大细胞肺癌 CT 示胸膜转移

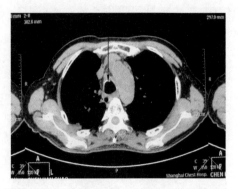

图 7 - 85　大细胞肺癌 CT 示纵隔淋巴结肿大

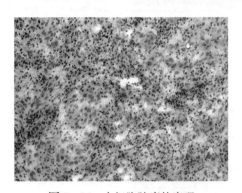

图 7 - 86　大细胞肺癌的病理

（申屠阳）

第四节　肿 瘤 标 志 物

　　肺癌的肿瘤标志物是一种很有价值的工具，这些标志物应用于临床将对肺癌的诊断和治疗带来重要帮助。本节将分别讨论 SCLC 和 NSCLC 的肿瘤标志物。"肿瘤标志物"是一个广泛的概念，它不仅包括患者血中可测量的物质（血清标志物），还包括肺部肿瘤或转移灶中各项异常指标，如分子标志物、甲基化标志物及微转移标志物等。

■　一、血清标志物

　　NSCLC 和 SCLC 的多种血清标志物在临床诊断和治疗中被广泛运用，分析它们的灵敏度、特异度及其他一些相关指标（表 7 - 20），可对诊断和治疗带来很大帮助。

表 7-20　肺癌血清标志物

标志物	正常值	灵敏度(%)	特异度(%)	预后价值		诊断价值		疾病监测	
				SCLC	NSCLC	SCLC	NSCLC	SCLC	NSCLC
神经元特异性烯醇酶(NSE)	10~25 ng/ml	55~90	85~97	++	+	++	−	++	
角蛋白 19 片段(CYFRA21-1)	2.1~3.6 ng/ml	19~68	89~96	++	++	+	++	+	++
癌胚抗原(CEA)	0~10 ng/ml	18~55	54	+	+		+		+
乳酸脱氢酶(LDH)	120~240 U/L			+				+	
前胃液素释放肽(proGRP)	<50 pg/ml					+		+	
组织多肽抗原(TPA)	<60 U/L			+	+	+	+	+	+
鳞状细胞癌抗原(SCC)	<3.0 ng/ml			−	+		+	−	+

（一）NSCLC 的血清标志物

1. 鳞状细胞癌抗原(SCC-Ag)　它是一种有 NSCLC 分泌的糖蛋白,分子量大约为 48 000。在 95%的健康对照组中,其正常值<3.0 ng/ml。NSCLC 的部分病理类型可使其血清水平升高,肝、肾功能不良时 SCC-Ag 也会升高。但吸烟不影响其血清浓度。

35%的鳞癌患者 SCC-Ag 血清浓度升高,在非鳞癌患者中仅有 17%是升高的。Molina R 等对 647 例肺癌病例的前瞻性研究发现血清 SCC-Ag>2 ng/ml 作为鳞癌诊断指标的灵敏度为 76.7%,特异度为 97.2%。Kagohashi K 等对 639 例肺癌病例血清 SCC-Ag 进行分析,发现 SCC-Ag>1.5 ng/ml 的鳞癌比例为 52.7%,而非鳞癌比例仅 14.2%。与癌胚抗原(CEA)和乳酸脱氢酶(LDH)不同,目前的研究提示 SCC-Ag 不是检测肿瘤播散的标志物。术前和术后的 SCC-Ag 的变化对于估计疾病预后的意义不大。

2. 血清抗 P53 抗体　临床上包括肺癌在内的各种肿瘤患者的血清中均可检测出 P53 抗体,但在正常人群中几乎检测不到。在最近一项研究中,109 名肺癌患者中有 35 名(32.1%)的血清中检测到 P53 抗体。57 名 NSCLC 中和 52 名 SCLC 中分别有 17 名(29.8%)和 18 名(34.6%)的血清 P53 自身抗体阳性。CEA、组织多肽抗原(TPA)、CYFRA21-1 和神经元特异性烯醇酶(NSE)在肺癌中的灵敏度分别是 50.5%、58.7%、42.2%和 35.8%,然而 P53 自身抗体的灵敏度较它们要低一些,但它的特异度可达 100%,诊断准确率可达 69%,可以与其他肿瘤标志物联合应用于肺癌的诊断。

3. 角蛋白 19 片段(CYFRA21-1)　CYFRA21-1 是 CK19 片段,用酶联免疫吸附试验检测(ELISA)。在正常志愿者中血清浓度为 1.8 ng/ml(不考虑年龄、性别和吸烟等因素的影响)。导致 CYFRA21-1 血清水平升高的原因包括肾功能不全、肝硬化、角蛋白丰富组织的外伤和慢性阻塞性肺疾病(COPD),这些因素使得 CYFRA21-1 的参考值 95%CI 为 2.1~3.6 ng/ml。Kosacka M 等研究发现,作为 CK19 的可溶性片段,肺癌患者血清中 CYFRA21-1 浓度水平与肿瘤组织中 CK19 的表达水平呈负相关。

　　对于 NSCLC 患者 CYFRA21 - 1 是一种很有价值的标志物,吸烟对其血清浓度没有影响。各种类型的肺癌 CYFRA21 - 1 均可升高,鳞癌和腺癌升高更显著,尤以前者为高。在所有肺癌中它的特异度是 92.3%,灵敏度是 52.2%。NSCLC 的灵敏度是 65.5%,鳞癌的灵敏度是 70.5%,腺癌是 45.5%,灵敏度最高的是 ⅢA/ⅢB 期的鳞癌(87.5%),其次是Ⅳ期鳞癌(75%)。NSCLC 患者经过治疗后 CYFRA21 - 1 血清浓度可以明显下降,可以作为判断疗效的一个间接指标。

　　CYFRA21 - 1 在 NSCLC 中的诊断价值已被确立,灵敏度 54% 和特异度 96%。它与肿瘤的远道转移密切相关($P = 0.017$)。多因素分析提示在病程的任何阶段,若 CYFRA21 - 1 的血清浓度升高均表示预后不良。

　　CYFRA21 - 1 具有监测疾病复发的诊断价值,86 名行手术切除的 NSCLC 患者中有 22 名在术后的随访中出现局部复发或远道转移,22 名中有 8 名在复发前的 2~15 个月出现 CYFRA21 - 1 的升高。对于监测疾病复发,CYFRA21 - 1 也具有较高的灵敏度和特异度。Nisman B 对接受 2 个疗程化疗的 65 例 NSCLC 患者治疗前后血清 CYFRA21 - 1 分析发现,CYFRA21 - 1 水平下降 35% 与无疾病进展生存期密切相关。

　　4. 癌胚抗原(CEA)　CEA 是一种癌胚蛋白,存在于正常胚胎和胎儿的消化道,一些恶性肿瘤有时也可以释放 CEA,1965 年 Gold 和 Freedman 首先在结肠腺癌患者中发现它。CEA 被广泛研究于包括肺癌在内的许多肿瘤,它是目前最受关注的肿瘤标志物之一。CEA 的正常参考值是 5 ng/ml(放射免疫法,RIA),NSCLC 患者的 CEA 血清水平可升高,包括腺癌、大细胞癌和鳞癌。

　　某些正常情况下 CEA 水平也会升高,重度吸烟患者中有 13.6% 有 CEA 升高,不吸烟者中仅 1.8% 有 CEA 的升高。COPD 和肺部感染患者包括肺结核也经常出现 CEA 的升高。另外一些良性疾病如肝炎、肝硬化、胰腺炎、溃疡性结肠炎和 Crohn 病也会有 CEA 升高现象,但它们与恶性肿瘤相比,无论是升高的幅度还是出现的频率均远不及后者。Bekci TT 等研究发现 CEA 是肺内孤立性小结节的良恶性判定的重要指标。

　　在 NSCLC 中 CEA 的水平在肿瘤早期较低,而在不可手术切除或有远道转移的患者中水平较高,并且腺癌患者 CEA 水平较其他病理类型肿瘤更高。它与肿瘤瘤体的大小呈密切相关性,瘤体越大,CEA 就越高。术前的 CEA 的水平对于评估预后具有重要意义,对于Ⅰ期 NSCLC 患者,若术前血 CEA<2.5 ng/ml,术后复发率为 12%;如果术前 CEA>2.5 ng/ml,术后复发率将达到 42% ($P = 0.009$)。Tomita M 等研究 122 例女性可手术 NSCLC 的术前血清 CEA 水平与预后关系,发现血清 CEA 正常者与升高者的 5 年生存率分别为 86.79% 和 58.46% ($P = 0.003\,2$)。

　　有远道转移的不可手术的 NSCLC 患者的 CEA 升高明显,故 CEA 也能用于帮助监测有无远道转移。在进行化疗的患者中,有缓解的患者常表现为 CEA 水平的下降。因此,CEA 是一种监测疾病进展、帮助判断治疗效果和提示疾病预后的重要标志物。Arrieta O 等对 293 例晚期 NSCLC 的前瞻性研究发现,CEA>40 ng/ml 是独立的肺癌脑转移预测指标。Sugai S 等的研究发现肺癌术中胸腔冲洗液的 CEA 水平是评估肿瘤细胞胸膜微转移的有效指标。Kashiwabara K 等研究发现术后 CEA<2.5 ng/ml 是Ⅰ期 NSCLC 无术后复发的重要标志。Watanabe Y 等研究发现血清 CEA 水平也是监测大细胞癌术后复发的有效指标。

　　Lutterbuese R 等利用 CEA 的肿瘤抗原性,制备其特异性抗体 CEA/CD3 - bscAb,通过 T 淋巴细胞介导的免疫反应杀伤肺癌肿瘤细胞,研究提示 CEA 可能是肺癌治疗的新靶点。

5. 单克隆抗体 5E8、5C7 和 1F10　单克隆抗体 5E8＋5C7＋1F10 组合在诊断 NSCLC 中的灵敏度明显高于 SCC－Ag＋CEA 组合（$P < 0.05$），被认为是最准确的肿瘤标志物组合。就单个抗体来说，5E8 是最特异的，5C7 是最灵敏的，5C7 和 1F10 均是准确性最高的。但它们与 CEA 进行单独比较，差异是不大的。对病理类型和疾病分期进行亚组分析后也能得到类似的结果，这种标志物的组合对疾病的诊断会有一定帮助。5E8＋5C7＋1F10 组合对提示疾病预后也有一定的价值。

6. 非特异性交叉反应抗原 50/90(NCE 50/90)　NCE 50/90 属于 CEA 基因家族的一员，这一家族的其他成员包括 CEA、NCA 95 和妊娠特异性 β 糖蛋白。肺癌、结肠癌和白血病的灵敏度分别为 70%、39% 和 42%。NSCLC 的灵敏度是 85%，而 SCLC 是 50%，NCE 50/90 应用于 NSCLC 的临床诊断是有价值的。

7. 组织多肽抗原(TPA)　TPA 是一种单链的多肽，能从恶性肿瘤细胞的细胞膜和滑面内质网中分离得到。在一些良性疾病中 TPA 也可以升高，如肝炎、肝硬化、糖尿病和胆囊炎。NSCLC 患者的血清 TPA＞100 U/L 提示生存期更短。TPA 的升高常早于临床可见的疾病复发和进展。

8. 联合标记物检测　血清肿瘤标志物的联合检测能提高敏感度和特异度。Shen 等用 RT－PCR 方法检测 34 例 NSCLC 血清样本中 CEA、CK－19 和 c－met mRNA 的表达水平，结果发现 3 种标志物均呈过度表达状态，检测敏感度分别为 52.2%、50.7% 和 40.0%。3 种标志物的联合检测敏感度可达 85.5%。

(二) SCLC 的血清标志物

1. 神经元特异性烯醇酶(NSE)　在神经元和有神经内分泌分化(NE)的肿瘤中可以检测到高浓度的 NSE，它被称为神经内分泌肿瘤的标志物(NE TM)和肿瘤神经内分泌分化亚型的标志物，尤其在 SCLC 中价值较大。虽然 NSE 不是 SCLC 特有的，但与 NSCLC 相比它在前者中的出现程度和频度远高于后者，在非肿瘤的正常组织中也能检测到低浓度的 NSE。它是神经元特异性的糖酵解烯醇化同工酶，它含有两条几乎完全相同的多肽链，每条的分子量为 39 000。

对来自 20 个国家的 2 000 名 SCLC 患者的资料分析后，发现大约 80% 的患者血清 NSE 升高。对 SCLC 和 NSCLC 的研究提示血清 NSE 的高表达是 SCLC 的重要特征。它在 SCLC 中的敏感度是 55%～99%，而在 NSCLC 中仅为 5%～21%。目前在已知的肿瘤标志物中 SCLC 敏感度最高的就是血清 NSE，其次是血清 LDH 水平。虽然血清 NSE 和 LDH 与治疗前疾病的分期有相关性，但目前尚不能找到具体的分切点。血清 NSE 水平与肿瘤转移灶的数目呈正相关，但与转移的部位没有相关，也与脑转移无关。Wójcik E 等研究发现对于局限型 SCLC，血清 NSE 较胃泌素释放肽前体(ProGRP)能更好地预测疾病预后，但 ProGRP 变化能更准确地提示疗效。

2. 抗神经元抗体　当 SCLC 伴有癌旁神经元病变时，它的病情进展较不伴有者缓慢。高滴度的抗神经元抗体可以在这些患者的血清和脑脊液中发现。在接受过治疗的患者中，抗神经元抗体的水平与疾病分期、治疗后完全缓解率和生存期呈正相关。在多因素分析中它是提示疾病完全缓解的独立预测因子。

3. 乳酸脱氢酶(LDH)　LDH 是一种常见的糖酵解酶，它能催化可逆的氧化反应，使乳酸变为丙酮酸。它广泛存在于各种组织中，尤其是心肌、肾脏、肝脏、肌肉和红细胞中。SCLC 细胞中可表达 LDH，但传统上认为它的高表达提示肝脏受累及，近 25% 的 SCLC 患者会发生肝转移。一些学者认为这项简单的生化检测是判断 SCLC 预后很有效的独立预测指标。用 Cox 多因素回归分析法对 411 名 SCLC 患者进行回顾性研究发现，LDH 值升高和白细胞计数增高是提示预后不良的独立预测因子。对患者的疾病分期、PS 评分和治疗方法进行分层分析后发现，LDH 正常的患者较不正常者有明显的生存优势。在另一项研究显示 LDH 升高的患者对治疗的敏感性较差，完全缓解的概率很低。LDH 水平与治疗前疾病的分期有密切相关性。对 LDH 连续随访检测可以动态观察临床疗效。在缓解期 LDH 浓度通常波动较小，异常的高浓度表现者很少见。

4. 神经元黏附分子（NCAM） NCAM 是一种分子量为 140 000～180 000 的唾液酸糖蛋白，属于免疫球蛋白超家族中的一员（正常值＜20 IU/ml）。它被认为与癌肿的侵袭和转移行为有关，参与肿瘤细胞的黏附、贴壁和侵袭等活动。SCLC 中有 21%～25% 患者有 NCAM 的浓度明显升高，而健康人群和 NSCLC 患者不会升高。血浓度升高往往提示生存期更短。对于治疗前血浓度在异常范围的 SCLC 患者（局限型和广泛型），连续动态的检测 NCAM 水平可以帮助观察治疗后疾病的缓解情况。

5. 胃泌素释放肽（GRP） GRP 是一种生长调节多肽，能够调控胃肠激素的分泌。GRP 的氨基酸序列位于它的前体分子的 N 末端，C 末端代谢为两种以上的分子形式，稳定地存在于血清中。在 SCLC 中，有 7%～76% 的患者血 GRP 浓度升高（正常值＜50 pg/ml）。

Molina R 等对 647 例肺癌病例的前瞻性研究发现，血清 GRP＞100 pg/ml 和 NSE＞35 ng/ml 作为 SCLC 诊断指标的灵敏度和特异度分别为 79.5% 和 99.6%。在另一项研究中，有 71% 的局限性 SCLC 和 80% 的弥漫型 SCLC 患者的血 GRP 升高。无论是 GRP 还是其前体的 C 末端产物均与疾病的临床分期密切相关。GRP 的变化与治疗的缓解程度呈密切相关性。在 SCLC 伴脑膜受侵时，有 75% 的患者脑脊液中 GRP 浓度会升高。

6. 嗜铬粒蛋白 A（CgA） CgA 是一种分子量为 68 000 的蛋白，它由正常组织和 APUD 肿瘤中的颗粒细胞分泌。有 65% 的 SCLC 患者血 CgA 浓度升高（正常值＜20 IU/L）。在 NSCLC 患者和肺部良性疾病患者中，CgA 升高者的比例分别是 33% 和 28%。由于良性疾病中 CgA 也有较高比例的升高，故它区分良恶性疾病的能力较差。但与其他标志物相比，它和疾病治疗的失败有更密切的相关性。绝大部分化疗失败的 SCLC 患者的血 CgA 较前进一步升高，另外在疾病复发时有 78% 的患者 CgA 会升高。

7. 肌酸激酶 BB（CK‐BB） SCLC 患者的血 CK‐BB 浓度可以升高（正常值＜10 ng/ml）。它与瘤体的大小密切相关，在晚期患者中升高更明显。CK‐BB 的水平与转移灶的数目呈密切相关性（单发转移灶有 19% 是升高的，而多发转移灶近 100% 是升高的）。也有学者发现它的浓度变化与化疗后的缓解程度呈密切相关性。总之，CK‐BB 作为预后预测因子的价值还需更深入的研究来证实。

8. 心钠肽（ANP） SCLC 中可有 ANP 的存在。在抗利尿激素分泌失调综合征（SIADH）的 SCLC 患者中可出现 ANP（正常值＜33 ng/L）的升高。一些学者提出 ANP 和血钠的异位分泌和 SCLC 患者的预后是有相关性的，伴有低钠血症的弥漫型 SCLC 患者的生存期较血钠正常者的更短。

■ 二、肺癌的分子标志物

（一）NSCLC 分子标志物

1. RAS 蛋白　ras 基因家族（h-ras、k-ras 和 n-ras）可表达分子量为 21 000 膜蛋白，它能与三磷酸鸟苷（GTP）结合参与信号的传导，这种蛋白只有在与 GTP 结合时才有活性，一旦 GTP 被还原为 GDP 便失活，密码子 12、13 或 61 发生突变的肿瘤基因能使它处于持续的激活状态。持续活化的 RAS 蛋白会使信号传导失控。大约 30% 的 NSCLC 患者有 ras 基因点突变。不同的病理类型有不同的突变方式。k-ras 突变可见于 30%～80% 的 NSCLC，它与腺癌的关系更密切，尤其是 k-ras 密码子 12 的突变已证实与吸烟相关的腺癌有密切关系。Jang TW 等对 94 例肺腺癌组织标本进行 k-ras 突变检测，结果 9 例（9.6%）k-ras 突变阳性，8 例为 12 外显子突变，1 例为 13 外显子突变。在所有 k-ras 突变阳性病例中无一例伴有 EGFR 突变，而在 k-ras 突变阴性的病例中，EGFR 突变率为 24%。

2. 细胞周期蛋白 E　细胞周期蛋白依赖的激酶（CDK2）介导细胞由 G1 期向 S 期的转化。CDK2 能与几种周期蛋白发生相互作用，在许多癌症中可见周期蛋白 E 和 A2 的过表达，最近又发现周期蛋白 E2 和 A1 过表达可分别见于恶性实体瘤和急性粒细胞白血病。

Anton RC 等运用周期蛋白 E 和 D1 的单抗对 NSCLC 石蜡包埋组织标本进行免疫染色，结果有 426 例周期蛋白 D1 染色阳性，360 例周期蛋白 E 染色阳性，进行长时间随访（中位随访时间为 76 个月）后进行生存分析，两者均是提示为预后的独立指标，对于 Ⅰ 期和 Ⅱ 期患者周期蛋白 E 阳性值低于 50% 者的预后较差（$P = 0.029$）。另外对 70 例 Ⅰ 期和 Ⅱ 期患者用两种单抗同时染色，发现若 D1 染色缺失和 E 阳性值低于 50% 同时存在的患者中有 55% 在 5 年内死亡，相反若 D1 染色阳性和 E 阳性值均＞50% 的患者中仅 35% 在 5 年内死亡。Kosacka M 等对 71 例 NSCLC 研究时发现，细胞周期蛋白 E 在肺鳞癌中的表达水平明显高于肺腺癌。

3. c-erbB-2 基因　c-erbB-2 基因也被称为 HER-2 基因，它属于跨膜受体基因家族的一员。HER-2 基因过表达可出现染色阳性，可见于 80% 的腺癌、45% 的鳞癌和 20% 的大细胞癌。对于 NSCLC 中 HER-2 过表达的影响，各方的研究结果并不一致。Brabender 等运用实时反转录聚合酶链反应进行研究，结果提示每个患者都有个体化的表达水平，相互间差异较大，用此方法发现 NSCLC 中有 34.9% HER-2 基因高表达。多因素分析提示 HER-2 高表达是提示 NSCLC 预后的独立因子（$P = 0.041$）。Kuyama S 等对 68 例 NSCLC 的肿瘤组织标本进行荧光原位杂交法检测 HER2 表达水平，发现 HER-2 表达与无疾病进展生存期（PFS）和总生存期（OS）密切相关（$P = 0.048\,7$，$P = 0.026\,4$）。

4. 联合标记物检测　Yang 等对 128 例 NSCLC 手术标本检测，研究发现微染色体膜-2（MCM2），凝溶胶蛋白均高表达者较两者均低表达者预后更差（$P = 0.01$）。Tsubochi 等对 137 例 NSCLC 手术标本分析发现，环氧化酶-2（COX2）和 P53 蛋白均高表达者较两者均低表达者预后更差。Chong 等对用 RT-PCR 方法定量检测 NSCLC 组织标本中人 MutT 同系物（hMTH1）、表面活化剂蛋白 D（SPD）、奥昔哌汀 α11（ITGA11）和胶原蛋白 XIαI（COL11A1），结果发现联合这 4 种标志物的敏感性可达 89%，特异度可达 84%。Borgia JA 等研究发现运用 6 个血清联合标志物，即巨噬细胞趋化因子 α、CEA、干细胞因子、肿瘤坏死因子受体 Ⅰ、干扰素 γ 及肿瘤坏死因子 α，是预测 NSCLC 术后纵隔淋巴结局部复发的重要指标。

（二）SCLC 分子标志物

1. myc 基因　myc 癌基因家族包括 c-myc、n-myc(首先在神经母细胞瘤中发现)和 l-myc(首先在 SCLC 细胞中发现)，它们编码 DNA 结合核蛋白，参与转录调节。它们的原癌基因的产物能活化其下位基因，后者能促进细胞分裂。在已知的 myc 家族中，NSCLC 和 SCLC 中最常见的是 c-myc 基因活化，而 n-myc 和 l-myc 的活化通常只出现在 SCLC 中，一般来说每例肿瘤中只有一个被激活的 myc 家族成员。活化的 myc 基因通过基因扩增(20～115 个拷贝/细胞)导致相应蛋白的过表达。

研究显示 c-myc 基因在原发肿瘤中的扩增与生存期呈负性相关，在先前接受过化疗的患者中出现 myc 基因的扩增强烈提示预后不佳。与未接受过治疗的患者相比，接受化疗后标本中 myc 基因的扩增更为常见，28%～36% 有基因扩增，而未接受过治疗者的瘤细胞中仅 8%～11% 有扩增。另外在转移灶中有扩增的瘤细胞数比例要高于原发灶。

2. bcl-2 基因　bcl-2 原癌基因产物同 p53 产物一样是调节正常凋亡途径的关键组份，它能保护细胞使其免于凋亡。在 SCLC 患者中 BCL-2 蛋白表达的比例是 75%～95%，高于 NSCLC 的 10%～35%。BCL-2 蛋白对预后有一定的提示价值。Ilievska 等对 40 例 SCLC 的肿瘤组织 BCL-2 蛋白表达进行分析发现，广泛期 SCLC 的 BCL-2 表达水平明显高于局限期 SCLC ($P < 0.009$)，并且发现 BCL-2 表达是 SCLC 的独立预后因素 ($P = 0.0001$)。

3. p53 基因　SCLC 中最常见的基因变化是 p53 基因的突变，它能表达一种磷酸化的核蛋白，后者在调节细胞周期中有重要作用，p53 基因位于染色体 17p13.1。通常当 DNA 发生损伤时，细胞便会停留于 G1 期或 S 期，这是因为 p53 蛋白结合到 DNA 上，使 DNA 合成不能进行继而发生凋亡。p53 功能缺失会使基因受损的细胞存活下来，导致多发突变的累积，继而发生异变，形成癌细胞。

大约有 90% 的 SCLC 患者有 p53 基因的突变，常见的突变类型是 GC 向 TA 的转化，这种突变常由吸烟产生的苯并芘诱发。SCLC 中 50% 有 p53 基因过表达，但它与疾病预后的关系及它在预示化疗疗效中的价值目前仍有争议。

（陆　舜　虞永峰）

■ 三、甲基化标记物

肺癌的早期诊断对改善预后至关重要，肺癌在本质上是一种基因疾病，目前已经发现 100 余种原癌基因和多种抑癌基因。原癌基因的激活和抑癌基因的失活都能导致肿瘤的发生，现在人们对抑癌基因失活的研究已经不仅仅局限于点突变、小片段缺失和插入的方式。随着对肿瘤发生机制分子生物学研究的不断深入，表观遗传学中基因启动子区的异常甲基化在肿瘤发生中的作用，越来越成为人们关注的焦点。抑癌基因的甲基化水平增高可导致转录水平失活，相关蛋白表达降低，减弱了细胞凋亡作用，从而促进恶性肿瘤的发生。肿瘤相关基因启动子区的异常甲基化是肿瘤发生过程中的早期事件，是一种新的肿瘤分子标记物，有很大的潜力成为癌症评价风险状态、监测预防水平、早期诊断及癌症的预后评估各个方面的有力武器，然而其尚属探索阶段，可成为研究的前景，但距实际临床应用尚有一段距离。

（一）甲基化监测的分子技术

用来监测甲基化的分子技术有很多，包括 Southern 印迹和更加敏感的定量 PCR 等。过去检测者使用甲基特异性限制性酶切之后再用 Southern 印迹分析来监测预测的片段是否有甲基化,特异性 PCR 引物被设计成扩增这个片段,并根据扩增的片段大小来显示甲基化特异性酶切位点是否发生了甲基化。根据这个思路,设计者想到了设计出甲基化特异性 PCR 引物,来解决检测用亚硫酸铵盐处理后,序列有无改变的问题。两个引物对的建立,可以对甲基化和非甲基化链进行半定量检测。

实时定量 PCR 使用荧光探针具有更高的特异性,并且允许计算样本中甲基化 DNA 的含量。其他的检测方法还有包括整个基因范畴的甲基化,包括甲基化敏感的基因扫描、限制性指纹印迹、人工设计引物 PCR 和具有代表性的差别分析,这些方法可以提供基因组的所有甲基化信息并且还有可能发现新的甲基化基因。

去甲基化剂处理细胞株,能将所有基因去甲基化,是一种比较广泛的技术,由于处理前后某些基因甲基化状态的改变,基因产物也发生改变,并能检测出来,这种方法多用在检测所有基因甲基化状态基础之上,看是否发生了基因沉默,但是这种方法的缺点是有可能导致许多重新激活的基因发生下游效应。

基因组的限制性标志图谱曾经用来检测口腔原发和转移的肿瘤有没有甲基化的区别,这种方法检测了 13 例患者的 1 300 个基因在原发和转移后有无区别,结果发现原发没有甲基化的基因在转移后反而发生了甲基化,这证明甲基化是一个动态的发展过程,并且还证明了不同的患者有不同的甲基化水平,有些患者表现为低甲基化,其他的患者却表现为高甲基化,这种方法可以用来比较不同患者不同临床症状之间甲基化水平的差异。

（二）DNA 的甲基化与肺癌的诊断

基因启动子过甲基化的本质是一种 DNA 分子异常,与肿瘤的发生关系密切,许多研究显示,启动子异常甲基化在许多肿瘤的发生过程中是一个频发的早期时间,因此肿瘤相关基因的甲基化状态是肿瘤发生的一个早期敏感指标,被认为是一个分子生物标记物,更为重要的是癌变细胞可以释放 DNA 到外周血中。研究者发现外周血浆或血清、体液（如唾液、痰液等）中同样可以检测到肿瘤组织中存在的肿瘤相关基因的启动子异常甲基化。随着疾病的进展,基因启动子区的甲基化率也逐渐增加,大部分肺癌患者的组织中,检查出各种异常的基因甲基化,其他可以获得的组织有痰、血清、支气管灌洗液及转移淋巴结,最常见的标本是痰标本和外周血标本。

1. 痰液　在实际工作中,仅仅通过细胞学检查,难以判断是否发生肺癌,有报道证明,通过下气道的脱落细胞,在鳞状细胞肺癌的全部患者中,都能探测到发生 p16 和 DNA 修复酶 O6-甲基鸟嘌呤-DNA 甲基转移酶（MGMT）基因异常的启动子甲基化,这种标志物在肺癌的诊断时和诊断前的 5～35 个月都能在痰中检测出来。Palmisano 等检测了 21 例肺癌患者的肺癌组织和痰液中 p16、MGMT 基因启动子异常甲基化的情况,他们发现所有痰样品中都有一种或两种基因的启动子区异常甲基化,其中 10 例痰液是在肿瘤确诊后采集的,另外 11 例痰液是来自有吸烟史或其他暴露的高危人群,这 11 例监测对象在随后 5～35 个月内都被确诊为肺癌。还有报道显示,高甲基化的现象同样发生在其他基因启动子区,这种分子标志物分析在预测患肺癌的风险方面有很高的敏感性,肺腺癌的患者在诊断前 3 年可以发现痰中的脱落细胞 DNA 有异常的甲基化。其他可以有异常的基因如 p16、RASSF1A、RARbeta 等,痰中的基因高甲基化都可能成为非小细胞肺癌（NSCLC）早期诊断的重要的分子标志物。

2. 外周血　正常人外周血中都存在纳克级的游离 DNA,当肿瘤产生时,肿瘤细胞可以释放

DNA 到外周血中,其 DNA 含量比正常人外周血中高 4 倍,因此外周血循环血中的 DNA 检测也是一种有效的方法。以往的研究表明,可以从头颈部肿瘤和小细胞肺癌患者的血浆中检测到微卫星 DNA 的改变,这种方法可以系统性检测出循环系统中的 DNA 含量。Fujiwara 等对经 X 线普查发现肺部有异常病灶且需经纤维支气管镜检查的 200 例患者的血清 5 种抑癌基因启动子 DNA 甲基化状态进行了检测,在经病理诊断为肺癌的 91 例患者中,其中抑癌基因甲基化的比例分别为 MGMT 为 18.7%,P16INK4a 为 15.4%,ras 相关区域家族 1A(RASSF1A)为 12.1%,死亡相关蛋白激酶(DAPK)为 11%,核维 A 酸受体 β 基因(RARβ)为 6.6%,肺癌组血清抑癌基因 DNA 甲基化率较 9 例非恶性肿瘤肺疾病组显著增高,一种以上抑癌基因甲基化对肺癌诊断的敏感性为 49.5%,特异性为 85.0%,甲基化的现象发生在 50.9% 肺癌 I 期的肿瘤组织中,在这些患者中,11.3% 有血浆蛋白肿瘤标记物的阳性。Usadel 等对 95 例原发肺癌的患者进行研究,其中有 47% 的患者有血浆标本中 APC 基因启动子的甲基化,而在 50 例健康对照的患者中,APC 启动子均无甲基化。总之,外周血作为一种肺癌筛查的生物学标志有以下的特点:特异性良好,但敏感性低下。通过使用增加检测基因数量来提高监测 DNA 甲基化的敏感性,同时增加监测单个敏感性高的基因。

3. 支气管灌洗液　Schmiemann 等应用定量甲基化特异性适时 PCR 技术对 247 例可疑肺癌患者支气管吸出物 DNA 甲基化进行了检测,22/35 例中心型肺癌及 21/44 例周围型肺癌气管吸出物中腺瘤性息肉病基因启动子 1A、P16、RARβ 以及 RASSF1A 基因启动子出现异常甲基化,而 102 例良性肺部疾病中仅 1 例甲基化阳性,7 例复发肺癌中 5 例(71.42%)出现异常甲基化,无复发肺癌 30 例中仅 8 例(26.67%)出现异常甲基化。结果提示,DNA 甲基化适时 PCR 检测技术实用性强。Kim 等应用甲基化特异性 PCR 技术研究了 85 例 NSCLC 及 127 例非肺癌患者支气管灌洗液肿瘤特异性基因启动子异常甲基化状态,结果发现:在非肿瘤支气管灌洗液样本中,p16 基因过度甲基化率 6%,RARβ 基因为 13%,人型依赖钙黏附蛋白基因为 3%,RASSF1A 基因为 4% 及脆性组氨酸三联体基因为 28%,而 FHIT 启动子过甲基化更频繁出现于老年人($P = 0.02$),并且与吸烟呈显著相关。

4. 肺组织　目前许多研究者分别从肺癌、肝癌、头颈部肿瘤、食管癌及结肠癌患者的肿瘤组织和血清中同时分别检测出了某些肿瘤相关基因的启动子甲基化。Esteller 等检测了 22 例非小细胞肺癌的肿瘤组织和血清中 p16、DAPK、GSTP1 及 MGMT 等基因的启动子区异常甲基化状态,发现 68% 的肿瘤组织中存在至少一种基因的启动子甲基化,而在 15 例肺组织阳性病例中,有 11 例同时在血清中也检测到了启动子异常甲基化的存在。

(三) DNA 的高甲基化与肺癌

基因启动子区异常甲基化是抑癌基因失控表达的重要机制,这一类基因多与细胞周期调控、DNA 修复、凋亡、药物耐受、分化、微血管生成和转移有关,异常基因的 CpG 岛高甲基化是抑癌基因失去表达的重要机制。

1. RASSF1A (ras association domain family 1A)　RASSF1 基因位于人基因组 3p21.3,该基因在肺的正常组织中都有广泛表达,但在肺癌组织、肿瘤细胞株和术后标本中却都有很高的缺失率或明显低表达,机制不明。随着表观遗传学研究的发展,根据已被广泛证实的启动子区域的 DNA 甲基化胞嘧啶的密度和基因转录活性的相互关系,研究者认为,RASSF1 启动子区的高甲基化是其失活的主要机制之一,在肺癌的发生中发挥重要作用,是目前在人肺癌中最常见的杂和性位点。在对多种人类的实体性肿瘤的研究中,研究者还发现多种肿瘤疾病存在有染色体 3p21.3 的高频率的杂合性丢失,提示在这一区域集中存在了一个或多个重要的抑癌基因。RASSF1 基因根据不同的剪接方式和不同启动子的利用,编码两种转录产物,RASSF1A 和 RASSF1C。RASSF1A 即为一个目前报道的存在于此区域的抑癌基因,其编码的蛋白包含 340 个氨基酸,相对分子质量为 39 000,RASSF1A 的 CpG 岛高度甲基化使得转录水平下降,RASSF1A 的异常高甲基化,目前已经在很多人类肿瘤中发现,如肺癌、前列腺癌、鼻咽癌、卵巢癌、神经纤维瘤和乳腺癌,这些提示 RASSF1A 的失活在多种人类肿瘤的发病机制中起着很重要的作用。

研究发现,大约 40% 的 NSCLC 组织的 RASSF1A 基因均发生甲基化。Lerman 等报道多个候选的抑癌基因如 PL6、CACNA2D2、Blu、RASSF1、FUS1 等都没有发现频繁的突变,然而在肿瘤组织和肺癌细胞系中却发现 RASSF1A 表达下调。Kim 等发现吸烟对 RASSF1A 甲基化有明显影响,开始吸烟的年龄越早,RASSF1A 启动子高甲基化的概率也越大,19 岁之前开始吸烟的患者中,NSCLC 的预后也比 19 岁之后开始的患者明显要差。烟草中的致癌物质是否直接导致基因发生甲基化尚无定论,但动物实验表明,烟草中的致癌物可以诱导小鼠体内某些基因,如 RASSF1a 和 DAPK 等发生甲基化。Wang 等发现,在Ⅲ期 NSCLC 术后患者中,RASSF1A 的启动子是否甲基化分成两组,3 年后的死亡率有显著差异。有甲基化的一组高于未甲基化的组($P < 0.001$),说明在 RASSF1A 高甲基化在非小细胞肺癌中,尤其是在局部晚期作为一个独立的预后因素存在,但其作用机制尚不十分清楚。研究表明,RASSF1A 抑制肿瘤生长的机制与调节微管的细胞周期动力的方面有关。通过 RASSF1A 启动子的甲基化,RASSF1A 可被高频率的抑制表达,这提示启动子的甲基化是导致 RASSF1A 失活的主要原因之一。

2. FHIT(fragile histidine triad) FHIT 又称脆性组氨酸三联体基因,是三联组氨酸蛋白家族成员,位于人 3p14.2 染色体。正常情况下,FHIT 存在于大多数正常组织中,对肿瘤的发生、发展有重要的负性调控作用,其抑制肿瘤的作用机制至今尚不清楚,可能与以下方面有关。

(1) 具有二腺苷酸三磷酸水解酶(Ap3A)的作用。Ap3A 为 ATP 类似物,能以底物方式提供磷酸基团从而提高蛋白激酶的活性,因此 FHIT 表达下降时,Ap3A 水平升高可增强生长信号传导途径,阻断抑制途径或凋亡通道导致肿瘤的发生、发展。

(2) FHIT 蛋白能作用于 mRNA 帽类似物,影响重要基因 mRNA 的翻译。

(3) FHIT-底物复合物作用。FHIT 蛋白还可与其底物结合,通过 FHIT-底物复合物产生抑癌作用,其抑癌作用可能比其水解酶作用更重要。FHIT 基因的失活方式主要为基因缺失、基因突变、小片段 DNA 的插入及 5' 端 CpG 区域的甲基化,基因的失活导致蛋白表达下调。

在很多肿瘤(包括肺癌和乳腺癌)中都发现有等位丢失和偶尔发生的杂合性丢失,而检测到的点突变却很少,这表明外遗传学机制可能是使该基因表达沉默的主要机制。Zochbauer-Muller 等通过甲基特异性 PCR 研究了 107 例 NSCLC 患者,37% 的原发性 NSCLC 的 65% 的肺细胞株、9% 的相关非恶性肺组织和 17% 的重度吸烟患者支气管上皮细胞中发现有 FHIT 甲基化和 FHITmRNA 的表达减少。与大多数抑癌基因不一样,NSCLC 和 SCLC 中,FHIT 的高甲基化在早期阶段的 NSCLC 中没有显著的预后意义,但 FHIT 甲基化并伴有 p16 甲基化在鳞状上皮细胞癌的发生发展中起到重要作用。Kim 等研究显示在非肺癌研究者的 BALF 中,与 p16、RASSF1A 和 CDH1 相比,FHIT 甲基化检出率还相对较高,占到 28%,并且高甲基化比例与年龄($P = 0.02$)和吸烟程度($P = 0.001$)密切相关,提示 FHIT 甲基化还可作为肺癌高危险性的估计指标。研究发现，p16 和 FHIT 的共同甲基化在Ⅰ期 NSCLC 中是一个有效判断疾病预后的生物标记物；同时有学者证明，在局部的晚期肺癌中，也有频繁的 FHIT 表达的缺失，FHIT 基因启动子的甲基化是一种重要的失活机制。有研究报道，鳞癌中 FHIT 基因表达率低于腺癌，FHIT 基因等位缺失发生率与肺癌组织类型及吸烟有关。FHIT 基因是烟草中致癌物作用的靶点，而鳞癌中 FHIT 基因表达下降高于腺癌，可能与吸烟和肺鳞癌关系更为密切有关。

3. p16 基因　p16 位于 9 号染色体短臂上(9p21)，编码一个由 148 个氨基酸组成，相对分子质量为 116×10^4 的蛋白质。P16 蛋白抑制依赖环化的激酶 4(一种关键的调节蛋白)，通过调节细胞生长周期的 G1 阶段来调节细胞生长，p16 肿瘤抑制基因可以被启动子甲基化而使其活性被抑制，Kim 等第一次证明了这种遗传学的改变且证明它是肺癌发生中的早期事件。p16 为多肿瘤抑制基因，P16 蛋白与细胞周期素 D1 竞争与 CDK4 结合，当 P16 与 CDK4 结合后，能特异地抑制 CDK4 的活性，使视网膜母细胞瘤蛋白(Retinoblastoma, RB)不能磷酸化，RB 与转录因子 E2F 紧密结合，阻止了与 DNA 合成有关的基因的表达，使细胞不能由 G1 期进入 S 期，从而抑制细胞增殖，阻止细胞生长，该基因在 NSCLC 中存在较高的表达缺失率，在肺癌的发生和发展中起着十分重要的作用。p16 基因表达失活的原因可为突变、缺失；此外，其 5′端启动子区域的 CpG 岛甲基化使其不能转录，是该基因表达异常或失活的另一途径，该基因的肺癌组织中甲基化发生率为 25%～80.2%。Suga 等应用适时聚合酶链反应技术定量检测了 95 例 NSCLC 血清 p16 启动子异常甲基化情况，发现 25 例 NSCLC 出现 p16 启动子甲基化，而无癌对照组 32 例中，仅 2 例发现甲基化，两组差异非常显著($P < 0.003$)，该研究认为，血清 p16 启动子甲基化对 NSCLC 监测的敏感度为 26.3%，特异性为 93.8%，准确度为 43.3%，阳性提示价值为 92.6%，而在 NSCLC 手术后患者 p16 启动子甲基化检测均转阴性，该研究结果提示，血清 p16 启动子异常甲基化检测对 NSCLC 的早期诊断及手术治疗后随访均有重要意义。后来发现，p16 基因的甲基化在鳞状上皮细胞癌(41%)中比腺癌中更常见(22%, $P = 0.03$)，在通过对 p16、MGMT、DAPK、ECAD 4 个抑癌基因的比较中得出，p16 基因在肿瘤组织中的甲基化比例最高，并且相对在晚期肺癌中出现。甲基化导致 ECAD 和 DAPK 的表达沉默早期出现较多，国内学者认为在中国的 NSCLC 中基因甲基化更常见，p16 基因的甲基化则在女性患者中更常见，有运用甲基化特异性 PCR 技术，检测了 65 例 NSCLC 患者血清 DAPK、p16 基因启动子区域甲基化的改变情况，结果 NSCLC 患者 DAPK 基因甲基化检出率为 30.8%，p16 基因甲基化检出率为 43.1%，且 DAPK 与 p16 基因甲基化检出率与 NSCLC 病理类型、分期及转移状态无明显关系。由此可见，p16 基因启动子区域异常甲基化是肺癌早期辅助诊断的分子标记物。

4. TSLC1 基因　TSLC 基因在 2001 年由 Kuramochi 等通过功能互补定位在人染色体 11q23.2 的一种抑癌基因，1.6Mb 个片段，包含 12 个外显子，翻译出一段 422 个氨基酸的跨膜蛋白。编码的一个成员免疫球蛋白超分子，参与细胞间的黏附。在肺组织中存在于支气管和肺泡上皮细胞侧膜以及浆细胞的细胞-细胞边界处。正常的上皮细胞都有一种异构体包括外显子 8a，重亚硫酸盐序列分析显示在转录起始点周围的 6～12CpG 位点的甲基化与基因的失表达强烈相关。使用经过亚硝酸盐处理过的 DNA 在聚合酶链反应扩增以后再用单链构象多态性分析，有 44% 的 NSCLC 的 TSLC1 基因的启动子甲基化。在许多其他类型的肿瘤中，43% 的肿瘤细胞株中 TSLC1 表达缺失。在结合分析启动子后发现，TSLC 基因的沉默是由一条等位基因甲基化伴有另一条等位基因失表达，或者两条等位基因都发生甲基化导致的。在 TSLC1 基因缺失表达的肺腺癌患者中,4 年存活期比没有缺失表达的患者要短,在生存率从高到低分成 3 组中,细胞中 TSLC1 表达阳性率分别为 84%、28% 和 7%。还有研究表明,TSLC1 的表达在侵袭性肺腺癌中为 43%,在鳞癌中占 54%,肺腺鳞癌占 50%,大细胞癌只占 14%。因此 TSCL1 基因很有可能在肿瘤的生理性侵袭性发挥重要作用,包括侵入和转移,其表达产物的作用机制可能包括有参与上皮细胞结构形成和成熟细胞黏附的形成。有报道显示,人类的各种肿瘤中发现编码与 TSLC 同级联的 DAL-1 蛋白的基因有明显的改变,尤其是 TSLC-DAL-1 级联反应在大多数的肺癌当中都有参与,87% 的 NSCLC 细胞株都有 DAL-1 的失表达。同时在肺癌的预后中,TSLC-1 缺乏的患者在术后将有更差的预后,这对筛选肺癌患者是否易复发以及加用辅助治疗有指导意义。因此 DAL-1 基因及 TSLC-1 与 DAL-1 基因的联合改变是否对预后有指导意义值得研究。

5. DNA 修复酶 O6-甲基鸟嘌呤-DNA 甲基转移酶(MGMT)基因　MGMT 基因定位于染色体 10q26,整个基因长度为 170 KB,其 CDNA 长约 800 bp,编码 207 个氨基酸的蛋白质,MGMT 在修复 O6-MedG 过程中起重要作用。Nakatsuru 等报道含有 MGMT 的转基因鼠可以增加 MGMT 活性,且这种鼠中由亚硝胺诱发的肿瘤明显减少,而在敲除 MGMT 基因的转基因鼠中,自发肿瘤和烷化剂诱发的肿瘤均显著增加。Mattern 等报道 MGMT 受吸烟习惯的影响,吸烟的肺癌患者 MGMT 表达较不吸烟者高,且随戒烟时间的延长其表达有递减的趋势。Brabender 等应用甲基化特异性 PCR 技术监测到 34/90 例(37.78%),NSCLC 癌组织 MGMT 基因启动子甲基化,而无肺癌正常肺组织未监测到 MGMT 基因启动子甲基化;90 例 NSCLC 的中位生存期是 4.3 年,而 MGMT 基因启动子甲基化阳性组中位生存期仅为 2.6 年,两者差异显著($P = 0.017$)。故认为 MGMT 启动子甲基化是独立的 NSCLC 不利预后因素,是疾病进展的重要标记物。总之,MGMT 是机体一种非常重要的修复蛋白,在维持整个基因组的稳定性、预防肿瘤发生中起重要作用,在使用烷化剂类药物化疗中,MGMT 一方面保护正常组织免受烷化剂的损伤及二次癌症的发生,另一方面,它可引起肿瘤组织的抗药性。

(四)DNA 的高甲基化与肺癌的临床分期、预后的关系

DNA 甲基化是目前肿瘤分子生物学研究的热点,DNA 甲基化是 NSCLC 诊断、分期及治疗、预后特异性较强的标记物,对指导临床分期及预后有着很大的意义。为了探讨 DNA 的甲基化与肺癌预后的关系,Kim 等探讨了 RASSF1A 甲基化及 k-ras 基因突变对 242 例 NSCLC 预后的影响,结果显示:RASSF1A 甲基化及 k-ras 突变阳性的 I~III 期肺腺癌的生存期显著缩短($P = 0.001$),二者对 NSCLC 的预后有着不利的协同作用。Safar 等对 105 例以往各期 NSCLC 的样本进行了 8 种基因(p16、APC、ATM、Hmlh1、MGMT、DAPK、ECAD 及 RASSF1A 等)启动子甲基化状态及其对总生存率的影响的研究,发现 APC、ATM、和 RASSF1A 等过甲基化是 NSCLC 生存的影响因素,APC 和 ATM 基因过甲基化的 NSCLC 与其他基因甲基化组比较生存期分别延长了 1 年及 2 年。Kikuchi 等对 103 例 NSCLC 中监测了肺腺癌表达分化蛋白-1(DAL-1)基因甲基化,结果显示在肺腺癌中 DAL-1 基因甲基化阳性率随肿瘤临床分期的增高而逐渐增高,I 期为 36.11%,II 期 33.33%,III 期为 82.35%,IV 期为 100%,同时监测到 DAL-1 基因甲基化的无病生存期和总生存期也显著缩短。

(薛期山　张　力)

■ 四、肺癌微转移标记物

肿瘤微转移是指非血液系统恶性肿瘤发展过程中播散并存在于血液循环、淋巴道、骨髓及各组织器官中的肿瘤细胞,尚未形成转移结节,且无任何临床表现,常规病理学、影像学等方法难以发现和检测到的转移。肿瘤微转移是一个独立的预后指标,因此早期发现肺癌的微转移对肺癌的诊断、分期、复发与预后的判断、治疗方案的选择具有重要意义。迄今,有关肺癌微转移的分子诊断研究国内外仅有少数报道,且主要处于一个探索的阶段。在肿瘤微转移的分子诊断研究中,标记物的含义与肿瘤标记物(tumor markers)不完全相同。前者是指正常组织细胞以及相应组织器官的肿瘤细胞所特有的,即具有组织特异性(tissue specificity);而后者是指肿瘤组织和细胞所特有的。这类分子标记应具有两个特点:①特异性强,仅在待测的组织和来源于该组织的肿瘤细胞中表达,其他组织不表达。②敏感性高,在骨髓、淋巴结和体液中能稳定地被检测到。在肺癌微转移的研究中,常用的分子标记可分为以下几类。

虽然肿瘤标记物目前尚无统一的分类和命名方式,但根据其表达特点可分为以下几类:①组织特异性标记物:仅在肿瘤起源的组织中存在,其他组织中不存在,如细胞角蛋白家族(CKs)等。②组织特异性基因:仅存在于肿瘤组织,不存在于正常细胞中如癌胚抗原(CEA)、基因点突变、LUNX 和 EGFR 等。③CEA。④癌基因和抑癌基因。但肺癌微转移诊断中尚缺乏敏感性高、特异性强的公认分子标记物,常用的主要为组织特异性标志物,包括组织特异性蛋白质和组织特异性基因,随着分子生物学的发展,特异性基因的检测是一个新的发展方向。

（一）组织特异性蛋白质

1. 细胞角蛋白　细胞角蛋白(CKs)是细胞骨架系统中间丝组成成分之一,是上皮分化最可靠的指标,对上皮定性具有独特价值。CKs 广泛存在于上皮组织细胞中,在间叶组织中不表达,包括 CK1 - CK20，20 个家族成员其中尤以 CK19 在肺癌中的特异性较高而最为常用。CKs mRNA 已经在蛋白质水平被证明是较敏感和特异地鉴别上皮组织和上皮源性肿瘤细胞的标记物之一。Pantel 等以 CK19 分子为标记,在 139 例无远处转移的患者的骨髓中检测到 83 例患者的骨髓微转移。即使在无淋巴结转移(N1)的患者中,微转移的检出率也达 54.3%(38/70)。郭成业等研究显示 CK19 mRNA 可单独作为 RT - PCR 检测肺癌患者外周血微转移的分子标志物。

2. 上皮特异性抗原　上皮特异性抗原(EPA)是上皮组织特异表达的蛋白质,位于细胞膜或胞质中,与其他上皮特异性抗原如癌胚抗原(CEA)和上皮膜抗原(EMA)等不同的是它位于细胞表面,某些可以作为肺癌微转移的分子标记,如 Ber - Ep4。

（二）特异基因

特异基因是一类与组织特异性蛋白质相类似的基因,仅在上皮组织和上皮组织源的肿瘤组织中特异地表达。随着分子生物学的不断发展和 PCR 的广泛应用,尤其是 RT - PCR 作为目前检测实体瘤微转移最普遍的方法后,此类基因作为肺癌微转移诊断的分子标记的研究较多。

1. EGFR　EGFR 是 HER 家族成员之一,是分子量为 170 000 的跨膜糖蛋白,EGFR 与 HER 家族中的其他成员形成同源或异源二聚体,导致酪氨酸激酶成分的激活和羟基端酪氨酸残基的自动磷酸化反应,转导持续分裂信号到细胞内膜,是与肿瘤细胞的增殖、分化、迁移相关的基因。多项研究显示 EGFR 在多数肺癌标本中过度表达,且与肺癌的转移和预后相关,故 EGFRmRNA 可能是血液循环中肺癌细胞合适的指标。

2. LUNX　LUNX 是 Iwao 等 2001 年通过 mRNA 差异显示技术首次分离到的一个新的人

类肺组织特异性基因。基因定位于 20p11.1～q12,全长有 1015 个核苷酸,编码 257 个氨基酸,分子量 26.7 kDa 的蛋白质。Mitas 等研究表明,LUNXmRNA 是一种更优越的分子标记物。黄同海等人研究也证明 LUNX mRNA 对肺癌微转移具有很高的特异性和较好的敏感性,符合肺癌分子标志物的标准。由于 LUNXmRNA 具有敏感、特异、简单、经济的优点,故成为检测肺癌微转移良好的分子指标。

3. 黏蛋白基因　黏蛋白(mucin)是一种细胞表面糖蛋白,主要存在于黏液中,由上皮组织的 G 细胞和某些黏膜下腺体分泌,是一类高分子量,多分散度的分子族,包括 6 个成员(mucinl、2、3、4、5a 和 5b)。muc1 基因表达于多种上皮组织和上皮源性的肿瘤组织中。muc1 在正常肺组织以及绝大多数非小细胞肺癌细胞系或实体瘤中有较高表达,但不表达于正常淋巴结组织中。

4. 基因谱　骨髓是早期肿瘤细胞最常转移的器官,in Michaela Wrage 等研究中采用免疫组织化学的方法利用细胞角蛋白检测肺癌患者骨髓中的早期播散的肿瘤细胞,通过微阵列和荧光原位杂交方法分别检测基因变异情况和基因表达谱。实验中联合 DNA 拷贝数谱和基因表达谱检测骨髓的 5 个染色体区域的分化(4q12～q32、10p12～p11、10q21～q22、17q21 和 20q11～q13),发现拷贝数改变最明显的是在 4q12～q32。并用荧光原位杂交方法分析 4q 的缺失和骨髓阳性的关联性,发现骨髓阳性患者 4q 的缺失为 37％,骨髓阴性患者中 4q 的缺失为 7％;相同的缺失情况在小细胞和非小细胞肺癌的脑转移中也存在,而基因获得的情况正好相反(骨髓阳性 7％ *vs.* 骨髓阴性 17％)。由此可见早期血源性播散的肿瘤细胞可以通过检测基因组的特殊方法检测。

（三）CEA

CEA 是分子量为 180 000 的糖蛋白,在胚胎性肿瘤、胃肠肿瘤、肺癌及乳腺癌中表达,大量研究证明其在正常人间叶组织中不表达。在以 CEA mRNA 为标记的研究肺癌转移的实验中,Kutusu 等对 103 例 NSCLC 患者手术前取外周血检测循环癌细胞,结果有 60％的阳性,其中ⅡA、ⅡB 和ⅢA 期的阳性率(分别为 50％、73％和 100％),明显高于ⅠA 和ⅠB 期(41％和 36％);而 47 例对照皆为阴性。由此可见 CEA mRNA 是较为特异的肺癌微转移检测的分子指标。

（四）癌基因和抑癌基因

癌基因在原发癌和肺癌细胞系中突变、扩增及过度表达已得到证实,提示癌基因的异常与肺癌的发生、发展有关。而癌基因中的 p53 基因编码一种核磷蛋白,通过调节 DNA 转录而发挥作用与通常的抑癌基因不同,突变后具有致癌作用,是迄今为止发现的与人类肿瘤相关性最高的基因。随着 PCR 方法的使用,多项研究表明检测和分析 p53 基因的突变、p53 蛋白及抗体有助于早期诊断和早期治疗。有关 p53 的检测尚在探索阶段,随着今后更敏感的检测方法的建立,p53 最终可能成为一种特异性和敏感性较好的检查早期肺癌和微转移的理想指标。

肺癌正在成为威胁人类健康和生命的最大的恶性肿瘤,但大部分患者不是死于原发肿瘤而是死于远处转移的多脏器损害。所以肺癌的微转移检测尤为重要,对判断患者的复发和预后有着重要的意义。从肺癌微转移检测的临床意义来说,少量癌细胞的存在并不是一定形成转移灶。但是外周血、淋巴结检测到癌细胞至少预示着转移危险度的增加。检测的方法不断进步但是特异性和敏感性不是十分理想,随着肺癌微转移分子诊断研究的不断深入,将会有更多、更好的肺癌微转移的检测方法和标志物。

（张　力）

第五节　肺癌基因诊断技术

基因诊断是用分子生物学方法通过检测生物标本中基因结构和表达种类以及丰度诊断疾病的方法。本节介绍肺癌基因诊断的意义和依据、目前研究和应用的状况以及前景展望等内容。

■ 一、肺癌基因诊断的意义和依据

（一）肺癌现有诊断方法及问题

目前,诊断肺癌主要采用影像学和病理学(包括细胞学)的方法。影像学在明确肿瘤的位置、大小和有无转移等方面提供诊断的依据。病理学诊断是通过对患者生物样本的组织细胞进行形态学检查,以明确肿瘤的性质、分型、TNM 分期等。影像学和病理学两种方法相辅佐具有诊断准确、较为快速且方便的优点。但目前两种诊断方法对肺癌临床的需求尚不能完全满足。主要有以下问题有待解决:①早期诊断:目前所用方法对肺癌的早期诊断尚有不足,肺肿瘤长到大约 0.5 cm 大小(细胞数达 0.5×10^9)时影像学检查才能发现,并且肺癌早期患者无明显临床表现,就诊时约 80% 患者已属晚期,平均五年生存率仅为 13%。而相比之下,早期(Ⅰ～Ⅱ期)患者平均五年生存率约为 70%,患者生存率明显较高。因此,早期诊断是迫切需要的。②肺部病变的鉴别诊断:对一些患者其他肺部病变诊断有困难,需要提供更有力的方法和依据以明确诊断。③预测患者预后的生物学标记。目前,同种病理类型、同一分期的肺癌患者有不同的预后,即便在早期(Ⅰ～Ⅱ期)的患者中也有复发转移的风险。因此,对同种病理类型、同一分期的肿瘤区分为不同生物学表型的病理亚型,预测患者预后、补充病理分期的不足以及为临床患者的治疗和预后提供信息。实现患者个体化治疗有进一步探索更精细的诊断方法的必要。

（二）肺癌基因诊断概况

随着分子生物学理论和技术的进步以及对肺癌的深入了解,为从基因水平上诊断肺癌提供了可能。由于基因诊断所据有的优势,可能补充和改现有病理形态学诊断方法的不足。近年,基因诊断癌症的研究及临床应用已取得较大进展。就肺癌而言,在研究和建立预测肺癌患者对靶向药物治疗[酪氨酸激酶抑制剂(tyrosine kinase inhibitors,TKI)]有关的基因标记,为患者提供个体化治疗方面已取得进展并用于临床。芯片技术具有的高通量同时检测大量基因的优势为研究肺癌基因诊断开创了新的一页。在建立肺癌病理分子亚型、预测患者肿瘤复发、转移、对抗肿瘤药物反应以及早期诊断等方面具有潜在的应用前景。研究结果也显示,基因诊断存在一定的局限性,基因诊断不可取代现有的临床病理诊断方法,而是加以补充和完善,它过渡到临床应用还需研究和解决一些存在问题。

（三）基因诊断肺癌的可能和依据

肺癌基因诊断是建立在分子生物学检测方法不断成熟和对肺癌发生发展分子机制不断深入认识的基础上,是针对肺癌目前诊断方法的不足和临床需求建立的新的诊断方法。下面简述肺癌基因诊断的可能和依据。

1. 肺癌是遗传(genetic)和表观遗传(epigenetic)水平上的疾病　基因调控研究表明,不同的生理条件和病理状态下,基因结构和基因表达的种类以及基因表达的丰度都不相同。肺癌存在多种基因和表达水平上的异常是基因诊断的基础和依据。现已证明在肺癌癌前病变中已存在多种基因异常,由于基因异常更早于细胞形态表型改变,因此,对现有诊断方法不能发现的早期病变有可能通过检测生物标本中肺癌早期基因结构和表达种类及丰度的改变,鉴定有标记意义的基因(gene signature 或 gene marker)用于早期发现和诊断肺癌。

2. 肺癌肿瘤是由"异质性"(heterogeneity)细胞群组成　"异质性"是指在同一肿瘤中,存在从基因到表型不相同的细胞亚群。"异质性"产生是由于基因组不稳定性和复杂的调控机制所决定。肺癌是在致癌物作用下首先由基因异常的单个气管上皮细胞形成克隆,进而异常克隆选择性扩增,在多阶段发生发展过程中肿瘤细胞异常基因不断积累,导致同一肺癌患者的肿瘤细胞"异质性"的产生。临床上出现同一肿瘤病理类型、同一分期、采用相同治疗手段的患者,其预后出现截然不同结果是源于肿瘤的"异质性"。患者临床表现的不同是肿瘤细胞的生物学表型不同,而本质是细胞基因水平上的不同。目前病理形态学诊断方法不能区分肿瘤细胞"异质性"群体,不能完全提供预测患者预后的病理亚型和标记,而基因诊断方法,如基因芯片,由于具有高通量同时检测大量基因的优势,有可能从基因水平区分肿瘤细胞的"异质性"群体,并有可能将"异质性"肿瘤细胞群聚类作为反映患者不同生物学表型的分子亚型和基因标记。对肿瘤"异质性"亚群的区分带来对患者个体化治疗的可能。近年,靶向药物 TKI 的临床应用证明了携带有 EGFR 基因突变和扩增的肺癌患者亚群对 TKI 疗效更好,通过基因检测技术发现和选择 EGFR 基因异常的患者进行个体化治疗就是基因诊断用于区分肺癌"异质性"群体有效治疗患者的佐证。

3. 在肺癌异质性细胞群体中存在干细胞的学说已得到证明　干细胞有别于其他肿瘤细胞,具有不断自我更新、无限增殖和转移能力,并且对放化疗耐受,致使患者预后不好。研究表明干细胞具有特殊的分子标记,因此检测生物样品中干细胞存在和分子标记,有可能用于肺癌患者诊断。

4. 建立了检测基因结构和表达的成熟方法　分子生物学的进步,特别是人类基因组测序的完成,大大推动了医学发展,在基因诊断领域新的技术方法不断出现和成熟。常用的方法如下:

(1) 多聚酶链反应(polymerase chain reaction,PCR):是体外 DNA 扩增技术。具有特异、敏感、快速和简便等优点。试验由 3 个基本反应步骤构成:变性模板 DNA 成单链、退火(复性)使引物与单链 DNA 序列互补配对结合、延伸合成一条新的互补的半保留复制链。琼脂凝胶电泳、聚丙烯酰胺凝胶电泳分析结果。

(2) 在 PCR 基础上发展起来的技术:聚合酶链式反应-单链构象多态性(polymerase chain reaction-single strand conformation polymorphism,PCR - SSCP)是一种简单、快速检测生物样品中单碱基突变(点突变)方法。非变性聚丙烯酰胺凝胶电泳分离单链 DNA 的迁移率和带型,已成功用作检测生物样品中癌基因和抑癌基因突变等的方法。反转录多聚酶链反应(reverse transcribe - PCR,RT - PCR)检测生物样品中基因表达。经反转录酶从生物样品 RNA 合成 cDNA,以 cDNA 为模板,扩增目的片段。RT - PCR 技术灵敏而且用途广泛。定量实时反转录多聚酶链反应(real-time RT - PC)检测生物标本中基因的表达水平,在反应体系中加入目的基因探针,PCR 过程中,根据目标基因的表达量多少,探针可发荧光,RT - PCR 仪通过自动化处理数据和数字化定量检测基因表达量,可实时监控 PCR 扩增,该技术能比较真实反映基因的表达水平。

(3) 限制性内切酶片段长度多态性(restriction fragment length polymorphisma，RFLP)：检测生物标本中基因的多态性基因突变等。由于限制性酶切位点上碱基的插入、缺失、重排或点突变所引起基因型之间限制性内切酶片段长度的差异。RFLP 技术主要包括：提取 DNA→限制性内切酶消化 DNA→凝胶电泳分离 DNA 片段等步骤或进一步用 Southern 杂交显示分离的 DNA 片段。

(4) 荧光原位杂交(fluorescent in situ hybridization，FISH)：组织切片、细胞涂片及染色体的制片进行核酸定性、定位和相对定量分析。方法简便，用标记的核酸探针，使用非放射或放射自显影检测系统。用荧光显微镜可直接观察结果，它是检测基因扩增常见技术之一。

(5) DNA 测序(DNA sequencing)：是指分析特定 DNA 片段的腺嘌呤(A)、胸腺嘧啶(T)、胞嘧啶(C)与鸟嘌呤(G)的碱基序列和排列方式。每个碱基后面进行荧光标记，然后在尿素变性的 PAGE 胶上电泳。凝胶处理后可用 X 线胶片放射自显影或非同位素标记进行检测或用 DNA 测序仪检测从而获得可见的 DNA 碱基序列。可准确检测生物标本基因状态的方法。

(6) 检测 DNA 过度甲基化：常用于检测基因甲基化的方法。敏感性限制性内切酶(methylation-sensitive restriction endonuclease，MS-RE)-PCR 是单 CpG 位点的定性分析法。利用甲基化敏感性限制性内切酶(Hpa Ⅱ-Msp Ⅰ)对甲基化区域的 DNA 片段不进行切割的特性，将 DNA 消化为不同大小的片段，再进行 PCR 扩增分离产物，明确甲基化状态。变性高效液相色谱法(DHPLC)是对基因组整体甲基化分析法，能够明确显示目的片段中所有 CpG 位点甲基化的情况。重亚硫酸盐使 DNA 中未发生甲基化的胞嘧啶脱氨基转变成尿嘧啶，而甲基化的胞嘧啶保持不变。最后，对 PCR 产物进行测序并且与未经处理的序列比较，判断是否 CpG 位点发生甲基化。此方法精确度很高。

(7) 高通量检测基因和表达改变的 DNA 微阵列或"基因芯片"技术(gene microarry，DNA chip)：从 20 世纪 90 年代中期 DNA 微列阵芯片技术引起广泛注意以来，DNA 微阵列芯片技术已广泛应用于医学领域。DNA 芯片技术是以 cDNA 片段以及不同长度的寡核苷酸被点样在尼龙膜、玻片、塑片、硅片及合金片上，通过生物标本上被检测分子与芯片上相关基因结合产生荧光的强度和色彩，用电脑程序可以分析和聚类数据。该方法具有同时高通量检测基因表达的优势。基因芯片分类为以下 3 种。

1) 基因表达谱芯片(genomic expression microarray)：这是描绘特定细胞或组织在特定状态下的基因表达种类和丰度所编制成的数据信息表，芯片上包罗成千上万的基因，甚至全基因组。

2) 功能分类芯片(focused DNA microarray)：芯片上通常只有几百个或更少的基因，这些基因包括与研究对象有确定关系的基因，如各类生物学通路的分子图像。与表达谱基因芯片的区别是去除了芯片上与研究对象无关的基因，以上两种类型的芯片可由不同厂家生产，有多个品牌供选用。

3) 定制芯片(customized array)：按实验课题需要设计的芯片。这种芯片大多数由研究人员自己设计并制作出来。

■ 二、肺癌基因诊断的研究进展

研究肺癌基因诊断已有大量的报道。最初，用检测肺癌生物标本单基因(少数基因)异常作为诊断肺癌标记进行了大量尝试，但结果并没能完全被肯定。近年，随着靶向药物(TKI)的临床应用,证明一些患者亚群,如携带 EGFR 基因突变和扩增肿瘤的患者治疗效果更好。用检测 EGFR 基因突变和扩增作为基因标记,选择对药物 TKI 敏感的肺癌患者进行个体化治疗并已用于临床。2000 年以来芯片技术和不同类型的平台已大量用于研究肺癌。由于可同时高通量检测大量基因,可更客观地反映肺癌基因异质性的特点,以及有可能提供准确诊断的依据。研究表明,用基因表达谱研究肺癌的病理分子分型和亚型,在预测肺癌患者预后等方面已显示出潜在的应用前景。

(一)肺癌的病理分子分型和亚型

肺癌包括小细胞肺癌(SCLC)和非小细胞肺癌(NSCLC)。腺癌、鳞癌、大细胞癌是非小细胞肺癌(NSCLC)的主要病理类型。研究肺癌的病理组织分子分型和分子亚型对于深入认识肺癌的病理组织学特征有重要意义,而且为临床诊断提供更多信息。应用基因表达谱研究肺癌的病理组织学分子分型,分析结果显示不同病理类型的腺癌、鳞癌、大细胞癌和小细胞癌分别聚类形成各自的基因表达谱。如鳞状细胞癌基因表达谱与细胞解毒[谷胱甘肽转移酶(S-transferasesesterase)]和抗氧化蛋白(peroxiredoxin 1)基因表达改变有关,这意味着鳞状细胞癌对环境致癌物的反应(可能主要是与烟草有关的)。与细胞分化有关的角蛋白基因和细胞角蛋白调节基因高表达是鳞状细胞癌与其他组织区分的特征。Hofmann HS 等人研究结果也表明鳞状细胞癌以与胶原蛋白(collagens,COL7)和细胞角蛋白(cytokeratins,CK6)相关基因表达为主,而腺癌是一些转录因子(TTF1 和 DAT1 蛋白-2)为主。小细胞肺癌表达神经内分泌相关的标记基因与细胞来源和分化相一致。这些研究表明分子分类与病理学分类有其一致性。

根据基因表达谱可将肺癌的病理类型分为亚型,腺癌表现出更多的亚型,具有很强的多样性。Bhattacharj 等报道,用 2 600 个基因的 m-RNA 寡核苷酸芯片检测 139 个切除的腺癌标本,可包括 4 个亚型(C1～C4)。C1 包括与细胞增殖和分裂有关的基因表达上调;C2 显示神经内分泌标记基因;C3 与 C2 有相似基因;C4 表达表面活性剂蛋白相关的基因,具有 Ⅱ 型细支气管肺泡癌的标记,并且 C1～C4 患者预后不同。表达神经内分泌的 C2 型患者生存期短,表达 Ⅱ 型细支气管肺泡癌的标记 C4 型患者生存期长。Garb 等用 cDNA 芯片将 41 个肺腺癌患者聚类成 3 个亚型,1 型和 2 型高表达与表面活性剂相关的基因(surfactant-related genes),是 Ⅱ 型细支气管肺泡癌的标记。第 3 亚型包括了很多转移的肿瘤,表达与改变组织结构相关的基因,如血浆酶原活化子尿激酶受体(plasminogen activator urokinase receptor)和组织蛋白酶(cathepsin L),这些基因与细胞外间质水解和血管上皮生长因子有关,是与转移有关的分子。第 3 型患者表现存活期比其他两组短,并且有淋巴结或血行转移。提示第 3 型基因表达谱可能与肺腺癌转移有关的亚型。基因表达谱结果表现肺癌病理亚型的多样性(特别是肺腺癌),也可指示肿瘤很强的异质性。

(二)预测肺癌患者预后的基因标记

1. 高通量检测肺癌肿瘤标本基因表达预测患者预后

(1)基因表达谱预测肺癌患者复发或转移:预测肺癌患者预后是基因诊断重要的内容。预测早期肺癌预后是研究重点。目前,肺癌病理学分期,Ⅰ～Ⅱ 期(早期)肺癌是血行转移或仅肺门淋巴结转移的患者,但仍有相当一部分患者在 5 年内复发或转移,这说明 Ⅰ～Ⅱ 期患者肿瘤中有部分具有复发或转移潜能的亚群,只是用病理组织细胞形态学方法不能鉴别出来。肿瘤基因表达谱聚类分析可将手术后 Ⅰ～Ⅱ 期的患者分为高和低复发风险人群,并证明高和低复发风险两组患者复发及存活率明显不同,低复发风险组复发率低,存活率高。

基因表达谱预测肺癌患者预后,虽已取得一定的研究结果,但由于基因数量太大,很难用于临床检测。从基因表达谱选择小量与临床生物学表型最相关的少数基因组成的"基因签字"(标记基因),用于临床检测是可行的。一些研究者报道,用管理聚类(supervised clustering)分析及合适的统计方法,从表达谱众多的基因中确定与临床生物学表型最相关的"基因签字",预测患者预后并经多个独立队列数据验证和不同的分子生物学技术验证,获得理想结果。Beer DG 等使用了几种方法分析基因表达谱的数据和患者临床生存的关系。发现由 50 个基因组成的"基因签字"与存活最相关,可准确预测有复发风险的患者。并以 RT-PCR 和 Northenblot 等分子生物学技术验证。用"基因签字"对两个等同但独立队列进行验证,结果还发现Ⅰ期肺腺癌的低复发风险组患者 5 年存活率高达 90%,而高复发风险组仅有 42%患者存活(相当于病理 N1 期肺癌患者的存活)。Ⅲ期患者高复发风险和低复发风险组存活无差异。Lu Y 等从 7 批非小细胞肺癌患者基因表达谱与存活时间(分成 2 年以下和 5 年以上)的关系的资料分析中发现,一个由 64 个基因组成的"基因签字"可以很好地预测Ⅰ期肺癌患者高复发风险,可用这 64 个基因预测Ⅰ期 NSCLC 患者总的生存时间。

Kaplan-Meier 方法分析提示复发高危人群和低危人群之间总的生存时间存在显著差别。在 64 个基因中,有 11 个基因与 NSCLC 转移有关(APC、CDH8、IL8RB、LY6D、PCDHGA12、DSP、NID、ENPP2、CCR2、CASP8 和 CASP10),另外有 8 个基因参与肿瘤细胞的凋亡(CASP8、CASP10、PIK3R1、BCL2、SON、INHA、PSEN1 和 BIK)。研究结果提示,不同研究数据集的基因表达谱可以整合统一进行分析。该研究所发现的 64 个基因组成的"基因签字"对于判断Ⅰ期 NSCLC 的预后及提供有效的治疗有所帮助。Larsen JE 等腺癌肿瘤基因表达谱分为两组。一组患者在 36 个月仍无病生存,另一组患者在 18 个月内复发(Cox proportional hazards modeling with leave-one-out cross-validation),从中鉴定了 54 个基因组成的"基因签字",对 55 和 40 个腺癌组成的独立队列进行了验证,确定了 54 个基因签字能预测患者复发风险。Guo NL、Wan YW 和 Tosun K 根据先前发现的预测肺癌预后的 35 个"基因签字",并按患者全程存活率将 264 例 NSCLC 分为高和低复发风险组($P < 0.05$,Kaplan-Meier analysis,log-rank tests)。利用 35 个"基因签字"进一步对临床ⅠA 期肺癌患者分为高和低复发风险组($P = 0.0007$,Kaplan-Meier 分析,log-rank tests),结果提示高复发风险组存活短。这显示 35 个基因签字是独立的非小细胞肺癌的预后因素。

"基因签字"不仅可预测肺癌患者复发风险及存活,而且为临床患者合理治疗提供依据。对手术后诊断为ⅠB 的患者是否进行辅助化疗是有争论的问题,通过检测"基因签字"预测复发高风险的肺癌患者进行辅助化疗是有意义的。Russell D 等总结了各家预测肺癌预后的"基因签字"的报道,显示了重复性不好,如何提高"基因签字"预测肺癌患者的覆盖面是其面临的问题。将各家预测同类内容的"基因签字"进行整合统一分析,可能获得覆盖面高的"基因签字"是一种思路。

(2) 预测肺癌患者局部淋巴结转移和分期:非小细胞肺癌患者有无局部淋巴结转移是肺癌病理分期(早期和晚期)的关键,也是决定临床预后好坏的关键因素。由于现有肺癌的分期按有无局部淋巴结转移而定。Ⅰ~Ⅱ期(早期)除部分Ⅱ期外无局部淋巴结转移,而Ⅲ~Ⅳ期(晚期)有淋巴结转移。但Ⅰ~Ⅱ期患者中部分最终死于肿瘤转移,反映了病理形态学诊断的局限性,可能对这部分患者淋巴结的转移的癌细胞漏检。利用基因表达谱诊断非小细胞肺癌局部淋巴结转移可以补充病理形态的不足,具有明显的临床意义。研究表明,非小细胞肺癌原发瘤和相应的转移瘤基因表达谱表现有相似的基因,提示了原发瘤中存在有转移潜能的癌细胞,同时为从原发瘤的基因水平上鉴别是否有转移提供了可能。Liqiang Xi 等利用两批已发表的肺腺癌基因表达谱数据,按病理检测结果将患者分为淋巴结阳性和阴性两组,从两组基因表达谱和患者全程存活资料分析,其中 318 个基因可精确将原发肿瘤分为淋巴结转移阳性和转移阴性组,与病理诊断相比准确率达 88.4%。淋巴结转移阳性组,存活率明显不好（$P < 0.000\ 1$）。318 个基因检测无淋巴结转移患者的原发瘤(病理诊断 N0)阳性者,其复发率和全程存活不好,指示患者有了转移而病理检测没有诊断出来。318 个与转移有关的基因涉及细胞外基质和细胞黏附(cell adhesion)等方面。4 个基因是胶原基因家族(collagen gene family),4 个基因是 S100 钙连接家族(S100 calcium binding family),这些基因与肿瘤转移相关已有报道(Ramaswamy S 等)支持以上结果。他们发现了可预测转移的"基因签字"。通过检测 279 例原发肺癌,发现携带"基因签字"型的患者预后并不好（$P < 0.03$）,说明在原发肿瘤中存在有转移潜能的细胞。Iyoda A 等研究正常肺和 41 例原发肺腺癌基因表达谱,选择了预测肺癌淋巴结转移的 15 个标记基因。用 15 个标记基因检测原发肺癌预测局部淋巴结转移,结果表明标记基因检测与病理检测符合率达 71.4%,18 例病理和基因标记证明淋巴结转移阴性的患者存活率比 23 例有淋巴结转移患者高。病理和标记基因结合检测能成功区分淋巴结转移和患者的预后。

研究基因表达谱用于预测肺癌患者预后已取得了进展,还存在以下问题有待研究和解决:对同类研究基因表达谱(或基因签名)各家结果存在差异,且重复性不理想。首先需要方法标准化,包括所用的各种芯片技术平台,检测样本的数量和质量,数据分析和统计方法以及临床资料的准确性等。

2. 检测单个基因异常预测患者预后和药物反应

(1) ras 基因:ras 基因家族由 h-ras、k-ras 及 n-ras 3 个成员组成。在调节细胞增殖中起重要作用,是细胞多种信号传导通路的重要组分。ras 基因突变后,细胞信号传导处于失控状态,导致细胞的恶性增殖。肺癌中 ras 基因突变的氨基酸密码主要在 12、13 和 61 位密码子。k-ras 基因第 1 外显子 12 密码子突变最常见,在肺腺癌发生率约为 30%（比其他组织类型高）,说明 ras 基因 12 位点突变在肺腺癌发生发展中的重要作用。研究肺癌 ras 基因突变与患者预后的关系有两种对立的研究结果。一些学者认为有 ras 基因突变的早期或晚期肺癌预后均不好,存活期明显缩短。Mascaux C 等报道了 28 项 Meta 分析肺腺癌 ras 基因突变和预后不好相关比较有说服力。但与上述结果相反,一些研究者也报道了 ras 基因突变与预后不相关。目前 ras 基因突变作为肺癌(NSCLC)不良预后标记尚不能定论。近年,抗肿瘤靶向药物 EGFR 酪氨酸激酶抑制剂(tyrosine kinase inhibitors, TKI)已进入临床应用,研究发现基因状态和患者疗效有关,预测各种基因标记为患者个体化治疗提供依据。k-ras 基因突变是预测 NSCLC 患者对 EGFR-TKIs 耐药的重要指标。

(2) p53 基因:由 11 个外显子组成。p53 的表达蛋白由 393 个氨基酸组成,分子量 53 000,定位于细胞核,半衰期很短,仅有 20~30 min 寿命。p53 蛋白作为转录因子与特殊 DNA 序列结合,激活下游基因,参与细胞周期调控,诱导细胞凋亡,抑制与细胞恶性增殖有关的基因表达,抑制血管生成,抑制肿瘤细胞转移等。近年发现 microRNA 可与 p53C-末端非编码区结合调控 p53 功能。

在肺癌中,p53 基因异常主要表现为缺失、突变。p53 基因突变主要集中在 5～8 外显子区(157、179、259 和 297 氨基酸)。杂合性丢失率约为 56.6%。突变率非小细胞肺癌约 50%,小细胞肺癌为 70%～80%。

国内外有许多 p53 基因异常与肺癌患者预后相关性的研究,大概分为两种不同的研究结果。大量研究结果表明,p53 异常与肺癌患者不良预后有关。早期(Ⅰ、Ⅱ期)NSCLC 有 p53 基因突变的患者术后预后不好,存活期短。有 p53 缺失突变的肺癌患者预后更不好。p53 基因突变与抗肿瘤药物耐受有关,特别与肿瘤对顺铂耐受相关。但一些研究者也报道了不同的结果。最近有 2 篇关于 p53 用于临床预测肺癌患者药物敏感的报道:Shih CM 等报道用 RT - PCR 检测肺癌患者血淋巴细胞 p53/p21waf1 表达水平,可预测患者对化疗药物反应;Tisserand P 等用基因芯片检测肺癌临床生物标本 p53 突变的报告,结果提示其广泛临床应用的前景。

(3) p16 基因:p16 基因参与细胞周期进程,在调节细胞寿命中起重要作用。NSCLC p16 基因异常表现为基因缺失、突变和过度甲基化。p16 在 NSCLC 甲基化异常率在肺癌高达 50%。p16 异常和肺癌患者预后关系有较少报道。Groegar A 于 1999 年报道,135 例 NSCLC 用免疫组化、PCR 和 DNA 测序等方法检查 p16 表达和基因异常。结果证明,p16 异常患者比正常存活期明显缩短,肺癌中 p16 异常与淋巴结转移有一定相关性。

(4) 上皮生长因子(epithelial growth factor,EGF)和上皮生长因子受体(epithelial growth factor receptor,EGFR):EGFR 是 C - erbB - 1(HER - 1)基因的表达产物。C - erbB - 1 家族包括还包括 C - erbB - 2(HER - 2)、C - erbB - 3、C - erbB - 4 成员。EGFR 是酪氨酸跨膜蛋白受体 EGFR 可与多种配体(包括 EGF 和 TGF)结合后从单体形成同源或异源二聚体,构相发生变更导致胞内酪氨酸激酶功能域与 ATP 结合,使多个酪氨酸残基磷酸化,进而激活信号传导通路,主要有 3 条:有丝分裂原活化蛋白激酶(mitogen activated protein kinase,MAPK)、磷脂酰肌醇 3 激酶(phosphatidyl inositol3kinase,PI3K)和 RAS - RAF - MAPK 途径。通路的激活产生多种细胞生物学效应如抗凋亡作用、细胞黏附下降、细胞移动增加、生长加速及细胞失分化等。

EGFR 编码基因在多种肿瘤中发生高表达或基因突变、基因扩增等异常。在肺癌中突变率约为 20%,以 19 外显子缺失和 21 外显子突变为主。EGFR 与肺癌临床预后和转移的关系众说纷纭,尚不完全清楚。EGFR 在肿瘤恶性生长中的重要作用已成为研究肿瘤药物治疗的重要靶点。随着新的抗肿瘤小分子靶向药物 EGFR 酪氨酸激酶抑制剂(tyrosine kinase inhibitors,TKI)Gefitinib 和 Erlotinib 问世,研究 EGFR 基因状态和 TKI 治疗肺癌患者疗效的关系成为热点。TKI 的机制是与 EGFR 胞内 ATP 结合竞争性抑制酪氨酸激酶磷酸化,阻滞 EGFR 信号转导通路。大量研究表明经 TKI 治疗的肺癌患者中,有一些对 TKI 治疗敏感的特殊亚群,如携带 EGFR 突变和扩增的患者,对药物有 X 线照相水平上可见的改善和延长患者存活时间。检测肺癌患者肿瘤 EGFR 突变应用 PCR - SSCP、PCR - RFLP 和 DNA 测序等方法,研究结果显示这些方法可以检测 EGFR 突变作为患者对 TKI 治疗敏感的标记。张新勇用巢氏 PCR 检测 EGFR 19 外显子突变,PCR - RFLP 检测 EGFR 21 外显子突变,均用 DNA 测序验证,所用方法准确、快速及简便。在接受酪氨酸激酶抑制剂(Gefitinib 和 Erlotinib)治疗组中,有 EGFR 突变者比无突变者有更高的治疗有效率(41% vs. 15%,P = 0.012)和疾病控制率(86.4% vs. 54.1%)。检测 EGFR 表达作为患者对 TKI 治疗敏感的标记也获得理想的结果,Dziadziuszko R 等用 Real-time RT - PCR 检测 EGFR 表达,发现对 gefitinib 反应率高的患者比无反应的患者 EGFR 表达高($P=0.012$),且患者存活时间长(5.3 个月 *vs.* 2.8 个月,$P=0.028$)。EGFR 突变增加患者对 TKI 药物敏感的机制可能与 EGFR 突变后酪氨酸激酶构相改变,增强了 TKI 与 ATP 更多的结合位点有关。此外,荧光原位杂交检测 TKI 治疗的肺腺癌患者肿瘤 EGFR 基因拷贝数已被广泛应用。该方法可在石蜡包埋切片观测结果,因比较简便而受到重视,有的研究者报道该方法比检测 EGFR 突变更敏感。与检测 EGFR 突变预测患者对 TKI 药物敏感性相反,检测 EGFR 信号通路下游效应分子 k-ras 基因突变是预测 NSCLC 患者对 EGFR-TKIs 耐药的重要指标。基因诊断在肺癌个体化治疗中已得到了应用。临床实践指南在病理评价中也指出检测 EGFR 突变和扩增可作为预测肺癌患者对 TKI 敏感和耐受的分子标记。

虽然基因诊断方法在 TKI 治疗肺癌患者中已得到应用,但新的方法还需进一步考验和完善,仍还有一些需深入研究的问题。如 EGFR 异常与 TKI 疗效关系的确定是采用石蜡包埋样品及回顾性研究,这有明显的不足,需进一步进行前瞻性研究弥补,方法需进一步标准化的问题等。还有一些临床问题需回答,例如,为什么有 EGFR 扩增或突变的患者对 TKI 敏感;TKI 原发和继发耐药的机制。此外,肺癌肿瘤细胞的高度异质性和 EGFR 信号传导复杂的网络联结,仅检测单个基因是不可能完全客观反映肿瘤对药物的敏感性的,因此建立更准确的基因诊断方法是需要的。利用基因表达谱预测肺癌患者对抗肿瘤药物,包括对 TKI 的敏感性报道很少,是需要研究的课题。

(三)肺癌的早期诊断

1. 高通量检测生物标本早期发现肺癌 吸烟是肺鳞状细胞癌(SCC)的主要危险因素。研究暴露于香烟烟雾的气道上皮和不吸烟者的气道上皮基因表达的不同,确定了吸烟者支气管上皮基因表达变化和基因标记对于早期发现肺癌有重要意义。Sridhar S 等报道,基因表达谱分析发现吸烟者支气管上皮细胞一些抗氧化、解毒和结构基因高效表达。这一组基因也在吸烟者鼻和口腔上皮细胞内发生高度改变,表明有共同的气道反应。Boelens MC 等报道,研究正常上皮和 SCC 标本基因表达谱,在正常气管上皮中发现吸烟和戒烟者 246 个基因表达与对氧应激反应相关,二者有明显的差异。246 个基因表达主要与氧应激反应相关。但在 SCC 细胞中吸烟和戒烟者中不存在这种差异,有趣的是,比较 SCC 戒烟者中这 246 个基因大部分下调,SCC 与吸烟者正常气管上皮比较共有 22% 基因上调,而 79% 下调基因在 SCC 中进一步下降,提示正常吸烟者中气管上皮基因改变,在 SCC 中持续下调,基因包括肿瘤抑癌基因、C9orf9、INHBB、LRIG1、SCGB3A1、SERPINI2、STEAP3 和 ZMYND10。Woenckhaus M 报道研究了手术切除 18 个鳞状细胞癌和 9 个腺癌显微切割标本和匹配正常气管上皮及从吸烟者和非吸烟者的周围肺组织的基因表达谱。Real-time PCR 或免疫组织化学方法验证,通过比较非吸烟者与吸烟者支气管上皮细胞和匹配的癌组织的基因表达谱,确定了能反映吸烟者烟雾诱导支气管上皮细胞改变和早期癌症有关的 23 个"基因签字"。有 10 多个基因参与了代谢和氧化还原应激(如 AKR1B10、AKR1C1 和 MT1K)。1 个是肿瘤抑制基因,2 个基因作为癌基因(FGFR3 和 LMO3),2 个基因参与间质降解(MMP12 和 PTHLH),3 个基因与细胞分化有关(SPRR1B、RTN1 和 MUC7),5 个为至今没有明确的基因。吸烟者肺泡组织与非吸烟者和腺癌的吸烟者肺组织相比,可能确定其他 27 个"基因签字"。香烟烟雾诱发与癌症有关的分子改变可以用来确定吸烟者患肺癌的风险。

2. 单个异常基因检测早期肺癌

(1)k-ras 突变是肺癌发生的早期事件:曾有吸烟史的肺腺癌患者约 32% 发生 k-ras 12 位

点突变,高于没有吸烟的肺腺癌患者(7%),提示 k-ras 12 位点突变可能是香烟致癌物的作用靶点,发生在肺癌中早期和不可逆的改变。更有说服力的证明是,在检测肺癌高危人群的痰标本时,检测出具有 p53 和 ras 基因突变的人中,在 1 年后才在临床影像学诊断中发现肺癌存在。动物实验和临床病理研究结果显示,在 NSCLC 的早期(癌前病变、临床影像诊断之前)已有 k-ras 突变,并可直接从痰和气管洗涤液中获取诊断标本。

(2) p53 基因异常:p53 基因异常在肺癌癌前病变中发现,Orfanidou D 于 1998 年报道,癌前病变中 33.3% 有 p53 丢失,癌标本 p53 突变率为 49%,说明癌前病变中 p53 突变已占相当比例。在吸烟者增生紊乱气管取材,有 p53 突变者随访 4 年,大部相继发生为鳞癌,发生肺癌的预测值达 78%;而 p53 阴性的重度吸烟者中仅有 23% 发展成肺癌,说明有癌前病变的个体中有 p53 突变发生癌的概率显著高于 p53 阴性者。从痰中可检测到 p53 基因突变。因此,从气道细胞检测 p53 基因异常,早期诊断肺癌是合理的和可能的。

(3) 大量研究表明,3p 缺失是肺癌发生发展中的早期事件:HFIT 在肺癌患者早期有异常表达,它是肺癌早期诊断的候选基因。

(4) p16 基因:肺癌 p16 基因启动子过度甲基化是其失活的主要原因。Belinsky SA 于 1998 年报道,p16 甲基化在肺癌达 75%,在癌前病变 hyperplasia 达 17%, metaplasies 达 24%。说明 p16 突变是肺癌的早期事件,因此,有可能作为早期肺癌的基因标记之一。利用痰和气管洗涤液检测 p16 和甲基转移酶(MGMT)基因的过度甲基化诊断肺癌已有过报道。

■ 三、小结和展望

肺癌基因诊断主要进展如下。

第一,应用各种基因检测技术研究肺癌患者 EGFR 基因状态和对 TKI 治疗效果的关系,证明了检测 EGFR 基因突变和扩增可作为患者对 TKI 治疗敏感的标记。

第二,芯片技术具有的高通量同时检测大量基因的优势为研究肺癌基因诊断开创了新的一页。利用基因芯片技术研究了肺癌病理类型和亚型的基因表达谱。为解决目前病理形态学诊断尚不能区分的病理亚型,为预测患者的预后奠定了基础。从预测基因表达谱中选择"基因签字",来预测肺癌患者复发、转移和存活已获得理想结果,具有潜在的应用前景。但一个新的诊断方法的应用,要具备方法的敏感性、特异性、易操作性等条件。据此看来,基因诊断肺癌还有较多工作要做。

人类全基因测序的完成对肺癌基因诊断提供了前所未有的理论和技术支持,但至今对极具复杂性和异质性的肺癌尚未完全认识。对肺癌认识的局限性可能导致诊断的盲目性,也给基因诊断带来困惑。现已有了好的开局,前景是乐观的。

(汪　惠)

第六节　分子影像学技术

分子影像是采用无创伤的影像技术在活体上从分子水平上研究细胞功能代谢以达到对疾病

特异性诊断、疗效观察和制定治疗计划，或是进行新药物的研制筛选。它是分子生物学、化学、纳米技术、数据处理、图像处理技术等技术多学科融合的结果。在肺癌的诊断和治疗领域具有广泛的运用前景，它研究的重点是：①探讨癌细胞和特异性代谢、酶、受体及基因表达，比如受体显像、基因表达显像、抗体显像。②开发最有效的抗肿瘤药物和基因治疗方法。比如目前对肿瘤治疗研究最多的靶分子结合治疗，以达到对肿瘤的个性化治疗目的。③在分子病理学的基础上评价治疗效果和预后。④在细胞和分子水平上观察药物的疗效。⑤建立分子基础上药物代谢的动力学模型。

分子探针技术是肺癌分子影像学技术发展的关键（图7-87）。在肺癌分子影像成像中对分子探针的要求包括：①分子探针必须具有生物学兼容性，能够在人体内参与正常生理代谢过程。同时分子探针由于采用微量的探针，所以不会对人体造成任何伤害。②分子探针必须能够克服体内生理屏障。人体内具有许多屏障，比如脑屏障、血管壁、细胞膜等，分子探针必须通过这些屏障才能和特殊的靶分子结合。③分子探针和靶分子结合必须具有高度的灵敏度、特异性。只有高度特异性才能达到高度特异性诊断目的。常用小分子的探针有：和特异性配体结合的受体、生物酶，大分子探针如单克隆抗体。由于分子探针的浓度只有纳摩尔（nanomolar）至皮摩尔（picomolar）水平，对于PET、PET/CT和光成像在此浓度水平能够获得高质量图像。但是对于MRI来讲，即使高浓度成像其信号也非常小，需要成像前在体内及体外增强信号以获得能够接受的图像质量。

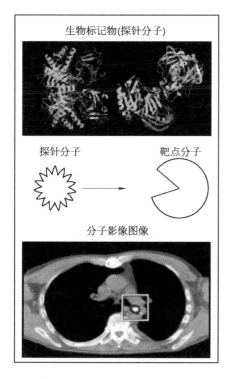

图7-87　肺癌分子影像成像示意图

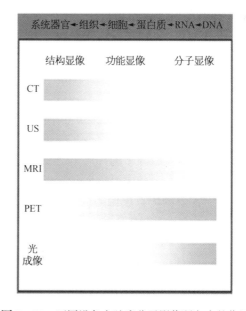

图7-88　不同设备在肺癌分子影像研究中的作用

目前可供肺癌分子影像学成像的手段主要包括：光学成像技术、MRI/MRS、PET（PET/CT）和其他核医学技术等。这些影像方法各有优劣（图7-88）。

■ 一、光学分子成像

光学分子成像是一种低成本的分子影像学技术。以荧光的吸收、反射生物荧光为基础,应用在可见光谱内发射放射性荧光的探针成像,包括荧光成像和生物发光成像,主要包括弥散光学断层成像、表面加权成像、共聚焦成像、近红外线光学断层成像、表面聚焦成像及双光子成像等,其中一些已用于体内基因表达成像。

基因表达光学成像放大技术的基础主要是酶的敏感性探针的应用。用于光学基因表达显像的标记基因常用绿色荧光蛋白、荧光素酶、基质金属蛋白酶(MMP)等在近红外线荧光显像(NIRF)是近年光学基因表达显像研究的热点,它依光显像是近年光学基因表达显像研究的热点,它依靠特定波段的光作为光源来激发荧光分子物质,发出有不同光谱特征的信号,被高灵敏度相机所摄。近红外线探针在高水平表达时,由肿瘤产生的特异蛋白酶水解时释放荧光。Figueiredo 等运用组织蛋白 B(cathepsin B)近红外探针检测 SCID 小鼠周围型肺癌,研究发现该探针分子的显像半径为 0.4 mm。Citrin D 等运用近红外探针(Cy5.5)标记 endostatin 检测肺癌组织肿瘤新生血管的生长。Wong KL 等运用 NIRF 光学成像技术和基质金属蛋白酶灵敏性探针进行肺癌 MMP-2 酶活性动物体内成像,研究提示该方法具有较高的灵敏度和特异性。生物荧光蛋白也应用于对内源基因产物成像,尤其是绿色荧光蛋白成像可对少量细胞或有机物进行量化,可以发现微小肿瘤病灶。另外,由荧光素酶催化的生物发光成像已开发,荧光素酶特别适用于异质的肿瘤细胞的空间分布及生长的动力学成像。Deliolanis N 等建立的肺癌小动物模型,可以完成 360°全方位荧光现象。

■ 二、核磁共振(MR)特异性分子成像

MR 分子成像因可同时提供优异的解剖学影像和分子生物学信息,不需采用图像融合技术。目前 MR 分子成像方式主要是采用对分子标记或分子途径特异的对比剂,通过其改变水的 T1 或 T2 而被探测出。典型的对比剂包括 Gd-DTPA 和氧化铁微粒。Yu KN 等报道了一种包含 2 种成分的钆基抗生素-生物素复合体,用于肺转移癌的 HER2 受体显像。由于该对比剂是由 3 个独立的小分子组成,故较单独的大分子成像更加容易。Alfke 等报道在四环素反应因子的控制下通过 MR 成像鉴别肺癌同源细胞酪氨酸酶报道基因的表达取得成功。研究中建立了 2 组转染细胞克隆在四环素反应因子的控制下,相对于报道基因关闭组,报道基因表达组由于基因表达产生的酪氨酸酶蛋白和黑色素可被 MR 探测而在 T1 上表现为较高信号。这一研究进一步证明了利用 MR 对肺癌基因靶点成像的可行性。

Khemtong C 等近期报道将 α(v)β(3)整合素作为肺癌新生血管的特异性标志物,已成功地将它的抗体作为配体,合成抗体耦联的顺磁性多聚脂质体(ACPL),运用 MR 检测人肺腺癌 A549 荷瘤小鼠的肿瘤血管生长。研究发现,ACPLs 和 α(v)β(3)整合素的组织分布区一致,MR 信号强度的增强水平与 α(v)β(3)整合素阳性的血管密度相关。说明 ACPL 可以用来定量检测体内 A(v)β(3)整合素阳性的肿瘤新生血管,将肺癌肿瘤不同区域的 ACPL 浓度测量出来。ACPL 的聚集反映的是 α(v)β(3)整合素阳性的血管密度,可以用来对肿瘤血管进行定量评价。

磁共振波谱(MRS)是利用磁共振现象和化学位移原理,探测活体组织内的生物代谢变化,可以进行特定化合物的定量分析,并用波谱分析或图像的方式表现出来。Bratasz A 运用 MRS 技术分析肺癌组织中细胞乏氧区域,为肺癌肿瘤放疗确定分子靶点。Loncaster 等研究发现,在

已知乏氧调控基因产物中以碳酸酐酶（CAⅨ）与肺癌乏氧状态相关性最高，与 Eppendorf 氧分压测量法对照，在肺癌中 CAⅨ 的表达与细胞乏氧状态呈正相关（相关系数为 0.5），提示肿瘤处于慢性缺氧状态，所以 CAⅨ 有希望成为肺癌乏氧的分子标记。

■ 三、PET 分子成像

PET 分子成像是把有明确生物学效应的示踪剂送入人体内，使其参加体内生物活动并予以探测和显示，由此反映体内特定的生物学活动，了解体内的生理生化状态及其改变。Cherk MH 等研究提示目前运用于临床的 ^{18}F - FDG（脱氧葡萄糖）作为标记物的 PET 现象能提示肿瘤内部糖的代谢水平，但不能反映肿瘤的乏氧程度，而 ^{18}F - FMISO（荧光米索硝唑）能较好反映瘤体内部的乏氧状态。Yamamoto Y 等发现 ^{18}F - FLT（氟胸苷）作为 PET 现象标记物，能较准确地反映非小细胞肺癌（NSCLC）的肿瘤增殖水平，其标准摄取值（suv）与 Ki - 67 呈正相关（$P < 0.000 2$）。Spence AM 等研究发现 ^{18}F - FLT 与 ^{18}F - FDG 比较，前者能更准确地反映肺癌患者是否存在脑部转移瘤。Su H 等运用 ^{18}F - geftinib 作为分子探针，研究肺癌患者接受 gefitinib 治疗后的 EGFR 受体的状态，研究提示该标记物具有预测 EGFR - TKI 疗效的临床价值。我国学者于金明运用 ^{18}F - FETNIM PET/CT 显像技术检测非小细胞肺癌（NSCLC）肿瘤乏氧水平，^{18}F - FETNIM（硝基咪唑复合物）是一种新型 PET 示踪剂，研究者等对 19 例经病理学确诊的 NSCLC 患者于术前 1～3 日进行了 ^{18}F - FETNIM PET/CT 检查，结果显示，肿瘤的最大标准摄取值（SUVmax，0.97～7.40）显著高于对侧正常肺组织，并与肿瘤体积显著相关，同时也均与免疫组化所示肿瘤组织乏氧诱导因子 1α（HIF - 1α）、血管内皮生长因子（VEGF）和葡萄糖转移酶- 1（GLUT - 1）的表达显著相关。研究表明肿瘤对 ^{18}F - FETNIM 的摄取与肿瘤乏氧相关，提示 ^{18}F - FETNIM PET/CT 显像可无创性检测乏氧。

■ 四、其他核医学分子成像研究

目前其他核医学成像技术如自发受体或离子通道也可以进行基因表达成像。Schuller HM 等运用放射性碘化物标记 COX - 2 抑制剂（celecoxib），检测肺癌动物模型中瘤体的 COX - 2 表达水平。Shih WJ 等对 23 例肺癌孤立结节研究发现，Tc - 99m depreotide 在肺鳞癌中的摄取率显著高于非鳞癌结节（$P < 0.038$），该标记物有望成为肺鳞癌诊治的重要标记物。Wong KL 运用同位素铕标记探针后，可以在共焦显微镜下观察人肺腺癌（A549）的某些生物代谢变化。

目前肺癌分子影像学的发展还处于初步阶段，对肺癌的分子影像学研究仍存在不少问题。未来纳米技术在分子影像医学中具有潜在的巨大应用前景，用纳米粒子结构作为运载工具，可将诊断或治疗分子探针运送到病变的组织细胞。美国食品药品管理局（FDA）已批准磁共振 Feridex 纳米粒子来靶向标记癌细胞。尽管有诸多问题尚未解决，但随着分子医学的进一步发展与深入，肺癌分子影像学技术在肺癌的早期诊断，为肿瘤放疗标记"分子靶标"，评估内科治疗疗效及判定疾病预后等方面必将发挥重要的作用。

（陆　舜　虞永峰）

第八章
肺 癌 的 诊 断

第一节　临床诊断程序

■ 一、对象

可分为以下三类。

(1) 具有肺癌高危险因素，即使无症状表现，也应鼓励参与早发现筛查：≥40 岁；吸烟≥40 包/年；男性以往列为高危险因素，肺癌素有男性癌之称，但近年国内外肺癌流行病学调查表明，女性肺癌发病时间趋势近年高于男性，如上海市 33 年来女性肺癌的每年百分比改变明显高于男性，分别为 2.03% 和 1.723%，$P < 0.01$，因此女性也应列入高危因素对象。

(2) 可疑肺癌症状及体征，刺激性干咳或(和)体位相关的刺激性干咳，常为肺癌首发症状，其次痰中夹鲜血也是较常见的症状，此外，杵状指(趾)或男性乳房肥大常为肺癌的肺外表现。

(3) 无症状体检或因定期体检其他疾病而作胸部 CT 发现，为发现孤立肺部小结节病灶的主要来源，应高度重视，需进一步检查。

■ 二、肺癌诊断程序

如图 8-1 所示。

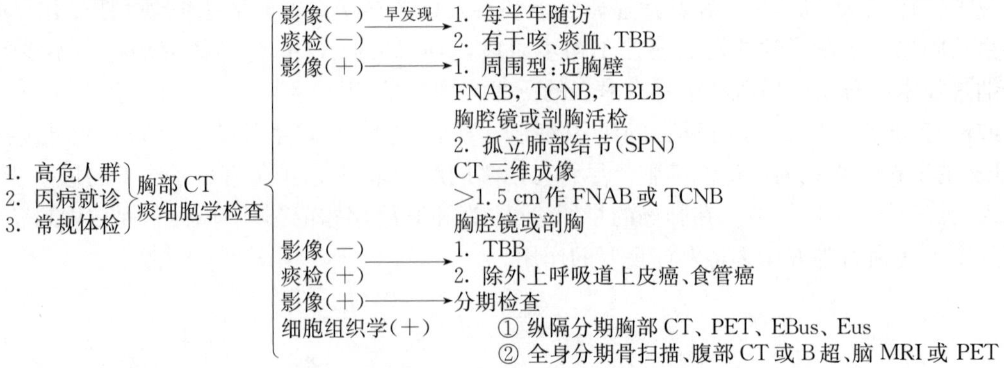

图 8-1　肺癌诊断程序

TBB：纤维支气管镜；FNAB：细针穿刺抽吸活检；TCNB：经胸壁核心针刺活检；TBLB：经纤支镜肺活检

（1）筛查工具：胸部 X 线正侧位片以往被认为是发现肺癌的主要手段，然而胸部 X 线正侧位片联合或不联合痰细胞学检查的随机肺癌筛查试验结果未能降低肺癌死亡率。LSS 随机研究用低剂量螺旋 CT（LDCT），在首次和第二次筛查中可疑肺癌例数明显多于正侧位胸片筛查，分别为 325 例（20％）：152 例（10％）和 350 例（25.8％）：115 例（8.7％），肺癌总例数也明显以 LDCT 筛查为高。近年 NLST 研究也支持 LDCT 阳性率高于 X 线正侧位胸片，分别为 24.2％ 和 6.9％，更突出的是 LDCT 筛查较 X 线正侧位胸片降低了 20％ 的肺癌死亡率。这使争论多年的肺癌早发现筛查的价值有了一定的定论，因此，肺癌筛查的手段应为 LDCT。同样 CT 对肺癌的诊断也是不可缺少的手段。

2. CT 诊断肺癌的敏感性和特异性受 CT 技术方法及随访观察时间的影响，临床不能满足于常规摄 CT，应根据病变部位、大小形态而定，小肿瘤要用薄层细切，要求≤5 mm，切到结节中心处。显像形态不清时用三维成像可以暴露出形态不规则的立体图像。同时，为了辨清结节内含物，找出肺癌 CT 表现特征，包括内含物中的细结节、实质性、磨玻璃样阴性（GGO）、小泡征等，CT 成像要求有层次感才可较清晰地显示。对较小的结节尤以 1 cm 左右无法辨认时，定期观察变化是临床常用的方法，一般认为需 3～6 个月检查 1 次，随访期终点为 2 年，但临床上不乏生长很缓慢的肺癌，如细支气管肺泡癌（前称）的倍增时间有报道超过 800 d，这就需要长时间随访，对具高危险因素者按肺癌早发现定期（半年）复查观察。

3. 痰液细胞学检查适用于病变近肺门或较大的肺癌，部分患者可检出类型，也不失为一个重要的肺癌诊断手段。

4. 积极争取标本病理学检查，可较正确地决定肺癌诊断、预后及制订治疗方案的新观念已势在必行。区分出类型有利于决定治疗，如小细胞肺癌以化疗为首选，非小细胞肺癌化疗疗效和类型相关，如培美曲塞对腺癌疗效显著高于鳞型，健择对鳞癌效果优于腺癌，靶向药物更具高度选择性，如 EGFR TKI 用于腺癌更受人推崇。

分子生物学检测已有很多证据说明它们对诊断、鉴别诊断及决定治疗药物的价值，已得到共识。

表 8-1 原发性肺癌、转移性肺癌、胸膜间皮瘤的基因表达供诊断、鉴别诊断的参考

免疫组化	原发性肺癌	转移性肺癌	胸膜间皮瘤
TTF-1	+（腺癌）	—	—
CK7	+（腺癌）		
CK20	-黏液性腺癌（+）	+结直肠癌	
CDX-2	—	+肠胃癌	
WT-1	—		+
Calretinin	—		+
CK5/6	—		+
CEA	+		—

有关分子生物学中个体化治疗的主要参考材料包括 EGFR TKI、ALK TKI 等，详见治疗章节。

综上所述，可见肺癌的诊断涉及众多科室，诸如影像科室就有放射科、CT、MRI、PET，另有支气管镜、病理科、超声科和检验科。

（廖美琳）

第二节　多学科诊断的重要性

肺癌的诊断方法众多，分属于不同科室及学科，如影像学诊断、病理科、纤支镜、内科、外科、分子生物学检验等，诊断的准确性和精确度会影响下一步合适治疗方案的选择、制订，这些诊断方法需要有不同专业知识来掌握，必须综合各种诊断方法从其不同作用点及临床所需有机地应用，不能单凭一种方法作出诊断，还要考虑其他肺部疾病可有和肺癌类似的症状及影像表现，诊断的同时要作鉴别诊断，避免误诊影响预后。

肺癌多学科诊断可分为四个阶段，发现、诊断、分期、治疗方案设计，试述于下。

■ 一、发现肺癌病灶

无临床症状的肺部病灶几乎均是通过 CT 扫描发现的，肺癌的病理解剖部位和以往相比随发病情况有了改变。近几年不论国内外均见报道腺型肺癌所占比例较前明显增高，甚至超过了以往被认为发病领先的鳞型肺癌，而腺型肺癌大多长于肺野周围，胸部摄片就不能适用，尤以长于胸壁的 SPN，邻近纵隔、脊柱旁等的小病灶，胸部 CT 在这方面有独特的优势，又可获得较小的早期病灶，对治疗有利，这也就大大提高了胸部 CT 在发现肺癌中的地位和普及应用，现在又有多种升级换代的仪器：如低容量、高分辨螺旋多靶 CT 及小病灶诊断的软件等，在适应需要的同时也促进了某些学科的发展和相互促进提高。PET 也可藉以发现肺内癌灶，但由于价格较贵，对显示小病灶有限，未普及到胸部 CT 检查的地步。

■ 二、诊断

病理、细胞组织学检查为诊断肺癌的金标准，分辨类型不再是仅分为小细胞型和非小细胞型，腺型、鳞型、大细胞型及被认为有独特个性的细支气管肺泡细胞癌（归属于腺型），其生物学特性、生长发展及对药物治疗的反应各自有其不同特性，且与分子生物学指标和药物效果相关，近年注重争取组织学标本，通常认为仅 30％～40％的肺癌可获组织学标本，为改善诊疗效果，促使临床上积极争取取得组织学标本，这就需通过 FNAB、TCNB、TBB、TBLB、手术、纵隔镜、胸腔镜、淋巴结活检（EBus）等来取得标本，对制订治疗方案的必要性不言而喻。CT 检查对肺癌诊断和鉴别诊断也很有帮助，主要为形态学表现有肺癌的特征，但其他良性病变也可有相似的表现，必须结合其他特性、生长速度等综合作出诊断。PET 检查对＞1 cm 结节状肺癌有诊断价值，和 CT 可共同提高诊断正确性，但 SUV 的增高并非只见于恶性病变中，在肺炎、结节病、真菌病中也可有 SUV 的明显增高。

■ 三、分期

诊断明确后,知道了类型要分出期别,为选择治疗作重要参考依据,分期方法可分为二种。

(一)纵隔分期

要了解胸内淋巴结转移情况,CT 和 PET 相比以 PET 较为敏感,达 $80\%\sim90\%$,通过纵隔镜取纵隔淋巴结标本决定纵隔期别,在影像学检查中怀疑有纵隔淋巴结肿大或肿瘤范围较大时,经纵隔镜采样证实为Ⅲ期肺癌时,对决定是否需作诱导化疗、化放疗,在临床上很有价值。如无胸内淋巴结或单个胸内淋巴结肿大可以手术为主,对不能手术全部切除的ⅢA 期则作化放疗。

(二)全身分期

肺癌和其他实体瘤相同,在判断是否手术或根治性放疗时了解有无远道转移对全身分期很为重要,美国采用 PET 作为常规全身分期检查,国内多采用的肺癌分期检查据常见肺癌转移部位而定,包括骨扫描;脑 CT 或 MRI;腹部 CT 或 B 超以资了解有无肝、肾上腺转移,此外,在新分期中癌性胸腔积液、心包积液列为Ⅳ期,采用全身治疗为主。

■ 四、治疗方案设计

分子生物基因学近年发展迅速,已渗入医学诊断治疗学,尤以肿瘤治疗中的靶向药物的面世,为肿瘤治疗增添了新手段,提高了治疗效果,肺癌治疗中同样有了单靶向及(和)化疗联用的有效方案,从临床及基因学研究中发现了有预测治疗效果的生物标志物,进一步提高了靶向治疗的水平。有二个治疗肺癌的小分子表皮生长因子酪氨酸酶抑制剂(EGFR TK1)易瑞沙和特罗凯已列入中国 NCCN 中肺癌的二线、三线治疗。2008 年 IPASS 研究结果阐明腺型肺癌用易瑞沙或泰素卡铂比较研究,PFS(无进展生存期)以易瑞沙为优,$HR = 0.741$,$P < 0.0001$,但两组生存期无差别,$HR = 0.91$,其中表皮生长因子受体(EGFR)突变阳性患者的 PFS 以易瑞沙明显为高。$HR = 0.48$,$P < 0.0001$,EGFR 突变阴性组以化疗组 PFS 为好。$HR = 2.85$,$P < 0.0001$,说明 EGFR 突变测定的意义,阳性者要用易瑞沙,阴性者以用化疗为好。2011 年我国的 Optimal 研究也证明了特罗凯有同样结果,是一个有意义的预测因子。2009 年 Saturn 研究中,用特罗凯维持治疗研究中也以 EGFR 突变阳性者为优。$HR = 0.10$,Log Rank $P < 0.0001$,EGFR 突变阴性组特罗凯和含铂化疗的 PFS 差别明显为小,$HR = 0.78$,Log Rank $P < 0.0185$。这些充分说明 EGFR 生物标志物和临床择药关系密切。近日研究提示测定方法也有不同敏感性,EGFR 突变检测优于 Fish Copy 和 IHC 法,然而这些问题尚在研究中,目前有较 EGFR 突变方便的检测方法的研究也在进行中。肿瘤化疗药物基因学研究自 2007 年术后辅助治疗中生物标记物结果和生存率相关研究,2008 年 ASCO 会议出版的《Educational Book》中对肺癌化疗药物基因学撰写了一篇专题,提出化疗生物标志物 ERCC1、RRM1、BRCA1、TS 可供药物选用时参考。此外,β-tuberlin 也可为选用微管药物的标志物。必须切记组织标本在测知和药物疗效间的重要性,因此在诊断时要千方百计取得组织学标本以测生物标志物,近日反复强调肺癌小标本及细胞块的收集,从临床研究结果来看,除改进采取样本的器械方法外,医务人员的重视和患者的配合均为关键。

(廖美琳)

第九章
肺癌的鉴别诊断

第一节　肺部感染性疾病

肺癌症状缺乏特征性且较复杂，与肺部一些常见疾病如肺结核、肺真菌病、支气管肺炎和肺脓肿近似。实际上它还能造成继发的阻塞性炎症、肺化脓症及肺不张，故误诊率相当高。

■ 一、结核病

肺癌和肺结核均为常见肺部疾病，常易误诊。肺门淋巴结结核、锁骨下浸润病变、肺叶不张、结节病灶、结核球、大块干酪样坏死、空洞形成、粟粒样病变和支气管播散、胸腔积液等多种结核的影像学表现，都可酷似肺癌。近年来老年肺结核患者逐渐增多，因此，在诊断上更易和肺癌混淆。

1. **肺结核球**　肺结核球是最需要与肺癌鉴别的肺常见病，应与周围型肺癌相鉴别。结核球多见于 40 岁以下年轻患者，病灶多位于结核好发部位，即肺上叶尖后段和下叶背段。一般无症状，少见痰带血，血沉变化少，有 16%～28% 患者痰中发现结核菌。病灶边界清楚，可有包膜，密度高，有时含钙点，周围有纤维增殖性病灶，结核球变化较少，少见增大，常多年不变。周围型肺癌多见于 40 岁以上患者，痰带血较多见，痰中癌细胞阳性者达 40%～50%。在影像学方面，肺结核球病灶多呈圆形，边缘较整齐，见于上叶尖或后段，体积较小，一般不超过 5 cm 直径，边界光滑，密度不匀，多见钙化，16%～32% 病例可见引流支气管影指向肺门，较少出现胸膜皱缩，增长慢；如中心液化出现空洞，多居中，内缘光滑；常可伴随其他肺内多样病灶，即多灶性、多态性，包括纤维收缩、干酪灶、浸润、胸膜局限增厚。周围型肺癌常见于上叶前、右肺中叶、左上叶舌段，多呈类圆形或结节状，逐渐增大，密度浓而不均，CT 增强扫描可见 CT 值的明显升高。生长较快，很少见病灶内钙化，其边缘有分叶，常伴细毛刺，可有胸膜牵曳征，后期常伴有肺门淋巴结肿大，一般周围无卫星灶，无引流支气管，发展较快；结节的内含物结构较为复杂，可包含小泡、细颗粒、纤维，实质与非实质性病变混合存在，也见有磨玻璃状阴影于其中。

2. **浸润型肺结核**　肺癌患者的肺部浸润性病变常呈段性分布，以上叶前段、舌段、下叶背段多见,临床常见咳嗽、痰血等病史,痰细胞学及纤维支气管镜检查有助于鉴别。肺结核的肺部浸润病灶常分布于锁骨上下的上叶尖后段,呈散在浸润;如伴支气管内膜结核也可见段性分布,临床上常有结核毒血症状,刺激性咳嗽来势较猛,一般比较容易与肺癌鉴别。但在一些外周型腺癌病例,早期体积小,表现为小片浸润或索条,尤其是孤立型肺泡细胞癌,生长速度可以很慢,初起不易与之辨别。还有的肺癌早期 X 线所见仅为节段性肺不张或轻度阻塞性炎症,也容易与之相混,应反复多次查痰脱落细胞学,必要时抗结核治疗下同时积极检查,密切随诊病灶之消长,系统而动态地进行分析,对可疑病灶结合其他危险因素,积极鉴别,针刺活检、开胸活检还是有必要的。

3. 肺门淋巴结结核 此型结核多见于青少年,主要症状为低热、乏力、盗汗,极少有咯血。病灶多见于右上纵隔气管旁,很少有管腔受压现象,当淋巴结肿大并融合成团时易与中央型肺癌相混淆,也可呈哑铃状淋巴结和肺内病灶同时存在之表现。CT 扫描发现淋巴结内有钙化灶或同时伴有肺内结核病灶时,更有助于诊断。结核菌素多呈阳性或强阳性,可供诊断时参考,抗结核药物治疗有效。

中央型肺癌多见于中年以上成人,常见反复痰血史,多呈单侧肺门肿块,常位于叶支气管、总支气管旁,较晚期可伴有气管旁淋巴结肿大,常有管腔受压现象,伴或不伴阻塞性肺炎,通过痰细胞学检查和支气管镜检查可明确诊断,活检阳性率可达 90%～100%。小细胞肺癌多见中央型肿块伴不张表现,病灶常伴肺门、纵隔淋巴结转移,并可侵犯多组淋巴结,常呈原发癌症和淋巴结灶融合的现象。纤维支气管镜检查可发现真相,区别病变。

4. 血行播散型肺结核 血行播散型肺结核应与弥漫性肺泡细胞癌相鉴别。血行播散型肺结核包括急性(急性粟粒型肺结核)、亚急性、慢性血行播散型肺结核。急性粟粒型肺结核起病急,全身中毒症状明显,发热较为突出,常为 38～39 ℃,为时较长,常可伴发结核性脑膜炎。胸部 X 线表现为肺内细小如粟粒状,等大,均匀播散于两肺的结节。亚急性或慢性血行播散型肺结核,临床症状不明显,病情发展缓慢,播散灶大小不均匀,新旧不等,较对称分布在两肺上中肺野。机体免疫力强,少量结核菌分批血行播散入肺引起。抗结核治疗能够逐渐将其缓解。肺泡细胞癌生长速度不一,多发生在肺的外周,两肺呈弥漫性细小结节,大小不一,分布不均,以中下肺野较多,肺门周围较密集,密度较高,边界清晰。随着疾病进展,病灶大小及密集程度亦增加,少数有融合倾向,边缘模糊,有时可见支气管空气征伴肺门淋巴结和胸膜转移,肺内有时可以找到较大的原发灶。临床表现为咳嗽,可有大量白色黏痰并有进行性呼吸困难,甚至紫绀等,痰检或纤支镜检可有助于找到癌细胞。

5. 结核性渗出性胸膜炎 胸腔积液以渗出性胸膜炎最为常见,一般发生于中青年患者,以结核症状最为常见。中老年胸腔积液,尤其是血性胸液,要考虑为恶性病变与恶性肿瘤向胸膜或纵隔淋巴结转移引起的胸腔积液。结核性胸膜炎常有发热,有咳嗽、盗汗等全身症状,胸水生长速度不快,抗结核药物效果比较明显。恶性胸腔积液多为血性,大量,增长迅速,常由肺癌、乳腺癌或恶性淋巴瘤转移至胸膜所致。

6. 纤维空洞型肺结核 结核空洞应与癌性空洞进行鉴别。大量结核菌进入肺,形成干酪灶,干酪灶坏死、液化咳出而成空洞。病灶可反复支气管播散,病程迁延,是结核病的重要传染源。多见于青壮年,常有结核毒血症状,病灶常位于上叶尖后段或下叶背段,病程发展缓慢,痰中常可找到抗酸杆菌。CT 或 X 线显示一侧或两侧单个或多个厚壁空洞,空洞的内壁光滑,多为中心型空洞,可有少量液平,周围常有卫星灶和引流支气管,常可伴有支气管播散灶和明显胸膜增厚,肺纤维组织收缩,但肺门淋巴结很少肿大。癌性空洞患者以中老年患者多见,常有呛咳和反复痰血史,病灶部位不定,上叶前段、右中叶、左舌段多见,空洞壁厚薄不均,内壁凹凸不平或呈半岛状或呈斑块状,多为偏心空洞,洞外壁可有分叶,多见于鳞癌,而薄壁空洞常见于肺腺癌,往往较小,周围无卫星灶,亦无引流支气管,常可伴有肺门淋巴结肿大,病程发展较快,痰中可找到癌细胞。

7. 支气管内膜结核 支气管内膜结核所致肺不张应与中央型肺癌鉴别,内膜结核以年轻人多见,病灶进展缓慢,常需 6～12 个月才能形成肺不张,相应肺叶根部无肿块,临床上常有剧咳、低热、乏力等症状。纤维支气管镜检查常见管腔狭窄、充血、水肿或有灰白色坏死样物覆盖在支气管黏膜表面,痰检结核菌常阳性。肺癌所致肺不张往往中老年多见,病灶进展较快,2～3 个月内即形成肺叶不张,管腔常全部阻塞,其后不久出现全肺不张。在肺叶不张时常在相应肺叶根部可见肿块,典型者呈"S 型"表现,临床上常有咳嗽、痰血、发热、气急史,纤支镜检查常可见新生物,痰细胞学检查可找到癌细胞。

8. 肺结核合并肺癌 肺结核与肺癌共存的机会在中国肺结核病较多的情况下并不少见。当治疗肺结核过程中有的病灶吸收好转,而另外病灶继续增大恶化时,或出现新病灶时,应高度警惕两种病的并存。

■ 二、肺脓肿

急性肺脓肿发生在鼻咽或口腔手术、醉酒、昏迷、呕吐后,突发畏寒、高热、咳嗽、咳大量脓臭痰,白细胞总数和中性粒细胞数显著增高者即应考虑,胸片示块样或实变样阴影,边缘模糊,可液化成空洞,空洞形成快,洞壁内缘较光整、可有液平,空洞周围浸润病灶较多,有时伴局部胸膜增厚或伴有较多纤维条索阴影,病灶根部常无肿块。病灶好发部位在下叶多见,但也可在上叶尖后段。痰细菌培养常可检出致病菌。病程短者,选用敏感抗生素,病灶大部分可吸收。血源性肺脓肿发生于有皮肤创口感染、疖、痈等化脓性病灶者,出现持续发热、咳嗽咳痰,X 线见两肺有多发片状阴影及薄壁空洞,常为金黄色葡萄球菌感染,即可诊断。慢性肺脓肿可无急性发病史,无大量脓痰,病灶部分机化,仅留小脓腔,或有咯血,胸片示球形或块影病变而难以和周围型肺癌鉴别,但前者常有完整而较厚包膜,无分叶或毛刺,常有较多局部胸膜反应可借以鉴别。肺癌合并肺脓肿或单纯肺脓肿也易混淆,前者因有阻塞,痰量不多,可行纤支镜检查以助鉴别。

周围型肺癌往往不是急性发病,以刺激性干咳,反复痰血为主,常无脓痰史,胸片示块样阴影,其内有透亮区,形成空洞,空洞内壁凹凸不平,偏心较多,空洞形成较慢,病灶周围常无明显浸润,病灶部位好发于上叶前段、中叶、下叶、舌段等部位。痰细胞学检查常可找到癌细胞,上述表现以鳞癌较多。

■ 三、肺炎

肺炎起病较急,常见高热、畏寒等症状,少见咯血,常伴白细胞升高。胸片表现为浸润病灶可呈段性分布,有时可见肺实变内有空气支气管征,经有效抗生素治疗后,可全部吸收,如肺炎反复发作,病变部位不固定。肺癌常呈段性分布,在抗炎治疗下常吸收不完全并迁延,原部位反复肺炎常为其特点,多见咯血。肺癌堵塞支气管造成远端阻塞性肺炎,与单纯肺炎甚难鉴别。如不张的肺组织内炎症加剧,甚至发展成肺脓肿。对那些起病缓慢,无毒性症状,抗菌药物治疗炎症吸收缓慢,或在同一部位反复发生肺炎时,尤其是段、叶性肺炎,伴有体积缩小者,应考虑肺癌可能,最可靠的鉴别方法即为反复痰细胞学检查和纤支镜检查。有些分泌黏液的细支气管肺泡癌会造成局部段叶性实变,患者往往咳大量痰液,极为黏稠,每日可有 200～300 ml 白色黏痰分泌。

■ 四、肺部真菌感染

肺真菌感染是指真菌对气管、支气管和肺的侵犯,引起气道黏膜炎症和肺部不同程度的炎症、肉芽肿,严重者有坏死性肺炎,甚至血行播散到其他部位。近年来真菌感染逐年增多,临床上以念珠菌和曲霉菌最常见,其次为新型隐球菌、毛霉菌和组织胞浆菌等。

症状和体征无特异性,常见症状如发热、咳嗽、咳白黏痰、胸痛、痰血或咯血等,肺部体查可以闻及干湿啰音,有时有肺实变征或胸水征。影像表现除"晕轮征"和"空气新月征"具有一定特征外,其他影像表现无特异性。询问病史至关重要,是诊断真菌病的重要线索和依据。①基础疾病:结核、肿瘤、糖尿病、AIDS 和结缔组织病等。②诱发因素:不少为医源性,应引起警惕,常见的有长期使用广谱抗菌素、激素、放化疗、器官移植、吸毒及静脉输液留置导管等。③职业、旅游及接触史。病原学是肺真菌病诊断的最重要依据,痰涂片或培养是肺真菌病诊断最常应用的方法。肺穿刺活检或经纤支镜肺活检也是诊断的重要手段。

1. 肺曲霉菌病　曲霉菌广泛分布于自然界,吸入后一般不易感染,常继发于肺部已有疾患。

(1) 腐生型(曲菌球):曲菌丝、纤维素和黏液形成游离状态的曲菌球。主要症状为反复咯血。CT 表现:一般继发于肺结核空洞、支扩、支气管囊肿内。好发于肺尖部,寄生于肺部空洞病变内,病灶类球形,密度均匀,界清,部分可有钙化,与洞壁之间可见"空气新月征",病灶随体位改变而变动是其特点,即"滚珠征",是曲菌病最具诊断特征性的 CT 表现,增强后不强化。

与肺癌的鉴别:肺癌的空洞常为偏心厚壁,随访病灶增大,增强后明显强化;多轴位透视,变动体位对照 CT 扫描,病灶不随体位改变而变动,可资鉴别。

(2) 侵袭型:为曲霉菌引起的肺部炎症、坏死、脓肿及肉芽肿性病变。主要症状有发热、咳嗽、咳棕黄色痰,伴有肺栓塞时出现咯血、胸痛等。病情进展迅速。CT 表现:①大片致密影以及沿支气管分布的小斑片影。②单个或多个结节、团块影,周围常见磨玻璃样的晕影环绕,即"晕征",在肺曲霉菌病早期出现率较高,故对本病早期诊断具有重要价值,其病理基础为具有高度血管侵袭性的真菌所造成的病灶周围出血,增强后可以轻度强化。③空洞:曲菌病易发生凝固性坏死,坏死物经支气管排出后可形成空洞,此时空洞壁可厚薄均匀或不均匀,常见半球形的附壁结节,即所谓的"空气新月征"。近年来开展 GM 试验,主要适用于免疫功能受损者侵袭性曲霉菌病的诊断,动态观察其变化有一定价值。

(3) 变态反应性支气管肺型:由曲霉菌抗原导致机体产生变态反应所致。

1) 临床特征:①急慢性哮喘史。②支气管壁增厚、管腔扩张。③曲霉菌皮肤试验阳性。④纤支镜检示管腔内棕黄色黏稠物阻塞。⑤血嗜酸性细胞绝对计数及血 IgE 明显增高。

2) CT 表现:①过敏性炎症表现:一过性游走性肺部浸润影,呈片状、结节状或假肿块状。②支气管壁增厚,表现为轨道征,管状影,平行线。③支气管扩张和支气管黏液嵌塞:多发生于除一、二级以外的大支气管。近端支气管扩张,其内黏液栓填塞时,呈指套状或 Y、V 形密度增高影,病变远端支气管一般正常。

与肺癌的鉴别：支气管病变需与支气管内生长的肿瘤鉴别，如表皮黏液样癌可沿气管腔生长，阻塞管腔，形成结节团块改变，增强扫描有强化，而支气管黏液嵌塞不强化。

2. 肺隐球菌病　肺隐球菌病是由吸入空气中的新型隐球菌孢子感染引起的一种亚急性或慢性肺部真菌病。以中青年多见，且男性多于女性。以往认为该病多发于慢性消耗和免疫受损患者，但近来国内外文献统计显示，免疫功能正常者的发病率有所增加，发病原因不明。病理改变早期主要是菌落的积聚并形成凝胶样物质，后期病变以形成肉芽肿为主，病灶内墨汁染色（六胺银染色、过碘酸希夫染色）阳性，发现隐球菌病原体有诊断意义，可有鸟类动物的接触史。临床表现为一般症状较轻或体检发现。多有低热、咳嗽、咳痰、胸痛、乏力和体重减轻。诊断主要依靠手术病理，纤支镜肺活检或肺穿刺活检病理。近年开展血、胸水乳胶凝集法检测隐球菌荚膜多糖抗原呈阳性，对诊断有一定参考意义，但肺隐球菌病也可呈阴性。

CT 表现为多态、多样、多病灶为特征：①结节或肿块病变（约占 70％），大小 6～10 cm 不等，孤立或多发，多发时可呈串状，可有分叶、毛刺、胸膜凹陷征，部分病灶周边见"晕征"。②浸润实变灶，病灶呈大叶或节段分布，远端密度实，近心处密度明显淡而稀疏，气道征局限于近端肺。③空洞，薄壁（多见免疫缺陷患者）。④弥漫混合病变，结节、团块、实变、斑片灶多样分布，以结节肿块为主。⑤弥漫粟粒影。⑥急性间质肺炎。⑦可伴胸水、肺门和纵隔淋巴结肿大。

与肺癌的鉴别：肺隐球菌病孤立结节型需与周围型肺癌鉴别，两者均可有分叶、毛刺、胸膜凹陷征，有时难以鉴别。随访肺癌进行性增大，而肺隐球菌病发展缓慢，但可于数月左右增大，早期周围可以有晕征。肺隐球菌病多发结节型需与转移癌鉴别，转移癌多表现为光整结节型，而肺隐球菌病的结节形态常不规则，且常伴斑片影等多态表现。

3. 肺念珠菌病　主要由白色念珠菌引起，在抗生素治疗后或免疫力下降时，易引起肺部感染。感染途径有血源性及气源性。临床表现无特异性，为肺炎常见症状。

CT 表现：为大小不等、多发、边界清楚的结节，可伴有实变、树芽征、磨玻璃样结节，部分结节周围伴有晕征。少见 CT 表现有支气管壁增厚和胸水，罕见表现包括空洞、空气新月征和淋巴结肿大，缺乏这些征象可作为与其他机会性肺部感染的鉴别点。肺念珠菌病上述影像表现也可见于其他肺感染性疾病，大多无特异性。实际上肺念珠菌感染常常合并有其他细菌或真菌感染，使诊断复杂化。

4. 肺组织胞浆菌病　由荚膜组织胞浆菌引起深部感染，经呼吸道传播，主要侵犯网状内皮系统如肝、脾和淋巴结，肺等全身各脏器都可发生。多见于 AIDS 患者。临床及影像表现：①无症状型：占 90％～95％。组织胞浆菌素皮肤试验呈阳性反应。影像：肺部及纵隔淋巴结多发钙化。②急性肺型：畏寒、发热、咳嗽、肌肉痛。影像：弥漫性结节状阴影，或片状实变影。③播散型：多数由急性肺型恶化引起。贫血、白细胞减少，进行性肝、脾肿大，皮肤黏膜溃疡，全身淋巴结肿大。影像：通常呈粟粒型肺浸润、空洞形成及肺门淋巴结肿大。④慢性肺型：约 20％无任何症状，常见咳嗽、发热、盗汗、胸痛、咯血、呼吸困难。影像：早期常为边缘清楚的肺实变，后期呈结节或肿块，部分肺尖部出现空洞。上述表现无特异性，易误诊为肺结核或肿瘤。

5. 肺孢子菌病　卡氏肺孢子虫属真菌类（最近根据其超微结构和核糖体 RNA 结构分析得出的结论），传统习惯划归原虫。肺孢子菌可寄生在正常人体的肺泡内，在免疫功能明显低下时才发病。多见于 AIDS、器官移植、免疫抑制治疗和先天免疫缺陷者。它是 AIDS 肺炎的最常见原因，占 65％～85％。病理表现为间质性和肺泡性炎症。临床症状为持续高热，咳嗽，呼吸困难。CT 表现：①肺泡浸润早期，双肺表现为对称性分布的磨玻璃样阴影，边缘模糊。②中期肺泡和间质混合感染，CT 表现为斑片状实变影，夹杂囊状影，并迅速进展为广泛实变影。③晚期主要表现为间质病变，CT 表现为双侧对称分布的结节线样和网状影。④空洞、囊肿、纵隔及肺门淋巴结肿大（少见）。据文献报道，CT 对卡氏肺孢子虫的诊断率可达 94％。在肺组织及呼吸道分泌物中找到卡氏肺孢子虫即可确诊。

鉴别诊断：肺孢子菌病为机会性感染所致，故需与其他肺部机会性感染相鉴别，如巨细胞病毒、军团菌及其他真菌等也是常见的机会性感染病变，需结合临床症状、CT 表现和实验室检查综合考虑。此外还需与肺泡蛋白沉积症、急性呼吸窘迫综合征和肺水肿等鉴别。

■ 五、慢性支气管炎

慢性支气管炎伴有反复痰血时，也多和中央型肺癌其肺部尚未出现阻塞性肺炎时相混淆。此外，慢性支气管炎也有表现为肺内局部或较弥漫的纤维网状阴影，可伴有纤细的结节，需和肺腺癌之一的肺泡细胞癌相鉴别。因此，凡属于肺癌发病高危人群者，出现上述症状时，仍应高度警惕肺癌可能。为此，需加强痰液细胞学检查，必要时如呼吸道症状有变化，痰液减少表现为干咳，痰血次数增加可作纤支镜检查，有时可发现支气管管壁黏膜粗糙或管腔内有新生物。

■ 六、支气管扩张

轻度支气管扩张伴少量咯血常和常规胸片检查未能显示病变的早期中心型肺癌相混淆，经仔细询问病史、痰细胞学和纤支镜检查对鉴别诊断有一定帮助，但一般需密切观察。广泛囊性支气管扩张和广泛薄壁空洞样表现的腺癌在 X 线片上可有类似表现，但经追问病史和痰液细胞学检查可予区别。局部支气管扩张的反复感染和肺癌所致的阻塞性肺炎反复发作，在胸片上亦可混淆，但经纤支镜检查、CT 扫描、支气管造影和痰细胞学检查可助诊断。

■ 七、炎性肉芽肿（又称肺炎性假瘤）

现认为其由多种细胞成分发展为炎性增生性肿块，归为良性肿瘤，称类肿瘤样病变，其由大量纤维蛋白、肉芽及纤维包膜形成。往往是肺炎治疗不及时或不彻底所致。在亚急性阶段，尚无包膜的肺实质浸润，X 线征象有时难与肺癌鉴别，但追问病史，1/5 以上患者有肺炎史，以往常有咳嗽、高热、白细胞增高等，胸片显示：先呈片状浸润，后发展成球形病灶，密度较深，边缘常呈不典型分叶，轮廓较模糊或可见长而不规则毛刺，在积极抗炎治疗后可退热，治疗后 2～3 周内浸润可吸收 30％以上，而肺癌则少有变化。凡遇上述情况，应在鉴别诊断的检查阶段，抓紧时间积极抗炎治疗，观察病灶有否变化，有的患者因病灶吸收而避免手术。炎性肉芽肿存在较长时，结缔组织较多，抗炎治疗后常变化不大，此时一般有包膜形成，甚至形成有脂肪等沉积的黄色素瘤，但通常不会增大，胸片提示：该阴影边缘整齐，病灶附近常有纤维变性和胸膜增厚。有的表现以纤维化为主的机化性肺收缩，病灶长时间不变或逐步收缩变小或反复感染，也可见病灶增大。肺癌患者不一定有肺部感染史，胸片常呈叶、段性阻塞性肺炎表现，其根部常有肿块，病灶可在短期内增大，甚至可发展成肺不张，通过纤支镜检查以助鉴别。

■ 八、肺吸虫病

近年来该病发病率有所上升,但需与肺腺癌鉴别。但大多数肺吸虫病均有肺部或胸膜病变,肺吸虫病所致肺部病变多发生在中、下肺野和内侧带,常伴有胸膜病变,为胸膜反应,胸腔积液或胸膜增厚、粘连等,肺部病变呈较淡的浸润样阴影,多为游走性,还可表现为边缘模糊,密度欠均匀的圆形或圆形斑片影或呈边缘锐利的片状影中,多数有小透亮区或为均匀、边缘光滑、锐利的类圆影,有时结节灶中间有少许透亮区。追问病史,有流行病区居留史,有生食或半生食石蟹、蝲蛄、海鲜史等,近年来城市发病率有所上升。有反复咳棕红色果酱样痰史,具特征性,有时患者可有游走性皮下结节或包块,活检或痰检可找到肺吸虫卵或作肺吸虫成虫抗原皮肤试验呈现阳性,有助于诊断。

■ 九、肺包虫病

本病以右肺下叶多见,圆形或椭圆形阴影,边缘光滑,密度均匀,可单发或多发,需和肺癌鉴别,追问病史,患者常有病区生活史,多见西北畜牧业区,有牛、羊、狗等接触史,包虫皮内试验(Casoni 试验)常呈阳性反应。

■ 十、中叶综合征

中叶综合征系一种慢性肺不张类型,往往由中叶支气管受周围淋巴结压迫或支气管内阻塞所引起。可发生急性肺炎且消退缓慢而不完全,但中叶综合征的支气管镜检查可无异常发现;肺不张的原因可用右中叶支气管狭长以及侧支通气无效来解释。支气管部分阻塞伴感染则导致慢性肺不张,并因分泌物引流不畅,最终导致慢性肺部炎症。不张肺内炎症有反复,患者间歇出现发热,咳黄痰或咯血,一般多见于年轻人且病史长者。如果患者年老,病史短,肺门区有结节影时应怀疑肺癌的可能,需进一步做纤维支气管镜等检查以确诊。

（陈智伟）

第二节　支气管、肺良性病变

支气管、肺良性肿瘤是指生长在气管、支气管和肺实质内的真性肿瘤。根据肿瘤的发生部位分为管内型和肺实质型;其临床症状、体征和 X 线表现易与肺癌相混淆,诊断较困难。统计资料表明半数以上良性肿瘤术前未能确诊,多经术后病理所证实。

支气管、肺良性肿瘤与肺癌鉴别,通常有以下几个特点:①发生率较低。②发病年龄轻。③女性稍多。④无特殊好发部位。⑤症状少而轻,少数因肿瘤阻塞支气管而有继发感染症状,无明显恶化,但肺癌症状呈多样化且明显,进行性加重,自然生存期短。⑥生长缓慢,动态观察病变形态变化甚小;而肺癌生长迅速。⑦X 线表现:肺实质型良性肿瘤多为孤立球形病灶,直径多<3.0 cm,密度均匀,边缘光滑,边界清,部分可呈浅分叶状团块影,但少有毛刺,少数可见钙化,邻近胸膜可增厚。一般无肺门淋巴结肿大,也极少出现空泡或偏心空洞和胸膜皱缩征象。⑧纤维支气管镜表现:管内型良性肿瘤多呈息肉状,基底较窄,表面光滑,肿瘤常有硬度和弹性,质地多

不脆,附近支气管黏膜光滑平整,活检略出血。肺癌多呈浸润性生长,腔内生长的同时,支气管壁也受浸润,黏膜多增厚、粗糙、僵硬,基底部较宽,突入管腔部分多不光滑,甚至呈菜花状,表面可覆有坏死物,活检易出血。

支气管、肺良性肿瘤与肺癌鉴别的常规检查方法是胸部CT,某些特征性表现将提示一些类型的良性肿瘤。

(1)肺错构瘤的肺内型表现为边缘光滑、整齐的结节或肿块性病变,无深分叶及毛刺征,无卫星病灶,有时出现散在斑点状钙化,多位于中心,分布均匀,典型者呈爆米花样,此点可为诊断本病的重要依据。肿块内含有脂肪岛时,CT表现为局部低脂肪样密度,对错构瘤的确诊有一定价值。

(2)96%肺硬化性血管瘤表现为孤立的境界清楚的结节或肿块,亦可有多发和双侧(4%~5%)者。平扫可见低密度囊变区,典型者呈空气半月征,25%可见粗点状钙化。增强扫描为明显强化,出现点状血管断面贴边表现也是其特征之一。值得注意的是本病虽属良性肿瘤,但具有某些恶性行为,文献报道可以发生淋巴结转移,或侵犯破坏细支气管,还有播散再发倾向。

(3)软骨瘤属于罕见的良性肿瘤,肺内更少见。肺的软骨瘤好发于年轻女性,常伴有Carney三联征(胃GIST、肺软骨瘤和副神经节瘤),CT表现为圆形钙化阴影,可有分叶。

磁共振成像(MRI)检查鉴别价值不大,正电子发射体层成像(PET)的SUV值是鉴别肺良恶性病变的重要参考指标,一般推荐以2.5作为良恶性鉴别的临界值,即SUV≥2.5诊断倾向恶性,SUV<2.5倾向良性。经胸壁针吸活检病理检查对肺实质型良性肿瘤是敏感度很高的诊断方法;纤维支气管镜检查对管内型良性肿瘤有重要诊断价值,不仅可以显示肿瘤及其病变部位,还有助于活检以明确病理诊断。经上述一系列检查仍诊断不明、与肺癌难以鉴别时,应考虑开胸探查手术。

(艾星浩)

第三节　肺部孤立性小结节的诊断与鉴别诊断

■ 一、概述

肺癌的发病率、死亡率已成为发达国家的首位,同样,国内尤以大城市中呈同样趋势,如上海自1983年以来,肺癌一直为男性中各癌症死亡率、发病率的首位,女性中第二位。发病率、死亡率的平行上升提示肺癌治疗效果不能令人满意,预后不佳,已成为近年有关肿瘤医师的重点研究课题。众所周知肿瘤的增长特性终是循自小而大的规律,到一定大小时突破限制向外转移扩散。早期较小时发现,其生存期长,预后好,可治愈,如临床I期($T_1N_0M_0$)的5年生存率为67%~83%,ⅢA、ⅢB和Ⅳ期的5年生存率明显低下,分别为20.2%、5.1%和7.9%。肿瘤≤3 cm符合T1标准,肿瘤的大小和5年生存率关系密切。按2009年肺癌TNM新分期标准,据大小将T1分成T1a≤2 cm和T1b>2 cm,但≤3 cm;T2分为T2a(>3 cm,但≤5 cm),T_{2b}(>5 cm,但≤7 cm)。胸腔、心包积液纳入"M1a"。肿瘤>5 cm,但≤7 cm的T2bN0M0由ⅠB期改为ⅡA期。ⅡB期中 T2aN1M0 改为ⅡA 期。说明 T 的大小和预后的关系。肺部小病灶长期生存机会明显为高,尤以长在肺脏周围的病灶转移扩散的机会低于中央部位。肺癌较多长于周围肺野,近 20 余年来肺部影像检查技术发展蓬勃,尤以胸部 CT 临床应用广泛,它是揭示长于周围较小病灶的主要方法,特别是高分辨率螺旋 CT 的面世对诊断肺部孤立性小结节灶(SPN)有很大帮助。但肺周围良性结节灶可混淆诊断以致误诊误治。有报道显示,胸部影像学对 SPN 的发现率为 0.09%~0.29%,美国每年可发现 15 000 个 SPN,这些数值足以说明 SPN 在临床尤以肺癌和良性病变鉴别诊治的重要性。

■ 二、定义

肺部孤立性小结节灶(SPN,钱币样病变)为类圆型病变,直径≤3 cm,周围无异常表现的肺实质,无肺不张。

■ 三、SPN 疾病的诊断和鉴别

SPN 可由多种疾病形成,从预后治疗等角度看主要分为两大类,恶性病变中以肺癌为主,其余有淋巴瘤和转移性肺癌等,至于 3 cm 以下的肺癌其重要性已在前述,长期生存的机会较大,也成为医患追求的目标。良性 SPN 约占 SPN 的 80%,以感染性病变最多,其中除细菌感染最多外,有结核和真菌病,良性肿瘤中有硬化性血管瘤和错构瘤等,切除的良性 SPN 中 10% 为错构瘤。

良恶性 SPN 的诊断与鉴别诊断如下所述。

1. 临床因素 在区别良恶性 SPN 中有重要意义,进行检查之结果需结合临床因素才可作出更正确的诊断和鉴别,包括年龄、吸烟史、职业接触史及以往恶性疾病史。如发现肺内有 SPN,在年龄≥45 岁、吸烟≥40 包/年或有致癌因子接触史则倾向于肺癌,年龄较轻有旅行史或结核接触史则有结核病、真菌病的可能。SPN 不一定有症状,尤以≤1 cm 者,早期肺癌症状往往首现刺激性干咳,可有痰中带鲜血,其余有杵状指(趾)、男性乳房肥大等肺外症状,可供肺癌的诊断参考。

2. 影像诊断

(1) 胸部 X 线平片:在 SPN 诊断中胸部 X 线平片的作用较低,对Ⅰ期肺癌的诊断率仅为 1/3,最多只能看到直径 9 mm 病灶,即使大于此值也常会遗漏,尤其是长在近纵隔、心脏前后等隐匿部位更易遗漏。值得强调的是,摄后前位胸片的同时应摄侧位片,可有助于发现长于隐匿部位的病灶。

(2) 胸部横断分层片(CT)已成为目前发现 SPN 的主要手段,依 CT 筛查得到的肺癌有 85% 为Ⅰ期,虽是一种形态学检查,但在发现和鉴别良恶性病变有其独到的价值。CT 中良恶性病变有各自表现特征,但不能凭一个特征来判断,必须结合几个特征及临床因素等综合作出结论,更要争取细胞组织学诊断。

1) 大小:病灶大小对良恶性有鉴别意义,<2 cm 的 SPN 90% 为良性,而>2 cm SPN 中 80% 为恶性,<1.5 cm 的 SPN 中癌发生率仅为 5%,<5 mm 罕见为肺癌。SPN 大小的恶性可能率随直径较大而增加恶性可能,其可能性在>3 cm、2~3 cm、1~2 cm 和<1 cm 分别为 5.23、3.67、0.74 和 0.52。然而肿瘤总是自小而大,不能忽略早期的恶性病变。需追询病史有无发

热、咳痰,结合年龄、吸烟史,新发现 SPN 不能除外炎性时应积极抗感染,必要时静脉注射,炎症虽大都可于 2 周抗感染下好转,但少数在 3～4 周抗感染才显效。CT 中见到有可疑肺癌影像特征的＞1.5 cm SPN,如分叶、毛刺、有小泡征伴磨玻璃(GGO)时推荐做活检,恶性 CT 特征明显而非单一时,临床又具肺癌高危险因素,尤其病变近胸壁,即使近于 1 cm 也可考虑开胸活检。

2) 生长率:良恶性 SPN 由于生长特性不同,生长率显然不同。首先发现 SPN 时应追询有无既往胸片或 CT,这对鉴别诊断大有帮助。如 1～2 年前影像上已见病变,大小不变或缩小提示良性可能。肿瘤倍增时间(TD,SPN 增长一倍容量的时间),可作为估算生长率的参数,其计算方法按椭圆形容量算($4/3\pi r^3$),直径增加 26% 则容量增加一倍,恶性 SPN 的 TD 有报道在 30～1 077 d 或 52～1 733 d。

1980 年作者医院报道为 80.9～214 d,不同组织类型的肺癌 TD 不同。小细胞肺癌最短 30～80.9 d,腺癌最长 116～223.1 d,鳞癌 88～104.8 d。呈磨玻样的肺癌往往生长缓慢,TD 可长达 813 d,常为细支气管肺泡细胞癌的表现。良性 SPN 如错构瘤或肉芽肿病变往往不生长或 TD＞500 d。此外,TD 过短且＜1月说明病变生长快速,则除少数恶性度高的转移性肿瘤外以炎性病变可能性大。

3) 形态:多数 SPN 呈类圆形或圆形,肺癌的边缘往往不规则有分叶、毛刺和胸膜牵曳征的存在,而肿瘤生长开始时虽占有面积而内部结构较为稀疏,随肿瘤生长而逐步密实,构成形态表观特殊,呈花苞状、桑葚状,由于长短不一的毛刺和胸膜牵曳在四周牵拉,也可形成昆虫样如偏向长形的毛毛虫、有触须的硬壳虫、类飞禽乃至蝴蝶状,黏液性腺癌有呈钮扣样表现,四周较整齐密度深的环形,中间呈密度低而均匀的圆形磨玻璃状表现。良性病变表现为整圆形或类圆形,边缘整齐,形态的不同可对鉴别良恶性有重要价值。

4) 边缘:恶性病变边缘特征为常呈分叶,发生原因为瘤内细胞生长不均,此外,毛刺的存在更是构成肺癌特征的表现,在 SPN 的某些边缘部位更为明显,通常较短,但长短不一,毛刺的成因被推测为结缔组织反应产生的纤维条放入周围肺实质所致。分叶和毛刺恶性的可能率分别为 2.07 和 1.29,实际上分叶和毛刺常并存而构成特别的形态。

良性 SPN 也可见分叶但较浅,不伴毛刺,边缘整齐,在炎性病变中可见放射样有时会和毛刺混淆,通常较长,不伴分叶,边界模糊。1/3 的恶性病变边缘也较光滑,常见于转移性肿瘤。

5) 密度:分为非实变、部分实变和实变 3 种,非实变是指可见到结节下之肺实质甚至可见结节内血管和支气管纹理,称之为磨玻璃状阴影(GGO)。≤5 mm 应想到是不典型腺瘤样增生(AAH),不属于癌症,但为癌肿前驱性病变,为肺泡细胞癌、腺癌的前身,≤5 mm 认为非肺癌的可能。但近一年笔者医院曾手术切除 2 例≤5 mm 的腺癌分别为 5 mm 和 2 mm。GGO 在近 10 年受到学者关注,其形成和肺泡含气量下降或肺泡未被完全充填,肺泡间隔增厚所致,是一种非特异性表现,可见于多种非癌性病变如炎症、局灶性纤维化,其 CT 值约低于－300 Hu。部分实变指 GGO 和实质性表现共存,常见于腺癌、肺泡细胞癌。＜1.5 cm 的部分实变,有 40%～50% 为癌。如随访中实质病变增多、增深要高度警惕肺癌。结核、真菌病也常见实质性 SPN 表现,＜1 cm 的实质等结节中有近 15% 为癌肿,此外,随访中非实质性 SPN 发展向部分实质及实质性 SPN 提示肺癌的可能。

密度可自深、浅和均匀、不均匀来分析,密度深而不均倾向于恶性,转移肺癌密度虽深但较均匀,良性肿瘤的密度可均匀而深,如密度稀疏,也倾向良性,但必须结合 CT 中其他表现加以分析。肺癌尤以腺癌在 SPN 时常表现为 1 种以上阴影重叠表现,如 GGO,实质性、细结节出现于一个 SPN 中常为肺腺癌的表现。

6) 内含物:指在结节内的各种表现,因良恶性疾病病理结构改变所致,具有一定特征性,对诊断和鉴别有助。①钙化点:肺部疾病中见到钙化斑点总被认为是良性病变,如结核、炎症后陈旧性钙化,肺错构瘤中呈典型的灶状、分层状、爆米花或弥散状钙斑,然而<3 cm 的肺癌中也有 2%有钙化斑,常位于偏中心,其形成原因为癌症坏死组织钙化所致或癌症生长在钙化灶处。因此,不能单凭肺结节内钙化斑点诊断为良性。②小泡征:在实质或部分实质性 SPN 中有小泡,可单个或 1 个以上,有时类似小支扩状,多见于肺癌中。③空洞:以往认为癌性空洞是由于肿瘤长得快血供不足以致坏死,多见于较大肿瘤中,自 CT 检查广泛应用后发现 SPN 肺癌中空洞并不少见,最小在 7 mm 直径的 SPN 中也可见空洞,洞壁厚薄也可作为鉴别良恶性的特点,SPN 肺泡壁较厚,>16 mm 倾向于恶性,洞壁往往不规则厚薄不一,有时也有小的半岛形成,洞腔偏中心,薄层 CT 可以较明显的看到这些特点。良性空洞如结核常为中心性空洞,洞腔壁规则而较薄,尤以肺支气管囊肿壁更薄可见有液平。曲菌球的洞腔内可有光滑实质性球状体,洞腔呈新月状。④内含物结构复杂:也为 SPN 中肺癌的特点,有多种可疑肺癌表现,往往混杂重叠在一起,包括细结节、颗粒、小泡、支扩、支气管充气征、磨玻璃征。良性病变内含物较为单一。⑤支气管充气征:可见于良恶性病变中分别占 30%和 6%,尤以肺泡细胞癌 55%有该征。其原因为结缔组织粘连及肿瘤扭曲了气道所致。⑥脂肪:肺部恶性肿瘤除转移性脂肪肉瘤、肾癌外无脂肪组织,CT 值低,CT 值在−40~120 Hu 是错构瘤的可靠证据,占 52%。⑦SPN CT 随访:第一次 CT 如不能决定诊断,特别是病灶<1.5~1 cm 以下,应定期随访 CT 观察变化是符合实际的常用的方法。对非 GGO 的 SPN 应每 1~2 个月复查,以后每 3 个月一次,第 2 年如仍然不变,每 6 个月 1 次,通常认为>2 年仍然不变可作为良性病变的指标,但对呈 GGO 的小 SPN,倍增时间长达 813 d,随访时间需延长到 3 年或以上。⑧SPN 的部位:肺癌多见于右肺,为左肺的 1.5 倍,上叶多于其他肺叶占 70%。常见近胸膜处。良性肺部病变的分布较为均等,上下叶相等。

小结:CT 检查为 SPN 鉴别诊断的主要手段。恶性病变(肺癌为主)的特点在于大小、分叶、毛刺、边缘不规则、有生长性、密度不均、有小泡或细结节、偏中心厚壁空洞及结构复杂等特征,随访要求 2 年,GGO 病灶要延长随访期。良性病变特点:边缘规则整齐、密度均匀、爆米花样钙化斑点为错构瘤的特征。要强调的是不能根据 1 个特征来判断,需结合临床因素综合分析,争取细胞学和组织学诊断。

(3) PET:在 1~3 cm 的实质性肺部结节的敏感性和特异性分别为 94%和 83%,但对<1 cm 结节、细支气管肺泡癌、类癌,PET 往往不能显示,PET 可显示最小结节据报道为 6 mm,良性病变、炎症、结核、结节病、风湿性疾病均可在 PET 中显示,更可常见于真菌性疾病,如新型隐球菌、组织荚膜胞浆菌病。因此应综合多个因素包括临床其他影像诊断加以分析作出判断,对较大的 SPN 如不能获得得病理细胞学诊断,PET 检查 SUV 升高,延迟 SUV 增加 30%有恶性诊断价值。

(4) CT 引导下细针抽吸活检(FNAB):对诊断>5 mm SPN 是一大进步的方法,更适用于有伴同疾病不适手术的患者明确诊断及类型,有助于制订治疗方案。FNAB 的恶性肺部疾病诊断的敏感性和特异性分别为 86% 和 98.9%,敏感性和病变大小相关,病变 5～7 mm 下降到 50%,对淋巴瘤的敏感性低到 12%,此时推荐用核心针活检(core biopsy)。核心针活检对良性病变的诊断优于 FNAB,特异性分别为 69% 和 31%。

（5）纤维支气管镜:SPN 多数为位于周围的病灶,纤维支气管镜活检难达到目的,经纤维支气管镜肺活检可获 60% 左右阳性率,但病变 <1.5 cm 者敏感性仅 10%,2～3 cm 者敏感性为 40%～60%。

（6）剖胸活检、胸腔镜活检:对病变位近胸壁的外周性病变其他方法不能获得诊断,倾向于怀疑为肺癌者可剖胸或胸腔镜活检,同时在诊断明确而有手术指征者可手术切除。

（廖美琳）

第四节　纵　隔　肿　瘤

一般来说纵隔肿瘤不难与肺癌相鉴别,但原发性肺癌在 X 线影像上有一种特殊表现,被称为纵隔型肺癌,因肿块位置靠近纵隔旁、与纵隔无界线,极似纵隔肿瘤而得名。其形成机制有以下几点:中央型肺癌合并肺不张,紧贴纵隔,并完全包裹肺门肿块和肿大的淋巴结;纵隔胸膜下的肺癌同时向肺内和纵隔发展;从大支气管发生的中央型肺癌向纵隔发展,或尚在纵隔内走行的大的支气管发生的肺癌;原发性肺癌恶性程度高,较早出现纵隔淋巴结转移、融合,使纵隔增宽,而病灶观察不到。多数文献报道纵隔型肺癌以小细胞癌多见,少数为鳞癌。

纵隔型肺癌与普通肺癌一样,好发于 40 岁以上的男性,早期通常有不同程度刺激性干咳以及其他呼吸道症状,当纵隔淋巴结肿大时,出现一些压迫邻近器官的症状,少数出现异位内分泌症状,而纵隔肿瘤早期多无呼吸道症状,异位内分泌症状更为少见。纵隔型肺癌 X 线平片主要表现为纵隔旁肿块,肿块边缘不规则、毛刺状或光滑,其他可见阻塞性肺不张、膈肌麻痹升高等间接征象。由于癌肿压迫侵犯,肺供血减少,致局部肺纹理稀疏,而纵隔肿瘤一般无此表现。侧位位于中、前纵隔多见,常见主动脉窗消失。CT 检查较 X 线具有明显优势,可清楚显示肿块的特征,内缘与纵隔无界线或间隔以纵隔脂肪影,外缘表现多变,多与纵隔呈锐角相交,基底部往往小于肿块的最大径线;可见受累支气管改变及管腔内外的软组织块影;肿瘤侵及邻近结构情况、转移征象常显示清楚,增强后肿块强化。

纵隔淋巴瘤、胸腺瘤是主要的鉴别病变。①淋巴瘤多为双侧,有融合包绕大血管的趋势,前纵隔组、气管旁组及内乳组淋巴结最易受累,而肺癌转移前纵隔组不常累及,内乳组受累罕见。②胸腺瘤主要位于前纵隔,有时可见钙化灶,少有血行或淋巴转移征象,临床上常伴有重症肌无力症状。③其他需鉴别的病变有食管癌、胸骨后甲状腺、纵隔生殖细胞瘤、纵隔淋巴结结核等。食管癌病变均在其壁本身,纵隔型肺癌往往与食管壁残存一定的脂肪界线,吞钡造影两者不同。胸骨后甲状腺肿与颈部甲状腺相连,密度与甲状腺相似或见增生、腺瘤等表现,增强后明显强化。纵隔生殖细胞瘤也常发生于前纵隔,畸胎瘤可以显示脂肪和骨骼成分,其他肿瘤发病年龄多较轻。纵隔淋巴结结核多发、较小、钙化,常伴肺内结核征象和病史。在上述病变不易鉴别时,可借助痰脱落细胞学检查、纤维支气管镜、CT引导下经皮肺穿刺、纵隔镜或开胸病理活检确诊。

(艾星浩)

第五节　肺部转移性肿瘤

转移性肺癌系指任何部位的恶性肿瘤通过各种转移方式转移至肺部的肿瘤,是肿瘤晚期的表现。约60%以上的恶性肿瘤患者于初次就诊时就已发现有转移,如美国每年诊断的80万实体瘤患者发现时有50万已有转移。由于肺脏有两套不同功能的血液供应系统,即功能性的肺动脉和肺静脉系统以及营养性的支气管动静脉系统,所以全身血液都需要流经肺循环。此外,肺循环是低压系统,血液流动比较缓慢,肺脏血的凝固纤维溶解活性高,利于瘤细胞停滞和着床,因此肺是肿瘤全身转移的最好发器官。

■ 一、诊断

1. 影像学特点

(1) X线表现:尽管不同转移途径导致不同的X线表现,但由于往往存在混合途径,因此有相似的形态学表现。为了便于临床对肺部转移性肿瘤的诊断、鉴别诊断和治疗,将X线表现分为6大类。

1) 结节型:通常是肺小动脉和静脉内的小的瘤栓所致。可为单个或数十个结节。由于血液重力的作用,病灶多位于基底段。某些情况下病灶为粟粒型,与粟粒型肺结核和细支气管肺泡癌相似。主要见于血管丰富的肿瘤,如:肾癌、甲状腺癌、肝癌等。结节型肺部转移性肿瘤的血供研究提示病灶位于中央的血供主要来源于支气管动脉,而外周病灶的血供主要来源于肺动脉。临床上常将病灶分为单发型结节和多发型结节,大约半数以上是多发型结节。某些肿瘤如结肠癌、骨肉瘤、前列腺癌、乳腺癌及多发性骨髓瘤等易产生单发结节灶。X线表现为单个结节,边缘光整或有浅分叶,四周很少有子灶。个别原发性肿瘤的转移结节有特征性表现,如肾癌的肺转移结节可呈炮弹样阴影。可根据倍增时间可判定原发部位,如倍增时间<30 d,多为骨肉瘤或绒毛膜上皮细胞癌。多发结节常无纵隔及肺门淋巴结增大,甲状腺来源的肿瘤X线可呈雪花样改变,由于其恶性程度低,病灶发展缓慢。多发结节直径大小不一、数量不等,少者二三个,多者数十个。其病灶边缘欠光整,有时可见空洞样改变,发生率约为4%,多见于骨肉瘤、女性生殖系统肿瘤和头颈部肿瘤。空洞以厚壁多见,内壁不规则。结节型肺部转移性肿瘤易产生自发性气胸,主要见于大肠癌肺转移患者。来源于骨肉瘤或软骨肉瘤等的多发结节的肺部转移灶可伴有钙化,并易与畸胎瘤相混淆。

2) 淋巴和间质播散型:为淋巴道转移的特征。首先出现肺门浓密阴影,然后向肺野放射性扩散,呈向心性分布。常见Kerley B线。高分辨率CT薄层扫描可发现肺间质增厚,外周纹理增多,肺叶间裂增宽,多见于乳腺癌、胃癌、肺癌、鼻咽癌、胰腺癌等。此型又分为3个亚型,Ⅰ型(结节网织混合型):X线可见肺门增大,并有胸膜累及;Ⅱ型(单纯网织型):X线仅见网织样改变,肺纹理增多紊乱;Ⅲ型(胸片正常型):X线未见异常,高分辨率CT薄层扫描可发现肺纹理增多,活检病理证实有肿瘤浸润。

3) 瘤栓型:常和淋巴和间质播散型混合存在,也可单独出现。X线正常或仅见肺动脉扩张,右心房扩大。高分辨率CT或CT血管造影(CTA)可观察到肺动脉1~4级血管腔内有无充盈缺损,有助于瘤栓的诊断。核磁共振血管造影(MRA)能通过计算机图像后处理直接显示肺动脉瘤栓信号。

4) 气管内型:此型少见。X线可见气管狭窄,肺呈段、叶或全肺不张。多见于乳腺癌、结直肠癌、肾癌和其他泌尿道肿瘤。

5) 胸膜播散型:本型常是种植型转移的结果。一般不伴有胸内淋巴结转移,常沿腹膜后途径向胸腔转移,X线可见胸腔积液,CT可见胸膜转移。但原发性肺癌胸膜腔转移时可见肿大的肺内和纵隔淋巴结转移。

6) 混合型:此型指上述两型或两种以上类型同时存在,通常为淋巴和血行混合转移的表现。X线表现为肺野内大小不一的病灶,其中小似粟粒,大至肿块,同时伴肺野内网状纤维条索影,肺门或纵隔可见肿大淋巴结。

7) 某些不典型的肺部转移瘤的X线表现见表9-1。

表9-1　不典型肺部转移瘤X线表现

X线表现	常见的原发肿瘤
肿块伴空洞	头颈部鳞状细胞癌、胃肠道腺癌、乳腺癌、肉瘤
肿块伴钙化	骨肉瘤、软骨肉瘤、甲状腺乳头状癌、骨巨细胞肿瘤、滑液性肉瘤、治疗后的转移性肿瘤、胃肠道及乳腺的黏液性腺癌
自发性气胸	骨肉瘤、血管肉瘤
肿块伴磨玻璃样改变	绒毛膜癌、血管肉瘤、胃肠道腺癌
实变伴或不伴毛玻璃样改变	胃肠道腺癌、肝癌、乳腺癌、肾癌、胃癌、前列腺癌、绒毛膜癌
肺动脉内肿块	胃肠道腺癌、肝癌、乳腺癌、肾癌、胃癌、前列腺癌、绒毛膜癌
肺不张、支气管内肿块	肾细胞癌、乳腺癌、结直肠癌

(2) CT表现

1) 血行性肺转移:①病灶分布以下肺和肺外围出现率较高,可到达胸膜下最边缘的肺组织。②肿瘤多为多发灶。③肿瘤结节多大小不一,小的可呈粟粒样结节,甚至更小,可互相融合。④轮廓清楚锐利。⑤可发生坏死空洞,空洞壁多薄而规则。

2) 淋巴性肺转移:主要表现为淋巴结肿大和癌性淋巴管炎。表现为:①自肺门向肺野内放射状排列的线状或索条状阴影,外围纹理增粗,尤以两下肺多见。②小叶间隔增厚,可见小叶间隔线,以Kerley'B线最为普遍且易于观察。③小结节颗粒状阴影主要分布在末梢气管、血管周围,呈串珠状。④胸腔积液,癌性淋巴管炎常常是胸腔积液形成的重要机制,胸腔积液的出现是提示癌性淋巴管炎的重要征象。⑤肺门纵隔淋巴结肿大。

3) 胸膜播种性肺转移:胸腔积液,胸膜面细小结节,直径2~3 mm,位于胸壁和纵隔胸膜时,表现为凹凸不整的细小结节样阴影,位于叶间胸膜时,则表现为叶间胸膜区域多发结节状阴影。

4) 气道转移:①大片状肺叶或肺段性实变,类似大叶性肺炎,可伴支气管充气征,病变呈进行性进展,临床上早期无明显症状。②炎症性表现,转移灶不形成肿块或球状瘤体,病变轮廓不清。③在主病灶的周围并与之相隔一段距离,斑片状或模糊结节样阴影,有时为单侧或两肺弥漫分布。

肺转移瘤具有来源的多源性及影像表现的多样性,往往多种转移形式并存,以病灶小而多发为其特点,直径多在$1\sim3$ cm,CT检查对转移瘤的检出和诊断率明显提高,尤其是HRCT能发现肺小叶间隔不规则增厚或呈串珠状改变,而且能发现0.4 cm以下的微小结节和显示肺部一些盲区以及肺门纵隔较小的淋巴转移。与普通CT相比,螺旋CT,特别是多层螺旋CT能发现更多的肺部结节而成为最敏感的方法。

(3)其他影像学检查

1)核磁共振(MRI):MRI在转移性肺癌的诊断中较CT有更高的敏感性。它能对直径>3 mm的肺结节可显像,可辨认邻近肺门的肿块,了解肿块范围,是否侵犯胸壁、膈肌、纵隔等,并能显示支气管和管腔内病变。但MRI不能明确病灶良恶性,且其特异性不高。

2)正电子发射型计算机断层(PET):PET显像是一种功能、代谢显像,它能较早期揭示生物机体的异常功能、代谢变化,甚至可在机体出现临床症状、体征或病变解剖形态发生改变前发现病灶,从而有助于疾病的诊断、治疗及疾病的发生、发展和转归的及时判断,并正确定位转移性肺癌。PET检查对纵隔内病灶的敏感性和特异性均高于CT检查,分别为84%、89% vs. 75%及82%,有助于肿瘤分期,但是PET对于结节<1.2 cm的敏感性较差。

2. 肺功能检查 若病灶位于支气管腔内或出现肺内广泛转移时可见肺功能异常,肺通气、换气功能、弥散功能及肺顺应性均减少。肺阻力轻度增高,至终末期才出现CO_2储留。肺功能异常多见于淋巴管转移,血行转移者少见。

3. 实验室检查

(1)细胞学检查诊断:转移性肺癌细胞学检查阳性率远低于原发性肺癌,仅30%~50%的转移性肺癌患者能在痰液或肺泡灌洗液中找到恶性细胞,且不能清楚地辨别是原发还是转移灶脱落的细胞。胸腔积液的脱落细胞学检查的阳性率为59%,亦低于原发性肺癌。

(2)气管镜检查:这是诊断原发性肺癌的金标准,对转移性肺癌的诊断同样具有很高的价值。对于单发或多发局限性肿块以及弥漫性间质浸润阴影都可行气管镜检查,对有肺不张及阻塞性炎症者尤为适用。一般毛刷的阳性率在50%,活检阳性率可达70%~85%。并且多数转移性肺癌保持原发肿瘤的生物学特性,如肝细胞癌有胆汁分泌,甲状腺癌有胶冻样物质等。某些特征性明确的肿瘤如肾癌可直接在光镜检查下明确诊断。

(3)经皮肺穿刺:经皮肺穿刺可在CT引导下或B超定位下或X线透视下行针吸活检,适用于贴近胸壁的病灶,其诊断的正确率为90%。

(4)肿瘤标记物检查:当原发肿瘤病灶不明时,某些肿瘤标志物有助于鉴别诊断,也可监测恶性肿瘤治疗后的复发和转移。如:AFP升高提示肝癌、睾丸癌或其他生殖细胞肿瘤;CEA明显升高提示大肠癌、肝癌、胰腺癌、胃癌和乳腺癌等;β-HCG升高提示绒毛膜癌和生殖细胞肿瘤;ACP、PSA提示前列腺癌;CA199升高与胰腺癌、胆囊癌密切相关;CA125提示肺癌和卵巢癌;NSE在神经内分泌肿瘤和小细胞性肺癌中含量增高;SCC提示发生于肺、食管和宫颈部的鳞癌等。

4. 同位素检查 肺转移瘤的核素显像可见肿瘤的部位、大小及与邻近组织的关系;同时还可测定肺的功能状态和放疗的效果。^{67}Ga 扫描有助于诊断纵隔淋巴结肿大是转移还是感染,将来标记抗体的显像和淋巴闪烁扫描诊断肺部肿瘤帮助更大。

5. 剖胸探查　剖胸探测并做病灶切除,有诊断和治疗双重意义,但损伤较大。

■ 二、预后和展望

除黑色素瘤多发性转移外,其他各种病理类型的肺转移瘤预后均较理想。目前认为,最重要的预后影响因素是肺转移瘤是否被完全切除,而年龄、性别以及症状的有无与预后之间并无明显关联。一般认为,无瘤间歇期(disease free interval,DFI)较短往往提示肿瘤恶性程度高、易出现转移、预后差;DFI 长则相反。但也有研究发现,DFI 对肺转移瘤的预后并无影响,而肺转移瘤的数目与预后之间的关系同样也存在争议。目前认为对于 DFI 较长、转移灶数目较多的患者,应慎重手术,可随访 3～6 个月,若无新的病灶出现,再考虑行手术治疗,从而获得更好的治疗效果。

随着恶性肿瘤诊断率的提高及肿瘤患者生存时间的延长,肺转移性肿瘤的发生率亦呈增长趋势,其中以甲状腺癌、乳腺癌等发生率最高。近年来学者们对于肿瘤肺转移的机制进行了深入的研究,发现了 TIMP 和 nm23 等转移抑制基因,为转移性肿瘤的治疗开辟了一个新的领域。而随着正电子发射型计算机断层显像(PET)技术运用的越来越广泛,能更早期地诊断和治疗疾病,并能及时判断疾病的发生、发展和转归,正确定位转移性肺癌,延长患者生存期,提高患者的生活质量。靶向治疗是近年来的热点,但是如何把多种有效的药物合理地联合应用,以最大限度地增加抗肿瘤的疗效是临床亟待解决的问题。其次,应当看到对这类靶向治疗药物应用临床经验还不多,观察时间不长。所以需要对患者、肿瘤、药物 3 个方面特别深入了解,使患者在获得最大疗效的同时,只面临最小的不良反应。总之,需要进一步深入了解肿瘤的转移机制,做到早发现、早诊断、早治疗,使患者生存得益。

(陈智伟)

第六节　肺部其他原发性恶性肿瘤

肺部其他原发性恶性肿瘤较少见,仅占肺部恶性肿瘤的 $0.8\%\sim2\%$。这些少见恶性肿瘤的症状和 X 线、CT 表现均无特殊,与肺癌相仿,周围型比较多,细胞学不易明确诊断,一般均经开胸手术后才能确诊。但与支气管肺癌起源于支气管上皮及腺体不同,它们大部分起源于肺间质,因而在种类、病理、诊断、治疗及预后等方面有其特点。

■ 一、种类

肺部其他原发性恶性肿瘤中,国内外报道以肺恶性淋巴瘤最多见,也有报道以肉瘤占多数,其中半数以上为纤维肉瘤和平滑肌肉瘤。此外还有横纹肌肉瘤、脂肪肉瘤、软骨肉瘤及神经纤维肉瘤等。肺内混合性组织成分的恶性肿瘤有两种:癌肉瘤和肺母细胞瘤,现均已归入肉瘤样癌,组织学分类属肺癌。肺恶性纤维组织细胞瘤、血管源性肿瘤(如血管内皮细胞瘤、血管外皮细胞瘤)、黑色素瘤等亦有报道。尚有极少见的肺原发性绒毛膜上皮癌、节细胞神经母细胞瘤等。上海交通大学附属胸科医院一组经活检病理诊断为肺部其他原发性恶性肿瘤的患者共 52 例(1995年资料),占同期肺部恶性肿瘤总数的 0.67%,以肺恶性淋巴瘤最多见,为 20 例(38.5%),其次为恶性纤维组织细胞瘤、纤维肉瘤、平滑肌肉瘤和癌肉瘤等(表 9-2)。

表 9-2 上海交通大学附属胸科医院 52 例肺部其他原发性恶性肿瘤的种类(1995 年)

肿瘤名称	例数	百分率(%)	肿瘤名称	例数	百分率(%)
肺恶性淋巴瘤	20	38.5	肺母细胞瘤	2	3.8
肺恶性纤维组织细胞瘤	8	15.4	肺横纹肌肉瘤	1	1.9
肺纤维肉瘤	6	11.6	肺黏液肉瘤	1	1.9
肺平滑肌肉瘤	5	9.6	肺黑色素瘤	1	1.9
肺癌肉瘤	4	7.7	肺恶性神经鞘瘤	1	1.9
肺血管源性肿瘤	3	5.8			

■ 二、病理

肺部其他原发性恶性肿瘤的两侧肺发生率相仿,右侧略多于左侧。大部分起源于肺间质内,体积均较大,直径在 3～15cm,本组 52 例中 50%以上>5 cm,国外报道最大直径可达 26 cm,甚至占半个胸腔。大多数为单个类圆形病灶,个别为侵犯双侧肺多叶的病灶,空洞病变较少见。一般而言,肺部其他原发性恶性肿瘤的纵隔或肺门淋巴结转移较少,但可有胸部其他器官的侵犯,远处转移也少见。

■ 三、临床表现

肺部其他原发性恶性肿瘤的发病年龄和肺癌相接近,本组平均年龄为 48 岁,男性发病多于女性,男女之比为 2.66：1。临床症状和肺癌相同,均表现为咳嗽、咯血、胸痛和发热等,一般均较轻微,给诊断带来一定困难。很少有肺外症状伴随出现,无症状经体检发现者不少。Martini报道有 10%～25%肺肉瘤患者无症状,尚有报道 30%～50%的肺恶性淋巴瘤患者无症状,肿瘤缓慢增大或稳定不变。

X 线、CT 表现和肺癌类似,多数呈孤立性球形病灶,椭圆形或大块状实质性浸润表现最为多见。呈段性或肺不张表现者少见,仅少数病灶周边有大而浅的分叶。肿瘤多长在肺周围,有肺门淋巴结肿大转移者少,此点不同于肺癌。

■ 四、诊断

肺部其他原发性恶性肿瘤不论症状或 X 线、CT 表现均和肺癌相似,因而大部分经开胸手术切除后组织学才能确诊,本组 52 例中手术确诊占 92.3%。一般认为肉瘤好发于年龄较轻者,肿瘤生长迅速,故其体积大小和生长速度常有助于两者间的鉴别。因很少引起支气管狭窄和阻塞现象,故临床上少有刺激性咳嗽,且肺门往往未见增大,有助于诊断。在诊断肺原发恶性淋巴瘤时,首先需作全身详细检查,以鉴别全身性恶性淋巴瘤在肺部的表现。病变位于支气管腔内者,可借助支气管镜检查作出诊断。对外周型病变也可作经支气管镜肺活检(TBLB)或经皮肺穿刺活检,来获得组织学诊断。肺部其他原发性恶性肿瘤和肺癌的鉴别要点,见表 9-3。

表 9-3　肺部其他原发性恶性肿瘤和肺癌的鉴别要点

项　目	肺部其他原发性恶性肿瘤	肺　癌
年龄	40～49 岁最多,也可见于儿童	40 岁以上占 90％,50～59 岁急剧上升
病变部位	多数长在肺间质	多在叶、段支气管上
大小	较大多数在 5 cm 以上	3 cm 左右多见
边缘	分叶大而浅	边缘不规则,多见小分叶和短毛刺
密度	均匀致密	常不均匀,密度偏低,常伴有空洞
纵隔淋巴结肿大	少见	常见
细胞学检查	极少阳性	阳性率＞70％
远处转移	少见	晚期常见

■ 五、治疗及预后

　　肺部其他原发性恶性肿瘤以局限型多见,一般经手术切除者的预后较肺癌为佳,但不同的肺部其他原发性恶性肿瘤其预后亦有差异。如肺原发性恶性淋巴瘤经手术、放疗和综合化疗后的5 年生存率可见明显提高,但横纹肌肉瘤在早期选择手术切除后,可有脑转移发生,术后生存很少超过 2 年,其预后较差。

（艾星浩）

第十章
肺癌的分期：演变和方法

第一节　肺癌分期的意义

　　肺癌是一组非常复杂的疾病，从临床的角度，有早期、晚期之分；从组织学看，有腺癌、鳞癌、大细胞癌和小细胞癌的不同；从分子生物学评价，则有不同的基因异常如表皮生长因子突变与否等。目前肺癌的分期，着重于临床实践的需要，以预后为最终判断标准，按疾病解剖范围，将肿瘤大小、局部淋巴结是否转移和远处转移与否三大要素进行组合排列，形成了一套国际上公认的、不断演变进展的原发肿瘤-区域淋巴结-远处转移即所谓的 TNM 分期系统。

　　国际抗癌联盟(Union Internationale Contre le Cancer，UICC)指出 TNM 分期系统的意义在于：①帮助临床医师制定癌症的治疗计划。②提示预后。③协助评估治疗结果。④有助于治疗中心间的信息交流。⑤有利于继续研究人类肿瘤。

　　显然，上述的意义同样适应于肺癌的分期。在日常的肺癌临床工作中，在明确肺癌之后，临床医生最紧要的任务就是对肺癌累及的解剖范围作出客观评价，然后制定出最有效的治疗方法并对其预后做出判断。这一整个的临床决策过程，其基础就是肺癌的分期。

（吴一龙）

第二节　肺癌分期的演变

　　肺癌治疗策略的制订、终点疗效评价和诊治经验的信息交流有赖于准确的临床分期。1944年来自法国 Gustave-Roussy 研究所的 Pierre Denoix 医师首次提出了可用原发肿瘤(T 组分)、区域淋巴结(N 组分)和是否有远处转移(M 组分)来概括描述癌瘤的解剖范围。经过国际抗癌联盟和美国癌症联合委员会(American Joint Committee on Cancer，AJCC)的不断完善，提出了对癌症的分期要满足的两个原则，一是能够准确简明地描述疾病的解剖范围，使不同的医师之间能重复地互相交流;二是通过把有相同预后又能施行同一治疗策略的 TNM 组合形成期别,使临床研究者能够对同一期的患者比较不同治疗方法的效果,这就是著名的 TNM 分期系统。经过半个多世纪的验证,TNM 分期系统已成为癌症临床研究的基本标准之一。

1966 年 UICC 发表了首本肺癌 TNM 分期的小册子,但影响不大。1974 年美国癌症联合委员会为肺癌的分期委派了一个特别工作组,他们用回顾性方法研究了 2 155 例肺癌的预后,其中 1 712 例为非小细胞肺癌(NSCLC)。这个研究表明,肺癌中的鳞状细胞癌、腺癌和未分化大细胞癌的预后与肿瘤大小、位置、侵犯范围、如肺不张、阻塞性肺炎或胸腔积液等的并发症、区域淋巴结转移和有无远处转移有关,于此形成了 AJCC 的肺癌 TNM 分期系统。这一分期系统把所有的肺癌组合为 3 期,虽略嫌粗糙,但已形成了现代分期的雏形。1978 年国际抗癌联盟出台了新版的肺癌国际分期,这一分期中的 TNM 定义与 AJCC 的 TNM 定义基本一样,但把所有的肺癌组合为 4 期。这样便在国际肺癌界形成了两个分期系统,结果是极不利于国际间的互相交流,因此,20 世纪 70 年代的肺癌国际分期影响不大,采用此一分期的专家学者不多,各国都在研究和推出自己的分期。显然,这种情况严重阻碍了肺癌临床研究的发展。经过不断的争论和修改,1986 年 UICC 和 AJCC 联合推出了新的肺癌国际分期,并分别出版了分期手册。之后的 10 年期间,肺癌的国际分期得到广泛的应用,成为国际间该疾病互相交流的共同语言,同时也为肺癌治疗策略的制定提供了良好的基础。

尽管 20 世纪 90 年代以来肺癌的分子生物学研究发展迅速,不少的专家认为在肺癌的分期上应考虑分子生物学组分,但肺癌 TNM 分期仍然在临床研究中一再地显示其重要性。肺癌 1986 年的分期在 TNM 定义和组合分期上,UICC 和 AJCC 虽取得一致性的意见,但在 N1 和 N2 淋巴结分布图上则有分歧,这也导致了国际间交流的不和谐和预后判断的不一致。另外,10 年的实践也发现在 Ⅰ 期和 Ⅲ A 期中存在预后的异质性。1996 年,AJCC 和 UICC 的分期委员会分别在各自的年会上通过了修订后的肺癌国际分期,肺癌分期权威 Mountain 进一步根据同一分期的肺癌患者的终点疗效应具有同一性、分期应具有更大的特异性这两条基本原则,利用 5 319 例肺癌病例论证了修订的肺癌国际分期的合理性与可行性,同时也形成了新的淋巴结模式图。可以说,经过了半个世纪,肺癌分期才在国际上真正地完全统一起来,对肺癌分期研究进入了理性的 21 世纪。

1996 年在伦敦举行的国际肺癌研究会(International Association of Study for Lung Cancer, IASLC)研讨会上,与会代表认为应该建立一个新的数据库用于未来的 TNM 分期,IASLC 作为全球惟一专注于肺癌研究的机构,有责任参与肺癌分期的修改过程。1999 年 IASLC 新的肺癌分期委员会成立,分期委员会的成员具有专业和地域的代表性,UICC、AJCC、欧洲肺癌工作小组以及日本肺癌联合协会均参与到这项工作中。2000 年于东京举行的第 9 届世界肺癌大会上,癌症研究和生物统计学会(CRAB)参与了该委员会。2001 年在伦敦召开了肺癌数据库会议,来自全球 20 个数据库共报道了 80 000 例病例。会上确立了数据收集的原则:入选的病例时间确定为 1990~2000 年,因为这期间分期方法相对稳定,也可以确保在分析时有 5 年的随访时间。病例从全球范围内的数据库获得,入选的病例可接受任何方式的治疗。通过和 CRAB 的合作,数据字段和数据字典被最终定稿。中国病例由吴一龙向数据库提供,共近 2 000 例,这是中国第一次参与了肺癌分期的工作。

由于 UICC 和 AJCC 预计到本分期项目的进程,因此在 2002 年出版的 UICC 第 6 版分期中肺癌部分未做任何修改。

经过大量细致的工作,2006 年 9 月 IASLC 分期委员会向 IASLC 提供了肺癌新分期并获全体一致通过。有关 T、N 和 M 描述以及 TNM 分期分组的建议分别于 2006 年 12 月和 2007 年 6 月提交至 UICC 和 AJCC。2009 年在世界肺癌大会上,最终公布了 UICC 第 7 版肺癌分期。随后,IASLC 分期委员会提出了下列的补充建议:

(1) 证实并强调 TNM 分期对小细胞肺癌临床分期的有效性。

(2) 证明 TNM 对于支气管肺类癌的分期的有效性,结果在第 7 版 TNM 中首次包含了类癌。

(3) 证实了临床和病理学 TNM 分期中独立预后因子的价值。

(4) 公布了一幅国际性"IASLC"淋巴结图,首次消除了 Naruke 和 Mountain/Dresler 淋巴结图间的差异,使全球能使用同一幅淋巴结图。

(5) 对于"脏层胸膜侵犯"为 T2a 给予清晰的定义。

UICC 第 7 版肺癌国际分期刚刚公布,IASLC 就已着眼于 2016 年第 8 版分期的修订,2010 年新的国际肺癌分期委员会成立,并着手在全球前瞻性地收集肺癌病例,建立新的数据库,为肺癌分期的持续性改进开始了新的工作。

(吴一龙)

第三节   TNM 分期标准及其临床含义

正确的分期和病理学诊断不仅是制定肺癌治疗计划的基础,而且是预后的决定性因素。目前国内外对非小细胞肺癌手术前、后的分期普遍采用的是美国癌症联合会(AJCC)和国际抗癌联盟(UICC)1997 年修订及颁布的 TNM(肿瘤、淋巴结、转移)分期法。在肺癌中有 15% 左右为小细胞肺癌(SCLC),发现时 1/3 病变限于单侧胸部(局限期),2/3 已有远处转移(广泛期),这两期小细胞肺癌预后较差,小细胞肺癌多学科治疗对部分 SCLC 有效,因此提出 TNM 分期也可用于 SCLC,但仅限于早期及局限晚期时。由于目前采用的第 6 版肺癌 TNM 分期标准,是由 1997 年 Mountain 发表的肺癌国际分期系统发展而来,该数据库仅来自 1 个医院,包含 5 319 例非小细胞肺癌,病例数相对较少。此后随着分期手段的增加,如多层 CT、PET - CT 以及内镜等技术的发展,以及全球肺癌研究合作的不断增多,第 6 版分期标准逐渐显出不足之处,国际肺癌研究会(IASLC)提出修订肺癌 TNM 分期的建议,第 7 版肺癌 TNM 新分期标准已于 2009 年正式发布。该分期收集了 1990~2000 年间来自欧洲、北美、亚洲、澳大利亚的 100 869 例肺癌患者的临床资料,最终 81 015 例病例满足 TNM 分期、病理和生存期的随访要求,其中非小细胞肺癌(NSCLC)有 67 725 例,小细胞肺癌(SCLC)有 13 290 例。以下对新、老分期的变化作详细阐述。

■ 一、1997 肺癌国际分期系统(第六版)

(一) TNM 系统

1. T   代表原发肺部病灶,根据肿瘤的大小,对周围器官组织的直接侵犯与否及范围又可分为:

(1) TX:从支气管肺分泌物中找到恶性细胞,但影像学或支气管镜中不能发现病灶。

（2）T0：根据转移性淋巴结或远处转移能肯定来自肺，但肺内未能找到原发病灶，或治疗有效后肺内病变全部消失。

（3）TIS：原位癌的病变局限于黏膜，未及黏膜下层者。

（4）T1：①肿瘤最大直径≤3 cm，周围为肺脏或脏层胸膜所包绕。②纤支气管镜中没有累及叶支气管及以近（即病变范围的远端未侵犯到叶支气管）。

（5）T2：肿瘤最大直径＞3 cm，或不论肿瘤大小但侵及脏层胸膜，或累及肺门伴不张或阻塞性肺炎。纤支镜中显示肿瘤的近端在叶支气管以近或距离隆突至少2 cm。如有肺不张或阻塞性肺炎，其范围应小于一侧全肺。

（6）T3：不论肿瘤大小，有较局限的肺外侵犯，如胸壁（包括肺上沟瘤）、横膈、纵隔胸膜和壁层心包，而不侵及心脏、大血管、气管、食管和椎体。或肿瘤在主支气管内，距隆突＜2 cm，但未侵及隆突者。伴全肺的不张和阻塞性炎症。

（7）T4：不论肿瘤大小，但有广泛的肺外侵犯，包括纵隔障、心脏、大血管、气管、食管、椎体（包括肺上沟瘤）、隆突和恶性胸腔、心包积液，或有与原发灶同叶的单个或多个卫星灶。

2. N 代表区域性（即胸内）淋巴结的转移。

（1）NX：胸内淋巴结无法评价。

（2）N0：胸内无淋巴结转移。

（3）N1：转移或直接侵犯到支气管旁或（和）同侧肺门及肺内淋巴结。

（4）N2：转移到同侧纵隔淋巴结和隆突下淋巴结。

（5）N3：转移到对侧纵隔淋巴结或对侧肺门淋巴结、对侧或同侧的前斜角肌或锁骨上淋巴结。

表 10-1 肺癌胸腔内淋巴结分组定位

淋巴结分组	解剖定位
N2 淋巴结：所有的 N2 淋巴结均在纵隔胸膜内最高纵隔淋巴结（highest mediastinal nodes）	位于头臂（左无名）静脉上缘水平线以上的淋巴结，该水平线是指静脉升向左侧穿过气管前方中线处
上气管旁淋巴结（upper paratracheal nodes）	位于主动脉弓上缘切线的水平线和第一组淋巴结下缘线之间的淋巴结
血管前和气管后淋巴结（prevascular and retrotracheal nodes）	血管前淋巴结：右侧位于上腔静脉前方，左侧以升主动脉与左头臂静脉的相交线为界；气管后淋巴结：位于气管后方的一组淋巴结；位于中线的淋巴结列入为同侧淋巴结
下气管旁淋巴结（lower paratracheal nodes）	位于气管中线一侧、主动脉弓上缘切线的水平线和上叶支气管上缘处穿过主支气管的延长线之间又包含在纵隔胸膜内的淋巴结。在右侧包括了奇静脉淋巴结；左侧的一边以动静脉韧带为界。进一步以奇静脉上缘为界，把下气管旁淋巴结分成 4s（上）和 4i（下）两个亚组
主动脉下淋巴结（主-肺动脉窗）[subaortic (aorto-pulmonary window)]	位于动脉韧带和左肺动脉第一分支间且包含在纵隔胸膜内的淋巴结
主动脉旁淋巴结（升主动脉或膈神经）[para-aortic nodes(ascending aorta or phrenic)]	位于升主动脉和主动脉弓或无名动脉前方一侧且又在主动脉弓上缘切线水平线以下淋巴结
隆突下淋巴结（subcarinal nodes）	位于隆突下，但不包括位于肺内动脉或支气管周围的淋巴结
食管旁淋巴结（低于隆突）[paraesophageal nodes(below Carina)]	沿隆突以下的食管旁分布的淋巴结

（续表）

淋巴结分组	解 剖 定 位
肺韧带淋巴结（pulmonary ligament nodes）	位于肺韧带以内，包括下肺静脉后壁和低位的淋巴结
N1 淋巴结	所有的 N1 淋巴结均在纵隔胸膜反折侧脏层胸膜内
肺门淋巴结（hilar nodes）	位于纵隔胸膜返折远侧最接近肺叶的淋巴结，右侧包括随着与中间支气管的淋巴结影像学上肺门阴影可由肺门和叶间淋巴结共同形成
叶间淋巴结（interlobar nodes）	位于两叶之间的淋巴结
叶淋巴结（lobar nodes）	附着于叶支气管远侧的淋巴结
段淋巴结（segmental nodes）	附着于段支气管的淋巴结
亚段淋巴结（subsegmental nodes）	亚段支气管周围的淋巴结

注：以上依据 1997 年国际肺癌分期系统有关淋巴结的定义。

3. M　代表远处转移

（1）MX：远道转移无法评价。

（2）M0：无远处转移。

（3）M1：有远处转移，要标明转移部位。

说明：①任何大小的非常见的浅表肿瘤，只要局限于支气管壁（不论长度），即使累及主支气管，也定义为 T1。②大部分肺癌患者胸水是由肿瘤引起，但如果胸水多次细胞学检查未能找到癌细胞，胸水又是非血性和非渗出性的，临床判断该胸水与肿瘤无关，这种类型的胸水不影响分期。③T4 包括与原发肿瘤不同叶的单发或多发转移灶。④pN0 需 4 组 6 只以上淋巴结（包括纵隔、肺门）均阴性。

（二）TNM 分期

隐匿癌：　　　TxN0M0

0 期：　　　　TisN0M0

Ⅰ 期：　　A　T1N0M0

　　　　　　B　T2N0M0

Ⅱ 期：　　A　T1N1M0

　　　　　　B　T2N1M0

　　　　　　　　T3N0M0

Ⅲ 期：　　A　T3N1M0，T1－3N2M0

　　　　　　B　任何 T，N3，M0

　　　　　　　　T4，任何 N，M0

Ⅳ 期：　　　　任何 T，任何 N，M1

（三）分期依据

依据不同，分期书写尚有区别。

1. 临床诊断分期（cTNM）　指非手术者。

2. 外科评价分期（sTNM）　指经外科开胸探查和（或）活检，可勾划出病变范围者。

3. 手术后病理分期（pTNM）　指有完整的切除标本及病理检查结果。如有残留肿瘤需作记录，用"R"标明，无残留肿瘤为 R0，显微镜下见到残留灶为 R1，肉眼可见为 R2，并要写明残留部位。

4. 再治分期(rTNM)　治疗失败后再给予其他治疗者,此时常为 cTNM.

5. 尸检分期(aTNM)　依据来自尸检解剖.

组织学、细胞学证实的肿瘤需作分类,分化程度也需写明,包括分化良好、中度分化或未分化,分别用 G1、G2、和 G3-4 表示.

(四) 备注

(1) T4 中有关侵犯大血管的一项,指侵及主动脉,腔静脉和肺动脉总干.

(2) 分期依据有完整切除标本者 pTNM,未能完整切除标本或外科探查者为 sTNM,如果病理分期和外科分期不符,可分开写.

(3) 组织学、细胞学证实的肿瘤细胞分化程度中,G3-4 皆归入未分化.

■ 二、国际肺癌研究会(IASLC)肺癌 TNM 分期(第七版)

(一) 新分期的变化

新分期建议将目前 NSCLC 中的 T1 细分为 T1a(肿瘤直径≤2 cm)和 T1b(2 cm<直径≤3 cm);T2 细分为 T2A(3 cm<直径≤5 cm)和 T2B(5 cm<直径≤7 cm);将目前的 T2 中直径>7 cm 者及原 T4 中同肺叶有子灶者现归为 T3;T4 中包括同侧异叶肺内结节.建议维持当前 N 分期标准.定义对侧肺内结节,胸膜转移结节、恶性胸腔积液或恶性心包积液为 M1a;远处转移为 M1b.T2bN0M0 由 IB 期改为 IIA 期,T2aN1M0 由 IIB 期改为 IIA 期,T4N0-1M0 由 IIIB 期改为 IIIA 期.SCLC 推荐采用 TNM 分期,并建议进一步探讨胸腔积液和 N3 对预后的影响.根据第 6 版 TNM 分期与 IASLC 推荐新分期的 MST 和 5 年生存率的结果提示,IASLC 推荐的新分期标准更能精确地评估预后表 10-2.

表 10-2　新分期与第 6 版分期标准的比较

原发肿瘤(T)		
分期	UICC 第 6 版分期标准	IASLC 推荐的新分期标准
Tx	原发肿瘤不能评价;或痰、支气管冲洗液找到癌细胞,但影像学或支气管镜没有可视肿瘤	同第 6 版
T0	没有原发肿瘤的证据	同第 6 版
Tis	原位癌	同第 6 版
T1	肿瘤最大径≤3 cm**,周围为肺或脏层胸膜所包绕,镜下肿瘤没有累及叶支气管以上(即没有累及主支气管)	同第 6 版 推荐亚组分组**: T1a:肿瘤最大径≤2 cm; T1b:肿瘤最大径>2 cm 且≤3 cm
T2	肿瘤大小或范围符合以下任何一点: 肿瘤最大径>3 cm**; 累及主支气管,但距隆突≥2 cm; 累及脏层胸膜; 扩展到肺门的肺不张或阻塞性肺炎,但不累及全肺	推荐亚组分组**: T2a:肿瘤最大径≤5 cm,且符合以下任何一点:肿瘤最大径>3 cm;累及主支气管,但距隆突≥2 cm;累及脏层胸膜;扩展到肺门的肺不张或阻塞性肺炎,但不累及全肺 T2b:肿瘤最大径>5 cm 且≤7 cm.
T3	不论肿瘤大小,有较局限的肺外侵犯,如胸壁(包括肺上沟瘤)、横膈、膈神经、纵隔胸膜、壁层心包; 或肿瘤在主支气管内,距隆突<2 cm,但未侵及隆突者; 或伴全肺的不张或阻塞性炎症	肿瘤大小或范围符合以下任何一点: 肿瘤最大径>7 cm*; 与原发灶同叶的单个或多个卫星灶*; 余同第 6 版

（续表）

原发肿瘤（T）

分期	UICC 第 6 版分期标准	IASLC 推荐的新分期标准
T4	不论肿瘤大小，有较广泛的肺外侵犯，包括纵隔、心脏、大血管、气管、喉返神经、食管、椎体、隆突或病变位于隆突； 或恶性胸腔积液或恶性心包积液[#]； 或与原发灶同叶的单个或多个卫星灶[#]	不论肿瘤大小，有较广泛的肺外侵犯，包括纵隔、心脏、大血管、气管、喉返神经、食管、椎体、隆突或病变位于隆突； 或与原发灶同侧异叶的单发或多发病灶[*]

区域淋巴结（N）

分期	UICC 第 6 版分期标准	IASLC 推荐的新分期标准
Nx	区域淋巴结不能评价	维持第 6 版 N 分期标准
N0	没有区域淋巴结转移	
N1	转移或直接侵犯到同侧支气管周围和（或）同侧肺门淋巴结及肺内淋巴结	
N2	转移至同侧纵隔和（或）隆凸下淋巴结	
N3	转移至对侧纵隔淋巴结或对侧肺门淋巴结，同侧或对侧斜角肌或锁骨上淋巴结	

远处转移（M）

分期	UICC 第 6 版分期标准	IASLC 推荐的新分期标准
Mx	远处转移不能评价	同第 6 版
M0	没有远处转移	同第 6 版
M1	有远处转移[**]（要标明转移部位）；包括与原发灶不同叶（同侧或对侧）的单发或多发病灶[**]	有远处转移[**] 推荐亚组分组： M1a：对侧肺叶的转移性结节[**]； 胸膜转移结节，恶性胸腔积液或恶性心包积液[*]； M1b：胸腔外远处转移

期别

分期	UICC 第 6 版分期标准	IASLC 推荐的新分期标准
隐匿癌	TxN0M0	TxN0M0
0 期	TisN0M0	TisN0M0
ⅠA 期	T1N0M0	T1a，bN0M0
ⅠB 期	T2N0M0	T2aN0M0
ⅡA 期	T1N1M0	T1a，bN1M0；T2aN1M0；T2bN0M0
ⅡB 期	T2N1M0　　T3N0M0	T2bN1M0；T3N0M0
ⅢA 期	T3N1M0　　T1－3N2M0	T3N1M0；T1－3N2M0；T4N0－1M0
ⅢB 期	任何 T，N3，M0　　T4，任何 N，M0	任何 T，N3，M0；T4N2M0
Ⅳ 期	任何 T，任何 N，M1	任何 T，任何 N，M1a，b

注：* 为 IASLC 推荐新分期中增加的内容；* * 为 IASLC 推荐新分期中修订的内容；# 为第 6 版分期中删除的内容。

（二）T 分期的解读

1. 肿瘤大小　　IASLC 对完全手术切除（R0）、无淋巴结转移（pN0）的 pT1 和 pT2 进行预后分析。结果提示对肿瘤最大径按照 2 cm、3 cm、5 cm 和 7 cm 的分层分析，均存在生存差异（表 10－3）。上述结果建议根据肿瘤大小，将 T1 分为 T1a（≤2 cm）和 T1b（>2 cm 且≤3 cm）；T2 分为 T2a(>3 cm 且≤5 cm)和 T2b(>5 cm 且≤7 cm)、T2c(>7 cm)。cN0 的生存分析提示,肿瘤最大径>7 cm 者的中位生存期(MST)与第 6 版中 cT3 组相近($P = 0.611\,1$),进一步将 T2c(>7 cm)定义为 T3。但对于有磨玻璃征(GGO)成分的结节,是仅记录实性成分大小,还是记录包含 GGO 在内的整个结节大小,新分期尚未明确规定。

表 10-3　对肿瘤大小的生存分析

	R(一)pN0					cN0			
	N	MST (m)	5 年生存率(%)	P 值			N	MST (m)	5 年生存率(%)	P 值
pT1					cT1				
≤2 cm	1 816	NR	77			≤2 cm	423	68	53	
>2~3 cm	1 653	113	71	<0.000 1		>2~3 cm	445	52	47	0.093 2
pT2					cT2				
>3~5 cm	2 822	81	58	<0.000 1		>3~5 cm	1 345	43	43	0.103 2
>5~7 cm	825	56	49	<0.000 1		>5~7 cm	411	30	36	0.001 0
>7 cm	364	29	35	<0.000 1		>7 cm	173	17	26	0.007 6
pT3					cT3				
	619	36	41	0.017 6			486	19	29	0.611 1

注:NR:中位生存期尚无法获得;P 值指与上一排中位生存期进行统计分析的结果。

2. 肺内结节　此次 T 分期的分析包含了原 M1 中共 180 例同侧异叶结节病例。根据生存分析结果,IASLC 定义与原发肿瘤同叶的结节为 T3,同侧异叶结节为 T4(表 10-4)。

表 10-4　同侧肺内结节的生存分析

	任何 R 任何 pN			
	N	MST(m)	5 年生存率(%)	P 值
pT3	1 224	24	31	
pT4(同叶结节)	363	21	28	vs. pT3　　0.283 8
pT4(广泛的肺外侵犯)	340	15	22	vs. pT4(同叶结节)　　0.002 9
pM1(同侧异叶结节)	180	18	22	vs. pT4(广泛的肺外侵犯)　　0.411 5

3. 胸膜播散　胸膜播散的预后明显差于广泛的肺外侵犯 cT4(表 10-5),推荐将胸膜播散定义为 M1。

表 10-5　胸膜播散的生存分析

	cN0				任何 cN			
	N	MST(m)	5 年生存率(%)	P 值	N	MST(m)	5 年生存率(%)	P 值
cT4(广泛的肺外侵犯)	144	21	25		418	13	14	
cT4(胸膜播散)	146	8	2	<0.000 1	471	8	2	<0.000 1

(三)N 分期的解读

IASLC 比较了 38 265 例不同临床 N 分期(任何 T 分期、cM0)的生存结果,建议维持第 6 版

N 分期标准(表 10 - 6)。28 371 例 pN 病例(任何 T 分期、cM0)和 22 814 例 cN 病例的比较显示,病理分期对预后的影响更显著。

表 10 - 6　临床 N 分期 cN(任何 T 分期、cM0)的生存分析

	N	MST(m)	1 年生存率(%)	5 年生存率(%)		HR	P 值
cN0	19 806	40	77%	42%			
cN1	3 631	23	67%	29%	*vs.* cN0	1.44	<0.000 1
cN2	11 619	14	55%	16%	*vs.* cN1	1.49	<0.000 1
cN3	3 209	9	40%	7%	*vs.* cN2	1.54	<0.000 1

对单个 N1 区(N1a),多个 N1 区(N1b)/或单个 N2 区(N2a),多个 N2 区(N2b)三组淋巴结转移情况的生存分析提示,淋巴结的肿瘤负荷对预后亦有影响(表 10 - 7)。鉴于只有 1 992 例病例入组,与 T 分期的亚组间验证尚不能确定此差异的有效性,建议增加样本量在前瞻性研究中进一步评估三组间的预后差异。

表 10 - 7　淋巴结解剖位置与转移数目的生存分析

	MST(m)	1 年生存率(%)	5 年生存率(%)		HR	P 值
pN1a	52	86%	48%			
pN1b	31	79%	35%	*vs.* N1a	1.32	<0.009 0
pN2a	35	83%	34%	*vs.* N1b	1.04	0.713 7
pN2b	19	71%	20%	*vs.* N2a	1.65	<0.000 1

（四）M 分期的解读(表 10 - 8)

胸膜播散患者的 MST 较其他 T4 患者的 MST 缩短 5%～6%,两者的生存曲线明显分离。因此新分期将胸膜播散(恶性胸腔积液、心包积液、胸膜结节)由 T4 改归于 M1。发生远道转移者的 MST(4～7 月)较胸膜播散者(7～10 月)或对侧肺转移者(9～11 月)为差,故新分期将 M1 细分为 M1a 和 M1b;胸膜播散、对侧肺内结节为 M1a,胸腔外远处转移为 M1b。

表 10 - 8　M 分期的生存分析(优分期,best stage)

项　　目	1 年生存率(%)	5 年生存率(%)	比较	HR	P 值
T4 M0,任何 N	53%	16%			
胸膜播散	45%	6%	*vs.* T4	1.91	<0.001
M1 对侧肺结节	46%	3%	*vs.* 胸膜播散	1.06	0.381 6
M1 远道	22%	1%	*vs.* 对侧肺结节	1.56	<0.001
			M1 远道 *vs.* 胸膜播散	1.65	<0.001

（五）TNM 分期系统的解读(表 10 - 9)

临床分期的 COX 分析显示,IASLC 新分期的 ⅡA 与 ⅡB 期间存在生存差异(TNM 第 6 版无差异),其后更高的各期别间也存在生存差异,而在早期各组间未见生存差异(TNM 第 6 版也有相似发现),究其原因可能是因为早期肺癌各亚组的病例数较少。

表 10-9　TNM 第 6 版与 IASLC 临床分期的 Cox 比较分析

比较	HR		P值		比较	HR
	TNM 6		IASLC			TNM 6
ⅠB vs. ⅠA	1.14		1.07		0.188 6	0.533 0
ⅡA vs. ⅠB	1.12		1.03		0.796 5	0.817 8
ⅡB vs. ⅡA	1.46		1.72		0.397 7	<0.000 1
ⅢA vs. ⅡB	1.36		1.34		<0.000 1	<0.000 1
ⅢB vs. ⅢA	1.42		1.45		<0.000 1	<0.000 1
Ⅳ vs. ⅢB	1.87		1.83		<0.000 1	<0.000 1
R^2	26.35		27.15			

病理分期的 COX 分析显示,两个系统的病理分期的生存差异均较临床分期显著,但还是存在一些不足,例如 TNM 第 6 版中ⅠB 期与ⅡA 期的生存曲线在第 2 年才得以分开,新分期系统中ⅡA 与ⅡB 期的生存曲线在第 5 年接近融合。新分期由于纳入的总例数较多,尤其是包含较多的ⅡA 期患者,故其各期别的分布较第 6 版更为均匀。

表 10-10　TNM 第 6 版与 IASLC 病理分期的 Cox 比较分析

比较	HR		P值	
	TNM 6	IASLC	TNM 6	IASLC
ⅠB vs. ⅠA	1.75	1.57	<0.000 1	<0.000 1
ⅡA vs. ⅠB	1.17	1.33	0.149 8	<0.000 1
ⅡB vs. ⅡA	1.3	1.38	0.017	<0.000 1
ⅢA vs. ⅡB	1.54	1.47	<0.000 1	<0.000 1
ⅢB vs. ⅢA	1.28	2	0.000 4	<0.000 1
Ⅳ vs. ⅢB	0.79	0.65	0.126 9	0.006 3
R^2	29.32	30.76		

（六） SCLC 分期的解读

目前 SCLC 的分期标准采用美国退伍军人医院 VALSG 和 1989 年 6 月第三届 SCLC 专题讨论会制定的局限期(LD)和广泛期(ED)的两期分期。此次 IASLC 关于临床诊断 SCLC 的预后分析结果提示,TNM 分期适用于 SCLC(表 10-11)。

表 10-11　SCLC 的 TNM 分期比较

分期	N	1 年生存率(%)	5 年生存率(%)		HR	P值
ⅠA	211	77	38			
ⅠB	325	67	21	ⅠB vs. ⅠA	1.48	0.000 3
ⅡA	55	85	38	ⅡA vs. ⅠB	0.62	0.007 5
ⅡB	270	70	18	ⅡB vs. ⅡA	1.57	0.011 8
ⅢA	1 170	59	13	ⅢA vs. ⅡB	1.32	0.000 3
ⅢB	1 399	50	9	ⅢB vs. ⅢA	1.21	<0.000 1
Ⅳ	4 530	22	1	Ⅳ vs. ⅢB	2.16	<0.000 1

　　进一步分析 SCLC 的 LD/ED 两期分期标准,提示无胸腔积液的 LD、有胸腔积液的 LD 和 ED 患者的 MST 分别为 18 个月、12 个月和 7 个月($P < 0.000\ 1$)。以上结果推荐将胸腔积液定义为 LD 和 ED 的分界标准,并建议进一步探讨胸腔积液中细胞学阳性或阴性的预后差异。

　　(七) TNM 新分期的总结

　　IASLC 新 TNM 分期标准依据生存率的高低加以划分,力求提高分期标准的意义更符合实际。新分期中主要的改变围绕“T”分期,为有助于记忆,可以归纳为以下 3 点:①肿瘤大小:界限为≤2 cm、≤3 cm、≤5 cm、≤7 cm 和>7 cm,分别依次纳入 T1a、T1b、T2a、T2b、T3。②多发肺内结节的部位:同叶、同侧异叶和对侧,分别依次为 T3、T4 和 M1a。③胸膜转移结节,恶性胸腔积液或恶性心包积液为 M1a。N 分期无变化,基本同第 6 版,然而有一个值得提出的是 N 转移数目和预后相关,多个 N1 和单个纵隔淋巴结转移的 5 年生存率相似,分别为 35% 和 34%,可供制定治疗方案参考,似应偏向于积极治疗。

　　新分期基于对国际性大样本数据库的分析,所有数据来自 19 个国家的 46 个地区,病例数是以往版本的 15~20 倍,较以往版本更具代表性。所有患者接受的治疗相对标准,其中 53% 的 NSCLC 进行了手术,30% 接受化疗,29% 接受放疗,故其分析结果对肺癌治疗方案的制定具有指导意义。然而由于一些地区(例如非洲、南美和印度次大陆)和国家(如俄罗斯、中国和印度尼西亚等)的数据所占比例很小或缺失,影响了其该分期的代表性。新分期中虽然手术所占比例较以前版本有所增加,但数据库未反映出目前多学科治疗的广泛应用,有一定局限性。新分期系统采用的回顾性分析,尽管收集了许多描述性数据,但新分期中并未体现出来,使得一些预后因素被分期掩盖了。分期手段的增加,如 PET-CT 的发展,对临床分期工作有着深远影响,然而在新分期中还未得到体现。最近欧洲肺癌工作组(ELCWP)综合了 13 项研究的 Meta 分析显示,原发肿瘤 SUV 最大值的 HR 为 2.27(95% CI:1.70~3.02)。另一项 Meta 分析表明在 PET 显示阴性的淋巴结中,直径≥16 mm 者中有 21% 出现转移。通过对 PET-CT 的进一步研究,可使 TNM 分期标准更好地判断预后和指导治疗。今后随着进入数据库的地理区域的增加和更多原始或对照数据的导入,数据库的质量会得到提高,TNM 分期系统将得到进一步完善,也更具有代表性。

　　新 TNM 分期的发布将对未来的治疗模式带来深远的改变。Sawabata 等和 Yoshida 等的研究提示对于肿瘤直径≤2 cm 的周围型肿瘤,和(或)术前 CT 示肿瘤呈 GGO,无肺门、纵隔淋巴结转移,手术切缘病理学证实无肿瘤残留,可有选择地施行局限性肺切除术(肺段切除术或楔型切除术)。对于新分期中 T1aN0M0(肿瘤最大径≤2 cm)的 I A 期患者,尤其是老年和 PS>2 分的患者,可探讨局限性手术切除价值。目前术后辅助化疗在完全手术切除的 I B 期中争议较大,在 II 期和 III A 期淋巴结阳性的研究中存在生存获益。新分期将肿瘤最大径 5~7 cm 和>7 cm 的原 T2N0 从 I B 期分别定义为 II A 期(T2bN0)和 II B 期(T3N0),值得进一步探讨术后辅助化疗在这些病例中的意义。新分期将与原发肿瘤同叶结节的病灶由原 T4 定义为 T3,同侧异叶结节的病灶由 M1 定义 T4,为这些病例创造了外科手术治疗的可能,从而导致治疗模式的根本改变。

(成柏君)

第四节 肺癌分期的方法

　　肺癌分期治疗已属共识,准确的分期攸关正确治疗方案的制订。在基于 TNM 分期的肺癌评判中,T 和 M 分期的定义和判断相对简单而明晰,N 分期则相对复杂,且对治疗和预后的影响也更为重要,因而成为肺癌分期的重点及核心内容。现行的肺癌分期方法主要包括临床分期(cTNM – cStage)、病理分期(pTNM – pStage)和再治疗分期(rTNM – rStage),此外尚有不成熟的分子分期(mTNM – mStage)。临床分期的准确率有限,与病理分期相比仍然存在相当误差。就具体方法而言,肺癌分期的方法可分为非外科分期方法和外科分期方法两大类。外科方法可明显提升肺癌分期的准确率,是目前最准确的分期方法,但由于多种因素的影响,相关外科方法的应用尚有限。而新技术在肺癌分期中的应用尚处于探索和评估阶段,理性的定位尚需时日。

■ 一、肺癌的非外科分期方法

　　1. X 线胸片(plain chest radiograph,PCR) X 线胸部平片是临床不可或缺的基本资料,在整体观、经济性、便捷度和实时性等方面仍有其不可替代性。PCR 与 pTNM 分期的一致率为62.6%,准确率为 44.8%。

　　2. 计算机断层扫描(computed tomography,CT) CT 通常以淋巴结的大小来判断有无转移,对肺癌纵隔淋巴结转移的诊断敏感性为 57%,特异性 80.2%。但 Kerr 在 1992 年的报道指出:纵隔淋巴结大小与转移间无统计学意义。研究表明:有 44.3% 的转移淋巴结直径<10 mm;而在无转移淋巴结中,至少有 1 枚直径>10 mm 的比例高达 72.9%,结论是淋巴结的大小不能作为肺癌淋巴结转移的可靠参数,普通 CT 对肺癌纵隔淋巴结转移的诊断特异性不高,意义有限。如应用图像后处理技术,CT 可为临床提供更直观、逼真、可靠的信息,使中央型肺癌临床分期的诊断敏感性、特异性和准确性提升至 92%、89.8% 和 92%。

　　3. 磁共振显像(magnetic resonance imaging,MRI) 有研究报道,MRI 对肺癌 N2 的诊断敏感性为 71%,特异性 84%,准确性 83%,阳性预测值 81%,阴性预测值 84%。如应用磁共振短时反转恢复技术,评价肺癌 N2、N3 的诊断准确性可达 97.4% 和 97.6%。有研究者应用动态增强 MRI 测量病灶最大强化斜率及峰值到达时间,发现有纵隔淋巴结转移者病灶最大强化斜率大于无转移者,峰值到达时间亦明显提早。可见新技术的介入对提升 MRI 的分期价值至关重要。

　　4. 单光子发射型计算机断层扫描(single photon emission computed tomography,SPECT) 藉 SPECT 可得到无重叠干扰的断层图像,并提供成像物三维信息。利用^{99m}Tc – MIBI 的亲肿瘤特点,作者曾研究了^{99m}Tc – MIBI SPECT 诊断肺癌及纵隔转移淋巴结的价值(100 例),结果提示,SPECT 对肺癌纵隔淋巴结转移的诊断效能较高,敏感性、特异性、准确性分别为85.19%、93.62% 和 90.54%,指标较为均衡。纵隔转移淋巴结假阴性显像主要包括肿瘤影像掩蔽淋巴结、左侧易受心肌放射性散射干扰淋巴结的检测等原因。该检查简便经济,对纵隔淋巴结转移的术前评估有一定的临床参考价值。

　　5. 正电子发射断层扫描(positron emission tomography,PET) PET 在肺癌诊断和分期中的价值逐渐受到重视,对非小细胞肺癌纵隔淋巴结的诊断敏感度、特异度、准确度、阳性预测值和阴性预测值分别为 94.1％、79％、81.6％、49.3％和 98.4％。虽然 PET 对纵隔淋巴结的评估敏感性和准确性均高于 CT，但假阳性率则接近 CT，此点对临床的取舍颇费思量，因假阳性而将患者分期高估，显然使之失去应有的手术根治机会。为避免不良后果，有观点认为纵隔淋巴结 PET 阳性者一定要通过纵隔镜检查术予以证实或排除，Kernstine 认为 PET 可减少 12％的纵隔镜检查机率，但对 PET 阳性仍建议须行纵隔镜检查术。而对纵隔淋巴结最大径<1 cm 的肺腺癌患者，PET 不能取代纵隔镜检查术。从目前的研究结果看，PET 仍然不能完全取代外科分期技术来判断治疗前纵隔淋巴结的状态。

■ 二、肺癌的外科分期方法

1. 纵隔镜（mediastinoscopy）　该技术主要包括经典的经颈纵隔镜检查术（standard cervical mediastinoscopy，SCM）和电视辅助纵隔镜检查术（video assisted mediastinoscopy，VAM）。设备条件略有差异，方法过程基本一致。纵隔镜是评估肺癌手术前纵隔淋巴结状况最准确的手段，敏感性、特异性高达 90％和 100％，对提升肺癌术前分期水平有重大意义，某些发达国家已将之作为肺癌治疗前的常规检查和分期金标准。通常认为以下情形需行纵隔镜检查：CT 下纵隔淋巴结>1 cm 者、中央型肺癌、分化差的肿瘤、新辅助治疗与治疗后评估、T3、T4 肿瘤判断纵隔淋巴结转移的水平和数目以决定是否手术治疗。但有研究显示，即使 CT 下纵隔淋巴结无肿大（<1 cm）的 Ⅰ 期病变仍然需要进行纵隔镜检查，因为 Ⅰ 期病变纵隔淋巴结隐性转移的发生率为 6.9％～11.1％。

2. 胸腔镜（video assisted thoracic surgery，VATS）　早期的前瞻性非随机比较研究结果显示：胸腔镜对纵隔肿物活检的准确率为 91.9％，纵隔镜为 94.3％，两者差异不显著（$P > 0.05$）；胸腔镜的并发症率高于纵隔镜（$P < 0.05$），且有中至重度疼痛，故建议在可及范围内，应首选纵隔镜行纵隔肿物或淋巴结活检。对临床 N0 和 N1 患者，胸腔镜的假阴性率高达 25％，应用意义不大，而对临床 N2 患者，胸腔镜的诊断准确率为 63％。胸腔镜的检查范围局限于单侧纵隔，但对隆突后淋巴结、下纵隔淋巴结而言，可考虑胸腔镜，作为纵隔镜检查术的补充手段发挥其优势。

3. 食管腔内超声引导针吸活检（endoscopic ultrasonography guided fine-needle aspiration，EUS - FNA）　基于经食管途径，故对邻近食管的纵隔淋巴结活检较为适宜。纵隔镜无法抵达的淋巴结（♯3p、♯8、♯9 组），恰恰适合于 EUS - FNA 活检，可弥补纵隔镜的不足。EUS - FNA 对淋巴结的诊断敏感性为 92％，特异性 93％。但约有 10％的病例无法得到诊断，主要原因是标本量太少。该技术可作为肺癌外科分期的辅助手段，弥补纵隔镜检查术的部分盲区和空白。

4. 气道腔内超声引导针吸活检（endobronchial ultrasonography guided fine-needle aspiration，EBUS - FNA）　气道内超声技术的应用始于 1989 年，1992 年后逐步完善推广。利用超声波的无创穿透特征，结合内镜技术，经支气管腔内了解腔外状况，并籍以引导某些操作。气道内超声对淋巴结的分辨率较高（2～3 mm），甚至能辨别淋巴结的细微结构，而在超声引导下可提高淋巴结的穿刺阳性率。据报道，EBUS - FNA 对肺癌纵隔淋巴结转移的诊断敏感性为 90％，特异性为 100％，假阴性率为 20％。弥补其先天标本不足的主要方法，在于反复同部位穿刺和病理判断水平的提高。

5. 外科分期方法的选择应用　临床实践中，应根据患者纵隔目标淋巴结的具体部位，选择适宜的外科入路和技术方法,达到以最小创伤、最短时间、最大效益获取纵隔淋巴结标本的目的。图 10 - 1 所示为可供参考的选择途径和方法。

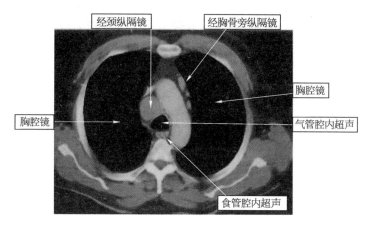

图 10 - 1　外科分期方法的选择

(申屠阳)

第五节　肺癌纵隔淋巴外科分期的方法和评价

一、纵隔镜检查术(mediastinoscopy)

该技术主要包括经典的经颈纵隔镜检查术(standard cervical mediastinoscopy,SCM)和电视辅助纵隔镜检查术(video assisted mediastinoscopy,VAM)。设备条件略有差异,方法过程基本一致。纵隔镜检查术是评估肺癌手术前纵隔淋巴结状况最准确的手段,敏感性、特异性高达 90％和 100％,重在 N2、N3 的排除。作者报道纵隔肿物和肿大淋巴结的术中直接诊断率为 93.33％。纵隔镜检查术对提升肺癌术前分期水平有重大意义,某些发达国家已将之作为肺癌治疗前的常规检查和分期金标准。国内该工作虽然起步不晚(1964 年第 1 例),目前的状况依然是认识不足、发展不均、普及不力。近年,肺癌分期治疗的重要性日益被认同,纵隔镜检查术的地位迅速提高,但仍须大力呼吁。对于中央型肺癌尤其是左上肺癌,术前应积极采用纵隔镜评估纵隔淋巴结状态,因为左侧开胸由于主动脉弓的阻挡不易进行左侧气管旁淋巴结的清扫。如果 CT 下♯5 组淋巴结肿大者可采用前纵隔切开术(或经颈扩大纵隔镜检查术)评估主动脉窗淋巴结状态。对于分化差的肿瘤或小细胞肺癌表现为孤立性肺部肿物时,因其较易发生转移,手术前应进行纵隔镜检查以确定病变范围。对于ⅢA(N2)期肺癌,术前准确评估纵隔淋巴结的状态是新辅助治疗临床应用的重要依据。对于 T3、T4 肿瘤,在手术前应该通过了解纵隔淋巴结状态以估计手术的疗效,尽可能避免徒劳的手术,降低手术的探查率和不完全切除率。因此术前纵隔镜检查对这一类手术是必不可少的术前分期程序。纵隔镜检查术相关的并发症如出血、气胸、纵隔炎、喉返神经损伤和颈切口感染的发生率<3％,严重并发症如大血管损伤、食管撕裂、气管撕裂的

发生率 0.2%～0.5%,死亡率几乎为零,属于相当安全、成熟的手术。

■ 二、胸腔镜(video assisted thoracic surgery, VATS)

早期的前瞻性非随机比较研究结果显示:胸腔镜对纵隔肿物活检的准确率为 91.9%,纵隔镜为 94.3%,两者差异不显著($P > 0.05$);胸腔镜的并发症率高于纵隔镜($P < 0.05$),且有中至重度疼痛,故建议在可及范围内,应首选纵隔镜行纵隔肿物或淋巴结活检。对临床 N0 和 N1 患者,胸腔镜的假阴性率高达 25%,应用意义不大,而对临床 N2 患者,胸腔镜的诊断准确率为 63%,胸腔镜的相关并发症率为 8.57%。另外,胸腔镜必须双腔气管插管及单肺通气,操作相对纵隔镜而言较为复杂,而检查范围局限于单侧纵隔,用于肺癌纵隔淋巴结分期显然不及纵隔镜完整。但对隆凸后淋巴结、下纵隔淋巴结而言,超出纵隔镜可及范围,当然应优先考虑胸腔镜。从肺癌纵隔淋巴结分期的角度而言,胸腔镜外科可作为纵隔镜检查术的补充手段发挥其优势似乎较为客观。

■ 三、食管腔内超声引导针吸活检(endoscopic ultrasonography guided fine-needle aspiration, EUS - FNA)

EUS - FNA 具有超声多普勒及脉冲多普勒功能,可明确探头与靶组织间有无血管,实时显示监控穿刺针道,准确引导定位,并避免误伤。纵隔镜较难抵达的淋巴结(♯3p、♯5、♯8、♯9 组),恰恰适合于 EUS - FNA 活检,可弥补纵隔镜的不足。EUS - FNA 对淋巴结的诊断敏感性为 92%,特异性 93%。该检查安全性较高,并发症较少而轻微。但约有 10% 的病例无法得到诊断,主要原因是标本量太少,近年开展的快速在位评估(rapid on-site evaluation, ROSE)技术,在检查过程中操作者与病理学家实时沟通,必要时重复活检,保证获取标本的质量,因而可大大提高 EUS - FNA 对纵隔淋巴结的诊断准确率(100%),较之 FDG - PET 的诊断准确率(75%)亦有显著价值,$P = 0.0011$。EUS - FNA 不失为肺癌分期准确而安全的辅助手段,可弥补纵隔镜检查术的部分盲区和空白。

(申屠阳)

第十一章
肺癌的综合治疗及其原则

第一节　肿瘤综合治疗的定义

50年前中国医学科学院肿瘤医院建院之初,对我国肿瘤工作的重点和解决肿瘤问题的途径曾经有过多次重要的讨论。经过几十年大家不断学习、实践,对我国肿瘤防治的基本共识可以概括为以下六点:①预防为主。②中西医结合。③高发区现场研究。④基础研究与临床研究结合。⑤综合治疗。⑥诊疗个体化。这些无疑都是跨世纪的目标。

当时,我国几位临床肿瘤学元老对专科医院的发展确定了综合治疗的模式,并且支持建立了一个幼稚的学科——内科肿瘤学。在过去的半个世纪中,肿瘤内科治疗已经建立了一些重要的生物学和药理学理念,包括治疗的靶点,肿瘤的敏感性和细胞的异质性,药物的给药途径、方法、剂量强度及宿主因素对疗效的影响等;更重要的是通过临床时间综合应用化疗、内分泌治疗、生物治疗等在一些常见肿瘤中取得成功。这些就成为进一步深入理解主要攻击肿瘤细胞增殖的化疗的基础。而肿瘤研究的各个领域所取得的进展如肿瘤生物学,新抗肿瘤药物和新机制、化学预防、单克隆抗体、分子生物学研究等都必然会进一步促进内科治疗的进展。当前,肿瘤内科治疗已经不只是化疗药物,内分泌、生物和靶向治疗等在多数常见肿瘤的综合治疗中已经是不可或缺的重要手段。而临床经验特别是大规模循证医学资料的积累,治疗策略和用药艺术的提高,必然会进一步提高疗效,给患者带来较大的益处。

进入21世纪以来,根据肿瘤的基因、受体和激酶而发展的靶向治疗使得疗效较大幅度提高而且更为个体化,这是新世纪临床肿瘤学发展的重要方向。目前人们已经不再把内科治疗看成是只能起姑息性作用的一种手段,而是正在从姑息向根治过渡。只要使用适当,有近20种肿瘤治愈率可得提高。在一些肿瘤防治复发转移或带病长期生存中占相当重要的地位。2006年WHO正式将肿瘤定位为“可控的慢性疾病”,无疑将使肿瘤的防治发生革命性变化。

近50年来我们已经不是强调单一治疗手段的疗效如何,而是如何安排各种治疗方法和途径的结合“多兵种作战”充分发挥各自的长处;多种方法的进步必然涉及多个学科的发展,近年加强了恶性实体瘤治疗中多学科治疗的原则已获及公认,看到了效果,这是在综合治疗的前提下的一大进展,肺癌也不例外地采用了多学科综合治疗。

1976 年《实用肿瘤学》肿瘤综合治疗的定义为:"根据患者的机体状况,肿瘤的病理类型、侵犯范围(病期)和发展趋向,有计划地、合理地应用现有的治疗手段,以期较大幅度地提高治愈率。"当然,随着时代的发展还需要不断补充。如在综合治疗的目的中加入"不但要提高治愈率,而且还要改善患者的生活质量"。

迄今,国际肿瘤学界多数学者都同意综合治疗的结果在多数肿瘤中优于单一治疗。如日本将综合治疗称为多学科治疗或"集学治疗",都是指各学科互通学习、补充,共同配合争取把患者治疗得更好的意思。很多研究单位和医院在学科以外还有综合治疗组或研究组。可以不夸张地说,在临床肿瘤学中多数重大进展都与综合治疗分不开。我们强调合理地、有计划地治疗,就是强调要事先多商量讨论,充分估计患者最大的危险是局部复发还是远处播散,辨证论治,最大限度地做到合理安排,给患者带来实惠。

第二节　小细胞肺癌的多学科综合治疗

■ 一、治疗原则

由于 SCLC 是一种全身系统性疾病,具有迅速播散的倾向,化疗应是基础的治疗手段。但为了进一步控制已经存在的病灶及为了巩固疗效,放疗也占有重要地位。目前放化疗联合是局限期的标准治疗,但在特定的情况下应当争取手术。原因是放化疗后可能存在少数未控肿瘤细胞,另一方面是 20%～30% SCLC 患者可能属于混合癌存在 NSCLC 成分。而内科治疗则是广泛期的标准治疗。

■ 二、局限期小细胞肺癌的治疗

1. 手术　经病理证实为 I 期的小细胞肺癌手术联合化疗可以使 5 年生存率达 60%～70%。推荐手术前后必须进行足够的化疗。

2. 化疗联合放疗　从 20 世纪 80 年代就认识到对于局限期 SCLC 早期进行同步放化疗的疗效最好。铂类和依托泊苷联合加放疗的方式较为普遍,这种治疗提高了局部控制率,同时也降低了远处转移的风险。近 20 年这种治疗模式使局限期患者疗效有了显著提高——中位生存时间由 1972～1981 的 12 个月延长到 1982～1992 年的 17 个月($P<0.001$)。SEER 显示从 1973 年到 1996 年小细胞肺癌的 5 年生存率由 5.2% 上升到 12.2%($P=0.0001$)。

放疗对局部症状以及远处转移如骨或脑转移治疗有效。所以对于有气道梗阻、纵隔淋巴结转移所致挤压或远处器官转移所致的疼痛等应当及时进行放疗。对于复发的患者,放射治疗可以明显缓解局部症状。即使初治患者,放疗仍是脊髓压迫或有症状脑转移的标准治疗。

3. 预防性脑放疗　SCLC 颅内转移的发生率超过 30%～50%,所以多年来很多学者期望采用预防性放疗(PCI)以防止出现脑转移。但预防性脑放疗的研究结果存有较多争议。对于未能得到全身控制的患者,PCI 并不能提高生存率。化疗能增加 PCI 的神经毒性,二者不应该同步进行。

近来的荟萃分析发现对于诱导化疗后已经完全缓解或接近完全缓解的小细胞肺癌预防性脑

放疗可以延长生存时间,能在各个亚组中看到生存优势(无论年龄、临床分期、化疗方案、一般状况)。也有人认为 CT 扫描评估化疗后达到完全缓解或原发肿瘤缩小到≤10％或仅具有放疗瘢痕的广泛期患者,甚至初始治疗达到部分缓解的广泛期患者,都可以进行预防性颅照射 PCI。因之,SCLC 的预防性颅照射被美国 ASCO 评为 2008 年临床肿瘤学重要进展之一(表 11-1)。

表 11-1　不同病期(pTNM)小细胞肺癌手术后化疗及预防性颅照射的远期结果

分期	例数	2 年生存率(%)	4 年生存率(%)
Ⅰ	74	69	55
Ⅱ	57	44	30
ⅢT 3,4N 0,1	10	57	57
TN2	43	30	25
TN0	76	70	57
TN1	65	44	33

4. 中国医学科学院肿瘤医院的实践结果　中国医学科学院肿瘤医院内科和放射治疗科早在 20 世纪 70 年代就建立了小细胞肺癌综合治疗组,自 20 世纪 80 年代采用放化疗序贯和夹心的方法治疗局限期 SCLC 患者以来,取得了较好的效果,至今仍然采用。广泛期 SCLC 患者可以用卡铂替代顺铂,联合依托泊苷组成一线化疗方案,虽然沿用了 20 多年,但是仍没有改变。尽管 SCLC 对首次化疗敏感,但很多情况下不能达到完全缓解或在缓解后短期内复发转移,曾经进行了交替或序贯联合化疗的尝试,但都不能提高无病生存率和总生存率。提高剂量的强度和剂量密度的治疗,甚至高剂量化疗联合自体造血干细胞移植,都没有给患者带来更多的生存效益。

中国医学科学院肿瘤医院的经验之一是手术治疗在 SCLC 仍然具有一定地位。在能够得到根治性切除或放化疗后有可能进行根治性切除的病例,应当争取手术;另一项经验是只有在放化综合治疗后全身病变得到良好控制的 CR 或接近 CR 的 PR 患者才值得进行预防性颅照射;对于有些全身控制良好在治疗后 2 年以上才出现的小颅内病变,放射治疗有可能达到根治。

三、广泛期小细胞肺癌的治疗

2/3 的小细胞肺癌在诊断时已经是广泛期,甚至已经有恶性胸腔积液、远处转移如脑、肝、肾上腺、骨骼及骨髓。所以,预后显然较差。如不治疗中位生存时间为 6～8 周,联合化疗或放化疗根据病变广泛的程度可以使之延长到 8～19 个月。

顺铂或卡铂联合足叶乙苷虽然目前为标准的化疗方案,一般需要 4～6 周期。日本的资料显示伊力替康/顺铂较足叶已苷/顺铂方案具有生存优势,但美国和我国未能重复出相同的结果。

进展性小细胞肺癌是根据缓解情况以及初始诱导治疗后的缓解时间来判断的。化疗后没有缓解或化疗后 60～90 d 内再次进展的为难治性小细胞肺癌,而其他的则为敏感性患者。对于复发患者,拓扑替康是 FDA 惟一批准的治疗复发性小细胞肺癌的药物。伊力替康与拓扑替康的疗效可能相当,但从没有对复发患者进行过随机临床研究。还有其他可采用的细胞毒药物如多西他赛、紫杉醇、吉西他滨或长春瑞滨等药物,但疗效并不高。最近,日本推出新的蒽环类药物氨柔比星正在日本和我国进行临床试验,有望成为二线治疗的选择。

分子靶向治疗药物在 SCLC 仍处于探索阶段,包括伊马替尼、吉非替尼、贝伐单抗、mTOR

和 c‑kit 抑制剂均未有成功的报道。

近来一些临床研究发现用化疗缓解症状的程度比客观缓解率要明显，化疗对初诊患者中脑转移、上腔静脉症、气道梗阻、骨转移的疼痛具有明显的姑息治疗作用。

第三节 非小细胞肺癌的多学科综合治疗

肺癌的不同临床分期代表着不同的预后。1987 年国际肺癌研究协会（The International Association for the Study of Lung Cancer，IASLC）基于 100 809 名患者的资料提出的 TNM 分期。根据不同的临床分期采用不同的综合治疗模式是我们的治疗策略。根据目前达成的共识：可以手术的患者应该接受外科模式为主的综合治疗；即ⅠA、ⅠB、ⅡA、ⅡB 期的患者应该进行解剖水平上的根治手术，手术后进行辅助治疗[化疗和（或）放疗]；ⅢA 期的患者应该使用多学科的综合治疗（如同步化、放疗），并鼓励对Ⅲ期别的患者进行临床研究；对ⅢB、Ⅳ期的患者应采用非手术的治疗模式，接受全身系统治疗（化疗或分子靶向治疗）为主的综合治疗。2007 年 IASLC 又提出了肺癌 TNM 分期的改进方案，目前正在试行。

NSCLC 的综合治疗近 20 年来进展很快，而且是一个正在逐渐被突破的领域。内科治疗在综合治疗的地位越来越高，每年研究报告很多，而且几乎每年均有新的进展。

■ 一、手术为主的多学科综合治疗

1. 术后辅助化疗 手术为主的多学科治疗适合于早中期肺癌，尤其对Ⅰ、Ⅱ、ⅢA‑N1 期非小细胞肺癌患者，首选根治性手术。手术切除范围至少为病灶及其累及的肺叶，并进行系统的淋巴结清扫，切端无镜下肿瘤侵犯，最高纵隔组淋巴结阴性。局部肺段切除或楔形切除适合于因其他疾病、并发症或肺功能障碍不能耐受叶切的患者。2010 年美国 NCCN 指南提出直径<2 cm 的病灶，必须至少满足以下条件之一也可考虑局部切除或楔形切除：①组织学为纯肺泡细胞癌（前称）。②结节中大于 50% 为磨玻璃状阴影。③影像学所见的肿瘤倍增时间>400 d。

1995 年发表的以烷化剂为主辅助化疗的荟萃分析显示：接受顺铂化疗的亚组术后 5 年生存率增加了 5%，尽管 $P = 0.08$，已初现辅助化疗的曙光。第一个证实辅助化疗生存益处的随机研究是 IALT，Ⅰ～Ⅲ期的 NSCLC 术后接受含铂的二药方案 3～4 周期能显著提高完全手术后无进展生存期和总生存期，5 年生存率由 40.4% 上升到 44.5%。最近该研究平均随访 7.5 年的结果却显示含铂二药方案的辅助化疗在无病生存期和总生存期上 5 年后不再具有优势，HR：0.91，95% CI：0.81～1.02，$P = 0.10$，而无疾病生存率二组差异仍有显著性，HR：0.88，95% CI：0.78～0.98，$P = 0.02$，化疗组的局部复发率和远处转移率均显著低于对照组，接受辅助化疗的患者非肺癌相关死亡率升高，HR：1.34，$P = 0.06$，提示化疗的毒性对人体的长期影响作用。而来自加拿大的辅助化疗研究 JBR10 的 9 年随访结果显示ⅠB 期含铂辅助化疗未见生存益处，但对Ⅱ期患者辅助化疗仍然显示出长期的生存益处。Douillard JY 等对完全切除的非小细胞肺癌患者术后 NP 辅助化疗（LACE）资料进行了荟萃分析，这些资料主要来源于 ANITA，BLT、IALC、JBR10 的 4 584 例患者，结果显示 NP 方案化疗与对照组比较，5 年生存率提高了 8.9%，HR：0.80，95% CI：0.70～0.91，$P = 0.001$，无疾病生存期也显著优于对照组，分期是术后辅助化疗的重要预后因素,Ⅲ期(HR:0.62,0.50~0.76)、Ⅱ期(HR:0.69,0.57~0.83)患者有明显的生存获益,而Ⅰ期(HR:0.95,0.76~1.19)未见辅助化疗延长生存期。T1N0 和 T2N0 的患者完全切除后的 5 年生存率分别为 74% 和 61%。一项研究收集了自 1994 年到 2003 年肿瘤最大径>3 cm 的Ⅰ期患者,分析肿瘤复发的可能因素,发现 5 年复发率为 87%,多因素分析发现与复发有关的独立因素为:肿瘤的分化程度,HR:2.3;瘤体内脉管侵犯,HR:2.9 和脏层胸膜侵犯,HR:1.8,其中 2~3 个因素与 0~1 个因素比较,复发率有显著差异,5 年无复发率分别为 71% 和94%,$P < 0.001$。

因此ⅠA 期的非小细胞肺癌术后通常不需要辅助化疗或放疗。但是 IB 期的高危患者:低分化癌,侵犯脉管和脏层胸膜,楔形切除术,肿瘤靠近切缘,仍主张术后辅助化疗。而Ⅱ~ⅢA 期的NSCLC 术后辅助化疗可延长患者的生存期。术后辅助化疗开始的时间需结合患者的全身情况,一般认为在术后 30 日内进行,众多的临床试验验证以 4 个周期的化疗较为合适。

由于原发肿瘤已被切除,所以对辅助化疗而言,无法判断化疗的客观缓解率。无复发生存是辅助化疗的重要近期指标。许多研究对上述辅助化疗的手术标本进行免疫组化分析,一些研究发现 ERCC1、BRCA1 低表达者为铂类治疗敏感,而 RRM1/RRM2 低表达对吉西他滨敏感,BRCA1 高表达者对抗微管类药物敏感,而 TUBB3 高表达者对抗微管类药物不敏感,这些均未得到大型的随机临床试验证实,临床应用中尚作为参考。Reiman T 对术后辅助治疗的患者共1 149 例的患者进行了 TUBB3 的分析,发现 TUBB3 是生存的预后指标而不能预测抗微管类药物的疗效。

由此可见Ⅱ~ⅢA 期的患者术后辅助化疗可以显著降低局部复发和远道转移,延长无病生存期和总生存期,对于有高危因素的Ⅰ期患者术后辅助化疗可能有益于生存,仍需循证医学的依据。含铂二药均可作为术后辅助治疗的方案,但 NP 方案仍为证据最为充分的方案。

2. 新辅助化疗　术前的新辅助化疗长期以来存在争议,Depierre 的研究随机入组了 355 个Ⅰ(除 T1N0)、Ⅱ、ⅢA 期的患者,术用 DDP、MMC、IFO 化疗或单手术,其中 T3N2 患者进行术后放疗。新辅助化疗与单手术比较 OS 分别为 37 个月和 26 个月,$P = NS$。生存益处仅限于Ⅰ期和Ⅱ期患者。这项研究在 2010 年的 ASCO 中报道了长期随访结果,在随访 13.8 年后,单因素分析未见新辅助化疗提高生存期,$P = 0.12$,10 年生存率分别为 29.4% 和 20.8%,而多因素分析见新辅助化疗明显延长生存期,HR:0.78,95% CI:0.61~0.99,$P = 0.038$,亚组分析生存益处见于Ⅰ和Ⅱ期,$P = 0.04$,以及叶切的患者,$P = 0.04$。

另二项早期的研究也用第二代的化疗药物,Rosell 的研究将 60 例Ⅲ期非 N2 的患者随机分为新辅助化疗(DDP,MMC,IFO)和单手术,OS 新辅助化疗组为 26 个月,但手术组为 8 个月,$P < 0.001$。与之相似的是 Roth 等的研究,新辅助化疗(DDP,Vp16,CTX)的 MST 是 64 个月,而单手术组为 11 个月,$P < 0.008$。值得注意的是在上述二项研究中,Ⅲ期的患者均不包含 N2,Roth 的单手术组中有 40% 的ⅢB 期,使分期偏倚从而导致生存有利于新辅助化疗。而 Rosell 的研究中存在手术组生存率过低,3 年生存率为 0,即使在 N0 和 N1 中也仅有 37%。这些因素可能导致研究结果不能反映客观事实。上海市领先学科课题共 337 例非小细胞肺癌围术期化疗随机对照研究,术前化疗和术后化疗相比 5 年生存率以先手术组为佳,分别为 37% 和 48%,15 年生存率在两组无明显差别,COX 多因素分析结果,影响生存率的二个因素为分期和术后化疗,术前化疗对 5 年内生存率无益。

铂类联合三代化疗药物的联合用于新辅助化疗的结果如何？S9900 研究ⅠB～ⅢA 期可手术切除患者，随机分为紫杉醇/卡铂新辅助化疗和单手术组，二组 PFS 和 MST 均未见明显的差异。EORTC08012 入选了 519 例ⅠA～ⅢA 期的 NSCLC，随机分为含铂的二药新辅助化疗组和单手术组，也未见新辅助化疗有长期生存的益处。

与早期的术后辅助化疗研究非常相似，新辅助化疗也在荟萃分析中初现其治疗的意义。最近 JTO 报道的一项有关于新辅助治疗的荟萃分析，共涉及 13 项随机临床研究，其结果发现新辅助化疗组与单手术组比较显著提高了总生存期，HR:0.84，95% CI:0.77～0.92；$P = 0.000\ 1$，亚组分析显示Ⅲ期患者能从新辅助化疗中受益，HR:0.84，95% CI:0.75～0.95，$P = 0.005$。提示非小细胞肺癌包括Ⅲ期患者新辅助化疗后手术将延长总生存期。

这些结果提示新辅助化疗有提高手术患者生存期的可能，但影响研究结果的因素众多，现有研究资料较少，不如辅助化疗，新辅助化疗方案较为复杂，入组时临床分期和术后分期不尽相同等，宜进一步积累病例，采用有效、低毒的药物作随机对照研究。

3. 术后辅助放疗　由于有近一半的局部晚期患者根治性手术后出现局部复发，局部晚期患者术后的辅助放疗始终受到关注，Sawyer 等报道ⅢA 期 PN2 的患者在根治性手术后，给予放疗与对照组比较，降低了肿瘤的局部复发并延长了生存时间。MRC 研究，同样是针对ⅢA 期根治手术后的随机研究，治疗组接受 40 Gy 的放疗与单纯化疗组相比，3 年生存率分别是 36% 和 21%，$P = 0.018$，并显著降低了远道转移率。但这些研究可能存在选择局部复发风险患者的偏倚。一项来自前瞻性随机临床试验共 2 232 例患者、随访 4.3 年的荟萃分析显示：辅助放疗无益于生存期，2 年生存率下降了 6%，这主要出现在 T1～2，N0～1 的患者，N2 的患者也未见有生存率的提高，可能是纵隔淋巴结转移对生存的影响比局部病灶复发更重要，需指出的是这些研究也存在照射方法陈旧和没有统一标准的放射计划。ANITA 研究的回顾分析对 pN 阳性的患者加用术后辅助放疗，发现 pN2 的患者有获益趋势，而 pN1 的患者未从中得益。因此目前迫切需要对术后辅助放疗进行大型的前瞻性、多中心的随机临床试验。美国 NCCN 推荐ⅡA、ⅡB 期具有不良因素的患者，诸如：纵隔淋巴结清扫不充分、包膜外侵犯、多个肺门淋巴结阳性、肿瘤靠近切缘，可加放疗。

手术切缘为阳性的患者，ⅠA～ⅡB 的患者应尽量争取再次手术切除，并术后给予化疗。不能耐受再次手术或不愿意接受手术者，除ⅠA 期放疗，余均应进行同期放化疗后再化疗。ⅢA 期切缘阳性的患者不再主张再次手术，术后恢复后同步放化疗加化疗。Minet 和同事报道了 124 例Ⅲ期切缘组织学残留的患者术后随机分为放疗和对照组，5 年生存率分别是 7% 和 3%，显示放疗可能延长总生存期。

4. N2 患者的新辅助放化疗　新辅助放化疗的目的是以放疗缩小局部病灶的同时最大限度地通过化疗清除远道的微转移，并经手术切除残留病变。一项 SWOG 的研究证实ⅢA～ⅢB 期的患者在两个疗程的 Vp16/DDP 化疗和 45 Gy 放疗后进行手术，在技术上是可行的，ⅢA 和ⅢB 期的可切除率分别为 85% 和 80%，2 年生存率为 27% 和 24%。来自德国的一项Ⅲ期临床研究，随机了 558 例ⅢA 和ⅢB 的 NSCLC，分为术前单纯 Vp16/DDP 化疗和 Vp16/DDP 化疗后进行同步 45 Gy 化(VDS/CAP)放疗，同步放化疗组切缘阳性者在给予放疗，而单化疗组术后均进行放疗，结果发现二组在手术切除率，客观缓解率和长期生存上未见显著差异。

这项研究的两组在手术前后均进行了放疗，因此很难说明针对ⅢA - N2 的 NSCLC 诱导放化疗后手术是否能获益。ⅢA-N2 的 NSCLC 究竟有无必要诱导放化疗再手术？首先回答这一问题的是 EORTC08941 研究，这项研究入组了 333 例ⅢA-N2 的患者，在含铂方案诱导化疗 3 疗程后，一组进行根治性的手术，一组进行放疗。随访 72 个月后，MST 和 5 年生存率二组分别是 16.4 和 17.5 个月，16% 和 13%。手术既没有提高 OS 也没有提高 PFS。需指出的是该研究入组了不可手术切除的 N2 患者。

RTOG9309 研究则设计为入选技术上可切除的 N2 患者 429 例，随机接受 Vp16/DDP 二个疗程化疗同步 45 Gy 放疗，无进展者进行手术或继续放疗到 61 Gy，然后给予大于或等于 2 个疗程的化疗，随访 3 年两组生存期无差异，手术组略好于放疗，分别是 38% 和 33%，手术的死亡率高于放疗，分别是 15 例和 3 例，手术死亡的 15 个患者中 14 例是因为全肺切除死亡，绝大多数为右全肺切除。手术组的 PFS 高于放疗组，分别为 14.0 个和 11.7 个月，$P=0.003$，3 年 PFS 分别为 29% 和 19%，$P=0.02$。

因此对于可切除的 N2 患者，同步放化疗后手术的多学科治疗仍需谨慎对待，手术的死亡风险依然很高，尽可能避免右全肺切除。

■ 二、放疗为主的多学科治疗

在过去的 20 年中，放疗技术有了显著提高，特别是 CT、MRI、PET 等影像技术的发展，对肺癌的肿瘤大小及其播散范围的评价更为客观，三维立体定向放疗及放射外科技术的发展提高了肿瘤组织的放射剂量和减少对正常肺组织的损伤，放疗成为肺癌局部治疗的有效方法，在各期肺癌的综合治疗中起到不同的作用，早期不能手术的肺癌主要为根治性放疗，中晚期肺癌化疗联合放疗，晚期肺癌以缓解症状提高生活质量的姑息性放疗为主。

不可手术的局部晚期 NSCLC 主要治疗手段为放疗联合化疗，随机研究显示联合化疗 3 年生存率为 23%，而单纯放疗仅为 11%，在联合化疗中以同步化疗优于序贯，但是前者的毒性也相应更大。究竟以哪种方式联合为好，临床应用需综合考虑病灶位置、范围、合并症和 PS。

一些研究认为，术前放疗联合化疗，客观缓解率达到 60%，5%～39% 的患者可达到病理缓解并显著提高 2 年生存率。放化疗联合增加了毒性，其死亡率在 2.5%，因此患者需有良好 PS 状况。一些特殊位置的肿瘤如肺上沟瘤，由于肿瘤位于肺尖，往往侵犯神经和椎体使手术不能完全切除，现有的标准治疗方法是术前同步放化疗，4 周后进行手术评估，完全切除者，仅需术后化疗，不能完全切除者，增加放疗剂量到根治治疗水平。

对于晚期患者伴有脑转移、承重骨骼转移、大气道阻塞、上腔静脉综合征的患者，疾病严重影响了生活质量，在多学科治疗中，强调及时给予姑息性放疗，可缓解疼痛、呼吸困难，改善症状、提高生活质量。姑息性放疗的单剂量较高，而整个剂量低于根治性放疗，用超分割和放射外科的方法短期完成治疗，可同期或序贯进行全身系统治疗。

第四节 展 望

由于人们对肿瘤认识的不断深入和有效药物的不断涌现，在临床上多数肺癌患者均应当采取适当的综合治疗。早期肺癌的辅助化疗和中期患者的术前放化疗，以及晚期患者的放化疗整体来说疗效均比过去单一治疗有了明显提高。同时,靶向药物已经进入临床实践,有希望在晚期患者中取得疗效后逐渐向一线治疗和早期辅助治疗发展。综合治疗的模式将传统及现代治疗手段有机结合起来,这将合理整合各方资源,寻找治疗肺癌合理的新途径。

我们相信随着科学的发展和临床经验的积累,肿瘤的治疗会不断提高。我们强调解决肿瘤是一项综合工程,需要多方面的努力。在治疗方面,近年来学术界最大的共识是通过规范性综合治疗可以提高很多常见肿瘤的治愈率。就像不同兵器一样,手术、放射治疗、内科治疗临床应用的指征和目的不同,只有很好地结合才能达到提高治愈率和改善患者生活质量的目的。医师应当根据患者的机体状况,肿瘤的病理类型、侵犯范围和发展趋向,合理、有计划地安排现有的治疗手段。

当然,综合治疗是多数学者对肺癌的共识之一。但对此相应的研究和分析并不多。据法国的一项针对肺癌综合治疗的研究表明:未能按照综合治疗计划进行的占 4.4%,主要原因为患者拒绝,一般状况差。未能按照综合治疗计划执行的患者中老年居多;延迟治疗中位时间为 20 d;未能按照综合治疗计划治疗的患者比正规治疗的患者中位生存时间短,但暂未出现统计学差异。作者认为如果未能按照综合治疗计划执行患者比例 <5%,或计划拖延 4 周之内,临床上还是可以接受的。来自斯洛文尼亚的一篇研究报道发现由于采用了较新的和更为合理的措施之后临床分期更加准确,患者开胸的比例减少,采用综合治疗的比例有所提高,这使得中位生存时间由 1996 年的 6.2 个月上升到 2006 年的 10.6 个月,一年及两年生存率分别由原来的 33.6%、17.4% 提高到 45.8%、23%(图 11-1)。

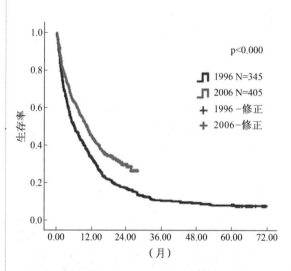

图 11-1 1996 年至 2006 年患者的生存状况

(此图摘自 Radiol Oncol 2009;43(1):47-53)

从临床治疗发展的进程来看,如何把多种治疗肺癌的有效手段合理地联合应用,以最大限度地增加抗肿瘤的疗效,提高治愈率并改善患者的生活质量是肺癌综合治疗的目标。而这正是目前需要辨证论治,即除了根据不同病理、病期,还要考虑基因的表达和变异、抗癌基因的变异和细胞免疫功能等对局限和播散有一个清楚的估计,从而制定采取局部、区域性或全身性治疗手段;同时不断关注保护和提高患者的抗病能力,使病期稳定,达到治愈或长期缓解的目的。许多研究者已把这种理念贯穿于正在进行的临床研究中。

综合治疗的核心是以人为本,同时考虑肿瘤及患者双方的因素,让患者能够得到最新和最好的治疗,达到理想的治疗目的。

(孙 燕 王子平 简 红 廖美琳)

第十二章
肺癌的外科治疗

第一节 手术适应证

根据肺癌外科基本原则,无远道器官及邻近器官的侵犯尽可能全部切除肿瘤组织及肺内引流淋巴结及同侧纵隔淋巴结清扫,保证切缘阴性,术中避免挤压肿瘤组织,以防破裂溢出,保证肿瘤完整性切除。

■ 一、手术目的

手术彻底切除肺癌原发病灶,患者无远处转移为临床治愈。切除肿瘤主体部分,为其他后续治疗创造有利条件,在具备合适手术指征的前提下,与其他治疗方法相比,外科手术之疗效最为明显,对延长患者生存期也最有效。手术主要对象为局限性病变,手术适应证有赖于肺癌 TNM (UICC)分期,如胸内病变过于广泛或有远处转移者手术效果差,患者接受手术后,不致发生严重并发症,否则无益于生存期。手术主要对象为 NSCLC,临床分期为Ⅰ期、Ⅱ期和部分ⅢA 期 (T3N1M0)肺癌患者,如全身情况可以耐受手术者,首先考虑手术,对影像学上有 N2 纵隔淋巴结转移的患者,不宜马上进行手术切除,术前进行 2～3 周期诱导化疗,评估后决定是否进行手术治疗,对于ⅢB 期及Ⅳ期的肺癌患者,手术不应列为主要治疗手段,手术对象为非小细胞肺癌。但近年对Ⅰ、Ⅱ期小细胞肺癌采取序贯式手术治疗亦取得满意疗效。手术方法规范:遵循肿瘤外科原则,尽可能避免医源性播散和种植,依序处理血管,最大限度切除肺癌灶,最大限度保留正常肺组织,并常规清扫淋巴结等。

■ 二、适应证

(1) Ⅰ、Ⅱ期非小细胞肺癌的病变局限于一侧胸腔,能完全切除的ⅢA 期及个别ⅢB 期非小细胞肺癌。

(2) 临床高度怀疑肺癌,经各种检查不能确定,估计病变能切除者。

(3) Ⅰ、Ⅱ期小细胞肺癌有纵隔淋巴结转移,但化疗 1～2 疗程后病变缓解,纵隔淋巴结缩小者。

（4）原无手术指征，病变侵犯心包、大血管、膈肌，但范围局限，经化疗等治疗，病灶明显缩小，全身情况改善者，技术上能完全切除者，应争取手术。

■ 三、肺癌相对适应证

随着科学发展和技术进步，有关指征可能发生一些变革而且有其相对性。

（1）肿瘤侵犯隆突原属手术禁忌，但随着气管外科的开展，隆突成型技术的完善，目前多数已能手术治疗。

（2）手术技巧的进步，T3病变能够彻底切除。通过心包内处理肺血管，心房部分切除，能完成一些 T4 病例的手术，对部分肿瘤侵入上腔静脉及主动脉的病例，亦陆续有人工血管置换转流辅助循环下手术的报道。同时也要纠正单纯强调手术着眼于局部治疗的倾向，对患者生存期和生存质量毫无益处，反而失去治疗的目的，不要满足局部病灶切除。

■ 四、肺癌绝对禁忌证

患者身体状况无法耐受手术，体质虚弱，重要生命器官肺、心、肾、肝等功能不全，已有远处转移，肝、胆、肾、骨骼等多处广泛转移者，对侧肺、肺门或气管旁淋巴结转移，3 个月内有心肌梗死者。

（倪国兴　吕帆真）

第二节　肺癌术前评估及术前准备

肺癌现代治疗基本观点是多学科治疗，肺癌不仅是肺内局部癌变，随着基础研究的进展，对分子生物学行为有了更深入了解，也是认知发展的必然。手术切除肺癌原发病灶、转移性的淋巴结及受侵犯的邻近组织仍是首选方法，可以达到临床治愈目的及增强术后选择的化疗、放疗、生物治疗、中医药治疗或基因治疗等多学科治疗也有肯定的疗效。尽管各种方案仍有争议，早中期肺癌争取外科手术治疗后与其他学科综合治疗已取得广泛共识。

手术主要对象为非小细胞肺癌，但近年来随着学科发展对Ⅰ、Ⅱ期小细胞肺癌争取序贯式手术治疗亦取得满意疗效。肺癌术前首先进行病情评估，肺癌是一个长在肺内又是全身性的肿瘤，按肿瘤发展规律可向周围组织侵犯，又由血液、淋巴道内微转移至全身其他器官形成转移灶，必须针对胸部又需兼顾全身器官检查。肺癌患者手术应达到：①临床治愈即患者无远道转移，彻底切除原发灶。②切除肿瘤主要部分，为其后续治疗创造条件。③减状治疗在具备合适手术指征的前提下可改善患者的生活质量。④局部广泛性病变经化疗等诱导治疗后进行手术，争取完整切除。

大多数术后患者并发症和术后死亡与心肺功能有关，应在手术前查清此类并发症的危险因素，必须确保手术患者有一定的生活质量。有原发性呼吸功能不全等危险因素被用来预测术后并发症的发病率和死亡率。手术切除范围、肿瘤分期、细胞类型、分化程度、年龄大于 70 岁，有无其他并发疾病等是重要因素。在一前瞻性研究中证实,患者对其疾病积极配合治疗,也是一个主要影响因素。手术前精心准备,手术时正确无误地规范操作,术后加强监护和正确处理,也对减少术后并发症和降低死亡率有着重要意义。

1. 剖胸手术类型　均属大型手术范围,术前全面采集病史,仔细做体格检查,每个患者均需做血、尿、粪便和肝肾功能(血生化、出凝血时间及凝血酶原时间等)常规检查以及心电图和肺功能、胸部 X 线片、胸部 CT、头颅 CT,腹部 B 超、心超,必要时 PET - CT 和腹部 CT、同位素骨扫描以及实验室、痰找脱落细胞、血液肿瘤指标等,纤维支气管镜检查、部分病例经皮肺穿刺,大多数患者均可得到细胞学或组织学的明确诊断,但依据常规程序难以确诊者,适时剖胸探查亦属诊断手段之一。通过患者资料分析,仔细评估手术可能性、手术切除范围以及术前合并症的治疗和术后并发症的防治等。肺癌手术治疗均可取得满意疗效。

2. 仔细衡量患者全身状况　患者营养情况、身高体重比例,实际年龄与生理年龄的差别,肺癌的肺外体征如杵状指(趾)和增生性骨关节病主要累及手指、腕、膝及踝关节,表现为关节肿痛及僵硬,其他肺小细胞未分化癌有时可产生内分泌物质而出现术前库欣综合征。有时肺癌表现为高钙血症和皮肤病等,这些表现可以出现在肺癌被发现之前数周或数月,应进行相应检查。

3. 呼吸功能测定　随着生活水平提高,医疗卫生条件改善,70 岁以上高龄肺癌人群增加,包括患有慢性阻塞性肺部病变和肺功能衰退的老年患者增多,对手术创伤和通气面积减少的耐量减退,对手术患者是一个重要危险因素。肺通气功能减退程度与术后并发症发生的比例直接相关,因此术前肺功能检测可大致估计患者手术风险,如患者的 $FEV_1 > 1.5$ L,可施行肺叶切除;$FEV_1 > 2$ L,可以耐受一侧全肺切除,术后呼吸衰竭风险很少;FEV_1 1.5~1 L,术后呼吸衰竭风险随着减退指数值逐渐增加,$FEV_1 < 1$ L,有较大可能术后出现严重并发症,$FEV_1 < 0.8$ L,禁忌行肺手术。

MVV 也是评价患者能否耐受肺部手术的主要指标之一,MVV 为预计值<30% 的患者,术后清除呼吸道分泌物能力显著减退,很难维持全身脏器血液氧气供应需要,应禁忌肺部手术。

弥散功能测定能够了解患者术前肺泡进行交换的能力。功能残气测定可预测肺部气肿程度。动脉血气分析氧饱和度(SO_2)、氧分压(PO_2)、二氧化碳分压(PCO_2)、碱储备等检测,结合肺功能各项检验是术前重要功能性检查,也可预测是否耐受肺部手术。

4. 心电图检查　心脏功能好坏直接影响肺部手术并发症的发生和发展,因此必须重视。术前怀疑肺动脉高压,应进行心导管检查,对判断手术风险是一项重要检查项目。对将进行肺切除的患者做运动耐量分析是提示患者心肺状态、手术风险及术后并发症的重要指标之一。

5. 肺癌患者并发症的处理

(1)肺癌合并高血压病者应鉴别原发性还是继发性高血压,应在内科医师指导下进行合理降压至正常范围进行手术。

(2)有心肌梗死史肺癌患者,手术距心肌梗死发生时间越长越安全,年龄在 60 岁以上心肌梗死史不超过 6 个月,如胸片提示心脏增大,左心室射血分数<45%,心肌梗死后仍存在严重心肌缺血,心肌梗死伴有心律失常或高血压,心电图提示多导联 Q 波或伴有心律失常、房颤或房扑及心电图表示严重的 ST 段缺血性改变,ST 段压低>2 mm 者不宜手术。

(3)由于饮食结构改变,肺癌患者中有相当一部分合并糖尿病,糖尿病患者抗感染能力降低,对各类手术伤口愈合能力下降,术前必须弄清血糖水平,血糖与尿糖之间关系,术前应予饮食和药物调节并控制摄入水分。术前要求空腹血糖在 $7.4 \sim 8.4$ mmol/L($130 \sim 150$ mg/L)，24 h 尿糖少于 $5 \sim 10$ g(尿糖＋～＋＋)，无酮症和酸中毒方可考虑手术。

（4）吸烟是呼吸系统健康的杀手，肺癌发病率与吸烟有密切关系，400 年支(每日吸烟 20 支，20 年烟史)烟民肺癌发病率高于不吸烟人群 20 倍，吸二手烟人群(吸烟者吸烟时与不吸烟的人群在同一房间)也在劫难逃。吸烟不但使呼吸道黏膜纤毛运动失去活力，而且血中碳酸血红蛋白明显增加。肺部手术后气道分泌物明显增多，影响排痰，阻塞气道，引起一系列呼吸道并发症，严重者可致死，术前戒烟 2 周以上可以明显减少痰量，对肺部手术后患者是有益的。

（倪国兴）

第三节　手术原则

自 1933 年 Gramham 实施第一例肺癌手术以来，外科在肺癌的治疗中一直占据重要地位。对于可手术的肺癌患者而言，外科手术是目前最有希望达到完全治愈的手段。因此，对于可手术的肺癌患者，根据患者的病期、病理学特点及全身情况，采用以外科为主的个体化综合治疗模式，最大限度控制肿瘤，以期获得最佳生活质量、最长生存时间是当今肺癌外科的根本所在。要达到此目的，严格遵循肺癌外科治疗的原则尤为关键。

肺癌外科治疗的原则应当体现在以下几个方面。

■ 一、肺癌外科对于术者的要求

从事肿瘤外科的医生不仅要有过硬的手术技术，还应掌握扎实的肿瘤学知识。任何施行肺癌手术的医师，不仅要高度重视外科手术在非小细胞肺癌治疗中的地位，因为手术切除的彻底性直接影响到患者的远期生存。同时，也要认识到外科手术的局限性，因为肺癌不仅仅是肺内局部癌变的问题，它也是一种全身性疾病，手术是众多治疗手段中的一种，因而必须有综合治疗的理念。

■ 二、对于肺癌手术的要求

肺癌外科治疗的原则与肿瘤外科治疗原则一致，具体体现在以下几个方面。

1. 完全性切除的原则　根据 NCCN 肿瘤临床实践指南制定的非小细胞肺癌临床实践指南(2008 年，第 1 版)，肺癌的完全性切除是指：①所有切缘包括支气管、动脉、静脉、支气管周围和肿瘤附近的组织为阴性。②行系统性或叶系统性淋巴结清扫，必须包括 6 组淋巴结，其中 3 组来自肺内(叶、叶间或段)和肺门淋巴结，3 组来自包括隆突在内的纵隔淋巴结。③分别切除的纵隔淋巴结或切除肺叶边缘的淋巴结不能有结外侵犯。④最上纵隔淋巴结(原文为最高淋巴结，作者注)必须切除而且镜下是阴性。

只有同时满足这 4 个条件才能列为完全性切除。而以下情况则分别列为不完全切除或不确定切除。不完全切除：①切缘肿瘤残留。②病理检查纵隔淋巴结或切除肺叶的边缘淋巴结结外侵犯。③淋巴结阳性但不能切除(R2)。④胸膜腔或心包腔积液癌细胞阳性。

不确定切除:所有切缘镜下阴性,但出现下述 4 种情况之一者:①淋巴结清扫没有达到完全性切除。②最高纵隔淋巴结阳性但已切除。③支气管切缘为原位癌。④胸膜腔冲洗液细胞学阳性(R1 cy+)。已有确切数据表明,只有完全性切除肿瘤才有可能达到真正治愈肿瘤,延长生存的可能。

2. 无瘤切除的原则 术中应当尽可能避免引发肿瘤局部播散或远处转移的因素,采取"无瘤"切除技术。手术开始后,首先要注意用纱垫保护好切口,避免切口直接暴露于术野中。探查病变时,应由远及近,即先探查离肿瘤较远处,然后逐渐接近肿瘤,探查肿瘤时禁忌挤压瘤体,以防止肿瘤细胞入血并进而引起血行转移。对于术中诊断不清的肺部病变(如孤立性肺结节等),可距离肿物适当距离行楔形切除或肺段切除后送冰冻病理以明确诊断,尽可能避免直接在瘤体上切割或穿刺取材。对于术中接触癌肿的手术器械及敷料等物品要及时更换,重复使用可能将肿瘤细胞带入术野。术中处理血管应遵从先结扎切断肺静脉,然后再处理肺动脉的顺序,这样可减少肿瘤细胞经静脉入血引发血行播散的可能。最后,手术结束前要充分冲洗整个胸腔及切口。

手术切除的范围当遵从"两个最大"的原则,即最大限度切除肿瘤和最大限度保留健康肺组织的原则。肺叶切除加系统性纵隔淋巴结清扫是肺癌的标准术式,对肺叶切除达不到完整切除肿瘤的患者采用袖状切除亦是肺癌外科治疗的很好选择,应尽量避免施行不能达到完全性切除的全肺切除。为此,要求术者严格掌握手术指征,做到收放有度,科学合理。

总之,肺癌手术治疗的原则与手术治疗的目的密切相关,以下选取两个有关肺癌外科治疗原则的不同版本,虽然表达不同,但内容基本相同,以飨读者。

■ 三、NCCN 非小细胞肺癌的临床指南中有关非小细胞肺癌手术切除的原则

(1)在任一非急诊手术治疗前,应完成全面治疗计划的制订和必要的影像学检查。

(2)强烈推荐由以肺癌外科手术为主要专业的胸部肿瘤外科医师来决定手术切除的可能性。

(3)如身体状况允许,则行肺叶切除或全肺切除。

(4)如身体状况不允许,则行局限性切除[肺段切除(首选)或楔形切除]。

(5)如患者的肿瘤能手术切除且无肿瘤学及胸部手术原则的限制,电视辅助胸腔镜手术(VATS)被认为是一个选择。

(6)N1 和 N2 淋巴结切除并标明位置(最少对 3 个 N2 站的淋巴结进行取样或行淋巴结清扫)。

(7)Ⅰ期和Ⅱ期的患者如经胸外科医生确诊不能手术,则建议将放疗作为可能根治的局部治疗使用。

(8)如解剖位置合适且能够做到切缘阴性,保留肺组织的解剖性切除术(袖状切除术)优于全肺切除术。

■ 四、肺癌外科治疗的"LUNG"原则

1. L(limited disease) 手术主要针对局限性病变,如Ⅰ期、Ⅱ期、ⅢA 期,但胸内及远处有转移者效果较差。

2. U(uncomplicated) 患者接受手术后,不至于发生严重并发症,否则无益于生存期,这就要求患者有充分的手术耐受性。

3. N(non-small cell lung cancer)　手术主要针对非小细胞肺癌。但近年对Ⅰ、Ⅱ期小细胞肺癌采用序贯式手术治疗亦取得满意疗效。

4. G(gauging operation)　手术方法要规范。首选要遵循肿瘤外科原则,尽可能避免医源性种植和播散,其次要依次处理血管,切除范围遵循"两个最大"原则,并常规清扫淋巴结。

（赫　捷）

第四节　手 术 规 范

■ 一、肺癌手术治疗的基本要求

手术切除肺癌原发病灶仍是治疗的首选方法。因为手术可达到下述重要目的:①临床治愈:患者无远隔转移,彻底切除原发病灶即获临床治愈。②切除肿瘤的主体部分,为其他后续治疗创造有利条件。③减状治疗:改善患者生活质量。临床实践证明,在具备合适手术指征的前提下,与其他治疗方法相比,外科手术之疗效最明显,对延长患者生存期也最有助益。肺癌外科治疗的基本原则可归纳为 4 条,合称 LUNG principal,其含义包括:L(limited disease):手术主要针对局限性病变者,如Ⅰ、Ⅱ、ⅢA 期,胸内及远处有转移者手术效果较差;U(uncomplicated):患者接受手术后,不致发生严重并发症,否则无益于生存期,这就要求患者有充分的手术耐受性;N(non-small cell lung cancer):手术主要针对非小细胞肺癌;G(gauging operation):遵循肿瘤外科原则,手术方法须规范。

■ 二、肺癌的基本手术方法和注意事项

手术应当有基本的规范和顺序,方能安全、快捷、默契、有效地完成手术。一般而言,手术的程序是:①开胸前,应再次核对病变部位,绝对避免无法弥补的失误。②胸内探查,自外周向中心逐部位检视触摸,包括胸膜、胸膜腔、肺表面、肺部病灶、肺门、纵隔,以确定病变范围和分期,并决定手术方式。注意:触摸要轻柔,避免医源性播散;如必须于术中进行病理检查,宜采取楔切或段切方式。③切除程序:争取依照肺静脉→肺动脉→支气管的顺序处理。术中力争常规冰冻切片明确切端有无癌残留,必要时须扩大术式,实难避免残留者,则留标记物以利术后定位放疗。④淋巴结清除:一般应当系统清扫肺门和纵隔各组淋巴结。⑤对肿瘤外侵,应视具体情况,采取切除、电灼、冷冻等方法处理之。肿瘤直接侵及胸膜呈冻融状者,可试行胸膜外剥离,将肿瘤侵及的周围组织整块切除。⑥术毕彻底冲洗胸腔及切口,避免播散及种植,并留置抗生素和化疗药物。

■ 三、肺癌手术方式及其选择

遵循最大限度切除病变肺组织,最大限度保留健康肺组织的原则,酌情采取相应的合理术式。需提及的是,本节仅讨论常规剖胸手术方法,微创的手术方法及器械的使用不予涉及。

1. 局限切除术(lesser resection)　也称楔形切除术,适用于周围型肺癌,有高危因素,以及无法耐受更大范围切除的病例。有认为局限楔切疗效类似于肺段、肺叶切除者,但有报道其术后

局部复发率高达 25%,因而宜有限地选择应用。

手术操作步骤如下。

(1) 麻醉:静脉复合麻醉,气管插管控制呼吸。

(2) 体位:一般采用健侧卧位,如为小切口,也可 45°健侧卧位。

(3) 操作:后外侧及前外侧第 5 肋间切口,或根据病灶部位的小切口,固定病灶,以中号血管钳逐段夹住病灶周围的楔形区域,一般距离肿瘤 1 cm,用电刀贴血管钳切割,将肿瘤所在部分肺切除,紧贴血管钳交叉褥式缝合肺断面,注意相临缝针间应有部分重叠。

2. 肺段切除术(segmentectomy)　适用于周围型肺癌,肺功能较差的高龄患者。并发症率较低,但在肺段剥离面易有漏气,有时术后引流时间较长。有建议对 T1N1M0 患者均采用此术,但随机试验表明,与肺叶切除相比,此术式的复发率为 12%,而叶切仅有 5%,所以也须有限地采用。肺段切除一般用于上叶尖后段、左上叶舌段及下叶背段。

手术操作步骤如下。

(1) 麻醉:静脉复合麻醉,气管插管控制呼吸。

(2) 体位:一般采用健侧卧位。

(3) 操作:后外侧或前外侧第 5 肋间切口,锐性切开相应病灶的叶间或纵隔胸膜,辨认相应的肺段血管,游离后分别结扎。肺段间少有明显界限,可先挤出肺段内气体,结扎肺段支气管,鼓肺后即见欲切除肺段呈不张状,界面明显,切断段支气管,近端段支气管单纯结扎或间断缝合,丝线牵引远端,湿纱布钝性剥离段间界面而切除之。

3. 肺叶切除术(lobectomy)　适用于大多数孤立性病变,应同时结合局域或规范的淋巴结清除,术后并发症仅及全肺切除的一半。双肺叶切除(bilobectomy)和袖式肺叶切除(sleeve lobectomy)是标准肺叶切除的改进式式。双肺叶切除适用于右肺延及两叶的病灶;袖式肺叶切除可免除部分患者的全肺切除,一般适用于肿瘤位于上叶支气管开口者,但上叶周围病灶者叶、主支气管为肿大融合淋巴结侵犯而无法分离时,也是袖式肺叶切除的适应证。欧洲则常行袖式肺叶切除合并肺血管成形术(angioplastic),惟局部复发率及并发症率较高(20%左右)。

一般肺叶切除的手术操作步骤如下。

(1) 麻醉:静脉复合麻醉,气管插管控制呼吸。

(2) 体位:一般采用健侧卧位。

(3) 操作:后外侧第 5 肋间切口,以牵开器缓慢撑开肋间,高龄骨质松脆者,也可经肋间或剪断后肋,剪断肋骨根据切除肺叶上或下一肋。前外侧切口肌肉损伤小,可用于上叶或中叶的切除,但须操作熟练。剪开纵隔胸膜,游离肺叶静脉,可先行结扎或暂不结扎。注意点:肺静脉极薄,尽可能保留血管鞘膜,后壁以直角钳钝性分离,但过程中切忌暴力;必须辨清中叶静脉,勿扎后因肺淤血而牺牲中叶,否则术后肺动脉充血所致的咯血极难处理;下叶静脉可先游离肺下韧带,易显露静脉的下缘,也可自后方剪开纵隔胸膜,再钝性分离后壁;肺静脉残端宜留长,务必牢固双道结。缝扎,防止线结滑脱缩回心包。上叶肺动脉先自肺门上界(右侧标志为奇静脉弓,左侧标志为主动脉弓)剪开纵隔胸膜,首先可暴露尖前段动脉,该动脉多垂直分支且较短细,因此牵拉肺尖暴露时要轻柔,避免撕裂,老年患者钳夹时务须轻柔,防止管壁夹碎。其余肺动脉均需从叶裂间解剖游离,右上叶后段动脉分支较低,注意在剪开叶间胸膜或不全叶裂时勿损伤之。左上肺动脉变异较多,可多达 4～7 支,应细致分离避免损伤背段动脉。妥善处理肺动静脉后,充分解剖叶间胸膜,有时须再摘除叶间淋巴结,即可清晰暴露肺叶支气管,用双股 7 号丝线结扎后,辅以 4 号丝线间断缝合残端即可。注意游离支气管应从其前后方入手,尽可能少损伤近端的支气管供血支;残端 0.5 cm 为宜,近端断面在结扎后石炭酸涂抹黏膜面。肺叶切除后,应常规系统清扫纵隔淋巴结。根据有关研究,肺癌纵隔淋巴结转移的概率与肿瘤所在部位相关,以局域、依序转移为多见,但仍有跳跃转移现象,所以一般主张彻底清扫,尽管仍有不同观点。手术中首先根据纵隔淋巴结解剖定位触摸,有时肿大者为增生性,切面多呈黑色多血状,转移性淋巴结切面多呈苍白鱼肉状,有些可融合成团,但术中常难准确定性。剪开纵隔胸膜,以 Allis 钳提起淋巴结,锐性分离彻底清除即可,蒂部一般电凝止血,结扎则更为可靠。右侧③、④组淋巴结,剪开奇静脉弓部的纵隔胸膜易于暴露,显露困难者可离断奇静脉处理之。游离中要注意避免损伤气管膜部,与上腔静脉粘连者,应细致锐性游离,向后外方牵引淋巴结使之与上腔静脉有一张力,剪刀紧贴淋巴结向淋巴结方向用力,可避免损破血管。左侧第⑤组淋巴结摘除中,在动脉导管韧带处需特别小心,常以钳夹结扎止血,忌电凝,防止损伤喉返神经。隆突下淋巴结需助手以手指向术者对侧牵拉主支气管,因该组淋巴结较深且多,剪开纵隔胸膜后可用钝性、锐性结合分离,需多分几次才能清扫彻底,避免损破对侧胸膜,该处淋巴结血供丰富且止血略困难,应注意彻底止血。第⑧组淋巴结一般较小而表浅,切除中注意保护食管。第⑨组淋巴结切除中注意勿损伤肺下静脉。

关于肺袖形切除术,关键点在于呼吸道管理。随着麻醉技术的进步,双腔气管插管成为常规,但有部分患者在术前尚难决定具体手术方案,有部分患者在术中需酌情扩大手术方式,改单纯肺叶切除为袖形切除,方能保证支气管切端阴性,达到彻底切除的目的。但此类患者往往在术前使用单腔气管插管,给进一步手术造成困难。针对此类情况,上海交通大学附属胸科医院于术中采用延长口插管的方法,术者协助麻醉师将延长的单腔管导入健侧主支气管,气囊可封闭术侧主支气管,达到单纯健侧通气,阻止患侧术野血性液体流入健侧之目的,手术可从容进行。但在术中往往出现插管气囊滑出,一般需术者协助固定。另外,在吻合主支气管和叶支气管时,缝针常易刺破插管气囊,需特别注意,因术中无法更换,导致通气不良,给手术造成困难。涉及气管手术,必须要有一个安静的术野,才能保证手术的安全。要求在切开支气管前,一定要彻底止血,特别是支气管动脉的出血。切忌术野模糊,可能造成严重的后果。袖式肺叶切除一般适用于肿瘤位于上叶支气管开口者,但上叶周围病灶者叶、主支气管为肿大融合淋巴结侵犯而无法分离时,也是袖切的适应证。但后者涉及隆突成形,在肺癌手术中常用的袖式或成形术的模式。在袖式肺叶切除术中,支气管成形缝合必须达到精细对合,远近两端的口径应基本一致,相差不大者,远端略斜形修剪即扩大口径;相差悬殊者,须在小端膜部"V"形切除,达到扩大口径的目的。

4. 全肺切除术(pneumonectomy) 适用于肿瘤累及同侧多叶,或侵犯同侧总支气管和(或)肺动脉干,且心肺功能可耐受手术的患者。一般属不得已而为之,往往牺牲较多有功能的肺组织,术后恢复慢,有较高的并发症率及死亡率(达 6%～15%),远期尚有肺动脉高压和呼吸功能减退等问题,生命力较差。鉴于此,右侧全肺切除尤应慎重。

一般全肺切除的手术操作步骤:

(1)麻醉:静脉复合麻醉,气管插管辅助通气。

(2)体位:一般采用健侧卧位。

(3)操作:后外侧第 5 肋间切口,探查明确需行全肺切除,依序处理肺静脉、肺动脉及总支气管,特殊情况例外。肺静脉的处理:将肺向后牵拉,剪开肺门前方的纵隔胸膜,右上肺静脉的上缘贴近右肺动脉主干,游离其下缘时将右肺中叶向后牵拉,易于暴露,上下缘显露后,以直角充分游离后缘,单线结扎,于结扎线远端上两把血管钳,于两钳间剪断,近端在静脉中点缝扎,远端结扎即可;左上肺静脉至心包返折处距离较短,近心端结扎时应留有余地,万一损破能从容处理;下肺静脉的解剖标志上为支气管,下为下肺静脉旁淋巴结,将下肺向前上牵拉,切断下肺韧带向上游离即可显露其下缘,上缘自支气管的间隙游离,其余处理同上肺静脉。肺动脉的处理:将上叶肺向下后方牵引,右侧在奇静脉下方剪开纵隔胸膜及迷走神经,左侧在主动脉弓下方剪开纵隔胸膜及迷走神经并注意保护左肺动脉后上方的喉返神经,右肺动脉干较短,一般先切断右尖前段动脉,左肺动脉干较长可直接处理;肺动脉干结扎时须轻缓,先暂时结扎阻断肺动脉干,观察心率、血压、氧合度 5 min,如无异常,再予离断,近端在结扎线远端缝扎,远端以粗线连续缝扎。为稳妥起见,肺动脉干近端在结扎并缝扎后,用血管镊提起近端,直角钳夹固,于钳下再用粗丝线结扎一道,更为可靠。肺血管处理完毕,肺根中仅有主支气管,应尽可能以双股粗丝线结扎,减少瘘的发生,高位以尖刀离断,间断缝合。

5. 扩大性切除术(extended resections) 在上述术式的基础上,将肺以外受侵组织一并整块切除(enbloc resection)。可包括部分胸壁、膈肌、心包、左心房、上腔静脉侧壁及胸廓顶部。基本动机是尽可能彻底切除肿瘤,并发症率和死亡率高于标准术式,但适当地运用可延长患者生存期。

6. 特殊病灶的手术治疗 微小且周围型的病灶,亦称结节灶,常规手术往往感到"得不偿失"。对胸膜粘连不广泛者,应当提倡胸腔镜手术,并开展镜下淋巴结清扫。估计术中很难触及的结节灶,于术前在 CT 引导下经皮穿刺,在病灶周围注射染料,术中依据染色可迅速定位并精确切除之,避免盲目的不良后果。也可将 CT 引导染料标记和胸腔镜结合应用,更可达到微创而准确的双重效果。除染料外,也可在术前 CT 引导下经皮穿刺病灶,针带侧钩,因而能固着于病灶,针尾带线作为标记,术中寻得病灶切除。双侧肺均有未定性病灶的患者,常令外科医师左右为难,非手术恐贻误治疗,盲目手术则怕超指征(M1),两者均显得盲目。为此,日本学者在手术室行双侧胸腔镜检查,如果活检证实双肺病灶均为癌性,则放弃进一步手术;如果一侧肺为良性病变(非转移性),则即刻行另一侧(肺癌)开胸手术。该方法可避免无益的手术,符合外科治疗原则,值得学习。肺癌局部外侵的病例,组织受侵深度不一,可仅及壁层胸膜或深达肌层和肋骨,治疗效果(包括局部复发率及生存率)与肿瘤侵犯的程度,手术方法等因素有关。有报道显示:完整切除,非完整切除及仅剖胸探查者 5 年生存率分别为 32%、4%及 0%,N0 者 5 年生存率高达 49%,N1 者为 27%,而 N2 者仅有 15%。可见,临床疗效与肿瘤外侵深度、淋巴结转移部位、手术切除程度有直接关系,对此类患者的局部处理仍十分重要。肺癌侵犯纵隔器官较为常见(T3 或 T4),受侵对象包括左心房、上腔静脉、气管、胸主动脉、胸椎体及食管。治疗方面,肿瘤完整切除者 5 年生存率达 18%,而有残留者为 0%;鳞癌的 5 年生存率为 36%,其他类型则为 0%;淋巴结转移仅为 N0 或 N1 者 5 年生存率达到 36%,而 N2 或 N3 者为 0%。显而易见,肺癌侵及纵隔的患者,外科疗效与肿瘤病理类型、淋巴结转移程度、手术切除是否彻底有直接关系。由上述,针对肺癌外侵,外科治疗效果有限,但相对彻底的病灶切除对生存率的提高仍至为重要。

7. 并发症处理的进展 肺癌术后最严重的并发症即支气管胸膜瘘。尽管发生率不高,但处理殊为困难,预后极差。就外科手术而言,预防措施应着重于支气管残端的处理。一般残端长度宜在 1 cm 以内,近端应从支气管前后方分离以保留其侧面的支气管动脉,缝线结扎松紧适宜,以支气管壁密切贴合为度,勿切割撕裂,必要时用胸膜覆盖残端,术后避免低氧血症(坏死)及胸腔积液(浸泡)。上海交通大学附属胸科医院胸外科对支气管残端均以丝线结扎,可有效预防瘘的发生。回顾研究显示:一侧全肺切除术后,支气管胸膜瘘发生率为 3%～9%,以肿瘤位于主支气管,术后使用呼吸机者多发,此外,纵隔淋巴结广泛清扫也是因素之一。针对近年发生率有所增加的现象,有认为是 20 世纪 90 年代开始应用支气管钳闭器所致,主张全肺切除中慎用于主支气管。支气管胸膜瘘的治疗以肌瓣转移缝闭瘘口并辅以闭式胸腔引流,可提供简单、省时而有效的治疗。但也有一些作者认为使用支气管钳闭器可有效预防支气管胸膜瘘的发生,因器械可避免人为的疏失。尽管看法不同,瘘的预防关键仍在于残端的妥善处理。全肺切除后支气管胸膜瘘往往合并脓胸,外科介入治疗有较高风险,一般引流常不彻底,日久脓腔分隔包裹,瘘口极难愈合。国外试用气管镜或胸腔镜入胸探查,于直视下清创引流,并辅以适当位置的抗生素液冲滴灌洗,可取得较好疗效。另有报道,利用胸腔镜直接钉闭支气管残端瘘,部分患者辅以游离肌瓣覆盖,可使多数支气管胸膜瘘获得治愈。看来,微创手段势必成为十分有前途的治疗方法。

8. 外科新方法及探索　肺癌手术常规为后外侧切口,较之一般手术创伤大而反应重,但切口过小则影响手术暴露及安全。为兼顾两方面因素,有作者创新一种光源辅助的前胸切口。方法是第四肋间前外侧切口,同侧腋后线第八肋间置入光纤冷光源,据称可获得良好的暴露和满意的照明,能行各类肺切除手术,术后失血量减少,胸痛明显轻于常规切口。对后上胸部侵犯胸壁的病灶,因有肩胛骨的遮挡,显露不佳,切除部分胸壁十分困难,试用 Kent 牵引器分开肌肉,以带钩悬吊器拉起肩胛骨,并切断部分肩背肌肉,即可获得良好的术野。中央型肺癌侵入主支气管,一般手术难以切除,麻醉和供氧都很困难,往往导致肿瘤残留或切端阳性。为此,采取胸骨正中切口,以膜肺建立体外循环,藉以隔离肺供氧及肺动脉供血,可从容进行一侧全肺切除及隆突成形,系一种稳妥安全的手术方法。随着气管外科及麻醉事业的发展,目前许多侵及气管和主支气管的肺癌均能在非体外循环下施行,上海交通大学附属胸科医院胸外科在此方面已积累了相当经验,然而上述方法在某些特殊情况下仍可选用。老年肺癌患者往往合并冠状动脉粥样硬化性心脏病,既往常常作为手术禁忌,近年,冠状动脉外科长足进步,可在心脏不停搏下施行冠状动脉旁路移植术,一般左前胸切口即可,术毕患者同期前胸切口或翻身后外侧切口,行一侧肺癌手术。这为此类合并症患者提供了肺癌外科治疗的新空间。关于肺癌手术肺动脉成形,在肺袖形切除中,有人习称之为"双袖切",似乎不甚妥帖。有研究表明:肺动脉成形后,近远期生存率,并发症率等均较满意,术后肺通气指标可逐步恢复至正常,肺动脉压力亦基本正常,但部分可有肺动脉栓塞。我们的体会是:大部分肺癌对肺动脉的侵犯仅限于外膜,经过细致分离多可游离出动脉干,宜尽可能避免离断肺动脉。

■ 四、小细胞肺癌的外科治疗

小细胞肺癌(small cell lung cancer,SCLC)占肺癌总数的 15%～20%,其细胞特征为小的圆或梭形,胞核深染,胞质少,电镜下常见胞内神经分泌颗粒,属肺的恶性神经内分泌肿瘤,源于 Kulchitsky's 细胞。增殖转移极快,恶性程度很高,据称不予治疗者的中位生存期仅有 6～17 周。曾一度禁忌手术,化疗为主要治疗手段。上海交通大学附属胸科医院 80 年代初开始前瞻性研究

SCLC 的多学科治疗,采取化疗—手术—化疗(+放疗)的序贯方案,将其 5 年生存率大幅提高至 36.3%,其中Ⅲ期患者亦达 28.7%,充分显示了手术的积极影响。SCLC 的手术适应证包括:①Ⅰ期 SCLC。②Ⅱ期 SCLC 化疗后。③ⅢA 期 SCLC 化疗缓解后,或虽未缓解,但肺部病灶范围允许手术者。手术方法无特殊,化疗后病例胸内因组织坏死增生,多呈广泛纤维化,分离中组织坚硬且渗血广泛,增加了手术难度,但因 SCLC 转移迅速而广泛,即便在纤维组织中亦可能残留癌细胞,故手术中应须将纤维组织彻底清除。

■ 五、肺转移性肿瘤的外科治疗

包括原发性肺癌肺内转移和原发于身体其他部位的恶性肿瘤转移到肺。一般都属恶性肿瘤的晚期表现,外科治疗效果尚满意,约有 30% 的 5 年生存率。各类恶性肿瘤中 20%～30% 可转移至肺部,多数有原发肿瘤证据,但也有一些患者首先发现肺部转移病灶,而原发灶难以寻找,甚至于剖胸手术后才发现肺部实系转移病灶。可见恶性肿瘤肺转移的时间并无普遍规律。而其来源则非常广泛,可源于全身各系统。临床症状和体征无特异性,因而并不重要,一般多在摄 X 线胸片时偶被发现。典型的肺转移病灶影像学特征是:肺野内多发,散在,圆形,大小不一,边缘光滑,密度均匀的病灶。少数为孤立病灶,往往须深入检查或短期观察。有些转移病灶较小,一般胸片或 CT 扫描很难确定,可进一步行薄层 CT 扫描。诊断上,结合原发肿瘤病史和影像学资料多可明确,其他辅助检查意义不及原发性肺癌,因而宜酌情选择。根据新的肺癌国际分期标准,原发肺癌所在叶内出现癌性卫星结节定义为 T3,而在同侧肺不同肺叶的肿瘤则为 T4。对此情况,如全身其他部位未发现转移病灶,同侧转移可于术中一期处理,对侧肺转移为 M 1a一般不宜手术。两侧肺出现广泛散在转移病灶亦属手术禁忌。对原发肿瘤已临床治愈,除肺部以外全身无它处转移者,局限于一侧的肺转移病灶,可手术治疗。手术方法包括楔形切除、肺叶切除甚至全肺切除,需根据患者身心状况和病灶情况两方面分析定夺,不拘泥于一般限制。亦有采用胸腔镜切除和冷冻治疗的报道。

■ 六、肺恶性神经内分泌肿瘤的外科治疗

WHO 的肺癌组织学分型中并未单例此项,但有证据表明一些肺癌细胞具有神经内分泌功能,临床上部分患者可出现相关内分泌综合征,其生物学行为有共同的特征。研究证实此类肿瘤细胞源于内胚层同一干细胞(stem cell)属 APUD 细胞系统的 Kulchitsky 细胞,可分泌神经胺或肽。肿瘤的分类纷繁,尚未统一。一般分为:①典型类癌(typical carcinoid tumor)。②非典型类癌(atypical carcinoid tumor)。③小细胞肺癌,恶性程度依次递增。有关小细胞肺癌的外科治疗已在前述,本节仅讨论前二者。病理特征:①典型类癌:平均好发年龄 45 岁。大多数为中央型。60% 位于叶、段支气管,20% 位于主支气管,余位于周围,少有侵及隆突者。肉眼观呈粉红色柔软肿块,外覆完整上皮,可外侵支气管壁和周围肺组织。镜下细胞呈一致圆,多角,梭形,卵形核,胞质丰富,少有分裂相,基质可有骨性化生,多结缔组织。仅 10%～15% 有淋巴结转移。电镜见细胞内富含神经分泌颗粒,大小、形状、密度不一。②非典型类癌:约占类癌的 10%,平均好发年龄 55 岁。呈恶性形态,具侵袭性。亦有称之为"分化良好的神经内分泌肿瘤"或"Ⅱ型 Kultchitsky 细胞肿瘤"。50% 为周围型病变,50%～70% 患者有淋巴结或远隔转移。组织形态上,细胞较小细胞核大,为多形性,胞核异常,分裂相多,可见坏死区,易与小细胞癌混淆。但其少有吸烟史,对化疗也不敏感。临床征象:类癌生长缓慢,症状可多年迁延,取决于肿瘤的部位和大小。不全阻

塞出现咳嗽,喘息或反复肺部感染;完全阻塞则有胸痛,发热及呼吸困难。反复咯血亦为常见。约 2%的患者伴发类癌综合征(carcinoid syndrome),且多为肺部较大肿块或肝转移者出现。其他内分泌症状尚有 Cushing's syndrome、色素沉着症(MSH 分泌)、低血糖症等。诊断:一般胸片可无异常或仅见间接征象。CT 扫描见典型类癌多为中央型腔内肿块,有气道狭窄、破坏或阻塞,约 30%可见弥散点状钙化,注射增强剂可加强显像。而不典型类癌多为周围型病变,一般毗邻支气管旁,增强剂加强显像不明显且轮廓不规则。支气管镜可窥及 75%的病灶,但活检易出血。治疗:由于大多数类癌仅有局部侵袭性,故一般主张尽可能完整切除原发病灶,同时尽量保留健肺。①内窥镜下切除术:适宜于腔内较小肿块或不能耐受手术者的减状治疗,切除不彻底易复发。②手术切除:根据病变部位和范围,采用全肺、肺叶(含袖式)、肺段、楔形切除等手术方式。术中应活检可疑淋巴结,如有转移,需扩大手术,包括纵隔淋巴结彻底清扫。支气管切开取瘤或支气管局部切除偶用于息肉样病变。③放疗:能手术者不予考虑,但对无法手术的患者或不典型类癌术后可以应用。④化疗:不典型类癌有纵隔淋巴结转移,手术的同时可化疗,通常一并纵隔放疗。预后:自然病程较长。典型类癌术后 5 年生存率达 95%～100%。不典型类癌有淋巴结转移者 5 年生存率少于 60%,但切除淋巴结并术后放疗者,5 年生存率可达 73%。

■ 七、支气管腺体恶性肿瘤的外科治疗

1. 腺样囊性癌(adenoid cystic carcinoma)　发源于气管和支气管腺体,生长缓慢,属低度恶性,占原发性支气管恶性肿瘤的 2%～5%。约 80%位于气管和主支气管,有明显浸润生长特性,胸内侵犯为主,1/5 有区域淋巴结转移,少数远隔转移。组织形态分为三型:筛状或圆柱瘤型(cribriform or cylindromatous),为典型发现;管型(tubular);实体型或基底细胞型(solid or basaloid),此型侵袭性最强。临床征象:好发年龄 40～50 岁,男女发病率相似,与吸烟及环境毒素无关。症状包括:咳嗽,咳痰,咯血,呼吸困难及喘息。病程长,易误诊。体检或可查及典型的喘鸣。影像学:X 线平片可能发现气管腔内肿块或周围病变的间接征象。CT 扫描则能相当清晰显示腔内外病变及胸内侵犯状况。诊断:痰细胞学无意义。气管镜下肿瘤呈宽底息肉样,部分或全部阻塞气道。一般通过黏膜下活检可确诊。治疗:应尽可能手术切除。对气管内病灶,采取气管环切,端端吻合术。术中切端常规冰冻活检,限于气管切除长度的限制,许多病例切端阳性。目前,人工气管材料和同种异体气管移植等尚处研究之中。隆突及以下的病变,需综合患者情况和病变部位,采用肺叶切除、全肺切除、隆突成形等手术方式。无法手术或不能耐受手术者,可予以放疗,一般选择 6 000 cGy,亦有术前术后放疗者。部分不能切除或复发病例,运用 Nd:YAG 激光可获满意疗效。其他减状治疗方法包括:激光烧灼合并放疗、内置支架等,一般不主张全身化疗。预后:有效治疗后,5 年、10 年、20 年的生存率分别为 85%、55%和 20%。但术后多年仍可有局部复发。

2. 黏液表皮样癌(mucoepidermoid carcinoma)　属罕见肿瘤,1952 年首次报道,约占原发性支气管腺体肿瘤的 1%。低度恶性,局部浸润。常发于主支气管,偶有叶或段支气管发生者,气管内生长少见。高分化黏液表皮样癌偶然难与肺腺鳞癌相区分。临床征象:好发年龄 35～45 岁,男女发病率相似,男性略多,与吸烟及环境毒素无关。多数有咳嗽、呼吸困难、喘息、咯血及阻塞性肺炎。病程长短不一,个别无症状和特殊体征。影像学:类似于腺样囊性癌。诊断:多需气管镜活检。肿瘤外观呈窄蒂柔软的息肉。治疗:由于绝大多数为低度恶性,局限性小范围浸润,故常采用支气管成形技术完整摘除肿瘤。恶性程度高或切端阳性者,亦可再手术。放疗及化疗

效果不确切,一般不予采用。

(周允中　申屠阳)

第五节　肺癌切除可能性的估计

由于术前对患者病情的了解程度所限,仍有部分患者剖胸后无法彻底切除病灶,个别甚至仅是单纯剖胸探查,给患者造成不必要的痛苦和损失。有鉴于此,提高肺癌切除率,降低单纯剖胸率,就显得十分重要。尽管如此,部分病例肺癌切除可能性的估计仍属不易,往往需综合多方面因素加以考虑,方可有相对准确地预测,下列各点可供参考。

1. 症状　患者有明显的胸背疼痛,声音嘶哑,贫血(Hb<80 g/L)及恶病质等晚期征象,表明病程已属晚期。

2. 肿瘤部位　毗邻和侵及重要器官结构(如主支气管、上腔静脉、肺动脉干、主动脉弓等),往往难以切除,务必慎重检查后再决定。

3. 病理类型　腺型、小细胞型,提示恶性度高,生长迅速,转移较早,如肿瘤部位不佳,则切除率较低。

4. 影像学　纵隔影增宽、饱满,提示纵隔淋巴结肿大,器官受侵。CT 检查应强调增强扫描以区分大血管影像,对判断手术难度非常重要。MRI 有血管流空现象,更易于分辨纵隔和肺门的血管,且肿瘤、转移淋巴结和脂肪组织有良好的对比;此外,MRI 具备三维成像,可更清晰地显示主动脉弓下、隆突下甚至锁骨淋巴结转移,对术前判断有特殊应用价值。

5. 电视透视　手术前主管医师应亲自到放射科,在电视透视下观察患者的病灶、肺门血管情况。如见肺门僵硬肿块与主动脉、肺动脉同步搏动而无差度,则提示肿瘤与血管紧密粘连,甚至侵及血管或与管壁融合成块。该方法目前看来尚不失为一个简便易行、全面动态的检查手段,对外科手术的取舍有所助益。

6. 食管吞钡　如观察到隆突部食管蠕动减弱,前侧壁黏膜不光整,则间接提示肺癌对食管及后纵隔的侵犯程度。

7. 食管腔内超声　有报道经食管可探及主动脉壁受侵状态,值得深入研究。

8. 胸腔镜和电视胸腔镜　对左侧主—肺动脉窗及隆突下后方的淋巴结检视效果较好,并提供直观的有关肿瘤性状、侵犯、转移等方面的信息,同时还能活检定性。

9. 纵隔镜　探查纵隔情况极有意义,对纵隔特殊区域(如主—肺动脉窗)尤具价值。惟创伤大,代价高,临床应用尚有限。

10. 特殊放射造影　迄今大部分已较少应用,但不失为可选的检查手段,必要时有其特殊价值。肺血管造影:用于中央型肺癌不可切除性的评价,其征象包括:A. 肿瘤侵及左侧肺动脉根部1.5 cm 内或接近右主支气管起始部;B. 肿瘤侵及肺静脉入心包部;C. 肿瘤侵及无名静脉或上腔静脉。上腔静脉造影:了解肿瘤对纵隔淋巴结和上腔静脉的影响;纵隔充气造影:对观察肿块的粘连,浸润及肺门淋巴结肿大有所助益。

(周允中　申屠阳)

第六节　肺癌手术中的特殊情况及其处理

■ 一、胸膜粘连

胸膜的粘连程度差异很大,与多种因素有关。包括肿瘤的生长部位,免疫反应的强弱,胸膜炎的性质,化疗后的反应等,肿瘤的分化程度也有一定相关性。胸膜粘连的机制不详,是否具有一定的抗病效应,有待探讨。少量的胸膜粘连仅需锐性分离或辅以电切即可解决,但广泛或全胸膜粘连往往较为麻烦,需耐心游离。开胸后首先争取寻找解剖面,避免损及肺实质使术野模糊,以 Allis 钳外翻肋间肌或辅以甲状腺拉钩上提肋骨协助暴露。对光线较差的侧胸及膈角等处,可使用冷光源加强照明,紧贴肺表面游离,注意胸顶锁骨下血管和上腔静脉处,切勿损伤。部分肿瘤直接侵入胸壁,可自胸膜外剥离,个别肿瘤侵入胸壁较深,即使胸膜外剥离亦有残留,可能会有难止的出血,如反复缝扎、电凝无效,应果断切除部分胸壁作肿瘤整块切除以解决快速失血。膈肌的剥离面以缝扎为宜,避免术后活动出血。对广泛慢性渗血创面,用止血物贴敷,效果甚佳。

■ 二、巨大肿瘤

无论左右侧的巨大肿瘤,尤其是上叶肺癌,往往因难以推移而无法显露肺动脉分支,强行牵拉常易损伤撕裂,游离中过高的张力也易导致出血,止血十分困难。遇有此种情况,可先自肺门后方分离出支气管,离断后易在其前方暴露肺动脉分支,虽然这种方式不合常规的肺静脉-肺动脉-支气管处理程序,但具体情况面前,应灵活变通,逆序也未尝不可。有时候,肿瘤巨大且外侵广泛,可不拘于完整切除方式,先简单处理肺血管及支气管,部分切除肿瘤,切除肺叶后,再细致分离外侵肿瘤,往往可达到彻底切除目的。

■ 三、肿瘤侵犯肺动脉干

中央型肺癌晚期,肿瘤为 T3 或 T4 期时,常可侵犯肺动脉干外膜,一般而言,肺癌侵及肺动脉壁甚至肺动脉腔内的情况不多,但并非罕见。在肿瘤与肺动脉干呈融蚀状时,应特别小心,强行以器械分离易发生难止的大出血。可首先打开心包检视,如有间隙,则在肺动脉干近心端以Potts 钳或特制血管钳钳夹控制,于稍远端肿瘤侵犯处分离,较为安全。如肿瘤已侵犯干根部,实无间隙可利用,一般难以切除。但可试行以手指合并器械谨慎分离,有时可于肺动脉外膜觅得少许间隙,但肺动脉干的后壁不在直视范围,多需依靠指端感觉游离,直至残留部分肿瘤于后壁而处理之。对这类肺动脉的近心断端应防备滑脱大出血,须以无损伤血管钳双钳夹持,除一般结扎外,再对向褥式缝合 2 针,万一滑脱,能牵拉暴露止血。

■ 四、肿瘤累及心脏

肺癌向心生长侵及心耳或心房,欲达到相对完整切除肿瘤的目的,可于膈神经后方切开心包,连同部分心耳或心房切除。但心耳和心房仍具备特殊的容纳、收缩、传导功能,切除范围不宜超过心房的 1/3,否则术后易发生难治的心房纤颤。心脏端用 Satinsky 钳控制,断端以无创伤线连续缝合,个别病例肿瘤可能长入心腔内,钳夹中会导致肿瘤脱落,需探查清楚,防止引起栓塞转移。

■ 五、胸膜广泛转移

肺癌经淋巴管可广泛转移至胸膜,肉眼观多呈大小不一的粟粒样病灶,一般术前影像学检查均可提示,但在剖胸后才发现的情形下,无论原发病灶大小,均应行胸膜外全肺或胸膜外肺叶切除。一般自接近肿瘤部开始,根据转移情况决定剥离范围。对常有密集转移的膈胸膜,剥离后常有广泛渗血,宜电凝与缝扎结合妥善止血。对较小而局限的散在转移灶,也可以单纯电凝或冷冻处理。

■ 六、肿瘤侵犯上腔静脉

由于上腔静脉管壁薄而口径大,易损伤且出血汹涌,处理相当困难,因此要尽可能避免损破。在分离肿瘤时,剪刀应尽可能轻柔地向肿瘤面用力,并须十分耐心。肿瘤较大时,牵托肿瘤易撕裂上腔静脉且阻挡视野,可以先将肿瘤部分切除,再处理残留于上腔静脉管壁的部分,会有逐渐明朗的感觉。肿瘤确已侵入血管壁或腔内,则不勉强游离,必要时行无名或上腔静脉-心房人造血管转流术,再切除部分静脉及外侵肿瘤。一旦上腔静脉出血,应以手指轻轻压堵破口,吸尽周围积血,慢移手指看清破裂处,另一手顺势连续缝合。破口较大,则以细齿 Allis 钳轻夹,闭合裂口,必要时用 Satinsky 钳夹闭部分管壁,再予缝合。

（周允中　申屠阳）

第七节　纵隔淋巴结的应用解剖

完美的手术基于精准的解剖。在规范的肺癌手术中,纵隔淋巴结清扫有明确的区域(zones)和站点(stations)定位要求。而实际上,纵隔淋巴结的解剖学定义与手术的人为区分之间既有联系亦有区别,视角着重点不同而已。以下分别叙述,可供外科手术中参考和指引。

■ 一、纵隔淋巴结的解剖定位分布

纵隔淋巴结数量较多,分布广泛,排列不甚规则,各淋巴结群间无明显界线,主要有:①纵隔前淋巴结(anterior mediastinal lymph nodes),在上纵隔前部和前纵隔内,上群沿大血管前方排列,称纵隔前上淋巴结;下群位于心包前面,称纵隔前下淋巴结。其中位于主动脉弓周围和动脉韧带周围的淋巴结分别称为主动脉弓淋巴结和动脉韧带淋巴结,与左迷走神经、左膈神经和左喉返神经关系密切,左上叶癌常转移到动脉韧带淋巴结,淋巴结肿大可引起膈活动异常和喉返神经麻痹(图 12-1)。②纵隔后淋巴结(posterior mediastinal lymph node),位于上纵隔后部和后纵隔内,其输出管常汇入胸导管(图 12-2)。③心包外侧淋巴结和肺韧带淋巴结(lateral pericardial lymph nodes),位于心包与纵隔胸膜之间,沿心包膈血管排列。肺韧带淋巴结位于肺韧带两层胸膜之间,其输出管汇入气管支气管淋巴结(图 12-1)。④气管支气管淋巴结(tracheobronchial lymph nodes),位于气管杈和主支气管周围,其输出管汇入气管旁淋巴结(图 12-2)。⑤气管旁淋巴结(paratracheal lymph nodes),位于气管周围,其输出管汇入支气管纵隔干。气管、支气管、肺淋巴结数量众多,其淋巴引流的走向为:肺淋巴结→支气管肺门淋巴结(又称肺门淋巴结)→气管支气管淋巴结(上组、下组)→气管旁淋巴结→左、右支气管纵隔干→胸导管和右淋巴导管(图 12-2)。

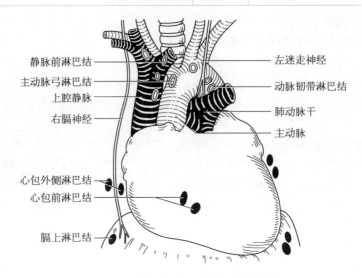

静脉前淋巴结

主动脉弓淋巴结

上腔静脉

右膈神经

心包外侧淋巴结

心包前淋巴结

膈上淋巴结

左迷走神经

动脉韧带淋巴结

肺动脉干

主动脉

图 12 - 1   纵隔前淋巴结的解剖示意图

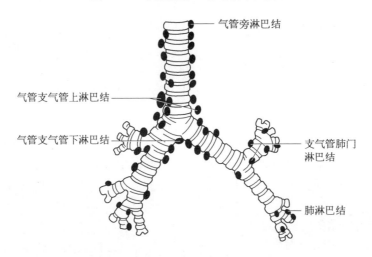

气管旁淋巴结

气管支气管上淋巴结

气管支气管下淋巴结

支气管肺门
淋巴结

肺淋巴结

图 12 - 2   纵隔后淋巴结的解剖示意图

■ 二、纵隔淋巴结的外科定位分组

2009 年,在旧金山召开的世界肺癌大会上,国际肺癌研究协会(International Association for the Study of Lung Cancer, IASLC)发布了新的肺癌分期报告。在淋巴结分期一节,共同采用了两套图谱,分别是 Frazier 氏(图 12 - 3)和 Sloan-Kettering 肿瘤中心(图 12 - 4)绘制。前者较接近真实解剖(pictorial),后者更简洁明朗(diagrammatic),各具特色,引用视个人所好(preference),对纵隔淋巴结的外科定位描述则完全一致。肺癌手术中对纵隔淋巴结的清扫应依据此图谱的分区及站组进行切(摘)除,为便于准确定位,该图谱中对各区、站纵隔淋巴结均有详细的解剖标志界定,首先是锁骨上区(仅包括♯1 淋巴结),胸内纵隔淋巴结自上而下分别为上纵隔淋巴结(上区,包括♯2、♯3、♯4 淋巴结)、大动脉淋巴结(主-肺动脉区,包括♯5、♯6 淋巴结)和下纵隔淋巴结(隆突下区的♯7 淋巴结及低位区的♯8、♯9 淋巴结)(图 12 - 4),以下分别进行描述。

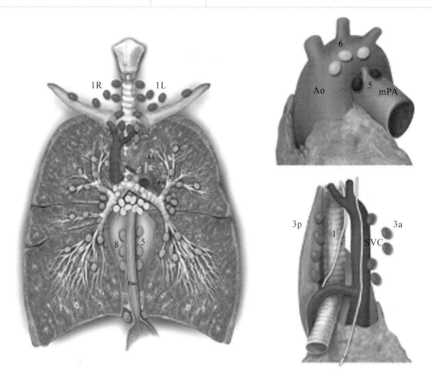

图 12 - 3　IASLC 肺内及纵隔淋巴结分布图谱

（copyright ©2008 Aletta Ann Frazier，MD.）

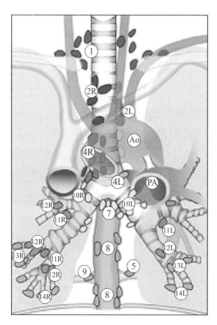
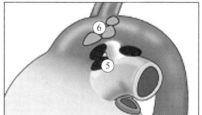
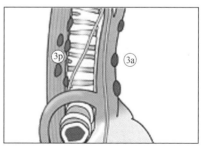

图 12 - 4　IASLC 肺内及纵隔淋巴结分布图谱

（copyright ©2009 Memorial Sloan-Kettering Cancer Center.）

1．♯1 淋巴结（左、右） 称为颈根部（low cervical）、锁骨上（supraclavicular）或胸骨切迹（sternal notch）淋巴结。位于锁骨上区，上界平环状软骨下缘，下以两侧锁骨及中部的胸骨柄上缘为界，以气管中线划分左、右♯1 淋巴结（♯1L，♯1R）。

2．♯2 淋巴结（左、右） 称为上段气管旁淋巴结（upper paratracheal nodes）。♯2L 的上界为肺和胸膜腔顶（中部以胸骨柄上缘为界），下界为主动脉弓上缘。♯2R 的上界为肺和胸膜腔顶（中部以胸骨柄上缘为界），下界为无名静脉与气管交叉线的上缘。

3．♯3 淋巴结 称为血管前和气管后淋巴结（prevascular and retrotracheal nodes），血管前和气管后淋巴结分别命名为 3a 和 3p。左侧♯3a 的上界为胸顶，下界为隆突水平，前界为胸骨后区间，后界为左颈总动脉。右侧♯3a 的上、下及前界同左侧♯3a，后界为上腔静脉前缘。♯3p 的上界为胸顶，下界为隆突。

4．♯4 淋巴结（左、右） 称为下段气管旁淋巴结（lower paratracheal nodes）。♯4L 包括气管左侧面平动脉韧带中点的淋巴结，上界为主动脉弓上缘，下界为左肺动脉干的上缘。♯4R 上界为无名静脉与气管的交叉下缘，下界为奇静脉的下缘，包括右气管旁及气管前延至气管左侧的淋巴结。

5．♯5 淋巴结 称为主动脉弓下（subaortic）或主-肺动脉窗（aorto-pulmonary window）淋巴结，即动脉韧带旁淋巴结。上界为主动脉弓，下界为左肺动脉干。

6．♯6 淋巴结 称为主动脉弓旁（para-aortic）或升主动脉（ascending aorta）或膈神经旁（phrenic）淋巴结，为升主动脉和主动脉弓前、侧区域内的淋巴结。上界为主动脉弓上缘的切线，下界为主动脉弓下缘。

7．♯7 淋巴结 称为隆突下淋巴结（subcarinal nodes），上界为气管隆突，下界在左胸为左下叶支气管的上缘，右胸为中间支气管的下缘。

8．♯8 淋巴结（左、右） 称为食管旁淋巴结（para-esophageal nodes），系位于食管中线左右两侧邻近食管壁的淋巴结（除外隆突下淋巴结）。上界在左胸为左下叶支气管的上缘，右胸为中间支气管的下缘，下界为膈。

9．♯9 淋巴结（左、右） 称为肺韧带淋巴结（pulmonary ligament nodes），为位于下肺韧带内的淋巴结。上界为下肺静脉的下缘，下界为膈。

除上述纵隔淋巴结，值得一提的是肺门淋巴结（hilar nodes，♯10L，♯10R）的定义和定位。该站系指紧邻（左、右）主支气管干和肺门血管（包括肺静脉和肺动脉干近端区域）的淋巴结，左侧上界为左肺动脉干上缘，右侧上界为奇静脉下缘，双侧下界为肺叶间区。

在临床实际手术中，具体病例纵隔淋巴结的数目、大小不等，个别淋巴结甚至难以发现，上述界限范围是定位寻找的依据，目前清扫的方式包括系统性纵隔淋巴结采样、系统性纵隔淋巴结清扫、肺叶特异性纵隔淋巴结清扫等，应用指征仍有一定争议。

（申屠阳）

第八节 淋巴结清扫方式及其评价

1950 年 Churchill 在美国胸部外科年会上首次强调了肺癌手术治疗中纵隔淋巴结清扫的重

要性。此后经半个世纪的发展,纵隔淋巴结清扫已成为肺癌外科治疗的重要原则之一。但在纵隔淋巴结切除方式上一直存在系统性纵隔淋巴结清扫术(systematic node dissection,SND)和纵隔淋巴结采样术(mediastinal lymph node sampling,MLS)的争议。SND是指肺癌手术过程中将纵隔淋巴结连同周围脂肪组织一并切除的技术,MLS则主要强调将肉眼怀疑观察有癌转移的同侧纵隔淋巴结摘除。半个世纪以来,有关比较SND和MLS的研究大部分是回顾性的,由于病例选择偏倚、手术记录不准确、病例资料不全、失访等原因,其结论的可靠性较差;有的研究虽为前瞻性随机对照研究,但样本量不够是其主要缺陷,这些均导致争论不休的结局。

■ 一、Ⅰ～ⅢA期非小细胞肺癌淋巴结清扫范围的前瞻性研究

　　2002年,吴一龙等发表了系统性纵隔淋巴结清扫术的前瞻性随机对照研究,该研究时间跨度6年,自1989年8月至1995年12月将532例Ⅰ～ⅢA期非小细胞肺癌病例随机分成研究组和对照组,研究组采用系统的纵隔淋巴结清扫术(SND),对照组常规切除隆突下淋巴结和其他可疑转移的纵隔淋巴结(MLS),最后符合入组研究只有471例,是国际上相关研究中最大样本量的随机对照研究。

　　研究组平均每例切除淋巴结9.5个,对照组为3.6个。两组的生存曲线见图12-5。研究组的中位生存时间59个月,对照组为34个月,($P=0.0000$),亚组分析研究组Ⅰ期肺癌的5年生存率有意义地高于对照组(82.2% *vs.* 57.5%,$P=0.0234$),Ⅱ期为50.4% *vs.* 34.1%($P=0.0523$),ⅢA期为27.0比6.2%($P=0.0009$)。多因素分析显示,影响长期生存率的有淋巴结清扫术式、术后分期、肿瘤大小和淋巴结转移数4个因素。

　　该研究显示SND可以提高Ⅰ～ⅢA期非小细胞肺癌的生存率,减少患者术后复发、转移率,同时,彻底清扫淋巴结则淋巴结分期可能更准确,有助于更合理地制定术后治疗方案和预测哪些患者可能从辅助治疗中获益。因此提出了肺叶(全肺)切除加系统性纵隔淋巴结清扫应列为非小细胞肺癌的规范性术式。

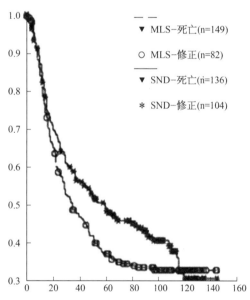

图12-5　SND($n=240$)和MLS($n=231$)的生存曲线。SND的5年生存率48.37%,MLS 36.98%(log rank=19.3,$P=0.0000$)

■ 二、系统性纵隔淋巴结清扫的Meta分析

　　上述完成的RCT为单中心的前瞻性随机对照临床试验,这一研究结果是否有普遍意义,基于循证医学原则,需要对已有的前瞻性随机对照临床试验研究结果进行系统定量的综合分析才更有说服力。杨浩贤等以Meta分析(Meta-analysis)的方法对国内外已发表的有关比较纵隔淋巴结清扫术和采样术对NSCLC术后生存期影响的临床研究进行综合定量分析,为非小细胞肺癌外科治疗中纵隔淋巴结处理模式的选择提供更高级别的循证医学证据。

　　研究共收集已公开发表的有关比较肺叶（全肺）切除加 SND 和肺叶（全肺）切除加 MLS 对 NSCLC 患者术后生存期影响的所有随访严密的临床研究，按 Meta 分析的要求对检索到的原始研究的质量进行评估，对符合条件的所有研究结果进行 Meta 分析，计算纵隔淋巴结清扫组相对采样组死亡危险的优势比（odds ratio，OR），评价纵隔淋巴清扫术和采样术对患者生存期的影响。最后符合纳入标准的有 4 项国内外研究，总样本量达 977 例。其中纵隔淋巴结清扫组 481 例，死亡 194 例；纵隔淋巴结采样组 496 例，死亡 247 例；合并 $OR = 0.67$，（$95\%CI:0.52\sim0.87$）。

　　这一高质量的系统评价结果显示，和肺叶（全肺）切除加纵隔淋巴结采样术相比，肺叶（全肺）切除加纵隔淋巴结清扫术可以延长患者的术后生存期，降低 33% 的死亡危险。

　　Manzer 等的 Meta 分析，也证实系统性淋巴清扫术能减少可手术肺癌患者 22% 的死亡率（$HR = 0.78$，95% $CI:0.65\sim0.93$，$P = 0.005$）。

■ 三、非小细胞肺癌淋巴结转移规律的临床和实验研究

（一）cTNM 与 pTNM 的分期一致性

　　肺癌临床分期和术后病理分期的不一致性是系统性纵隔淋巴结清扫的依据之一，1994 年吴一龙等前瞻性地进行了 cTNM 与 pTNM 分期一致性的研究。

　　对采用 SND 或 MLS 的两组患者均依据临床体检、胸部影像诊断和支气管纤维镜检查结果进行 cTNM 分期，术后进行 pTNM 分期，采用 Kappa 值判断 cTNM 与 pTNM 的分期一致性。结果发现，两组病例的分期一致性均未能达到公认的 Kappa 值最低标准的 0.4，SND 组的分期一致性（Kappa = 0.097）比对照组（Kappa = 0.371）更差。影响分期一致性的主要因素为 cTNM 对 N 组分的估计不足，分期不一致的主要表现为 pTNM 较 cTNM 的期数增高，研究组中有 43% 的病例表现为期数增高，对照组则为 33%（$P < 0.05$）。

　　该研究显示，临床上借以进行 cTNM 分期的手段（包括 CT）存在严重不足，需加以充实完善，仅切除可疑转移的纵隔淋巴结之术式不能满足 pTNM 真正分期的需要，要对肺部病例准确地进行 pTNM 分期，准确地评价肺癌的疗效，只有系统地进行隔淋巴结清扫才能做到。

（二）非小细胞肺癌纵隔淋巴结转移无创检测的研究

　　由于 CT（computed tomography）扫描诊断肺癌纵隔淋巴结是否转移的特异性不高，由此杨衿记等开展了 18 氟代脱氧葡萄糖正电子发射计机断层扫描术（[18]Fluorodeoxyglucose position-emission tomography，[18]FDG - PET）和 CT 对 NSCLC 纵隔淋巴结进行诊断和分期的对比研究。

　　首先通过循证医学方法，搜集了国内外 10 个 [18]FDG - PET 临床研究，比较 [18]FDG - PET 与 CT 在诊断 NSCLC 纵隔淋巴结转移上的作用。结果显示，[18]FDG - PET 与 CT 的敏感度分别为 0.85 和 0.47，特异度分别为 0.92 和 0.83，准确度分别为 0.88 和 0.68，[18]FDG - PET 在诊断非小细胞肺癌纵隔淋巴结的准确性上优于 CT（$P < 0.01$）。

　　PET/CT 对肺癌的分期，特别是在判断纵隔淋巴结是否转移其敏感性和特异性均优于传统的 CT 影像，但无可否认，其特异性仍需进一步提高，因此，PET 的应用并未降低系统性淋巴结清扫术的重要性。

（三）非小细胞肺癌纵隔淋巴结跳跃性

　　为进一步阐明系统性淋巴结清扫术的机制和临床价值，探讨纵隔淋巴结的转移规律，以期进一步优化系统性淋巴结清扫技术。王思愚等探讨了可手术的非小细胞肺癌淋巴转移的特点。

以 176 例有纵隔淋巴结转移的ⅢA 期 NSCLC 患者为研究对象,其中 53 例不伴有肺门淋巴结转移,称为跳跃转移组;123 例纵隔淋巴结转移同时伴有肺门淋巴结转移,称为非跳跃转移组。将纵隔淋巴结分为 3 个区域,分析两组患者淋巴结转移范围及其与生存率的关系。结果显示:在跳跃转移组中,有 49 例(92.5%)纵隔淋巴结转移局限于 1 个区域(L1),而在非跳跃转移组中有 45 例(36.6%)纵隔淋巴结转移扩至 2 或 3 个区域(L2 或 L3)。跳跃组的 5 年生存率为 29.3%,高于非跳跃组的 12.2%($P = 0.038$),且在同一 L1 上,跳跃组、转移组的 5 年生存率(32.1%)也高于非跳跃转移组(15.3%,$P = 0.042$)。研究提示,NSCLC 患者纵隔淋巴结跳跃性转移为纵隔淋巴结转移病变中独特的一个亚群。跳跃性转移现象的存在,提示系统性纵隔淋巴结清扫的必要性。

(四) 非小细胞肺癌纵隔淋巴结和外周血微转移的实验研究

如果非小细胞肺癌存在纵隔淋巴结的微转移,则淋巴结清扫就更有意义。杨浩贤等改进了既往采用细胞角蛋白作为微转移标志物的做法,使用更加敏感和特异的 LUNX 基因来检测可手术非小细胞肺癌患者纵隔淋巴结和外周血中的微转移,从基因水平探讨肺癌系统性纵隔淋巴结清扫的必要性。

对 20 例 NSCLC 患者术中取纵隔淋巴结,用 RT - PCR 法检测肺癌特异性基因 LUNX 在纵隔淋巴结的表达情况,并与 10 例肺部良性疾病患者的纵隔淋巴结 LUNX 基因表达进行对比。20 例肺癌患者共送检 71 枚纵隔淋巴结,常规病理学检查癌阳性的淋巴结占 11.3%,而 LUNX - mRNA 阳性的淋巴结占 32.4%($P < 0.001$),纵隔淋巴结微转移率为 25.4%;在ⅠA~ⅡB 期患者的 55 枚纵隔淋巴结中,LUNX - mRNA 阳性的淋巴结占 23.6%,而在Ⅲ期患者的 16 枚淋巴结中,LUNX - mRNA 阳性的淋巴结占 62.5%($P = 0.003$)。这一研究显示可手术 NSCLC 患者的纵隔淋巴结微转移发生率极高,如果仅针对可疑阳性的淋巴结进行淋巴结采样术,将可能大量遗漏有微转移的淋巴结。

以上研究显示,临床分期的不可靠性、纵隔淋巴结跳跃性转移和微转移现象的存在,使系统性纵隔淋巴结清扫成为非小细胞肺癌纵隔淋巴结分期的金标准,同时由于肺癌手术的彻底性更好,因切除了可能存在的跳跃性转移和微转移而减少了复发转移的概率,从而提高了患者的长期生存率。这些研究为系统性淋巴结清扫术的外科处理原则提供了理论基础。

四、淋巴结取样和清扫的技术要点

(一) 右胸纵隔淋巴结清扫术

采用后外侧切口或保留胸壁肌肉的直切口,经第Ⅴ肋间进胸。一般在完成肺切除后开始清扫淋巴结,必要时也可在肺切除之前。麻醉用双腔气管导管插管或支气管阻断气囊使肺组织萎陷后,纵隔淋巴结的清扫更方便。将右肺向前下方牵拉,暴露右上纵隔,其边界为气管、上腔静脉和奇静脉。可见膈神经行于上腔静脉前方。透过纵隔胸膜可以看到迷走神经横过上纵隔。在奇静脉上方、气管和上腔静脉之间打开纵隔胸膜至无名动脉水平,向两侧提起纵隔胸膜切缘,沿气管表面分离从奇静脉到无名动脉之间的气管前淋巴脂肪组织。沿上腔静脉后缘分离奇静脉以上到无名动脉之间的淋巴脂肪组织。偶尔可以看到从纵隔脂肪组织直接汇入到上腔静脉的小血管,应将其结扎防止出血。

用淋巴结钳或圈钳夹住并提起纵隔脂肪组织,将气管前方、上腔静脉后方、奇静脉下方到左无名静脉近端下方的纵隔淋巴脂肪组织一起清扫。必要时可放置非磁性金属夹标记（避免以后的 CT 扫描伪影）。主动脉弓上缘到左无名静脉之间的淋巴结标记为上气管旁淋巴结（2 站）。主动脉弓上缘到奇静脉之间的淋巴结标记为下气管旁上组淋巴结（4 站）。

用静脉钩提起奇静脉，清扫奇静脉到右上叶支气管开口之间的淋巴结，标记为下气管旁下组淋巴结（4 站），注意不要误伤右肺动脉。

继续清扫气管后方位于食管和气管膜部之间的气管后（3P 站）组淋巴结。清扫上腔静脉前方和内侧、位于奇静脉汇入水平的淋巴结，标记为血管前（3A）组淋巴结。

右肺门淋巴结（10 站）位于右中间支气管前方到胸膜返折处，叶间（11 站）淋巴结位于 Borrie 淋巴池，把肺拉向前方可将其清扫。因为前面即为肺动脉，因此必须直视下解剖。叶淋巴结（12 站）位于叶支气管开口远端，连同肺叶标本一起切除。

把肺拉向前方可暴露隆突下淋巴结（7 站）。打开该区纵隔胸膜并提起切缘，暴露食管并将食管拉向后方，将隆突下淋巴结向前分离，发现小血管则结扎或电凝。用淋巴结钳或圈钳夹住隆突下淋巴脂肪组织并提离心包，切断与左、右主支气管的附着之前应先钳夹，因为这些淋巴结的供应血管包括行于气管前方的血管从隆突进入淋巴结，一旦切断容易回缩，很难再找到。

肺韧带淋巴结（9 站）位于下肺韧带很容易辨认，可用圈嵌夹住，用电刀或剪刀切除。食管旁淋巴结（8 站）有时也可看到，切除较容易。

（二）左胸纵隔淋巴结清扫术

经第 5 肋间开胸可以很好地暴露主动脉肺动脉淋巴结（5 站）和隆突下淋巴结（7 站）。把肺拉向下方，在膈神经和迷走神经之间切开纵隔胸膜，从主动脉肺动脉窗向主动脉弓上方延伸。动脉韧带很容易被触及但不一定能够直接看到。提起靠近膈神经一侧的纵隔胸膜，暴露主动脉旁淋巴结（6 站），连同周围脂肪组织一起清扫。该区域的清扫建议采用钝性分离，小血管最好用血管夹或丝线结扎以免电刀损伤附近的神经。一定要注意辨认膈神经以免造成医源性膈肌麻痹。将纵隔胸膜的后切缘提向后方，钝性分离并清扫动脉韧带后方的淋巴脂肪组织。为防止发生声带麻痹，要保护好喉返神经和迷走神经近端。

将肺拉向前方暴露隆突下淋巴结（7 站）。在左主支气管水平，与主动脉平行切开纵隔胸膜。用圈钳夹住淋巴结，在切除淋巴结前用血管夹或丝线结扎小血管。隆突部位常有一条小血管进入淋巴结，应注意结扎以免术后出血。

将肺向前牵拉暴露叶间淋巴结（11 站），肺动脉在此处靠前应注意保护。叶淋巴结（12 站）位于叶支气管开口远端。下肺韧带淋巴结（9 站）位于该下肺韧带结构内，用电刀或剪刀切除。应注意避免损伤食管。

清扫术后各个水平的淋巴结应分开标记，然后送病理检查，以保证手术中分期的准确性。

（三）纵隔淋巴结清扫术的合并症

有关系统性纵隔淋巴结清扫术增加手术的并发症问题，Bollen 等比较了 155 例非小细胞肺癌手术后的合并症，其中无纵隔淋巴结清扫或采样 70 例，系统性纵隔淋巴结清扫术 65 例，纵隔淋巴结采样 20 例。术中出血 3 组无显著性差异。系统性纵隔淋巴结清扫术组：3 例喉返神经，2 例乳糜胸，1 例再次开胸止血但出血原因与淋巴结清扫术无关。2 例支气管残端瘘发生在无纵隔淋巴结清扫或采样组。Izbicki 等纵隔淋巴结采样与清扫的前瞻性随机对照研究 182 例，纵隔淋巴结清扫术增加手术时间约 20 min，但出血量、死亡率和再次开胸两组无显著性差异。每组都有

1 例乳糜胸;喉返神经损伤 6 例在纵隔淋巴结采样组,5 例在纵隔淋巴结清扫组;胸管拔除时间和住院时间两组均无差异。

（吴一龙）

第九节　肺癌化疗后手术及围术期处理特点

术前化学治疗对肺癌患者的全身情况及手术局部均有一定程度的不利影响,但化学治疗对手术过程的具体影响,如术野组织结构变化、手术难易程度、手术时间、术中失血量、术后引流量等,则少有量化探讨,因而缺乏理性认识。1994 年,上海交通大学附属胸科医院获得上海市胸部肿瘤领先学科的大力资助,于 1994～2000 年对部分(100 例)纳入的肺癌患者随机分组,分为术前化疗组(59 例)和术后化疗组(41 例)进行研究,术前化疗组入院先行 1 个周期至数个周期化疗,再转至外科手术。术中观察两组患者胸内正常组织、肿瘤及其周围组织、血管及支气管游离区域、肺门及纵隔淋巴结等处的结构变化,并记录手术时间、术中失血量、术后第一日引流量等指标。

■ 一、化疗对胸内正常组织及肿瘤的影响

术中观察发现,经过术前化疗的患者,其胸膜、肿瘤周围组织、淋巴结均出现程度不等的纤维化,如化疗前影像资料提示肿瘤及转移淋巴结已侵犯周围组织,则化疗后再手术时,局部解剖结构往往模糊不清,无法分辨,某些部位可呈严重瘢痕样,且中央型肺癌的纤维化程度较周围型者为重。就部位而言,肺动脉外膜及其附近组织的纤维化最为明显,因而术中解剖界限模糊。某些时候,由于坏死纤维化,肿瘤及淋巴结与胸壁及纵隔常紧密愈着而呈冰冻状。

■ 二、化疗对手术时间、术中失血量和术后引流量的影响

术前化疗组的手术时间略长,与术后化疗组相比,$t = 0.527$,$P = 0.600$,无统计学差异。术前化疗组的术中失血量略多,与术后化疗组相比,$t = 1.056$,$P = 0.294$,无统计学差异。两组术后第一日引流量相比,$t = -1.299$,$P = 0.198$,亦无统计学差异。具体数值详见表 12-1。

表 12-1　两组患者手术时间、术中失血量和术后引流量

组别	手术时间(min)	术中失血量(ml)	术后第一日引流量(ml)
术前化疗组	141.86±46.64	588.14±632.07	426.61±187.98
术后化疗组	137.50±30.74	490.00±276.24	470.13±199.20

■ 三、讨论

既往的术前诱导化疗一般针对手术切除困难的肺癌病例,如方案敏感,可借以提高切除率。有研究表明,术前纵隔镜明确为 N_2-ⅢA 期,适当的术前化疗可使 42.9% 的患者纵隔淋巴结转

阴（$N_2 \rightarrow N_1$）；同类研究表明，术前化疗使 46％的患者降期（Down-staging），与非降期患者相比，5年生存率明显提高。术前化疗的积极意义显而易见。

无论何种术前分期，化疗过程对肺癌患者均有不同程度的负面影响。包括全身一般情况（KPS 评分降低），肝肾及造血等有关手术的功能状况，此种不利因素对患者而言属危险因素，对外科医师则意味着挑战，增加了术前准备的难度。

临床经验提示，经过术前化疗，患者胸膜、肿瘤周围组织、淋巴结纤维化的程度与化疗周期数有一定相关性，且以中央型肺癌的纤维化程度为重。肺动脉外膜及其附近组织的纤维化最为明显，因而术中解剖界限模糊，血管游离相当困难，如遇瘢痕厚重者，稍有不慎即损伤肺动脉，且控制修补血管也因组织脆硬而较困难，手术难度明显增加。Yamamoto 等应用激光血流仪测定支气管黏膜下血流，结果显示单纯术前化疗并不影响支气管残端的血供，也不影响其愈合。对由于坏死纤维化，肿瘤及淋巴结与胸壁及纵隔常紧密愈着而呈冰冻状的病灶，一般操作难以奏效，甚至须以手术刀切割方能剥离。

先化疗组的手术时间略长，可以理解是手术中分离血管困难，止血耗时所致。但与先手术组相比较，无明显统计学意义。本研究中，先化疗组 83.05％的患者仅接受一个周期化疗，部分患者胸内组织纤维化程度尚有限。但作者认为，手术时间无显著增加的最主要原因，是手术者熟悉此类术前化疗的病种，清晰掌握解剖结构，手术技巧娴熟，尽管手术的解剖界限模糊，仍能准确入路，因而减少了不必要的时间浪费。

术前化疗导致术中解剖困难，易于损破血管。由于组织纤维化，术中渗血较为广泛，但术野非常难止的出血并不多。一般情况下，由于虑及术中困难，术后胸内大量渗血，外科医师往往对化疗后患者在主观上特别重视，术中常常反复止血检视。此外，近年各种用于止血的工具愈益先进，如氩气刀、生物蛋白凝胶、特可靠（Techol）等，在临床广泛应用，使止血效果明显提高，因而可以理解两组术中及术后失血量之差异并不明显。

需提及的是，对每一具体患者而言，病情不同，手术难度殊异，手术者技术亦有差距，术中尚难避免个别意外情况。从数据可知，不同患者术中、术后失血量可有数十倍之差，离散度极大。从外科临床来看，术前化疗对患者的影响并非想象之巨，但手术难度及风险则明显增大，术前化疗组中 1 例即因在瘢痕组织中剥离血管而出现致命性大出血（4 700 ml），因而化疗对手术的影响仍不可掉以轻心。

本组资料显示，术前化疗组近期并发症率不高，常见如心律失常、肺部感染等与术后化疗组相比无明显增加。但化疗依然是手术的高危因素之一，降低术后并发症的关键依然在于术前外科医师的充分准备，术中的安全顺利，术后加强处理等环节。术前化疗后患者有充足的时间恢复体质，且术前各重要指标均完全正常，为手术的安全顺利提供了保证。本研究结果与 Sonett 等的结论基本一致，即化疗后肺叶及全肺切除处于安全范畴。但一般而言，此类患者术后恢复明显慢于先手术患者。

本组患者绝大多数接受 MVP 方案，某些因不敏感而更换方案，个体化及针对性不强，化疗周期不一，周期过短未必显效，过长则易致胸内过度纤维化，增加手术难度，即增加风险度。化疗方案、化疗周期、化疗间隔和手术时机四者之间有待寻求最佳的结合点，达到化疗敏感足量，手术适时安全，此为内外科联合研究的重点所在。

综上所述，化疗增加手术的风险及手术的难度，术中更细致地止血是减少术中、术后失血的主要手段。针对化疗后的危险因素,充足的化疗间隔,良好的术前准备及术后处理,是减少术后并发症的关键。

(申屠阳)

第十节　局部晚期肺癌的外科治疗及其评价

有关局部晚期非小细胞肺癌治疗的方法、模式及扩大性手术的应用指征等仍存在较多争议。本文拟就近年来国内外有关现况及进展作一介绍,希望对从事肺癌临床研究的同道有所裨益。

■ 一、局部晚期非小细胞肺癌的定义

局部晚期非小细胞肺癌(locally advanced non-small cell lung cancer,LANSCLC)是指已伴有纵隔淋巴结(N2)和锁骨上淋巴结(N3)转移、侵犯肺尖部和纵隔重要结构(T4),但用现有的检查方法未发现有远处转移的非小细胞肺癌(non-small cell lung cancer,NSCLC)。侵犯纵隔重要结构是指侵犯心包、心脏、大血管、食管和隆突的 NSCLC。按照国际抗癌联盟 1997 年国际肺癌分期标准,LANSCLC 为ⅢA 期和ⅢB 期肺癌。据文献报道,LANSCLC 占 NSCLC 的 60%～70%,占全部肺癌的 50% 左右。

■ 二、局部晚期非小细胞肺癌的分类

关于 LANSCLC 的分类问题,目前尚无统一的观点。根据作者自己的经验和观点,从选择治疗方法的角度出发,可把 LANSCLC 分为"可切除"和"不可切除"两大类;从治疗结果看,可把局部晚期非小细胞肺癌分为"偶然性"、"边缘性"和"真性"三类。"偶然性局部晚期非小细胞肺癌"(incidentally LANSCLC)是指术前临床分期为Ⅰ、Ⅱ期,但术后病理检查发现有纵隔淋巴结转移的病例。"边缘性局部晚期非小细胞肺癌"(marginally LANSCLC)是指影像学上有临床意义的淋巴结肿大,术前临床诊断为ⅢA 期,以及肿瘤已侵犯心脏、大血管和隆突的ⅢB 期肺癌,但在有条件的医院仍能达到肺癌完全性切除的肺癌。"真性局部晚期非小细胞肺癌"(really LANSCLC)是指通过剖胸探查术证实为广泛侵犯心脏大血管、已不能切除的肺癌。"真性局部晚期非小细胞肺癌"在不同的医院,甚至在相同医院的不同医疗组,其概念可能不完全相同。在某一医院经剖胸探查认为是不能切除的"真性局部晚期非小细胞肺癌",而在另一医院再次开胸,能做到肿瘤完全性切除,使其变成为"边缘性局部晚期肺癌"。

■ 三、肺切除合并上腔静脉切除重建术

导致上腔静脉综合征(SVCS)的病因大多数为恶性肿瘤,其中肺癌约占 85%。肺癌合并上腔静脉综合征是肺癌的严重并发症之一,也是导致患者死亡的最主要原因,绝大多数患者在 3 个月内死亡。20 世纪 90 年代初国外学者相继开展肺切除扩大受侵的上腔静脉切除,人造血管置换治疗肺癌上腔静脉综合征,周清华等在国内最早开展肺切除扩大全上腔静脉切除人造血管置换治疗肺癌 SVCS,国内外资料均显示,扩大上腔静脉切除能明显提高肺癌 SVCS 患者的近期和

远期生存率,改善患者预后。

（一）肺癌侵犯上腔静脉的方式和病理分型

William Standford 根据上腔静脉狭窄程度将肺癌上腔静脉综合征分为以下 4 型。

Ⅰ型:上腔静脉部分梗阻(<90%),伴奇静脉与右心房通路开放。

Ⅱ型:上腔静脉几乎完全梗阻(>90%),伴奇静脉的顺行方向向右心房流注。

Ⅲ型:上腔静脉几乎完全梗阻(>90%),伴奇静脉血逆流。

Ⅳ型:上腔静脉完全梗阻,伴一支或多支大的腔静脉属支(包括奇静脉系统)阻塞。

周清华等根据肺癌侵及上腔静脉的部位不同将其分为以下 5 型。

Ⅰ型(奇静脉弓上型):肺癌侵犯奇静脉弓平面以上的上腔静脉,表现为上半身明显水肿和上半身浅静脉明显扩张。上腔静脉系统血流通过:①肩背部静脉→椎静脉丛→后肋间静脉→奇静脉→上腔静脉→右心房。②胸廓内、心包膈静脉、胸外侧及胸腹壁静脉→下腔静脉→右心房回心。

Ⅱ型(奇静脉弓型):肺癌侵犯奇静脉弓段上腔静脉,表现为上半身明显水肿、上半身浅静脉明显扩张。上腔静脉血流经:①肩背部静脉→椎静脉丛→后肋间静脉→半奇静脉→下腔静脉→右心房。②经胸廓内及心包膈静脉→下腔静脉→右心房。③经胸外侧及胸腹壁静脉→下腔静脉→右心房回心。

Ⅲ型(奇静脉弓下型):肺癌侵犯奇静脉弓平面以下上腔静脉,临床上上半身水肿、上半身浅静脉扩张均不如弓上型和弓型明显。此型上腔静脉血流经:①上腔静脉→奇静脉→后肋间静脉→半奇静脉→下腔静脉→右心房。②部分血流可经胸廓内及心包膈静脉,以及胸外侧及胸腹壁静脉→下腔静脉→右心房回心。

Ⅳ型(混合型):此型有 3 种亚型,即①奇静脉弓上型＋奇静脉弓型,其临床表现和上腔静脉血液经侧支循环回流情况同奇静脉弓上型。②奇静脉弓下型＋奇静脉弓型,临床表现和上腔静脉血液侧支循环回流途径同奇静脉弓型。③全上腔静脉受累型,临床表现和上腔静脉血液侧支循环回流途径同奇静脉弓上型。

Ⅴ型(上腔静脉癌栓型):此型的特点是肺癌先侵及上腔静脉壁,然后穿过上腔静脉壁全层进入上腔静脉腔内,在上腔静脉腔内形成癌栓。癌栓沿血液方向不断延伸,并不断长大,癌栓增大后可造成上腔静脉腔的完全阻塞,少数癌栓可延伸进入右心房腔内。

（二）诊断

肺癌上腔静脉综合征的临床诊断一般不难。患者临床上有:①头面、上肢水肿。②胸部和颈部静脉曲张,上肢静脉压升高。③胸部 X 线片显示上纵隔增宽。④通过胸部 CT、MRI 扫描和上腔静脉造影可进一步明确上腔静脉阻塞的病因、部位、程度、范围和侧支循环情况。缪竞陶、周清华等对正常人上腔静脉腔径进行了测量,结果见表12-2。

表 12-2　正常上腔静脉腔径(cm)

部位		均值	标准值
弓长段	长轴	1.92	0.31
	短轴	1.53	0.20
弓段	长轴	2.03	0.27
	短轴	1.54	0.23
弓下段	长轴	1.95	0.21
	短轴	1.53	0.23

（三）肺切除合并部分受侵上腔静脉壁切除、上腔静脉重建术

1. 手术适应证　①肺癌仅侵犯部分上腔静脉壁,未超过上腔静脉周径的 1/3。②肺癌虽侵犯上腔静脉壁,但未穿过上腔静脉壁全层,未进入上腔静脉腔内。③受累上腔静脉壁切除后,上

腔静脉壁缺损,能用心包片或人造材料修补重建者。④肺癌局限于右侧胸腔,而无对侧胸腔和远处转移者。⑤右肺上叶肺癌可行根治性切除术者。⑥上腔静脉和左右无名静脉内无血栓形成者。⑦患者的一般状况和内脏功能可耐受本手术者。⑧为非小细胞肺癌者。

2. 手术禁忌证　①患者有严重的心、肺、肝、肾功能不全,不能耐受本手术者。②肺癌侵犯上腔静脉范围超过其周径 1/3 以上者。③肺癌侵犯上腔静脉,在上腔静脉腔内形成癌栓者。④伴有对侧胸腔和(或)远处转移者。⑤小细胞肺癌患者。⑥上腔静脉或左右无名静脉内有血栓形成者。

3. 手术体位　患者采取左侧卧位体位施术。

4. 手术步骤和手术技术　①胸部皮肤常规消毒,无菌铺巾。②常规右后外侧开胸切口径路,经右第五肋骨上缘或右第五肋床入胸。③电刀锐性解剖分离可能存在的胸膜粘连。④探查肺癌大小、部位、侵犯情况,以及上腔静脉受侵部位、范围,估计手术切除的可能性及术式。⑤切开肺门前后方和上纵隔之纵隔胸膜。⑥解剖、游离左右无名静脉,分别绕过阻断带。⑦切开心包,解剖、游离心包内上腔静脉,绕过阻断带。⑧静脉注射 5 000 u 肝素或在 250 ml 生理盐水中加入肝素 5 000 u,经漂浮导管缓慢持续滴注。⑨如作上腔静脉内引流,则用 4-0 的 prolene 线在右心房侧壁用荷包缝合,在荷包线内作右心房切口。⑩将 20F 的硅胶管经右心房切口逆行送入上腔静脉、右无名静脉内,近心端送入右心房内,收紧左、右无名静脉和上腔静脉阻断带。⑪麻醉师监测右无名静脉内血压,如血压超过 50 cmH_2O(4.9 kPa),则开放右颈内静脉血液内引流管,将血液放入采血袋中,然后从下腔静脉系统的外周静脉通道将血袋中的引流血回输体内。⑫切开上腔静脉、切除受累及部分正常上腔静脉壁,并将纵隔侧上腔静脉壁遗留部分,以备上腔静脉重建。⑬修剪与上腔静脉壁缺损大小相同的自体心包片或 Gortex 人造血管片一块,备作上腔静脉重建用。⑭用 4-0 的 Prolene 线将修补材料与上腔静脉作连续缝合,重建上腔静脉,并在收紧最后 2 针缝线前,开放左或右无名静脉阻断带,排除上腔静脉内的气体。⑮上腔静脉缺损修补结束后,拔除上腔静脉内引流后,修补右心房切口,去除所有阻断带。⑯行常规右肺上叶切除术。⑰如为右上叶中心型肺癌,则需行支气管袖状成形右肺上叶切除术。右中间支气管与右主支气管吻合口用带蒂心包片或纵隔胸膜包绕。⑱如肺癌同时侵犯右肺动脉干,则需行支气管肺动脉袖状成形右肺上叶或右肺中上叶切除术。此时在心包内解剖、游离右肺动脉干,绕过阻断带,然后切开肺裂胸膜,解剖、游离出右中间或右肺下叶动脉干,绕过阻断带。⑲收紧右肺动脉近、远端阻断带,或用心耳钳 2 把阻断右肺动脉干近、远端。⑳心包内结扎、缝扎、切断右肺上叶或右肺中上叶肺静脉干。切断右肺动脉干近、远端。㉑解剖、游离右主支气管、右中间支气管或右下叶支气管,分别绕过 10 号丝线一根作牵引,切断右主支气管、右中间支气管或右下叶支气管,移去病肺。㉒吸尽右主支气管、右中下叶或右下叶支气管内分泌物,用 3-0 带针线间断外翻缝合行右主支气管-右中间支气管,或右主支气管-右下叶支气管端端吻合。吻合结束,麻醉师膨肺,吻合口无漏气后,用带蒂心包片或胸膜片包绕支气管吻合口。㉓用 4-0 带针线行连续外翻缝合,将右肺动脉干与右基底动脉或右下叶动脉行端端吻合,在收紧最后 2 针缝线前,松开近端阻断带,排除右肺动脉干血管腔内的空气。㉔清扫上纵隔、隆突下、肺门和下纵隔淋巴结。㉕用顺铂(DDP)50 mg 加生理盐水 200 ml,浸泡冲洗心包腔和胸膜腔。㉖在右锁骨中线第二肋间隙和右腋中线第九肋间隙置胸腔引流管,常规关胸。

5. 术后处理和治疗　①术后立即给予双嘧达莫(潘生丁)肌内注射,每天 3 次,每次 10 mg。

拔除胸腔引流管后给予华法林口服,共服 3 个月。华法林的用量以使凝血酶原时间延长 1.4～1.5 倍为宜。②根据术后病理结果,给予化疗治疗 4 周期,如有肺门和(或)纵隔淋巴结转移,则在化疗 2 周期后,补充胸部放疗,组织量以不超过 45 Gy 为宜。

6. **手术结果** 迄今,文献报道肺切除扩大部分上腔静脉壁切除重建术的病例数约有 50 例。美国斯隆凯特林纪念医院报道 18 例行部分上腔静脉壁切除的患者,没有 1 例生存超过 5 年。Dartevell 和同事报道 6 例行扩大部分上腔静脉壁切除重建术的患者,3 例生存时间超过 5 年,其中 2 例行术后辅助放化疗治疗,1 例行辅助放疗。Inoue 等报道 9 例行扩大上腔静脉切除重建术的患者,3 例存活时间超过 5 年。周清华等对 6 例患者施行肺切除扩大部分上腔静脉壁切除重建术,患者 1 例生存 2 年,1 例生存 3 年,4 例生存 5 年以上。由于肺癌侵犯上腔静脉为局部晚期病例,且此类患者多数可能存在亚临床微转移。为了提高生存率,改善患者预后,在行手术治疗前,最好能行术前诱导化疗 2 周期,然后再行手术治疗,术后补充化疗 3～4 周期,有肺门、纵隔淋巴结转移者,在化疗 1～2 周期后,补充放疗 1 疗程。如先行手术治疗,则术后应化疗 4 周期。

(四)肺切除扩大全上腔静脉切除、上腔静脉重建术

1. **手术适应证** ①肺癌侵犯上腔静脉超过上腔静脉周径的 1/3 以上。②肺癌侵犯上腔静脉,穿入上腔静脉腔内或已在上腔静脉腔内形成癌栓者。③经临床检查,CT 或 MRI 扫描,全身同位素骨扫描,确定肺癌局限在右侧胸腔,而无对侧胸腔和远处转移者。④患者的一般状况较好,内脏功能能耐受本手术者。⑤右肺癌行扩大上腔静脉切除重建术后,可达到根治性切除术者。⑥为非小细胞肺癌者。⑦左、右无名静脉和上腔静脉内无血栓形成者。

2. **手术禁忌证** ①患者有严重的心、肺、肝、肾功能不全,不能耐受本手术者。②伴有对侧胸腔和(或)远处转移者。③小细胞肺癌患者。④上腔静脉或左、右无名静脉内有血栓形成者。⑤伴有癌性胸膜腔积液或(和)癌性心包积液者。⑥施行肺切除扩大全上腔静脉切除、上腔静脉重建术后,不能达到根治性肺癌切除术者。

3. 术前准备

(1)明确诊断、确定肺癌局限于右侧胸腔。

(2)关于术前新辅助化疗问题。肺癌上腔静脉综合征的患者属局部晚期肺癌(ⅢB 期),原则上应先行术前新辅助化疗 2 周期,化疗结束后 3 周再施行肺切除扩大上腔静脉切除、上腔静脉重建术。但对有下列情况者不作术前新辅助化疗,而是将手术和化疗同时施行:①肺癌上腔静脉综合征伴上腔静脉内癌栓形成者,尤其是癌栓已延伸入右心房腔者。②上腔静脉完全闭塞,肘正中静脉压＞50 cmH₂O 者。③伴有颅内压增高者。

若患者有下列情况之一者,则先行 2 周期术前化疗,化疗结束后再行手术治疗:①肺癌虽侵犯上腔静脉,但上腔静脉梗阻不明显。②患者虽有上腔静脉梗阻的临床表现,但肘正中静脉压升高不明显。③肺癌虽侵犯上腔静脉,但未穿入上腔静脉腔内,亦不伴有上腔静脉内癌栓形成。④有上腔静脉血压升高,但不伴有颅内压增高者。

(3)术前用药。呼吸困难明显的患者术前使用镇痛、镇静药物,以不抑制呼吸为原则。上腔静脉梗阻明显,有颅内压增高者,术前应给予呋塞米(速尿)治疗,以降低颅内压。

4. **体位** 患者采用左侧卧位施术。

5. 非体外循环下肺切除扩大上腔静脉切除、重建术手术步骤及手术技术 ①气管插双腔管,静脉麻醉。经皮穿刺从右颈内静脉置入漂浮导管至右无名静脉远端,监测、记录右无名静脉

内压力。②作桡动脉穿刺,置入硅胶导管,连接有创血压监测仪,监测动脉血压。③右或左颈内静脉穿刺置入静脉穿刺外套管,连接采血袋,备术中引流血液减压用。④胸部皮肤常规消毒无菌铺巾。⑤常规右后外侧开胸切口径路,经右第五肋骨上缘或右第五肋骨床入胸。⑥电刀锐性解剖,分离可能存在的胸膜粘连。⑦切开肺门前后方和上纵隔胸膜,探查肺癌大小、部位、侵犯情况,估计肺癌可切除性。⑧纵行切开心包,探查心包内上腔静脉受累情况,吸尽心包内可能存在的心包积液和乳糜液,送细胞学、心包液常规和乳糜微粒试验。⑨解剖游离左、右无名静脉,分别绕过阻断带。⑩解剖游离心包内段上腔静脉,绕过阻断带。⑪经漂浮导管向上腔静脉内注射肝素 5 000 u,分别阻断左、右无名静脉,上腔静脉,麻醉师监测右无名静脉血压,如右无名静脉内血压>50 cmH$_2$O,或较阻断无名静脉前增高>20 cmH$_2$O 则开放外引流放血、降低上腔静脉系统血管内压力。⑫在左右无名静脉汇合处下约 0.5 cm 或肺癌侵犯上腔静脉远端边缘以远 2.0 cm 切断上腔静脉远端,在距上腔静脉右心房汇合处 0.3 cm 或肺癌侵犯上腔静脉近心端边缘以内 2.0 cm 切断上腔静脉近心端。⑬解剖、结扎,缝扎奇静脉远端。用 4-0 带针线连续缝合封闭近心端上腔静脉残端。⑭用 4-0 带针线连续外翻缝合,将 Gore-Tex 人造血管(14 mm、16 mm、18 mm 和 20 mm 直径 4 种选择)远端与左右无名静脉行端端吻合。吻合结束后,松开左右无名静脉阻断带,使人造血管内充满血液,并向人造血管内注入约 5 ml 肝素生理盐水,用无损伤血管钳钳夹人造血管远端,剪去多余的人造血管,留下所需长度的人造血管。⑮用心耳钳钳夹右心房壁,切开右心房壁 2.0～2.2 cm 长,切断右心房腔内的肌小梁,肝素生理盐水反复冲洗右心房切口,用同样方法将人造血管近心端与右心房切口行端侧吻合术,在收紧最后 2 针缝线前,松开人造血管上钳夹的无损伤血管钳,排除人造血管内可能残存的空气,收紧缝线打结,松开右心房壁上钳夹的心耳钳,上腔静脉重建结束。⑯上腔静脉重建结束后,去除所有阻断带。⑰麻醉师将漂浮导管送入肺小动脉内,监测肺毛细血管楔压。⑱控制静脉输液速度,静脉注射 10～20 mg 呋塞米。⑲如为右上叶纵隔型周围型肺癌侵犯上腔静脉,则行常规右肺上叶切除术。⑳如为右上叶中心型肺癌侵犯上腔静脉,则肺癌在侵犯上腔静脉的同时,常侵犯右肺动脉干。此时需同时行支气管肺动脉袖状成形右上叶切除术,或支气管肺动脉袖状成形右肺中上叶切除术。㉑在心包内解剖、游离右肺动脉总干,心包外解剖、游离右基底动脉干或右肺下叶动脉干,分别绕过阻断带阻断右肺动脉干近、远端,切断右肺动脉干近、远端。㉒心包内解剖、结扎、缝扎,切断右肺上静脉干。㉓解剖、游离右主支气管,右中间或右下叶支气管、右肺暂停通气,切断右主、右中间或右下叶支气管,连同受侵的上腔静脉移去病肺。㉔用 3-0 带针线连续间断外翻缝合,行右中间支气管-右主支气管端端吻合,或右下叶支气管-右主支气管端端吻合。吻合结束后,麻醉师膨肺试验,支气管吻合口后,用带蒂心包片或带蒂胸膜片包绕支气管吻合口。㉕用生理盐水反复冲洗右肺动脉近心端和远心端血管腔,彻底清除肺动脉腔内的小血凝块。用 4-0 带针线行连续外翻缝合,将右肺动脉总干与右基底动脉干或右肺下叶动脉干行端端吻合,收紧最后 2 针缝线前松开近心端阻断带,排除右肺动脉干血管腔内的空气,收紧缝线打结。肺动脉吻合结束后,松开、移去近心端和远心端肺动脉上的阻断带。㉖清扫上纵隔、隆突下、下纵隔淋巴结,银夹标记肿瘤侵犯范围,备作术后放疗用。㉗用 DDP 50 mg 加入 200 ml 生理盐水中,浸泡、冲洗心包腔和胸膜腔。㉘电凝心包块缘,心包缺损可不作处理。㉙在右锁骨中线第二肋间隙,右腋中线第九肋间隙置胸腔引流管,依层次关胸。

6. 体外循环下扩大上腔静脉切除、上腔静脉置换术手术步骤和手术方法　此种术式主要用于肺癌侵犯上腔静脉伴上腔静脉内巨大癌栓和(或)癌栓延伸入右心房腔内的肺癌上腔静脉综合征。①需有体外循环设备,体外循环插管和相应的连接管道,同时有体外循环灌注师,必要时请心脏外科医师共同参加手术。②麻醉、体位、消毒、铺巾,开胸径路同前述非体外循环下肺切除扩大上腔静脉切除重建术。③进胸后首先解剖、游离左、右无名静脉,绕过阻断带。④纵行切开心包,解剖升主动脉,绕过一阻断带或粗丝线,备用。⑤解剖游离心包内段下腔静脉,绕过一阻断带,备用。⑥用带针线在升主动脉上作两个荷包缝合,一个备作升主动脉插供血管,另一备作插心脏冷停跳液用。⑦患者全身肝素化,按 3 mg/kg 体重计算,经右心耳一次注射或经静脉通道一次注入。抽血监测激活全血凝固时间(ACT),ACT 达 450 s 后,分别插管建立体外循环。⑧仅作升主动脉供血管,下腔静脉插管。⑨当体外循环建立完成后,启动体外循环机,并行循环,血流降温。⑩当体温降至 32 ℃时,阻断升主动脉,下腔静脉,左、右无名静脉,灌注心脏冷停跳液。⑪心脏完全停跳后,心脏表面置冰屑,在左、右无名静脉汇合口下方 0.2～0.3 cm 处切断上腔静脉,纵行切开右心房和心包内段下腔静脉,将右心房内的癌栓完整摘除。在距上腔静脉右心房汇合口 0.2～0.3 cm 处切断上腔静脉近心端。⑫用生理盐水反复冲洗右心房、右心室腔,清除可能从癌栓上脱落的碎屑。⑬血流复温,用 3 - 0 或 4 - 0 带针线连续缝合右心房切口和近心端上腔静脉口,开放下腔静脉阻断带排除右心房腔内的气体。⑭待体温升至 35 ℃以上后,开放主动脉,并行循环。⑮待血流动力学稳定,无明显心律紊乱后,停体外循环,完全自主循环。⑯自主循环血流动力学稳定后,拔除下腔静脉插管、升主动脉供血管和升主动脉心脏冷停跳液插管。4 - 0带针线缝合修补右心房和(或)升主动脉。⑰注射鱼精蛋白中和肝素。⑱用前述方法将人造血管远端与左、右无名静脉行端端吻合,人造血管近端与右心房行端侧吻合。⑲用前述方法行支气管肺动脉袖状成形右肺上叶切除或右肺中上叶切除,支气管肺动脉重建术。⑳其余同非体外循环扩大上腔静脉切除、上腔静脉重建术。

7. 上腔静脉重建人造血管的选择　根据作者自己的经验,置换上腔静脉的人造血管以涤纶人造血管和聚四氟乙烯膨体人造血管较好,其中尤以美国 Gore-Tex 公司生产的带环聚四氟乙烯膨体人造血管(静脉血管)最好。美国 Gore-Tex 公司生产的聚四氟乙烯膨体带环人造血管有多种规格:①人造血管长度有 15 cm、20 cm 和 30 cm 三种。②直径有 10 mm、12 mm、14 mm、16 mm、18 mm、20 mm 和 22 mm 等规格,完全能满足临床的需要。关于 Gore-Tex 人造血管直径的选择问题,根据作者自己的经验,如有条件作上腔静脉造影,可以根据上腔静脉造影结果,测量上腔静脉梗阻远心端直径来选择恰当的人造血管。如无造影条件,也可根据胸部 MRI 来推定需要多少直径的人造血管。人造血管直径较上腔静脉直径小或大 1～2 mm 均可顺利地进行吻合。

8. 术后抗凝治疗　关于全上腔静脉切除、人造血管重建术后的抗凝治疗问题,尚无统一标准。周清华等的方法是术后立即开始双嘧达莫抗凝治疗,拔除胸腔引流管后,用华法林抗凝治疗,将凝血酶原时间延长 1.3～1.5 倍。移植的人造血管通畅,无移植血管内血栓形成。关于抗凝治疗时间的长短问题,我们认为应像人工机械心脏瓣膜置换术后一样,实行终身抗凝治疗。

9. 手术结果　现有的结果表明术后上腔静脉梗阻症状可在短期内消失,人造血管通畅,相当部分患者可获长期生存。Jeanfaive 等报道对 7 例肺癌伴 SVCS 患者,施行肺切除加上腔静脉切除、人造血管重建术,其中 1 例生存 5 年,5 例存活 2 年,1 例存活半年。Magnan 等报道 10 例肺癌伴 SVCS 施行上腔静脉切除、人造血管重建术,1 年、2 年及 5 年生存率分别为 70%、25% 及

12.5％。周清华等从1989年4月至2004年12月,共对207例肺癌SVCS患者施行支气管、肺动脉袖状成型肺叶肺切除、全上腔静脉切除、人造血管重建术。术后上腔静脉压力立即从术前的7.2～9.2 kPa(54～69 mmHg)降至1.2～2.0 kPa(9～15 mmHg),上半身水肿多数在1～3日内消失。术后上腔静脉造影显示上腔静脉通畅,SVCS症状无复发。术后1年生存率为79.65％,3年生存率为59.68％,5年生存率为28.67％,是国内外病例数最大的一组病例,亦是疗效较好的一组病例。江苏省肿瘤医院许宁教授报道27例肺癌SVCS施行肺叶肺切除、全上腔静脉切除、人造血管重建术,术后5年生存率为26.5％。

■ 四、肺切除合并左心房切除术治疗侵犯左心房的局部晚期非小细胞肺癌

1. 手术适应证　肺癌侵犯左心房属T_4肺癌,该类病变易发生血行转移和癌性心包炎,手术指征的选择应十分慎重。周清华等根据自己的临床经验,提出病例选择原则如下:①术前临床检查,胸部CT、MRI、全身放射性核素骨扫描等检查,能确定肺癌局限于一侧胸腔,而无对侧胸腔和远处转移者。②非小细胞肺癌患者。③无癌性心包积液、癌性胸膜腔积液者。④内脏功能能耐受肺切除扩大部分左心房切除者。⑤估计左心房的切除范围小于左心房容积的1/3者(如超过此范围,必须用人工材料进行左心房修补成形,以扩大左心房容积)。⑥有条件者,应用分子生物学方法,排除外周血和骨髓肺癌微转移。⑦获得患者及家属的知情同意。

2. 术前准备　①严格手术适应证的选择。②控制呼吸道感染、改善肺功能。③改善全身情况。④适当强心利尿治疗。

3. 麻醉相关事项　同上节。

关于体外循环的问题:肺癌侵犯左心房,扩大左心房切除术,绝大多数均可在非体外循环下完成部分左心房切除术,但下列情况需要在体外循环下行扩大左心房切除术。①肺癌伴左心房癌栓形成者。②肺癌侵犯左心房的范围超过左心房容积的30％以上,扩大左心房切除术后需要用人工材料重建左心房者。③肺癌同时侵犯左右心房者。④有严重心脏瓣膜病,在行肺癌切除的同时需做心脏瓣膜置换者。⑤有严重冠状动脉狭窄,在行肺癌切除同时需行冠状动脉旁路移植术者。

4. 扩大左心房切除术的手术方法

(1) 非体外循环下扩大左心房切除术。①气管内插双腔管,静脉复合麻醉。②常规肺切除后外侧开胸,经第五或第六肋骨上缘或经肋床入胸径路。③手术探查肿瘤范围。④距肿瘤边缘2.0 cm处环形切开心包,明确肿瘤侵犯左心房的范围。⑤距肿瘤边缘3.0 cm处置心耳钳1～2把,钳夹左心房。⑥在心耳钳远心侧1.0 cm处离断左心房壁。⑦心包内处理肺动脉干(全肺切除时)或心包外处理肺动脉分支(肺叶切除时)。⑧将肺向外上方或外下方翻转,用肝素或普通生理盐水反复冲洗左心房切缘。⑨用3-0或4-0带针线连续来回缝合左心房切缘两遍。⑩松开心耳钳,用纱布压迫左心房壁,使缝线针孔渗血自止。⑪离断左或右主支气管(全肺切除时)或肺叶支气管(肺叶切除时),用3-0带针线缝合支气管残端,膨肺无漏气后,用带蒂组织包埋支气管残端。⑫如需作支气管袖状成形和(或)肺动脉袖状成形肺叶切除术者,则按支气管、肺动脉袖状成形的有关方法,进行支气管和(或)肺动脉的吻合。支气管吻合应用3-0带针线,肺动脉吻合则应用4-0带针线。⑬常规清扫相应各组的淋巴结,银夹标记以备术后补充放疗用。⑭用抗癌药生理盐水反复浸泡、冲洗心包腔和胸膜腔。⑮电凝心包切缘,心包缺损不加处理。

（2）体外循环下扩大左心房切除术

1）体外循环建立方式和途径。①左肺癌侵犯左心房，肺切除扩大左心房切除术，体外循环建立方式有3种：一是左股动脉、静脉插管，加右心室流出道插管，连接体外循环机。其中股动脉插管作动脉供血管，股静脉插管和右心室流出道插管作静脉引流管。二是股静脉插管加右心室流出道插管作静脉引流管，胸主动脉插管作动脉供血管。三是胸主动脉插管加右心耳插腔房管，连接体外循环机。根据我们自己对3种建立体外循环的途径和方法的实践和体会，我们认为以第三种方式为最佳途径。②右肺癌侵犯左心房扩大左心房切除术，建立体外循环的方式有2种：一是右股动、静脉插管加右心房腔房管插管，二是右心房腔房管插管加升主动脉插管。根据我们自己2种方式的实践和体会，以第二种方式最好。

2）气管内插双腔管，静脉复合麻醉。

3）患者侧卧位，如行股动、静脉插管，在作胸部消毒铺巾的同时，需作腹部和下肢消毒铺盖。

4）左或右后外侧标准开胸切口，经第五、第六肋骨上缘或第五、第六肋床入胸。

5）手术探查肿瘤范围，决定手术方案。

6）静脉肝素化后，另一组医师行股动、静脉或升主动脉、胸主动脉插管、排气，与体外循环机连接。

7）胸组医师在距肿瘤边缘2 cm前方和后方纵行切开心包，并将心包缝合悬吊在胸壁切口上。

8）作右心房或右心室流出道荷包缝合一个，作右心室流出道或右心房插管，连接体外循环机。

9）并行循环，血流降温。

10）在升主动脉根部作一荷包缝线，插入冷停跳液灌注针，灌注心脏冷停跳液。

11）待心脏停跳后在肺静脉干与左心房汇合处的前方纵形或弧形切开左心房，显露左心房内癌栓。

12）轻轻将左心房内癌栓移到心房外，用心房拉钩牵开左心房，显露左心房腔和二尖瓣口。

13）用二尖瓣拉钩牵拉二尖瓣显露左心室，用生理盐水反复冲洗左心房和左心室腔，彻底清除可能从癌栓表面脱落下来的小碎屑。

14）切除部分左心房，用3-0或4-0带针线连续缝合左心房切口，待最后2针时，开放循环，血流复温，鼓肺排气。

15）在左心室尖和升主动脉根部置排气针排气。

16）待心脏复跳良好、血流动力学稳定后，停并行循环，恢复自主循环。

17）拔除升主动脉根部和左心室尖的排气针，带针线缝合止血。

18）拔除所有静脉引流管和动脉供血管。

19）静脉注射鱼精蛋白中和肝素。

20）用4-0或5-0带针线缝合修补股动脉和股静脉切口。

21）心包内处理肺动脉干（全肺切除时），或心包外处理肺动脉分支（肺叶切除时）。

22）将肺向外上方或外下方翻转，解剖、离断主支气管（全肺切除时）或肺叶支气管（肺叶切除时）。

23）用3-0涤纶线间断缝合封闭支气管残端，膨肺无漏气后，用带蒂组织包埋支气管残端。

24）如需作支气管袖状成形和（或）肺动脉袖状成形肺叶切除术，则按支气管、肺动脉袖状成形肺叶切除的有关方法，进行支气管和（或）肺动脉的吻合。支气管吻合应用 3 - 0 涤纶线，肺动脉吻合则应用 4 - 0 带针线。

25）清扫胸内的淋巴结，银夹标记备术后补充放疗用。

26）用抗癌药生理盐水反复浸泡、冲洗胸腔和心包腔。

27）电凝心包切缘，用 1 号丝线间断缝合心包。

非体外循环扩大左心房切除术左心房切缘的缝合方法主要有 2 种：一种是在心耳钳近心侧预置褥式缝合线数根，然后在松开心耳钳的同时，收紧缝合线打结；另一种方法是周清华等首创，经临床应用效果良好，即采用心耳钳远侧的连续缝合法，其优点是：①出血少。②可避免左心房切缘内的小血凝块进入左心房腔内，造成栓塞的危险。③可避免缝线割裂左心房壁致意外大出血的危险。

5. 外科手术治疗结果　有关肺切除扩大部分左心房切除治疗侵犯左心房的肺癌外科治疗结果，国内外都有少量报道。1997 年，日本学者 Tsuchiya 等报道对侵犯左心房的肺癌施行扩大切除术，患者术后 5 年生存率为 22％，其中生存时间最长的已达 7 年以上，完全达到临床治愈。国内周清华等 245 例患者的资料显示，肺切除扩大部分左心房切除术治疗侵犯左心房的肺癌，术后 1 年生存率为 69.3％，3 年生存率为 56.8％，5 年生存率 31.25％左右，生存时间最长者已超过 18 年。江苏省肿瘤医院许宁报道 32 例侵犯左心房肺癌施行扩大切除术，术后 5 年生存率为 32.8％。其他一些国内外个案或小宗病例报道亦显示，施行扩大切除确能改善侵犯左心房肺癌的近期疗效和远期生存，并使一部分患者达到临床完全治愈和长期生存。

■ 五、肺动脉袖状成形术治疗侵犯肺动脉的局部晚期肺癌

在一些病例，肺癌侵犯肺动脉的范围较广，肺动脉受侵的长度较长，用常规的肺动脉袖状成形术不能彻底切除受侵的肺动脉。此外，部分病例肺癌在远端可侵及下叶肺动脉干、下叶基底动脉干起始部，近心端侵犯心包内左、右肺动脉干，甚至肺动脉圆锥。对这些病例，必须施行扩大肺动脉袖状切除成形术。

（一）手术适应证

①左肺癌侵犯左下叶肺动脉干者。②左肺癌侵犯左下叶肺动脉干和（或）下叶基底动脉干起始部者。③左肺癌侵犯心包内左肺动脉干者。④左肺癌侵犯心包内左肺动脉干和（或）肺动脉圆锥者。⑤右肺癌侵犯右肺下叶肺动脉干者。⑥右肺癌侵犯右肺下叶肺动脉干和（或）下叶基底干起始部者。⑦右肺癌侵犯心包内右肺动脉干者。⑧经临床检查，胸部 CT、MRI、全身同位素骨扫描检查，能确定肺癌局限于一侧胸腔，而无对侧胸腔和远处转移者。

（二）外科手术治疗结果

肺动脉袖状成形术已经开展 40 多年，但该种手术仅限在国内外的少数医疗中心开展。到 2000 年止，国外文献报道仅 250 例左右。Vogt-Moykopf 及其同事报道 29 例同时施行肺动脉支气管袖状成形术的病例，其平均生存时间为 725 d。Rendina 等报道 68 例患者施行肺动脉袖状成形术。国内周清华等报道支气管肺动脉袖状成形术治疗 761 例肺癌的结果，其 5 年生存率达到 37.54％。

■ 六、体外循环术用于局部晚期肺癌的外科切除术

肺癌侵犯心脏、大血管无论在尸体解剖,还是外科临床手术中均非少见。过去对这类病变均视为外科禁忌证,而且大多数病变用常规的手术方法不可能切除病灶。对于这类患者是否适合外科手术治疗,至今仍存在争议。将体外循环技术应用于肺癌手术始于20世纪60年代。1967年,意大利医生 Ruggieri 首先在体外循环下施行肺切除合并部分左心房切除术治疗肺癌侵犯左心房的 T4 肺癌,以后日本、美国等国的胸外科医生相继开展了此项手术。国内周清华等从20世纪80年代初开始此项手术,先后应用体外循环技术施行肺切除合并上腔静脉切除重建、部分左心房切除重建、部分胸主动脉切除重建术,左心房、右心房肺癌癌栓摘除术等肺癌手术,获得较好的近期和远期效果。

（一）体外循环下肺癌扩大切除术的适应证

1. 体外循环下施行肺癌切除扩大左心房切除术的适应证　①肺癌伴左心房癌栓形成者。②肺癌侵犯左心房的范围超过左心房容积的30％,扩大左心房切除术后需要用人工材料重建左心房者。③肺癌同时侵犯左右心房,需同时行左右心房部分切除重建术者。④肺癌伴严重心脏瓣膜病,在行肺癌切除的同时,需行心脏瓣膜置换术者。⑤肺癌伴严重冠状动脉狭窄,在行肺癌切除的同时需行冠状动脉搭桥术者。

2. 体外循环下施行肺癌切除扩大上腔静脉切除重建术的适应证　①肺癌侵犯上腔静脉伴上腔静脉内巨大癌栓形成者。②肺癌侵犯上腔静脉伴右心房腔内癌体形成者。③肺癌侵犯上腔静脉和左右无名静脉,需行上腔静脉、左右无名静脉切除重建,而不能行左右无名静脉阻断者。

3. 体外循环下施行肺癌切除扩大胸主动脉切除重建术的适应证　①肺癌侵犯降主动脉者(可仅行股动、静脉转流并行体外循环)。②肺癌侵犯升主动脉者。③肺癌侵犯主动脉弓者。

4. 体外循环下施行肺癌切除扩大气管隆突切除重建术的适应证　①肺癌侵犯气管需行气管切除重建术,而又不能行气管麻醉者。②肺癌侵犯隆突需行隆突切除重建术,而又不能施行气管插管,且伴有通气不足,机体缺氧者。

（二）体外循环的建立方式和途径

1. 左肺癌扩大切除体外循环的建立方式

（1）左股动、静脉插管,加位左胸腔右心室流出道插管:此种体外循环方式适合于左肺癌侵犯主动脉弓、降主动脉、左心房、右心房,以及左肺癌伴左心房腔内癌栓形成者。

（2）左股静脉插管加位左胸腔右心室流出道插管、胸主动脉插管:此种体外循环方式适合于左肺癌侵犯主动脉弓、左心房、右心房、肺动脉圆锥、左右肺动脉分叉部,以及左肺癌伴左心房腔内癌栓形成者。

（3）胸主动脉插管加右心耳插右心腔房管:此种体外循环方式适合于左肺癌侵犯主动脉弓、胸主动脉、左右心房、肺动脉圆锥、左右肺动脉分叉部,以及左肺癌伴左心房腔内癌栓形成者。

我们曾在过去的肺癌外科手术中,应用以上3种体外循环术式施行左肺癌扩大心脏大血管切除重建术。根据笔者对3种建立体外循环的途径和方法的实践和体会,认为以第三种方式为最佳体外循环途径。

2. 右肺癌扩大切除体外循环的建立方式

（1）右心房插腔房管加升主动脉插动脉供血管:此种体外循环方式适合于右肺癌侵犯右心房,右肺癌伴左、右心房腔内癌栓形成,右肺癌侵犯上腔静脉和左右无名静脉者。

（2）右股动脉插管加右心房插腔房管：此种体外循环方式适合于右肺癌侵犯主动脉弓者。

（3）右股动、静脉插管加右心房插腔房管：此种体外循环方式适合于右肺癌侵犯主动脉弓、侵犯左右无名静脉者。

■ 七、肺切除合并胸壁切除重建术治疗侵犯胸壁的局部晚期肺癌

8%～10%的周围型肺癌患者在就诊时肿瘤已侵犯胸壁。近年来，有关肺癌侵犯胸壁行扩大胸壁整块切除的报道日渐增多。Pone 等报道肺癌合并胸壁切除者的 5 年生存率为 35%，而仅行肺切除加术后放疗者为 12%，单纯放疗、化疗者无 1 例存活 5 年。Patterson 1 组 35 例肺癌侵犯胸壁者，行肺和胸壁整块切除的 5 年生存率为 38%，其中 13 例术后加局部放疗者，5 年生存率为 56%。

对侵犯胸壁的肺癌应尽量作整块切除，胸壁切除范围应超过受累肋骨上下各一根正常肋骨，前后缘作肋骨全长或超过病变边缘 5 cm 以上的整块切除[包括肋骨、胸膜、肋间肌和（或）浅层胸壁肌]。Albertucci 等对 37 例侵及胸壁的周围型肺癌，采用两种不同的术式，16 例 T3N0M0 者行胸膜外肺切除术，5 年生存率为 33%；对另 21 例 T3N0M0 者行肺切除加整块受累胸壁切除术，5 年生存率为 50%。笔者认为，凡是肺癌与壁层胸膜紧密粘连者，均应行肺切除加整块胸壁切除术，而不应行胸膜外肺切除。

胸壁切除后的胸壁缺损，Warner 等认为少于 4 根肋骨的胸壁缺损，仅需软组织覆盖而无需人造物修补。Satoh 用转移带蒂的肌瓣覆盖，并用双层聚乙烯片重建修复大面积胸壁缺损。胸壁受侵犯的肺癌，术前、术后均应行局部放疗。术前放疗主要用于胸壁受侵范围较广者，放疗总量 30 Gy，分 10 d 完成，放疗结束后 2 或 3 周，施行肺切除加胸壁切除。术后还应适当补充放疗。Carrel 等对 46 例侵犯胸壁的 T3 肺癌作回顾性分析发现：21 例术前行放疗者，术后 5 年生存率为 56%；25 例术前未行放疗者，其 5 年生存率仅为 29%。术后加放疗能明显提高生存率。

■ 八、肺切除合并胸主动脉切除重建治疗侵犯胸主动脉的局部晚期肺癌

肺癌尤其是左上叶肺癌，容易直接侵及胸主动脉。以往对这种肺癌，无论是术前诊断，还是术中探查确诊，均被视为外科治疗的禁忌证，而仅给予放疗或放化疗。这类肺癌不但生存率极低，且患者在放疗中常因肿瘤与主动脉穿通致大出血而死亡。近年来，文献中陆续有关于肺切除扩大部分胸主动脉切除的报道。正津报道 4 例左肺癌侵及降主动脉，行左全肺或左上叶扩大胸主动脉部分切除，术后平均生存 30 个月。Matsumoto 等在离心泵辅助循环下，对 3 例侵及胸主动脉或左锁骨下动脉的肺癌，施行肺切除扩大胸主动脉切除、人造血管置换，获长期生存。Shinada 等对 3 例侵及主动脉的肺癌施行左全肺扩大胸主动脉切除，3 例均为降主动脉中层受累，显微镜下见主动脉弹力层受侵。1 例患者部分阻断主动脉，2 例在体外循环下完全阻断主动脉，施行主动脉切除。术后 1 例存活 56 个月，1 例 20 个月，另 1 例术后 3 个月并发脓胸，死于主动脉的 Dacron 片缝线出血。Nawata 等对 1 例肺癌侵及降主动脉、部分左心房壁和食管的 56 岁女性患者行左全肺、降主动脉、部分左心房和胸段食管切除术。Nakahara 等报道对 3 例肺癌侵及主动脉者行扩大主动脉切除，其中 2 例在股动、静脉转流下行主动脉弓和左颈总动脉切除重建，1 例术后 12 个月死于肺癌转移，1 例死于手术中的大出血；另 1 例肺鳞癌在升主动脉和降主动脉转流下行主动脉弓和左锁骨下动脉切除重建术，术后 2 年仍存活。周清华对 4 例侵犯胸主动脉的肺癌施行肺切除合并部分胸主动脉切除、人造血管置换术。其中 1 例术后存活时间最长

者已达 12 年。

■ 九、问题与结论

有关局部晚期非小细胞肺癌的治疗问题,目前仍存在较多争议。但经近年来大宗病例临床研究结果的发表,目前已基本达成以下共识:①LANSCLC 是指那些用现有的检查方法排除了远处转移,肿瘤侵犯纵隔重要结构、伴有纵隔和锁骨上淋巴结转移的肺癌。②根据治疗方法的选择,可把局部晚期非小细胞肺癌分为"可切除"和"不可切除"2 类;根据治疗结果,可将其分为"偶然性局部晚期非小细胞肺癌"、"边缘性局部晚期非小细胞肺癌"和"真性局部晚期非小细胞肺癌"3 类。③局部晚期非小细胞肺癌绝大多数可以手术治疗,其中相当部分患者术后可获长期生存;外科治疗疗效明显优于内科治疗,对有条件手术者,应力争手术治疗。④术前新辅助化疗确能降低局部晚期非小细胞肺癌的 T 分期、N 分期,提高切除率和 5 年生存率。如术前新辅助化疗后手术时机选择恰当,并不增加手术死亡率。⑤对于侵犯心脏、大血管的局部晚期非小细胞肺癌,可有选择地进行肺切除扩大心脏、大血管切除重建术。手术治疗能明显提高患者的 5 年生存率,改善预后。这类患者中相当一部分除局部病变较晚外,并无远处转移存在。已有文献报道外科手术后存活时间达 14 年者。对这类患者均应争取施行术前新辅助化疗＋外科手术的多学科综合治疗。此外,对这类手术的选择应慎重,选择手术的原则应从患者、医疗机构和医师本人 3 个方面所具备的条件去考虑,无条件的医疗机构和医师,不要盲目地施行此类手术。⑥局部晚期非小细胞肺癌的治疗还应将外科细胞分子生物学理论和技术与患者的治疗有机地结合起来,以提高对这类患者的疗效。⑦局部晚期非小细胞肺癌的治疗应当"个体化"。

我们相信,随着外科手术技术的进步、内科治疗方法和设备的改造、分子生物学技术的发展,以及这些多学科理论和技术的融合,LANSCLC 治疗的共识将会越来越多,争议将会越来越少,疗效越来越好的那一天一定会来到。

(周清华)

第十一节　肺癌微创手术及其评价

在全胸腔镜下完成解剖意义上完全肺叶切除和淋巴结清扫,是未来肺癌外科治疗的主要手段和研究的重要内容。本节汇总全胸腔镜肺叶切除手术适应证、手术种类和手术方式、临床疗效以及关于这种术式的各种争论,与常规开胸手术比较该手术的独特优势和长期生存质量及展望全胸腔镜下肺叶切除手术的发展方向。在解剖意义上的肺门切除和淋巴结活检或清扫均通过观察监视器屏幕完成,切口长 3.5～5 cm,不需撑开肋骨。结论:在全胸腔镜下可完成解剖意义上的肺叶切除,并发症率和死亡率较低。术中出血及切口复发的风险很小。全胸腔镜肺叶切除术是一种安全、微创、疗效确切的手术。

微创化手术是当今外科发展的趋势,以电视胸腔镜手术(VATS)为代表的胸部微创手术,广泛用于胸部肿瘤的诊断治疗,成为自体外循环技术问世以来心胸外科界的又一重大技术革命。微创手术的概念是同传统的开放手术比较而产生的,它包含以下几个方面:①能达到开放手术的治疗效果。②手术时间、麻醉用药并没有显著增加。③以胸壁肌肉创伤的程度划分创伤的程度。它分为以下几类：①纯监视屏幕下完成手术操作，即全胸腔镜手术，包括全胸腔镜下完成气胸、活检和肺叶切除等。②依靠胸腔镜光源和屏幕的辅助，在小切口内直视下完成手术操作，包括手术辅助胸腔镜和小切口辅助胸腔镜。③保留部分胸壁肌肉的切口，切口的长度较传统型为短，如Musle Sparing 切口和保留前锯肌的胸部切口。为达到所谓的微创，导致手术时间延长和麻醉用药量显著增加及术中出血量多，这种手术有悖于微创手术的初衷。

胸腔镜下肺叶切除已经成为治疗肺癌的新型手术。肺癌的胸腔镜肺叶切除术，具有微创、瘢痕小、恢复快等特点。世界范围的研究表明：对于Ⅰ期非小细胞肺癌，胸腔镜肺叶切除加纵隔淋巴结摘除/清扫术能够达到与传统开胸手术相当的 5 年生存率。特别是随着手术机器人系统在胸外科的应用，从根本上解决了胸腔镜技术存在的局限性，使胸腔镜在肺部肿瘤的外科诊断和治疗上达到新的高度。

据美国胸外科医师学会(STS)数据库资料，美国第一例胸腔镜下肺叶切除治疗肺癌是在1992 年，此后，胸腔镜手术肺叶切除占全美肺叶切除总量的比例逐年上升，2003 年为 5％，2006年为 18％，2007 年为 20％。事实上，美国一些开展得较好的医院或个人，他们的胸腔镜肺叶切除所占比例早已超过了 80％。以 McKenna 为例，1992 年他完成了个人的第一例胸腔镜肺叶切除术，到 2003 年，他所做的肺叶切除 89％是通过胸腔镜手术完成的，2005 年更达到 94％。所以有人预测，到 2011 年左右，美国境内 80％以上的早期肺癌将通过胸腔镜手术完成。

全胸腔镜下肺叶切除术用于治疗肺良性病变或姑息治疗恶性病变的作用是肯定的，在适应证的选择、淋巴结清扫的范围以及并发症率、死亡率上存在一定争议。2006 年美国发表的 NCCN 肺癌治疗的指引中明确指出"VATS 肺叶切除对于可切除的肺癌是一种可行的选择"，这意味着全胸腔镜肺叶切除的适应证已经基本涵盖了目前国际公认的肺癌外科治疗的适应证，因此，全胸腔镜肺叶切除完全适用于ⅠA～ⅡB 期非小细胞肺癌和部分ⅢA 期肺癌，其安全性和优越性是肯定的。本文将从胸腔镜发展的历史，手术指征的选择，淋巴结的清扫和相关并发症等方面进行探讨。

■ 一、胸腔镜的发展历史

自 Jacobaeus 首次介绍胸腔镜的临床应用以来，胸腔镜手术已有近百年的历史。胸腔镜技术经历了兴起、全盛、衰落和全面振兴的艰难历程，实现了由传统向现代转变的飞速发展。1910～1986 年是传统胸腔镜的阶段。1910～1922 年胸腔镜主要运用于肺结核的治疗。1922～1945 年传统的胸腔镜进入全盛时期，器械更新，内镜视野和清晰度提高，电凝设备明显进步。1945～1986 年传统胸腔镜技术处于停滞阶段，由于链霉素的应用，人工气胸疗法逐渐被淘汰，传统胸腔镜技术就此止步。1986 年以后，电视内镜技术的发展，给内镜外科带来了生机。人类首次将微型内镜摄像机与腹腔镜连接，完成了人体上胆囊切除术，第二年便成为世界各国的常规手术之一。特别是 20 世纪 80 年代末，内腔镜缝合切开器的应用，给胸腔镜的第二次全面振兴提供了条件。现代胸腔镜的临床应用最早于 1992 年，主要有胸腔镜肺叶切除术、胸腺切除术、食管肌层切开术等。美国在 1992 年由 41 家著名医院组成胸腔镜手术(VAST)协作组，开展胸腔镜手术医师培训，为胸腔镜手术经验积累和疗效评估提供了良好条件。我国于 1992 年在上海交通大学附属胸科医院等几家国内著名医院相继开展了胸腔镜手术运用和研究，目前已开展全胸腔镜下肺叶切除并行淋巴结清扫，胸腔镜在胸外科上的应用已经十分普及和规范，是一项比较成熟的手术技术。随着手术机器人系统的引入,肺癌肺叶切除和淋巴结的清扫更能被绝大多数的患者和医师所接受。上海交通大学附属胸科医院已经在国内率先引进达芬奇(DA Vinch ™)机器人手术操作系统,开展辅助全胸腔镜下的肺叶切除手术的运用和研究,其优势必将得到更大程度的显现。全胸腔镜下肺叶切除术是创伤最小的肺切除手术,术者通过注视电视屏幕完成手术操作,有3~4 个小切口,手术中完全不撑开肋骨,支气管和血管均行解剖性断离。

■ 二、应用范围和手术适应证

全胸腔镜肺癌肺叶切除术是一种全新的手术方式。Lewis 早在 1992 年就率先介绍了胸腔镜肺叶切除术。这种手术具有胸壁肌肉损伤小,不撑开肋骨或者仅轻微牵拉肋骨,保持胸壁完整,胸膜粘连少,减少出血和淋巴液的丢失,能够较好地保持长期呼吸功能和长期免疫功能,手术视野大,术后疼痛轻,镇痛用药量少,全身整体情况恢复快等优点,切口瘢痕萎缩退化快,符合美容要求。

（一）手术适应证

随着科学技术的进步,手术器械的更新和各种电刀设备的发展,以及血管和气管闭合器的改进,手术适应证同样在不断地变更,过去认为是禁忌证的广泛胸膜粘连,现在成为相对禁忌证。手术适应证主要由手术安全性和肿瘤切除的彻底性因素来决定,该手术方式主要运用于临床早期非小细胞肺癌的肺叶切除。

（1）非小细胞肺癌:ⅠA 期肺癌以及部分ⅢA 期肺癌(往往是术后病理检查发现的)。肿瘤直径<3 cm 或 5 cm,无纵隔淋巴结转移者。

（2）ⅡB 期肺癌:肿瘤直径<5 cm 的病变,纤维支气管镜检查提示无中央支气管侵犯,CT 提示肺门淋巴结 1~2 颗,直径<1.5 cm。

（3）肺转移癌需要肺叶切除者。

（4）部分位置靠中央的良性肿瘤。

（二）主要的禁忌证

（1）中心性肺癌和纵隔淋巴结明显肿大的肺癌。

（2）ⅡB~ⅢB 期肺癌,肺癌从腔内侵及主支气管或侵及肺动脉主干、肺门或纵隔淋巴结有明显肿大者。

（3）全身情况差,肝肾功能、凝血功能紊乱,或不能耐受单肺通气。

（4）体积较大的肿瘤,直径>9 cm,包括良性肿瘤。

（5）放疗或化疗后的患者。

（6）汇总区淋巴结钙化且同血管关系紧密者。

（三）相对禁忌证

（1）胸腔内严重或致密粘连者,包括严重炎性病变和胸膜融合。

（2）肺叶裂发育不全。

（3）肺门淋巴结肿大。

（4）肿瘤直径>5 cm。

（5）合并支气管扩张症。

手术适应证是相对的,还需结合临床实际情况选择手术方式。手术方式的选择取决于手术者及麻醉者的经验。但对于 FEV_1 小于 1 L 或者低于 40%,或者肺大部切除,则胸腔镜手术有很大困难。

■ 三、手术切口的种类和手术方式

1. 麻醉和体位　胸腔镜肺叶切除中,双腔气管插管技术是必备的条件之一,手术过程中需随时调整气管插管的位置以确保单肺通气,因此,麻醉用气管镜也是必备的器械之一,是关系手术能否完成的关键。患者取健侧 90°卧位,腰桥抬高,术侧上肢悬吊在麻醉头架上。切除肺叶后再行患肺正压通气,使残肺充分膨胀,以免存在胸腔镜下难以辨认的局限性肺不张。

2. 手术切口的选择　手术切口位置的选择是非常重要的,它直接关系到能否运用常规开胸器械完成胸腔肺叶切除(不借助特种器械帮助)和淋巴结清扫。切口主要由光源孔、辅助口和主操作切口组成;3 个切口要兼顾胸腔内照明、暴露,角度和器械操作的距离,以便于顺利完成手术。

(1) 光源孔:选择第六或第七肋间隙腋前线 1～2 cm 的小切口作为光源孔,它的照明包括 4 个重要部分。①前上部分,包括上肺静脉,第一支肺动脉。②上尖部分,主要是上纵隔淋巴结区域和上叶支气管。③后肺门区域包括隆突下淋巴结区域和上叶支气管后部。④下肺韧带及下肺静脉区域。

(2) 主操作切口:选择锁骨后线前缘至腋前线后缘约 4 cm 的小切口为主操作切口,不用撑开器,切开的长度主要依据病肺组织及肿瘤大小决定,要保证它的被取出,有时还需延长手术切口 1～2 cm。大部分手术操作均在此切口内完成。从解剖上观测,该切口正对肺斜裂和上肺静脉,离肺门的直线距离短,保证普通器械能够达到肺门结构并完成手术操作,无论是完成上叶肺或者下叶肺或者全肺的解剖性切除;该切口在辅佐操作孔的帮助下也能完成上纵隔淋巴结的解剖操作。

(3) 辅佐手术切口(第二切口):第五肋间隙平肩胛下角下缘 2～3 cm 的小切口,此切口对应的是斜裂后缘和隆突区域。此孔作用在于帮助向上下左右牵拉暴露肺组织,还便于使用普通血管钳帮助分离肺叶间血管鞘膜,促成胸腔镜手术的方式转变为常规手术普通模式。该切口内可以允许血管钳和卵圆钳的进出使用。该切口还负责完成隆突下区域的淋巴结清扫。

在主操作口和辅助切口外增加另外一个切口,便于手术操作,感觉同常规开胸手术一样,定位和解剖均很方便,对淋巴结的清扫也极为有利。

3. 手术医师的条件　①具备熟练的胸部解剖知识和外科技术,独立开展肺叶切除手术 200 例以上而且要熟练和快捷,习惯电刀电凝分离血管鞘膜及结缔组织,因为胸腔镜的操作主要在电刀或超声刀下完成,开胸肺叶切除的手术水平直接决定胸腔镜手术水平。②手的稳定性好,便于使用电刀分离解剖肺血管和结缔组织;其中左手的协调性须长期训练,利于使用血管钳辅佐完成手术。

4. 胸腔镜设备和器械　胸腔镜影像设备由成像、传输、照明和监视显像系统构成。胸腔镜有 0°镜和 30°镜 2 种,30°镜在肺叶切除和淋巴结清扫中运用最多,它能避免角度因素造成的视觉盲区,从而更彻底地清扫淋巴结和处理血管。手术器械,一般情况下使用常规开胸器械,包括卵圆钳有齿或无齿各 2 把,无损伤血管钳,铜头吸引器,对体形肥胖、胸腔较深者可准备超长的器械如 Harken 分离钳。

■ 四、各种肺叶切除程序及方法

1. 探查和病灶定位　随着检查技术的进步,肺小结节癌和肺泡细胞癌的检出率越来越高,手术中确定病灶部位难度增加。通过多种方法可以提高结节的定位率,首先根据 CT 片大致确

定病灶位置,术中观察局部胸膜有无牵拉、凹陷和充血,再用卵圆钳触摸刮动病灶部位,感受有无阻力或增厚的感觉,最后用术者的手指触摸,确定手术切除的部位,先行病灶楔形切除,送快速病理切片检验。

2. 肺门解剖   解剖性肺叶切除是现代肺癌外科的基础,充分显露和分离肺门结构是达到解剖性肺叶切除的关键,30°胸腔镜能提供好的光源,有利于从各个方向分离解剖血管和气管。尽管有术者采用混合结扎处理肺血管和支气管,但不利于清扫肺内淋巴结,而且还增加血管气管瘘的风险。根据肺组织和血管气管的结构与厚度不同,应采用不同的自动切割闭合器,处理肺血管用的是最薄的白钉仓,对于气管和厚的肺叶裂组织,则须用厚钉仓即绿钉仓。支气管的处理过程中,要特别注意对支气管动脉的处理,稍有不慎,便会导致术后大量胸腔出血,一般可用钛夹钳夹闭。肺叶裂发育不全,过去被列为手术禁忌证,随着外科医师经验的积累,目前已能很好的处理,关键因素是闭合器的钉子选择要恰当。其次,顺着叶裂的自然方向切割肺组织,对于特别厚的组织,必要时应用无损伤缝线加固缝合;对血管尤其是肺动脉的处理,保持切割闭合器同血管接触面平行,不能过度牵拉血管,是减少血管损伤的关键。处理支气管时,防止将主支气管误当支气管而进行断离,关闭闭合器,切割之前,麻醉师开放气管双腔插管,用力膨肺,了解余肺是否扩张,从而判断是否断离该支气管。

根据叶裂发育的完全程度决定手术程序,发育好的可优先选择从肺叶裂开始。

3. 右上肺叶切除   首先处理右上肺静脉,如果叶裂发育较好,可以先分离叶间动脉鞘膜至前肺门的通路,用自动切割闭合器切割断离叶间组织,接着处理后升支动脉,将肺往后上方向牵拉,暴露右上叶支气管,并清扫叶间淋巴结,根据支气管和尖前支动脉的位置来选择二者的先后顺序。手术程序同开胸手术类似。按照单向式的处理习惯,可按照静脉→动脉→支气管→叶裂组织的顺序行解剖性肺叶切除(图 12 - 6)。

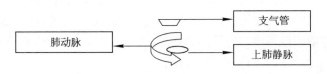

图 12 - 6 右上叶解剖关系图

4. 左上肺叶切除   首先处理左上肺静脉,处理时动作要轻柔,此处迷走神经心脏支易受牵拉,牵拉过度会导致迷走反射增加,导致心率下降,严重者可导致心搏骤停。在处理之前,可以局部使用利多卡因,减少局部刺激,如叶裂发育好,可分离叶间血管鞘膜至前肺门的间隙,用自动切割闭合器断离叶裂组织,暴露升支及舌段肺动脉,用切割闭合器处理,此时,可清晰地看到上叶支气管,很容易处理,最后处理尖前支肺动脉(图 12 - 7)。

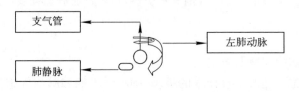

图 12 - 7 左上叶切除解剖关系图

5. 右下肺叶切除　先游离下肺韧带,可用电刀或氩气电刀或超声刀分离,并清扫8、9组淋巴结,暴露下肺静脉左右边缘后予以切割处理;叶裂较好,可先分离叶间血管鞘膜至前肺门的间隙通路,切割器断离叶裂组织,同中叶肺组织完全分开,注意勿损伤中叶肺静脉,此时可清晰看见下肺动脉(背段动脉和基底段肺动脉,可以分开处理,也可以合并处理)和下叶支气管的关系,尤其能看清中叶支气管的位置,方便对下叶支气管的处理;最后处理下叶肺动脉和部分叶裂肺组织(图12-8)。

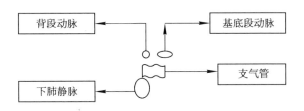

图 12-8　右下叶切除解剖关系图

6. 左下肺叶切除　首先游离下肺韧带,暴露下肺静脉,分离其左右边缘后予以处理;叶裂较好,可先分离叶间血管鞘膜至前肺门的间隙通路,切割器断离叶裂组织,同上叶舌段肺组织完全分开,注意勿损伤上叶肺静脉分支,此时可清析看见下肺动脉(背段动脉和基底段肺动脉,可以分开处理,也可以合并处理)和下叶支气管的关系,方便对下叶支气管的处理;最后处理下叶肺动脉和部分叶裂肺组织(图12-9)。

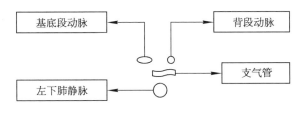

图 12-9　左下叶解剖关系图

处理肺血管或气管的顺序不是固定不变的,根据手术医师的操作经验和患者的肺解剖特点,随机应变,合理处理,求得安全彻底为最终目标。

7. 淋巴结的清扫　解剖性肺叶切除包括全肺切除或袖形切除和彻底淋巴结清扫,是外科治疗非小细胞肺癌的金标准,目的是达到完全性切除;目前临床中常用的淋巴结清扫有2个标准,即系统性淋巴结清扫和淋巴结采样清扫。文献报道,临床早期非小细胞肺癌,手术中行系统性淋巴结清扫的患者,能减少患者术后复发率,提高长期生存率;按照2005年国际肺癌学会(IASLC)建议的肺癌手术根治标准,应包括三站六组,三站为肺内站、肺门站和纵隔站,六组分别为肺内组、叶间组、肺门组和纵隔内三组。纵隔内淋巴结的清扫起码不低于三组,右侧肺癌起码应包括2、4、7组,左侧肺癌的淋巴结清扫应包括5、6、7组;实际工作中,系统淋巴结清扫的组数还更多,按完全性切除的标准,右上叶肺癌纵隔淋巴结的清扫包括1、2、3、4、7组,右下叶肺癌淋巴结的清扫还增加8和9组,左上叶肺癌纵隔淋巴结的清扫包括5、6、4、7和8、9组;为什么左上叶肺癌须清扫 8、9 组淋巴结呢？因为研究显示，左上叶的淋巴引流可直接到达 8、9 组，左下叶肺癌纵隔淋巴结的清扫应包括 5、6、4、7、8、9 组。淋巴结采样清扫中，右侧肺癌包括 2、4、7 组整个或部分淋巴结，左侧肺癌包括 5、7 组整个或部分淋巴结。系统性淋巴结的清扫是将淋巴结及其周围脂肪组织和淋巴管一并切除，范围大，彻底程度高。临床工作中，单纯淋巴管内发现癌转移而淋巴结未出现转移的病例仍较为常见，因此系统性淋巴结清扫有利于减少肿瘤复发，增加患者无瘤生存时间，在实际工作中应大力提倡。目前胸腔镜肺癌肺叶切除的大宗病例报道显示，淋巴结清扫的方法较多采用淋巴结采样，尽管其 5 年生存率高达 75%，但由于缺乏随机对照样本，因此不能作为肯定该方法的证据，有待进一步研究。

胸腔镜下切除临床早期非小细胞肺癌，淋巴结的清扫能不能达到常规开胸的水平呢？临床早期肺癌的纵隔淋巴结，其周边的结缔组织常常较为疏松，易于将淋巴结从结缔组织中分离出来，适合胸腔镜淋巴结的清扫操作。胸腔镜下淋巴结的清扫技巧有如下特点：钝性操作多，组织越疏松，钝性分离就越容易，电刀使用或超声刀使用多，组织越疏松，分离淋巴结就越安全，手术视野出血少，易于完成手术操作；而纵隔淋巴结有转移或淋巴结的包膜受到肿瘤组织的侵犯，淋巴结同周围结缔组织粘连紧，钝性分离易导致出血和周围器官血管损伤，影响手术视野，不能完成对淋巴结的清扫；淋巴结的边界不清，会影响电刀或超声刀的使用，并容易误伤周围器官如食管、气管或血管。如发现淋巴结为转移可能或淋巴结包膜受肿瘤侵犯，应及早中转为常规开胸，便于完全性切除肿瘤。因此，手术指征掌握恰当，手术中对纵隔淋巴结及其周围淋巴结的状况判断清楚，对于临床早期非小细胞肺癌，胸腔镜下清扫淋巴结完全能够达到常规开胸的水平和程度，符合肿瘤完全性切除的标准的要求。影响胸腔清扫淋巴结的因素有哪些呢？这些因素包括胸腔镜的二维成像技术，显示器的分辨率，手术器械的长度和手术操作口的位置。人的眼睛观察事物是立体的，肉眼直视能清晰观察淋巴结全貌，而胸腔镜的二维成像技术是非立体的，仅仅是平面的，对纵深距离的判断较为困难，需通过光源的无限接近来克服。目前应用的监视器分辨率有了很大的提高，完全能满足清扫淋巴结的要求，新开发的机器人（Davinch）操作视窗系统是三维立体的，无论立体成像还是清晰度，完全达到人的视觉效果，它对肺癌淋巴结的清扫，远远优异于现在的胸腔镜，运用前景是远大的；手术器械的长度和切口的选择，在临床工作中会逐步圆满解决的。

临床早期是根据 CT 下淋巴结表现而分期的，与术后病理结果是有差异的。

Mckenna 报道的原发性肺癌患者行胸腔镜肺叶切除术术前和术后分期对照，见表 12-3。

表 12-3 1 015 例原发性肺癌患者行全胸腔镜肺叶切除术术前及术后分期

分期	术前	术后	分期	术前	术后
ⅠA	653(59.4%)	561(51%)	ⅢA	23(2.2%)	109(9.9%)
ⅠB	313(28.5%)	248(22.5%)	ⅢB	0	17(1.5%)
ⅡA	14(1.3%)	50(4.5%)	Ⅳ	0	2(0.2%)
ⅡB	12(0.9%)	28(2.5%)			

■ 五、术中出血风险、疼痛及安全性评价

解剖性肺叶切除和暴露良好是减少术中出血的良好措施。术中解剖和处理肺血管时都可能

发生意外损伤,引起术中大出血,包括肺静脉、肺动脉和支气管动脉。大出血的原因有:①患者血管同淋巴结粘连较重,淋巴结呈钙化表现,尤其老年人的淋巴结,容易同血管发生粘连;或炎症控制较差使血管壁变脆。②肺裂不全,分离血管时导致血管损伤。③操作不当,术中未及时发现变异血管及予以相应处理,或解剖处理血管技术不当而损伤血管,闭合切割器同血管接触面不平行,导致血管撕裂,尤其是处理肺动脉时,特别容易导致血管损伤出血。④清扫隆突下淋巴结时,没有及时看清楚支气管动脉,会导致血管回缩,引起的出血很难处理。

（一）术中大出血的处理

一旦发生意外损伤出血,术者要冷静,切勿慌乱,更不能用血管钳盲目钳夹止血,以免加重血管损伤。若损伤较轻,肺门解剖清楚,出血部位和血管损伤情况较明确,可及时吸尽周围血液,经胸壁小切口用血管钳或无创血管钳控制出血,然后再根据具体情况进一步处理。若出血量特别大,肺血管损伤和肺门解剖不清楚时,应立即经小切口用纱布压迫出血点进行有效的暂时止血,同时及时转为开胸手术。

（二）术中转开胸手术的指征

（1）大出血,胸腔镜下难以控制者。具体来说,肺动脉分支同动脉干交叉处撕裂、肺静脉分支撕裂均会导致难以控制的出血,必须立即延长切口,开胸止血。

（2）胸腔内严重或致密粘连,胸腔镜下分离困难者可中转开胸。作者的经验是,适当延长主操作切口,在不撑开肋骨的情况下,能处理任何致密粘连。

（3）瘤体大、位于肺门区,无法暴露肺静脉或解剖有困难者。

（4）术中发现纵隔淋巴结转移或淋巴结包膜受肿瘤侵犯,纵隔淋巴结同周围结缔组织难以分离,达不到彻底清扫时。

Sugiura 等进行的一项非随即对照试验比较了 22 例行全胸腔镜肺叶切除术的患者和 22 例行开胸肺叶切除术的患者,结果显示并发症率和死亡率差异无显著性,平均手术时间相同,胸腔镜组手术失血量明显为少（$P=0.0089$）。Demmy 等的研究也表明:与开胸手术相比,胸腔镜肺叶切除术的失血量较小。行全胸腔镜肺叶切除术与开胸手术相比较为安全。关于全胸腔镜肺叶切除术中出血控制问题,在 1 项对 1 578 例全胸腔镜肺叶切除术的研究中,只出现了 1 例术中死亡（由心肌梗死引起）,并未出现术中出血。在已发表的几项研究中,1 534 例中 17 例（1.1%）出现出血,并未造成死亡,因此发生大出血的风险很低。在这些研究中,1 315 例中 7 例中转为开胸手术以控制出血,但这些情况并没有导致死亡。

（三）全胸腔镜肺叶切除术的优势

经胸外科学者研究证实的有:Demmy 等的研究显示,与开胸手术相比,胸腔镜肺叶切除术的住院时间较短[（5.3±3.7）d $vs.$ （12.2±11.1）d, $P=0.02$]，胸管留置时间较短[（4.0±2.8）d $vs.$ （8.3±8.9）d, $P=0.06$]，恢复术前全部活动所需时间较短[（2.2±1.0）个月 $vs.$ （3.6±1.0）个月，$P<0.01$]，胸腔镜组术后 3 周的疼痛发生率显著低于开胸手术组（无疼痛或轻微疼痛:63% $vs.$ 6%,严重疼痛:6% $vs.$ 63%,$P<0.01$）。因此 Demmy 认为:全胸腔镜肺叶切除术可减轻患者疼痛,使患者恢复更快,尤其是那些虚弱的患者和高风险的患者。

德国 1 项随机对照试验表明胸腔镜手术的并发症率较低（14.2% $vs.$ 50%）。全胸腔镜肺叶切除术的手术费用、实验室检查费用、住院费用均较低。全胸腔镜肺叶切除术的术后疼痛较低。

Giudicelli 等进行的 1 项前瞻性随机对照试验,比较了全胸腔镜肺叶切除术和 Muscle-sparing 开胸肺叶切除术,结果显示胸腔镜组术后疼痛显著减少。与此相反,Kirby 进行的 1 项随机对照试验结果显示术后疼痛差异无显著性。

Walker 报道全胸腔镜肺叶切除术较开胸肺叶切除术:疼痛评分较低,镇静剂用量较少,需要肋间阻滞止痛的情况较少,睡眠障碍较少。全胸腔镜肺叶切除术术后肺功能也较开胸肺叶切除术好,1 项非随机对照试验比较了全胸腔镜肺叶切除术和开胸肺叶切除术,结果显示胸腔镜手术术后 7 d 和术后 14 d 的 PaO_2、氧饱和度、高峰流速率、FEV_1、FVC 均优于开胸手术。全胸腔镜肺叶切除术患者术后肺功能损失较小,6 min 步行实验结果优于开胸术后患者。与开胸术相比,全胸腔镜肺叶切除术可显著减少肩关节活动障碍。微创手术后短期及长期生活质量较好。

由此可见,全胸腔镜肺叶切除手术具有独特优势。

(1) 组织损伤小,美容效果佳。

(2) 可以保持胸壁完整。

(3) 胸膜粘连少。

(4) 可以较好地进行切除。

(5) 减少出血和淋巴液丢失。

(6) 较好的长期呼吸功能。

(7) 较好的长期免疫功能。

(8) 出血少,很少需要输血,视野清楚。

(9) 开胸、关胸时间短。

■ 六、术后常见并发症及其处理

胸腔镜肺叶切除术后的并发症与开胸肺叶切除术基本类似,但发生率明显较低。术后并发症处理与开胸手术的处理基本一致。术后患者常规送重症监护室(ICU)监护治疗,鼓励患者咳痰,采取措施吸痰,减少并发症的发生。胸腔镜手术后并发症很少,Krasna 等报道 348 例胸腔镜手术后并发症的发生率为 4%,主要有:持续肺漏气、低氧综合征、感染、Horner 综合征,远期并发症有恶性疾病的医源性播散和慢性疼痛。

(一) 肺部并发症

1. 持续肺漏气　胸腔镜手术后最常见的并发症是持续肺漏气,并可导致皮下气肿、气胸等。导致术后肺漏气的危险因素有肺气肿、肺尖部肺大疱性病变、吸烟和激素的应用。处理原则:部分胸膜切除,减少对正常肺组织的牵拉,避免手术胸膜残腔的存在。

2. 低氧综合征　低氧综合征是单肺通气后气道分泌物增加、肺不张和肺炎,可发生在一侧或双侧肺,在有插管出血的患者中较为多见。

处理原则:早期有效清除气道分泌物,加强术中气道吸引,术后及时清除呼吸道分泌物、积血等。术后无法自主排痰的患者可行微创气管切开。

(二) 感染

感染是所有外科手术后都可能发生的并发症。胸腔镜手术后的感染包括局部伤口感染、肺部感染及脓胸。多数报道胸腔镜手术后感染发生率在 1% 以下。

处理原则：合理使用抗菌药物对症治疗。

（三）恶性病变的播散

目前发生率尚无明确报道，已有的报道指出：胸腔镜手术后有切口、切割缝合线以及壁层和脏层胸膜播散。

处理原则：所有标本取出应该迅速放在无菌的标本袋中，以减少伤口的肿瘤播散种植。术后大量无菌液冲洗胸腔，可以减少胸膜腔的肿瘤播散种植。

（四）慢性疼痛

无论是开胸手术还是胸腔镜手术均有术后发生慢性疼痛的报道，文献报道发生率为 10%～40%，其中 2%～4% 的患者难以忍受。Landreneau 等报道胸腔镜手术较开胸手术可能会减少术后 1 年的伤口疼痛和肩功能障碍，但在 1 年内，两者比较无显著差异。胸腔镜手术可以造成局部胸壁组织的创伤，导致术后慢性疼痛。

处理原则：采用直径较小的胸腔镜，可弯曲和带角度的手术器械，放置套管和手术器械时宜谨慎。

（五）胸壁肺疝

Hauser 等报道 2 例胸腔镜手术，术后 1 年经胸部切口的肺疝。患者咳嗽时肺组织可以自胸部切口处疝出，可能由于术后伤口愈合不佳、患者全身状况的个体差异所致。

处理原则：术后加强无菌管理，适当补充蛋白质和维生素，改善伤口血运。

表 12-4 全胸腔镜肺叶切除术后并发症

并发症	N	并发症	N
None	1122	Uti	3
Air leak	56	Gi	3
AF	62	Atelectasis	2
Pneumonia	17	TIA	2
Seious draimage	14	Splenectmy	1
Readmission	14	Pericarditis	1
SQ	12	Stroke	1
MI	10	ARDS	1
Empyema	5	Chybthorx	1
Bpf	3	Paralysis	1

胸腔镜手术较传统的开胸手术并发症的实际发生率极低（表 12-4），很多并发症并非胸腔镜手术本身所独有，但临床上仍应重视其可能出现的严重并发症。正确选择手术适应证，是预防胸腔镜手术并发症的最好方法。对术中因双腔管插管、单肺通气、胸腔内肋间神经阻滞和心律失常等原因造成并发症的，予以重视和积极的对症治疗。胸腔镜技术的升级和手术新方法的运用将有助于减少和预防胸腔镜手术相关的并发症。

■ 七、长期生存的质量

长期生存的质量是评价肿瘤手术方式是否合理的最重要的标准。目前对于胸腔镜肺癌手术的生存质量的报道主要是单中心的经验总结。对于早期肺癌行胸腔镜手术治疗大多数的学者是持支持意见的。美国 Robert J Mckenna 报道的原发性肺癌患者行胸腔镜肺叶切除术术后 Kaplan Meier 生存曲线见图 12-10。

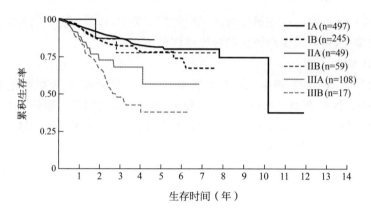

图 12-10　胸腔镜肺叶切除术后长期生存情况

Kaseda 等报道Ⅰ期肺癌全胸腔镜手术后的 4 年生存率是 94%,效果优于文献报道的常规开胸手术。Ohtsuka 统计了 106 例临床Ⅰ期非小细胞肺癌胸腔镜手术的情况,临床Ⅰ期患者的 3 年生存率为 93%,而术后病理分期为Ⅰ期的患者 3 年生存率为 97%,3 年无瘤生存率在临床Ⅰ期和病理Ⅰ期患者中分别为 79% 和 89%。Lewis 等报道胸腔镜术后肺癌的生存率是 86%,平均 18.6 个月。

日本的一项多中心研究比较ⅠA 期非小细胞肺癌患者胸腔镜手术和开胸手术的生存情况,结果显示胸腔镜手术组的 5 年生存率与开胸手术组相似,分别为 96.0% 和 97.2%。Sugi 研究指出全胸腔镜肺叶切除术后 5 年生存率为 90%,而开胸肺叶切除术后 5 年生存率为 85%($P=0.74$)。McKenna 等报道全胸腔镜肺叶切除术后 5 年生存率为 72%,Walker 等报道全胸腔镜肺叶切除术后 5 年生存率为 77.9%。可以看出,胸腔镜肺叶切除术后肺癌患者的生存率与开胸手术相同。

胸腔镜肺叶切除术患者肺功能受损较少,6 min 步行试验结果较好。一项非随机对照研究表明,胸腔镜肺叶切除术患者术后 7 d 和 14 d 的 PaO_2、氧饱和度、FEV_1、FVC 较开胸手术的患者好。Demmy 报道胸腔镜肺叶切除术患者术后较早[(2.2±1.0)个月与(3.6±1.0)个月,($P<0.01$)]完全恢复术前活动状态。Suguira J 报道患者术后恢复术前活动状态时间为(2.5±1.7)个月(0.5~6.0 个月),显著短于开胸手术组的(7.8±8.6)个月(0.5~32.6 个月,$P=0.0267$),胸腔镜组术后疼痛亦较少($P=0.014$)。而且胸腔镜组患者对术后瘢痕大小的满意率较高($P=0.001$),患者对手术的整体印象亦较好($P=0.0261$)。胸腔镜肺叶切除术后的肩关节功能阻碍较开胸手术显著减少。全胸腔镜肺叶切除术所需住院时间比传统开胸手术短(表 12-5)。Mckenna 的研究证实:中位住院时间 3 d,平均住院时间 4.78 d。70 例患者(5.3%)术后第一日出院,260 例患者(19.8%)术后第二日出院。

表 12-5　全胸腔镜肺叶切除术后出院时间

出院时间	n	百分比	出院时间	n	百分比
1	32	2.9%	7	57	5.2%
2	194	17.6%	8	34	3.1%
3	294	26.7%	9	17	1.5%
4	198	18%	10	12	1.1%
5	117	10.6%	>10	71	6.5%
6	64	5.8%			

■ 八、全胸腔镜手术存在的不足和发展方向展望

目前,全胸腔镜手术在继续发展和不断完善中,还存在一定的不足,这些不足之处限制了全胸腔镜手术的适应证,集中表现在 7 个方面。

(1) 炎症组织或淋巴组织包裹肺门、肺叶血管的不易切除。

(2) 小的、深的病变不易被发现切除:随着 CT 技术的进步,肺内小结节和肺磨玻璃样改变(GGO)的发现率增加,即早期病变常见了,对病灶位置的确定难度增加,临床中常用的方法不能顺利地确定病灶位置,常常通过适当延长主操作切口,以便于手指的摸查。术前手术定位可以缩小术中发现病灶的难度,通过 CT 定位,将局部病灶标记,提高手术中的辨别率。

(3) 肺叶牵拉困难:尤其体现在清扫左侧第 4、7 组淋巴结时,该处位置较深,即使开胸手术时暴露也有相当的难度。如此处淋巴结同周边组织粘连紧密,胸腔镜手术存在较大的局限。

(4) 胸腔内大出血不易控制:肺静脉分支撕裂和肺动脉撕裂,在胸腔镜手术中均很难处理,需及时中转开胸止血,选择手术患者和认真轻柔地操作是最好的预防方法。

(5) 手术视野图像不稳定,精细操作困难:光源的位置稳定性易受手术助手的熟练程度影响,二维图像也影响手术者的实际操作,DAVINCH 机器人视窗操作系统是解决该问题的有效办法,只是价格昂贵。

(6) 技术的复杂性以及较长的学习曲线:开始胸腔镜手术,必须有良好的胸外科手术技术,而胸腔镜又有其自身的操作方法和手术技巧,将二者手术技术熟练地结合在一起,才能成为一个优秀的胸腔镜胸外科医师。

(7) 胸膜粘连严重的不易切除:对初学者应列为手术禁忌证,对技术熟练的术者而言,仅仅将主操作切口延长,不需撑开肋骨,就能完成手术。

此外,有少部分学者对全胸腔镜手术也持怀疑态度,集中表现为 5 个方面:缺少对手术多中心、大样本、长时间的研究和有效性评估;不能减轻胸腔内的疼痛;肺萎陷时间过长;不能减少住院时间;微创标本取出困难。

把机器人手术系统引入胸腔镜手术中,可以从根本上解决全胸腔镜手术目前存在的局限性。机器人辅助全胸腔镜手术将是未来全胸腔镜手术的主要发展方向。机器人辅助全胸腔镜下手术视野图像更加清晰稳定,减轻了术者的视觉疲劳,缩短了操作时间,保证了手术的安全性,提高了内镜下精细操作的能力,使得全胸腔镜手术可在深部及复杂的手术空间内进行操作,进一步减少术中出血和淋巴液丢失。手术间的人员数量和走动减少,控制了污染空气流动。机器人辅助全胸腔镜手术与传统全胸腔镜手术优势比较如表 12-6 所示。

表 12 - 6　机器人辅助全胸腔镜手术与传统全胸腔镜手术比较

因　　素	机器人辅助 VATS 手术	传统 VATS 手术
视频	3D	2D
手术野	稳定	不稳定
在小手术区的有效性	＋＋＋	＋
在大手术区的有效性	＋	＋＋＋
器械的自由度	＋＋＋	＋
触觉反射	无	间接
切割的灵敏性	＋＋＋	＋
结扎的灵敏性	＋＋＋	＋
精细缝合	＋＋＋	－
胸壁切口的长度	＋	＋＋
建立时间	＋＋	＋
花费	＋＋＋	＋

要通过前瞻性对照研究,进一步积累经验,验证治疗效果,尤其要加强对全胸腔镜下肺叶切除术多中心、大样本、长时间的研究。不断完善全胸腔镜下肺叶切除术的手术技术,减少不必要的创伤,扩大其手术的适应证。以胸外科专业为主,集中多学科专业优势对肺癌开展综合治疗,提高其治疗效果。

■ 九、结论

综上所述,对于临床早期非小细胞肺癌,全胸腔镜下肺叶切除术和传统开胸肺叶切除手术比较,两者之间在治愈率、术后并发症、癌肿复发率、生存率等方面无明显差异。全胸腔镜下肺叶切除术是一种安全的手术,具有传统开胸手术所没有的独特优势。全胸腔镜下肺叶切除术的术后长期生存率与传统开胸手术生存率相同,患者生存质量比传统开胸手术高。全胸腔镜下肺叶切除术的微创对机体带来非感染性炎症反应较传统开胸手术轻,术后并发症和肺功能的恢复都优于传统开胸手术,有利于肺癌患者康复。特别是机器人手术系统引入全胸腔镜手术领域,能通过机械手模拟出比人手活动度更大,更精细的操作,机械手可以在胸腔内完成复杂的游离、结扎、切除等动作,而术者可以借助高清晰度 3D 影像系统,直接控制和观察胸腔内机械手及病灶情况,可以通过软件感受到肿物等传导至人手的阻力,真实感极强,符合胸外科直视的习惯。系统能对图像放大 10 倍以上,能达到彻底清除肿瘤组织和淋巴结,保留正常结构的目的。新一代的达芬奇系统共有 4 只机械手,进一步增加了全胸腔镜肺叶切除术的可操作性。因此,在全胸腔镜下肺叶切除术可完成解剖意义上的肿瘤彻底切除和淋巴结清扫,并发症率和死亡率低,术中出血及切口复发的风险很小。随着全胸腔镜下肺叶切除术的手术方法不断改进,更多更精密的手术器械投入临床使用,全胸腔镜下肺叶切除术的并发症率将会进一步减小,术后肺癌的生存率将进一步提高,手术适应证范围将继续扩大,必将成为肺部肿瘤外科治疗的标准手术方式。

（罗清泉）

第十三章
肺癌的放射治疗

第一节　放射生物学、肺癌放疗效应及不同放疗方式在肺癌的应用

放射治疗是利用电离射线治疗各类疾病,特别是恶性肿瘤的治疗方式。同手术一样,放疗是局控手段,但亦是晚期患者姑息性治疗的重要组成部分。放射治疗就是研究通过不断改进的放射技术和方法,对局部肿瘤实施最有效的治疗,同时减少周围正常组织的损伤。通过对局部肿瘤的控制,达到提高患者生存率的目的。此外,通过姑息性放疗,可以有效地解除骨转移所引起的疼痛,解除肿瘤局部压迫症状,控制脑转移所引起的神经症状和疼痛等,起到减症的作用,提高了患者的生活质量。肺癌的放射治疗始于 20 世纪 40 年代,现在大约 70% 的肺癌患者会在其治疗过程中接受放射治疗。

■　一、放射生物学

临床放射生物学是放射肿瘤学的基础之一,主要探讨放射线与生物体的相互作用,即放射线对肿瘤组织和正常组织的效应,以及这两类组织被放射线作用后所起的反应。放射生物学主要在三个层面推动放射肿瘤学的发展:①判明机制,提供理论基础,如对乏氧、再增殖和 DNA 损伤修复机制的阐述。②发展新的治疗策略,如乏氧增敏剂、非常规放疗。③放疗的模式研究,即疗效或损伤预测模式和各类不同照射方式之间合理切换模式的研究。

放射线进入生物体后历经多个过程产生生物学效应,其大致演变和各阶段的主要事件如下:①物理阶段($10^{-16} \sim 10^{-12}$ s)——电离,自由基开始形成。②物理至化学阶段($10^{-12} \sim 10^{-2}$ s)——自由基在生物分子中形成,DNA 损伤开始出现。③生化阶段(1 s 至数小时)——DNA 受损,其损伤可能无法修复,亦可能修复或错误修复。④生物阶段(数小时至十数年)——各类无法修复、修复或错误修复的 DNA 损伤可产生多种生物学事件,如细胞死亡、凋亡,或突变、癌变,各类正常组织的早期和晚期损伤,肿瘤控制等。由此,放射生物学内容涉及十分广泛,从放射线对生物体起作用的原初反应及其后一系列的物理、化学改变,及至生物阶段的改变,由分子水平直到细胞水平、整体水平。研究对象也包括噬菌体、细菌、细胞组织、各种动物直至人体

本身。

　　系统的放射生物学研究始于 20 世纪 40 年代,在 60～70 年代以英国学者 Steel 为代表的一批放射生物学家利用核素标记技术开展了一系列细胞动力学、特别是肿瘤细胞动力学的放射生物学研究,使人们在细胞水平对放射效应的动态过程有了开拓性的认识,最终 Withers 建立了放射生物学所谓的四个"R"概念,即修复(repair)、再增殖(repopulation)、再氧化(reoxygenation)和细胞周期的再分布(redistribution)。与此同时,以英国 Fowler 教授为代表的放射学家们开展了放疗中时间、剂量、分割方式相互关系的研究,提出了著名的 L－Q 模式,这一理论直接推动了非常规分割放疗技术的开展。20 世纪 80 年代放射生物学家致力于研究细胞内在放射敏感的差别问题,Steel 据此提出第 5 个"R",即放射敏感性(rediosensitivity)的概念。由于认识到细胞内在放射敏感性现象,人们又发展了放射敏感性预测的课题,并取得了一系列的成果。近 20 年以来分子生物学迅速发展,放射生物学者的兴趣亦相应主要集中在放射效应的基因控制以及基因表达与放射敏感性关系等问题上。

　　放射生物学的意义并非限于放射肿瘤学一隅,其发展和应用的技术还带动了肿瘤细胞生物学和抗肿瘤药物研发的进步,下文将简述放射生物学的关键概念。

　　(一)放射线的基本效应

　　以 X 线或 γ 线为代表的临床治疗放射线与其他电磁辐射的不同之处在于它们由原子中激发电子的能力。放射线在通过有机体时,与其原子相互作用,能量逐渐被吸收并产生一系列改变,即为放射生物学效应(biological response)。

　　放射线引发的生物分子损伤是一切放射生物效应的基础。DNA 作为细胞增殖、遗传的核心物质,是引起细胞生化、生理改变的关键。在细胞放射损伤中,DNA 是最主要的靶。肿瘤组织照射后的宏观效应是肿瘤退缩(regression),其后部分肿瘤被治愈或控制,其他则复发。正常组织的放射效应则是各类损伤,其严重程度可以很轻,亦可能威胁生命。

　　(二)放射生物学基础概念

　　1. 直接和间接作用　放射线通过直接和间接作用造成细胞损伤。直接作用是指射线直接击中细胞中的靶分子(DNA),产生细胞损伤。间接作用是射线通过与细胞中的非靶原子或分子(特别是水分子)作用,产生自由基,后者可以扩散并造成 DNA 损伤。

　　2. 线形能量传递(linear energy transfer, LET,亦称传能线密度)　是指带电粒子在物质(如生物体)中单位穿行距离上的能量损失。LET 的单位是 keV$/\mu$m,直观反映不同电离射线在某一个空间中单位长度路程上粒子能量转移了多少。LET 是不同电离射线电离密度的一个客观表征:2.5 MeV α 粒子的 LET 是 166, 10 MeV 质子为 4.7,250 kV X 线 2.0,^{60}Cr 0.2。LET 值越大,产生直接作用造成细胞损伤的比例就越高。同一射线的 LET 随能量增加而升高。

　　3. 相对生物效应(relative biological effectiveness, RBE)　是指引起相同水平生物效应时,参考射线的吸收剂量比所研究射线所需剂量增加的倍数。RBE 是对不同电离射线放射生物效应的定量比较。通常以 X 线或 γ 线作为参考辐射,参考辐射本身的 RBE＝1。射线的 LET 越高,RBE 越大,但 LET 超过 100keV$/\mu$m 后射线的 RBE 是下降的。

　　4. DNA 损伤　X 射线、电子线等临床常用的电离射线属于低 LET 射线。每 1 Gy 的低 LET 射线会产生超过 1 000 个碱基破坏,大约 1 000 个单链断裂和 40 个双链断裂。

　　5. 染色体畸变(chromosome aberration)　射线对 DNA 损伤经常导致磷酸二酯链的

(phosphodiester chain)断裂,这类损伤如果未能修复,则会出现染色体畸变,最终细胞死亡。染色体畸变可分为两类——染色体型畸变(chromosome type aberration)和染色单体型畸变(chromatid aberration),产生何种畸变取决于细胞被照射时所处的细胞周期时相。DNA复制前的细胞(G1期或S期初期)产生染色体型畸变,包括断片、着丝粒环、双着丝粒体、相互易位、倒位及缺失等;而当DNA完整复制后受照射(即细胞处于S期后期或G2期)多为染色单体型畸变,常在染色单体臂上发生断裂或裂隙,如单体断片、单体互换等。低LET射线照射后,细胞染色体畸变的数目(E)与照射剂量(D)之间的关系符合线性二次模型,即$E = \alpha D + \beta D^2$。

6. DNA损伤的修复 被照射细胞会通过各类途径修复DNA的损伤。

(1)直接修复:不需要修复模版,通过一步反应修复DNA损伤,如修复酶MGMT(甲基鸟嘌呤甲基转移酶)具有甲基转移酶的活性,可以直接将6号位鸟嘌呤的甲基直接移除,修复甲基化损伤。

(2)碱基切除修复(base excision repair,BER):是多步骤的修复过程,主要修复内源性损伤和放射线引起的简单类型碱基损伤。

(3)核苷酸切除修复(nucleotide excision repair,NER):主要针对外源性DNA损伤,特别影响染色体结构的损伤,可分为泛基因组核苷酸切除修复(global-genome nucleotide excision repair,GG-NER)和转录偶联修复(transcription-coupled repair,TCR-NER)两个亚途径。

(4)错配修复(mismatch match repair,MMR):是DNA复制后的修复机制,主要针对新合成DNA在复制过程发生嘌呤/嘧啶错误配对。

(5)单链断裂修复(single strand break repair,SSBR):DNA单链断裂修复的关键步骤是识别断裂、修剪、合成和重接,XRCC1、PARP和PNK蛋白是SSBR过程中的关键蛋白。

(6)双链断裂修复:双链断裂直接破坏了DNA的结构完整性,是最严重的DNA损害类型。如果不被及时修复,复制和转录将无法进行。真核细胞存在两种DNA双链断裂修复机制,即同源重组(homologous recombination,HR)和非同源性末端连接(non-homologous end joining,NHEJ)。同源重组修复是利用细胞内的未受损伤的姊妹染色单体或同源染色体来修复断裂的DNA,具有高度的忠实性。同源重组修复路径与细胞周期有很高的相关性,在S期和G2期比较活跃。非同源性末端连接是双链断裂修复的主要形式,特别是在G1期。NHEJ不依赖模板,核心修复蛋白包括DNA-PK复合物(Ku70、Ku80和催化亚单位DNA-PKCs)、XRCC4和DNA连接酶Ⅳ。

7. 细胞死亡 细胞死亡的放射生物学定义是丧失克隆形成能力,即细胞丧失增殖能力或衰老(senescence)/分化。依据这一定义,放疗后细胞死亡可以是染色体畸变造成的有丝分裂期死亡,也可以是主要出现间期的凋亡,或者是退行衰老。

8. 放射损伤细胞的修复 早在了解DNA分子修复机制之前,放射生物学就开始应用亚致死性损伤修复(Sublethal damage repair,SLDR)和潜在致死性损伤修复(Potentially lethal damage repair,PLD)这两个概念对损伤细胞的修复进行描述。亚致死损伤是指电离射线引起的通常不足以造成细胞死亡的损伤,数小时内可以修复。但如果有后续的损伤叠加起来,则可以成为致死性损伤引起细胞死亡。由于亚致死性损伤修复的存在,低LET射线分割照射时的细胞死亡率比同等剂量一次照射明显减少。高LET射线的SLDR则很少或没有。潜在致死性损伤是指可以引起细胞死亡,但亦可能因照射后外部环境因素的修饰改变,而被最终修复的损伤。例如可以置受损伤细胞于不利于细胞分裂的环境中,则潜在致死性损伤可得到修复而细胞免于死亡。

9. 细胞周期与放射敏感性　处于 G2 期和 M 期的细胞对放射线很敏感,可引起细胞即刻死亡或染色体畸变(断裂、粘连、碎片等);G1 期的早期对辐射不敏感,后期则较为敏感;S 前期亦较为敏感,直接阻止 DNA 合成,而在 S 期的后期敏感性降低。

10. 氧效应　氧能增强放射线的效应,主要是因为生物分子自由基被氧化成超氧自由基而难以修复,可以增强放射线的间接作用。

■ 二、肺癌放疗效应

(一)肺癌细胞的放射效应

自 1956 年 Theodore Puck 医师首次利用宫颈癌 Hela 细胞株研究射线照射后肿瘤细胞生存情况以来,大量的实验研究完善了肺癌细胞的放射效应数据。通过对多个肺癌细胞株的研究,构建了多个表达照射剂量与细胞死亡率之间关系的剂量生存曲线(dose survival curve),进而计算了代表肺癌细胞内在放射敏感性的平均致死剂量 D0 和外推值 n。Sullivan 等在 1996 年进行的系统回顾中对各类肺癌细胞相应数据进行了汇总,可以发现各个研究的数据还是比较一致的:小细胞肺癌的 D0 值 0.76~1.24 Gy,n 值 1.0~2.0,属于放射敏感的肿瘤;腺癌的 D0 值 1.0~1.4 Gy,n 值 1.2~6.8,中度敏感;大细胞癌的 D0 值 0.76~1.5 Gy,n 值 4.6~17.7,较为放射抗拒。

(二)正常组织的放射损伤

在对肺癌放疗的进行过程中,不同容积的肺、食管、心脏和脊髓会包纳在放射野内,各类损伤均可出现。下述内容如无特殊说明,均针对肺癌的常规分割照射。

1. 肺损伤　肺是放射敏感器官,是肺癌患者出现放疗剂量限制性毒性的主要器官。在放射性肺损伤的发生过程中,Ⅱ型肺泡上皮细胞和血管内皮细胞是靶细胞。肺的放射性损伤与许多因素有关,在放疗方面有照射体积、照射分割剂量、照射总剂量和分割照射的间隔时间等,而在其他临床方面有患者放疗前的肺功能情况、是否伴有其他疾病和有无合用化疗或其他损伤肺组织的药物治疗以及患者对放射的敏感性等。

放射性肺损伤可表现为两种病理类型,即常被称为放射性肺炎(radiation pneumonitis,RP)的急性放射性肺损伤和常被称为放射性肺纤维化(pulmonary fibrosis,PF)的慢性放射性肺损伤。急性放射性肺损伤的典型临床表现是气急、干咳和发热。严重者出现急性呼吸窘迫,如伴有细菌感染者可出现高热,甚至导致肺源性心脏病而死亡。慢性放射性肺损伤进展较缓慢,常呈隐匿发展。大多数患者无明显的临床症状和体征,或仅有刺激性干咳。少数患者有临床症状,特别是那些急性放射性肺病较严重的患者,表现为气急、运动能力下降、端坐呼吸、发绀、慢性肺源性心脏病、杵状指等。

对于放射性肺损伤而言,最好的治疗措施是预防。在复旦大学附属肿瘤医院的临床实践中,一般将放疗计划中正常肺的目标函数定为 V20＜ 28,平均肺剂量为 15 Gy。

一旦明确为急性放射性肺损伤须积极处理,措施包括:①停止胸部放疗和其他抗肿瘤治疗。②吸氧。③减少体力活动,加强休息。④糖皮质激素,国外多采用 1 mg/kg 泼尼松的剂量折算,而笔者单位较多于首次应用地塞米松 5~10 mg/d 静脉滴注,连续应用 7~10 d,待临床症状改善并稳定后,再减半应用 7~10 d,如症状保持稳定,可再按相应剂量泼尼松口服维持,并以每周减少一片泼尼松(5 mg)的速率减量。糖皮质激素治疗是非常重要的治疗手段,而确保其成功的关键是缓慢减量,如果减量过快会导致肺损伤复燃,必须使用超过、甚至是大大超过第一次治疗剂量的激素才可能控制反跳的症状,其代价巨大。⑤如疑有继发感染,应加用广谱抗生素治疗,并及时进行痰液及血液细菌培养和药敏试验。对后期肺纤维化,目前尚无有效的治疗方法,对气急明显的患者,采用吸氧等对症处理。

2. 食管损伤 食管是起自环状软骨下缘(第六颈椎水平)终于贲门(第十一胸椎水平)的肌性管道。由于食管位于体中线附近,又紧邻心脏、脊髓等重要器官,在放射治疗计划的设计中不太可能将其完全避开。在肺癌的综合治疗中,放射性食管损伤一直是影响治疗强度增强的限制因素。2010 年 NCCN 建议全食管平均剂量控制在 34 Gy 以下。

急性放射性食管损伤的靶细胞是黏膜基底细胞,临床症状为局部明显的烧灼感、疼痛和吞咽困难,主要由黏膜萎缩及溃疡而引发。食管的慢性放射性损伤则与肌细胞的病变相关,可以表现为食管狭窄、瘘道形成等。

治疗:对于轻度(Ⅰ、Ⅱ级)的急性放射性食管炎,应首先告知患者发生原因,消除顾虑。饮食宜清淡,并给予易消化和富营养食物。对于部分进食后食管疼痛者,可用 1% 普鲁卡因 10 ml 进食前半小时慢慢咽下,使其和食管表面有一个充分的接触时间,减少进食对食管上皮刺激带来的疼痛。饭后加用 1% 庆大霉素 10 ml 口服,防止食管溃疡伴发细菌性炎症。也可在 20% 甘露醇 200 ml 中加入地塞米松 10 mg 和庆大霉素 16 万 U,饭前半小时 10 ml 慢慢吞咽,对食管起到脱水、消肿和消炎的作用。为了保护食管黏膜,促进溃疡愈合和上皮生长,可采用复合维生素 B 溶液和维生素 A 滴剂。如患者不能正常饮食可改用半流质或流质,或采用全能营养素服用。放疗可继续进行,并密切观察病情变化。

对于Ⅲ级以上的急性放射性食管炎,应考虑停止放疗,并积极对症处理,包括止痛、脱水、抗菌素局部或全身应用,如不能进食,则应采用肠道内或肠道外营养支持治疗。

食管后期损伤主要为食管瘢痕形成,产生局部狭窄,导致吞咽困难,严重者引起吞咽阻塞。此时应注意与局部复发相鉴别。如系瘢痕纤维化引起的局部食管狭窄,局部可先采用气囊扩张,如极度狭窄,且气囊扩张无效,可考虑支架植入。如出现局部食管穿孔形成食管纵隔瘘、食管气管瘘时,应积极抗炎,营养支持,有条件者可进行带膜支架植入。

3. 心脏损伤 放射性心脏损伤,或称放射引发的心脏疾病(radiation-induced heart disease, RIHD),一般可分为以下 5 类:①心包疾病。a. 急性心包炎,伴或不伴填塞;b. 心包积液,伴或不伴填塞;c. 心包狭窄。②心肌疾病:a. 全心炎(单纯高剂量放疗引发);b. 心肌病(化-放疗综合治疗引发)。③胸膜-肺-心脏疾患。④冠状动脉疾病。⑤其他类:瓣膜缺陷、传导异常。其中以放射性心包疾病的心包炎伴积液是最常见的,间皮细胞可能是引发这种损伤的靶细胞。现代放疗技术下,放射性心包炎一般较轻,不需要特别处理。如果出现心包填塞症状,心包穿刺抽液可有效解除。

在临床实践中,一般将放疗计划中全心平均剂量控制在 30 Gy 以下。2010 年 NCCN 建议的目标函数为 V40<100、V45<67、V60<33。

4. 脊髓损伤 少突胶质细胞和内皮细胞是放射线作用于脊髓的靶细胞。脊髓损伤(亦称为放射性脊髓炎)的早期临床症状可以出现于放疗后 1~10 个月,主要表现为感觉异常(麻刺样感觉、放射样疼痛和 Lhermitte's 综合征);感觉麻木,特别容易在患者低头时发生。严重时可以出现运动无力和大小便失禁等。晚期损伤则主要表现为截瘫。诊断为脊髓损伤时须与肿瘤压迫或转移所引起的症状相鉴别。

发生放射性脊髓炎对所有的放射治疗科医师和患者而言都是难于接受的。复旦大学附属肿瘤医院的脊髓最高耐受量定为 45 Gy，而 2010 年 NCCN 则建议最高耐受量为 50 Gy。

脊髓损伤较难逆转，目前的治疗主要是采用糖皮质激素。其他如大量维生素和神经营养药物的应用也可能有一定的延缓作用。

■ 三、不同放疗方式在肺癌的应用

目前的放射生物学研究的结果认识到，放射治疗中后期反应组织的损伤和修复比急性反应组织具有更为重要的意义。由于正常组织对每次小剂量的照射可以耐受，即可以对亚致死性损伤进行修复，但肿瘤组织主要对放疗总剂量和照射总时间更为敏感，利用正常组织和肿瘤组织对放射的反应差异，因此允许我们设计非常规分割的照射方式来达到保护正常组织，更多地杀灭肿瘤组织的目的。放射治疗的分割因子包括 4 个基本要素，分别是每次照射剂量、总剂量、总疗程和分次间的时间间隔。改变以上 1 个或几个要素可以设计出新的照射方式，以达到影响治疗效益的目的。

（一）超分割（hyperfractionation，HF）放射治疗

在同样的总治疗时间内用更多的照射次数（每周照射大于 5 次）的放疗形式称超分割放疗。超分割放疗是基于正常组织和肿瘤组织对射线损伤产生的修复反应不同而设计。即减少每次照射的剂量，一般为 1.1～1.5 Gy/次，每日照射 1 次以上，照射间隔时间＞6 h，总疗程与常规照射相同或略缩短，而总照射剂量增加，目的是通过提高照射总剂量而提高肿瘤的局部控制率，并不明显增加正常组织的后期反应毒性。但这种照射方式毕竟增加了每周照射的剂量，正常组织急性反应的增加和增强不可避免，但一般照射剂量均限制在患者可以耐受的范围内。

Cox 等报道 RTOG 对Ⅲ期 NSCLC 进行的超分割照射的剂量提升临床Ⅰ/Ⅱ期随机试验结果，进一步了解患者的耐受程度和最佳剂量点。采用每次 1.2 Gy，每日 2 次，间隔大于 4 h 的照射方法，总剂量分别为 60.0 Gy/50 次、64.8 Gy/54 次、69.6 Gy/58 次、74.4 Gy/62 次和 79.2 Gy/66 次。有848 例患者随机参加以上 5 组中的一组。结果显示，在 60.0 Gy 和 64.8 Gy 组，威胁生命的并发症发生率为 2.6%，在 69.6 Gy 和 74.4 Gy 组为 5.7%，在 79.2 Gy 组为 8.1%。采用 69.6 Gy/58次超分割照射组的中位生存期 13.0 个月，2 年生存率为 29%，明显优于 60.0 Gy 和 64.8 Gy 组（$P=0.03$）。而采用 69.6 Gy/58 次超分割照射组的中位生存期和 2 年生存率与高剂量 74.4 Gy和 79.2 Gy 组相比，无明显差异，但降低了正常组织的急性反应发生率。69.6 Gy/58 次超分割照射组再与常规照射（60 Gy/30 次）相比，又明显提高了肿瘤的局部控制率。因此，作者推荐在作 NSCLC 超分割放疗时，采用 1.2 Gy/次，每日 2 次，总剂量 69.6 Gy/58 次的照射方式。

Jeremic 等采用上述 RTOG 推荐的方案，最近报道了单纯超分割放射治疗Ⅰ期或Ⅱ期NSCLC 的疗效分析。对临床Ⅰ期 NSCLC 采用 1.2 Gy/次，每日 2 次，总剂量 69.6/58 次照射，照射范围包括原发肿瘤和同侧肺门。49 例患者参加试验，结果显示，患者的 5 年生存率为 30%，而无局部复发的 5 年生存率为 55%，优于常规放疗组。此后，又进行了对Ⅱ期 NSCLC 的超分割放疗试验，从 1988 年至 1993 年，67 例Ⅱ期 NSCLC 患者接受单纯超分割放射治疗，1.2 Gy/次，每日 2 次照射，总剂量 69.6 Gy/58 次。患者的中位年龄 60 岁，中位卡氏评分 90。结果患者的中

位生存期 27 个月,5 年生存率达到 25%。试验资料经多因素分析显示,患者的一般状况,体重减轻状况以及肿瘤的大小是影响预后的主要因素。因为作者选择的是较早期 NSCLC,因此仅采用放射治疗得到较好的疗效是可以理解的,同时也证明了对于较早期的 NSCLC,提高局部肿瘤的照射剂量可以提高患者的生存率,超分割放疗可能是一种比常规照射更好的方法。进一步的试验在于,对于较早期的 NSCLC,如采用更新的提高局部剂量的照射方式再辅以适当的全身治疗,也许会得到更好的疗效。

（二）加速超分割(hyperfractionated accelerated radiation therapy,HART)放射治疗

肿瘤的放射治愈可能性与肿瘤干细胞的数目反相关。过去,人们一直认为肿瘤的生长不依赖于体内环境的控制而保持自主性生长的特点。然而近几年来放射生物学的研究显示,在放疗过程中,肿瘤干细胞能补偿性地加速再增殖,使控制肿瘤的等效剂量发生改变,所以在不降低放疗剂量的同时缩短放疗疗程就可能提高放疗的效果。

加速超分割的设计即根据上述想法。此种照射方式的每次照射剂量略低于常规分割剂量,但每天的照射次数增加至 2～3 次,相隔＞4～6 h,目的是在较短的时间内给予肿瘤组织以较高剂量的照射,从而提高肿瘤的局部控制率。虽然总的照射剂量与常规照射的剂量相比较不变或相应减少,但由于每天照射的剂量较常规照射明显增加,总疗程缩短,生物照射剂量较常规照射增高,肿瘤的局部控制率提高,但急性和后期反应组织的损伤必然都增加。

1. 连续加速超分割放射治疗(continued Hyperfractionated accelerated radiation therapy,CHART)　此种方法是在加速超分割的基础上再加上 7 日连续进行放射治疗来缩短放疗的总时间。Saunders 等(1997 年)报道连续加速超分割和常规(60 Gy/30 次,6 周)放射治疗的多中心临床Ⅲ期试验的结果(超过 500 例)。患者为Ⅰ～Ⅲ期 NSCLC,其中 30% 为Ⅰ期 NSCLC,每天照射 3 次,每次 1.5 Gy,照射范围仅限于可见肿瘤和转移的纵隔、肺门淋巴结,总剂量 54 Gy/36 次,连续 12 d 照射结束。结果与常规照射相比,肿瘤局部控制率从 15% 提高到 23%,2 年生存率从 24% 提高到 37%(P＝0.004)。但是正如前述,这种连续加速超分割方法可以引起急性和后期正常组织的严重反应。试验中Ⅲ级急性食管炎与常规照射相比,从 3% 增加到 19%,因后期放射性肺炎和肺纤维化需入院治疗的患者从 4% 增加到 16%。为此,Saunders 等 2002 年报道采用改良的方法,即 1.5 Gy/次,3 次/d 照射,总剂量为 54 Gy。但周六、日休息,照射方法不变,照射总时间延长到 16～19 日的加速超分割治疗方法。虽然此种方法对提高肿瘤局部控制率和近期生存率有较明显的帮助,但严重的副作用往往限制了它在临床上的应用,并且其实际的疗效价值有待大样本临床随机实验加以确定。

2. 加速超分割放疗　RTOG92-05 试验评价了加速超分割放疗的有效性、毒性和临床的可行性。1.1 Gy/次,3 次/d(每次照射间隔大于 4h),每周照射 5 日。每日早、晚各一次照射"大野"(包括原发肿瘤、同侧肺门、纵隔转移淋巴结和淋巴引流区),中午一次仅照射"小野"(包括可见原发肿瘤、同侧肺门和纵隔转移淋巴结)。大野总量为 79.2 Gy/72 次,可见肿瘤总量高达 110 Gy/108 次,4.5 周完成。目的希望最大限度抑制肿瘤细胞的加速再增殖,而获得比其他放疗方案更大的生物学上的治疗效益比。35 例患者参加该实验组。其中 15 例鳞癌,10 例腺癌,8 例大细胞未分化癌,2 例未分型。ⅢB 期 19 例,ⅢA 期 13 例;T4 期 14 例,T3 期 10 例,N2 期 13 例,N3 期 7 例。21 例(60%)出现体重下降。Karnofsky 评分,90～100 分:12 例,70～80 分:23 例。结果显示,91% 患者完成治疗。大于 RTOG Ⅱ级以上毒性 3 例,包括皮肤损伤 1 例,肺损伤 1 例,食管

损伤 2 例,其中Ⅲ级和Ⅳ级损伤各 1 例。6 例发生大于Ⅲ级后期毒性反应,3 例肺损伤,1 例甲状腺损伤,1 例食管损伤,1 例皮肤组织损伤,均为Ⅲ级损伤。全部患者中位生存期 10.5 个月,1 年生存率 42%,3 年生存率 18%。

3. 加速超分割分段放疗　1. 6 Gy/次,2 次/d(照射间隔大于 6 h),每周照射 5 d,第 1 疗程为 38.4 Gy/24 次,2.4 周完成。休息 2 周后,缩野并再采用第 1 疗程方法,加量 25.6～28.8 Gy/16～18 次,1.6～1.8 周完成,总量为 64.0～67.2 Gy/40～42 次,6～6.2 周。此种方法在肺部照射是否可行,或是否要修改照射剂量有待临床进一步验证。

4. 后期加速超分割放疗　大野照射用常规放疗,如 2 Gy/次,每日 1 次,5 次/周,总量为 40～42 Gy/20～21 次,4～4.2 周照射。后缩野仅照可见肿瘤再给予每日 2 次,1.4 Gy/次照射,共 2 周照射总量为 68～70 Gy/40～41 次,共 6～6.2 周完成。

5. 递量加速超分割放疗　第 1、第 2 周 1.2 Gy/次,每日 2 次(间隔 6h),每周照射 5 d,照射范围包括可见肿瘤和亚临床病灶。第 3、第 4、第 5 周分别为 1.3 Gy/次、1.4 Gy/次、1.5 Gy/次,每日 2 次照射,每周照射 5 d,总剂量 66 Gy/50 次,5 周完成,照射野仅包括可见肿瘤及周边 1.0～1.5 cm 正常组织。

6. 加速分割放疗(accelerated frationation,AF)　每日照射 1 次以上,每次剂量同常规剂量 1.8～2.0 Gy。每周照射 5 d,或每周 7 d 连续照射,总剂量低于常规剂量,总疗程短于常规时间。如 2 Gy/次,每日 2 次(间隔 6h)。总剂量 40 Gy/20 次,2 周完成。仅照射可见的肿瘤。在短疗程中给予高剂量照射,患者反应大,一般较少应用。

如上所述,加速超分割放疗提高了杀灭肿瘤细胞的效应,但因为每日或每周累积剂量增加因此也增加了早期放射反应组织的损伤,同时还可能增加晚期反应组织的损伤。因此必须全面考虑分割剂量,间隔时间和照射总剂量。一般原则是:分割剂量 1.1～1.2 Gy/次,一般不超过 1.6 Gy/次;每次放疗的间隔时间应大于 6 h,以使亚致死损伤修复;每周剂量不宜大于 35～40 Gy(指每周 7 d 而言);总照射时间的确定应以早期反应组织能耐受为准。

(三) 其他非常规放射治疗

1. 分段放疗　分段放疗如采用常规分割的方法,则延长了放疗的总时间。Cox 等(1993 年)分析了 3 个 RTOG 试验共 1 244 例患者的结果指出,延长照射总时间降低了肿瘤的局控率,同时,也降低患者生存期。但是也有作者指出,分段放疗也有它积极的一面,比如通过分段治疗可以重新分期,并对于体弱者可作为姑息性放疗的一种手段。

意大利 donato 等设计了一种分段照射的方法,主要是针对晚期(ⅢB/Ⅳ期)NSCLC 的姑息治疗,首先在第 1 周给予可见肿瘤 5 次照射,每次 4 Gy,总剂量 20 Gy/5 次。如果照射有效并患者可以耐受,1 个月后再作同样方法照射 1 个疗程。55 例患者接受这种方法治疗,其中 19 例肿瘤明显退缩达到 PR,则再接受第二疗程的放疗,总量为 40 Gy/10 次/6 周。结果接受 1 个疗程放疗患者(36 例)的 1 年生存为 33%,2 年生存率为零;而接受 2 个疗程放疗的患者(19 例)的 1 年生存率为 52%,2 年生存率为 21%,其中 17 例(89%)呼吸困难明显好转,14 例(82%)咳嗽症状消失。本实验对晚期 NSCLC 的姑息放疗提供了一种方法,帮助选择对放疗敏感的患者,先给患者一次较大分割剂量但次数较少的放疗,观察肿瘤对放疗的反应。如果肿瘤无明显退缩,提示疗效不佳,如果肿瘤出现较明显的退缩,则再进行第二疗程放疗可能取得较好的局部控制疗效。

2. 大分割放疗(hypofractionated radiation therapy)　NSCLC 是一种增殖较快的肿瘤,

Metha 曾经发表研究认为倍增时间为 $2.5\sim3.3$ d,治疗时间超过 6 周,每延长 1 d 生存率就减少 1.6%。由于残存的肿瘤细胞会出现加速再增殖,有 80% 局部肿瘤不能被控制。加速分割方案的核心是希望通过缩短放疗疗程提高总生存率,虽每日多次,但每次分割照射的剂量是低于常规放疗的。大分割放疗则是明显加大了单次剂量,同时缩短了疗程。在针对早期 NSCLC 的 SRT 治疗中,大分割放疗方式既考虑到放疗中肿瘤细胞的再增殖,又顾及正常组织的保护,符合放射生物学的原理。加用倍增时间(2.5 日)的时间因子计算有效生物剂量(BED)时,大分割放疗高于常规放疗,并且与临床结果一致。

（樊　旼　钱　浩　蒋国樑）

第二节　非小细胞肺癌的放疗

■ 一、Ⅰ、Ⅱ期非小细胞肺癌的放射治疗

早期(Ⅰ、Ⅱ期)非小细胞肺癌(NSCLC)患者约占所有 NSCLC 患者的 30%,手术是早期(Ⅰ、Ⅱ期)非小细胞肺癌(NSCLC)患者的首选治疗,但是有高达 65% 的早期患者由于自身原因或医学原因不愿意或不能接受手术治疗,放射治疗对于不能耐受及拒绝手术的早期患者有效。

放疗对 NSCLC 患者起着重要治疗作用,特别是近十年来随着现代放疗技术的日益成熟,立体定向放疗(stereotactic body radiotherapy, SBRT)已经成为治疗不能手术的早期非小细胞肺癌的有效手段。在过去数十年中,很多研究机构报道了他们应用常规根治性放疗治疗可手术的 NSCLC 患者的结果,他们均得出以下结论:对那些由于内科原因不能手术或拒绝手术的患者,放射治疗是一个行之有效的选择。某些结果有足够的阳性意义提示在肿瘤治疗中胸部放射治疗也能取得一定的疗效,尤其对老年患者。而近年来国内外一系列关于早期非小细胞肺癌 SBRT 的研究结果也非常令人鼓舞。以下分别阐述常规放疗及 SBRT 在Ⅰ～Ⅱ期 NSCLC 治疗中作用的几个关键问题,包括患者的选择、治疗失败的模式、放射治疗技术、治疗体积、治疗剂量和分割以及适合提高该人群的局部和全身控制的研究方法。

（一）常规根治性放射治疗结果分析

1. 治疗效果　表 13-1 总结了已发表的 50 例以上的根治性放射治疗早期 NSCLC 患者的文章结果。总体 5 年生存率大约为 15%,中位生存期 18 个月,研究者的研究结果表现出较好的一致性。疾病相关 5 年生存率约为 25%,比 5 年总生存率高 10%。

表 13-1　Ⅰ、Ⅱ期非小细胞肺癌根治性放疗疗效

研究者	病例数	Ⅰ期(%)	总生存率			疾病相关生存率			局部复发率	
			中位生存期(月)	2 年(%)	5 年(%)	中位生存期(月)	2 年(%)	5 年(%)	2 年(%)	5 年(%)
Gauden 等	347	100	28	54	27	20	41	23		
Morita 等	149	100	27	55	22					
Slibey 等	141	100	18	39	13	30	60	32		
Krol 等	108	100	23	49	15	31	58	31	71	66

（续表）

研究者	病例数	Ⅰ期（%）	总生存率			疾病相关生存率			局部复发率	
			中位生存期（月）	2年（%）	5年（%）	中位生存期（月）	2年（%）	5年（%）	2年（%）	5年（%）
Graham 等	103	90	16	35	14					
Sandler 等	77	100	20	35	12	15	33	18	53	42
Kaskowiz 等	53	100	21	43	6	20	54	13	65	0
平均（c-Ⅰ期）	22	44	16	23	49	23				
Dosoretz 等	245	70	16	34	7	11	27	9		
Burt 等	175	76	17	37	15	18	40	20		
Wurschmidt 等	132	66	17	30	13					
Hapkawa 等	116	36	19	43	20				70	60
Talton 等	77	78	15	36	17					
Kuperjan 等	71	63	16	33	12	17	47	32	66	56
Jeremic 等	67	0	27	53	25	26	52	31	69	61
Rosenthal 等	62	0	18	33	12					
平均（cⅠ-Ⅱ期）			17	36	15	18	42	23		
平均（所有研究者）			20	41	15	20	45	23	65	48

　　一些研究报道了患者的死因，研究结果列于表13-2。数据也表明了肺癌本身是最主要的死因，也提示了总生存率与疾病相关生存率之间差距不大的原因所在。肺癌本身所致死亡率为46%～88%，平均73%。非癌死亡的比例可能与随访时间的长短相关。一项研究特别报道了非癌死因，9%死于肺部疾病，15%死于心血管疾病，与放射相关死亡率<2%。

表13-2　Ⅰ、Ⅱ期 NSCLC 患者根治性放疗后的死因

研究者	病例数	死亡数	中位随访期（月）	死因	
				癌症（%）	其他死因（%）
Gauden 等	347		>29	88	12
Dosoretz 等	245			88	12
Morita 等	149	116	91	81	19
Slibey 等	141	108	24	46	54
Krol 等	108	93		66	34
Graham 等	103	93	≥60	72	28
Sandler 等	77	61		84	16
Kuperjan 等	71	57	36	60	40
Kaskowiz 等	53	49		71	29
平均				73	27

　　在比较手术与根治性放射治疗疗效时，清楚地认识到在比较临床分期患者和手术分期患者时存在的潜在偏倚是十分必要的。那些接受非手术治疗的Ⅰ～Ⅱ期患者其分期是临床分期而非手术分期。理想的比较是在一群年龄相近的患者中比较根治性放疗和根治性手术治疗的结果，

而且是临床分期之间的比较而不是临床分期与病理分期之间的比较。如果没有关于纵隔淋巴结情况的明确评估就无法做出这样的直接比较。在数个大量病例数的研究中（总计 23 295 例）根治性放疗患者平均为 70 岁（60～74 岁），根治性手术患者的平均年龄为 64 岁。而且根治性放疗患者多数为合并心、肺等医源性疾患不能耐受手术治疗的患者。

2. 放射治疗方式及治疗靶区 多数研究中平均剂量为 60 Gy，而且剂量＞65 Gy 时较剂量＜65 Gy 有更高的肿瘤局控率，在一项连续加速超分割放射治疗（continous hyperfractionated accelerated radiotherapy，CHART）随机研究中，在总数 563 名 Ⅰ～Ⅱ期 NSCLC 患者中，203 名患者接受了 CHART 治疗，结果表明 CHART 方案与常规放疗方案相比，对一部分患者显示出了局控率的改善，而且仅对鳞状细胞癌患者有生存期的获益。

Hayakawa 及同事注意到放射野的大小与生存率之间有很强的反相关。照射野面积≤100 cm² 的患者，其 5 年生存率为 22%，照射野更大的 5 年生存率仅为 6%，这些数据包括了Ⅲ期患者（142 例中的 78 例）。在 Hafty 及同事关于临床Ⅰ期患者的研究中，90% 的患者进行了纵隔照射，5 年生存率为 21%。相反，在 Noordijk 及同事关于临床Ⅰ期患者的研究中未进行纵隔照射，5 年生存率为 16%。Krol 及同事经较长时间的随访并报道了这一临床经验，相似的结论导致了对选择性淋巴结照射价值的质疑，Ono 及同事在治疗中运用了以下原则：周围型肺癌患者仅进行局部照射，对"肺门型肺癌"患者照射范围则包括肺门及纵膈。两者的 5 年生存率分别为 42%（5/12）和 46%（12/21），这可以为不需要进行选择性淋巴结照射或为扩大照射对需要进行淋巴结照射两者均有亚群获益的理由。

Morita 及同事报道的结果与其他作者的有些不同，他们注意到接受选择性肺门/纵隔放疗的患者完全缓解率和 5 年生存率较高（5 年生存率为 31.3% vs. 14.9%，P=0.222）。选择性照射与否应视患者的心、肺功能和肿瘤的位置而定，选择性照射通常用于上叶肿瘤的治疗。

Sibley 回顾 1996 年的 9 个已发表的研究和他自己 1998 年的研究数据。大部分研究中，有益的结果提示：无论是局部控制还是生存率，均与肿瘤剂量相关而与治疗体积无关。他观察到，尽管仅治疗局部可能有 25% 病例中遗漏了病变，但经观察只有 3%～7% 的局部治疗后有区域病情进展，提示因远处转移和并发症而死亡者降低了区域复发的临床重要性和区域处理的必要性。

总得来说，有理由建议，治疗 T1 至 T2N0 期患者时使用包含原发灶的小野而不作选择性淋巴结照射为一个较恰当的选择。但此建议忽视了可能存在的显微镜下淋巴结病变而处理不足。这样的一个策略的成功在于在去除淋巴结照射后可以便利地进行剂量递增，在高剂量范围内存在着一个陡峭的剂量-控制关系。如局部复发率高，即使增加治疗体积以包括可疑的亚临床纵隔病变所能增加生存益处之可能不大。当靶体积增加，三维治疗计划系统设计一个使靶区能得到高剂量照射的有效方案就很难实施，一个合理的研究战略将会是逐步增加给予局限靶区的剂量。但对于临床 T1～2N1 期患者而言，尚无足够数据支持限制靶区范围，对这些患者目前应当进行纵隔的照射。

3. 治疗失败模式 确定肺癌患者治疗失败的模式对改善治疗结果是必不可少的，但想得到这些数据非常困难。精确区分肿瘤复发和放疗后改变的区别较为困难，患系统性疾病的患者往往在局部显示复发表现前就已死亡。

多数研究报道根治性放疗患者 5 年生存率时的局部复发率约为 50%（表 13-1）。局部复发表现为纵隔淋巴结者较少，不论患者是否接受纵隔淋巴结区域的照射，其纵隔区域的复发率未见区别。有 3 个病例数较少的研究(26、36 和 49 例),对临床Ⅰ期 NSCLC 患者进行纵隔区照射与同样研究中未进行纵隔区照射相比,其纵隔区域复发率约为 10%。

4. 预后因素　T1 和 T2 期肿瘤患者的生存情况见表 13-3。通常认为 T2 期患者较 T1 期生存率低,但在单因素分析中,仅有一半的研究证实这种生存率的差异有统计学意义。有三项研究表明疾病相关 5 年生存率与 T 分期有良好相关性,T1、T2 和 T3 期疾病相关生存率分别为 47%、24% 和 11%。

表 13-3　T 分期与总生存率的关系

研究者	病例数	Ⅰ期(%)	中位生存期(月)		2 年生存率(%)		5 年生存率(%)		P
			T1	T2	T1	T2	T1	T2	
Gauden 等	347	100	29	21	59	48	32	21	0.05
Morita 等	149	100							NS
Hapkawa 等	116	36	12	21	43	52	0	25	0.04ᵃ
Graham 等	103	90					29	4	0.01
Jeremic 等	67	0	32	19	68	42	40	13	0.003
Rosenthal 等	62	0	27	18					NS
Nooedijk 等	50	100	37	17	67	43	27ᵇ	15ᵇ	0.06
平均生存率			27	19	59	46	26	16	

注:"a"T2 较 T3 生存率提高有统计学意义,研究中仅有 8 例 T1 病例;"b"4 年生存率;"NS"无显著意义。

为明确早期 NSCLC 根治性放疗的预后因素,大量研究进行了多因素分析,然而较为一致的结论是患者的一般状况(PS)是有重要意义的预后因素,PS≥2 与生存率降低明显有关,肿瘤>5 cm 也是重要预后因素。T 状态(T1 与 T2)在一项多因素分析中有意义,而另外三项研究中无意义。体重减轻在 4 项研究中有 2 项有意义。6 项研究中仅有 1 项研究发现有年龄>70 岁是有意义的预后因素。组织学类型在 5 项研究中有一项研究认为有预后意义,非鳞癌生存率较低。性别差异与生存率无关。淋巴结状况无预后意义。因此,PS 和肿瘤大小是明确被证明有意义的两项预后因素,T 分期、体重减轻、年龄和组织学类型等的预后价值仍有异议。

(二)SBRT 在早期非小细胞肺癌中的应用

常规根治性放疗是可治愈性的手段,但是临床Ⅰ和Ⅱ期患者 5 年生存率仅为 15%,疾病相关 5 年生存率为 25%,与根治性手术结果相去甚远。目前多数学者认为其主要原因为常规根治性放疗所采用的 60~70 Gy 放射治疗剂量太低而不足以控制局部肿瘤。近十年来,随着影像技术、精确定位技术以及立体定向放疗技术的发展,SBRT 技术已经被越来越多的应用于早期不可手术的非小细胞肺癌的治疗上,RTOG0618 研究已经在早期可手术非小细胞肺癌患者中进行立体定向放疗的Ⅱ期临床研究,甚至于国外有学者已经在可手术的早期 NSCLC 患者中进行 SBRT 与手术的随机对照研究。

1. 放射生物学基础　NSCLC 对放射治疗相对抗拒,根据 Martell 等在 1999 年进行了临床放疗剂量的递增研究结果推算,如果采用常规放射治疗模式,即 1.8~2 Gy/d,5 次/周的模式,60~70 Gy 的常规放疗剂量能取得肿瘤的 30 个月局控率仅为 15%~25%,而 75%~85% 的肿瘤不能获得局控或者出现远处转移;而要想获得 50% 的 30 个月无肿瘤进展生存率则需采用的放疗剂量为 84.5 Gy,60%则为 90 Gy,70%为 100 Gy,80%则需要 110 Gy。然而遗憾的是采用常规治疗手段,由于正常组织的耐受性,几乎不可能达到上述的高剂量。另外总治疗时间(OTT)也是影响肿瘤局控率的重要因素之一,缩短总治疗时间可以提高肿瘤的局控率。许多肿瘤都有再增殖倾向,自 20 世纪 60 年代末 70 年代初发现各种动物移植肿瘤和若干人体肿瘤,尤其是头颈部和上呼吸道、上消化道鳞癌在常规分割放疗中,存活肿瘤干细胞加速再增殖可能是导致常规分割放疗失败的主要原因。有临床研究证实,头颈部肿瘤细胞的加速再增殖是造成治疗失败的主要原因。而采用 SBRT 技术,能够将常规放疗所需的 6~7 周缩短为 2 周内甚至于更短的几天内,这样就避免了存活肿瘤干细胞加速再增殖可能性,从而有利于肿瘤的局控率的提高。SBRT的剂量分布具有以下特点:①小野集束照射,剂量分布集中。②靶区周边剂量梯度变化较大。③靶区内及靶区周边剂量分布不均匀。④靶区周边的正常组织剂量很小。

　　2. SBRT 的适应证　目前大多数研究机构将早期非小细胞肺癌 SBRT 的适应证归纳为:T1, N0, M0;T2 (≤5 cm), N0, M0;T3 (≤5 cm), N0, M0。T3 定义为侵犯胸壁的原发肿瘤。肿瘤还必须位于肺野周围,中央型肺癌排除在外,中央型定义如下,即距离支气管树、大血管、食管、心脏、气管、心包、臂丛神经和椎体 2 cm 以内,但在脊髓 1 cm 以外,如图 13 - 1 所示。但是也有学者认为中央型肺癌也可选择 SBRT 但要采用合适的剂量分割方式。Chang JY 等于2008 年底报道了 M. D. Anderson 肿瘤中心 27 例中央型和肺尖部肿瘤 SBRT 治疗的疗效和治疗相关毒性结果,其结果显示 50 Gy/4 次的 SBRT 治疗是安全有效的。

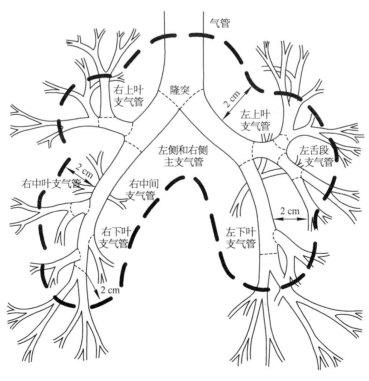

■ ■ ■ ■ ■ 中央支气管树示意图

图 13 - 1　中央支气管树示意图

3. SBRT 治疗方案及临床疗效　目前,常见的 SBRT 治疗方案主要由北美地区广泛采用的 60 Gy/3 次以及以日本为代表的亚洲研究所采用的 48～50 Gy/4 次剂量分割模式。国内目前多采用总剂量 48～60 Gy,分次量 4～8 Gy 的治疗模式。表 13-4 列举了目前国际上对不能手术早期非小细胞肺癌立体定向放射治疗的主要临床研究结果,已与单纯手术的疗效基本一致。上海交通大学附属胸科医院从 2006 年 12 月起开展了早期不可手术非小细胞肺癌立体定向放疗剂量递增研究,截止 2009 年 12 月 31 日,已完成 30 例病例研究,剂量分割方式为 50～70 Gy/10～11fx/12～15 d,目前已推量至 70 Gy/10fx/12～15 d,处方剂量放在 PTV 边缘,2 年的局控率为 93.8%,2 年的总生存率为 84.4%,2 年的疾病相关生存率为 90%。

表 13-4　早期不能手术非小细胞肺癌立体定向放疗治疗临床结果

作者	分期	总剂量	BED(Gy)	分次剂量(Gy)	剂量参考点	1 年局控率(%)	生存率(%) 3 年	生存率(%) 5 年
Uematsu	ⅠA～ⅠB	50	100	10	边缘	96	88	88
Nagata	ⅠA～ⅠB	48	105.6	12	等中心	94	79	
Wulf	ⅠA～ⅠB	45	112.5	15		94		
Hof	ⅠA～ⅠB	24～26	81.6～93.6	24～26	等中心	80		
Cheung	ⅠA～ⅠB	48	67.2	4	等中心	55	40	
夏廷毅	Ⅰ～Ⅱ	50	75～131.3	5	50%剂量线	93	78	
Onishi	ⅠA～ⅠB	18～75	58～180	3～12		75～92	56	47
Onimaru	ⅠA～ⅠB	48		4	等中心		ⅠA:82;ⅠB:32	
	ⅠA～ⅠB	40		4	等中心		ⅠA:50;ⅠB:0	
Timmerman	ⅠA～ⅠB	60～66		3		95(2 年)	55%(2 年)	
Chen	Ⅰ～Ⅱ	48～64	71.8～115.2	3.6～8.0			57.3	35.1
Baumann	ⅠA～ⅠB	45	112.5	15	67%剂量线		86%	

注:BED:生物等效剂量(biologically effective dose)。

4. 肺部肿瘤 SBRT 治疗的副反应　肺部肿瘤 SBRT 治疗的毒副反应主要为放射性皮肤损伤、放射性肺损伤、放射性食管损伤、肋间神经损伤以及肋骨骨折。Baumann 等最近报道了一项主要研究早期肺癌 SBRT 治疗相关的毒副反应的前瞻性的临床Ⅱ期结果,总共有 60 例患者进入研究,没有发生较为严重的 CTC4 度及 5 度反应,CTC1-3 度毒副反应的发生率分别为 26%、35% 和 21%,这些毒副反应主要包括放射性皮肤损伤、放射性肺炎、肺纤维化、胸腔积液、疼痛和肋骨骨折,仅有 16% 的患者有 1～2 度的放射性肺炎,有 38% 的患者有肺纤维化改变。该研究结果显示肺癌 SBRT 治疗毒副反应轻微,是安全可行的。Onishi 回顾分析了日本 245 例 NSCLC 进行 SBRT 治疗的结果,显示仅分别有 1.2% 的患者有 3 度及 4 度放射性肺损伤,0.8% 的患者有 3 度放射性食管损伤,0.8% 的患者有肋骨骨折。

5. 结论　对临床Ⅰ～Ⅱ期 NSCLC 患者来说,外科手术仍是最好的选择,放射治疗仅在因医源性疾病不适合手术或拒绝手术的情况下采用。

当考虑那些因生理年龄、合并疾病和体力状况等因素而不宜手术的患者,情况相当不同,根据目前的数据可以得到以下结论。

(1) 根治性放疗是可治愈性的手段。临床Ⅰ、Ⅱ期患者 5 年生存率为 15%,疾病相关 5 年生存率为 25%,但仍以手术后明显为好。

（2）尽管没有前瞻性的研究给出最佳的放疗剂量、分割和体积，已有的数据提出以下准则：

1）当使用常规每日一次，每次 1.8～2.0 Gy 的放疗时，原发性剂量至少要达到 65 Gy（使用肺校正可适当调整）。在增加总剂量和改变每日一次的分割方式方面的探索显示出了一些希望，应当继续进行。

2）在几项有最高生存率报道的研究中，均使用仅包括已知大体病变和一个边缘的已知治疗区而没有进行引流区可疑淋巴结选择照射。尽管未得到普遍认同，但缩小靶区可以降低肺毒性的发生率，而且纵隔淋巴结局部复发率较低（＜10％）的观点较为一致。三维治疗计划技术的引入会在保持靶区局限的同时得到最大限度的剂量递增和正常组织保护。目前，仅对可见靶区照射而不进行肺门和纵隔淋巴结的常规预防性照射看来是合理的。

（3）对于部分不可手术的早期非小细胞肺癌患者可以考虑进行立体定向放射治疗，其疗效是令人满意的。

（4）在目前的治疗技术下，局部和全身失败均为治疗失败的主要因素，而且都需要加以注意以改善治疗的效果。

总之，在治疗那些因内科原因不能手术或（和）拒绝手术治疗的Ⅰ、Ⅱ期 NSCLC 患者方面，根治性放疗作为一个潜在的根治性的治疗方法的地位已渐确立，应当积极给予放射治疗。由于局部和全身失败在放射治疗中均很常见，针对改善治疗各组成部分的进一步的临床研究是重要的。

（刘　俊　吕长兴）

■ 二、ⅢA、ⅢB 期非小细胞肺癌的放射治疗

局部晚期（ⅢA 和ⅢB 期）NSCLC 在临床确诊时占全部患者的 60％～70％，其中 35％～40％已经失去手术机会。在过去几十年，单纯放射治疗是对不能手术ⅢA、ⅢB 期非小细胞肺癌的标准治疗，尽管单纯放疗的 5 年生存率很低，但还是有部分患者能够治愈。最近 20 年来，放射治疗在局部晚期 NSCLC 的进步主要体现在两个方面，一方面体现在随着计算机技术和医学影像技术的进步，调强适形放疗等精确放疗技术等已经大规模应用于局部晚期非小细胞肺癌的放射治疗中，另一方面则体现在放疗与化疗有机结合所带来的巨大进步。

常规放射治疗虽然是不能手术的局部晚期 NSCLC 的标准治疗手段，但其疗效甚差，其局部控制率在 20％左右。究其主要原因还是常规放射治疗 60 Gy 的剂量不足以控制肿瘤的生长，最近有资料表明对于＞3 cm 的肿瘤，如果给予比常规放疗高 50％的剂量即 90 Gy，可以将肿瘤的局部控制率提高到 80％以上。但是由于正常组织的耐受性较低，采用常规放疗要将放疗剂量提高至 80～90 Gy 几乎不可能做到。令人可喜的是，近 20 年来，随着影像技术和计算机技术的飞速发展，调强适形放疗技术等已经大规模应用于局部晚期非小细胞肺癌的放射治疗中。

1. 治疗前临床资料的完善

（1）分期：分期的准确与否直接影响到单纯放疗的治疗效果。随着影像技术的进步，能够更加准确地确定真正局限期的患者。以往由于缺乏能发现转移病灶的影像技术，单凭症状来判断往往遗漏转移性病灶，影响分期的正确性和治疗效果。随着影像技术的发展有约 30％ⅢA、ⅢB 期患者可以发现无症状的远处转移病灶。因此仅依靠有无远处转移的症状，也可能是以往常规放疗结果很不理想的原因。目前常用影像学检查包括胸片、CT、MRI、PET、肺灌注和 PET/CT。

（2）一般状况和体重减轻：采用根治性放疗，一般认为患者一般情况（PS）差或体重减轻者预后差于 PS 好和无症状患者。PS 为预测生存期的最好指标。在许多回顾性研究的多因素分析中，患者的 PS 状况为局部晚期 NSCLC 患者的独立的预后因素，但体重减轻并未证明为独立预后因素。

（3）ⅢA 与ⅢB 期病变：多数研究表明局部晚期 NSCLC 患者接受根治性放疗中，ⅢA 期患者的生存期优于ⅢB 期，表 13-5 所列文献中除 1 篇外均有统计学差异。

表 13-5 ⅢA 和ⅢB 期 NSCLC 根治性放疗的疗效

研究者	病例数	研究类型	中位生存期（月）		2 年生存率（%）		P 值
			ⅢA	ⅢB	ⅢA	ⅢB	
Cox 等	516	随机	9	7	18	11	<0.03
Jeremic 等	131	随机	25	13	54	17	<0.000 1
Kreisman 等	112	随机	17	11	32	13	<0.005
Rosenthal 等	656	回顾	11	10	22	18	<0.05
Wurschmidt 等	233	回顾	14	11	28	6	<0.02
Reinfuss 等	170	回顾	11	5	16	3	<0.05
Curran 等	306	回顾	9	10	17	18	NS
平均			14	10	27	12	

2. 体位固定及 CT 模拟定位

（1）患者体位固定：肺癌放疗体位常采用仰卧位，双手抱肘上举过顶。国内目前多采用水解塑料成形技术、真空袋成形技术和液体混合发泡成形技术，国外尚有丁字架及肺板等固定装置。体位固定的主要原则包括：①患者的舒适性好。②体位重复性强。③有利于治疗计划的实施。

（2）定位 CT 扫描：定位 CT 的扫描范围上界为环甲膜，下界为肝下缘。扫描层厚应≤5 mm，从而可以一方面使肿瘤的适形性更好，另一方面也能更好地发现纵隔小淋巴结。考虑到局部晚期 NSCLC 患者大多数伴有纵隔淋巴结转移，CT 扫描时进行静脉增强可以更好地显示纵隔淋巴结转移的范围，McGibney 等的研究发现采用静脉增强可减少 22%～34% 的 GTV 体积。

3. 放射治疗靶区勾画 根据 ICRU50 报道和 ICRU62 报道，GTV（临床可见病灶）定义为 GTV 为临床可见病灶，包括肺部原发病灶以及纵隔转移淋巴结，纵隔转移淋巴结定义为胸部 CT 横径＞1 cm，如果伴有锁骨上淋巴结转移则包括锁骨上区，CTV（临床靶区）指在 GTV 基础上包括的亚临床病灶范围，PTV（计划靶区）则在 CTV 基础上包括摆位误差及呼吸动度后所形成的照射靶区。

（1）GTV 靶区的勾画：GTV 包括肺部原发病灶以及转移淋巴结。原则上肺内病变在肺窗中勾画，纵隔病变则应在纵隔窗中勾画。肺窗窗宽 1 600，窗位－600，纵隔窗窗宽 400，窗位 20 时 CT 所示病变大小与实际大小最为接近。纵隔淋巴结勾画应根据改良 Naruke 纵隔淋巴结分区图，短径≥10 mm 通常被作为纵隔淋巴结转移的标准。以往 NSCLC 的放疗靶区均按照 CT 等解剖学图像来确定，近年来，PET 及 PET/CT 已经越来越多地参与到肺癌 GTV 靶区的精确确定。PET 及 PET/CT 主要应用于下列情况：①当原发灶伴有肺不张、阻塞性肺炎，或累及纵隔时，以及 CT 在判断纵隔淋巴结是否存在转移的准确性尚低，因此单纯应用 CT 为 NSCLC 放疗

GTV 精确确定带来了局限性。而 PET 及 PET/CT 在这方面体现出了较大价值。PET 的使用可以使得勾画靶区的个体差异减小,PET 的使用还可以缩小肺不张患者的 GTV 勾画范围。如果经过一段时间治疗不涨的肺已经张开此时应该重新定位以确定新的靶区。②放疗生物靶区的确定。根据肿瘤分子生物学研究进展,多数学者认为:肿瘤是一不均质体,内含有肿瘤细胞数量,乏氧、增殖状态不均一的分布。因此,肿瘤内各个区域内对放疗的敏感性和效应是不一致的,而采用某些特定示踪剂的 PET 则可以检测到这些信息,从而能根据这些信息勾画出肿瘤的生物学靶区,据此给以不均匀的剂量放疗将提高肿瘤的放疗效应。

(2) CTV 靶区的确定:CTV 靶区包括 GTV 及其邻近的亚临床病灶。根据 Giraud 等对 72 例 NSCLC 原发灶外微浸润灶的范围进行了研究,腺癌平均的平均微小浸润距离是 2.69 mm,鳞癌 1.48 mm,肉眼肿瘤外加 5.0 mm 边界能够包括 80% 腺癌亚临床灶和 91% 鳞癌亚临床灶。如果要包括 95% 的亚临床灶范围,腺癌病灶需 8.0 mm 边界,鳞癌则需 6.0 mm。因此实际工作中,腺癌病灶需外放 8.0 mm,鳞癌则需外放 6.0 mm。另外,实际勾画 CTV 靶区时,如果没有外侵证据,一般建议不要超出解剖边界,如胸壁、纵隔等。目前大多数学者不赞成作预防性淋巴结照射(elective node irradiation, ENI),不做 ENI 可以提高靶区的照射剂量,正常组织损伤最小的结果,更能达到提高局部控制率和生存率的目的。

(3) ITV 靶区的确定:根据 ICRU62 号报道,ITV 定义为 CTV 外加由于器官运动而引起的 CTV 体积变化的范围。在 NSCLC 患者,内部器官运动主要由于呼吸运动引起,心血管运动也会对其周围肿瘤产生一定影响,但是较小。获得 ITV 靶区主要方法包括:①四维 CT 的应用,四维 CT 是指在一个呼吸周期内不同时相所获得的一组 CT 图像,四维 CT 定位技术可以充分考虑呼吸运动对肺部肿瘤及其放疗的影响。②在普通模拟机上测量肺部肿瘤运动的范围。③采用慢速 CT 扫描方法,通过延长扫描时间以获得肺部肿瘤在呼吸周期的运动轨迹。由于部分患者呼吸运动幅度较大,从而导致 ITV 明显增大,大量的正常肺组织受到了不必要的照射。

目前有很多研究致力于减少呼吸运动对放疗的影响,主要包括:①呼吸引导门控方式,即采用相对外部呼吸监测信号或者内部基准的解剖标记物的运动,来监测呼吸运动,决定在呼吸的某一特定时相开启门控,进行 CT 扫描并获得图像或发出射线束进行照射治疗。②屏气方式(breath-hold methods),采用屏气方式来固定呼吸运动,使定位或照射时得到固定的可重复的同时精确度高的器官位置。③加腹压强制浅呼吸方式。④实时肿瘤追踪方式,是指顺应呼吸运动,跟随肿瘤变换的位置来不断地重新调整放射线束,使其照射野的线束中心与肿瘤中心点保持一致。

(4) PTV 靶区的确定:是由 CTV 外扩一定边界形成的,这一边界包括器官运动以及摆位和重复摆位误差;或者由 ITV 加上摆位和重复摆位误差所形成。Ekberg 等通过 EPID 验证报道:系统摆位误差在横断面大约为 2.1 mm,在身体长轴方向大约为 3.1 mm;随机误差分别为 3.12 mm 和 2.16 mm。Essapen 等对 24 例患者在治疗中分别作了 4 次模拟定位,发现系统摆位误差大于随机误差,平均照射野偏差在左右两侧方向为 0.135 cm,上下方向(身体长轴方向)为 0.143 cm。

4. 调强放疗适应证 调强放疗可以形成与肿瘤靶区完全一致剂量分布,明显降低肿瘤周围正常组织的照射剂量,适用于肿瘤侵及椎体、肺尖癌及双侧纵隔区受累等病变活动度不大,而又邻近危及器官,可以避免脊髓、肺和心脏受到高剂量照射。

5. 放射治疗的剂量 Fletcher 早在 1973 年就提出假设,对于一个大体肿瘤放射治疗剂量至少要达到 100 Gy 才能使肿瘤得到控制。显然目前对局部晚期 NSCLC 患者所给予的"标准剂量"是不足的。采用常规放射治疗剂量 50～60 Gy,仅有 5％～10％的局部晚期 NSCLC 患者可以治愈。

不少学者认为增加放射治疗的总剂量对非小细胞肺癌患者可能是有益的,但对局部晚期 NSCLC 患者的生存获益仍很有限。如 RTOG 对 365 名患者进行了一项随机试验,分成 40 Gy 分段放疗和 40、50、60 Gy 连续放射治疗 4 组,各组在中位生存期虽有少许差异,分别为 31、41、41 和 47 周,但 5 年生存率无明显差异(均为 5％～6％)。

目前虽无明确数据证实更高的照射剂量可以改善患者生存率,但是仍应开拓思路在这方面进一步探索。如三维放射治疗计划系统可以使我们对肿瘤靶区给予较高剂量,正常组织放射损伤较少,此外通过改变剂量分割模式(如超分割,加速超分割)也可能改善生存率。常规照射 60～65 Gy 仍然是局部晚期 NSCLC 患者标准治疗模式,今后研究更高剂量的放射治疗技术是努力方向(表 13 - 6)。

表 13 - 6　NCCN2009 指南推荐放疗剂量

治疗类型	总 剂 量(Gy)	分割剂量(Gy)
术前新辅助放疗	45～50	1.8～2.0
术后辅助放疗		
● 切断阴性	50	1.8～2.0
● 淋巴结包膜外侵犯或显微镜下切端阳性(R1)	54～60	1.8～2.0
● 肉眼可见残留病灶	最高至 70	1.8～2.0
根治性放疗		
● 非同期放化疗	最高至 77.4($V_{20} \leqslant 35\%$)	2～2.15
● 同期放化疗	最高至 74	2

6. 放射治疗计划的评估　评价肺癌放疗计划的主要指标是:①DVH 图、肺 V_{20}、食管受照射的体积和剂量、心脏受照射的体积和剂量、脊髓受照射的剂量和体积。NCCN2009 肺癌放疗危及器官剂量限值见表 13 - 7。②横断面上剂量分布情况。③射野方向观(beam's eye view, BEV),确保 GTV 或 IGTV 在照射野内。此外,同步放化疗时 V_{20} 应在单纯放疗的基础上降低 5％。

表 13 - 7　NCCN2009 肺癌放疗危及器官剂量限值

器官	单 纯 放 疗	放 化 疗	放化疗＋手术
脊髓	50 Gy	45 Gy	45 Gy
肺	$V_{20}<40\%$	$V_{20}<35\%$	$V_{10}<40\%$
			$V_{15}<30\%$
			$V_{20}<20\%$
心脏	$V_{40}<100\%, V_{50}<50\%$	$V_{40}<50\%$	$V_{40}<50\%$
食管	$V_{60}<50\%$	$V_{55}<50\%$	未知
肝脏	$V_{30}<40\%$	未知	未知
肾脏	双肾 $V_{20}<50\%$;若对侧肾脏无功能,$V_{20}<25\%$		

7. 放疗与化疗结合

(1) 序贯放化疗:近年的研究显示化疗合并放射治疗能够提高生存率。CALGB8433 比较了化疗加放疗与单纯放射治疗局部晚期 NSCLC 的疗效。序贯治疗组采用顺铂＋长春花碱先进行

2 周期化疗,然后进行根治性放疗。放疗组和对照组的中位生存期分别为 14 个月和 10 个月,$P=0.006\,6$。5 年生存率分别为 17% 和 7%。

　　Sause 将不能手术Ⅱ期、ⅢA 和ⅢB 期 NSCLC 随机分为 3 组,常规放疗组(60 Gy/30 次),化疗＋常规放疗组,超分割放疗组(69.6 Gy,1.2 Gy/次,一日 2 次),3 组的中位生存时间分别为 11.4 个月、13.6 个月和 12.3 个月。2 年和 4 年生存率分别为 20%、31%、24% 以及 4%、11%、9%(log rank $P=0.05$),显示序贯放化疗的结果优于单纯放疗,有边缘性统计学差异。近年来大量的荟萃分析结果同样显示了化疗(含顺铂的方案)合并放疗与单纯放疗相比能够提高局部晚期 NSCLC 的生存率。2 年生存率从 15% 提高到 19%,5 年生存率从 5% 提高到 7%。

　　(2) 同期放化疗:局部晚期 NSCLC 的同期放化疗(concurrent chemoradiotherapy)是目前研究最为广泛的治疗模式,试图应用两种治疗方法的不同细胞作用点、空间协同作用和化学药物的放射增敏作用来提高治疗效果。化疗的主要作用在于消灭亚临床的远处转移灶,同时也作用于胸内肿瘤,部分化疗药物可能还具有放射增敏作用(如顺铂),从而起到放疗和化疗相加的作用。近年文献倾向于同期放化疗和序贯放化疗相比有提高生存率的优势。

　　Curran 报道 611 例不能手术的Ⅱ期和Ⅲ期 NSCLC 随机研究分为序贯化放疗组、同期放化疗组和同时化疗＋超分割放疗组。结果显示以同期放化为好,但未见同期超分割放疗加化疗的优点,中位生存期分别为 14.6 个月、17 个月和 15.6 个月,4 年生存率分别为 12%、21% 和 17%,$P=0.046$,然而同期放化疗组非血液系统毒性反应高于序贯放化疗组,3 级急性和晚期非血液系统毒性分别为:30%、48%、62% 和 14%、15%、16%。

　　日本的一组随机研究比较序贯放化疗和同期放化疗对Ⅲ期 NSCLC 患者的作用。化疗方案为顺铂、长春花碱酰胺和丝裂霉素,对化疗有效的病例,在放疗结束后再追加一周期化疗。同期放化疗组的 5 年生存率优于序贯组放化疗组,分别为 15.8% 和 8.9%,$P=0.04$;中位生存期为 16.5 个月和 13.3 个月。1 年和 3 年无局部复发生存率分别为 49.9%、33.9% 和 33.9%、21.1%。研究结果认为同期放化疗能提高局部控制率和生存率。

　　在同期放化疗的应用中,诱导化疗或巩固化疗的必要性为临床上关心的问题。Vokes 发现诱导化疗加同期放化疗的结果不优于单纯同期放化疗的疗效,中位生存期无差别。同期放化疗后巩固化疗是近年来热衷的课题,美国西南部肿瘤组(SWOG)曾行 9504 研究采用全量伊托泊苷＋顺铂(EP 方案)同期放化疗后以泰素帝单药巩固化疗,患者的中位生存期达到 26 个月,5 年生存率为 29%,优于以历史对照的以 EP 方案巩固治疗的 SWOG - 9019 研究。2007 年 Hanna 报道了同期放化疗后用泰素帝巩固化疗的随机研究,结果中位无进展生存期相近,分别为 12.3 个月和 12.9 个月($P=0.941\,2$);中位生存期也无差别,分别为 21.6 个月和 24.2 个月($P=0.940\,2$),且住院率和治疗相关死亡率以巩固化疗组高,毒性反应也高。

　　不能切除的局部晚期 NSCLC 的综合研究结果为能手术切除ⅢA - N2 病例提供了一个启示:由于化疗/放疗综合疗效的提高,手术在综合治疗中的价值提出了疑问,临床研究结果对此有了新的认识。Kramer 选择ⅢA - N2 病例,先给予 3 周期顺铂为基础的方案诱导化疗,对化疗有效的病例进行随机分组:根治性手术或胸部放疗。研究结果认为,对诱导化疗有效的ⅢA - N2 病例,手术与放射治疗比较不能改善生存率及无病生存率。

　　INTO139(RTOG9309)研究对 429 例ⅢA - N2 期 NSCLC 患者先给予 2 周期 EP 方案化疗联合同期放疗至 45 Gy,疾病稳定者被随机分为手术组和放疗组,放疗组继续完成放疗至 61 Gy,

然后两组均接受 2 周期 EP 方案巩固化疗。研究结果显示,同期放化疗后手术组较不手术组提高了ⅢA - N2 的 5 年无疾病进展生存时间(PFS),分别为 22% *vs.* 11%;中位 PFS 分别为 12.8 个月和 10.5 个月,$P=0.008$。但未提高 5 年生存率(27.2% *vs.* 20.3%,$P=0.10$)。深入分析后发现,生存收益人群为淋巴结分期下调和接受肺叶切除者,手术组有 46% 的患者在放化疗后降期为 N0,其 5 年生存率达 40%,显著高于分期未下降者(24%,$P=0.000\ 1$)。放化疗后接受肺叶切除者和继续放疗组的中位生存期分别为 34 个月和 22 个月,5 年生存率分别为 36% 和 18%,差异有统计学意义($P=0.001\ 2$)。但该治疗模式不适于全肺切除者。

基于上述研究,多少学者达到以下共识:诱导治疗后根治性肺叶切除术是可行的,但避免全肺切除术。主张根据患者个体的肿瘤负荷情况来决定ⅢA - N2 期 NSCLC 的治疗方案,对镜下或单个较小的 N2,可以直接手术或诱导治疗后手术;对于多组肉眼 N2 和巨块型 N2,建议先进行诱导治疗,无效或进展者完成根治性放化疗,而 N2 明显降期且符合肺叶切除标准者可选择根治性手术。

(吕长兴　王家明)

■ 三、Ⅳ期非小细胞肺癌的放射治疗

目前支气管肺癌的发病率与死亡率是逐年快速上升,在大中城市中均占男性肿瘤发生率第一位。而支气管肺癌往往早期不易发现。文献报道 30%～50% 的患者可发生脑转移,以腺癌最多见。而国内报道骨转移的发生率为 40%～80%,国外为 22%～64%。所以晚期非小细胞肺癌的放疗也很重要。

(一)非小细胞肺癌脑转移的放射治疗

肺癌脑转移是肺癌治疗失败及肺癌患者死亡的重要原因之一,随着肺癌发病率的提高,诊疗手段的改善,患者生存期的延长,肺癌脑转移的发病率也随之见高。肺癌转移到大脑左,右半球的发生率无明显差别,但多分布于大脑中动脉供血的颞、额、顶区,这与大脑中动脉口径较粗,供血较多,癌细胞较易进入有关。一旦发生脑转移,如不积极治疗多在症状出现后 2～3 月内死亡。采用皮质激素治疗和全脑放疗,中位生存期可提高到 3～6 月。有报道称手术切除加全脑放疗与单用全脑放疗相比可显著提高中位生存期并改善功能情况。但近来的随机试验显示两者无显著差异。近几年对肺癌脑转移的报道越来越多,且有Ⅲ期临床试验的资料,可比较清楚地了解肺癌脑转移应如何确定治疗方案。而《美国国立综合癌症网络(NCCN)指南》对肺癌单发脑转移的推荐治疗方式为立体定向放疗或手术切除后行全脑放疗。多发脑转移的治疗手段主要是全脑放疗,配合皮质激素减轻脑水肿,改善神经系统症状。尽管如此,肺癌脑转移患者的预后仍不容乐观。而脑转移的治疗目的主要是延长患者生存期,提高生存质量。脑转移瘤的治疗是全身治疗的一部分,提高脑转移患者生存率的关键还在于加强对颅外系统性疾病的控制。脑转移瘤的治疗需要综合考虑患者年龄,一般状况,神经功能状态,原发肿瘤部位,有无颅外多发转移,脑转移瘤的数目及部位等因素,最终确定个体化的最佳治疗方案。

1. 全脑放疗(WBRT)　自近 50 年前 Chao 等第一次提出全脑放疗以来,特别是近 30 年,全脑放疗已成为肺癌脑转移患者的基本治疗手段。虽然 RTOG 进行了一系列随机试验来评估最佳的治疗剂量和剂量/分次方式,如 30 Gy/2 周或 3 周,20 Gy/1 周,40 Gy/3 周或 4 周,甚至 50 Gy/4 周,患者的中位生存期(MST)都无差异,对于全脑放疗的最佳治疗剂量和剂量/分次方式至今

仍有争议。目前,多数放疗专家建议采用的治疗方式是 30 Gy/10 次/2 周或 37.5 Gy/15 次/3 周。全脑放疗后行病灶局部加量照射能否提高疗效,至今仍有争议。邱幸生等报道全脑照射,然后行局部三维适形低分割放疗,无生存得益,而有助于提高局部控制率。

全脑放疗不但能够减轻症状、改善或稳定全身及神经系统功能,还可以延长生存期。对于全脑放疗导致的晚期副反应,以往曾认为常规分割照射的并发症和后遗症都很少,但随着患者生存期的延长,全脑放疗的副反应也逐渐显现出来,如痴呆和记忆力下降等,但这些症状相对于脑转移引起的症状来说,还是可以承受的。

2. 立体定向放射治疗(SRT)　近年来立体定向放射治疗脑转移肿瘤的报道渐多,结果亦颇有争论。立体定向放射治疗也称立体定向放射外科(SRS),是近年来脑转移治疗的一个重要的进展,它是利用直线加速器的产生的 X 射线或多个 ^{60}Co 源产生的 λ 射线,通过精确定位,对颅内边界清晰的病灶进行精确的照射,其主要特点是,照射靶区周围的剂量衰减非常迅速,能够在给予靶区高剂量照射的同时,最大限度保护靶区周围的正常组织。因其治疗特点与外科相似,故又称为 X-刀或 λ-刀。有文献报道,70 例 NSCLC 采用全颅外放疗、立体定向放疗和全颅结合立体定向放射治疗 3 种方法,结果如表 13-8 所示,作者认为全颅放射治疗仅减少颅内新病灶的发生率,未能显著提高生存率。但是作者所挑选的患者均为颅内单个转移灶,对颅内多发病灶不宜单纯使用立体定向放射治疗。对全颅与局部定向放射治疗相结合,其生存期为 10.6 个月,与单纯手术切除相似。从表 13-8 看,导致肺癌患者脑转移死亡的主要原因是颅外病灶因素。

表 13-8　肺癌脑转移患者不同放射治疗方法与患者的生存情况

放疗范围	例数	中位生存期	无复发生存期	颅内无新病灶发生(%)
单纯全颅放射治疗	29	5.7	4.0	51.7
立体定向放疗	23	9.3	6.9	50
全颅＋立体定向	18	10.6	8.6	28.3

多数随机试验结果显示,在单发病灶的脑转移患者中,无论是局部复发率和中位生存期,SRT 加全脑放疗的疗效都好于单纯全脑放疗。RTOG 于 2004 年进行了一项至今最大的随机试验,共有患者 333 人,随机接受全脑放疗或 SRT 加全脑放疗,患者脑转移病灶数目为 1～3 个。结果显示,在全部患者中,两种治疗方法的中位生存期无显著性差异;但在下列患者中,SRT 加全脑放疗的疗效优于单纯全脑放疗,两者有显著性差异:如单发转移者,RPA 分级为I级,年龄<50 岁和病理为非小细胞肺癌或鳞癌者。

立体定向放射治疗剂量计算可按 50%～80% 的等剂量线覆盖肿瘤边缘,周边剂量多为 10～30 Gy。关于周边剂量的大小,众多作者意见不一。Yamanaka 认为周边剂量≥23 Gy 是预后好的重要因素,也有作者认为周边剂量 14 Gy 就足以控制大多数脑转移瘤。一般转移瘤体积越大,周边剂量应越小。部分患者系普通放疗后肿瘤复发者,此时行 SRT 治疗应适当降低剂量,一般取 9～20 Gy,以免 SRT 治疗后发生症状性脑坏死。若 SRT 治疗在先,采用常规的周边剂量即可,但全脑放疗的剂量应适当降低。

(二)原发性肺癌骨转移的放射治疗

在欧美国家,原发性肺癌骨转移是继乳腺癌骨转移之后,导致骨转移癌的第 2 位恶性肿瘤,有 20%～30% 的骨转移癌患者,其原发灶为原发性肺癌。在我国,由于乳腺癌的发病率远低于欧美国家,而原发性肺癌的发生率在上升。因此,骨转移癌的原发灶以肺癌位居前列。

原发性肺癌骨转移的诊断与治疗与其他肿瘤出现骨转移的诊断与治疗有其共性,也有个性。转移性骨肿瘤的诊断是根据患者有肿瘤病史,表现为疼痛及影像学检查发现有骨组织破坏。临床上很少强调需要转移灶的细胞学证据。骨转移性肿瘤的治疗可以外科手术、内外放射治疗、双膦酸盐药物治疗和止痛药物对症处理等。

接受外放射治疗的患者有一半属于姑息性治疗,对这些接受姑息性放射治疗的患者又以转移性骨肿瘤最多,且止痛效果最好。骨转移肿瘤患者以肺癌、乳腺癌、前列腺癌为多数。据四川省肿瘤医院报道,184 例病理诊断证实为原发性肺癌,进行全身骨扫描,骨转移阳性率为 66.3%(122/184)。转移部位以胸部骨(肋骨、锁骨、胸骨、肩胛骨)最多见,占 35%;脊柱骨占 25.7%;盆骨 22.4%;肢体骨占 15.6%;颅骨占 1.8%。多发性骨转移灶占 81.15%(99/122)。Adamietz IA 等报道,德国有 17% 的肺癌骨转移的患者进行了放射治疗,Delea T 等鉴定了 534 个肺癌骨转移的患者,295(55%)个发生了骨相关事件(SREs),其中放射治疗的占 68%,中位生存期为 4.1 个月(95% CI: 3.6～5.5 个月)。可见,多数肺癌骨转移的患者要接受放射治疗。放射治疗骨转移性肿瘤的有效率 85%～90%,疼痛完全缓解率>50%,尽管疼痛的指标有一定的主观性,但放射治疗的确明显缓解骨转移性疼痛。放射治疗产生效果即疼痛减轻的时间最早可以在第一次放射治疗后 48 h,50% 是常规分割放射治疗 1～2 周内开始显效,个别患者放射治疗结束后方感到疼痛逐渐缓解。如≥6 周仍未见效可认为无效。疼痛缓解的快慢与骨转移灶周围是否伴有软组织肿块有关,存在软组织肿块者,疼痛缓解较慢。

目前对骨转移肿瘤放射治疗剂量和如何分割放射剂量仍存有争议,一般对预计生存期短者,用 6～8 Gy/次大剂量短疗程放射治疗,以求止痛效果快;预计生存期长者,采用常规分割,3 Gy/次,剂量在 30 Gy/10 次,以保护周围正常组织免受损伤。由于中位生存期 3.1 个月,最长者存活 5 年,因此对一部分患者应考虑正常组织的放射保护,特别是肺内肿瘤得到控制者。对于不同分割剂量的放疗副反应方面的比较:Koswig 和 Budach 随访多种分割照射后 6 个月的患者,用 CT 测量骨密度,发现如下:30Gy/10F 的骨密度平均增加 173%;8Gy 单次的骨密度增加 120%(P<0.001),但是作者没有评估治疗后的病理性骨折的发生率。荷兰骨转移研究组对通过 3 次观察判断损伤,研究 8Gy/1F 和 24Gy/6F 的治疗副反应,102 个患者有 14 例发生了病理性骨折,8Gy/1F 的发生率为 23%(10/44),中位期为 7 周;24Gy/6F 为 7%(4/58),中位期为 20 周。RTOG7402 研究报道了 40Gy/15F 和 20Gy/5F 的病理性骨折发生率分别为:18% 和 4%(P=0.02)。上述研究显示单次大剂量或总剂量高的放疗的病理性骨折的发生率高。但由于研究病例较少,没有循证价值。

原发性肺癌骨转移治疗的目标就是减轻疼痛,防止病理性骨折的发生,改善活动和功能,有可能时延长生存期。根据这一治疗原则,对肺癌骨转移患者进行外放射治疗应考虑是否有疼痛、骨折和影响功能活动,如无上述症状则不一定对转移灶进行放射治疗,因为骨转移灶不会直接引起患者死亡。对转移灶发生在脊椎,会引起脊髓压迫导致截瘫者,应予积极放射治疗。

原发性肺癌出现骨转移除了外放疗,是否考虑外科、介入、内放疗或双膦酸盐药物等治疗。目前缺乏较有说服力的临床资料支持这些治疗。由于肺癌骨转移患者死亡的主要原因是肺内肿瘤失控或其他重要脏器转移,中位生存期仅 3.1 个月,对病变的骨组织进行手术似不必要。据临床观察,单纯介入治疗骨转移的止痛效果并不理想。

目前核素治疗是通过转移性骨肿瘤对亲骨性放射性核素的异质性吸收而受到内照射进而起到姑息性的止痛作用。内照射大部分运用^{153}Sm 或^{89}Sr,这种治疗对前列腺癌、多处骨转移、患者行为评分差者得到肯定,对原发性肺癌是否结合或单纯用内放疗目前亦无临床试验进行验证。内照射对全身骨髓抑制较重,相当一部分肺癌患者由于接受大剂量的化疗,出现白细胞数目低下,内照射加重血细胞减少。内照射属于低剂量率放疗,止痛效果慢,对生存期短的肿瘤患者应用内照射治疗意义似乎不大;对伴有软组织肿块患者进行放射性核素治疗,放射性核素不能浓聚在转移灶内,也没有治疗价值。这些因素提示对肺癌及其重要脏器转移灶未能控制、预计生存期不长、单个骨转移病灶、骨髓造血功能低下和伴有软组织肿块者,慎用放射性核素内放疗。对存有脊髓压迫症状者,更应立即给予外放疗,不应进行内照射。

（三）肺癌肝转移的放射治疗

肺癌出现肝转移不少见,但疗效差。NSCLC 患者肝转移有一部分对化疗暂时敏感,但几个周期化疗后,肝内转移灶又生长活跃。由于肝转移灶的血管大部分来自门静脉系统,所以,经肝动脉化疗栓塞未能有好的效果。迄今治疗的方法往往不能奏效。因此,很少报道肺癌肝转移的放射治疗方法。

对孤立的肝转移灶可以用三维适形放射治疗或调强放射治疗。闫丽等报道 39 例肝转移瘤患者接受立体定向适形放疗,共 3～6 周,肝转移瘤放疗剂量 52～68 Gy,平均 58.8 Gy,结果39 例中位生存期为 14 个月。随着立体定位技术的广泛应用,特别是调强立体定住技术的应用,使得肿瘤靶区的适形度比立体定位放射治疗更高,而肿瘤周围正常组织的损伤更小。则可以认为单个肝转移瘤<6 cm,边界清楚的,可以使用调强放疗,以减轻肝转移所引起的疼痛等反应。

（王家明）

第三节　小细胞肺癌的放疗

■ 一、指征和方法

支气管肺癌分为两种不同的类型,小细肺癌和非小细胞肺癌,两种类型在临床特征、病理学、生物学特性方面均有不同。小细胞肺癌约占全部肺癌的 20%,在 20 世纪 70 年代以前,小细胞肺癌和非小细胞肺癌的临床治疗没有区别。无论是外科治疗或放射治疗,其生存率均非常之低。直到 70 年代才将肺癌的临床研究分为小细胞肺癌和非小细胞肺癌。这一突破是由于在 60 年代末认识到小细胞肺癌对化疗药物比非小细胞肺癌敏感。此后,全身化疗(systemic therapy)±局部治疗成为小细胞肺癌的标准治疗(standard care)。

（一）小细胞肺癌的病理特点

癌细胞较小,呈圆型或卵圆型,有的如淋巴细胞样,核深染,胞质稀少或看不清,分裂象多见。癌细胞常弥漫散在,也可排列呈条索状、片块或小梁状,但无器官样结构,坏死常见。人为地受积压现象及血管的嗜碱性也为其特点。根据癌细胞的形态特征,可分为 3 个亚型:①燕麦细胞型,占 15%。②中间细胞型,占 70%。③混合细胞型,占 15%。

（二）临床分期

按照国际肺癌研究会(IASLC)1989 年第 3 届小细胞肺癌专题讨论会,一致通过经修订的小细胞肺癌临床分期标准。

（1）局限期(LD):病变限于一侧胸腔,有/无同侧肺门、同侧纵隔、同侧锁骨上淋巴结转移,可合并少量胸腔积液,轻度上腔静脉压迫综合征。

（2）广泛期(ED):凡是病变超出局限期者,均列入广泛期。

（三）治疗原则

1. 局限期

（1）手术治疗:根据美国 2006 年 NCCN 中提出的小细胞肺癌的治疗指南,对手术的适应证限制较为严格。仅对临床分期 T1－2N0 的病变,对纵隔进行分期检查阴性的(纵隔镜或 PET/CT)病例选择肺叶切除(Lobectomy)和纵隔淋巴结清扫或取样手术,根据术后病理分期选择术后化疗或化放疗(图 13－2)。

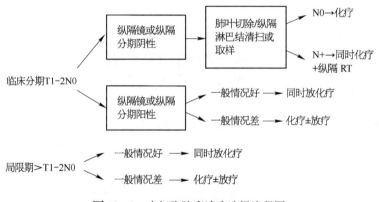

图 13－2 小细胞肺癌治疗选择流程图

（2）化疗/放疗综合治疗:这是局限期小细胞肺癌的基本治疗模式,同时化放疗在国外已被广泛接受,在国内,目前仍常采用序贯化疗放疗。推荐进行同时化疗/放疗的临床研究,若采用序贯化放疗,建议诱导化疗以 2 个周期为宜。已经有研究结果显示,延迟放疗开始时间治疗疗效降低。

（3）局部病变不大但肺门和(或)纵隔转移灶大不能手术的患者应以化疗、放疗为主。

2. 广泛期 广泛期患者应以化疗为主,根据患者的一般情况,病变累及的范围以及对全身化疗的反应,选择性地给予胸部放疗或转移部位的姑息放疗,如脑转移、骨转移、上腔静脉压迫综合征等。

（四）小细胞肺癌的放射治疗

1. 放射治疗在 LD 期 SCLC 治疗中的价值 小细胞肺癌由于恶性度高,生长快,远道转移率高,并且对化疗敏感。化疗可以获得 40%～68% 的完全缓解率。在全身化疗作为主要的临床治疗手段后,一些学者对放射治疗在局限期 SCLC 治疗中的价值提出疑问。局限期小细胞肺癌是否需要合并放射治疗,化疗后 CR 的病例是否也需要放疗,放射治疗对局部控制率、生存率的影响。自 70 年代后期,开始对放射治疗在局限期小细胞肺癌治疗中的价值进行了大量的临床研究。研究结果显示胸部照射能够提高局部控制率和生存率。化疗合并胸部照射的病例局部和区域(Locoregional)复发率为 30%～60%,而单纯化疗的病例为 75%～80%。Pignon(1992 年)等应用荟萃分析(Mata-analysis)方法对 13 个随机对照研究共 2 140 例进行分析。得出结论,化疗合并放射治疗优于单纯化疗,3 年生存率分别为 15% 和 9%;5 年生存率分别为 11% 和 7%($P=$0.001)。2 年局部复发率分别为 23% 和 48%($P=0.000\ 1$)。此后,放射治疗加化疗的综合治疗成为局限期小细胞肺癌的临床治疗模式。

2. 照射剂量　照射剂量是临床上实施放射治疗时所必须面对的问题,小细胞肺癌是对放射敏感的恶性肿瘤。然而,对于小细胞肺癌的最佳照射剂量,并不像对恶性淋巴瘤的放疗那样有较明确的临床研究结果。在 70 年代,往往给予 25～30 Gy/10 次。而后逐渐提高到 60 Gy/30～33次。对所谓的"最佳剂量",直到目前仍无明确答案。

肿瘤的临床治疗中,可宏观地分为局部病变的治疗和远道转移病灶或称亚临床病灶的治疗两个方面。这两个方面在临床治疗中的重要性,随肿瘤临床治疗的发展而相互转变。在早年的治疗中,化疗药物种类少,缺乏有效的化疗药物和恰当的化疗方案,远地转移是临床治疗的主要矛盾。治疗失败和患者死亡的主要原因是广泛转移。随着更多的有效的化疗药物的出现和肿瘤内科学的发展,全身治疗在控制亚临床转移灶方面取得显著疗效,小细胞患者的生存期得到延长,局部失败很为重要。需要有效的方法降低局部复发的危险性。放射治疗的剂量是直接影响局部控制率的重要因素。

LD SCLC 放射治疗剂量的研究仅有一个 Ⅲ 期临床研究。NCIC (National Cancer Institute of Canada)接受 3 个周期化疗有效的病例,随机分为 25 Gy/10 次/2 周(SD)和 37.5 Gy/15 次/3周(HD)两组。放射野根据化疗前肿瘤边界外放 2 cm。可分析病例 168 例,完全缓解率 SD 组为65%,HD 组为 69%。中位局部病变无进展时间两组分别为 38 周和 49 周($P=0.05$)。两年局部未控率分别为 80% 和 69%,($P<0.05$)。总生存率两组无显著差别。吞咽困难发生率 SD 组和HD 组分别为 26% 和 49%($P<0.01$)。Work E 等报道 197 例 LD SCLC 的治疗结果。比较不同放射治疗剂量组的治疗疗效,近期疗效和远期疗效见表 13-9。45 Gy 组与 40 Gy 组比较,显示有提高生存率的趋势,但无统计学显著意义。

表 13-9　照射剂量与近期疗效和生存率

剂量组	病例数	CR(%)	PR(%)	2 年生存率(%)	5 年生存率(%)
40 Gy	85	60	26	15.1	9.3
45 Gy	112	60	28	22.1	12.8
P 值					0.18

MGH 回顾性分析 1974～1986 年收治的 154 例 LD SCLC,放射治疗剂量 1974～1977 年30～40 Gy提高到 1978～1986 年的 44～52 Gy。分析照射剂量与局部复发率的关系:50 Gy、45 Gy、40 Gy、35 Gy 和 30 Gy 组的 2.5 年局部和区域失败率分别为 37%、39%、49%、79% 和84%。50 Gy 组与 35 Gy 组比较,$P<0.05$。50 Gy 组与 40 Gy 组比较差别无显著意义。该研究结果显示局部控制率随剂量增加而提高的趋势。

虽然对最佳剂量临床上尚无有力的证据和明确的答案。在临床治疗和研究中,多数学者具有一定的共识,低于40 Gy将导致局部控制率降低,而高于54～56 Gy似乎无明显的益处。

3. 照射体积 在制定放射治疗计划时,照射体积与照射剂量同样重要。到目前为止,照射体积仍是一个没有明确结论的问题。Mira 80年报道了17例综合治疗的病例,7例出现胸腔失败,其中5例失败部位是在放射野外。而放射野的大小是根据化疗后病变的大小决定的。因此,Mira认为失败的原因是由于放射野偏小所致。Perez等把照射体积作为质量控制的一部分进行回顾性分析,照射野被分为"恰当"(adequate)和"不恰当"(inadequate),前者局部复发率为33%,而后者局部复发率为69%,P=0.02。White对SWOG的研究结果进行了相同的回顾性分析,照射野恰当组和照射野不恰当组的局部复发率分别为43%和69%,P=0.04。上述临床报道倾向于支持大野照射(generous TRT field)。如对原发灶位于左上叶的病变伴同侧肺门、纵隔淋巴结转移的病例,照射体积应包括:肿瘤边缘外2 cm,左、右肺门区,纵隔(胸廓入口至隆突下)和双侧锁骨上。如此大野照射其原因之一是由于SCLC对放射治疗相对敏感,中等剂量的照射能够获得较好的局部效果,但大野照射阻碍了提高照射剂量的可能。根据化疗前(pre-chemotherapy)肿瘤体积还是化疗后(post-chemotherapy)肿瘤体积设计照射野成为争议的问题。

1980～1990年的临床研究证据显示,小的照射体积不影响肿瘤的局部控制率。Liengswangwong等回顾性分析Mayo Clinic治疗的59例LD SCLC治疗失败原因与治疗体积的关系,根据诱导化疗前肿瘤体积设计照射野28例,根据诱导化疗后肿瘤体积设计照射野31例。全组19例出现胸腔内复发为最早复发部位,化疗前肿瘤体积照射组9/28,化疗后肿瘤体积照射组为10/31。复发部位均为野内复发。该作者认为按照化疗后肿瘤体积照射不增加照射野边缘失败和放射野外胸腔失败。

Kies等报道了SWOG对SCLC照射体积的随机对照研究结果,也是惟一的关于照射体积的随机对照研究。将诱导化疗后PR和SD的患者随机分为大野照射(wide-volume)和小野照射(reduced-volume),可分析病例191例。远期生存率和复发形式两组无明显差别,表13-10。而并发症的发生率大野照射组高于小野照射组,表13-11。

表13-10 照射体积与生存期和缓解期

组 别	病 例 数	中位生存期(周)	缓解期(周)
Pre-field	93	51	31
Post-field	98	46	30
P值		P=0.73	P=0.32

表13-11 照射体积与严重并发症

	Pre-field			Post-field		
	S	LT	F	S	LT	F
食管炎	1	0	0	2	0	0
放射性肺炎	4	0	1	2	1	0
PLT	2	1	0	0	0	0
WBC	32	15	2	27	7	1

注:S:严重的(severe);LT:威胁生命的(life threatening);F:致死性的(fatal)。

Brodin 等报道了 Uppsala 大学的研究结果,86％的胸腔内复发是野内复发。提示是照射剂量不恰当(inadequate)而不是照射野不恰当。Lichter 和 Turissi 综述了局限期小细胞肺癌的照射剂量和照射体积,提出降低照射体积不但不影响治疗结果,重要的是,降低照射体积可以在不超过正常组织耐受的范围内,提高照射剂量。对侧肺门和锁骨上区的预防照射对局部控制率和生存率均无帮助。

美国 Intergroup trial 0096 的临床研究中所采用的照射野为:肿瘤边缘外放 1.5 cm,同侧肺门,纵隔从胸廓入口至隆突下区。不做对侧肺门和双侧锁骨上区预防照射。这一设野原则已广泛被北美和欧洲的临床研究中所采纳。

4. 放疗、化疗联合应用 在综合治疗中放射治疗的顺序(timing and sequence)放射治疗和化疗联合应用有 3 种方式:①序贯治疗。②交替治疗。③放射治疗化疗同时进行,表 13-12。同时放化疗的益处是缩短总治疗时间,治疗强度提高,放疗和化疗的协同作用。缺点是治疗毒性增加,主要是食管炎、肺炎和骨髓抑制,难于评价肿瘤对化疗的反应。随着 PE 方案作为 SCLC 的标准化疗方案的应用,多数临床研究认为 PE 方案化疗同时合并放射治疗是可以耐受的,并被广泛接受。交替治疗方法可以降低治疗毒性和耐受性,由于需要间断放射治疗被认为是不合理的放射治疗模式。

表 13-12   放疗化疗结合的时间顺序模式

综合治疗模式	综合治疗模式
序贯(sequential) CT→RT;RT→CT 交替(alterating) CT→RT→CT→RT→CT→RT	同时(concurrent) Early:CT/RT→CT→CT→CT Mid:CT→CT→CT/RT→CT Late:CT→CT→CT→CT/RT

Murray 对放射治疗和化疗联合应用的时间间隔与治疗疗效的关系进行了荟萃分析,虽然该项荟萃分析不是为特定的时间-顺序治疗模式设计的,也不能明确具体一种模式的优越之处,并且许多研究中涉及到不同的综合治疗模式(如早期交替治疗与后期的序贯治疗),但其结果仍具有重要的参考价值,见表 13-13。

表 13-13   放疗和化疗的间隔时间的荟萃分析

间隔时间(周)	平均间隔时间(周)	病例数	3 年无进展生存率(%)
0～2	0	426	18.9
3～5	4	304	22.2
6～10	9	376	14.1
11～19	17	453	12.7
20+	20	388	13
无	n/a	493	6.7

注:n/a＝not applicable。

有 7 个放射治疗时间和顺序的Ⅲ期临床研究。EORTC 的研究比较交替治疗与序贯治疗。全组 169 例,化疗采用 CDE 方案(cyclophosphamide, doxorubicin and etoposide),交替治疗组放疗在治疗开始后的第 6 周进行,照射剂量 50 Gy/20 次/89 d;序贯组放疗在化疗完成后(第 14 周)开始,照射剂量 50 Gy/20 次/26 d。局部复发率两组无显著差别(50% *vs.* 45%),3 年生存率两组相同(14%)。

法国的一组研究比较交替放化疗与同时放化疗,可分析病例 156 例。化疗采用 CDE 方案(在第 2、3 周期长春新碱取代阿霉素以避免心脏毒性)。同时放化疗组 82 例,放疗在第 2 周期化疗结束后立即开始,照射剂量 50 Gy/20 次/36 d。交替治疗组 74 例,化疗方案相同,放射治疗:第 36～47 d,20 Gy/8 次;第 64～75 d,20 Gy/8 次;第 92～101 d,15 Gy/6 次。中位生存期分别为 13.5 月和 14 月;3 年生存率分别为 6% 和 11%,差别无显著意义。

Work E 等报道了 199 例患者的研究结果,放疗化疗同时进行,早放疗组在治疗的第一日同时开始化疗和放疗,照射 20～22.5 Gy/11 次,然后给予 1 周期 PE 方案化疗,接着再给予 20～22.5 Gy 的照射,放疗完成后给予继续化疗。晚放疗组分别在治疗的第 18 周和 23 周给予第一部分和第二部分照射。剂量和剂量分割同早放疗组。两组局部复发率分别为 76.6% 和 72.8%,5 年生存率分别为 10.8% 和 12%,两组无显著性差异。

CALGB 将 390 例局限期 SCLC 随机分为早放疗组:放疗同时合并 COE 方案(CTX,VCR 和 VP16 在治疗的第一日开始,照射剂量 50 Gy/25 次/5 周;晚放疗组:放疗在治疗的第 12 周开始,放疗同前。两组均接受了脑预防照射。第 3 组为单纯化疗组。5 年局部复发率早放疗组和晚放疗组分别为 49% 和 68%,而单纯化疗组为 82%。5 年生存率早放疗组和晚放疗组分别为 6.6% 和 12.8%,$P=0.007$。早放疗组生存率降低认为是由于早放疗组接受的化疗剂量强度低于晚放疗组的原因。

Murray 等报道了加拿大国立肿瘤研究所(NCIC)的随机对照研究,比较早放射治疗(化疗开始后的第 3 周进行)和晚放射治疗(化疗开始后的第 15 周进行)对预后的影响,化疗采用 CAV/EP 交替。虽然两组的局部控制率相同(55%),远期疗效早放射治疗组优于晚放射治疗组,3 年、5 年、7 年生存率分别为 26%、22%、16% 和 19%、13%、9%($P=0.013$),见表 13 - 14。

表 13 - 14　放疗时间与预后

研究组	病例数	CT	RT	中位生存期(月)	5 年生存率(%)	P 值
CALGB		CEVA	50 Gy			
Early-RT	125			13.04	6.6%	
Late-RT	145			14.54	12.8%	NS
Aarhus		CAV/EP	40～45 Gy			
Early-RT	99			10.7	10%	
Late-RT	100			12.9	10%	NS
NCIC		CAV/EP	40 Gy			
Early-RT	155			21.2	22.0%	
Late-RT	153			16.0	13.0%	0.013
Yugoslavia		Carb/EP	54 Gy			
Early-RT	52			34	30%	
Late-RT	51			26	15%	0.027
JCOG		EP	45 Gy			
Early-RT	114			31.3	30%	
Late-RT	113			20.8	15%	<0.05

注:CALGB:美国癌症和白血病研究组;NCIC:加拿大癌症研究中心;JCOG:日本临床肿瘤研究组;CEVA,cyclophosphamide, etoposide, vincristine, and doxorubicin;XRT, radiation therapy;NS, not significant;CAV, cyclophosphamide, doxorubicin, and vincristine;EP, etoposide and cisplatin;carbo, carboplatin。

Jeremic 等报道的研究结果，103 例患者随机分为早放疗组和晚放疗组，放疗同时合并 EP 方案化疗分别在第 1 d 和第 42 d 开始，放疗给予 54 Gy/36 次/4 周（1.5 Gy，bid）。早放疗组优于晚放疗组，局部复发率分别为 42％和 65％；5 年生存率分别为 30％和 15％。

来自日本的资料同样显示早放疗好于晚放疗，可分析病例 228 例，化疗采用 EP 方案，放疗分别在化疗的第 1 周期和第 4 周期进行，45 Gy/30 次/3 周，（1.5 Gy，每日 2 次）。中位生存期分别为 31.3 个月和 20.8 个月，5 年生存率分别为 30％和 15％，$P=0.013$。

因此，根据现有临床研究证据，有关放射治疗的时间-顺序可总结为以下几点：①放射治疗提高 LD SCLC 的生存率与治疗的时机（"therapeutic window" of opportunity）有关，即，与化疗结合的时间关系。②在同时放化疗的模式中，虽然放射治疗的最佳时间尚不确定，加拿大、日本和南斯拉夫的研究证据支持在治疗疗程的早期给予放疗（early radiotherapy）。而 CALGB 的研究结果显示晚放疗（delayed radiotherapy）优于早放疗，但该研究中存在早放疗组降低了化疗剂量这一混杂因素。③没有证据支持在化疗全部结束以后才开始放射治疗。④对一些特殊的临床情况，如肿瘤巨大、合并肺功能损害和阻塞性肺不张，2 个周期化疗后进行放疗是合理的。这样易于明确病变范围，缩小照射体积，使患者能够耐受和完成放疗。

放射生物学研究显示，当所有的细胞丢失（all cell loss）停止（shut off）时，肿瘤的克隆原细胞的倍增时间甚至短于潜在倍增时间。可以设想诱导化疗（induction chemotherapy）所产生的肿瘤细胞杀伤将会被因治疗疗程的延长所致的肿瘤细胞的再增殖所抵消。因此，缩短总治疗时间将降低肿瘤细胞在治疗中再增殖的机会。在讨论治疗时间时，包括两个方面，一是放疗的时间（duration of RT），二是放疗与总治疗时间的关系（the time from the start of any therapy to the end of RT）。

当放疗给予早并且与化疗同时应用，化疗药物的同步化与放射的共同作用，不仅放射非常敏感的细胞，那些放射不太敏感的或高度增殖的细胞同样将被杀灭。Murry 提出在同时放化疗中，放疗的最佳时间应该是在化疗开始后的 6 周以内给予。超过上述时间肿瘤加速再增殖将会增加，产生治疗抗拒的细胞克隆。早放疗指放射治疗在化疗的第 1 周期或第 2 周期开始，此治疗方法在北美的许多研究中心和多中心临床研究中已被采纳作为标准治疗方案（standard approach）。

5. 放射治疗的剂量分割　由于应用常规放射治疗提高照射剂量的方法在 SCLC 的治疗中是不成功的，临床上转向对提高局部治疗强度的研究-改变剂量分割，缩短治疗时间，这也是放射治疗学家惯用的手段。加速超分割照射技术正适合应用于 SCLC，因其细胞增殖快，照射后细胞存活曲线的肩区不明显。理论上应用加速超分割照射能够提高治疗增益。

Turrisi 等于 1988 年报道了每天 2 次照射，每次照射 1.5 Gy，同时合并 EP 方案化疗的 II 期临床研究结果，此后有多家相类似的临床研究报道，表 13-15。显示了较好的前景。2 年生存率为 40％左右，毒性反应主要为骨髓抑制和食管炎，但是可耐受的，3 级粒细胞减少 70％～80％，3 级食管炎 35％～40％。

在上述 II 期临床研究的基础上，美国（1989～1992）开展了多中心 III 期临床研究（Intergroup 0096）。419 例局限期小细胞随分为加速超分割治疗组（AHF-RT），每日 2 次照射，1.5 Gy/次，总量 45 Gy，和常规分割治疗组（Standard-RT），每日照射 1 次，1.8 Gy/次，总量 45 Gy。两组均在治疗的第一日同时应用 EP 方案化疗，化疗共 4 个周期。全部病例均随诊 5 年以上。AHF-RT 组明显优于常规治疗组（表 13-16）。

表 13-15　每天两次照射＋EP 化疗的 Ⅱ 期临床研究

作者	剂量(Gy)	分次数	Course/timing	病例数	2 年生存率(%)	局部控制率(%)
Turrisi	45	30	1C	23	56	91
ECOG	45	30	1C	40	36	90
NCI-Navy	45	30	1C	31	60	91
ECOG	45	30	1A	34	40	86
Mayo Clinic	48	30	3C	29	47	83

注:C:concurrent(同步);A:alternating(交替)。

表 13-16　加速超分割与常规分割治疗的结果(Intergroup Trial 0096)

项　目	1.8 Gy/q.d.	1.5 Gy/b.i.d	P 值
病例数	206	211	
中位生存期(月)	19	23	
2 年生存率	41%	47%	
5 年生存率	16%	26%	0.04
无复发生存率	24%	29%	0.10
局部失败率	52%	36%	0.06
局部＋远地失败率	23%	6%	0.005
3 级食管炎	11%	27%	<0.001

注:Intergroup:美国协作组。

　　Bonner 等报道的 Mayo Clinic 的研究结果。该研究将局限期 SCLC 先给予 3 个周期的 PE 方案化疗,然后随机分为每日 2 次照射组[twice-daily thoracic irradiation (TDTI)]和每日 1 次照射组[once-daily thoracic irradiation (ODTI)],两组均同时合并 PE 方案化疗。照射剂量,TDTI 组 48 Gy/32 次,24 Gy 后休息 2.5 周;ODTI 组 50.4 Gy/28 次连续照射。放疗结束后再给予 6 个周期的 PE 方案化疗,完全缓解者给予脑预防照射。入组患者 311 例,262 例参加随机分组。两组 3 年生存率无差别,TDTI 组和 ODTI 组分别为 29% 和 34%,$P=0.46$。

　　6. 非手术综合治疗(放疗＋化疗)在早期 SCLC 中的作用　对于因不愿手术或内科疾病不能手术的早期肺癌患者,放疗是最重要的局部治疗手段。有关早期 NSCLC 的临床研究已经证实,合理的放疗特别是立体定向放疗能够达到与手术相同的局部控制率和生存率,而放疗的副作用更小,可以作为外科手术的替代方法。但是目前对于 SCLC,手术仍是 T1-2N0 局限期 SCLC 的推荐治疗手段,非手术方法(放疗＋化疗)治疗早期 SCLC 仍需进一步的研究。Fox 等在上世纪 70 年代发表的随机分组研究显示,采用外科手术的早期 SCLC 患者(71 例)中位生存期为 100 d,没有患者存活至 10 年,而采用根治性放疗患者(73 例)的中位生存期为 300 d,有 3 例患者生存期超过 10 年。Johnson 等采用同步放化疗(放疗 45 Gy/30 次,2 次/d;化疗为 EP 方案)＋后继化疗治疗局限期 SCLC,44 例患者的中位生存期为 21.3 个月,1 年、3 年和 5 年的生存率分别为 83%、43% 和 19%,治疗失败主要为局部区域复发和脑转移。中国医学科学院肿瘤医院近期对临床 Ⅰ、Ⅱ 期小细胞肺癌手术与非手术综合治疗的临床研究结果如下表所示,早期局限期 SCLC 患者如选择行非手术的治疗,针对一般情况好的患者行同期放化疗能够取得与手术相近的疗效。

表 13-17　临床 I、II 期小细胞肺癌手术与非手术综合治疗的临床研究结果

组　　别	例数	中位生存期(月)	生存率(%)			
			1 年	2 年	3 年	5 年
手术＋化疗±放疗组	55	50	96	70	58	52
化放疗组	34	40	94	74	55	40
P 值		0.404				

7. 胸部放疗(TRT)在广泛期 SCLC 中的作用　化疗是广泛期患者的主要治疗手段,有效率高达 90%,但是患者的长期预后仍很差,5 年生存率仅为 1%。为了增加疗效,减少过度化疗导致的毒副作用,临床开展了广泛期 SCLC 患者进行 TRT 的随机分组研究(表 13-18),尽管有 3 组研究未能证实 TRT 在延长患者生存期上的作用,但因为每组研究的总例数均不超过 30 例,结论的可靠性较低。而两组病例数较多的研究均显示 TRT 能够显著改善广泛期 SCLC 患者的总生存。其中 Jeremic 等在研究中选择 3 周期化疗后达到 CR 或远处达到 CR、局部区域 PR 的患者随机进入 TRT＋同步 PE 化疗(4 周期)组或单纯 PE 化疗组(4 周期)对照组,放疗为 54 Gy/36 次,2 次/d,结果 TRT 显著提高了患者的中位生存时间(17 个月 *vs.* 11 个月)和 5 年生存率(9.1% *vs.* 3.7%,$P=0.041$),TRT 对局部控制的改善接近统计学意义($P=0.062$),总体说来放疗组的严重急性毒副作用发生率低于单纯化疗组。因此对化疗后疗效较好的广泛期 SCLC 患者,应积极地进行 TRT,以期达到更好的疗效。

表 13-18　广泛期 SCLC 患者化疗±TRT 的随机分组研究

作者	TRT 患者	对照组患者	放化疗模式	生存率(%)		P 值
				1 年	2 年	
Jeremic 等	55	54	同步	65/46	38/28	0.041
Nou 等	28	26	交替	32/26	0/0	0.045
Lebeau 等	10	8	序贯	10/25	10/12	0.43
Rosenthal 等	两组共 27 例		交替	NR	NR	0.796
Brincker 等	16	14	交替	25/30	0/0	0.44

■ 二、姑息治疗中放疗的应用

(一)适应证

不考虑远期效应,减轻近期症状,局部晚期肿瘤或远地转移灶已出现或极可能出现临床症状病例,应行姑息放疗减症。广泛骨转移可行半身照射。

根据 Erkurt (2000)调查,现约 75% 临床医师认为放疗不能治愈手术不能切除的局部晚期 NSCLC,仅能达到缓解症状,有限延长存活期目的。尽管采用根治性放疗技术照射,实质为姑息治疗。

(二)照射技术

1. 胸部　胸部照射野仅包入产生症状的病灶。建议预期存活<6 月者照射 TD20 Gy/5 次/1 周,预期存活 6～12 月者 TD30 Gy/10 次/2 周或 TD45 Gy/15 次/3 周,一般情况好,瘤体直径<10 cm 者采用根治性放疗技术照射。应避免过度照射可能出现急性放射反应的器官。缓解阻塞性肺症状可行腔内近距离照射,剂量参考点黏膜下 1.5 cm,只照射一次 TD10～15 Gy。

2. 脑　多发脑转移者,全脑照射 TD30 Gy/(10 次・2 周)或 TD40 Gy/(15 次・3 周);单发转移局部加量 TD12 Gy/(4 次・周),也可以不行全脑照射,单纯手术或者光子刀治疗。

3. 骨　骨转移照射野应包入整块受累骨,也可单纯照射局部。一般照射 TD30 Gy/(10 次・2 周)或 TD8 Gy/次。半身照射一般照射 TD6~8 Gy/次。

（三）结果

1. 症状及体征消失情况　中国医学科学院肿瘤医院报道放射治疗后咯血、胸痛、气短、发热、上腔静脉压迫综合征缓解情况见表 13-19。可以看出,放射治疗对改善局部症状,消除上腔静脉压迫综合征有效。肺不张的复张主要和不张时间长短有关,复张率约 23%,声嘶消失约 6%,两者症状缓解率与症状出现时间长短有关。姑息性放疗肺癌脑转移有效率在 70%~90% 之间,骨转移疼痛缓解率>80%。

表 13-19　姑息性放射治疗后局部症状改善情况

症状	例数	消失		改善		改善率
		例数	%	例数	%	%
血痰	244	188	77.0	35	14.3	19.3
胸痛	273	124	45.4	104	38.1	83.5
气短	218	93	42.7	89	40.8	83.5
发烧	72	46	63.9	12	16.7	80.6
SVCS	25	18	72	5	20	92

2. 胸部病灶姑息性放疗结果　Teo (1988)报道姑息性放疗随机分组研究结果,高剂量长时间照射对患者无任何益处。Nestle (2000)随机分组研究了 152 例Ⅲ～Ⅳ期病例,一组常规剂量分割照射 TD60 Gy,一组超分割姑息照射,每次 2 Gy,每日 2 次,间隔 6 小时,总量 TD32 Gy/10 日,MST 姑息组稍长,2 年存活同为 9%。Girling (2000)随机分组姑息治疗了 230 例 T4 有轻微胸部症状的病例,分为即刻放疗或症状出现加重后再放疗甚至不行放疗,放疗剂量 TD8.5 Gy/2 次/周或 10 Gy/次,结论是各组存活质量和存活时间无差异。Dixon (2000)随机分组比较了 184 例加拿大 TD20 Gy/(5 次・周)姑息放疗方式和英国 TD10 Gy/次方式,2 组疗效无差异。RTOG 随机研究报告照射 TD30 Gy/(10 次・4 周),分程 TD40 Gy/(10 次・4 周)和 TD40 Gy/(20 次・4 周),三种治疗方式姑息效果无差异,回顾性与照射剂量>TD60 Gy 比,还是高于 TD60 Gy 者预后好,但延长的生存时间却无统计学差异。目前尚无高于 TD60 Gy 剂量与低量姑息比较的随机研究资料。Ron (2000)随机分组比较了姑息腔内或外照射放疗 99 例晚期 NSCLC,结果外照射组存活时间和症状缓解率均优于腔内治疗组。

■ 三、肺癌放射治疗新技术

三维适形放疗技术(3DCRT)和调强放疗技术(IMRT)是目前较先进的放疗技术。如条件允许可用于肺癌患者,并用 CT 或 PET/CT 来进行放疗计划的设计,具体内容请参见 NSCLC 放射治疗新技术章节。

■ 四、脑预防照射(PCI)

目前以化疗为主的综合治疗能够提高 SCLC 患者的生存率,但是化疗后获得 CR 的患者仅有＜25％能够长期生存,其中脑转移是治疗失败的主要原因之一。有＞10％的 SCLC 患者就诊时已经发生脑转移,脑转移的 2 年累积发生率高达 50％以上,患者尸检脑转移的发生率可达65％。多药联合化疗和放射治疗的应用使患者长期生存率提高,脑转移的发生也随之增加。文献报道,治疗后生存 5 年以上的病例中枢神经系统复发率高达 80％。

脑转移后患者的中位生存期仅为 4～5 个月,由于血脑屏障的作用,化疗药物难以进入脑实质发挥作用,所以有关 PCI 的临床研究广泛开展。目前选择性 PCI 降低局限期 SCLC 脑转移率、提高总生存率的作用已先后被多组随机分组研究和荟萃分析证实。Pedersen 等报道 PCI 组中枢神经系统复发率为 6％,而对照组为 22％。PCI 综合分析协作组(The Prophylactic Cranial Irradiation Overview Collaborative Group)对 SCLC 完全缓解病例,PCI 随机对照研究资料进行荟萃分析(Mata-analysis),结果显示,SCLC 完全缓解病例脑预防照射能够提高生存率和无病生存率(DFS)。PCI 组 3 年生存率提高了 5.4％(20.7％ vs. 15.3％)。与对照组比较,PCI 组死亡的相对危险性(RR)为 0.84(95％CI:0.73～0.97, P＝0.01)。DFS 提高(RR＝0.75,95％ CI:0.65～0.86, P＜0.001)。3 年脑转移率从 58.6％降低至 33.3％(RR＝0.46, 95％ CI:0.38～0.57, P＜0.001)。亚组分析显示,对于化疗后获得 CR 的 SCLC 患者,PCI 显著降低脑转移率的作用不受患者确诊时年龄、病期、行为状态或前期是否接受过胸部放疗等因素的影响。PCI 给予的时间早晚对脑转移的影响:PCI 给予早,脑转移率有降低的趋势(P＝0.01),但是时间间隔对生存率无影响。对不同照射剂量(8 Gy/次, 24～25 Gy/8～12 次,30 Gy/10 次,36～40 Gy/18～20 次)分析显示,脑转移率随剂量增加而降低(P＝0.02),但是不同剂量组的总生存率无显著差异(P＝0.89)。Suwinski 等研究显示,PCI 的疗效在 20～35 Gy 范围内呈线性量效关系,如果 PCI 在开始诱导化疗 60 d 后进行,应该给予较高的照射剂量。近期一组荟萃分析显示,脑预防照射如果采用总剂量 8～40 Gy、分次剂量 1.8～3 Gy 的方案,患者的急性毒副作用可以耐受,而且神经认知功能缺失与放疗前相比没有显著增加。新近发表的比较标准剂量(共 25 Gy,2.5 Gy/次)和高剂量(共 36 Gy,2 Gy/次,或 1.5 Gy/次、2 次/d)PCI 的随机分组研究显示,两组2 年的脑转移率无显著差异,分别为 29％和 23％(P＝0.18),但标准剂量组总生存率显著提高(42％ vs. 37％,P＝0.05),两组副作用相似,结果支持采用 25 Gy/10 次作为 PCI 的标准方案。

PCI 在广泛期 SCLC 中的应用:广泛期 SCLC 在 SCLC 中占有很高的比例,全身化疗虽然有效,但是长期生存率仍然很低,2 年生存率仅为 5％左右。脑是 SCLC 常见的转移部位,长期存活患者的脑转移率可高达 80％。脑转移患者的化疗疗效极差,放疗的有效率也仅为 50％左右,患者生存期相对较短。针对这种现状,EORTC 开展了广泛期 SCLC 化疗后 PCI 的随机分组研究,在接受 4～6 周期化疗后评价有效的 286 例患者随机分入 PCI 组和观察组,放疗剂量为 20～30 Gy/5～12 次,在化疗后 4～6 周开始。结果 PCI 显著降低了症状性脑转移的发生率(16.8％ vs. 41.3％, HR＝0.27, P＜0.001),两组患者 1 年的脑转移率分别为 14.6％和40.4％;两组的中位无疾病进展生存期分别为 14.7 和 12.0 个月(P＝0.02),1 年总生存率分别为 27.1％和 13.3％(P＝0.003)。PCI 的副作用能够较好耐受,而且对患者的生活质量没有显著不良影响。因此研究者认为应该对所有化疗有效的广泛期 SCLC 患者进行 PCI,但是治疗前应让患者了解 PCI 可能带来的不良影响。

(王绿化)

第十四章
肺癌的化学治疗

第一节　化疗药物的药理学基础

肿瘤研究的主要目的之一是降低肿瘤的发病率与死亡率,而降低肿瘤死亡率主要靠治疗。在肿瘤的三大主要治疗手段中,虽然肿瘤化学药物治疗的历史最短,但已经取得了显著成绩。随着新的化疗药物的不断出现,抗肿瘤药物治疗与外科手术、放射治疗等相互配合的多学科综合治疗模式在肿瘤治疗中发挥着越来越重要的作用,加深对化疗药物药理学基础的认识是合理应用化疗药物的前提,本节将着重于化疗药物药理学基础方面进行阐述。

■ 一、抗肿瘤药物的分类

目前临床常用的抗肿瘤药物约 80 种,常用于肺癌治疗的约有 40 种。根据来源及其作用机制的不同,传统上将化疗药物分为 5 类,即烷化剂、抗代谢药物、抗肿瘤抗生素、植物来源的抗肿瘤药物及其他类型抗癌药物(包括铂类、激素类和 L-门冬酰胺酶等)。常用于治疗肺癌的药物包括抗代谢药、植物来源药和铂类等。根据作用机制,抗肿瘤药物可分为以下几类:作用于 DNA 结构的药物(包括烷化剂、蒽环类和铂类化合物)、影响核酸合成的药物(主要是抗代谢药物)、作用于 DNA 模板影响 DNA 转录或抑制 DNA 依赖性 RNA 聚合酶抑制 RNA 合成的药物、影响蛋白质合成的药物(如高三尖杉酯碱、紫杉醇、长春花碱及 VP-16 等)及其他类型的药物(如激素、生物反应调节剂、单克隆抗体),见表 14-1。

表 14-1　常用抗肿瘤药物临床分类

类　别	作用机制	药　品
细胞毒药物	作用于 DNA 结构的药物	烷化剂:氮芥、苯丁酸氮芥、环磷酰胺、甲酰溶肉瘤素、异环磷酰胺、噻替哌、马利兰、白消安、卡氮芥、环己亚硝脲、甲环亚硝脲、链脲霉素、氮烯咪胺、替唑莫胺、甲基苄肼、六甲密胺
		铂类化合物:顺铂、卡铂、奥沙利铂、乐铂、奈达铂
		抗生素类:多柔比星、表柔比星、柔红霉素、吡柔比星、阿柔比星、伊达比星、米托蒽醌、丝裂霉素、博来霉素、平阳霉素、放线菌素 D、光辉霉素

（续表）

类　别	作用机制	药　　品
	影响核酸合成的药物	二氢叶酸还原酶抑制剂:甲氨蝶呤 胸苷酸合成酶抑制剂:氟尿嘧啶、替加氟、氟尿苷、去氧氟尿苷、卡莫氟、雷替曲塞 嘌呤核苷酸合成酶抑制剂:硫嘌呤、硫鸟嘌呤、喷司他丁等 核苷酸还原酶抑制剂:羟基脲、吉西他滨 DNA 多聚酶抑制剂:阿糖胞苷、环胞苷 其他抗代谢药:氟达拉滨、培美曲塞
	拓扑异构酶抑制剂	喜树碱、羟喜树碱、伊立替康、拓扑替康 依托泊苷、替尼泊苷
	主要作用于微管和微管蛋白的药物	紫杉醇、多西他塞、长春碱、长春新碱、长春瑞宾、长春地辛、高三尖杉酯碱
	抑制蛋白质合成药物	L 门冬酰胺酶、高三尖杉酯碱、三尖杉酯碱
激素类	抗雌激素类药物	他莫昔芬、托瑞米芬
	芳香化酶抑制剂	氨鲁米特、福美司坦、来曲唑、阿那曲唑
	芳香化酶灭活剂	依西美坦
	性激素	孕激素:甲羟孕酮、甲地孕酮、 雌激素:乙烯雌酚、炔雌醇 雄激素:甲睾酮、丙酸睾酮、苯丙酸诺龙
	抗雄激素类药物	氟他胺、比卡鲁胺
	促黄体生成素释放激素类似物	戈舍瑞林、醋酸亮丙瑞林
	糖皮质激素	氢化可的松、泼尼松、泼尼松龙、地塞米松
生物反应调节剂		干扰素 白细胞介素 2 胸腺肽类
单克隆抗体		利妥昔单抗 西妥昔单抗 曲妥珠单抗 贝伐单抗 替伊莫单抗
其他	细胞分化诱导剂	维 A 酸和亚砷酸
	新生血管生成抑制剂	恩度
	酪氨酸激酶抑制剂	伊马替尼、吉非替尼、厄洛替尼
	多靶点抑制剂	索拉非尼、舒尼替尼

■ 二、癌细胞的增殖和细胞周期动力学

癌组织中的癌细胞基本上可分为三大细胞群,即由增殖细胞群、静止细胞群以及无增殖能力细胞群所组成。肿瘤的潜在倍增时间(potential doubling time,DT):是在假设没有细胞丢失的情况下,肿瘤细胞数目增加一倍所需要的时间,代表着某个细胞群体的平均增长率。增殖细胞群是指不断按指数分裂增殖的癌细胞,这部分细胞占肿瘤全部细胞群的比例称为生长比率(growth fraction,GF)。各种肿瘤的生长比率不同,即使同一肿瘤,早、中、晚期 GF 也不同,早期生长比率较大。GF 较高的肿瘤,瘤体生长迅速,对化疗的敏感性也较高。静止细胞群是癌肿的后备细胞,有增殖能力但暂不进入细胞周期,当增殖期的细胞被抗癌药物杀灭后,它即可进入增殖期。静止细胞群对药物敏感性低,是肿瘤治疗后复发的根源。无增殖能力细胞群,为不进入分裂的终

细胞,通过分化、老化而死亡。在癌组织中此类细胞很少,在化学治疗中无意义。癌细胞增殖周期大致可分为几个阶段。

1. G1 期　即 DNA 合成前期。是经过有丝分裂而来的细胞继续生长的时期。此期内主要为下阶段合成 DNA 做准备,并进行核糖核酸(RNA)和蛋白质的合成。此期长短在不同种类的癌细胞差异较大,可由数小时至数日。

2. S 期　即 DNA 合成期。是进行 DNA 复制的时期,此期的 DNA 含量成倍的增加。S 期波动在 2～30 h 之内,多数为 10 几个小时。

3. G2 期　即 DNA 合成后期或分裂前期。此期 DNA 合成已结束,正进行细胞分裂的准备工作,继续合成与癌细胞有关的蛋白质和微管蛋白。所占时间约为 2～3 h。

4. M 期　即有丝分裂期。细胞进行有丝分裂,一个癌细胞分裂为两个子细胞。此期相当短,所占时间约为 1～2 h。

M 期结束后,两个子细胞可以再继续进行增殖而进入 G1 期,也可以进入暂时静止状态的 G0 期,或者成为无增殖能力的细胞。

肿瘤的生长快慢,不仅取决于增殖细胞群的大小以及增殖周期时间的长短,而且取决于细胞的丢失。如果细胞的增殖速度超过细胞丢失,则肿瘤就增大,反之,肿瘤则缩小。

■ 三、抗肿瘤药物与细胞周期

一般来说,增殖细胞对有效的抗肿瘤药物,不论其作用机制如何,均较敏感。非增殖细胞(通常为 G0 期细胞)对抗肿瘤药物不敏感或部分敏感,这些细胞可能成为化疗后复发的根源。根据抗肿瘤药物对增殖细胞杀伤的特点及其作用的周期时相,大致上将抗肿瘤药物分为细胞周期非特异性药物和细胞周期特异性药物。前者对增殖细胞的各期细胞包括 G0 期细胞均具有杀伤作用,主要有烷化剂、抗癌抗生素以及铂类化合物,其他如甲基苄肼等,见表 14-2。细胞周期特异性药物对增殖细胞中特别是 S 期及 M 期细胞有杀灭或抑制作用,主要有抗代谢药物和有丝分裂抑制剂,如培美曲塞、吉西他滨、长春瑞滨、长春地辛、紫杉醇等,见表 14-3。

表 14-2　常见细胞周期非特异性药物

烷 化 剂	铂类化合物	抗生素类	其 他
氮芥、苯丁酸氮芥、环磷酰胺、异环磷酰胺、卡氮芥、氮烯咪胺、替莫唑胺、六甲密胺、顺铂、卡铂、奥沙利铂、环己亚硝脲、甲环亚硝脲、链脲霉素	顺铂、卡铂、奥沙利铂、奈达铂、乐铂	放线菌素 D、多柔比星、表柔比星、柔红霉素、吡柔比星、阿柔比星、伊达比星、米托蒽醌	甲基苄肼

表 14-3　常见细胞周期特异性药物

G1 期	G2 期	S 期	M 期
L 门冬酰胺酶	依托泊苷、替尼泊苷	甲氨蝶呤、氟尿嘧啶、替加氟、氟尿苷、卡莫氟、雷替曲塞、巯嘌呤、硫鸟嘌呤、喷司他丁、羟基脲、吉西他滨、阿糖胞苷、卡培他滨、氟达拉滨、培美曲塞、羟基喜树碱、伊立替康、拓扑替康、足叶乙苷、替尼泊苷	紫杉醇、多西他塞、长春碱、长春新碱、长春瑞滨、长春地辛

细胞周期非特异性药物的作用较强而迅速,能很快地杀死癌细胞。其剂量-反应曲线是一条直线,在机体能耐受的毒性限度内,杀伤癌细胞的能力随剂量的增大而增加,剂量增加一倍,杀死癌细胞的能力可增加数倍至近百倍,在影响疗效的浓度(C)和时间(T)的关系中,浓度是主要因素,因此适宜用于增殖比率较小,生长缓慢的肿瘤。细胞周期特异性药物的作用较弱,其剂量-反应曲线呈渐近线,即小剂量时类似一条直线,达到一定剂量后,即使使用剂量再增大,杀伤癌细胞的能力也不再增加,在浓度和时间的关系中,时间是主要的因素。由于它仅作用于增殖细胞,故对增殖比率较大、迅速增长的肿瘤常较有效。

为使化疗药物能发挥最大的作用,非特异性药物宜静脉一次注射,而特异性药物则以缓慢静脉滴注或肌肉注射为宜。在临床实际工作中常常是由两类药物组成的联合化疗方案才能取得良好的临床疗效。

■ 四、化疗药物的剂量强度

所谓剂量强度(dose intensity)是指不论给药途径及用药方案如何,疗程中单位时间内所给药物的剂量称为剂量强度,通常以 mg/m^2/周表示。剂量强度的概念是在 20 世纪 80 年代由 Hryniuk 等首先提出的,已在体内外研究证明剂量强度对潜在的可治愈性恶性肿瘤化疗的临床疗效中具有重要作用。相对剂量强度是指实际给药剂量强度与人为的标准剂量强度之比。由于剂量强度是整个疗程中平均每周所接受的剂量,故在临床化疗中,不论减低每次给药剂量还是延长给药间隔时间均可导致剂量强度降低。

已有较多资料表明化疗药物的剂量强度与治疗效果明显相关,这些已在淋巴瘤、卵巢癌、乳腺癌等的治疗中得以证实。临床上对于有可能治愈的患者,应尽可能使用患者可以耐受的最大剂量强度的化疗药物来保证疗效。对于大多数细胞毒类药物而言,骨髓抑制仍是其主要的剂量限制性毒性,由于骨髓抑制通常导致化疗药物剂量强度下调,会对治疗效果带来负面影响。近20 年来随着粒细胞集落刺激因子以及自体骨髓移植和(或)自体外周血造血干细胞移植的发展,使用高剂量化疗已经为部分患者带来临床获益。

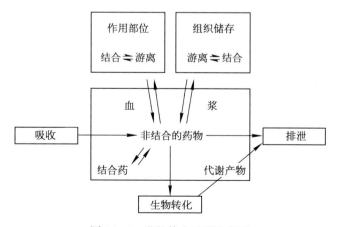

图 14 - 1　药物体内过程示意图

(引自:李瑞. 药理学[M].北京:人民卫生出版社,2007.3)

因药物本身可能引起严重不良反应,故抗肿瘤药物需合理应用。临床医师必须对药物有较深的了解,包括药代动力学特点、药物之间的相互作用、是否有器官特异性毒性、如何预防、谨慎观察和及时有效的处理各种毒副反应。合理用药是相对的,要不断学习不断提高业务水平,才能胜任临床工作,并根据循证医学、规范化和个体化治疗的原则减少失误,使患者获益。

（赵玲娣　石远凯）

第二节　药代动力学

药代动力学(pharmacokinetics),又称药物动力学,是研究药物体内过程的一门学科,包括药物及其代谢物的吸收(absorption)、分布(distribution)、代谢(metabolism)和排泄(excretion)及随时间的变化过程(如图 14-1 所示),该过程始终处于动态变化之中,且受体内多种因素影响。通过对这一动态过程规律的了解,根据体内药量和时间的数据建立数学模型来了解药物体内过程的变化规律,从而指导临床制定合理的给药方案,提高用药的安全性和合理性,同时对新药的开发和评价也具有一定的指导意义。

■ 一、基本概念

（一）房室模型

药物在体内的处置过程较为复杂,涉及其在体内的吸收、分布、代谢和排泄过程,且始终处于动态的变化之中。为了定量的描述药物体内过程的动态变化规律,常常要借助数学的原理和方法来系统的阐明体内药量随时间变化的规律性。房室模型理论从速率论的角度出发,建立一个数学模型来模拟机体。它将整个机体视为一个系统,并将该系统按动力学特性划分为若干个房室组成的一个完整的系统,称之为房室模型(compartment model)(图 14-2)。根据药物在体内的动力学特征,房室模型可分为一室模型(one compartment model)、二室模型(two compartment model)和多室模型(multicompartment model)。一室模型和二室模型在数学处理

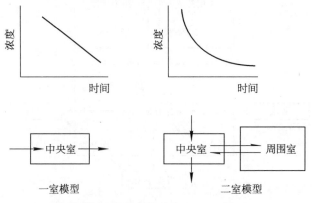

图 14-2　静脉注射给药房室模型示意图

(引自:杨世杰.药理学[M].北京:人民卫生出版社,2005.33)

上较为简单,应用最广泛,多室模型的数学处理相当繁琐,因而应用受到限制。

1. 一室模型　药物进入人体内以后,能迅速向各组织器官分布,并很快在血液与各组织脏器之间达到动态平衡,即药物在全身各组织部位的转运速率是相同或相似的,此时把整个机体视为一个房室,称之为一室模型或叫单室模型。一室模型并不意味着体内所有组织在任何时刻的药物浓度都一样,而是指机体各组织的药物浓度能够随血浆药物浓度的改变而平行地发生变化。

2. 二室模型　药物进入机体后,能很快进入机体的某些部位,但对另一些部位,则需一段时间才能完成分布。从速率论的观点将机体划分为药物分布均匀程度不同的两个独立系统,即二室模型。二室模型由中央室和外周室组成。中央室由一些血流比较丰富、膜通透性较好,药物易于灌注的组织(如心、肝、肾、肺等)组成,药物往往首先进入这类组织,血液中的药物可迅速与这些组织中的药物达到动态平衡。血流不太丰富、药物转运速度较慢且难以灌注的组织(如脂肪、静止状态的肌肉等)归并成另一个房室,称为外周室,这些组织中的药物与血液中的药物需经一段时间方能达到动态平衡。

3. 多室模型　若在上述二室模型的外周室中又有一部分组织、器官或细胞内药物的分布特别慢,则还可以从外周室中划分出第三室。分布稍快的称为"浅外室",分布最慢的称为"深外室",由此形成三室模型。按此方法,可以将在体内分布速率有多种水平的药物按多室模型进行处理。

(二) 药代动力学-药效动力学模型

药代动力学-药效动力学模型(pharmacokinetic-pharmacodynamic model, PK-PD)是综合研究体内药物的动力学过程(药代动力学过程)与药效量化指标的动力学过程(药效学过程),及其相互定量转换关系的现代动力学的重要分支学科。

换句话说,PK-PD 模型就是在不同时间测定血药浓度和药物效应,将时间、浓度、效应三者进行模型拟合,定量分析三者之间的关系(以抗癌药为例,图 14-3)。由此可见,PK-PD 将两种不同形式的过程复合为统一体,其本质是一种药量与效应之间的转换过程,或视为物质与能量之间的定量转移过程。PK-PD 研究将为新药开发中阐明药物作用的机制,设计药物剂型以及临床合理用药提供重要的研究方法和理论依据。

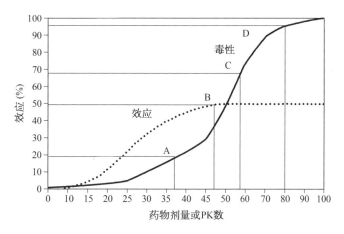

图 14-3　抗癌药物治疗窗定义

AUC 或剂量为 A 时既无抗癌效应也无毒副作用;AUC 或剂量为 D 时毒副反应
可接受而抗癌效应最大;治疗窗在 B 和 C 之间时毒性可接受而抗癌效应与药物剂量
具有最大似然性(引自 Pathol Oncol Res. 1998,p173)

（三）药代动力学参数及其临床意义

1. 速率常数 K　速率常数是描述速率过程的重要的动力学参数。速率常数的大小可以定量的比较药物转运速度的快慢，速率常数越大，该过程的进行也越快。速率常数用 K 表示，以"时间"的倒数为单位，如 $\min^{-1}$ 和 h^{-1}。

2. 生物半衰期 $t_{1/2}$　生物半衰期又称消除半衰期，指药物在体内的量或血药浓度下降一半所需要的时间，常以 $t_{1/2}$ 表示，单位取"时间"单位。这个参数只是由测定血浆或血清浓度的衰变来求出的，它是临床制定给药方案的主要依据之一，同一种药物用于不同个体时，由于生理与病理情况的不同，$t_{1/2}$ 可能发生变化。

3. 表观分布容积（apparent volume of distribution，VD）　表观分布容积是指药物在体内达到动态平衡时，体内药物与血药浓度相互关系的一个比例常数，即体内药物按照血药浓度分布时，所需体液的总体积，主要反应药物在体内分布广窄的程度，单位为 L 或 L/kg。药物的分布容积的大小取决于其脂溶性、膜通透性、组织分配系数及药物与血浆蛋白等生物物质的结合率等因素。

4. 血药浓度-时间曲线下面积（area under the concentration-time curve，$AUC_{0\to\infty}$）　指药物从零时间开始至所有原形药物全部消除这一时间的药物-时间曲线下总面积，反映药物进入血循环的总量，常被用于评价药物的吸收程度。卡铂主要由肾小球滤过而肾小管不重吸收，70% 经肾排泄，故肾小球滤过率（glomerular filtration rate，GFR）状况决定了卡铂的体内时间和浓度，且卡铂的主要不良反应骨髓抑制与肾小球功能密切相关，因此按 GFR 和 AUC 确定卡铂的剂量，将使用药剂量更加精确、科学、合理，可以避免剂量不足或过量所导致的疗效不佳或毒副反应加重及生存质量下降。按 AUC 计算药物剂量是一个科学的个体化的剂量，符合现代个体化治疗的理念。

5. 达峰浓度（maximum concentration，Cmax）和达峰时间（time of maximum concentration，Tmax）　药物经血管外给药吸收后出现的血药浓度最大值称为峰浓度，达到峰浓度所需的时间为达峰时间。它们是反应药物在体内吸收速率的两个重要指标，常被用于制剂吸收速率的质量评估。与吸收速率常数相比，它们更能直观和准确的反映出药物的吸收速率，因此更具有实际意义。药物的吸收速度快，则其峰浓度高，达峰时间短。

6. 生物利用度（bioavailability，F）　生物利用度是药物经血管外给药后，被吸收进入血液循环的速度和程度的一种量度，它是评价药物吸收程度的重要指标。生物利用度可以分为绝对生物利用度和相对生物利用度，前者主要用于比较两种给药途径的吸收差异，而后者主要用于比较两种制剂的吸收差异。

7. 清除率 CL　是指单位时间从体内清除的含药血浆体积或单位时间从体内清除的药物表观分布容积，其单位为 L/h 或 L/(h·kg)，表示从血中清除药物的速率或效率。它是反映药物从体内清除的另一个重要参数，又称为体内总清除率（total clearance，CLt），等于代谢清除率加肾清除率。

8. 血药稳态浓度（Css）　药物以一级动力学消除时，恒速或多次给药将使血药浓度逐渐升高，当给药速度和消除速度达平衡时血药浓度稳定在一定的水平称 Css（steady state concentration）。当给药速度等于消除速度时血药浓度维持在一个基本稳定的水平，当恒量消除的药物吸收速度大于消除速度时提示药物蓄积，血药浓度会无限制增高。

■ **二、常见影响药代动力学的因素**

虽然药物的研发是为了治疗疾病,人们却往往忽视一个现象,即疾病本身会使患者对药物治疗的反应发生改变。患者的不同生理状态,如性别、年龄、妊娠状态及各种病理生理状态,如肝功能不全、肾功能不全、心功能不全或其他伴随疾病的出现,将使体内药代动力学及药效学发生变化。下面对几种常见的生理及病理生理状态进行叙述。

（一）生理状态

1. 性别

（1）吸收:药物不仅仅通过胃肠道吸收,还经肌肉、皮下组织和肺吸收。在众多吸收途径的研究中,关于口服生物利用度的研究最多。药物通过胃肠道吸收的速度和程度受多种因素的影响。研究表明,女性的胃排空时间比男性长,这延缓了药物在胃肠下端的吸收,此外还发现女性的胃酸 pH 值较高,但是目前尚不清楚胃酸 pH 值升高或胃排空时间延长是否具有临床意义。因为胃肠酶活性也存在性别差异,所以许多药物在男女间有首过代谢和生物利用度的不同。

（2）分布:药物分布受到许多因素的影响,包括血浆或组织蛋白结合、体重、身体构成以及体液含量。其中,总体重、肌肉含量和脂肪构成是影响药物分布的主要决定因素,而这些因素在男女间差异很大。一般而言,女性较男性体重轻、肌肉含量少而脂肪多,器官体积和血管内容积较小。因此,女性在体重标准化后对脂溶性药物拥有较大的药物分布容积。

（3）代谢:关于性别对药物分布和药物代谢动力学影响的研究还很匮乏,但其重要性不容忽视,另外,由性别差异所产生的作用,很难从饮食和环境的诱导或抑制因子对药物代谢酶所产生的主要复杂作用中分离出来。目前,关于男女之间存在药动学差异方面有说服力的资料不多。通常研究的发现是不一致、不确定且在临床意义上有疑义。目前,一些证据表明在药动学方面可能存在差异,但是针对药效学性别差异的研究不多。

（4）排泄:肾排泄是许多药物清除的主要途径。许多评价肾排泄性别差异的研究数据都监测了肾小球滤过率。因为肾小球滤过率与体重成正比,且男性的体重一般比女性大,所以男女之间肾排泄率的差异可能仅反应了体重的差异。相对于女性,男性的肌酐清除率明显较高,而将体重调整后其差异会减小。关于性别对肾小管分泌和重吸收的影响现在人们还知之甚少,对人类肾小管分泌和重吸收的研究尚不够深入。因此,药物的肾脏排泄是否存在性别差异仍不明确。

2. 婴幼儿与儿童　目前儿童的用药方案是以成人用药的安全性、有效性及药理学数据为基础的。根据成人的用药剂量,以婴幼儿或儿童与成人之间的体重或体表面积的比例关系,可以得到婴幼儿及儿童的用药剂量。但这种方法忽略了影响药物代谢的发育差异因素,以及靶组织和靶器官对药物的敏感性差异。

（1）新生儿胃液的 pH 是中性的,出生后几小时内 pH 下降到 1～3,近 3 个月时达到成人水平。

（2）新生儿的胃排空较慢且不规则,到 6～8 月龄时达到成人水平。

（3）婴儿和儿童的可吸收表面积在体表面积中所占的比例比成人大。

（4）血清白蛋白在婴儿出生时和出生后早期较低,可能造成血浆中游离药物浓度的巨大差异。

（5）新生儿和婴儿水分含量大，表观分布体积比成人的大（相对于体重或体表面积）。

（6）新生儿及婴幼儿肝肾功能不健全，对药物的代谢及排泄功能低下。故对新生儿、婴儿、儿童和青少年阶段的发育变化对药物的影响进行探究，有利于在儿科患者中更合理、安全和有效的使用药物。

3.　老年　人类衰老的标志包括多重生理和病理生理的复合变化，而这些变化可以通过药物治疗加以控制。老年人同时患有多种疾病是较普遍的现象，其中每种疾病至少有一种以上有效的治疗方式。例如，高血压、心脏病、糖尿病、关节炎等，这将使得药物暴露和药物相互作用的可能性增加。过去 30 多年的研究显示，药物不良反应发生的可能性随着药物数量的增多而增加，当多种药物联合服用时，药物不良反应和严重不良反应的发生率随药物数量不成比例地增加。

药代动力学各项指标中，与年龄改变相一致且可预测性较高的指标首推药物肾脏清除率。肾脏的功能，包括肾血流量、肾小球滤过率和主动肾小管分泌过程。所有这些指标都随着年龄的增长而下降，年龄增加可引起肾血流量减少（每年减少 $1\%\sim2\%$），65 岁时肾血流量可降低 $45\%\sim50\%$，肾血流量减少使肾小球滤过率降低从而导致药物的肾脏消除减慢，药物体内半衰期延长。另外肾小管主动分泌功能也影响药物的肾脏清除率。

药物的生物转化过程主要发生在肝脏、消化道、肾脏、肺和皮肤。药物在体内的生物转化一般分为两个阶段。Ⅰ相生物转化是由结合在内质网膜上的酶系所催化的，Ⅱ相生物转化的催化过程主要发生在胞液中。研究发现，Ⅰ相生物转化过程涉及的 CYP3A 酶催化功能会随着年龄的增长而下降。药物生物转化下降的结果，是代谢清除能力的下降和给药剂量恒定时个体药物暴露水平的升高。对葡萄糖醛酸苷化、硫酸化和乙酰化的研究结果表明，Ⅱ相生物转化功能的活性随年龄增长几乎没有变化。

老年患者常有多种并发疾病，而这些疾病经过药物治疗后大多可以得到有效的控制。毫无疑问，这些药物治疗的危险性远远小于它们带来的疗效。然而，老年患者的多种并发疾病导致了多种药物的联合使用，这本身就是药物不良事件发生的一个危险因素。因此，对于老年患者的任何一种治疗方案，其风险/收益比或治疗指数都是很小的，这即是对老年患者用药的一个合理概括。充分认识与年龄增长相关的病理生理学变化，便可以在一些实例中预测随年龄增长而改变的药物分布和药效情况。

（二）病理生理状态

1.　肝功能不全　肝脏疾病涉及复杂的病理生理紊乱，可以导致肝脏血流量减少、肝外或肝内血液分流、肝细胞功能障碍、血清蛋白数量和性质的改变，以及胆汁流量的改变。不同形式的肝脏疾病可以使药物的吸收、分布和药理作用产生不同的变化。不同的肝脏疾病在不同的人中反映为不同的药动学或药效学的异常，甚至同一个人在不同时期的药动学或药效学变化亦受此影响。

一般而言，急性病毒性肝炎过程中药物的清除保持正常或仅有轻微的功能不全，检测到的变化各不相同，且与肝细胞受损程度有关。急性肝炎消退，药物分布便恢复正常。乙型肝炎病毒相关疾病的患者，其药物清除能力受损最为明显。尽管如此，功能不全也只发生在晚期。

慢性肝脏疾病通常继发于慢性病毒性肝炎或慢性酒精中毒，慢性肝脏疾病最终可能导致肝硬化,伴随其病理生理学的改变,肝细胞功能也会出现降低,使细胞色素 P450 的含量降低近 50%。因此,肝硬化对药物代谢的影响比其他任何肝脏疾病都要大。实际上,肝硬化可能降低肝功能正常受试者非限制性清除的药物清除率,此时清除率不再近似于肝血流量,而是受肝固有清除率的影响较大。

药物体内代谢主要在肝脏药物代谢酶 P450 作用下进行,肝功能不良时 P450 将受到不同程度影响;另外肝功能不良影响导致蛋白合成能力降低,药物蛋白结合减少而致血药浓度升高。

2. 肾功能不全　肾功能减退对药物清除的影响已得到了广泛的证实,当需要调整肾功能不全的患者给药剂量时,有两种方法可供选择,即减少给药剂量或延长给药间隔时间。

多数的药物原形一般不被肾脏排泄,而首先经生物转化成代谢产物后才被排泄。肾小球滤过影响所有低分子质量药物,但在某种程度上受到药物与血浆蛋白结合的限制。另一方面,肾小球分泌作用不受血浆蛋白结合的影响,因为与血浆蛋白结合的药物及游离药物均可被清除。肾功能衰竭不仅可以延缓具有重要药理活性的代谢产物的排泄,而且在多数情况下可以改变非肾脏途径及肾脏途径的代谢清除率。

临床上有 70%~80% 的不良反应与药物剂量有关,在预防这些反应中需应用药动学原理进行科学的剂量选择,避免或减少不良反应的发生。

（赵玲娣　石远凯）

第三节　肿瘤药效动力学

药物治疗要达到的目的是在获得理想治疗效果时出现最小的不良反应,患者进行药物治疗时医生需要确定达到该目的的最佳药物剂量。要达到这一目标,需要对药动学、药效学以及剂量-效应关系(图 14 - 4)有比较深刻的认识及了解。药代学研究的主要是剂量-浓度关系,而药效学研究的主要是浓度-效应关系。

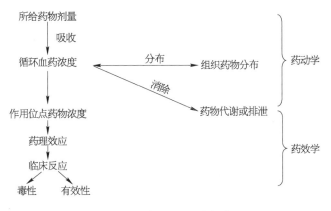

图 14 - 4　药物剂量-效应关系

药物效应不仅与血药浓度有关,更与效应部位的浓度有直接的关系,药物浓度-效应的变化规律,可以通过 PK/PD 结合研究建立起来,用一定的公式或函数去描述它,因而对 PK/PD 结合模型的研究非常重要。

一般认为药物效应和毒性与血药浓度有直接的关系,但随着药代动力学和药物效应动力学的发展,人们认识到,药物的最大效应常滞后于血药浓度峰值。可能原因有:①药物由中央室到效应室需要平衡时间。②由中央室到外周室需要平衡时间。③某些药物到达效应部位很快,但起效很慢,使直接拟合血药浓度与效应比较困难。

影响抗肿瘤药物药效动力学的因素很多,主要包括以下两方面:①通过药物相互作用影响体内血药浓度水平,进而影响临床疗效或加重药物相关不良反应。②肿瘤细胞耐药性导致临床疗效的下降。

■ 一、药物相互作用

药物相互作用可以发生在各种水平,主要是引起体内药物动力学改变,包括吸收、分布、代谢和排泄等各方面均可出现药物之间的相互作用,进而影响体内血药浓度水平,导致临床疗效改变或不良反应增加。药代动力学环节是药物发生相互作用概率最高的环节。

（一）吸收

1. 某些药物在化学或者物理性质上相互作用　这在输注前混合后可导致一个或者两个药物疗效或副作用等特征发生改变,如:①美司钠加入顺铂中由于形成美司钠-铂共价化合物,导致顺铂失活。②药物赋形剂或包装材料可影响药物的药代动力学特征。阿霉素脂质体较阿霉素的心脏毒性明显减少,与游离药物相比,AUC 增加约 300 倍,清除减少 250 倍,而分布容积增加 60 倍。剂量限制性毒性也由普通阿霉素的骨髓抑制、心脏毒性变为手足综合征。顺铂与脂质体的结合可以阻止药物有效地达到治疗靶点,难以形成细胞毒性铂-DNA 结合物,提示顺铂脂质体不适合于临床应用。

2. 通过影响体内代谢酶而影响药物吸收　肠道上皮的药物转运蛋白和 CYP 同工酶（CYP3A4 和 CYP3A5）是影响口服药物有效吸收的主要障碍。很多化疗药物是 ATP 结合的盒式膜转运蛋白的底物,这些蛋白包括 P 糖蛋白（P‑glycoprotein,P‑gp）、乳腺癌耐药蛋白（breast cancer resistance protein,BCRP）、多药耐药相关蛋白（multidrug resistance related protein,MRP）,影响这些转运蛋白活性的药物就可能影响相关口服抗肿瘤药物的吸收。转运蛋白表达的增加是耐药的主要原因之一。

如多西他塞的口服生物利用度有限,主要是由于肠道和肝脏中 CAP3A4 调节的首过代谢导致。小鼠实验中,多西他塞口服与 CYP3A4 抑制剂联合应用时,多西他塞的血药浓度提高 50 倍。

（二）分布

抗肿瘤药物可以与白蛋白、α_1 酸糖蛋白、脂蛋白、免疫球蛋白和红细胞等多种血液成分结合,未结合的药物被认为是具有生物活性的部分,可以离开循环系统达到作用靶点。然而,血液中游离药物向低浓度部位的分布不仅使药物向靶组织移动,也会导致肾脏排出增加,故难以评估药效学的影响。

具有很高蛋白结合能力的细胞毒性药物,如紫杉醇和依托泊苷,与其他高蛋白亲合力药物如华法林合用可能存在潜在的药物分布水平上的相互作用。

（三）代谢

涉及代谢环节的化疗药物相互作用都会有 CYP450 酶和非 CYPP450 酶参与，抗癌药物之间或与非细胞毒性药物之间，只要有相同的代谢酶参与，就可能存在药物间相互作用从而影响疗效或导致不良反应发生。

1. CYP450 酶系统　肝脏 CYP 酶系统是药物相互作用发生的常见部位。选择性 5-羟色胺再摄取抑制剂和部分三环类抗抑郁药为 CYP2D6 酶的强抑制剂，与经 CYP2D6 代谢的他莫昔芬、阿霉素或长春新碱等合用时，可能导致血药浓度改变。服用他莫昔芬的乳腺癌患者同时服用选择性 5-羟色胺再摄取抑制剂，后者可通过 CYP2D6 影响他莫昔芬转化为活性更强的 4-羟基他莫昔芬和 4-羟基-n-去甲基他莫昔芬，从而可能降低他莫昔芬疗效。

利福平是 CYP3A4 的诱导剂，与化疗药物合用时，可能降低抗肿瘤药物的 AUC 和血浆峰浓度、提高清除而降低疗效。环磷酰胺、异环磷酰胺需在肝脏 CYP450 酶作用下代谢为有抗肿瘤活性的活性产物，在肝癌细胞系的研究中，同时应用利福平有利于增强这两个药物的代谢活化。

抗惊厥药物和皮质醇能诱导大多数 CYP 同工酶，增强抗肿瘤药物的代谢。研究提示苯妥英钠联合应用吉非替尼、伊立替康、紫杉醇等药物时可导致抗肿瘤药物血药浓度下降，因此需要增加药物剂量。

抗真菌药物伊曲康唑和酮康唑是 CYP3A4 的抑制剂，与伊马替尼、吉非替尼等药物联合应用时，可提高其血药浓度而增强其作用。

2. 非 CYP 酶系统　抗病毒药物奈利夫定在肠道转化为（E-5-2-bromovinyl）尿嘧啶，不可逆地抑制二氢嘧啶脱氢酶，而此酶为氟尿嘧啶类药物代谢的关键酶。联合应用时可出现 5-Fu 过量症状。

3. 药物动力学水平相互作用还发生在序贯给药时　动物实验中，顺铂在紫杉醇前应用有协同抗肿瘤作用，但也可明显增加并发症和死亡率，紫杉醇在顺铂前应用的治疗指数提高，间隔 48 h 应用治疗指数最高。Ⅰ期临床试验中顺铂在紫杉醇之前应用，由于顺铂影响参与紫杉醇代谢的 CYP 酶，导致紫杉醇的清除减少 25%，故出现更明显的骨髓抑制。

在晚期乳腺癌患者的研究中，阿霉素与紫杉醇序贯给药顺序对药物代谢有影响，阿霉素的血药峰浓度在先用紫杉醇时提高，并伴有明显血液学及黏膜等毒性作用，研究者建议两药序贯给药时先用阿霉素。

4. 其他　抗肿瘤药物也可能引起治疗其他疾病的药物代谢、吸收发生改变而需要在临床上引起关注，比较突出的是口服香豆素类药物和抗癫痫药物。

（1）口服香豆素类药物：文献报道一例 59 岁男性应用卡培他滨联合伊立替康化疗时口服华法林，华法林的周剂量需要减量 85% 以上以维持原稳定的国际标准化比值（international normalized ratio，INR）。卡培他滨对华法林影响的机制不很明确，可能与卡培他滨下调药物 CYP2C9 酶的功能有关。类似的文献报道，患者服用华法林期间应用 5-FU 化疗，出血风险增加，华法林平均需要减量 44%。亦有文献报道，卡铂、依托泊苷、异环磷酰胺、紫杉醇、吉西他滨、吉非替尼和赫塞汀并用华法林时延长患者 INR，增加出血的风险。因此，香豆素类抗凝药物与上述抗肿瘤药物联合应用时应该密切监测患者的 INR，及时调整华法林的剂量。

（2）抗癫痫药物：文献报道两例合并应用卡培他滨与苯妥英的患者，6～8 周后出现苯妥英钠中毒性的中枢神经系统症状,其机制认为与卡培他滨下调 CYP2C9 酶功能有关。另一例合并应用氟尿嘧啶和苯妥英钠的患者也出现了腱反射亢进、眼球震颤和肌肉震颤等苯妥英钠中毒症状,因此需要调整苯妥英钠剂量。Nccf C 等报道一例年轻女性服用抗癫痫药物同时进行顺铂和阿霉素化疗后癫痫大发作。药物浓度监测发现化疗开始 2 d 后卡马西平和丙戊酸钠血浆浓度下降,顺铂停止 2～3 d 后恢复,苯妥英钠虽为静脉给药,浓度也下降至 37%。此外,顺铂和卡莫司汀或长春新碱及博来霉素或氮烯米胺及他莫昔芬联合应用时合并应用苯妥英钠的患者中,也有苯妥英钠血药浓度降低的相关报道。

（四）清除

大多数抗肿瘤药物是通过代谢清除的,而甲氨蝶呤和铂类化合物主要由肾小球滤过和肾小管分泌。某些青霉素类药物,如阿莫西林、美洛西林、哌拉西林和苯唑西林,可抑制肾小管分泌甲氨蝶呤,减少后者的清除。曾有文献报道一例骨肉瘤患者应用大剂量甲氨蝶呤化疗的同时应用苯唑西林治疗,患者甲氨蝶呤血药峰浓度明显提高和延后,出现急性肾功能衰竭、严重黏膜炎等副作用。

■ 二、肿瘤细胞耐药性导致药物效应动力学改变

（一）肿瘤细胞耐药性的生物学基础及其与肿瘤化疗的关系

化疗是肿瘤三大主要治疗手段之一,可治愈儿童急性淋巴细胞白血病、霍奇金淋巴瘤、大细胞淋巴瘤及睾丸癌等。联合化疗对卵巢癌、晚期乳腺癌及小细胞肺癌虽不能治愈,但也显示了明显疗效。不幸的是肿瘤一旦复发,常对化疗药物不敏感。临床研究表明一种肿瘤可同时对多种抗肿瘤药物发生耐药性（多药耐药性）。

肿瘤多药耐药性（multidrug resistance,MDR）是指肿瘤细胞对一种抗肿瘤药产生耐药性后,对未曾接触过的、结构不同、作用机制各异的其他抗肿瘤药物也有交叉耐药性。MDR 有两种表现形式:一种是首次使用化疗药物就产生耐药,称为原发性耐药或天然性耐药;另一种则是在化疗过程中产生耐药,称为继发性耐药或获得性耐药。MDR 已成为肿瘤成功化疗的重要障碍之一,肿瘤 MDR 由以下几方面原因产生。

1. 药物外排增加　由 ABC 转运蛋白超家族成员介导的药物外排机制是 MDR 的一个重要机制。与 MDR 有关的 ABC 转运蛋白超家族成员有 P-糖蛋白（P-gp）、乳腺癌耐药蛋白（BCRP）和多药耐药相关蛋白 1-5（MRP1-5）等。另外非 ABC 转运蛋白超家族成员肺耐药相关蛋白（LRP）也是一种与 MDR 有关的药物外排蛋白。

（1）P-gp:由 P-gp 介导的药物外排是产生 MDR 的主要机制之一。P-gp 由 7 号染色体上的多药耐药基因 1（MDR1）编码,属于 ABC 转运蛋白超家族成员,相对分子量为 170 000,具有能量依赖性"药泵"功能,可将细胞内带阳性电荷的亲脂类化疗药物逆浓度梯度泵至细胞外,使细胞内化疗药物不能达到有效作用浓度而产生耐药性。另有研究发现 P-gp 具有凋亡抑制作用,该发现为肿瘤耐药和凋亡耐受之间在分子水平建立有机联系,这种由 P-gp 介导的多药耐药为典型的多药耐药（t-MDR）。Hida 等人在肺癌中研究 P-gp 表达情况,发现在 NSCLC 中表达高于 SCLC,腺癌高于鳞癌（中高分化腺癌中表达较高）,这些结果与其化疗不敏感相符。

（2）MRP:1992 年发现的 MRP 也属于 ABC 转运蛋白超家族成员,分子量为 190 000,为能量依赖型"药泵"的跨膜糖蛋白。目前已发现 MRP 有许多亚型,与 MDR 有关的有 MRP1-5、

MRP7~8,其中 MRP1 增高是引起 MDR 的主要原因之一。由于 MRP 结构、功能与 P-gp 有许多相似之处,因此它的作用机制与 P-gp 相似。与 P-gp 不同,MRP 这种 ATP 依赖泵能将带负电荷的药物泵出细胞。MRP 的转运依赖于谷胱甘肽(glutathion, GSH)。药物底物转运时或与 GSH 结合,或与 GSH 共转运。MRP 可识别和转运与 GSH 形成复合物的能量依赖型 GS-X 泵,并迅速将 GS-X 复合物转运到细胞外,使胞内药物浓度下降而产生耐药。

(3) BCRP:BCRP 由 ABCG2 基因编码,最初从 MRP1 和 MDR1 阴性、耐蒽环类抗生素的人乳腺癌细胞系 MCF-7 中发现,相对分子质量约 72 KD。BCRP 虽与 P-gp 和 MRP 同属 ABC 转运蛋白超家族成员,但与典型 ABC 转运蛋白不同,它只有 1 个 ATP 结合结构域和 1 个疏水性的跨膜结构域,因此被称为半转运蛋白,也依赖 ATP 提供能量将化疗药物泵出细胞外导致 MDR。它形成同二聚体或异二聚体后成为有活性的转运复合体,然后才可发挥作用。

(4) LRP(lung resistance protein):LRP 不属于 ABC 转运蛋白超家族成员,为一种具有管状结构的蛋白,可能通过两种机制引起 MDR:①使以细胞核为靶点的药物不能通过核孔进入细胞核,有些药物即使进入了核内也会很快被转运到胞质中。②可使细胞质中的药物进入运输囊泡,呈房室性分布,最终通过胞吐机制排到胞外。LRP 主要从胞核转运一些 P-gp 和 MRP 不能介导的药物(如顺铂、卡铂和烷化剂等)到胞浆,改变药物的胞内分布,使药物远离作用靶点,通过核靶点屏蔽机制产生耐药。

2. **酶介导的耐药机制**　在 MDR 细胞中尚有胞质、胞核中蛋白质(多肽)的变化引起的耐药。如谷胱甘肽 S 转移酶(glutathione S-tramsferases, GST)、DNA 拓扑异构酶Ⅱ(TopoⅡ)、蛋白激酶 C(protein kinase C, PKC)等表达异常引起的 MDR。

(1) GST:人体细胞中 GST 可分为碱性(α)、中性(μ)和酸性(π)3 个亚类,其中 GST-π 与肿瘤 MDR 关系最为密切。很多抗肿瘤药物都是亲电子物质,GST 可以催化 GSH 与亲电子物质间的反应,使其水溶性增加,更易排出体外;此外 GST 还具有过氧化物酶活性,可将有毒的过氧化物转变为低毒的醇类物质,即有阻断脂质过氧化物的作用,有效地减少抗癌药物的损害,并可保护正常细胞免受细胞毒药物的损害。

(2) Topo-Ⅱ:Topo-Ⅱ 催化 DNA 拓扑异构体相互转换,直接参与 DNA 修复、转录,是许多抗肿瘤药物的作用靶点。由 Topo-Ⅱ 数量及活性异常引起的肿瘤 MDR 称为非典型多药耐药(at-MDR),其特点是与药物是否在细胞内积聚无关,膜活性药物不能逆转其耐药性。肿瘤细胞内 Topo-Ⅱ 表达水平下降,使肿瘤细胞对抗癌药物敏感性下降,肿瘤细胞耐药性增加。Topo-Ⅱ 也可与 P-gp 共存于典型的 MDR 中。

(3) PKC:PKC 是一种 Ca^{2+}/磷脂依赖性蛋白激酶,参与细胞内生物信息传递。其表达与 P-gp 的功能有密切关系。在具有 MDR 表型的肿瘤细胞中,PKC 可通过促进 P-gp 的磷酸化增强其药泵功能,导致 MDR 的产生。

3. **细胞凋亡相关基因**　肿瘤细胞对凋亡的耐受是 MDR 的重要机制之一,多数细胞毒类药物通过诱导凋亡杀伤肿瘤细胞,细胞凋亡与肿瘤 MDR 的关系已经成为研究的热点。细胞凋亡相关基因如 bcl-2、BCR-ABL、突变 p53 等的过度表达与肿瘤 MDR 的发生有关,细胞凋亡相关基因为肿瘤耐药的靶分子,可与其他途径共同介导 MDR。

(1) bcl-2 过表达:bcl-2 是细胞凋亡过程中一个关键的调控基因,能特异性抑制多种刺激,包括化疗药物刺激引起的细胞凋亡。bcl-2 蛋白水平与肿瘤细胞对多种化疗药物的敏感性和耐受性一致,与 MDR 的发生密切相关。

(2) p53 基因突变:肿瘤细胞凋亡可分为 p53 依赖型和非 p53 依赖型。野生型 p53(WT p53)为一种抑癌基因,可以调控细胞周期,促进损伤细胞凋亡,而突变型 p53(MT p53)为一种癌基因,可以抑制细胞凋亡。

4. 转录因子 肿瘤细胞异常表达的转录因子有细胞核因子 κB(nuclear factorκB,NF-κB)、低氧诱导因子-1(hypoxia inducible factor-1,HIF-1)等,与肿瘤 MDR 的产生有着密切的关系。

(1) NF-κB:NF-κB 是一个重要的转录因子,存在于细胞质中,当细胞受到外界刺激(包括化疗药物)后,NF-κB 则异位至细胞核,与多种基因启动子区的 κB 位点特异性结合而增强基因转录,并通过调控一系列基因的表达参与肿瘤的发生过程。化疗和放疗都能激活肿瘤细胞的 NF-κB,使放化疗的细胞毒作用降低,提示 NF-κB 的异常激活可能参与肿瘤多药耐药的形成。

(2) HIF-1:许多肿瘤细胞处于严重的低氧微环境中,这是肿瘤预后差,易产生放疗、化疗耐受的重要原因之一。HIF-1 在缺氧条件下广泛存在于人和动物的肿瘤细胞内,是目前发现的惟一在缺氧状态下发挥活性的异源二聚体转录因子。HIF-1 可以调控 MDR1 的表达,诱导 MDR1/P-gp 的表达上调,与肿瘤化疗抵抗相关。HIF-1 的靶基因具有多种生物学效应,包括血管形成、细胞凋亡、药物抵抗和能量代谢等。由于 HIF-1 有着多种生物学效应,其对肿瘤 MDR 的产生有多方面的作用,可能通过诱导 MDR1/P-gp 的表达、促进血管形成、抑制细胞凋亡、增加细胞的能量供应等多方面引起 MDR。

5. 其他因素 神经酰胺影响多种肿瘤治疗方式,尤其是对化疗的疗效。MDR 逆转剂影响耐药细胞内神经酰胺水平,认为神经酰胺代谢异常在 MDR 的产生中具有重要作用。糖基化神经酰胺在 MDR 肿瘤细胞中大量聚集,已成为 MDR 表型的标志。目前研究认为神经酰胺生成障碍导致细胞毒效应下降,MDR 细胞内葡萄糖苷基神经酰胺水平的升高可能是细胞逃避凋亡的一条重要通路,靶向神经酰胺代谢过程有望克服肿瘤耐药。另外,肿瘤新生血管形成、DNA 损伤修复能力增强、激素受体量和亲和性改变、细胞膜通透性改变等均影响药物的转运和外排,一些细胞因子等也可导致 MDR 发生。

肿瘤细胞 MDR 已经成为肿瘤化疗效果差甚至失败的主要原因之一,急需发展有效的克服 MDR 的方法。但 MDR 是多因素共同作用的结果,产生机制复杂,不同药物耐药机制不同,同一种药物可能存在多种耐药机制。尽管已进行了多年的研究,但其机制仍未完全阐明。根据已发现的机制,研究者已开展了一些相应的方法来逆转肿瘤 MDR,相信随着对其机制了解的进一步深入,必将会有更好的针对性逆转肿瘤 MDR 的方法。

(二) MDR-1 基因的调控与多药耐药的克服

研究多药耐药的目的之一就是找出有效克服耐药的方法,克服 MDR-1 介导的耐药性可采用以下几种方法:①使用无交叉耐药性的抗癌药物。②造血干细胞支持下的高剂量化疗。③针对 MDR-1 的单克隆抗体。④使用能抑制 MDR-1 介导的药物外流的化合物。

其中前两种方法目前已在临床广泛应用,后两种方法正在广泛开始临床试验中。日本学者 Tsuruo 曾报道某些化合物(包括钙通道阻滞剂维拉帕米、环孢素)可逆转小鼠白血病细胞对长春新碱的耐药性,这就为克服 P-gp 介导的 MDR 开辟了一条道路。但维拉帕米需要较高浓度才可起到逆转耐药作用,而此浓度已超过人体最大耐受浓度,这是目前未能在临床广泛应用的主要原因。

抗肿瘤药物进入体内后既可影响正常细胞,也可影响肿瘤细胞。虽然两种细胞都可因抗肿瘤药物引起细胞的不可逆损伤而死亡,但正常细胞的修复能力较强。近年来,国外开始重视对抗肿瘤药物的血液浓度监测,设法改进给药方法、给药剂量及给药时间,以最大限度发挥抗肿瘤作用而避免出现不可逆的不良反应。提高临床用药的安全性及有效性是 PK/PD 模型临床研究的主要目的,近年来已逐步将药物作用机制的研究引入到该模型之中,以提高治疗疗效,同时也可以利用 PK/PD 模型评估和预测药物的临床疗效和不良反应,帮助临床正确用药。

(赵玲娣 石远凯)

第四节 化 疗 药 物

许多治疗肺癌的抗癌药物已被评价。本章将重点讲述最常用来治疗小细胞和非小细胞肺癌的药物及其作用机制、药理学和毒性。

■ 一、烷化剂(环磷酰胺和异环磷酰胺)

烷化剂中主要用于治疗肺癌的药物是环磷酰胺和异环磷酰胺。

1. 作用机制 烷化剂通过烷基(一个或更多饱和碳原子)与包括 DNA、RNA 及蛋白的细胞分子共价结合。烷化剂形成反应性羰基,羰基攻击 DNA 分子中腺嘌呤、鸟嘌呤的富电子部位。环磷酰胺和异环磷酰胺活性代谢产物包含两个反应性的硝基氯乙烷,它与 DNA 双链反应,形成交叉联结。烷基化发生在鸟嘌呤的 N-7 部位,烷化剂是细胞周期非特异性药物。环磷酰胺的硝基氯乙烷之间的距离不同于异环磷酰胺,这可能导致不同的交叉联结部位。

巯基是细胞内的亲核基团,它能在烷化剂到达 DNA 靶区前与之结合,因此增加巯基的浓度则降低药物活性和(或)毒性。放射防护药物氨磷汀提供了一个外源性巯基,它能减小烷化剂的毒性。

2. 药理学 环磷酰胺和异环磷酰胺需经肝脏细胞色素 P450 系统激活产生 4-羟化衍生物,这个衍生物在肿瘤组织中进一步代谢形成活性芥类或非活性产物。微粒体酶的诱导剂或抑制剂,如苯巴比妥,能改变环磷酰胺及其代谢产物的细胞质内动力学,但这些改变不影响药物毒性。异环磷酰胺是环磷酰胺的一种异构体,由于结构上细微差别,两者形成的各代谢产物的比例有不同。环磷酰胺仅产生少量二氯乙烷,而异环磷酰胺转化的活性产物更少,形成的二氯乙烷更多。二氯乙烷显著增加可能解释异环磷酰胺的中枢神经系统毒性。在使用环磷酰胺或异环磷酰胺后,反应性丙烯醛和二氯乙烷代谢产物排泄入膀胱,导致膀胱炎,美司那可以和这些产物结合来预防膀胱炎。在血浆内,美司那以失活的双巯乙磺酸钠形式循环,因此烷化剂的抗癌活性不受影响。

3. 毒性 使用烷化剂时所有造血细胞都会发生骨髓抑制,环磷酰胺相对常见血小板和白细胞减少。使用高剂量烷化剂时经常发生恶心、呕吐。肺纤维化也可见。环磷酰胺和异环磷酰胺可产生膀胱毒性,已有报道异环磷酰胺有肾毒性。如前面所提到的,异环磷酰胺与中枢神经系统毒性(嗜睡,意识模糊)有关,特别是在低血浆白蛋白(<3 g/dl)或高血浆肌酐(>1.5 mg/dl)的患者中高剂量使用时。与所有烷化剂一样,环磷酰胺和异环磷酰胺可致畸和致癌变,性腺萎缩和生育功能永久丧失也可发生。

■ 二、铂类(顺铂,卡铂)

1. 作用机制　顺铂和卡铂是重金属络合物,它们杀死肿瘤细胞的方式与烷化剂类似。在细胞内形成水溶性铂类中间产物,该产物直接与 DNA 共价结合交叉联结。顺铂在水中比卡铂更具反应性,需要含氯化物的溶液来稳定它。各种铂类异构体水稳定性的差别导致每一药物药代动力学和毒性的不同。

2. 药理学　顺铂和卡铂是目前用于治疗肺癌的两种铂类异构体,它们的药理学显著不同。在血浆中顺铂更迅速地形成反应性中间产物,在 2~4 h 内多于 90％顺铂与蛋白结合而失活,因此与蛋白结合是药物排出的主要途径。仅游离铂(未结合形式)具有细胞毒性。卡铂更少起反应,使用后 2 h 20％~40％卡铂与蛋白结合,肾脏排泄是卡铂排出的主要途径(清除 70％卡铂)。卡铂清除率与肌酐清除率高度相关。卡铂剂量计算应基于患者个体肌酐清除率而不是体重或体表面积。

3. 毒性　顺铂和卡铂的毒性不同。尽管中度贫血常见,但顺铂的骨髓抑制是轻微的。恶心、呕吐是顺铂常见毒性,但通过治疗前使用地塞米松和 5-羟色胺阻断剂能减少呕吐频率。肾毒性表现为氮质血症和电解质紊乱(主要是低钾血症和低镁血症),呈剂量相关性。虽然治疗前后水化(用含氯化物溶液)和利尿能减少顺铂肾毒性的发生和严重程度,但中度持久性肾小球滤过率下降仍可发生。顺铂的神经毒性也呈剂量相关性,通常以"手套袜套"样周围神经病变开始,听力丧失、皮质盲、癫痫发作已有报道。卡铂使用后主要毒性为剂量限制性骨髓抑制(主要是血小板减少),不常发生顺铂所见的肾毒性、神经毒性和耳毒性。肾功能损害的患者卡铂要减量。有几个公式能用于计算基于肌酐清除和设定最少血小板计数之上的药物使用剂量调整。

■ 三、微管阻断剂

微管阻断剂包括长春新碱、长春花碱、长春瑞宾、紫杉醇、紫杉特尔。这几种药物通过与形成有丝分裂细胞纺锤器的微管相互作用而启动凋亡。长春碱类阻断微管形成,而紫杉醇类增加微管装配和稳定性。

(一)长春碱类(长春花碱、长春新碱、长春瑞宾)

1. 作用机制　所有这些药物与微管结合,阻止了维持细胞形状和有丝分裂细胞纺锤体形成所必需的微管蛋白的形成。用长春碱类治疗的细胞被阻断于细胞分裂中期。各长春碱药物的活性和毒性不同源于它们药代动力学特性的不同、对微管作用的不同以及组织穿透性和细胞内停留时间的不同。耐药性产生于肿瘤细胞存在 P-gp 或与微管结合减少。

2. 药理学　所有长春碱都能迅速吸收入细胞,然而各药物在细胞内停留时间不同(长春花碱长于长春新碱)。所有长春碱与组织和蛋白广泛结合,它们的终末半衰期长(20~60 h)。长春碱在肝脏代谢和从胆道排泄,对肝功能损害的患者需减量,而对肾功能损害的患者无需减量。对肝功能损害患者特定的减量指引尚未获得。

3. 毒性　长春新碱引起轻微骨髓抑制。神经毒性经常发生,且具有剂量限制性,它通常表现为对称性远端感觉运动神经病变。下肢深腱反射消失和手指脚趾的感觉异常通常较早发现。脚下垂、腕下垂、脑神经病变、便秘、痉挛及麻痹性肠梗阻也已有报道。长春花碱的剂量限制性毒性是造血系统毒性，该药物发生骨髓抑制较其他抗癌药早，严重的神经毒性症状不常见，但与肌痛以及表现为直立性低血压或麻痹性肠梗阻的自主神经病变相关。长春瑞宾毒性与其他长春碱类似，其剂量限制性毒性是骨髓抑制。虽然 3～4 级中性粒细胞减少发生率高（60%），但仅 7% 患者发生中性粒细胞减少性发热。长春瑞宾的非血液学毒性一般较轻微。便秘（30%）、神经病变（20%，严重者<1%）和恶心（3～4 级 2%）可见。长春碱类药物可致皮疹，需引起注意。

（二）紫杉醇类（泰素和泰素帝）

1. 作用机制　泰素和泰素帝与微管蛋白同一部位结合，导致微管蛋白装配和稳定性增加。紫杉醇类药物介导的微管蛋白聚集阻断细胞于分裂中期，从而介导凋亡发生。紫杉醇类对大多数肺癌都有作用，它们也是强的放射增敏剂。虽然紫杉醇类与微管 β 亚单位同一部位结合，但泰素帝产生更大的微管蛋白。泰素帝与肿瘤细胞更有亲和力，吸收更多，作用比泰素强 2～3 倍。泰素和泰素帝不具有交叉耐药性。

2. 药理学　泰素主要通过肝细胞色素 P450 2C8 和 3A4 酶代谢而从体内清除。这个排泄途径能饱和因此代谢呈非线性动力学，药物剂量增加 30%（从 135 mg/m² 增至 175 mg/m²）导致血清药物浓度增加 75%。泰素帝也通过肝微粒体酶系统（主要是 CYP3A4）代谢，与泰素相反，表现为线性动力学。已经有假说：泰素溶解的载体聚氧乙基代蓖麻油通过抑制肝脏药物排泄来解释泰素非线性动力学。抑制 CYP3A 或 CYP2C8 的药物可抑制泰素类药物的清除。在应用泰素时，几种药物间的相互作用已被证明。如果使用泰素前使用顺铂，可延缓泰素清除，增加中性粒细胞减少。相反，卡铂和泰素联合使用减少了血小板降低。抗惊厥药物和激素增加泰素清除。还没有证明与泰素帝有相互作用。因为泰素和泰素帝的广泛肝脏代谢，因此在高胆红素血症的患者剂量需减少。

3. 毒性　骨髓抑制是泰素和泰素帝的主要毒性。泰素滴注时间越久，产生中性粒细胞减少越严重。最初使用泰素治疗的患者有 25% 见过敏反应，地塞米松和抗组胺药能有效预防泰素过敏。泰素可产生周围性神经病变，恶心、呕吐不常见而脱发可见。泰素帝使用后有 60% 的患者形成水肿和红色斑丘疹。液体潴留症状（胸水、水肿）也是泰素帝的一个独特副作用，在累积剂量达到 400 mg/m² 时有一半患者可发生，预防性使用激素可治疗液体潴留。在使用泰素后 24～72 h 可见剂量相关的肌肉关节疼痛症状，而使用泰素帝后不发生。联合使用紫杉醇和阿霉素导致充血性心力衰竭的发生率增高。

■ 四、拓扑异构酶抑制剂

1. 作用机制　拓扑异构酶Ⅱ在细胞内正常功能为促使母链 DNA 断开及再链接。足叶乙苷（一种表鬼臼霉素）和多柔比星（阿霉素，一种蒽环类抗生素）与拓扑异构酶Ⅱ及 DNA 结合形成一个稳定的分裂物，这就抑制了酶降解分裂的 DNA 的能力。喜树碱-11 和托泊替康是抑制拓扑异构酶Ⅰ活性的抗癌药物，这种酶是维持 DNA 结构的重要独立酶。拓扑异构酶Ⅰ以与拓扑异构酶Ⅱ类似的方式起作用，它帮助松解 DNA 超螺旋结构。不像拓扑异构酶Ⅱ，拓扑异构酶Ⅰ在整个细胞周期中以相对恒定的水平表达，由此希望在低生长分数的肿瘤中，拓扑异构酶Ⅰ抑制剂更具活性。拓扑异构酶Ⅰ导致单链 DNA 断裂，拓扑异构酶Ⅱ导致双链 DNA 断裂。拓扑异构酶抑制剂的活性是顺序依赖的。

2. 药理学 四种拓扑异构酶抑制剂的作用机制相似,但其药理学和毒性有很大差别。

(1) 足叶乙苷:能静脉和口服应用。口服生物吸收率在不同患者间差别显著,为 $40\%\sim$ 70%,>300 mg 时生物吸收率下降。足叶乙苷与蛋白结合率高。1/3 的药物排泄进尿液,40% 经过肝脏代谢,梗阻性黄疸不改变足叶乙苷的清除。足叶乙苷在水中很难溶解,静脉滴注需 1 h,这可避免过敏反应。足叶乙苷磷酸盐是水溶性前体药物,它可快速静脉滴注。

(2) 多柔比星:在肝脏代谢成其乙醇代谢产物(阿霉素醇),经胆道排泄。在肝功能损害的患者主张减量。关于合适剂量使用的特定指引仍缺乏。多柔比星的尿液排泄是少量的。在多柔比星之前使用泰素减少了多柔比星的清除,增加其毒性。

(3) 喜树碱-11:是一种前体药物,它通过羧酸酯酶被迅速转化成活性代谢产物 SN38(7-乙基-10 羟基喜树碱)。喜树碱-11 和 SN38 以开放和封闭的内酯环形式存在于血浆中,其封闭形式是有活性的。SN38 通过葡萄糖醛酸化失活,喜树碱-11 和其代谢产物主要通过胆道排泄而被清除。肾脏排泄占 $10\%\sim35\%$。对于肾脏或肝功能损害的患者正式推荐剂量还未制定,但高胆红素血症的患者增加了骨髓抑制毒性的危险性。结合 SN38 能力降低可能与其胃肠道毒性有关。

(4) 托泊替康:也以开放和封闭的内酯环形式存在。托泊替康主要通过肾脏排泄($30\%\sim$ 65% 的药物)。在肾功能损害的患者主张减量(肌酐清除率 <20 ml/min 者:不能用托泊替康治疗;肌酐清除率在 $20\sim40$ ml/min 者:剂量减半)。虽然被研究的患者数量较少,但对肝功能损害者不需改变剂量。

3. 毒性 足叶乙苷常见毒性包括骨髓抑制,轻微恶心和脱发。骨髓抑制表现为剂量限制性,在 100 mg/m²/d 连续使用 3 d 的剂量,有的 8% 患者白细胞最低可 $<1\ 000/mm^3$。当足叶乙苷滴注时间 <1 h,可发生药物过敏反应,可能与需要用于溶解足叶乙苷的溶剂相关。用足叶乙苷治疗的患者发生急性非淋巴细胞性白血病的情况已有报道。白血病与 11 号染色体(11q23)的细胞遗传突变有关。接受高累积剂量足叶乙苷治疗的患者 6 年内发生白血病的风险约为 3%。多柔比星常见毒性包括骨髓抑制、黏膜炎、脱发及心脏毒性,其中骨髓抑制和黏膜炎是急性反应,在药物使用后 $7\sim10$ d 发生。蒽环类抗生素的心脏毒性可表现为急性和慢性两种形式,是由药物介导的自由基引起的氧化损伤。在药物累积剂量增加、年龄增大、患心脏疾病、高峰血清浓度、曾经或同时进行心脏照射的患者中充血性心力衰竭发生的危险更大。高峰血清药物浓度介导了更多自由基形成,因此药物剂量越少,分次越多,导致心力衰竭的可能性越小。阿霉素最常使用的总剂量限制是 550 mg/m²,在这个累积剂量,发生心脏毒性的危险是 $3\%\sim7\%$。心力衰竭可于停止治疗后几月至几年发生。Dexrazoxane (Zinecard,ICRF-187)是一种铁的螯合物,能阻止蒽环类产生自由基,已经证明它可以预防心脏毒性而不改变抗肿瘤作用。蒽环类抗生素的血管外渗能引起严重的局部组织损伤,可持续几星期至几个月。阿霉素的使用能导致与放射相关的组织损伤,如皮肤红斑、黏膜炎和食管炎加重。

腹泻和骨髓抑制是与喜树碱-11 使用相关的主要毒性。每 3 周重复的药物使用产生更重的骨髓抑制,而每周重复的治疗方法导致更重的腹泻。虽然喜树碱-11 的中性粒细胞减少是常见的,其他血液学毒性一般较轻微,仅有少数患者发生重度(3~4 级)血小板减少(4%)或贫血(16%)。喜树碱-11 与两种腹泻相关。第一种发生在喜树碱-11 滴注之中或刚结束,具有胆碱能机制,该腹泻使用阿托品有效。第二种腹泻发生于喜树碱-11滴注后3～5 d,20%患者表现为中度到重度,使用抗动力学药物(如洛哌丁胺)可避免严重腹泻。如果不及早治疗,它通常持续5～7 d。腹泻的发生机制还不清楚,可能继发于活性产物SN-38的胆道排泄。已报道的喜树碱-11的其他毒性包括脱发、转氨酶升高及不适。托泊替康的剂量限制性毒性主要是中性粒细胞减少和血小板减少,通常为短期(<7 d)。恶心较轻微,除口服使用药物外腹泻不常见,其他非血液学毒性有黏膜炎、脱发、皮疹和发热,这些都是轻微的。

■ 五、抗代谢药

抗代谢药是最早被发现的抗肿瘤药物之一。甲氨蝶呤(MTX)作为一个叶酸类似物,在20世纪40年代末期被发现,如今仍然被临床广泛应用。5-氟尿嘧啶(5-FU)为胸腺嘧啶脱氧核苷酸合成酶(TS)抑制剂,于20世纪60年代被引入临床。大多数抗代谢类化疗药在治疗肺癌中无效,但近年来研发的新药吉西他滨和培美曲塞例外,它们在治疗非小细胞肺癌中有显著活性。

(一)吉西他滨[2′-去氧-2′,2′-双氟胞苷;dFdC (2′-deoxy-2′,2′-difluorocytidine monohydrochoride)]

1. 作用机制 吉西他滨是脱氧胞苷的异构体,它是一种前体物质,被吸收入细胞,经磷酸化成为吉西他滨的二和三磷酸盐,后两者是活性产物。当吉西他滨三磷酸盐与DNA链结合时,DNA多聚酶仅仅能增加一个核苷酸,在此之后链的延长被终止。重要的是,位于非终端位置DNA链上的吉西他滨阻止了校正阅读的核酸外切酶对DNA的检测和修补。吉西他滨二和三磷酸盐的另外作用包括抑制核糖核苷酸还原酶并耗竭了DNA修复所需的脱氧核糖核苷酸。

2. 药理学 吉西他滨的血清浓度于30 min滴注结束后15 min达到平台期。在吉西他滨稳定状态浓度和剂量达到1 000 mg/m^{2}之间时有一个线性关系,它与血浆蛋白的结合可忽略。吉西他滨被器官(血液、肝肾)中的几种胞苷脱氨酶失活,因此半衰期较短(32～94 min),几乎所有药物以失活产物2-去氧-2,2-双氟尿苷形式排泄入尿液。对肝功能不良的患者无需调整剂量。吉西他滨在细胞内代谢成一、二和三磷酸盐,在血浆或尿液中未发现这些产物。

3. 毒性 吉西他滨的主要毒性为骨髓抑制。以每月3周,每周1次,每次1 000 mg/m^{2}的平均剂量使用时,4%患者发生4级中性粒细胞减少,2%患者发生4级血小板减少。肝脏转氨酶和碱性磷酸酶升高常见(10%患者),但通常是暂时轻微的。许多患者(70%)都可发生各种级别恶心、呕吐,但仅少数是严重反应(3级:13%;4级:1%)。其他报道的毒性包括发热、皮疹、呼吸困难和血尿。吉西他滨不是一种致疱疹药物。

(二)培美曲塞(MTA, pemetrexed disodium, Alimta)

1. 作用机制 培美曲塞通过干扰细胞复制过程中叶酸代谢途径来发挥抗肿瘤作用。体外研究显示,它能够明显抑制胸苷酸合成酶(TS)、二氢叶酸还原酶(DHFR)和甘氨酰胺核苷甲酰基转移酶(GARFT)的活性,对氨基咪唑羧酰胺核苷甲酰基转移酶(AICARFT)也有一定抑制作用。这些酶均为重要的叶酸依赖性辅酶,涉及嘌呤和胸腺嘧啶核苷生物合成的整个过程。因此,培美曲塞是多靶点抗叶酸药物,使得嘌呤和胸腺嘧啶核苷生物合成减少,进而影响肿瘤细胞DNA合成,抑制细胞增殖。

细胞外的培美曲塞通过还原性叶酸载体和叶酸结合蛋白转运系统进入胞内,在叶酰聚谷氨酸合成酶(FPGS)催化下形成聚谷氨酸盐,尤以三聚谷氨酸盐和五聚谷氨酸盐形式存在。聚谷氨酸化使得培美曲塞在细胞内的半衰期延长,提高了药物的作用时间和浓度,增强了对靶酶的抑制作用,其中抑制最强的是 TS,依次为 DHFR、GARFT 和 AICARFT。研究表明聚谷氨酸化主要发生在肿瘤细胞中,在正常组织的水平较低,故培美曲塞有一定的肿瘤特异性。

2. 药理学　培美曲塞在体内代谢符合二室模型,$2/3$ 药物以原型经肾脏排泄,肾功能正常的患者体内清除半衰期为 3.5 h,AUC 和最大血浆浓度均与剂量之间存在线性关系。培美曲塞与血浆蛋白结合率约为 81%,肾功能损伤不影响其与蛋白结合,但增加了药物在体内的作用时间。与肌酐清除率为 100 ml/min 的患者相比,肌酐清除率为 45、50 和 80 ml/min 时,培美曲塞在体内的 AUC 分别增加 65%、54% 和 13%。因此如果患者的肌酐清除率 <45 ml/min,应慎重用药或减量。目前尚未发现肝酶升高会影响药物代谢。

3. 毒性　培美曲塞的常见毒性是骨髓抑制,以中性粒细胞减少为著,呈剂量限制性。另外,$3\sim4$ 级腹泻、黏膜炎、恶心、皮疹、乏力及感觉异常也多见。其他毒性还有:肝肾功能异常、呕吐、便秘、胸痛等。研究表明培美曲塞的毒性与患者的叶酸及 VitB$_{12}$ 水平相关。在维生素缺乏或代谢异常的患者中,高半胱氨酸水平可以预测 4 级血液学毒性和腹泻等严重不良反应的发生率,并可能会出现药物相关性死亡。因此临床应用培美曲塞时,患者要注意补充叶酸和VitB$_{12}$,防止因叶酸缺乏导致半胱氨酸水平升高,以减少严重不良反应发生率。目前常用的补充方法是:在培美曲塞使用前 $1\sim2$ 周开始,每日口服叶酸,每 3 个周期注射 1 次 VitB$_{12}$ 1 000 μg,直到治疗结束。

■ 六、抗肿瘤新药

肿瘤内科学的发展离不开各种抗肿瘤新药的不断涌现。抗肿瘤药经过 20 世纪大量开发上市之后,进入了一个较缓慢的发展阶段,在现有基础上继续寻找和开发高效低毒的细胞毒类新药已是十分艰难和耗资的工作。尽管如此,近年来有一些优秀的抗肿瘤新药陆续上市。

（一）脂质体紫杉醇（paclitaxel poliglumex,PPX,Xorane）

PPX 是聚二肽紫杉醇,在血循环中以无活性的形式存在,对正常组织的毒性较小。临床前研究表明,PPX 能被肿瘤血管优先捕获,使更大剂量的化疗药物进入肿瘤,因此可能更有效并且严重毒副作用更少。但是在两项名为 STELLAR3（PPX/CBP 方案与泰素/CBP 方案比较）和 STELLAR4（PPX 与健择或诺维本比较）的随机Ⅲ期临床试验中,PPX 在整体人群中并没有显示出疗效优势,只在女性患者中有生存得益（PPX 组和对照组的 MST 分别为 9.5 个月和 7.8 个月,$P=0.03$）。进一步分析发现,在未绝经的女性中,PPX 组和对照组的生存期为10.0 个月和 5.2 个月（$P=0.038$）;而在绝经后的女性中,生存期没有差异（$P=0.134$）。因此研究者进一步对 STELLAR4 中的患者雌激素水平进行了分层分析,结果发现在雌激素水平 $>$30 pg/dl 的女性患者中,PPX 组的 MST 明显优于对照组（健择组）。据此推测并且在临床前研究中也已得到初步的证实:雌激素可以增强 PPX 在肺组织中的分布,并且上调限速酶组织蛋白酶 B（cathepsin B）的活性。为了进一步评价雌激素对总体生存的影响,一项名为 PIONEER 的Ⅲ期临床研究正在进行中,在本项研究中,将比较 PS2 分的女性初治 NSCLC 接受 PPX 和泰素的疗效和生存期。

（二）蓓萨罗丁（Bexarotene,Targretin）

蓓萨罗丁于 2000 年 1 月 15 日在美国首次上市,它可选择性地结合并激活视黄酸类 X 受体亚型(RXRα，RXRβ，RXRγ)。RXR 可与多种受体[如维 A 酸受体(RAR)、维生素 D 受体、甲状腺素受体及过氧化物酶体增生物激活受体(PPAR)]形成异二聚体，这些受体一旦被激活可调控基因表达，控制细胞分化和增殖。在体外试验中，蓓萨罗丁可抑制某些肿瘤细胞系的生长；在动物模型体内试验中，还可诱使乳腺瘤消退。

蓓萨罗丁在口服后约 2 h 达血浆峰浓度，与血浆蛋白高度结合(99%)，半衰期约为 7 h。含脂食物可增加其吸收，与葡萄糖溶液比较，含脂食物使 300 mg 蓓萨罗丁的 AUC 及 Cmax 分别上升 35% 和 48%。在血浆中能测得蓓萨罗丁的 4 种代谢产物：6、7-羟基蓓萨罗丁和 6、7-氧代蓓萨罗丁。体外试验显示细胞色素 P450 3A4 是对氧化产物形成及氧化产物葡糖醛酸化起主要作用的酶。

蓓萨罗丁起初主要用于口服治疗顽固性皮肤 T 细胞淋巴瘤的皮肤症状。在 2005 年进行了蓓萨罗丁治疗进展期 NSCLC 的 I / II 期临床研究，发现 Bexarotene 400 mg/m²/d 和化疗联用有一定疗效并且患者可以耐受。之后设计了 Bexarotene 的随机 III 期临床试验，并在 2006 年有了初步结果。在本研究中，共有 623 名 III B/IV 期 NSCLC 患者随机进入 bexarotene/DDP/NVB 组(Bexarotene+NP)或者 DDP/NVB 组(NP)，Bexarotene 口服剂量为 400 mg/m²/d，DDP 剂量为 100 mg/m²/4 周，NVB 剂量为 25 mg/m²/周，结果发现两组生存期并没有差异，Bexarotene 组出现了更严重的中性粒细胞减少和较显著的高三酰甘油血症(和对照组比较为 26% 和 0%)。进一步开展了 SPIRIT I 和 SPIRIT II 的随机 III 期临床研究，共有 595 名患者入选，在 NP/TC 和加用 Bexaroten 的两组中同样没有看到 MST 和 2 年生存率的差异。但分层分析发现，有效组(N=215)比无效组(N=380)的 BMI、总胆固醇水平、总胆固醇/HDL、甘油三酯水平均明显升高(P<0.000 1)。

本品的多数不良反应与剂量有关，使用本品后大部分患者会出现高三酰甘油血症、高胆固醇血症及高密度脂蛋白水平低下，通常需要对症治疗或减少本品的用药剂量。此外，尚易发生中枢性甲状腺功能减退并需要治疗，还常发生头痛、虚弱、白细胞减少、贫血、感染、皮疹、光敏反应和脱发。

(三) 长春氟宁(Vinflunine、Javlor)

Vinflunine 是长春碱的半合成衍生物，它与长春瑞宾的区别在于在 C-20′位上由两个氟原子取代两个氢原子，化学结构为 20′，20′-二氟-3′，4′-二氢去甲长春花碱。动物实验已经显示出对 P338 白血病 B16 恶性黑素瘤及对人体肺部和胸部肿瘤的抗肿瘤活性，属于第 5 代长春碱类生物碱抗肿瘤药物。在 ASCO 报道的一项关于 Vinflunine 的 II 期临床研究中，63 名进展期 NSCLC 患者在先前的以铂类为基础的化疗失败以后，接受了长春氟宁 320 mg/m²，共 3 周的二线化疗。结果显示了良好的耐受性，其中 PR 占 8%，SD 占 53%，PFS2.6 个月，3 度和 4 度中性粒细胞减少症为 25.4% 和 23.8%；3 度以上的贫血和血小板减少症很少见。2 名患者出现粒细胞减少性发热，另有 2 人出现相关的肺炎。3 度以上的非血液学毒性主要表现为：肌痛 15.9%，乏力 6.4%，口腔炎症 4.8%；便秘 7.9%，腹痛和关节痛 4.8%。目前长春氟宁在欧洲已经开始了针对非小细胞肺癌治疗的 III 期临床试验。

(艾星浩)

第五节　遗传基因学及临床研究

　　肺癌是世界范围内最常见的癌症，属于多基因疾病，即多个基因的变异共同参与发病。研究表明携带基因变异的个体比非携带者具有更高的患病风险性，故将这些基因称为"易感基因"。目前国际人类基因组计划（human genome project，HGP）的测序完成和单核苷酸多态（single nucleotide polymorphism，SNP）的单体型图谱构建完成，为肺癌遗传易感性的研究提供了大量的数据支持。同时经济高效的高通量基因分型技术在一个反应内可以同时检测上千个 SNPs，使得在全基因组范围内筛选与肺癌关联的 SNPs 成为可能。自从 2005 年《Science》杂志报道了第一项与年龄相关的视网膜黄斑变性的全基因组关联（genome wide association，GWA）研究以来，不少研究协作组在 2008 年陆续报道了与肺癌发病相关的 GWA 研究。

　　近年来肺癌治疗领域取得了较大的进展，多学科综合治疗和靶向治疗为代表的新治疗方法，为肺癌的治疗开启了一扇希望之窗。研究提示化疗与靶向治疗用于肺癌主要取决于两方面因素：个体遗传易感性和后天环境影响。近年来肺癌研究的热点正是应用分子生物学技术检测肺癌基因或蛋白质的异常变化，从中寻找与预后相关的分子指标；而循证医学则是判断这些研究结果优劣的最佳"法律"。随着 GWA 技术的进步，一些研究者在 2009 年也报道了一些与肺癌相关的 GWA 临床研究结果。

■ 一、GWA 研究的相关概念

　　GWA 研究主要揭示特异基因与显性表型（如血压、体重）或一种疾病之间的关联。其中基因型信息主要是利用高通量基因分型芯片进行目标 DNA 的 SNPs 分析。与以往的候选基因研究策略明显不同，GWA 研究不再需要在研究之前构建任何假设，也不再需要选择候选基因或候选染色体区域，而是针对基因组所有的 SNPs 进行研究。因此 GWA 研究能够获得之前不能获得的有关基因型-表型的关联研究结果，使得最新的关于相同疾病的研究成果更有价值。目前 GWA 研究正致力于发现更多与疾病关联的基因，并试图阐明基因-环境之间的交互作用。

　　GWA 的设计原理与经典的病例-对照研究基本相同，即假设某个 SNP 与疾病发生关联，则理论上病例组中该 SNP 的等位基因频率应高于对照组，然后通过假设检验来验证该假设。GWA 的研究设计分为单阶段研究（one stage design）和两阶段研究（two stage design）或多阶段研究（multiple stage design）。单阶段研究即选择了足够的病例和对照样本后，一次性在所有研究对象中对所有选中的 SNP 进行基因分型。然后分析每个 SNP 与疾病的关联，分别计算关联强度和风险比（odds ratio，OR）。该设计最大的缺陷在于基因分型耗资巨大。因此为节约基因分型的数量和成本，研究者多采用两阶段或多阶段研究。即先在第一阶段的小样本中对全基因组范围选择的所有 SNPs 进行基因分型，统计分析后筛选出较少数量的阳性 SNPs。第二阶段或多阶段的研究则在更大的样本中对在第一阶段得到阳性结果的 SNPs 进行基因分型，然后结合两个阶段或是多个阶段的结果进行分析。

■ 二、与肺癌发病相关的 GWA 研究

（一）染色体 15q24-25 的研究

2008 年初冰岛、法国、美国和 2008 年 12 月英国独立的 GWA 研究表明，除吸烟外，遗传因素在肺癌的发病中起着重要作用。通过对肺癌患者和健康人群的 GWA 分析，4 组研究者均证实第 15 号染色体长臂 15q24-25 区域上编码烟碱型乙酰胆碱受体（nicotinic acetylcholine receptors，nAChRs）的候选基因簇 CHRNA3-CHRNA5-CHRNB4（cholinergic receptor，nicotinic，α3，α5 and β4）上的 SNPs 变化，与肺癌发病相关（$P<0.05$）。

由法国 Brennan 领导的国际癌症研究中心（international agency for research on cancer，IARC）对 IARC 数据库（1 989 名欧洲肺癌患者和 2 625 名健康人群）中的 317 139 个 SNPs 进行了 GWA 分析。研究表明位于染色体 15q25 区域上的 rs1051730 位点（$P=5\times10^{-9}$）和 rs8034191 位点（$P=9\times10^{-10}$）与肺癌发病相关。rs8034191 位点上携带 TC 者患肺癌的风险性是 TT 者的 1.21 倍（95%CI：1.11~1.31），携带 CC 者是 TT 者的 1.77 倍（95%CI：1.58~2.00）。此结果进一步在另 5 项独立的第二阶段研究（2 513 名肺癌患者和 4 752 名健康人群）中得到验证，并估计 14% 的肺癌患者由 rs8034191 位点的多态性引起。法国学者同时指出位于易感基因 CHRNA5 第 5 号外显子上 rs16969968 位点的多态性变化导致编码正常的门冬氨酸在第 398 位上颠换为门冬酰胺（D398N），使患肺癌的风险性增加到 1.30 倍（95%CI：1.23~1.38）。rs16969968 是目前发现的惟一与肺癌发病高度关联且导致非同义（non-synonymous）突变的 SNP 位点，为肺癌患者在 nAChRs 通路中的靶点治疗提供依据。

MD Anderson 肿瘤中心的 Amos 等美国学者们首先对 Texas 数据库（1 154 名吸烟的非小细胞肺癌（non-small cell lung cancer，NSCLC）患者和与之吸烟频率相当的 1 137 名健康人群）中的 315 450 个 SNPs 进行了 GWA 研究。结果指出与肺癌发病关系最密切的 SNPs 位点有 10 个，分别是 rs2808630、rs7626795、rs2202507、rs11099666、rs1481847、rs855974、rs8034191、rs1051730、rs12956651、rs6069045。第二阶段研究（2 724 名肺癌患者和 3 694 名健康人群）肯定了法国报道的 15q25 区域上的 rs1051730 位点（G＞A，OR＝1.32，95%CI：1.23~1.39）和 rs8034191 位点（A＞G，OR＝1.32，95%CI：1.24~1.41）与肺癌发病相关。

冰岛 deCODE 遗传研究所 Stefansson 等对来自冰岛、西班牙和荷兰共 1 024 名肺癌患者和 32 244 名健康人群进行了 GWA 分析。研究表明 15q25 区域上的 rs1051730 位点（$P=1.5\times10^{-8}$，OR＝1.31，95%CI：1.19~1.44）与肺癌发病相关，再次肯定了法国和美国关于 rs1051730 的报道，并进一步指出该位点的 SNP 变化与肺癌的不同病理亚型无关。

2008 年 12 月英国 Surrey 肿瘤研究所 Houlston RS 领导的研究小组对 1 952 名欧洲肺癌患者和 1 438 名健康人群的 511 919 个 SNPs 进行了 GWA 分析。结果表明 15q25.1 区域上的 rs8042374 位点（$P=7.75\times10^{-12}$）和肺癌发病相关。该项 GWA 研究报道了 15q25 区域上的另一 SNP 位点，同样证实了 15q25 区域中 nAChRs 基因簇的多态性变化是影响肺癌发病的独立遗传因素。

（二）染色体 6p21.33 的研究

2008 年 12 月由 Houlston RS 领导的英国 Surrey 肿瘤研究所对欧洲肺癌患者的 GWA 研究表明，染色体 6p21.33 上的 rs3117582 位点（$P=4.97\times10^{-10}$）和肺癌发病高度相关。该项研究首先分析了之前报道的法国 IARC 数据库和美国 Texas 数据库。结果显示染色体 6p21.33 上的

rs3117582 位点($P=5.71\times10^{-9}$，OR$=1.30$，95％CI：1.19～1.42)和 rs3131379 位点($P=1.91\times10^{-7}$，OR$=1.26$，95％CI：1.16～1.38)与肺癌发病相关,其中 rs3117582 位点在第二阶段的研究(2 484 名肺癌患者和 3 036 名对照者)中得到了验证。rs3117582 位点上携带等位基因 C 者使患肺癌的风险性增加 16％($P=7.30\times10^{-3}$，OR$=1.16$，95％CI：1.04～1.29),其中携带 AC 者患肺癌的风险性是 AA 者的 1.20 倍($P=7.12\times10^{-6}$，OR$=1.20$，95％CI：1.11～1.29),携带 CC 者是 AA 者的 1.80 倍($P=2.25\times10^{-6}$，OR$=1.80$，95％CI：1.41～2.30)。

（三）染色体 5p15.33 的研究

2008 年 12 月由 Brennan 领导的 IARC 报道了另一项关于肺癌的 GWA 研究进展。在分析了来自 18 个国家的 6 158 名肺癌患者和 9 731 名健康人群后,法国学者指出位于第 5 号染色体上易感基因人类端粒酶逆转录酶(human telomerase reverse transcriptase，hTERT)和顺铂耐药相关蛋白 9(cisplatin resistance related protein 9，CRR9)的多态性变化使患肺癌的风险性增加 60％以上。该项研究首先在 3 259 名肺癌患者和 4 159 名健康人群中进行了第一阶段研究。结果显示 5p15.33 区域上的 rs402710 位点($P=2\times10^{-7}$)和 rs2736100 位点($P=4\times10^{-6}$)与肺癌发病相关。第二阶段研究进一步在另 2 899 名肺癌患者和 5 573 名健康人群中证实了 rs402710 位点($P=7\times10^{-5}$)和 rs2736100 位点($P=0.016$)与肺癌发病的相关性。此项研究指出单独出现 rs402710 的多态性变化将使患肺癌的风险性增加 17％($P=2\times10^{-8}$，OR$=1.17$),单独出现 rs2736100 的多态性变化使患肺癌的风险性增加 11％($P=0.000 4$，OR$=1.11$);两者同时出现,即相对于同时携带 rs402710 上的 TT 者和 rs2736100 上的 CC 者,同时携带纯合子 CC 者(rs402710)和 AA 者(rs2736100)可使患肺癌的风险性增加 65％($P=2\times10^{-13}$，OR$=1.65$，95％CI：1.34～2.02)。

同一时期英国 Surrey 肿瘤研究所的学者对 5 095 名欧洲肺癌患者和 5 200 名健康人群的 GWA 分析亦证实,5p15.33 上的另一 SNP 位点 rs401681($P=4.90\times10^{-9}$)与肺癌发病相关,并在第二阶段的研究(2 484 名肺癌患者和 3 036 名健康人群)中得到了证实。该研究指出 rs401681 位点上携带 GA 者患肺癌的风险性仅是 GG 者的 0.86 倍($P=2.12\times10^{-5}$，OR$=0.86$，95％CI：0.80～0.92),携带 AA 者是 GG 者的 0.77 倍($P=3.54\times10^{-8}$，OR$=0.77$，95％CI：0.70～0.84)。

■ 三、肺癌 GWA 的临床研究

2009 年 ASCO 年会上报道了一项日本的 GWA 临床研究。该研究使用 Illumina 的 Sentix Human－1 基因芯片,对 2002 年 7 月至 2004 年 5 月间 117 例ⅢB/Ⅳ期 NSCLC 患者外周血 DNA 中的 110 000 个 SNPs 进行基因型,其中男性 85 例,女性 32 例;Ⅲ期 50 例,Ⅳ期 67 例;中位年龄 61 岁(29～80 岁)。全组患者均接受了 TC 方案(卡铂 AUC$=6$,泰素 200 mg/m^2,持续静滴 3 小时)的一线化疗,中位生存期为 17.1 个月。经过多因素校正分析后,GWA 关联分析结果显示 2 个基因上的 4 个 SNPs 多态性与总生存期相关,分别是 EIF4E2 基因上的 rs1656402,ETS2 基因上的 rs1209950、rs10074374 和 rs2063681。位点 rs1656402 上携带 AG (n$=54$)＋AA(n$=44$)和 GG (n$=19$)的中位生存期分别为 18.2 个月和 7.7 个月($P=4.2\times10^{-7}$，HR$=3.58$，95％CI：2.1～6.1);rs1209950 上携带 AA (n$=105$)和 AG (n$=12$)＋GG (n$=0$)的中位生存期分别为 17.7 个月和 7.0 个月($P=9.2\times10^{-8}$，HR$=4.95$，95％CI：2.6～9.5);rs10074374

上携带 CC（n＝114）和 CT（n＝3）＋TT（n＝0）的中位生存期分别为 17.1 个月和 2.2 个月（$P＝2.2\times10^{-6}$，HR＝23.2，95％CI：6.3～85.1）；rs2063681 上携带 CT（n＝45）＋CC（n＝61）和 TT（n＝11）的中位生存期分别为 17.8 个月和 6.6 个月（$P＝5.2\times10^{-8}$，HR＝5.47，95％CI：2.8～10.9）。研究者认为对于ⅢB/Ⅳ期一线接受 TC 方案化疗的 NSCLC 患者而言，GWA 分析有助于分析其基因遗传的预后指标，并能发现既往未曾报道的分子通路。

2009 年哈佛大学和挪威学者联合对 189 例Ⅰ/Ⅱ期 NSCLC 患者冰冻肿瘤组织的 DNA 进行 GWA 分析，其中就诊于麻省总医院的 100 例患者作为研究组，就诊于挪威的 89 例患者作为验证组。研究组中与总生存期相关的 50 个 SNPs（$P\leqslant2.5\times10^{-4}$）在挪威验证组中分析后，最终证实 4 个基因上的 5 个 SNPs 变化可预测Ⅰ/Ⅱ期 NSCLC 患者的预后，分别是 STK39 基因上的 rs10176669 和 rs4438452、PCDH7 基因上的 rs10517215、A2BP1 基因上的 rs12446308 和 EYA2 基因上的 rs13041757（研究组中的累积 cumulative $P＝3.80\times10^{-12}$，挪威验证组中的累积 cumulative $P＝2.48\times10^{-7}$）。

2009 年 ASCO 年会中 Rosell 等报道了一篇Ⅳ期 NSCLC 患者 CHRNA3 基因（既往 GWA 研究证实与肺癌发病相关）多态性的临床研究。该研究使用 Taqman 基因分型技术，对外周血 DNA 中 3 个 SNPs 进行分型，分别是 CHRNA3 基因上的 rs1051730、CHRNA5 基因上的 rs16969968 和 LOC123688 基因上的 rs8034191。根据试验设计分为对照组和研究组，对照组患者均接受 TP（多西紫杉醇加顺铂）方案化疗，研究组根据核苷酸切除修复交叉互补组 1（excision repair cross-complementation group 1，ERCC1）表达高低分为两组方案化疗。ERCC1 高表达者（HG 组）接受 TG（多西紫杉醇加吉西他滨）方案，低表达者（LG 组）用 TP 方案。结果显示在 PS 评分 0 分的患者中，rs1051730 上携带 CT 者的总缓解率高于携带 CC 者（$P＝0.01$）和 TT 者（$P＝0.02$）。多因素分析显示，在 LG 组、PS 评分 0 分的 NSCLC 中，CHRNA3 的多态性可延长 PFS 时间，其中携带 CT 基因型的患者总缓解率达 84％，PFS 为 12.13 个月，中位生存期为 18.98 个月（表 14 - 4）。

表 14 - 4　在 LG 组、PS 评分 0 分的 NSCLC 中 CHRNA3 的多态性与生存的关系

基因 CHRNA3	CC	CT	TT	P 值
总缓解率	7(50％)	21(84％)	3(50％)	0.05
PFS(月)	6.74	12.13	7.77	0.05
MS(月)	12.60	18.98	10.68	0.41

■　四、肺癌治疗的相关基因及临床研究

药理基因组学最新研究表明肿瘤某些基因的表达状态或 SNPs 变化，与化疗的预后相关。

（一）核苷酸切除修复交叉互补组- 1（excision repair cross-complementation group - 1，ERCC1）

ERCC1 基因定位于染色体 19q13.2～13.3，是核苷酸外修复酶家族重要成员之一。ERCC1 基因的正常表达是维持该修复酶功能的分子基础，而低表达常伴随着肺癌发病率的增加，高表达往往与铂类耐药相关。核苷酸切除修复（nucleotide excision repair，NER）是哺乳动物细胞 DNA 修复的主要途径，是保护宿主免受肿瘤侵害的必要因素，是清除大规模铂类化合物致 DNA

螺旋扭曲的惟一机制。ERCC1 在 NER 途径中主要参与 DNA 损伤的核苷酸切除修复，识别并切割 DNA 的损伤部位。ERCC1 的过表达可使停滞在 G2/M 期的损伤 DNA 迅速修复，导致对顺铂耐药。用反义技术抑制 ERCC1 表达可减少损伤 DNA 的修复。因此，ERCC1 作为 NER 系统的关键基因，其 mRNA 表达水平可作为铂类药物化疗效果的独立预测指标。

Olaussen 等在 2006 年 NEJM 杂志发表的一项研究，采用标准的免疫组化方法，检测了 IALT 入组的 761 例手术切除的 NSCLC 患者肿瘤组织中 ERCC1 的表达情况，其中 335 例（44%）ERCC1 阳性，426 例（56%）阴性。426 例 ERCC1 阴性组中，224 例接受含铂方案的辅助化疗，202 例未接受化疗。比较化疗组和单纯手术组，结果发现接受辅助化疗者的中位生存期较单纯接受手术者延长 14 个月（56 m *vs.* 42 m，$P=0.002$），5 年生存率分别为 47% 和 39%，接受含铂方案化疗组的生存情况明显优于单纯手术组，化疗组死亡风险降低了 35%（$P=0.002$，$HR=0.65$，$95\%CI: 0.50\sim0.86$）。而在 ERCC1 阳性的 335 例患者中，化疗组和单纯手术组的 5 年生存率分别为 40% 和 46%，中位生存期分别为 55 个月和 50 个月（$P=0.29$），提示是否接受辅助化疗与生存期无关，未降低死亡风险（$P=0.400$，$HR=1.14$，$95\%CI: 0.84\sim1.55$）。在单纯接受手术的患者中，ERCC1 阳性组和 ERCC1 阴性组的 5 年生存率分别为 46% 和 39%，ERCC1 阳性组死亡风险降低了 34%（$P=0.009$，$HR=0.66$，$95\%CI: 0.49\sim0.90$）。该研究认为 ERCC1 与顺铂耐药有关，ERCC1 的高表达说明机体对理化因素导致的 DNA 损伤将有较强的修复能力，同时也导致铂类化疗产生的肿瘤细胞 DNA 损伤修复能力增强，其结果表现为耐药现象。即完全手术切除的 ERCC1 阳性的 NSCLC 患者预后好于 ERCC1 阴性的患者，但接受含铂辅助化疗无益于生存率；NSCLC 根治术后并且肿瘤组织中 ERCC1 阴性的患者可以从含铂辅助方案中获益。

Rosell 等人进一步进行了 ERCC1 基因组型的前瞻性 III 期临床随机对照试验。400 例 NSCLC 患者随机分配到对照组和研究组，对照组患者均接受 TP（多西紫杉醇加顺铂）方案化疗，研究组根据 ERCC1 表达高低分为两组方案化疗。ERCC1 高表达者接受 TG（多西紫杉醇加吉西他滨）方案，低表达者用 TP 方案。结果研究组中 ERCC1 基因低表达者接受 TP 方案有效率高达 56.6%，对照组的有效性仅为 40.4%（$P<0.02$）；而 ERCC1 基因高表达组接受 TG 方案有效率亦仅为 37.7%。ERCC1 基因高表达患者生存率在对照组含铂方案和研究组非铂方案间也存在较大差异，后者明显高于前者。

错配修复（mismatch repair，MMR）是细胞纠正复制错误的重要手段，常出现在增生过程中以维持基因的精确性。hMLH1 和 hMSH2 是主要的 DNA 错配修复控制基因。MLH1 和 MSH2 基因蛋白产物的功能是识别和修复错配的 DNA。有研究报道 MSH2 基因蛋白产物与顺铂损伤后 DNA 修复相关。2009 年 ASCO 年会有学者报道用免疫组化技术检测 IALT 研究中术后患者 MSH2 表达情况。研究共对 673 例标本进行分析，发现 257 例（38%）MSH2 阳性，416 例（62%）例 MSH2 阴性，MSH2 阴性的患者接受化疗后生存期较长（$P=0.03$，$HR=0.76$，$95\%CI: 0.59\sim0.97$），但是对于 MSH2 阳性的患者接受化疗并不能延长生存（$P=0.48$，$HR=1.12$，$95\%CI: 0.81\sim1.55$）。同时研究还发现随着 ERCC1 与 MSH2 阳性的比例升高，患者生存越差，对于 ERCC1 与 MSH2 均阴性的患者，接受化疗可以延长生存（$P=0.01$，$HR=0.65$，$95\%CI: 0.47\sim0.91$）。MSH2 可能与 ERCC1 一起作为预测铂类药物化疗效果的独立预测指标。

（二）核糖核苷酸还原酶 M1（ribonucleotide reductase subunit 1，RRM1）

作为吉西他滨作用靶点之一的核糖核苷酸还原酶（ribonucleotide reductase，RR）是 DNA

合成途径中的限速酶,在 DNA 合成修复途径中发挥重要作用。它主要催化二磷酸核糖核苷酸转化为二磷酸脱氧核糖核苷酸,后者是 DNA 合成和修复必不可少的原料。RR 包括 RRM1 和 RRM2 两个亚单位,其中 RRM1 是核苷酸结合位点,控制底物的特异性和酶活性,同时也是核苷类似物系化疗药物的结合位点,参与 DNA 合成、修复和吉西他滨的代谢途径。

　　RRM1 基因定位于染色体 11p15.5 区域,该区域与恶性肿瘤的转移相关,75％的 NSCLC 患者存在该区域的杂合性缺失。一个实验动物模型显示出 RRM1 能够影响 DNA 化学损伤修复的效率,RRM1 过表达的转基因小鼠修复 DNA 的速度比非转基因动物快。该项实验表明 RRM1 通过及时有效地修复致癌物诱导的基因组破坏,在肿瘤易感性方面发挥关键作用。Bepler 等测定了接受手术治疗的 126 例早期 NSCLC 患者肿瘤组织和正常肺组织 RRM1 基因 mRNA 的表达水平,发现 RRM1 基因高表达者生存期更长,肿瘤复发时间更晚;多因素变量分析亦证实 RRM1 表达是独立的预后因素。Zheng 等在 2007 年 NEJM 杂志发表的一项试验,研究了 I 期未接受化疗的 NSCLC 患者的术后病理标本。该试验对 187 例患者进行分析,结果发现 RRM1 的表达与 ERCC1 相关($P<0.001$)。RRM1 高表达者的中位生存期明显优于低表达者(>120 m $vs.$ 60.2 m, $P=0.02$),RRM1 和 ERCC1 均高表达者的生存亦较好,中位生存时间超过 120 个月。研究者认为,RRM1 高表达者术后生存时间较长,提示 RRM1 是生物学上和临床上 NSCLC 恶性行为的重要决定因子。表 14-5 归纳了 RRM1 的特点。

表 14-5 反应预测因子——核苷酸还原酶亚基 1(RRM1)的特点

功能	核苷酸还原酶的调控亚基 抑制增殖和迁移 抑制致癌物诱发的肺肿瘤
染色体定位	11p15.5
基因组学	19 个外显子,两个启动子多态现象
体外研究	表达水平随着吉西他滨耐药的出现而增加 表达水平同细胞毒性和细胞凋亡呈负相关
动物研究	表达水平随着吉西他滨耐药的出现而增加 表达水平同 DNA 破坏修复能力相关
临床研究	表达水平同对吉西他滨/卡铂化疗的治疗反应呈负相关

　　然而 RRM1 高表达并非总是有利于肿瘤患者的预后,在对吉西他滨化疗作用的预后研究中得到了相反的结论。吉西他滨干扰 RR 的功能,因此推测 RRM1 的表达可能与吉西他滨耐药有关。Gautam 等采用定量 PCR 的方法检测 22 例接受 GP(吉西他滨联合顺铂)化疗 NSCLC 患者的肿瘤组织中 RRM1 mRNA 的表达,发现 RRM1 低表达者对化疗的反应较好,可延长疾病进展时间($P=0.05$),提高生存率($P=0.0028$)。Rosell 等对接受 GP(吉西他滨联合顺铂)方案化疗的晚期 NSCLC 的肿瘤标本进行分析显示,RRM1 mRNA 低表达者化疗缓解率高,能延长总生存期,低表达和高表达者的中位生存期分别为 13.7 个月和 3.6 个月($P=0.009$)。Geppi 等进一步研究了 RRM1 及 ERCC1 基因表达在 NSCLC 中的作用。在对 70 例晚期 NSCLC 患者进行研究后,证实在 mRNA 水平 ERCC1 和 RRM1 有高度相关性(r=0.624, $P<0.0001$),吉西他滨联合铂类方案中低 ERCC1 患者的中位生存期明显延长(17.3 m $vs.$ 10.9 m, $P=0.0032$),低 RRM1 患者的中位生存期也明显延长(13.9 m $vs.$ 10.9 m,$P=0.0390$)。

2007 年 ASCO 年会上 G. R. Simon 等进行的Ⅱ期临床研究,对 60 例晚期 NSCLC 患者的标本进行检测,根据 ERCC1(E1)与 RRM1(R1)的不同表达水平,采用不同的化疗方案,以求探索分子指标指导个体化治疗的可行性和益处。对低 E1/低 R1 采用健择＋卡铂,高 E1/低 R1 采用健择＋泰索帝,低 E1/高 R1 采用泰索帝＋卡铂,高 E1/高 R1 采用泰索帝＋长春瑞滨。结果 55 例患者得到结果,R1 表达范围从 0～1 637,E1 表达范围从 1～8 103,两者之间表达相关($P<0.01$);部分缓解(part response, PR)率为 44%(95%CI:31～59),1 年生存率与无进展生存率分别为 59%、14%,中位生存期与无进展生存期分别为 13.3 个月、6.6 个月。研究者认为根据 RRM1 与 ERCC1 的表达水平指导晚期 NSCLC 患者化疗值得开展。

2008 年韩国学者 Kim 等探讨了晚期 139 例男性和 44 例女性 NSCLC 患者接受 GP 方案(吉西他滨和顺铂)化疗的疗效与 SNPs 的关系,其中腺癌 94 例,鳞癌 73 例、未分型 13 例和大细胞癌 3 例。根据对 GP 方案的疗效将患者分为有效组(88 例)和无效组(95 例);根据 RRM1 和 ERCC1 的等位基因型,将患者分为 4 个组:1 组(RRM1 - AC - CT, ERCC - CC, 32 例)、2 组(RRM1 - AC - CT, ERCC - CT - TT, 27 例)、3 组(RRM1 - CC - TT, ERCC - CT - TT, 76 例)、4 组(RRM1 - CC - TT, ERCC - CT - TT, 48 例)。结果显示,就全部病例对 GP 方案的有效率,这 4 组间无统计学差异。但是如果只分析非鳞癌病例(n＝110 例),有效率则存在显著性差异:1 组 63.2%,2 组 63.2%,3 组 44.2%,4 组 27.6%($P=0.037$)。研究者认为 NSCLC 中非鳞癌患者基于 RRM1 和 ERCC1 基因中 SNPs 的不同,对 GP 方案的疗效存在显著差异,其中两种基因最低预计表达的等位基因型预后较好。

2009 年 ASCO 年会意大利组的一项回顾性研究,纳入了 192 例既往未接受化疗、PS 评分 0～2 分的晚期 NSCLC 患者(男：女＝74%/26%),其中腺癌/鳞癌/其他类型肺癌的比例为 42%/27%/31%,ⅢB 期/Ⅳ期患者的比例为 24%/76%。该研究探讨在晚期 NSCLC 患者中接受 GP(吉西他滨和顺铂)一线方案化疗的疗效与 6 个基因上 8 个 SNPs 间的关系,分别 P53 Arg72Pro (G/C),XRCC3 Thr241Met(C/T),XPD Lys751Gln(A/C),ERCC1 Asn118Asn(C/T),CDA Lys27Gln(A/C),Ala70Thr (G/A),Thr145Thr (C/T)和 RRM1 C524T)。结果显示 192 例患者治疗后的总体缓解率为 32.3%,疾病控制率为 25%,疾病进展率为 42.7%。CDA Thr145Thr TT 基因型对 GP 方案的疗效较差,相比于 CT 和 CC 型,三者的 PR 率分别为 23.1%、42.3% 和 34.6%($P=0.03$);同时携带 CDA Thr145Thr CT 基因型的患者,比携带 CC 者增加Ⅲ～Ⅳ度非血液学毒性的发生率($P=0.02$)。相比与 ERCC1 CC 基因型,携带 ERCC1 TT 者的Ⅰ～Ⅳ度血液学毒性更明显($P=0.05$)。研究者认为晚期 NSCLC 患者基于 CDA 和 ERCC1 基因中 SNPs 的不同,对 GP 方案的疗效和毒副反应存在差异,但是与疾病进展时间和总生存期无关。

(三)乳腺癌易感基因 1(breast cancer susceptibility gene 1, BRCA1)

1994 年 Miki 等成功地克隆了 BRCA1 基因。BRCA1 作为一种抑癌基因,能从多个水平、多层次上通过多条信号转导途径抑制细胞增殖、细胞生长,阻滞细胞周期于 G2/M 期,诱导细胞凋亡,促进细胞终末分化,是一个重要的细胞周围负调控子。BRCA1 也是 DNA 损伤修复结合蛋白,能通过多条信号转导途径激活 DNA 损伤修复的调控点,参与 DNA 损伤修复,维持基因组的完整性。已有研究证明 BRCA1 一方面可以消除一系列 DNA 损伤剂如顺铂、足叶乙苷、博来霉素等引起的凋亡表型,从而增加肿瘤细胞对 DNA 损伤药物的耐药性;另一方面可增加抗微管药物如紫杉醇引起细胞凋亡的敏感性。这些发现提示 BRCA1 对化疗引起的凋亡具有不同的调节功能。Rosell 领导的研究小组已证明 BRCA1 低表达者对以顺铂为基础的化疗敏感性高，BRCA1 高表达者对抗微管制剂（如紫杉醇）敏感。Olaussen 等在 2006 年 NEJM 杂志发表的一项试验，结果指出 ERCC1 和 BRCA1 mRNA 的表达在对顺铂敏感性的影响上起正协同作用。Rosell 等进一步用荧光定量 PCR 的方法同时检测 NSCLC 中 ERCC1 和 BRCA1 的表达情况，亦证实两者 mRNA 的表达水平高度相关。

（四）胸苷酸合成酶（thymidylate synthase，TS）

TS 是胸苷酸从头合成的关键酶，为 DNA 合成和修复提供底物。TS 的表达状况与接受含氟尿嘧啶类药物化疗的恶性肿瘤患者的预后相关。TS 在肺癌组织特别是鳞癌中的表达水平比正常肺组织和腺癌组织明显增高，提示其可作为 TS 抑制剂治疗的指标。目前研究多聚焦于 TS 与培美曲塞效能的检测。2008 年 ASCO 年会上 K. E. Sommers 等报道了一项 II 期临床研究，52 例 IB、II、III 期可手术治疗的 NSCLC 患者术前接受吉西他滨或吉西他滨/培美曲塞化疗共 4 次，术后病理标本进行 TS mRNA 表达检测，研究发现 TS 低 mRNA 表达者缓解率优于高表达者（$P=0.006$）。

（五）ras 基因

ras 基因家族包括 h-ras、k-ras 和 n-ras，均编码高度同源性的膜相关蛋白 P21ras。ras 基因异常改变的主要形式为 DNA 第 12、第 13 和第 61 密码子的点突变，这些突变在 SCLC 几乎不发生，在 NSCLC 的发生率约 20%，主要见于腺癌或大细胞癌，且其中 85% 以上突变为 k-ras-12点突变。

k-ras 编码 GTP 酶家族蛋白——最重要的转化蛋白之一。k-ras 的变异认为与表皮生长因子受体-抑制剂（epidermal growth factor receptor-tyrosine kinase inhibitor，EGFR-TKI）治疗后复发较快和生存时间较短相关。BR21 试验显示 k-ras 变异的 NSCLC 患者使用厄洛替尼治疗比安慰剂的生存时间短；同样 TRIBUTE III 期临床研究提示 k-ras 突变的 NSCLC 患者加用厄洛替尼联合卡铂＋紫杉醇的方案比单纯化疗生存期短。这些研究提示 k-ras 突变的患者采用 EGFR-TKI 治疗效果差。2009 年 ASCO 年会 O'Byrne 等对 FLEX 研究中 554 个患者标本进行 k-ras 突变情况分析，研究结果发现 379 例患者出现 k-ras 突变，突变与否不影响患者的生存期与 PFS，似乎提示 k-ras 突变与 EGFR 单抗无关。

■ 五、展望

与肺癌有关的基因改变数量众多，这些改变在肺癌中的发生率为 20%～80%，其中单个基因改变判断预后有一定局限性，而多个基因改变同时存在与预后呈明确负相关。2006 年 ASCO 年会中报道了一种基于基因学技术建立的预测早期 NSCLC 预后的模型——肺 Metagene 预测模型，初步研究显示该模型预测 IA 期复发危险和生存期的准确性达 90%，显著优于病理分期、肿瘤大小、淋巴结转移情况、年龄、性别、组织亚型和吸烟史等。未来关于肺癌预后研究的热点应该是对多基因模型进一步分类和对单个具有治疗和预后价值基因的鉴定，并结合相应的分子指标进行更多的前瞻性随机临床研究，从而指导患者选择最合理有效的化疗方案。

（陆　舜）

第六节 化 疗 方 案

■ 一、联合化疗的用药原则

(1) 单药化疗疗效肯定。小细胞肺癌单药化疗的有效率必须≥30%,主要有 VP-16、VM26、DDP、CBP、CTX 和 IFO;非小细胞肺癌的单药有效率需≥15%,常见药物为 DDP、长春瑞宾、吉西他滨、紫杉醇、多西紫杉醇和培美曲塞。

(2) 选择药物应分别作用于细胞增殖的不同时期,一个相对合理的化疗方案应包括细胞周期非特异性药物和细胞周期特异性药物。烷化剂和抗生素类药物为细胞周期非特异性药物,作用于 S 期的药物有吉西他滨和培美曲塞,作用于 M 期药物有长春碱类和紫杉类。

(3) 化疗药物间有增效、协同作用。

(4) 毒性作用于不同的靶器官,或者虽然作用于同一靶器官,但是作用的时间不同,不产生叠加反应。

(5) 各种药物之间无交叉耐药性。

(6) 肺癌化疗方案的选择必须遵循循证医学的原则,达到一定病例数的随机、多中心的临床试验结果可作为新方案的依据。

(7) 基于生物标记物的化疗方案选择:肺癌药物基因组学发现了 ERCC1 和顺铂、RRM1 和吉西他滨、TS 酶和培美曲塞,BRCA1 和紫杉类药物之间的关系。Rosell 报道了第一个基于分子标记物分型选择化疗方案的前瞻性临床随机对照研究,ERCC1 低表达组给予顺铂/多西紫杉醇方案,客观缓解率达 53.2%,对照组未检测 ERCC1 水平,顺铂/多西紫杉醇方案的客观缓解率仅37.7%。肿瘤细胞 RRM1 高表达的 NSCLC 患者使用吉西他滨治疗效果较差,BRCA1 阳性则紫杉类药物的效果较好。

■ 二、NSCLC 常用的化疗方案

(一) 方案 1:NP 方案

1. 具体方案 见表 14-6。

表 14-6 NP 方 案

药 物	剂 量	给药途径	给药时间	给药间隔
长春瑞宾(NVB)	25 mg/m²	静脉推注或静脉滴注,<10 min	第 1、8 d	每 3~4 周重复
顺铂	75 mg/m²	静脉滴注	第 1 d	

2. 方案点评

(1) 法国进行的 612 例患者的随机研究,比较 NVB 单药、长春地辛联合顺铂及 NP 方案的疗效,显示 NP 方案优于前两者,总有效率分别为 14%、19%、30%,1 年生存率分别为 30%、27%、35%。SWOG 的Ⅲ期临床研究显示 NP 方案在Ⅲ B/Ⅳ期 NSCLC 患者的缓解率为 26%,中位生存期 8 个月,1 年生存率 36%。

（2）在 NSCLC 术后辅助化疗中，NP 方案是被证实能提高ⅠB～ⅢA 期完整切除术后患者总生存的化疗方案，其证据最多，随访时间最长（高达 7 年），病例数最多。

（3）该方案的主要毒副作用为：骨髓抑制、恶心呕吐、手足麻木和静脉炎等。

（4）NVB 有较强的局部刺激作用，使用时注意防止药物外渗，并建议在使用后沿静脉冲入地塞米松 5 mg，再加生理盐水静滴，以减轻对血管的刺激。

（5）方案中的 DDP 用量较大，因此要采用水化、利尿措施以保护肾功能。水化：在使用 DDP 当天及使用后第 2 d、第 3 d 均应给予 2 000 ml 以上的静脉补液。使用 DDP 当天及使用后第 2 d、第 3 d 均应给予 1 500 ml 以上的静脉补液。利尿：DDP 滴注结束后给予呋塞米 20 mg，并记录 24 h 的尿量 3 d。

（6）由于 DDP 剂量较大，止吐方面应注意加强。建议化疗前常规给予 5 - HT$_3$ 受体拮抗剂的同时加用地塞米松 10 mg 静脉推注，以加强止吐作用。对每天呕吐超过 5 次的可以增加 5 - HT$_3$ 受体拮抗剂 1 次。

（二）方案 2：GP 方案

1. 具体方案　见表 14 - 7。

表 14 - 7　GP 方 案

药　物	剂　量	给药途径	给药时间	给药间隔
吉西他滨（Gemcitabine）	1 g/m^2	静脉滴注 30 min	第 1、8 d	每 3～4 周重复
顺铂	75 mg/m^2	静脉滴注	第 1 d	

2. 方案点评

（1）Ⅲ期临床研究显示 GP 方案的缓解率约为 30%，TTP 为 5.6 个月，OS 为 9.1 个月。ECOG1594 研究比较 4 个含铂三代新药两药联合方案，共 1 207 例晚期 NSCLC 患者，随机接受 TP（紫杉醇/顺铂）、GP（吉西他滨/顺铂）、DP（多西紫杉醇/顺铂）、TC（紫杉醇/卡铂）方案化疗，结果显示 4 组缓解率相仿，分别为 21%、22%、17% 和 17%，MST 分别为 7.8 个月、8.1 个月、7.4 个月和 8.1 个月，而 1 年生存率以 GP 方案为高，达 36%，其余分别为 31%、31% 和 34%，TTP 也以 GP 方案最长（4.2 个月），其余在 3.1～3.7 个月，提示 GP 方案在一线化疗的优势。

（2）该方案的主要毒副作用为：恶心呕吐、骨髓抑制。尤其是吉西他滨所致的血小板减少必须引起注意，3～4 度血小板减少发生率为 28%～40%，但 3～4 度出血发生率为 0.6%。

（3）吉西他滨的滴注时间为 30 min。DDP 的有关水化、利尿及止吐等注意事项参见方案 1。

（三）方案 3：TC 方案

1. 具体方案　见表 14 - 8。

表 14 - 8　TC 方 案

药　物	剂　量	给药途径	给药时间	给药间隔
紫杉醇（PTX）	175 mg/m^2	静脉滴注 3 h	第 1 d	每 3～4 周重复
卡铂	AUC 5～6	静脉滴注	第 1 d	

2. 方案点评

(1) ECOG1594 研究显示晚期 NSCLC 患者 TC 方案化疗的缓解率为 17%,中位生存期 8.2 个月,1 年生存率 35%,2 年生存率 11%。

(2) 该方案的主要毒副作用为:过敏反应、骨髓抑制、恶心呕吐及手足麻木等。

(3) PTX 应使用专用输液管和金属针头,滴注时间为 3 h。在给药期间及用药后的第 1 h 应做心电监护。其溶剂蓖麻油可引起人体过敏反应,因此该药使用前应常规给予预防过敏的药物,包括:口服地塞米松 20 mg(给药前 12 h、6 h 各 1 次),肌内注射苯海拉明 40 mg,静脉推注西咪替丁 400 mg(给药前 30～60 min)。

(4) CBP 配制禁用含氯的溶液,一般使用葡萄糖溶液,其使用应在 PTX 后进行。

(四) 方案 4:DP 方案

1. 具体方案　见表 14 - 9。

表 14 - 9　DP 方案

药　物	剂　量	给药途径	给药时间	给药间隔
多西紫杉醇(DOC)	75 mg/m²	静脉滴注 1 h	第 1 d	每 3～4 周重复
顺铂(DDP)	75 mg/m²	静脉滴注	第 1 d	

2. 方案点评

(1) ECOG1594 研究显示 DP 方案一线治疗晚期 NSCLC,缓解率为 17%,MST 分别为 7.4 个月,而 1 年生存率达 31%。

(2) 该方案的主要毒副作用为:过敏反应、骨髓抑制、恶心呕吐和液体潴留等。

(3) 用 DOC 前应先询问患者有无过敏史,并查看 WBC 和 PLT 的数据。有过敏史者及 WBC/PLT 低下者慎用;在给药前 1 d 开始口服地塞米松 7.5 mg,每天 2 次,连续 3 d;DOC 溶于生理盐水或 5% 葡萄糖液 250～500 ml 中;滴注开始后 10 min 内密切观察血压、心率、呼吸及有无过敏反应;滴注时间为 1 h 左右。

(4) DDP 的有关水化、利尿及止吐等注意事项参见方案 1。

(五) 方案 5:西妥昔单抗＋NP 方案

1. 具体方案　见表 14 - 10。

表 14 - 10　西妥昔单抗＋NP 方案

药　物	剂　量	给药途径	给药时间	给药间隔
西妥昔单抗(Cetuximab)	首剂 400 mg/m²,dl,静脉泵入,>2 h;第 8 d 起每周剂量 250 mg/m²,静脉泵入,>1 h			每 3～4 周重复
长春瑞宾(NVB)	25 mg/m²	静脉推注或静脉滴注,<10 min	第 1、8 d	
顺铂	75 mg/m²	静脉滴注	第 1 d	

2. 方案点评

(1) FLEX 研究报道,1 125 例 EGFR(＋)的初治晚期 NSCLC 患者按 1∶1 随机使用 NP 方案联合西妥昔单抗或 NP 方案,OS 分别为 11.3 个月和 10.1 个月(HR＝0.871,95% CI:

0.762～0.996；$P=0.044$），靶向联合化疗组优于单纯化疗组。

（2）西妥昔单抗的主要副反应为痤疮样皮疹、疲劳、腹泻、恶心、呕吐、腹痛、发热和便秘等。为防止过敏反应，使用西妥昔单抗前应给予 H_1 受体阻断剂，初次应用还应进行抗过敏试验，先静脉注射本品 20 mg，并观察 10 min 以上。

（3）NP 方案的注意事项详见方案 1。

（六）方案 6：贝伐单抗＋TC 方案

1. 具体方案　见表 14-11。

表 14-11　贝伐单抗＋TC 方案

药　物	剂　量	给药途径	给药时间	给药间隔
贝伐单抗（bevacizumab）	15 mg/kg	静脉滴注 首次＞90 s，如第一次耐受良好，第二次可＞60 s，以后的输注可控制在 30 min 以上	第 1 d	每 3～4 周重复
紫杉醇（PTX）	175 mg/m²	静脉滴注 3 h	第 1 d	
卡铂	AUC 5～6	静脉滴注	第 1 d	

2. 方案点评

（1）ECOG4599 研究显示，贝伐单抗联合紫杉醇/卡铂一线治疗非鳞癌晚期 NSCLC，与单纯紫杉醇/卡铂化疗比较，不仅能显著提高客观缓解率（27% vs. 10%，$P<0.000\ 1$）及无进展生存期（6.2 个月和 4.5 个月，$P<0.000\ 1$），同时也显著延长患者生存时间，中位生存期分别为 12.3 个月和 10.3 个月（HR＝0.79，95% CI：0.67～0.92，$P=0.003$）。基于此项Ⅲ期临床研究结果，美国食品和药品监督管理局（FDA）已经批准贝伐单抗与紫杉醇/卡铂联合应用一线治疗无脑转移、无出血史的晚期非鳞型 NSCLC，并已列入 NCCN 2008 年的指南中。

（2）贝伐单抗的最常见不良反应为：乏力、疼痛、腹痛、头痛和高血压。最严重的不良反应为：胃肠穿孔/伤口并发症、出血、高血压危象、肾病综合征及充血性心力衰竭。研究显示病理组织学为鳞癌的严重或致命出血发生率为 31%，而腺癌的发生率仅为 4%，但单独采用化疗的无一例发生，因此鳞癌患者不推荐使用贝伐单抗，近期发生过出血的患者不应接受贝伐单抗治疗。在接受贝伐单抗治疗期间，应每 2～3 周监测其血压。如果出现高血压的患者应更加频繁监测其血压。由于接受贝伐单抗治疗而诱发或加重高血压而停药的患者，应继续定期监测其血压。接受贝伐单抗治疗的患者应进行系统的尿液检查以监测是否诱发或加重蛋白尿，患者出现（＋）（＋）或更严重的蛋白尿时应检查 24 h 尿做进一步评价。

（3）TC 方案的注意事项详见方案 3。

（七）方案 7：单药多西紫杉醇

1. 具体方案　见表 14-12。

表 14-12　单药多西紫杉醇

药　物	剂　量	给药途径	给药时间	给药间隔
多西紫杉醇（DOC）	75 mg/m²	静脉滴注 1 h	第 1 d	每 3～4 周重复

2. 方案点评

(1) TAX317 试验比较单药多西紫杉醇（75 mg/m²）或最佳支持治疗（BSC）二线治疗 NSCLC 患者，MST 分别为 7.5 个月及 4.6 个月（$P=0.01$），1 年生存率分别为 37% 及 12%（$P=0.003$），表明多西紫杉醇二线治疗优于 BSC。TAX320 试验比较多西紫杉醇 75 mg/m² 或 100 mg/m²，与长春瑞宾或异环磷酰胺二线治疗 NSCLC，多西紫杉醇 100 mg/m² 及 75 mg/m² 组的缓解率分别为 11.9% 及 7.5%，而长春瑞宾及异环磷酰胺组的缓解率仅为 1%。多西紫杉醇 75 mg/m² 组的生存时间最长，1 年生存率 32%，长春瑞宾及异环磷酰胺组分别为 21% 及 19%。上述两项试验的结果奠定了多西紫杉醇单药在晚期 NSCLC 二线治疗的地位。

(2) 该方案的主要毒副作用为：过敏反应、骨髓抑制、恶心呕吐及液体潴留等。

(3) 用 DOC 前应先询问患者有无过敏史，并查看 WBC 和 PLT 的数据。有过敏史者及 WBC/PLT 低下者慎用；在给药前 1 d 开始口服地塞米松 7.5 mg，每天 2 次，连续 3 d；DOC 溶于生理盐水或 5% 葡萄糖液 250～500 ml 中；滴注开始后 10 min 内密切观察血压、心率、呼吸及有无过敏反应；滴注时间为 1 h 左右。

（八）方案 8：单药培美曲塞

1. 具体方案　见表 14-13。

表 14-13　单药培美曲塞

药　物	剂　量	给药途径	给药时间	给药间隔
培美曲塞（Pemetrexed）	500 mg/m²	静脉滴注	第 1 d	每 3～4 周重复

2. 方案点评

(1) JMEI 研究显示培美曲塞与多西紫杉醇二线治疗 NSCLC 的缓解率分别为 9.1% 和 8.8%，MST 分别为 8.3 个月和 7.9 个月，1 年生存率均为 29.7%，非劣效性分析显示差异均无统计学意义。亚组分析显示，非鳞癌患者更能从培美曲塞治疗中获益，在鳞癌亚组患者中，培美曲塞组的中位生存期显著短于多西紫杉醇（6.2 个月 *vs.* 7.4 个月，$P=0.0182$），死亡风险比（HR）达到 1.563；而在非鳞癌患者中，培美曲塞组中位生存期显著长于多西紫杉醇（9.3 个月 *vs.* 8.0 个月，$P=0.0475$）。培美曲塞组患者 3～4 度粒细胞减少、粒缺性发热和粒细胞减少合并感染的发生率明显低于多西紫杉醇组，贫血和血小板减少的发生率两组相似。基于以上研究结果，培美曲塞被推荐作为晚期 NSCLC 二线标准治疗选择之一。

(2) 该方案的主要毒副作用为：骨髓抑制、疲乏和皮疹等。

(3) 为减少骨髓抑制，培美曲塞治疗时必须同时服用 350～400 μg 叶酸或其他含叶酸的复合维生素制剂。服用方法：第 1 次给药开始前 7 d 至少服用 5 次日剂量的叶酸（350～1 000 μg，常用剂量 400 μg），一直服用整个治疗周期，直至最后 1 次给药后 21 d。同时在第 1 次给药开始前 7 d 内肌内注射维生素 B_{12} 1 000 μg，以后每 3 个周期肌注一次。为降低皮肤反应的发生率及严重程度，在给药前 1 d 开始口服地塞米松 4 mg，每天 2 次，连续 3 d。

(4) 培美曲塞只建议用生理盐水溶解稀释至 100 ml，静脉滴注超过 10 min。

（九）方案 9：GN 方案

1. 具体方案　见表 14-14。

表 14 - 14　GN 方案

药　物	剂　量	给药途径	给药时间	给药间隔
吉西他滨(Gemcitabine)	1 g/m²	静脉滴注 30 min	第 1、8 d	每 3~4 周重复
长春瑞滨(NVB)	25 mg/m²	静脉推注或静脉滴注,<10 min	第 1、8 d	

2. 方案点评

(1) GN 方案是应用最广泛的非铂两药方案。Gridelli 等的Ⅲ期临床研究入组 501 例ⅢB/Ⅳ期 NSCLC,随机接受 GN/GP/NP 方案化疗,结果显示含铂方案(GP/NP)与非铂方案(GN)两组的生活质量评分无明显差异,两组的 OS 分别为 38 周 vs. 32 周,PFS 分别为 23 周 vs. 17 周,GN 方案组死亡风险比 1.15(90% CI：0.96~1.37),疾病进展风险比 1.29(90% CI：1.10~1.52),含铂方案组生存优势无明显统计学意义,但含铂方案组出现更多的 3/4 度粒细胞缺乏、呕吐、脱发和耳毒性。对一般情况较差,不能耐受铂类毒性的患者可选择 GN 方案一线治疗。

(2) 该方案的主要毒副作用为:骨髓抑制(尤其是吉西他滨所致的血小板减少必须引起注意)、恶心呕吐、手足麻木和静脉炎等。

(3) 吉西他滨的滴注时间为 30 min。

(4) NVB 有较强的局部刺激作用,使用时注意防止药物外渗,并建议在使用后沿静脉冲入地塞米松 5 mg,再加生理盐水静滴,以减轻对血管的刺激。

■ 三、SCLC 常用的化疗方案

(一) 方案 1:EP 方案

1. 具体方案　见表 14 - 15。

表 14 - 15　EP 方案

药　物	剂　量	给药途径	给药时间	给药间隔
鬼臼乙叉苷(VP - 16)	80 mg/m²	静脉滴注	第 1~5 d	每 3 周重复
顺铂(DDP)	75 mg/m²	静脉滴注	第 1 d	

2. 方案点评

(1) EP 方案联合胸部放疗在局限期 SCLC 的缓解率为 70%~90%,中位生存期 14~20 个月,2 年生存率 40%,是局限期 SCLC 的标准治疗方案。在广泛期 SCLC,EP 方案的缓解率为 60%~70%,CR 率为 10%,中位生存期 9~11 个月,2 年生存率<5%,为一线标准治疗。

(2) 该方案的主要毒副作用为:骨髓抑制和恶心呕吐。

(3) 方案中的 DDP 用量较大,建议参考 NSCLC 化疗方案 1 中的有关水化、利尿及止吐等注意事项。

(二) 方案 2:CAV 方案

1. 具体方案　见表 14 - 16。

表 14-16　CAV 方案

药　　物	剂　　量	给药途径	给药时间	给药间隔
环磷酰胺（CTX）	$1\,000\ mg/m^2$	静脉滴注	第 1 d	每 3 周重复
阿霉素（ADM）	$50\ mg/m^2$	静脉推注	第 1 d	
长春新碱（VCR）	$1\ mg/m^2$	静脉推注	第 1 d	

2. 方案点评

（1）Roth 等的Ⅲ期研究显示，在广泛期 SCLC，CAV 方案的缓解率为 51%，CR 率为 7%，中位生存期 8.3 个月，中位疾病进展时间 4.0 个月，而 EP/CAV 方案交替应用的缓解率为 59%，CR 率为 7%，中位生存期 8.1 个月，中位疾病进展时间 5.2 个月，相对两个方案单独应用，交替应用并无治疗优势。

（2）该方案的主要毒副作用为：骨髓抑制、恶心呕吐和手足麻木等。

（3）ADM、VCR 有较强的局部刺激作用，因此建议该药应静脉缓慢推注并在推注时注意防止药物外渗。

（4）ADM 多次使用时可能引起心脏的损害，建议在每次用药前常规检查心电图，ADM 总剂量不宜超过 $450\ mg/m^2$。

（三）方案 3：VIP 方案

1. 具体方案　见表 14-17。

表 14-17　VIP 方案

药　　物	剂　　量	给药途径	给药时间	给药间隔
异环磷酰胺（IFO）	$1.2\ g/m^2$	静脉滴注	第 1~4 d	每 3~4 周重复
美斯纳（Mesna）	IFO 总量的 60%，分 3 次分别于 IFO 使用后的 0、4、8 h 静脉注射，第 1~4 d			
足叶乙苷（VP-16）	$75\ mg/m^2$	静脉滴注	第 1~4 d	
顺铂（DDP）	$20\ mg/m^2$	静脉滴注	第 1~4 d	

2. 方案点评

（1）Hoosier Oncology Group 的研究将 171 例广泛期 SCLC 患者随机分配接受 EP 或 VIP 方案化疗，结果显示，两个方案的缓解率分别为 67% 及 74%（差异无统计学意义），中位生存时间分别为 7.3 个月和 9.0 个月（$P=0.045$），2 年生存率分别为 5% 和 13%，VIP 方案组的疾病进展时间也较 EP 方案长（$P=0.039$），但骨髓抑制在 VIP 方案组更严重。

（2）该方案的主要毒副作用为：骨髓抑制、恶心呕吐及出血性膀胱炎。

（3）该方案中 IFO 加入生理盐水或林格溶液中静脉滴注。IFO 的毒副作用是出血性膀胱炎，应同时采用美斯纳解毒进行预防，如出现出血性膀胱炎，应增加液体输注，补碱和增加美斯纳解救的次数和剂量。

（四）方案 4：ICE 方案

1. 具体方案　见表 14-18。

表 14-18 ICE 方案

药　物	剂　量	给药途径	给药时间	给药间隔
异环磷酰胺(IFO)	5 g/m² (24 h)	静脉滴注	第 1 d	每 4 周重复
美斯纳(Mesna)	IFO 总量的 60%,分 3 次分别于 IFO 使用后的 0、4、8 h 静脉注射			
卡铂(CBP)	400 mg/m²	静脉滴注	第 1 d	
足叶乙苷(VP-16)	100 mg/m²	静脉滴注	第 1~3 d	

2. 方案点评

(1) Smith 等报道 ICE 方案在局限期及广泛期 SCLC 的缓解率分别为 94% 及 100%,CR 率分别为 72% 及 29%,中位缓解时间分别为 11.5 个月及 7.5 个月,中位生存时间分别为 19 个月和 9.5 个月,2 年生存率分别为 24% 和 14%。100% 患者发生 3~4 度中性粒细胞减少,94% 发生 3~4 度血小板减少,72% 患者需进行剂量调整。

(2) 该方案的主要毒副作用为:骨髓抑制、恶心呕吐、出血性膀胱炎。

(3) 该方案中 IFO 加入生理盐水或林格溶液中静脉滴注。余同上述。

(五) 方案 5:IP 方案

1. 具体方案　见表 14-19。

表 14-19 IP 方案

药　物	剂　量	给药途径	给药时间	给药间隔
伊立替康(CPT-11)	60 mg/m²	静脉滴注	第 1、8、15 d	每 4 周重复
顺铂(DDP)	75 mg/m²	静脉滴注	第 1 d	

2. 方案点评

(1) 在初治的 SCLC,IP 方案的缓解率为 84%,广泛期 SCLC 的缓解率(86%)不低于局限期(83%),广泛期的中位生存期达 13.0 月。2002 年日本学者 Kazumasa Noda 在 NEJM 上公布了一项针对广泛期 SCLC 的随机临床研究的结果,230 例广泛期小细胞肺癌患者被随机分配接受 IP 方案或标准的 EP 方案化疗。IP 方案的缓解率、中位生存期和 2 年生存率分别为 84%、12.8 个月和 19.5%,EP 方案分别为 68%、9.4 个月和 5.2%。但 Nasser Hanna 一项相似的随机 III 期临床试验并未得出类似的结论,IP 组 221 名患者,EP 组 110 名患者,两组的缓解率分别为 48% vs. 43.6%,中位 TTP 为 4.1 个月 vs. 4.6 个月,中位生存期为 9.3 个月 vs. 10.2 个月,未见差别,IP 方案疗效较 EP 方案无明显增高。

(2) 该方案的主要毒副作用为:骨髓抑制、恶心呕吐和腹泻等。

(3) CPT-11 所致乙酰胆碱综合征的预防:乙酰胆碱综合征是指用药后出现流泪、出汗、唾液分泌过度、视力模糊、腹痛、24 h 之内的腹泻(早期腹泻)等症状。如出现严重的乙酰胆碱症状,包括早期腹泻,可治疗性给予阿托品 0.25 mg 皮下注射,同时应注意阿托品的常见并发症。

(4) 迟发性腹泻的治疗:用药 24 h 后一旦出现稀便或异常肠蠕动,必须立即开始洛哌丁胺(易蒙停)治疗,首次口服 2 片,然后每 2 h 口服 1 片,至少 12 h,且应一直用至腹泻停止后 12 h 为止,但总用药时间不超过 48 h。同时口服补充大量水、电解质。如按上述治疗腹泻仍持续超过

48 h,则应开始预防性口服广谱抗生素喹诺酮类药物,疗程 7 d,且患者应住院接受胃肠外支持治疗。停用洛哌丁胺,改用其他抗腹泻治疗,如生长抑素八肽(奥曲肽)。

(5) 如患者腹泻同时合并呕吐或发热或体力状况＞2 级,应立即住院补液。如门诊患者接受 CPT - 11 治疗后,离开医院时应发给洛哌丁胺或喹诺酮类药物,且应口头和书面告知药物的用法。

(六) 方案 6:单药拓扑替康

1. 具体方案　见表 14 - 20。

表 14 - 20　单药拓扑替康

药　物	剂　量	给药途径	给药时间	给药间隔
拓扑替康(Topotecan)	1.2 mg/m²/d	静脉滴注＞30 s	第 1～5 d	每 3～4 周重复

2. 方案点评

(1) von Pawel 等报道的Ⅲ期临床研究选择一线治疗 60 d 后疾病进展的广泛期 SCLC,随机使用拓扑替康或 CAV 方案,结果显示,拓扑替康组($n=107$)与 CAV 组($n=104$)有效率分别为 24.3% $vs.$ 18.3% ($P=0.285$),两组中位生存期均为 5.7 个月($P=0.772$),拓扑替康组疾病相关症状的改善率高于 CAV 组($P=0.772$)。因此,FDA 批准拓扑替康用于敏感复发的广泛期 SCLC。

(2) 该方案的主要毒副作用为:骨髓抑制和恶心呕吐。

(3) 骨髓抑制(主要是中性粒细胞)是本品的剂量限制性毒性,治疗期间要监测外周血常规,在治疗中中性粒细胞恢复至＞$1.5×10^9$/L,血小板恢复至＞$100×10^9$/L,血红蛋白恢复至＞90g/L方可继续使用。与其他细胞毒药物联合应用时可加重骨髓抑制。严重的中性粒细胞减少症患者,在其后的疗程中剂量减少 0.2 mg/m² 或与 G - CSF 同时使用,使用从第 6 d 开始,即在持续 5 d 使用本品后 24 h 后再用 G - CSF。

(侯　雪)

第七节　疗 效 评 价

1979 年世界卫生组织(World Health Organization,WHO)制定了抗肿瘤治疗客观疗效的评价标准。20 多年来,这个标准被普遍用于实体瘤的疗效评价,但 WHO 的标准存在如下问题:没有对需要测量的病灶及需要进行评价的病灶作一个统一的规定;未明确规定所应测量的最小病灶的大小及所应测量病灶的数量;对判定为 PD 的标准不确定,是评价单个病灶还是全部肿瘤不够明确;对已广泛应用的检查结果如 CT 和 MRI,包括目前广泛运用的 PET/CT 并未提及。因此,造成各研究组之间疗效评价存在差异而难以比较,往往导致不正确的结论。针对以上问题,1999 年 EORTC (European Organization for Research and Treatment of Cancer)、NCI (National Cancer Institute of the United States)和 NCIC(National Cancer Institute of Canada)

在回顾普遍使用的 WHO 疗效评价标准的基础上,制定了新的实体瘤疗效评估标准,称为 RECIST 标准(Response Evaluation Criteria in Solid Tumors),并在 JNCI 杂志上发表了该标准的草案,经过必要的修改和补充,2000 年颁布了该标准的正式指南。虽然新标准采用的肿瘤大小的测量方法完全不同,但 RECIST 标准仍保留了 WHO 标准中对肿瘤疗效的描述,分为 CR(complete response,完全缓解)、PR(partial response,部分缓解)、SD(stable disease,无变化)和 PD(progression desease,恶化),以尽可能使以前的评定结果和新的判定标准的结果相对应,但其对 PD 的判定更为严格。但是随着 RECIST 标准在临床工作中广泛的运用,也随之出现不少新的问题,为了更好地服务于临床,2009 年 1 月 EJC 杂志(European Journal of Cancer)发表了关于 RECIST 标准 1.1 版本的修订版。以下分别介绍 WHO 标准及 RECIST 标准的应用。

■ 一、WHO 疗效评价

(一)基线肿瘤病灶的定义

1. 可测量病灶　临床或影像学可测量病灶最大直径与其垂直径的病灶。X 线检查证实至少长度≥10 mm×10 mm, CT 证实至少≥20 mm×10 mm 的可以测量的病灶。

2. 单径可测量病灶　临床或影像学仅可测量病灶最大直径或其垂直径的病灶。

3. 可评价,不可测量病灶　细小病灶无法测量其直径,如肺内粟粒样转移灶。

4. 不可测量病灶　包括成骨性转移、脑膜病变、腹水、胸水、心包积液、肺的癌性淋巴管炎、影像学不能确诊和随诊的腹部肿块和囊性病灶。曾经放射过的病灶且无进展者为不可评价病灶,但原放射野内出现新病灶,则可认为是可测量或可评价病灶,然而不得作为惟一可测量病灶。

(二)肿瘤疗效评价标准

1. 可测量病灶

(1)完全缓解(CR):所有可见病灶完全消失,持续 4 周以上。

(2)部分缓解(PR):双径可测病灶取各病灶最大两垂直径乘积总和减少 50％以上,单径可测病灶则取各病灶最大径之和减少 50％以上,持续 4 周以上。

(3)无变化(NC)或稳定(SD):双径可测病灶取各病灶最大两垂直径乘积之总和增大＜25％或减少＜50％,单径可测病灶则取各病灶直径之总和增大＜25％或减少＜50％,持续 4 周以上。判定 NC 至少须经 2 个周期治疗。

(4)进展(PD):至少有一个病灶,双径乘积或(在单径可测病灶)单径增大 25％以上,或出现新病灶。

2. 可评价,不可测量病灶

(1) CR:所有可见病灶完全消失并持续 4 周以上。

(2) PR:肿瘤总量估计减少 50％以上并持续 4 周以上。

(3) NC:至少经 2 周期治疗后,病灶无明显改变,包括病灶稳定或估计减少＜50％及增多＜25％。

(4) PD:出现新病灶,或原有病灶估计增加＞25％。

3. 不可评价病灶

(1) CR:所有可见病灶完全消失并持续 4 周以上,对于成骨性病灶,骨扫描须恢复正常并不少于 4 周。

（2）NC：病灶无明显改变持续至少 4 周。成骨性病灶无变化持续 8 周以上，包括病灶稳定，估计病变减少<50％或增加<25％。

（3）PD：出现新病灶，或原有病灶估计增加>25％。腔内积液时，如不伴有其他进展病灶，只是单纯积液增多，则不能评价 PD。

4. 骨转移

（1）CR：X 线及扫描等检查，原有病变完全消失，至少维持 4 周以上。

（2）PR：溶骨性病灶部分缩小、钙化或成骨病变密度减低，至少维持 4 周以上。

（3）NC：病变无明显变化。由于骨病变往往变化缓慢，判定 NC 至少应在开始治疗的第 8 周后。

（4）PD：原有病灶扩大和（或）新病灶出现。

■ 二、RECIST 标准在肿瘤治疗疗效评价中的应用

（一）以单径测量方法代替双径测量方法的理论基础

RECIST 标准同 WHO 标准的最大的区别在于判定抗肿瘤效果时采用的测量肿瘤大小的方法。RECIST 标准以肿瘤的最大长径评价肿瘤的大小，而 WHO 标准以肿瘤的最大长径与其最大垂直径的乘积评估肿瘤的大小。单径测量方法取代双径测量方法有其数学理论依据，James 等对肿瘤的直径、双径乘积、肿瘤细胞数之间的关系进行了研究，他们发现当肿瘤为球形病灶时，肿瘤的体积可按以下公式计算：$V=\dfrac{4}{3}\pi r^3=\dfrac{\pi}{6}D^3$，cells$=D^3\times10^9$（其中 V 为体积，r＝半径，$D=$直径）。由于直径 1 cm 的球形肿瘤包含 1×10^9 的肿瘤细胞，故肿瘤体积可换算成肿瘤细胞数。因此当直径以厘米表示时，体积以细胞数表示，对上述等式两侧取对数，可发现肿瘤直径或肿瘤双径乘积与肿瘤的细胞数相关，公式见下：

$$\begin{aligned}\log_{10}(\text{cells})&=\log_{10}(D)^3+9\\&=\frac{3}{2}\log_{10}(D^2)+9\\&=3\log_{10}(D)+9\end{aligned}$$

James 等通过绘制直径、双径乘积、体积的对数图，分析后发现肿瘤的直径与肿瘤细胞数量的变化关系比肿瘤双径乘积与肿瘤细胞数量的变化关系更密切，在此理论基础上，NCI 等组织提出以单径测量方法代替既往的双径测量方法（WHO 方法），并认为单径方法可能更为精确，而且重复性更好。

（二）肿瘤病灶的测量

1. 肿瘤病灶基线的定义　肿瘤病灶在基线期分为可测量病灶和不可测量病灶。前者至少在 1 个方向（长径）上可以准确测量，应用常规技术，病灶直径长度≥20 mm 或螺旋 CT≥10 mm 的可以精确测量的病灶。不可测量病灶指所有其他病变（包括小病灶即常规技术长径<20 mm 或螺旋 CT<10 mm），包括骨病灶、脑膜病变、腹水、胸水、心包积液、炎症乳腺癌、皮肤或肺的癌性淋巴管炎、影像学不能确诊和随访的腹部肿块和囊性病灶。

2. 测量方法　基线和随诊应用同样的技术和方法评估病灶。①临床表浅病灶如可扪及的淋巴结或皮肤结节可作为可测量病灶，皮肤病灶应用有标尺大小的彩色照片。②胸部 X 线片：有清晰明确的病灶可作为可测量病灶，但最好用 CT 扫描。③CT 和 MRI：对于判断可测量的目

标病灶评价疗效,CT 和 MRI 是目前最好的并可重复随诊的方法。对于胸、腹和盆腔,CT 和 MRI 用 10 mm 或更薄的层面扫描,螺旋 CT 用 5 mm 层面连续扫描,而头颈部及特殊部位要用特殊的方案。④超声检查:当研究终点是客观肿瘤疗效时,超声波不能用于测量肿瘤病灶,仅可用于测量表浅可扪及的淋巴结、皮下结节和甲状腺结节,亦可用于确认临床查体后浅表病灶的完全消失。⑤内镜和腹腔镜:作为客观肿瘤疗效评价至今尚未广泛充分地应用,仅在有争议的病灶或有明确验证目的高水平的研究中心中应用。这种方法取得的活检标本可证实病理组织上的 CR。⑥肿瘤标志物:不能单独应用判断疗效。但治疗前肿瘤标志物高于正常水平时,临床评价 CR 时,所有的标志物需恢复正常。疾病进展的要求是肿瘤标志物的增加必须伴有可见病灶进展。⑦细胞学和病理组织学:在少数病例,细胞学和病理组织学可用于鉴别 CR 和 PR,区分治疗后的良性病变还是残存的恶性病变。治疗中出现的任何渗出,需细胞学区别肿瘤的缓解、稳定及进展。

（三）肿瘤缓解的评价

1. 肿瘤病灶基线的评价　要确立基线的全部肿瘤负荷,对此在其后的测量中进行比较,可测量的目标病灶至少有一个,如是有限的孤立的病灶需组织病理学证实。①可测量的目标病灶:应代表所有累及的器官,每个脏器最多 5 个病灶,全部病灶总数最多 10 个作为目标病灶,并在基线时测量并记录。目标病灶应根据病灶长径大小和可准确重复测量性来选择。所有目标病灶的长度总和,作为有效缓解记录的参考基线。②非目标病灶:所有其他病灶应作为非目标病灶并在基线上记录,不需测量的病灶在随诊期间要注意其存在或消失。

2. 缓解的标准

（1）目标病灶的评价

CR:所有目标病灶消失。

PR:基线病灶长径总和缩小 30%。

SD:基线病灶长径总和有缩小,但未达 PR 或有增加但未达 PD。

PD:基线病灶长径总和增加 20% 或出现新病灶。

（2）非目标病灶的评价

CR:所有非目标病灶消失和肿瘤标志物水平正常。

PD:出现一个或多个新病灶和(或)存在非目标病灶进展。

SD:一个或多个非目标病灶和(或)肿瘤标志物高于正常持续存在。

3. 总的疗效评价　根据从治疗开始到病变恶化期间的目标病灶和目标病灶的最好效果,综合目标病灶、非目标病灶和新出现的病灶进行总疗效的评价(表 14-21)。

表 14-21　最佳总疗效评价

目标病灶	非目标病灶	新病灶	总疗效
CR	CR	否	CR
CR	非 CR/非 PD	否	PR
PR	非 PD	否	PR
SD	非 PD	否	SD
PD	任何	是或否	PD
任何	PD	是或否	PD
任何	任何	是	PD

　　(1) 最佳缓解评估:最佳缓解评估是指治疗开始后最小的测量记录直到疾病进展/复发(最小测量记录作为进展的参考);虽然没有 PD 证据,但因全身情况恶化而停止治疗者应为"症状恶化"并在停止治疗后详细记录肿瘤客观进展情况。要明确早期进展、早期死亡及不能评价的患者。在某些情况下,很难辨别残存肿瘤病灶和正常组织,评价 CR 时,在 4 周后确认前,应使用细针穿刺或活检检查残存病灶。

　　(2) 肿瘤重新评价的频率:肿瘤重新评价的频率决定于治疗方案,实际上治疗的获益时间是不清楚的,每 2 周期(6~8 周)的重新评价是合理的,在特殊的情况下应调整为更短或更长的时间。治疗结束后,需重新评价肿瘤决定于临床试验的研究终点,是缓解率还是至出现事件时间(time to event, TTE)即至进展/死亡时间(time to progression, TTP/time to death, TTD)。如为 TTP/TTD 需要常规重复的评估,二次评估间隔时间没有严格的规定。

　　(3) 确认:客观疗效确认的目的是避免 RR 的偏高,CR、PR 肿瘤测量的变化必须反复判断证实,必须在首次评价至少 4 周后复核确认,由试验方案决定的更长时间的确认同样也是合适的。SD 患者在治疗后最少间隔 6~8 周,病灶测量至少有一次 SD。对于以无进展生存(progression-free survival, PFS)和总生存(overall survival, OS)为研究终点的临床研究并不需要反复地确证肿瘤大小的变化。

　　(4) 缓解期:从首次测量 CR 或 PR 时直到首次疾病复发或进展的时间。

　　(5) 稳定期:从治疗开始到疾病进展的时间,SD 期与临床的相关性因不同的肿瘤类型、不同的分化程度而变化。

　　缓解期、稳定期以及 PFS 受基线评价后随诊频率的影响,由于受到疾病的类型、分期、治疗周期及临床实践等多种因素的影响,至今尚不能确定基本的随诊频率,这在一定程度上影响了试验终点的准确度。

　　(6) PFS/TTP:在一些情况下(如脑肿瘤或非细胞毒药物的研究)PFS/TTP 可考虑作为研究的终点,尤其是非细胞毒作用机制的生物药物的初步评估。

　　(7) 独立的专家委员会:对于 CR、PR 是主要研究终点的试验,强调所有缓解都必须被研究外的独立专家委员会检查。

　　4. 结果报告　试验中的所有患者,包括偏离了治疗方案或不合格的患者必须判断对治疗的疗效,每个患者都必须按如下分类:CR、PR、SD、PD、死于肿瘤、死于毒性、死于其他肿瘤、不明(没有足够的资料评估)。所有符合标准合格的患者都应包括在 RR 的分析中,所有 PD 和死亡都应考虑为治疗失败。结论是基于符合标准的患者,其后的进一步分析可在患者的不同亚群中,并提供 95% 的可信限间隔。

　　(四) RECIST 标准与 WHO 标准的比较

　　两种疗效评价标准在肿瘤大小的测量方法上完全不同,RECIST 标准以单径方法测量病灶,而 WHO 标准测量病灶的双垂直径,因此 RECIST 标准以肿瘤的最大长径之和而非双径乘积之和进行疗效评价。在客观疗效的评价中,两者均把所有病灶完全消失作为 CR 的标准;WHO 标准规定 PR 为肿瘤双径乘积之和减少 50% 以上,RECIST 标准为肿瘤最大径之和减少 30% 以上作为 PR,均相当于肿瘤体积缩小减少 65%,因此两者在 CR、PR 上有很好的一致性。RECIST 标准规定肿瘤的最大径之和增加 20% 以上(相当于肿瘤体积增加 73%),WHO 标准规定肿瘤双径乘积之和增加 25% 以上(相当于肿瘤体积增加 40%)为 PD,由此可见 RECIST 标准对 PD 的判定更为严格。

WHO 标准以双径方法测量肿瘤的大小,其操作与计算比较复杂;RECIST 标准采用的单径测量方法简单易用,同时新标准还确定了肿瘤病变需要测定的数量和最小尺寸,因此可以重复多次测定,能减少测量误差,更适用于临床应用;由于肿瘤的直径同肿瘤的体积和肿瘤细胞数之间的关系更为密切,故 RECIST 方法更具科学性。鉴于 RECIST 标准具有以上特点,目前大多数临床试验均采用 RECIST 标准作为近期客观疗效的评价标准。

■ 三、RECIST 标准 1.1 版

2000 年开始使用的 RECIST 标准为评估治疗后肿瘤负荷的变化建立了统一的标准,但随着其在临床研究和实践中的深入应用,也产生了一些问题,如:是否评估病灶可小于 10 个而不会影响对总疗效的评估;如何将 RECIST 标准应用于主要研究终点是疾病进展而不是肿瘤缓解的Ⅲ期随机研究,尤其是并非所有患者都有可测量病灶的研究;一些新的影像学检查方法,如 FDG-PET 和 MRI,能在肿瘤体积缩小出现之前提供肿瘤的功能性或生理学状况的信息,是否以及如何将这些检查手段应用于肿瘤疗效评估;如何测量淋巴结大小;如何将 RECIST 标准应用于靶向治疗药物的临床试验,均为今后需进行研究实践的方向。

为解决以上问题,RECIST 工作组对疗效评估标准进行了修订,并在 European Journal of Cancer 2009 年 1 月刊上发表了新标准。修订工作是根据 EORTC 数据中心一个纳入 6 500 例以上患者,包括 18 000 处目标病灶的数据库进行的,该数据库被用来评估新标准中不同的修改部分以及它们对患者和试验总体结果可能产生的影响。与 RECIST 1.0 相比,RECIST 1.1 在目标病灶大小及数量、目标病灶进展的定义、非靶病变缓解的定义、疗效的确认及新病灶的定义等方面进行了修改,主要的修改总结于表 14-22。

表 14-22 RECIST 1.1 对 RECIST 1.0 的主要修改

修改之处	RECIST 1.0 (2000)	RECIST 1.1 (2009)	合 理 性
可测量病灶最小径	CT:10 mm(螺旋) 20 mm(非螺旋)	CT:10 mm,删去对螺旋 CT 的参照	大多数 CT 扫描采用 5 mm 或更薄的厚度,图像较大于 5 mm 的扫描更为清晰和准确
	临床:20 mm	临床:10 mm(必须可用双脚规测量)	
	淋巴结:未定义	CT:短径≥15 mm 为目标病灶;≥10~<15 mm 为非目标病灶;<10 mm 非病理性	淋巴结作为正常组织需定义病理性增大。短径测量最敏感
特殊的可测量病灶	—	注释包括骨病灶、囊性病灶	
评价肿瘤负荷	10 个目标病灶(5个/器官)	5 个目标病灶(2 个/器官)	数据库分析显示目标病灶数目由 10 个减至 5 个并未丢失评估信息。每个器官减至 2 个病灶可充分代表病灶部位情况
目标病灶疗效标准	CR:未提及淋巴结	CR:淋巴结短径必须<10 mm	与淋巴结正常大小一致

（续表）

修改之处	RECIST 1.0 (2000)	RECIST 1.1 (2009)	合 理 性
	PD：病灶长径总和较疗程中最小的长径和增大 20%，或出现新病灶	PD：病灶长径总和较疗程中最小的长径和增大 20%（包括基线值）且绝对增大至少 5 mm，或出现新病灶	明确了基线测量值小于疗程中任何测量值时，PD 的评估应以基线值为参照。定义 5 mm 绝对增大值杜绝了长径和过小、20% 增大属于测量误差时对 PD 的过度评估
非目标病灶疗效标准	"明确的进展"定义为 PD	对"明确的进展"描述更详细，以避免掩盖目标病灶的状态。必须代表所有疾病状态的改变，而不是单个病灶的增大	RECIST 1.0 常混淆目标病灶稳定或缓解、非目标病灶增大而评价为 PD 的情况
新病灶	—	新增内容，包括了对 FDG-PET 的评述	
总体疗效评价	表格整合了目标病灶及非目标病灶	两个表格：一个整合了目标病灶及非目标病灶，另一个专适用于仅有非目标病灶	RECIST 标准现已应用于以 PFS 作为主要研究终点的临床试验，但并非所有患者基线期都有可测量病灶（目标病灶）
		特别注释：如何评价及测量淋巴结；残留组织的 CR；讨论"明确的"进展	对最常见的问题进行了解释
疗效确认	CR 和 PR：必须在初次评价疗效 4 周后进行确认	仅在以缓解作为主要研究终点的非随机试验中需要确认	数据库分析显示不需确认疗效时缓解率增加，但这种情况只有在未设对照组及缓解作为主要研究终点的试验中才有重要意义，因为在随机试验中对照组可为对数据进行解释提供恰当的途径
无进展生存（PFS）	仅在总述中提及	更详尽地描述了 PFS 作为 Ⅱ 期研究主要终点的评价；对 PFS 在 Ⅲ 期研究中的评价进行了大量细节的描述	PFS 在 Ⅲ 期临床研究中的应用越来越广泛，需要对无可测量病灶患者 PD 的评价制定专门的指引
影像学检查		更新了 MRI、PET/CT 应用的指引	

　　由于越来越多的临床试验采用 PFS 作为主要研究终点，但并非所有患者基线期都有可测量病灶（目标病灶），新的 RECIST 1.1 相对于 RECIST 1.0 更关注非目标病灶的评估，并在总的疗效评价时对仅有非目标病灶的疗效评估单独进行了介绍（表 14-23、表 14-24）。

表 14-23　有目标病灶（+/-非目标病灶）患者的总疗效评价

目标病灶	非目标病灶	新病灶	总疗效
CR	CR	否	CR
CR	非 CR/非 PD	否	PR
CR	未评价	否	PR
PR	非 PD 或未全评价	否	PR
SD	非 PD 或未全评价	否	SD
未全评价	非 PD	否	不可评价
PD	任何	是或否	PD
任何	PD	是或否	PD
任何	任何	是	PD

表 14 - 24　仅有非目标病灶患者的总疗效评价

非目标病灶	新 病 灶	总 疗 效
CR	否	CR
非 CR/非 PD	否	非 CR/非 PD
未全评价	否	不可评价
明确的 PD	是或否	PD
任何	是	PD

　　CT 仍是目前用于疗效评价时测量病灶的最佳方法。CT 扫描的厚度需为 5 mm 或更薄,如 CT 扫描厚度大于 5 mm,可测量病灶的最小值需为扫描厚度的 2 倍。由于 MRI 测定体积的解剖学检测技术和 FDG - PET 的功能性检测技术尚不够标准化,目前尚不能替代 CT 在疗效评价的地位,但新标准仍然讨论了 FDG - PET 何时能适用于评估这一问题。RECIST 1.1 指出,联合使用 CT 和代谢性 PET 检测并非一定能获得最佳的诊断效果,而且 PET - CT 的 PET 部分显像会产生可能干扰评估者的数据,不过 FDG - PET 功能性显像却能提供重要的信息。在 RECIST 1.1 中,FDG - PET 显示疾病进展指基线状态下为阴性结果而随访时发现阳性结果。然而,如果基线状态下未进行 FDG - PET 检查,随访中发现的阳性结果必须在 CT 检查发现相应部位出现新病灶的情况下才可确认。如果无法通过 CT 获得解剖学上的确认,对已有病灶的 FDG - PET 阳性结果也不能被认为是疾病进展。除了形态学评估,功能性生物标志物也可评测肿瘤体积、血管分布以及血管生成状况。尽管这些评估方法已经被用于小型的临床试验,但因无法在所有治疗中心中被规范地按照临床试验所需的精确标准使用,故未被纳入 RECIST 1.1。

(侯　雪)

第八节　肺癌化疗不良反应处理

　　化疗是目前癌症患者抗肿瘤治疗的重要方法之一,但抗癌治疗药物对癌细胞和健康细胞都会有细胞毒性,因药物引发的不良反应和剂量限制性毒性往往限制了癌症治疗的最佳用药。化疗药物引起的不良反应可分为 3 类:第一类为各种抗肿瘤药物共有的不良反应,即对细胞增殖率高的组织或器官造成的损伤,如骨髓抑制、胃肠道反应、脱发等,是化疗早期出现的常见不良反应;第二类为部分抗肿瘤药物的不良反应,如与抗癌药的消除途径有关的毒性反应,如铂类大多经肾消除,此类药物通常具有特异性肾毒性;异环磷酰胺可引起出血性膀胱炎;又如各种器官的解毒体系也与毒性的产生密切相关,使用蒽环类抗生素治疗时,心肌无法去除所产生的活性氧物质,故此类药物具有特异性心脏毒性;某些化疗药物对特异性细胞系的亲和力也导致其对特异性器官的毒性如氟尿嘧啶(5 - Fu)与胃肠道细胞;有的与化疗药物局部组织浓度有关,故可通过降低剂量来减少毒性,这是多数情况下的最佳选择,越来越多的治疗倾向于逐步加大的化疗剂量,由于可通过造血生长因子、造血干细胞或骨髓的回输来刺激造血的恢复,非血液学毒性将会成为剂量限制因素;第三类为后期出现的不良反应,如不育和第二原发性肿瘤等。

临床上,正规、高强度的化疗所带来的毒副反应如骨髓抑制、肾毒性、消化道毒性、心脏毒性等时时困扰着医师和患者。因此,研究如何加强支持疗法以保证患者能够按计划、按时化疗成为肿瘤化疗这一学科研究的热点之一。

■ 一、细胞保护剂

多数抗肿瘤药物在治疗的同时,常伴有广泛的急性和蓄积性毒性,给患者带来痛苦,生存质量明显降低,如继续使用甚至会引起严重后果。

防止或减少正常组织化疗毒性的方法包括:①交替使用不同的给药时间和途径。②应用药物载体、类似物和药物前体。③应用生长因子来促进骨髓干细胞的恢复。④用救援药物(rescue agent)或细胞保护剂来治疗。

近十多年来,细胞保护剂的出现为肿瘤化疗提供了一个新的希望。所谓细胞保护剂是药物本身没有抗肿瘤活性,但当与化疗或放射治疗合并使用时能选择性地保护正常细胞,而不影响化疗和放射治疗的疗效。目前认为理想的细胞保护剂应具备以下几个特征:对正常细胞和肿瘤细胞有选择性;有效预防或至少减低化疗相关的多器官毒性;不影响化疗药物的抗肿瘤作用;对多种化疗药物有效;自身毒性较小。

细胞保护剂美司钠(mesna)可减轻环磷酰胺和异环磷酰胺引起的膀胱毒性;氨磷汀(amifostine)可预防顺铂引起的神经毒性和肾脏毒性;右雷佐生(dexrazoxane)可降低蒽环类引起的心脏毒性,使患者对放化疗的毒副反应减少,可以坚持完成疗程,达到预期的疗效。本文将常用的细胞保护剂介绍如下。

(一)肝肾毒性及其保护剂

肾脏是很多化疗药物排泄的主要途径,以铂类化合物最显著。顺铂使近曲和远曲小管受损。显微镜下可见坏死、间质水肿和肾小管扩张。临床上可表现为肌酐清除率和肾镁消耗减少。顺铂引起的肾毒性与单次剂量和累积剂量有关,多数是不可逆的。临床前和临床研究提示,氨磷汀(amifostine,WR-2721)对顺铂引起的肾毒性有保护作用。有人通过顺铂作用于鲑鱼精子的DNA来研究氨磷汀对铂-DNA的保护作用,WR-1065能防止铂-DNA复合物的形成,却只能轻度减少已经形成的铂-DNA复合物,提示WR-1065的保护作用可能是预防而不是解救,同时也提示氨磷汀的最佳应用时间是在铂类化合物之前。用顺铂前30或5 min,或顺铂后30 min给予Balb/c小鼠氨磷汀,观察到保护作用与时间有关,只有顺铂前给药的小鼠有肾保护作用。

氨磷汀对顺铂引起的肾毒性有保护作用,它对正常组织的选择性与毛细血管及肾小管刷状缘中的大量碱性磷酸酶有关。由于正常组织局部为正常的pH,肿瘤组织多为厌氧代谢,pH较低,所以正常组织中此酶的活性远远高于肿瘤组织,氨磷汀经碱性磷酸酯酶转化作用的活性代谢产物游离硫醇更易为正常组织细胞吸收,这种产物通过清除自由基使活性细胞毒药物失活,且能防止顺铂-DNA加成物的形成和促进DNA的修复从而产生细胞保护作用;给予氨磷汀后即予铂类药物不会减弱其抗肿瘤作用。对于化疗患者,本品起始剂量为按体表面积一次500~600 mg/m²,溶于0.9%氯化钠注射液50 ml中,在化疗前30 min静脉滴注,15 min滴完。推荐用止吐疗法,即在给予本品前及同时静脉注射地塞米松5~10 mg和5-HT₃受体拮抗剂。

此药的不良反应为头晕、恶心、呕吐和乏力等,但患者可耐受;用药期间可有一过性的血压轻度下降,一般5~15 min内缓解,<3%的患者因血压降低明显而需停药;推荐剂量下,<1%的患

者出现血钙浓度轻度降低;个别患者可出现轻度嗜睡、喷嚏、面部温热感等。由于用药时可能引起短暂的低血压反应,故注意采用平卧位。

还原型谷胱甘肽是带有游离巯基的三肽,能以多种途径发挥细胞保护作用:①含有活性态的谷胱甘肽过氧化酶,能清除毒性过氧化物。②与顺铂形成胞内复合物,减少顺铂毒性,同时维持与 DNA 的反应性。③调节某些离子通道的动力学。这对维持细胞生物学完整性十分重要。化疗药物会减少体内和细胞中谷胱甘肽浓度,外源性谷胱甘肽在肾中蓄积,能预防顺铂引起的肾毒性。本品细胞保护作用的选择性可能是由于健康组织中活性较高的内源性解毒系统及肿瘤组织对外源性谷胱甘肽的有限摄取,使肿瘤细胞膜中的 γ 谷胺酰转肽酶浓度下降。作为顺铂、环磷酰胺、阿奇霉素、柔红霉素和博来霉素等的辅助用药,可以减轻化疗造成的损伤而不影响疗效,从而增加化疗的剂量。其用法为:首次给药剂量 1 500 mg/m^2 溶于 100 ml 生理盐水或 5%GS,15 min 内静脉输注,在第 2~5 d,肌注,600 mg/d。环磷酰胺治疗后,应立即静脉 15 min 输注以减轻化疗对泌尿系统的影响。对于顺铂治疗,还原型谷胱甘肽剂量不超过 35 mg/mg 顺铂,以免影响化疗。

美斯钠(Mesna)能与环磷酰胺和异环磷酰胺的毒性代谢物——磷酰胺氮芥和丙烯醛结合使之失活。丙烯醛的毒性能增加出血性膀胱炎、膀胱纤维变性和膀胱癌的危险性。本品输注或口服后,尿中药物浓度达峰时间分别为 1 h 和 3 h,其排泄速度较异环磷酰胺(IFO)及其代谢产物快,为达到对膀胱上皮的最佳保护作用,应于异环磷酰胺静滴的 0、4、8 h 静推,用量为异环磷酰胺的 60%。

(二) 心脏毒性的防治

蒽环类药物的毒性机制:其代谢与过氧基团的产生有关,过氧基团对邻近分子有毒性,且会产生更有毒性的次级产物羟基,蒽环类药物与细胞内 Fe^{3+} 形成的复合物能强烈刺激羟基的产生;另外,Fe^{3+}-蒽环复合物本身也有毒性,且对心肌有亲和力,导致线粒体内膜和心肌细胞质的损伤。所以,自由基的产生和 Fe^{3+}-蒽环复合物对心肌的毒性是蒽环类药物引起不良反应的原因。目前较多使用的心脏保护剂有右雷佐生(Dexrazoxane),许多临床研究表明本品能显著减少乳腺癌患者及软组织肉瘤儿童患者接受蒽环类抗生素治疗引起的心脏毒性。心脏保护剂中其他药物还有氨磷汀和黄酮类药物。在新生大鼠心肌细胞培养及小鼠试验中证实氨磷汀能减少多柔比星相关的心脏毒性。氨磷汀还能增加蒽环类抗生素的稳态血药浓度及其 AUC 值,其心脏保护作用值得在高剂量化疗中进一步研究。

黄酮类化合物具有清除螯合铁、氧和氧化氮自由基的能力,即使在高浓度时毒性也较低。一种半合成的黄酮化合物单羟乙基芦丁对多柔比星引起的心脏毒性有预防性保护作用,且在体内外均不影响药物的抗肿瘤活性。

(三) 胃肠道毒性的防治

国内有临床研究表明,采用大剂量顺铂通过导管经皮穿刺动脉灌注法进行肝癌介入治疗,之前静脉推注 STS(硫代硫酸钠)1.25~2.5 g/m^2,能使肝癌治疗的总有效率达到 60%,又能有效地控制 70% 患者恶心、呕吐及化疗后迟缓发作的胃肠道反应。化疗药使小肠嗜铬细胞释放出 5-羟色胺受体,导致恶心、呕吐。近年来 STS 曾被作为细胞稳定剂来抑制实验性胰腺炎的发生,推测它可能稳定肠道嗜铬细胞质膜,减少 5-羟色胺的释放,从而减轻胃肠道反应,其机制有待进一步研究。STS 价格低廉、副作用小,作为导管化疗中的抗癌药辅助剂值得进一步推广试验。

（四）骨髓毒性及其保护剂

骨髓抑制是大多数化疗药物剂量限制性毒副反应，尤其是白细胞下降，而大多数化疗药物疗效与剂量正相关，化疗后粒细胞下降程度及持续时间与严重感染的机会正相关。

骨髓抑制时间的长短取决于受损造血前体细胞的类型。影响循环中细胞的药物，如阿糖胞苷、环磷酰胺和 5-氟尿嘧啶，多损伤成熟祖细胞，导致急性但很快恢复的骨髓抑制；而白消安、卡莫司汀和美法仑这类药物，损伤非循环中的幼稚干细胞，就造成增殖能力较长时间的损伤，这可能仅在骨髓受到新的治疗（如化疗或放疗）时才变得明显。近年来大量文献资料显示，造血细胞集落刺激因子（rhG-CSF，rhGM-CSF）对化疗后外周血细胞减少的恢复有明显效果。

许多动物实验显示，氨磷汀对造血祖细胞和干细胞有骨髓保护作用。人体外实验中，用过氧化氢-环磷酰胺在体外净化骨髓时，加用氨磷汀可使骨髓转移成活时间、需要输以血小板、需要抗生素等均明显减少。从已有的资料看，氨磷汀保护多系造血祖细胞，这有别于常用的克隆刺激生长因子的单系刺激作用。故认为，在化疗前给予氨磷汀，之后给予造血刺激因子对于造血状态有互补作用。

（五）神经毒性及其保护剂

促皮质素类似物（ACTH4-9；ORG-2766）可阻止顺铂和紫杉醇（paclitaxel）在大鼠中诱导的外周神经毒性。临床试验中，顺铂或长春花碱治疗前或后皮下注射 ORG-2766，对长春花碱治疗淋巴瘤引起的神经毒性有保护作用，对顺铂治疗卵巢癌或睾丸癌导致的神经毒性也有保护作用。

神经系统疾病中，除有细胞坏死发生外，也有凋亡的参与。大量实验表明自由基形成增多或清除减少可诱发细胞凋亡。而谷胱甘肽是广泛存在于生物体内的生物活性肽，是生化系统重要的抗氧化成分，能有效地清除氧自由基。

在一项随机试验中，卵巢癌患者接受 6 个疗程顺铂＋环磷酰胺的治疗，加服氨磷汀的患者从第 5 个疗程开始神经毒性显著减少。氨磷汀还能减少紫杉醇等诱导的神经病变。

（六）肺毒性的预防

小鼠预先经氨磷汀治疗能明显降低博来霉素引起的肺严重损害，尤其是减轻纤维变性。氨磷汀还能保护小鼠免受环磷酰胺所致的肺损害。体外研究中，对于紫杉醇引起的细胞毒性，氨磷汀能保护肺成纤维细胞，但不保护非小细胞肺癌细胞。大鼠研究显示，角化细胞生长因子对博来霉素引起的肺纤维变性有防护作用。

（七）性腺毒性的预防

目前尚未建立一种保护性腺功能免受化疗引起损害的方法。动物研究显示，促黄体生成素释放激素（LHRH）激动剂能保护精子免受多柔比星的损伤。

■ 二、造血生长因子

造血生长因子（hemtopoietic growth factors，HGF）是细胞因子中的一大类，可以在体内、外刺激造血干/祖细胞增殖、分化、成熟和释放。随着生物医学工程的发展和制药工艺的进步，促成了多种造血生长因子的研制和开发，诞生了一类新的治疗药物。其中，粒细胞集落刺激因子（G-CSF）、粒-巨噬细胞集落刺激因子（GM-CSF）、白细胞介素 11（IL-11）和促血小板生成素（TPO）已有较多的临床经验，本文对这些造血因子在临床上的应用作一简介。

（一）红细胞生成素

红细胞生成素（erythropoitin，EPO）是一种糖蛋白，分子量为 30 000～39 000，主要由肾小管内皮细胞合成，也可由肝细胞和巨噬细胞产生。EPO 是一种强效的造血生成因子，在 0.05～1 U/ml 时即呈剂量依赖效应。EPO 活性单一，只作用于骨髓巨核前体细胞，可刺激红祖细胞及早幼红细胞形成成熟的红细胞集落；对红细胞造血过程的调节需其他细胞因子（如 IL‑3、GM‑CSF 和 IL‑1 等）的协同作用才能完成。EPO 的产生受机体内血容量和氧分压的调节，在失血或低氧的刺激下，EPO 水平迅速上升。在某些肿瘤患者，可也现 EPO 异常增高；骨髓造血反应不良的贫血患者，其 EPO 也升高。

EPO 是最早应用于临床的细胞因子，是迄今所知作用最单一、且安全可靠的升血红蛋白制剂。对于肾贫血、再生障碍性贫血、多发性骨髓瘤及阵发性夜间血尿等均有一定疗效；此外，应用 EPO 还可减少手术中的输血量，并能在一定程度上纠正由恶性肿瘤、化疗及类风湿性关节炎引起的贫血。由于 EPO 主要由肾小管内皮细胞产生，肾性疾患引起的贫血是 EPO 的首选适应证；EPO 纠正肾性贫血的疗效几乎是 100%，但并不能改善肾功能。另外，EPO 使用的有效性与机体的铁储备也有一定关系，在应用 EPO 后，造血增强，铁利用增强；因此应适当补给一定量的铁。

重组人红细胞生成素（益比奥，EPO）可补充内源性红细胞生成素不足。与红系祖细胞的表面受体结合，促进红系细胞生长和分化，生成增多，促进红母细胞成熟，增多红细胞数和血红蛋白含量；稳定红细胞膜，提高红细胞膜抗氧化酶功能。其不良反应主要有血压升高，心悸、头痛等，随剂量增加而加重。偶可诱发脑血管意外或癫痫发作、过敏反应、促进血栓形成、转氨酶升高和高血钾等。故对难以控制的高血压患者、对人白蛋白或哺乳动物细胞衍生物过敏者、某些白血病、铅中毒患者、孕妇及有感染者禁用。对本品过敏者禁用。对癫痫患者、脑血栓形成者慎用。应用期间严格监测血压、血栓情况及血清铁含量，必要时应补铁。对于肿瘤化疗引起的贫血，当患者总体血清红细胞生成素水平＞200 mu/ml 时，不推荐使用本品治疗。临床资料表明，基础红细胞生成素水平低的患者较基础水平高的疗效要好。起始剂量 150 IU/kg/次，皮下注射，每周 3 次。如果经过 8 周治疗，不能有效地减少输血需求或增加红细胞比容，可增加剂量至 200 IU/kg/次，皮下注射，每周 3 次。如红细胞比容＞40% 时，应减少本品的剂量直到红细胞比容降至 36%。当治疗再次开始时或调整剂量维持需要的红细胞比容时，本品应以 25% 的剂量减量。如果起始治疗剂量即获得非常快的红细胞比容增加（如：在任何 2 周内增加 4%），本品也应该减量。

ASCO/ASH 推荐使用 EPO 的原则是：化疗相关性贫血 Hb≤100 g/L 时开始使用；100 g/L＜Hb≤120 g/L 时，是否使用 EPO 应根据临床情况决定（包括但不限于老年患者：有限的心肺储备功能，潜在冠心病或心绞痛患者，或大大降低活动能力、能量或日常生活能力（ADLs）。早期干预治疗贫血，即当患者 Hb 处于 110～120 g/L 时即应用 EPO，可以预防或减少生活质量的下降。相对于 Hb＜110 g/L 在治疗的患者，其水平能提高更多，生活质量的改善也更为明显。

有关 EPO 的应用有许多争议：2008 年 2 月 27 日，美国西北大学 Feinberg 医学院 Bennett 等研究者在 JAMA 上发表了一项促红细胞生成素（EPO）的荟萃分析，其中 8 个临床研究提示 EPO 类药物可能使癌症患者疾病进展以至缩短他们的生存期，总的结果显示 EPO 类药物可使静脉血栓栓塞（VTE）危险增加 57%，使死亡危险增加 10%。

增加血栓栓塞风险的危险因素包括：既往有血栓病史、手术、制动时间延长或限制活动的患者。使用沙利度胺或类似物（lenalidomide）和阿霉素或皮质类固醇的多发性骨髓瘤患者。

肿瘤治疗相关贫血 EPO 中国专家共识：①实体瘤化/放疗引起的贫血，Hb＜100 g/L，推荐使用 EPO。②对于 Hb＜70 g/L 的患者，推荐使用输血。③Hb 在 100～120 g/L 范围的患者，根据临床情况决定是否使用 EPO。④用法：10 000 IU 每周 3 次，疗程 4～8 周。⑤初始剂量无反应者增加剂量 2 万 U 每周 3 次。⑥EPO 治疗的目标值是 Hb 上升到（或接近）120 g/L。⑦如 Hb 在 2 周内↑≥10 g/L，剂量↓25％。⑧如 Hb 水平≥120 g/L，停止治疗并关注治疗时的安全性。⑨如 Hb 水平＜120 g/L，重新开始治疗，剂量↓25％。

（二）粒细胞-巨噬细胞集落刺激因子

粒细胞-巨噬细胞集落刺激因子（GM - CSF）是分子量为 22 000 的糖蛋白，主要来源于活化的 T 细胞、B 细胞、单核-巨噬细胞、成纤维细胞和血管内皮细胞。GM - CSF 可以作用于造血干细胞，促进其分化增殖，而所形成的细胞不限于中性粒细胞和单核-吞噬细胞系统。体外实验研究发现，随着 GM - CSF 浓度的增加，首先刺激单核-巨噬细胞增殖，随后是中性粒细胞，最后是嗜酸性粒细胞和巨核细胞。此外 GM - CSF 还能刺激多能干细胞和早期红细胞的增殖和分化。

基因重组人粒细胞巨噬细胞集落刺激因子的不良反应为发热、骨痛、肌痛、皮疹、瘙痒、腹痛和腹泻等。少数患者初次用药可出现首次剂量反应，表现为面部潮红、出汗及血压下降、血氧饱和度降低。严重但罕见的不良反应有：变态反应、支气管痉挛、心力衰竭、室上性心动过速、毛细血管渗漏综合征、脑血管疾病、精神错乱、惊厥、血压下降、颅内压升高和肺水肿等。接受本品治疗的患者：如发生过敏性休克、血管神经性水肿、支气管痉挛等急性过敏反应应立即停药，并给予紧急处理；可伴发多浆膜炎综合征，如胸膜炎、胸膜渗液、心包炎、心包渗液和体重增加，这往往与超剂量用药有关，一般可用非甾体抗炎药控制；在治疗期间应定期作全血检查；不能与化疗药同时使用，宜在停化疗 24 h 后开始应用。用法为 5～10 μg/kg，皮下注射，每日 1 次，持续 7～10 d。

（三）粒细胞集落刺激因子

粒细胞集落刺激因子（G - CSF）是由单核-巨噬细胞、血管内皮细胞和成纤维细胞合成的多肽，分子量为 19 000。G - CSF 能刺激骨髓粒细胞前体，使之分化增殖为成熟粒细胞的集落。G - CSF 还能对成熟的中性粒细胞可促进游走、吞噬、产酶、释放活性氧、杀菌能力和对外来异物的黏着作用。还可动员成熟中性粒细胞从骨髓进入外周。能使早期多能造血干细胞进入细胞周期，连日应用可促使骨髓造血干细胞进入外周血。

临床上 G - CSF 可用于各种中性粒细胞减少症的治疗。G - CSF 作为肿瘤化疗的辅助制剂，在化疗的适当时机给予，可使髓性白细胞进入细胞周期，对大剂量化疗药物的治疗更敏感；在化疗中或化疗结束后给予，可以缩短骨髓抑制期。

可见发热、皮疹、瘙痒、头痛、骨痛、胸部痛、腰痛、低热、转氨酶升高、消化道不适及肝功能损害等。还可引起 ALP、LDH 升高及尿酸和肌酐升高等。偶见休克。严重但罕见的不良反应有：变态反应、支气管痉挛、心力衰竭、室上性心动过速、毛细血管渗漏综合征、脑血管疾病、精神错乱、惊厥、血压下降、颅内压升高、肺水肿等。接受本品治疗的患者，如发生过敏性休克、血管神经性水肿、支气管痉挛等急性过敏反应应立即停药，并给予紧急处理；可伴发多浆膜炎综合征，如胸膜炎、胸膜渗液、心包炎、心包渗液和体重增加，这往往与超剂量用药有关，一般可用非甾体抗炎药控制；有药物过敏史、过敏体质以及肝、肾、心、肺功能重度障碍的患者慎用；不得与其他注射液混合使用，静滴速度要慢；治疗期间应定期作全血检查；不宜在化疗前或同时使用，宜在停化疗

24～72 h 后开始应用。

用药后,如果中性粒细胞计数经过最低值时期后增加到 5 000/mm³(WBC 10 000/mm³)以上,应停药,观察病情。①恶性淋巴瘤、肺癌、卵巢癌、睾丸癌和神经母细胞瘤化疗后(次日后)开始给药。成人及儿童推荐剂量为 50 mg/m²,皮下注射,每日 1 次。化疗后中性粒细胞降到 1 000/mm³(WBC 2 000/mm³)以下的成人患者应给予本品。化疗后中性粒细胞计数减少到 500/mm³(WBC 1 000/mm³)以下的儿童患者,应皮下注射 50 mg/m² 的本品,每日 1 次。如皮下注射困难,应改为 100 mg/m² 静脉滴注(成人及儿童),每日 1 次。②急性白血病通常在化疗给药结束后(次日以后),骨髓中的幼稚细胞减少到足够低的水平且外周血中无幼稚细胞时,开始给药,成人及儿童的推荐剂量为 200 mg/m²,每日 1 次,静脉给药(包括静脉点滴)。紧急情况下,无法确认本药的给药及停药时间的指标中性粒细胞数时,可用白细胞数的半数来估算中性粒细胞数。若既往化疗血白细胞或中性粒细胞下降达Ⅲ～Ⅳ级者或有放疗史可预防性用药,即于化疗后 24 h 就小剂量应用本品。

（四）血小板生成素

血小板生成素(Thrombopoietin, TPO)是主要的血小板生长因子,主要在肝脏和少量在肾脏合成,并受循环中的血小板数目调控。TPO 的功能除了作为血小板生长调节因子,促进血小板造血外,还有促进造血干细胞生长和动员骨髓干细胞的作用,用于治疗各种原因引起的血小板缺乏症。

重组人血小板生成素(rhTPO)是一种造血生长因子,通过调节骨髓巨核细胞增殖、分化和成熟,促进血小板的生成,增加外周血小板计数。TPO 较少发生不良反应,偶有发热、肌肉酸痛、头晕等,一般不需处理,多可自行恢复。个别患者症状明显可对症处理。对本品成分过敏者、有严重心、脑血管疾病者及患有其他血液高凝状态疾病者和近期发生血栓病者禁用,对合并严重感染者,宜控制感染后再使用本品。本品适用对象为血小板<50×10⁹/L 且医师认为有必要升高血小板治疗的患者。恶性实体肿瘤化疗时,预计药物剂量可能引起血小板减少及诱发出血且需要升高血小板时,可于给药结束后 6～24 h 皮下注射本品,剂量为 300 U/(kg·d),每日 1 次,连续应用 14 d;用药过程中待血小板计数恢复至 100×10⁹/L 以上,或血小板计数绝对值升高≥50×10⁹/L 时即应停用。当化疗中伴发白细胞严重减少或出现贫血时,本品可分别与重组人粒细胞集落刺激因子(rhG-CSF)或重组人红细胞生成素(rhEPO)合并使用。

（五）白细胞介素-11

白细胞介素-11(IL-11)是一种促血小板生长因子,直接刺激造血干细胞和巨核系祖细胞的增殖,诱导巨核细胞的成熟分化,促进巨核细胞和血小板生成,增加体内血小板计数并增强其功能。

重组人白细胞介素-11(rhIL-11)表现出很强的促血小板生成活性,可促进骨髓抑制后血小板的恢复,减少血小板降低的幅度及其持续时间。重组人白细胞介素-11 是通过重组 DNA 技术在大肠杆菌体内表达,该蛋白的分子量大约为 19 000,非糖基化,由 177 个氨基酸组成的多肽,与天然的 178 个氨基酸的白介素-11 比较,末端仅少了一个脯氨酸,但两者在体内外的活性没有差别。IL-11 是由骨髓基质细胞产生的,是共用 gp130 的细胞因子家族中的一员。骨髓形成细胞及骨髓再吸收细胞都是 IL-11 的潜在靶细胞。不良反应有乏力、关节肌肉酸痛、注射部位疼痛、头痛、心悸、水肿和发热等,不良反应一般较轻可自行缓解,较重者停药或对症处理后可缓解。推荐本品应用剂量为 25 $\mu g/kg$,于化疗结束后 $24\sim48\ h$ 起或发生血小板减少症后皮下注射,每日 1 次,疗程一般为 $7\sim14\ d$。轻度血小板减少症剂量可调整为 12.5 $\mu g/kg$。在血小板升至 $100\times10^9/L$ 时应及时停药。

(六)造血系统反应

由于半衰期(红细胞 120 d、血小板 $5\sim7\ d$、白细胞 $4\sim6\ h$)的不同,最初常表现为白细胞特别是粒细胞的减少,其次是血小板减少,严重时血红蛋白也降低。骨髓中主要为粒系受抑制,单核巨噬细胞减少,稍晚淋巴细胞也受抑制。亚硝脲类、白消安和吉西他滨易引起血小板减少。仅有少数药物没有/少有骨髓抑制,包括皮质激素、博莱霉素、门冬酰胺酶和长春新碱。皮质激素甚至还有某种程度的骨髓保护作用。干扰素和三苯氧胺也可引起白细胞减少,但多不严重。

抗肿瘤药物引起骨髓抑制的程度与患者个体骨髓贮备能力关系密切。用药前有肝病、脾亢、接受过核素内照射或过去曾行放、化疗(尤以曾有白细胞或血小板明显低下)者更易引起明显的骨髓抑制。化疗引起的骨髓抑制多于停药后 $2\sim3$ 周恢复,但塞替哌、亚硝脲类、丝裂霉素和苯丙氨酸氮芥有延迟性骨髓抑制,恢复需 6 周以上。

贫血的处理:①定期查血红蛋白、红细胞、血细胞比容。②贫血严重时输注红细胞成分血。③有出血倾向者予以处理。④必要时吸氧。⑤有明显眩晕、乏力者适当休息。⑥促红细胞生长素(EPO)。

白细胞/粒细胞减少的处理:①化疗前后查白细胞总数和粒细胞计数,每周 $1\sim2$ 次,明显减少时加查,直至恢复正常。②必要时给予粒细胞集落刺激因子(G-CSF)。③减少化疗剂量或停药。④注意预防感染的措施。⑤必要时给予抗生素。

血小板减少的处理:①化疗前后查血小板计数,每周 $1\sim2$ 次,明显减少时加查,直至恢复正常。②密切注意出血倾向。③避免使用有抗凝作用的药物。④防止出血的发生,避免用力擤鼻、谨慎刷牙、用电须刀剃须,尽可能减少创伤性操作、注射针孔用力久压;女性需注意经期出血,必要时药物推迟经期。⑤血小板计数过低的患者有条件时应输注单采血小板。⑥血小板生长因子、白介素-11 等药物有一定的升高血小板的作用。⑦给予止血药防止出血。

■ 三、胃肠道反应药物

胃肠道反应是化学治疗最常见的不良反应,部分患者反应严重,难以忍受,从而影响患者的心理、精神、营养状况及生活质量。化学治疗引起的胃肠道反应除使患者在身体、心理方面痛苦及耗竭外,更导致患者拒绝接受进一步的化学治疗,使化疗难以进行。现就治疗胃肠道反应的药物进行简单的介绍。

(一)5-HT₃ 受体拮抗剂

1. 昂丹司琼　主要成分为盐酸恩丹西酮,为强效、高选择性的 5-HT_3 受体拮抗剂,有强镇吐作用。化疗药物和放射治疗可造成小肠释放 5-HT,经由 5-HT_3 受体激活迷走神经的传入支,触发呕吐反射。本品能阻断这一反射的触发。是迷走神经传入支的激动也可引起位于第四脑室底部 Postrema 区的 5-HT 释放,从而经过中枢机制而加强。本品对化疗、放疗引起的恶心、呕吐的作用系通过拮抗位于周围和中枢神经局部的神经原的 5-HT 受体而发挥止吐作用。手术后恶心、呕吐的作用机制未明,但可能类似细胞毒类致恶心、呕吐的共同途径而诱发。本品尚能抑制因阿片诱导的恶心,其作用机制尚不清楚。由于本品的高选择性作用,因而不具有其他止吐药的副作用,如锥体外系反应、过度镇静等。可用于:①细胞毒性药物化疗和放射治疗引起的恶心呕吐。②预防和治疗手术后的恶心、呕吐。用药剂量和途径应视化疗及放疗所致的恶心、呕吐严重程度而定。

剂量一般为 8～32 mg;对可引起中度呕吐的化疗和放疗,应在患者接受治疗前,缓慢静脉注射 8 mg;或在治疗前 1～2 h 口服 8 mg,之后间隔 12 h 口服 8 mg。对可引起严重呕吐的化疗和放疗,可于治疗前缓慢静注本品 8 mg,之后间隔 2～4 h 再缓慢静注 8 mg,共 2 次;也可将本品加入 50～100 ml 生理盐水中于化疗前静脉滴注,滴注时间为 15 min。对可能引起严重呕吐的化疗,也可于治疗前将本品与 20 mg 地塞米松磷酸钠合用静脉滴注,以增强本品的疗效。对于上述疗法,为避免治疗后 24 h 出现恶心呕吐,均应持续让患者服药,每次 8 mg,每日 2 次,连服 5 d。

不良反应可有头痛、腹部不适、便秘、口干和皮疹,偶见支气管哮喘或过敏反应、短暂性无症状转氨酶增加。上述反应轻微,无须特殊处理。偶见运动失调、癫痫发作、胸痛、心律不齐、低血压及心动过缓等罕见报道。对本品过敏者禁用,胃肠梗阻者忌用。

2. 托烷司琼(托普西龙,呕必停,tropisetron, navoban)　是一种外周神经原及中枢神经系统 5-羟色胺-3(5-HT$_3$)受体的强效、高选择性的竞争拮抗剂。某些物质包括一些化疗药可激发内脏黏膜的类嗜铬细胞释放出 5-HT$_3$,从而诱发伴恶心的呕吐反射。本品主要通过选择性地阻断外周神经原的突触前 5-HT$_3$ 受体而抑制呕吐反射,另外,其止吐作用也可能与其通过对中枢 5-HT$_3$ 受体的直接阻断而抑制最后区的迷走神经的刺激作用有关。

主要预防和治疗癌症化疗引起的恶心和呕吐及外科手术后恶心和呕吐。将本品溶于 100 ml 常用的输注液中(如生理盐水、林格溶液或 5％葡萄糖液)在化疗前快速静脉滴注或缓慢静脉推注。成人的推荐剂量为 5 mg/d,第 1 d 静脉给药,第 2～6 d 可改为口服给药。

常见的不良反应有头痛、头昏、便秘、眩晕、疲劳和胃肠功能紊乱如腹痛和腹泻等。极少数患者可能出现一过性血压改变或过敏反应,前者无需特殊治疗,后者经抗过敏治疗后可好转。

3. 阿扎司琼　盐酸阿扎司琼为选择性 5-HT$_3$ 受体拮抗剂,对顺铂等抗癌药物引起的恶心及呕吐有明显抑制作用。动物研究表明,盐酸阿扎司琼对大鼠大脑皮质 5-HT$_3$ 受体亲和力比甲氧氯普胺约强 410 倍,为昂丹司琼的 2 倍(与格拉司琼基本相同,用于细胞毒类药物化疗引起的呕吐,用法:10 mg 每日 1 次,一次 1 支),用 40 ml 生理盐水稀释后,于化疗前 30 min 缓慢静脉注射。部分患者出现口渴、便秘、头痛、头晕和腹部不适等。上述反应轻微,无须特殊处理。严重者曾有发生过敏性休克的报道,故使用时应密切观察患者的反应,如发生异常应立即停药,并给予适当处理。

4. 格拉司琼(granisetron)　是一种高选择性的 5-HT$_3$ 受体拮抗剂,对因放疗、化疗及手术引起的恶心和呕吐具有良好的预防和治疗作用。放疗、化疗及外科手术等因素可引起肠嗜铬细胞释放 5-HT,5-HT 可激活中枢或迷走神经的 5-HT$_3$ 受体而引起呕吐反射。本品控制恶心和呕吐的机制,是通过拮抗中枢化学感受区及外周迷走神经末梢的 5-HT$_3$ 受体,从而抑制恶心、呕吐的发生。本品选择性高,无锥体外系反应、过度镇静等不良反应。

静脉注射:成人用量通常为 3 mg,用 20～50 ml 的 5％葡萄糖注射液或 0.9％氯化钠注射液稀释后,于治疗前 30 min 静脉注射,给药时间应超过 5 min。大多数患者只需给药 1 次,对恶心和呕吐的预防作用便可超过 24 h,必要时可增加给药次数 1～2 次,但每日最高剂量不应超过 9 mg。肝、肾功能不全者无需调整剂量。

常见的不良反应为头痛、倦怠、发热和便秘,偶有短暂性无症状肝脏氨基转移酶增加。上述反应轻微,无须特殊处理。

5. 帕洛诺司琼　即将应用于临床的帕洛诺司琼(Palonosetron,止若)为选择性 $5-HT_3$ 受体拮抗剂,其对 $5-HT_3$ 受体有很强的亲和力而对其他受体的亲和力较小。治疗癌症药物(尤其是顺铂)通常会引发恶心和呕吐。$5-HT_3$ 受体作用位于最后区的化学受体触发区外周和中央迷走神经末端,因化疗引起恶心和呕吐是通过小肠内肠嗜铬细胞释放血清素,激活位于传入迷走神经的 $5-HT_3$ 受体而引起的呕吐反应。

本品用于预防中到重度致吐性化疗药物引起的急性和延迟性恶心和呕吐,其用法为:成人于化疗前约 30 min 一次静脉注射本品 0.25 mg。由于未做帕洛诺司琼长期给药的有效性和安全性实验,不建议 7 d 内重复给药。老年患者、肾功能或肝功能受损患者给药与成人相同。不建议儿童用药的推荐剂量。本品 30 s 静脉注入,不能与其他药物混合。

在临床试验中盐酸帕洛诺司琼对血压、心率和 ECG 指数(包括 QTc 间隔)的影响与昂丹司琼和多拉司琼相当。对 QTc 间隔的影响是否与剂量相关未得到充分证实。在临床试验中盐酸帕洛诺司琼对血压、心率和 ECG 指数(包括 QTc 间隔)的影响与昂丹司琼和多拉司琼相当。对 QTc 间隔的影响是否与剂量相关未得到充分证实。

盐酸帕洛诺司琼的 Ames 试验、中国仓鼠卵巢细胞致突变试验、体外肝细胞 UDS 试验和小鼠微核试验显示,均无基因毒性。

(二)多巴胺受体拮抗剂

1. 甲氧氯普胺(胃复安、灭吐灵)　为多巴胺第 2(D2)受体拮抗剂,同时还具有 5-羟色胺第 4($5-HT_4$)受体激动效应,对 $5-HT_3$ 受体有轻度抑制作用。可作用于延髓催吐化学感受区(CTZ)中多巴胺受体而提高 CTZ 的阈值,具有强大的中枢性镇吐作用。易自胃肠道吸收,口服 $30\sim60$ min 后开始作用,持续时间一般为 $1\sim2$ h。经肾脏排泄,口服量约有 85% 以原形及葡糖醛酸结合物随尿排出。

主要用于各种病因所致恶心、呕吐、嗳气、消化不良、胃部胀满、胃酸过多等症状的对症治疗。口服成人每次 $5\sim10$ mg,每日 3 次。成人总剂量不得超过 0.5 mg/kg/d。

较常见的不良反应为:昏睡、烦躁不安、疲怠无力;少见的反应有:乳腺肿痛、恶心、便秘、皮疹、腹泻、睡眠障碍、眩晕、严重口渴、头痛、容易激动;用药期间出现乳汁增多,系由于催乳素的刺激所致;大剂量长期应用可能因阻断多巴胺受体,使胆碱能受体相对亢进而导致锥体外系反应(特别是年轻人),可出现肌震颤、发音困难、共济失调等,正由于此是 $5-HT_3$ 受体拮抗剂为化疗患者所广泛应用。

2. 氯丙嗪　其作用机制主要与其阻断中脑边缘系统及中脑皮质通路的多巴胺受体(DA2)有关。本品小剂量时可抑制延脑催吐化学感受区的多巴胺受体,大剂量时直接抑制呕吐中枢,产生强大的镇吐作用。用于止呕,一次 $12.5\sim25$ mg,$2\sim3$ 次/d。

常见副作用为口干、上腹不适、食欲缺乏、乏力及嗜睡;可引起直立性低血压、心悸或心电图改变;可出现锥体外系反应,如震颤、僵直、流涎、运动迟缓、静坐不能、急性肌张力障碍。

(三)化疗常见的胃肠道反应及其处理

1. 食欲不振　为化疗最初反应,出现于化疗后 $1\sim2$ d,一般无需特殊处理。孕酮类药物有助于改善食欲。

2. 恶心和呕吐 化疗所致呕吐一般分为 3 种。急性呕吐是指化疗后 24 h 内所发生的呕吐。在化疗 24 h 以后至 5～7 d 所发生的呕吐称为延迟性呕吐。另有一种呕吐性质上类似于条件反射,是指患者前次化疗引起明显急性呕吐之后,在以后的化疗前所发生的呕吐,称先期性呕吐。

不同的化疗药物致吐性有很大不同,具体反映在呕吐的频率、呕吐的开始时间以及持续时间等方面。一般而言,顺铂、口服环己亚硝脲、甲基苄阱等药物或静注氮芥、氮烯咪胺、多柔比星、链脲霉素等药物均较易引起明显的恶心和呕吐,尤其顺铂为肠癌的最常用药物。

已知有一系列因素会影响化疗药物所致的恶心呕吐,包括:原来用化疗引起呕吐的经历、饮酒史、年龄、性别、焦虑、精神因素、体力状况、化疗前进食、严重妊娠呕吐史、运动病的易感性等。

目前用于止吐的药物主要有:①5－HT₃ 受体拮抗剂。②甲氧氯普胺(胃复安)。③地塞米松。④氯丙嗪等。目前常用 5－HT₃ 受体拮抗剂单用或联合地塞米松,可加用镇静药物如地西泮、非那更等。

急性呕吐治疗的指导原则:①用最低有效剂量。②5－HT₃ 受体拮抗剂联合地塞米松。③口服止吐药与静脉注射等效。④目前所有的 5－HT₃ 受体拮抗剂效果基本相同。⑤止吐药可单用。

用于治疗化疗药物引起的急性恶心、呕吐的止吐药物对治疗先期性呕吐往往无效。应采取松弛疏导的方法,或视不同情况予以抗焦虑或抗抑郁药。

3. 黏膜炎 消化道上皮细胞更新受到抑制可使从口腔到肛门的整个消化道黏膜变薄,易于产生继发感染,如口角炎、舌炎、肠炎、直肠炎等。可引起上消化道溃疡与出血、出血性或伪膜性腹泻等,还可引起因营养吸收障碍所致的消化功能低下。

在癌症治疗过程中,40% 的标准化疗患者和 60% 的骨髓移植患者可有口腔黏膜炎,其中 50% 需治疗。直接口腔毒性一般发生于化疗后 5～7 d。以抗代谢与抗生素类药物多见,往往首先见于颊黏膜和口唇交接处,对酸性刺激敏感为早期线索,有龋齿和牙周病者多较严重,反应常与剂量有关并呈累积性。体质衰弱和有免疫抑制的患者易继发真菌感染。抗肿瘤药物引起的黏膜炎与给药方案/方式有关。大剂量氟脲嘧啶给药可产生严重的黏膜炎,伴血性腹泻,甚至危及生命。如果用药后早期出现严重的黏膜反应和粒细胞缺乏,应怀疑患者具有二氢叶酸还原酶缺乏症,应立即停止并且以后禁止使用氟脲嘧啶。在给予可能引起口腔炎的药物时,事先宜对患者介绍有关口腔卫生及护理的常识。

发生口腔炎后的处理为:①持续而彻底的口腔护理,经常特别是进食后用复方硼砂液、3% 重碳酸钠或 3% 双氧水漱口。出现真菌感染多伴有白斑或白膜,应以制霉菌素液漱口或用含制霉菌素的口腔涂剂局部涂布。口腔溃疡还可选用中成药如冰硼散、珍珠散或锡类散涂布。②合理调整进食:应进相当于室温的高营养流质饮食,避免刺激性食物。急性期疼痛明显可在进食前 15～30 min 用抗组织胺药物或表面麻醉剂如普鲁卡因或利多卡因止痛。③加强支持治疗,纠正水盐电解质失衡。

4. 腹泻 化疗药物引起的腹泻最常见于抗代谢药,如氟脲嘧啶、甲氨蝶呤、阿糖胞苷等。较常引起腹泻的有更生霉素、羟基脲、柔红霉素、伊立替康、亚硝脲类、紫杉醇、吉非替尼和索拉非尼等。随着生物制剂的广泛应用,已注意到干扰素和白介素-2 也可引起腹泻。使用干细胞移植的大剂量化疗方案也可伴有严重腹泻。

伊立替康引起的延迟性腹泻是指伊立替康化疗结束 24 h 后出现的腹泻,中位发生于 5～

7 d,但整个化疗间歇期都有可能发生。一旦发生延迟性腹泻立即给予易蒙停 2 片(4 mg)并补充大量液体,继之易蒙停每 2 h 1 片(2 mg),直至末次稀便后继续服 12 h,最多不超过 48 h,以免引起麻痹性肠梗阻。值得注意的是不应预防性使用易蒙停。如按上述治疗腹泻仍持续超过 48 h,则应开始预防性口服广谱抗生素,并给予胃肠外支持治疗,同时改用其他抗腹泻治疗,如生长抑素八肽。伊立替康还可引起乙酰胆碱综合征,是指用药后出现流泪、出汗、唾液分泌过度、视力模糊、腹痛、24 h 之内的腹泻。可治疗性给予阿托品 0.25 mg 皮下注射,并在下次治疗前用阿托品 0.25 mg 皮下注射预防乙酰胆碱综合征的发生。

处理:①进低纤维素、高蛋白食物,补充足够液体。②避免对胃肠道有刺激的药物。③多休息。④止泻药。⑤必要时静脉补充液体和电解质。⑥腹泻次数一日超过 5 次以上或有血性腹泻应停用有关化疗药物。

近期发现奥曲肽控制药物引起的腹泻以及类癌综合征相关腹泻常常有效。

对腹泻患者不可忽视检查外周血白细胞计数,对于白细胞严重低下者,感染性腹泻常可导致严重后果。

5. 便秘 使用有神经毒性的化疗药物有可能导致便秘,这些药物包括长春花生物碱(长春新碱、长春花碱、长春酰胺、长春瑞宾)、依托泊苷和顺铂。其他如多西他赛、米托蒽醌等也有报道。长春花生物碱尤以长春新碱最为突出,偶可发生麻痹性肠梗阻。对高龄患者有必要减量使用。处理:①膳食富含纤维,多食新鲜水果和蔬菜,充分摄入液体。②缓泻剂软化大便。③控制使用 5 - HT$_3$ 受体拮抗剂的次数。④必要时摄腹部平片了解肠道情况。

6. 胃肠道穿孔 有报道贝伐单抗引起的胃肠道穿孔与疾病有关,卵巢癌患者发生率最高,约 10%,肠癌次之,1.5%～3%,但在乳腺癌和肺癌中发生率很低。

7. 胰腺炎 左旋门冬酰胺酶、吉非替尼、环己亚硝脲和 6 -巯基嘌呤。

8. 高血糖 链脲霉素和左旋门冬酰胺酶。

(陈智伟 李子明)

第九节 肺癌的个体化化疗

肿瘤个体化治疗(individualized therapy)通常以患者个体(包括肿瘤)的基因组信息为基础、通过分析患者个体/肿瘤的基因型或者表型的差异来判断预后、预测治疗效果或不良反应,为肿瘤患者选择最佳治疗方案。随着以药物敏感靶点检测为目标的药物基因组学和药物遗传学的发展,肿瘤的个体化药物治疗不断获得可喜进展。肺癌的个体化治疗以肿瘤组织蛋白质组、DNA 芯片、mRNA 分析等新分子生物学检测结果为基础,选择有针对性的治疗方案。一种个体化的肺癌治疗策略必须依赖临床因素,更需要功能基因组学和功能蛋白质组学因素。近年来肺癌的个体化治疗在靶向治疗方面获得可喜成绩,关于靶向治疗方面的内容详见第十五章;而小细胞肺癌个体化化疗方面的研究相对较少,本节着重介绍非小细胞肺癌个体化化疗的策略和进展。

■ 一、基于患者临床特征的个体化治疗

(一) 年龄

目前对 70 岁以上患者治疗的研究有限,所以年龄还不能算是一个明确的影响疗效的指标。近来在Ⅳ期老年 NSCLC 患者中进行的临床研究结果表明,老年患者可耐受某些单药化疗且疗效不低于年轻患者。但老年患者由于各脏器功能的衰退以及可能存在的合并症等需区别对待。

(二) 患者功能状态

患者的功能状态是个体化治疗的重要临床因素。无论接受何种治疗,疗前对患者进行功能状态评分(KPS 评分或 ECOG 评分)是必须的。患者的体重下降速度和程度也对疗效具有影响,如果 PS>2 或体重减轻指数>5%,则化疗的疗效将大打折扣,甚至有可能起反作用。

(三) 临床分期

患者的临床分期是肺癌最重要的临床预后和治疗预测因素,根据临床分期制定的肺癌治疗策略是目前公认的个体化治疗的基本标准之一。美国综合癌症网络(National Comprehensive Cancer Network, NCCN)非小细胞肺癌临床指南中最精华的部分就是按照分期决定治疗原则及其实施细节,Ⅰ、Ⅱ期患者首选手术治疗,Ⅲ期肺癌需要多学科合理结合,Ⅳ期肺癌则以全身治疗为主,包括化学治疗或靶向治疗。

(四) 存在的合并症

肺癌在老年中发生率高,而老年患者通常存在较多的慢性疾病,如高血压、冠心病和糖尿病等,需根据患者的合并症制定相应的化疗方案。若患者存在的合并症多且重,则对化疗的耐受性差,不能从化疗中获益,甚至由于化疗药物的不良反应加重对脏器功能的损害。

(五) 化疗药物的不良反应

含铂方案一线治疗晚期 NSCLC 的疗效相近而不良反应略有差异,故可根据患者的特点和依从性选择不同的化疗方案。如对于肾功能不良的患者,应避免含顺铂的方案。晚期 NSCLC 二线治疗的目的是改善疾病相关症状,提高生活质量,延长生存期,故有效、低毒是追求的治疗目标。新型的多靶点抗叶酸化疗药培美曲赛单药治疗能取得与多西紫杉醇相似的疗效而不良反应更低,可作为晚期 NSCLC 二线治疗备选方案之一。

基于临床因素的肺癌个体化治疗,尽管比单纯的经验性治疗已经迈进了一大步,但它仍不是真正意义上的个体化治疗。如Ⅰ期肺癌就是一个相当大的群体,根据分期治疗原则对该群患者进行相同的手术治疗时,则仍有 20%~30% 的患者生存期不超过 5 年;现有资料表明Ⅱ、Ⅲ期肺癌患者术后辅助化疗的 5 年生存率也仅提高了 5%,说明更多的患者不能从术后辅助化疗中获益;晚期肺癌常用化疗方案的有效率仅为 40% 左右,50% 以上的患者并不能从化疗中获益;这些患者接受的也并非是个体化治疗。美国 Hoang 等根据美国东部肿瘤协作组(ECOG)的两项大型随机对照研究 ECOG1594 和 ECOG 5592 建立了临床预测模型。1 436 例接受第三代化疗药物联合铂的两药方案治疗的晚期(Ⅳ期或ⅢB 期)NSCLC 患者进入研究,共筛选出 6 个独立的预后因素,包括:皮下转移、低 KPS 评分、食欲下降、肝转移、4 个转移部位和既往无手术史。研究者根据这 6 个临床因素建立起预测初治的 NSCLC 患者 1~2 年生存率的临床模型(图 14-5)。从这个模型可以看出,假如 6 个不利因素均存在,总分高达 216 分,那么相对应的 1 年生存率只有 0.6%。如仅有一个皮下转移因素,其积分则为 66 分,相对应的 1 年生存率大概为 30%,2 年生存率不足 10%。该预后模型可帮助临床医师根据患者的临床特征决定个体化的治疗方案。

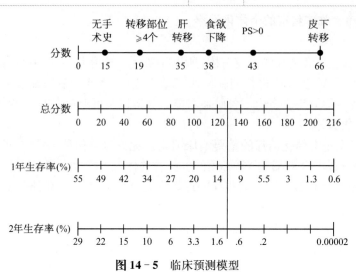

图 14-5　临床预测模型

NSCLC 患者生存期估计,如患者的 PS 为 1(43 分),食欲下降(38 分),存在肝转移(35 分),既往无手术切除史(15 分),则总分为 131 分,估计 1 年生存率为 12%,2 年生存率为 1.1%(引自:JCO, 2005,p179.)

■ 二、基于功能基因组学和蛋白质组学的个体化治疗

人类基因组计划以及蛋白质组学的研究表明每一个个体之所以独特,在于每一个个体具有与众不同的独特的基因谱(或者表达谱)。基于功能基因组学和蛋白质组学的肺癌个体化治疗,有可能根据每一个肺癌患者进行量体裁衣,设计出针对该患者的独特的、高效低毒的化疗方案。

（一）分子预测模型对复发高危患者的筛选

Potti 等通过对 89 例早期 NSCLC 患者基因表达谱的测定建立了 Metagene 预测模型,在 ACOSOG Z0030 研究和 CALGB9761 研究的患者中使用该模型预测复发的准确率分别为 72% 和 79%。Metagene 预测模型显著优于病理分期、肿瘤大小、淋巴结转移情况、年龄、性别、组织学亚型和吸烟史等传统的预后指标,为早期 NSCLC 提供了一种再分型的方法,以区分术后仅需临床观察的低复发危险者和可能从辅助化疗中获益的高复发危险者。

（二）一线化疗药物敏感人群的筛选

1. 铂类药物治疗的疗效　化疗是不可手术的晚期 NSCLC 的主要治疗手段,目前含铂的联合化疗方案仍是晚期 NSCLC 的标准治疗方案。铂类药物具有类似烷化剂的功能基团,可以与细胞内的亲核基团结合,作用于基因组 DNA 上的碱基引起 DNA 复制障碍,抑制癌细胞分裂。肺癌细胞 DNA 的损伤修复功能与肺癌的耐药密切相关。核苷酸切除修复(nucleotide excision repair, NER)系统是 DNA 损伤修复过程中具有重要作用的一系列酶,目前认为这一系统参与化疗药物引起的 DNA 损伤后的修复,导致化疗药物的疗效降低。切除修复交叉互补基因组基因-1(excision repair complementing 1, ERCC1)和核糖核苷酸还原酶亚单位-1(ribonucleotide reductase subnit M1, RRM1)是 NER 中的两个重要成员。

ERCC1 具有 DNA $5'$ 端损伤的识别功能,同时还具有 $5'\sim3'$ 核酸内切酶活性,ERCC1 mRNA 表达水平与不同组织的 DNA 损伤修复能力有关。缺乏 ERCC1 表达的细胞不能修复顺铂导致的 DNA 损伤,故可致癌细胞的永久性凋亡。在 IALT 试验的回顾性分析中,应用免疫组

化方法对其中 761 例 NSCLC 患者的组织标本进行了 ERCC1 检测。其中 426(56%)ERCC1 阴性,335(44%)ERCC1 阳性。多因素分析表明 ERCC1 表达与年龄($P = 0.03$;在 55 岁以下与 55~64 岁比较)、组织类型($P < 0.001$;鳞癌比腺癌中常见)、胸膜受侵($P = 0.01$;胸膜受侵者中常见)相关。ERCC1 阴性患者化疗比单纯手术治疗总生存(OS)明显延长(HR:0.65;95% CI:0.50~0.86;$P = 0.002$),中位生存时间辅助化疗组为 56 月而单纯手术治疗组仅为 42 个月;并且 ERCC1 阴性患者无病生存期(DFS)在辅助化疗组也比对照组延长(HR 0.65;95% CI:0.50~0.85;$P = 0.001$)。与单纯手术相比,ERCC1 阳性患者并不能从含铂方案的辅助化疗中获益(HR 1.14;95% CI:0.84~1.55;$P = 0.40$)。在对照组中,5 年 OS 在 ERCC1 阳性组(46%)明显高于 ERCC1 阴性组(39%)(HR 0.66;95% CI:0.49~0.90;$P = 0.009$)。这些结果引起以下假说的提出,即对于完全手术切除的 NSCLC 患者,ERCC1 表达与否是决定进行术后辅助化疗的独立预测因素。

Cobo 等在 NSCLC 患者中进行了第一个前瞻性随机对照的 III 期临床研究试验,以验证个体化治疗的理念。440 例 NSCLC 患者按 2∶1 随机分为试验组和对照组,试验组根据 ERCC1 mRNA 的基线水平决定患者是接受顺铂(DDP)联合多西紫杉醇(TXT)(ERCC1 mRNA 低水平者)还是接受非铂类治疗方案如吉西他滨(GEM)联合 TXT(ERCC1 mRNA 高水平者)化疗,而对照组均接受 DDP 联合 TXT 方案化疗。在 346 例可评价疗效的患者中,对照组 53 例(39.3%)、试验组 107 例(51.2%)获得客观缓解。对缓解病例进行了探索性分析,在试验组 ERCC-1 mRNA 低表达者 65 例(53.2%)、高表达者 42 例(47.2%)获得客观缓解。但在总生存方面两种治疗方案之间不具有统计学差异(试验组 9.9 个月,对照组 9.8 个月)。

2. GEM 治疗的疗效　RRM 在 DNA 合成和修复过程中具有重要作用,可将核苷酸还原为脱氧核苷酸。RRM 由两个亚基组成(RRM1 和 RRM2),在 DNA 合成过程中需要其形成二聚体。RRM1 表达是 GEM 耐药的潜在遗传药理学标志。GEM 是 NSCLC 治疗中最广泛应用的细胞毒药物之一,其除掺入 DNA 作用于细胞的 G1/S 期外,还对核苷酸还原酶具有抑制作用。RRM1 过表达与肿瘤对 GEM 和铂类药物耐药有关,Rosell 等对 100 例 IV 期 NSCLC 患者进行回顾性分析发现,在 GP 方案治疗组,RRM1 mRNA 低表达者生存期明显长于高表达者(13.7 个月 *vs.* 3.6 个月;95%CI:9.6~17.8 个月,$P = 0.009$)。RRM1 mRNA 的表达情况是应用 GP 方案治疗的主要预测指标,对 RRM1 mRNA 表达水平的检测应当应用于患者的个体化化疗中。

Ceppi 等人在接受以铂类和以 GEM 为主的方案化疗的进展期 NSCLC 患者中观察到 ERCC1、RRM1 mRNA 表达与生存期缩短相关。近来 Zheng 等应用自动化定量方法在完全手术切除的 187 例 I 期 NSCLC 患者中测定 RRM1、ERCC1 和 PTEN 蛋白表达水平,RRM1 表达与 ERCC1 表达相关($P < 0.001$),而与 PTEN 表达无关($P = 0.37$)。RRM1 高表达者 DFS 超过 120 个月,而低表达者仅为 54.5 个月,差异具有统计学意义($P = 0.004$;低表达与高表达 HR=2.2);中位 OS 分别为>120 个月和 60.2 个月(HR 0.61;$P = 0.02$)。该研究中 RRM1 表达与分期、组织学类型、年龄、性别、ECOG 身体状况评分、体重是否下降以及是否吸烟无关。故研究者确认 RRM1 表达与 ERCC1 表达相关。这些研究结果表明生存优势仅限于同时高表达(约 30%)RRM1 和 ERCC1 的患者。

鉴于 RRM1 与 ERCC1 与 NSCLC 化疗效果的关系,可依据 RRM1 与 ERCC1 的基因表达情况选择个体化化疗方案。ERCC1 阴性的患者推荐选择顺铂治疗,而 RRM1 高表达的患者则建议避免使用 GEM 化疗。临床用药时可作如下选择：①ERCC1 阴性、RRM1 高表达者可选铂剂/多西他赛方案。②ERCC1 阴性、RRM1 低表达者可选铂剂/吉西他滨方案。③ERCC1 阳性、RRM1 高表达者选择长春瑞滨/多西他塞方案。④ERCC1 阳性、RRM1 低表达者选择多西他塞/吉西他滨方案。目前正在进行两个 Ⅱ 期临床研究（MCC - 13240、MCC - 13208，以证实 RRM1 和 ERCC1 的表达与晚期 NSCLC 治疗效果之间的关系。

3. β 微管蛋白和抗微管类药物疗效　抗微管类药物通过干扰微管功能影响细胞有丝分裂，从而达到抑制肿瘤细胞增殖作用，常用的该类药物主要有紫杉类和长春碱类。微管是一种多聚合物，由微管二聚体和多种微管相关蛋白组成，β 微管蛋白是其主要成分之一。在人类至少有 6 种不同的 β 微管蛋白异构体，Ⅲ 型 β 微管蛋白在氨基酸序列和翻译后修饰（包括磷酸化和多糖基化）方面与其他异构体不同，是对抗微管类药物治疗效果的主要因素之一。在 25 例应用长春瑞滨（NVB）/DDP 治疗的晚期 NSCLC 患者肿瘤组织标本中应用定量 PCR 方法检测Ⅲ型 β 微管蛋白的表达情况，发现 β 微管蛋白 mRNA 水平与抗微管药物 NVB/DDP 方案治疗疗效差有关。目前已经在 NSCLC 患者中证明Ⅲ型 β 微管蛋白高表达与应用 NVB 治疗后疾病进展有关，Ⅲ型 β 微管蛋白的高表达与 PFS 和 OS 短相关。

有报道指出在应用以紫杉醇为主方案化疗的晚期 NSCLC 患者中，Ⅲ型 β 微管蛋白低表达者有效率（RR）高、OS 和 PFS 长（P 值分别为<0.001、0.004 和 0.002）。近来有报道Ⅲ型 β 微管蛋白对肺癌患者的预后和辅助化疗疗效的影响，在 NCIC - JBR.10 研究的 482 例患者中有 265 例可得肿瘤组织标本，应用免疫组化法分析Ⅲ型 β 微管蛋白表达情况。不进行辅助化疗患者微管蛋白高表达与低无复发生存（RFS）相关（HR 1.92；95％ CI：1.16～3.18；$P = 0.01$），OS 方面具有同样趋势（HR 1.72；95％ CI：1.02～2.88；$P = 0.04$）。133 例微管蛋白高表达患者中，与观察组相比，接受化疗（68/133）可使 RFS 明显延长（HR 0.45；95％ CI：0.27～0.75；$P = 0.002$），OS 方面具有相同趋势（HR 0.64；95％ CI：0.39～1.04；$P = 0.07$），而在微管蛋白低表达组，RFS 和 OS 均不具有统计学意义。这些结果与在晚期 NSCLC 中观察到得的结果相反，即Ⅲ型 β 微管蛋白低表达与对含抗微管药物化疗的 RR 高有关。这些结果差异的可能解释为Ⅲ型 β 微管蛋白的表达情况对早、晚期的 NSCLC 本身就存在不同的预测结果，另外高、低表达的标准不同以及样本量的限制均可能是造成结果不同的原因。

为明确 β 微管蛋白基因突变与紫杉醇耐药的相关性，Monzó 研究了 49 例紫杉醇化疗后的 NSCLC 患者的活检标本，结果发现 16 例存在 β 微管蛋白基因突变，这些患者无一例对化疗有效；在 33 例没有 β 微管蛋白基因突变的患者中，13 例获得完全或部分缓解。

目前关于 β 微管蛋白基因表达和（或）基因突变对抗微管类药物治疗效果的影响方面只是在回顾性分析或小样本研究中进行，还需要大型随机对照的前瞻性临床研究来证实。

4. 胸苷酸合成酶与培美曲塞疗效　胸苷酸合成酶（thymidylate synthetase，TS）是叶酸代谢的关键酶之一，参与细胞增殖和 DNA 修复过程。TS 表达水平影响抗 TS 类药物治疗的效果。JMDB 是比较顺铂/培美曲塞和顺铂/吉西他滨一线治疗晚期 NSCLC 的Ⅲ期随机临床试验，该研究为一非劣效性临床研究，达到了临床研究目的，即 DDP/培美曲塞组的总生存不劣于 DDP/GEM 而 DDP/培美曲塞方案的耐受性更好；亚组分析表明，在总生存方面非鳞癌患者 DDP/培美曲塞优于 DDP/GEM（$P = 0.03$），鳞癌患者顺铂/吉西他滨优于顺铂/培美曲塞（$P = 0.05$）。在 1 669 例 NSCLC 患者中分析一线化疗临床疗效和临床风险时发现培美塞联合 DDP 在非鳞癌

NSCLC 疗效优于 GEM/DDP 方案疗效,且毒性反应小。Ceppi 等在 56 例手术切除的 NSCLC 标本中应用实时定量 PCR 和免疫组织化学方法检测 TS mRNA 和蛋白表达时发现,在鳞癌中较腺癌中 TS 表达水平高,这可能是培美曲塞对肺腺癌疗效好的原因。故根据检测的 TS 表达情况决定患者临床化疗方案在保证临床疗效的同时尽量减少药物不良反应是可行的。

　　尽管目前上述指标还不能在多数医院作为常规的检测项目,也不能指导临床用药,不能为多数临床复杂多变的患者制定"量体裁衣"式的治疗方案,但毕竟看到了希望。随着人们对蛋白质组学和功能基因组学研究的不断深入,人们会对肺癌发生的病理生理机制以及耐药机制有越来越多的认识,肺癌"量体裁衣"式的个体化治疗也一定会逐渐走入临床实践之中。

(赵玲娣　石远凯)

第十五章
肺癌的靶向治疗

第一节　肺癌靶向治疗的基础研究

　　肺癌是临床常见、死亡率最高的恶性肿瘤,在美国肺癌死亡病例数超过乳腺癌、结肠癌和前列腺癌死亡例数的总和。过去数十年来,虽然化疗、放疗和手术等治疗措施有了长足的发展,但肺癌的 5 年生存率仍然较低(不足 15%)。随着肺癌分子发病机制的阐明,针对这些发病机制的生物靶向治疗制剂逐步进入临床用于肺癌的治疗,尤其是晚期非小细胞肺癌(NSCLC)的治疗,并发挥着重要作用。本文就有关肺癌靶向治疗基础介绍如下。

一、受体酪氨酸激酶
(一) 表皮生长因子受体家族

　　HER 家族由四个受体酪氨酸蛋白激酶(TK)组成,即表皮生长因子受体(EGFR)HER1、HER2、HER3 及 HER4,每个受体均含有一个细胞外区域、跨膜区和细胞内区域。其中,HER1 与 HER2 在肺癌中表达,在 TK 方面两者具有 82% 的相似性。这些受体与配体结合后,激活细胞内的 TK,通过多个细胞内信号通路,调节细胞增殖、分化、血管生成、凋亡和转移等,其主要信号通路包括 Ras/丝裂原活化蛋白激酶(mitogen activated protein kinase, MAPK)、PI3K/Akt、磷酸脂酶-Cγ(PLC-γ)、蛋白激酶 C(PKC)、信号传导和转录活化因子(STAT)。①活化的 Ras 与 Raf 结合,后者依次使 MEK1/2 和细胞外信号-调节激酶(ERK)1/2 磷酸化(图 15-1),磷酸化的 ERK 可以激活转录因子和参与细胞增殖的细胞骨架蛋白。②PI3K 和 AKT 介导抗凋亡和细胞生存信号通路,活化的 PI3K 依次激活 AKT,活化的 AKT 转位到细胞核,诱导基因转录,同时活化其他胞浆蛋白,包括 mTOR 等。③活化的 PLC-γ 使磷脂酰肌醇 4,5-二磷酸水解成 diacyglycerol 和肌醇三磷酸,继而活化蛋白激酶 C,引起细胞周期进展。④活化的 STAT 转位到细胞核,调节细胞增殖和生存所必需的基因转录,诱导细胞转化和癌肿形成。

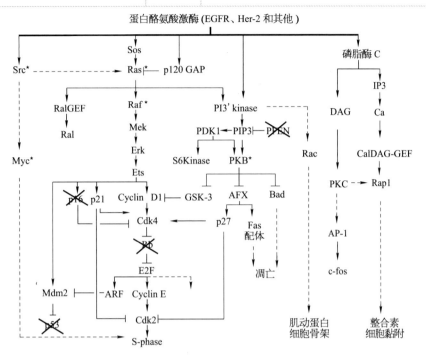

图 15-1 EGFR 信号转导通路

EGFR 外显子 18～21 的突变常见于 NSCLC 者,尤其是腺癌,其中 19 外显子缺失和 21 外显子点突变占所有突变的 80%～90%。EGFR 突变的 NSCLC 患者往往对 EGFR TKIs 高度敏感,提示这类肿瘤生存主要依赖于突变的 EGFR 信号转导通路。另外,20%～35% 的 NSCLC 患者存在 EGFR 基因拷贝数的增加。而拷贝数增加往往与 EGFR TKIs 治疗时缓解率高和生存期延长密切相关。

另外,肺癌患者常有 EGFR 的过度表达,尤其是 NSCLC(表 15-1),同时也表达相应配体,提示可能通过自分泌机制激活内源性的 EGFR。EGFR 的表达与肺癌患者预后差和转移危险性增加有关。EGFR 信号通路是目前研究较多,公认有效的肿瘤治疗靶点,通常采用特异性单克隆抗体、TK 的小分子抑制剂等进行封闭,以抑制细胞增殖,促进细胞凋亡。

表 15-1 肺癌 EGFR 与 HER2 的表达(免疫组织化学染色)

组织类型	EGFR	(++～+++)%	HER2	(++～+++)%
鳞癌	278/367	(76%)	62/223	(28%)
腺癌	106/227	(47%)	70/171	(41%)
大细胞癌	20/41	(49%)	9/42	(21%)
SCLC	6/22	(27%)	0/22	(0%)

（二）HER2/neu

HER2/neu 是 C-erbB 家族成员之一,其配体目前不明。HER2 基因扩增和过度表达参与人类肿瘤的癌变机制,尤其是乳癌和卵巢癌。过度 HER2/neu 的聚集引起结构性活化,进一步活化下游信号分子。10%～30% 的 NSCLC 存在 HER2/neu 的过度表达，2%～10% 的患者存在基因扩增。

　　HER2 表达与 NSCLC 化疗耐药有关，将 HER2 基因转染给 NSCLC 细胞后，转染细胞获得化疗耐受、转移和浸润能力增强。HER2 TK 区域的基因突变发生率低，在 2%～4% 之间，主要为插入突变，常见于肺腺癌。HER2/neu 突变可与 HER2/neu 过度表达、EGFR、ras 或 raf 突变并存。

　　（三）MET

　　MET 属于受体 TK 超家族成员，其配体是肝细胞生长因子。MET 调节浸润性生长的空间和时间顺序，在伤口愈合、胚胎神经轴突发育和肿瘤浸润中发挥重要作用。

　　MET 信号启动浸润性生长程序，与恶性肿瘤上皮-间质型转化和转移密切相关。肝细胞生长因子与 MET 结合后，引起受体二聚体化，最终导致 MET TK 的磷酸化。MET 信号诱导蛋白的磷酸化，后者依次与 p125FAK 相互作用，通过 Rho-依赖性信号通路，引起细胞移动；通过 PI3K/AKT 信号通路来维持细胞生存，见图 15-2。

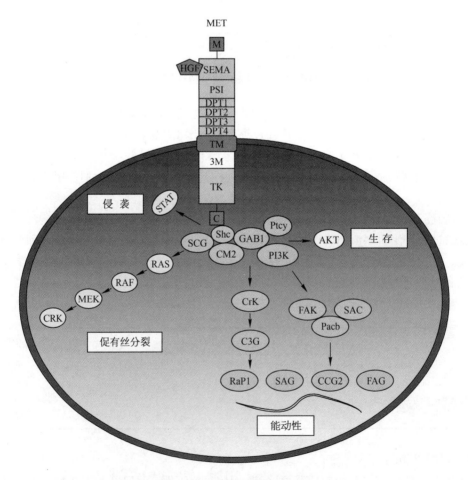

图 15-2　MET 信号转导通路

Y1349 和 Y1356 位点磷酸化的 MET 与 Grb2 相关 binder 1 结合,后者依次与信号- relay 分子 PLC-γ 结合。SHP2 再依次将信号传递到 ERK/MAPK 通路,最终引起细胞黏附的解聚、细胞扩散和活动。Ras、Rac 和 p21 活化激酶控制细胞骨架重排和细胞黏附。

小细胞肺癌(SCLC)和 NSCLC 均存在 MET 的过度表达,大约 90% 的 SCLC 存在 MET 基因扩增。在 NSCLC,MET 表达异常以肺腺癌较为常见。另外,有研究报道在 SCLC 和 NSCLC 均有 MET 基因突变,但突变率较低。MET 的过度表达和血清肝细胞生长因子水平与 NSCLC 和 SCLC 的疾病分期和预后相关。目前,MET 抑制剂的 I 期临床试验正在进行中。

(四)胰岛素样生长因子信号通路(IGF)

该通路(图 15-3)参与内分泌、旁分泌和自分泌控制的胚胎发育、生长和代谢的调节。生长激素刺激肝脏和外周组织合成 IGF-1。此外,损伤可直接或间接通过其他因子如表皮生长因子、成纤维生长因子和血小板源性生长因子等引起局部分泌 IGF-1。循环中 IGF-2 水平是 IGF-1 的 2~3 倍。IGF-1 在体细胞生长中发挥关键作用,IGF-1 基因突变时伴有严重的生长滞后和智力发育障碍。IGF-1 和 IGF-2 均是通过胰岛素样生长因子受体-1(IGF-1R)的活化来发挥作用,IGF-1R 与胰岛素受体具有高度相似性。IGF-1R 与 IGF-1 的亲和力高于 IGF-2,IGF-2 可与多种受体相结合而产生不同的生物学效应。IGF 的浓度受胰岛素样生长因子结合蛋白(IGFBP1-6)的调节,后者负性调节 IGF-1R 的功能。IGFBP-3 是 IGF 主要循环结合伴侣蛋白,占 IGFBP 的 70%~80%。

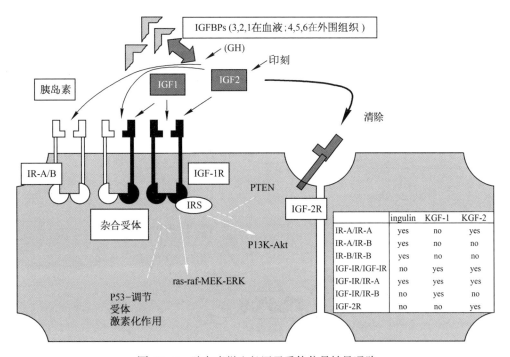

图 15-3 胰岛素样生长因子受体信号转导通路

IGF-1R 也可与其他细胞膜受体形成异二聚体,包括 EGFR。当与配体结合后,IGF-1R 发生构型改变,活化酪氨酸激酶区域,发生自身磷酸化,动员许多 docking 蛋白。IGF-1R 的活化通过引起生存信号通路 PI3K/AKT 的活化,从而保护细胞免受细胞毒性药物的作用。细胞株和荷瘤试验显示 IGF-1R 抑制与多种化疗药物具有协同作用。采用小剂量吉非替尼或厄罗替尼长期作用于 NSCLC 细胞株会引起 IGF-1R 的活化,从而产生获得性耐药。IGF-1R 与 EGFR 形成异二聚体后,引起生存素上调表达。另外,IGF-1R 的活化也参与放射损伤的保护,IGF-1R 抑制剂与放疗具有协同作用。

有许多证据显示 IGF 参与肺癌的癌变过程。IGF-1 水平增高伴有肺癌风险增加,而高血浆 IGFBP-3 水平则与肺癌风险下降相关。另外,IGFBP-3 启动子甲基化与 I 期 NSCLC 患者生存期缩短相关。临床前研究显示 IGF-1R 活化发挥恶性转化的辅助因子作用,采用转基因方法让小鼠产生 IGF-1R 高表达时,小鼠发生恶性肿瘤,包括唾液腺癌和乳腺癌。几乎 70% 的转基因鼠到 18 月龄时,发生肺腺癌。

临床上采用单克隆抗体和小分子抑制剂来破坏 IGF-1R 信号通路。单克隆抗体目前正在进行临床开发,似乎主要下调 IGF-1R,小分子抑制剂主要作用于 IGF-1R 的细胞内 TK 区域,不影响受体内吞。

■ 二、细胞内激酶和靶点

（一）ras/raf/MEK/ERK 通路

是细胞的关键信号转导通路,将信号传递到细胞核,调节细胞的多个功能,包括细胞增殖、分化和生存(图 15-4)。

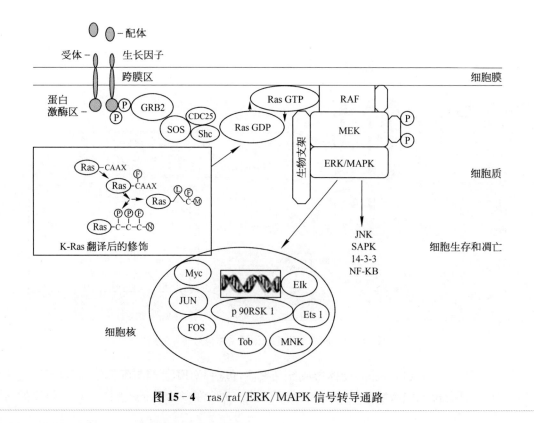

图 15-4 ras/raf/ERK/MAPK 信号转导通路

1. ras　包括 3 种 ras,即 h-ras、n-ras 和 k-ras。ras 可被上游酪氨酸激酶受体活化。活化的 ras 与效应分子蛋白相互作用,通过 raf 蛋白激酶启动 MAPK 级联反应,从而引起 ERK 的活化。ras(p21-ras)过度表达见于大约 50% 的 NSCLC。20%～30% 的 NSCLC 存在激活性突变,突变主要见于 3 个密码子区域,即第 12、13 或 61 密码子;突变引起 ras 蛋白失去 GTP 酶活性,使 GTP 不能水解成 GDP,导致活化 RAS-GTP 通路不能关闭,信号持续传递。迄今为止,ras 对肺癌的预后作用仍有争议。

研究表明,k-ras 突变状态影响患者预后,突变患者生存期短,对靶向治疗和化疗往往呈现耐药,是 EGFR TKIs 临床应用相对禁忌证。几乎所有的 k-ras 突变都发生在密码子 12 上,大多数突变是 G-T 易位,与吸烟中的致癌物有关。

2. raf　是一种丝氨酸/苏氨酸激酶,包括 raf-1、A-raf 和 B-raf。raf 是 ras 的 MAPK 通路的下游分子。ras 直接与 raf 相互作用,将 ras/raf 复合物转位到细胞膜。不依赖于 ras,Src、Janus kinase 1、干扰素-β 和蛋白激酶 C-α 等也可引起 raf 的二聚体化与活化。

活化的 raf 主要通过磷酸化 MEK1 和 MEK2 来传递信号。B-raf 是 MEK 的主要活化因子。MEK1 和 MEK2 的下游分子分别为 ERK1 和 ERK2。活化时,ERK 转位到细胞核,从而诱导调节蛋白的表达如核转录因子 ElK-1、fos、jun、AP-1 和 myc 等,在细胞增殖、血管生成、转移和化疗抵抗中发挥关键作用。

在人类癌肿中,raf 活性增加主要是源于 ras 活化的结果,少部分是由于 raf 的激活性突变。B-raf 是 MEK/ERK 强烈的诱导因子,在 60% 的黑色素瘤、30% 的乳头状甲状腺癌和 15% 的结肠癌中发生突变;但在肺癌,突变率低,仅 2% 的肺癌存在 B-raf 和 raf-1 的突变。

raf 可采用反义核酸(ISIS-5132)和小分子来抑制。ISIS-5132 对肺癌无作用。Sorafenib 起初是作为 raf 的抑制剂,但进一步评价发现 Sorafenib 也能抑制血管内皮细胞生长因子受体(VEGFR)和血小板源性生长因子(PDGF)受体。

3. ERK/MEK　到目前为止,在肺癌未见到 ERK 或 MEK 的激活性突变。ERK/MEK 的活化通常是由于上游信号通路活化的结果,在肿瘤中通常存在 ERK/MEK 和 Raf-1 的共表达。抑制 MEK 和 ERK 可下调 MAPK 下游通路。以此,开发了一些抑制剂,如 ARRY-142886 和 PD-0325901,它们能抑制 ERK 和 MEK 信号通路。

(二) 丝氨酸/苏氨酸蛋白激酶

1. 蛋白激酶 C　蛋白激酶 C 能够特异性地作用于靶蛋白,使丝氨酸和苏氨酸残基发生磷酸化。目前发现了 12 种蛋白激酶 C,包括常规蛋白激酶 C(蛋白激酶 C-α,蛋白激酶 C-β1,蛋白激酶 C-βⅡ 和蛋白激酶 C-γ),不典型蛋白激酶 C(蛋白激酶 C-ζ,蛋白激酶 C-ι 和蛋白激酶 C-μ)和新蛋白激酶 C(蛋白激酶 C-ε,蛋白激酶 C-η,蛋白激酶 C-θ 和蛋白激酶 C-λ)。这些异构体在结构、组织分布和基质特异性方面存在差异。

蛋白激酶 C 是膜结合受体的主要信号通路,包括 VEGF 受体、EGFR 和 MET。磷脂酶 C 催化磷脂酰肌醇-4,5-二磷酸盐转变成二酰甘油和肌醇三磷酸,引起蛋白激酶 C 的活化。蛋白激酶 C,尤其是 α 和 β 亚型,传递信号,启动细胞事件,包括细胞生长、细胞周期进展、药物排出、凋亡和血管生成。

蛋白激酶 C 在癌变中发挥重要作用。在正常大鼠成纤维细胞中过度表达蛋白激酶 C-β,单层培养时成纤维细胞生长成高度饱和状态,融合后再培养则生成小的瘤灶。蛋白激酶 C 过度表达也与肿瘤转移相关。蛋白激酶 C-α 过表达见于 20％的 NSCLC,蛋白激酶 C-β 的表达见于 70％的 NSCLC,蛋白激酶 C 和磷酸化的蛋白激酶 C 的表达主要见于 NSCLC。

有多种方法可以抑制蛋白激酶 C。反义核酸(ISIS3521)联合吉西他滨/顺铂治疗 NSCLC,缓解率为 36％。但是,紫杉醇/卡铂联合 ISIS3521 的Ⅲ期试验在客观缓解率和总体生存上与安慰剂组相比均无显著性差异。Enzastaurin 与 ATP 竞争结合到蛋白激酶 C-β 上,来抑制它的信号转导,临床前研究显示该药对 NSCLC 和 SCLC 有效。

2. 磷脂酰肌醇-3 激酶、AKT 和 mTOR PI3K/AKT 是一个复杂的通路(图 15-5),许多反馈环和 cross-talks 通路要经过它。AKT 属于丝氨酸/苏氨酸蛋白激酶,可被许多生长因子和生存因子所活化。许多细胞表面受体通过第二信使来活化 PI3K,后者依次产生磷酸化的 PIP3,再与磷脂酰肌醇依赖性激酶相结合,引起 AKT 苏氨酸残基发生磷酸化。活化的 AKT 可抑制细胞凋亡,促进细胞生存和细胞周期进展,引起细胞增殖。AKT 抑制凋亡主要通过以下途径发挥作用:①使 Bad 磷酸化,引起 Bad/Bcl-XL 分离,促进细胞生存。②使 FOXO 转录因子失活,后者介导凋亡基因的表达。③使 Mdm2 发生磷酸化,引起 p53 下调,拮抗 p53 介导的细胞周期控制点。AKT 诱导细胞周期进展和细胞增殖,主要是通过活化 IκB 激酶 α,引起 NF-κB 的活化,抑制糖元合成酶 3β,防止细胞周期素 D1 降解。

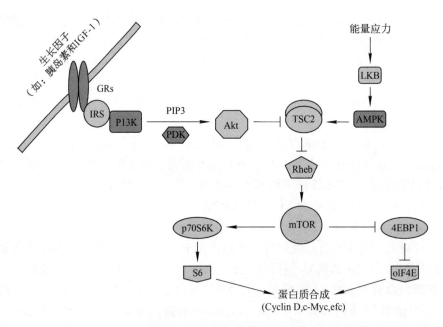

图 15-5 mTOR 信号转导通路

PTEN 是一个脂磷酸酶,使 PIP3 脱磷酸化成磷脂酰肌醇二磷酸,来抑制 AKT 的活化。PTEN 失活引起 PIP3 的增加,呈现出 AKT 的结构性活化。AKT 下游分子是另一个丝氨酸/苏氨酸激酶(m-TOR)。AKT 直接使 m-TOR 发生磷酸化,促使结节性硬化症复合物-2 失活,从而引起鸟苷三磷酸酶活化蛋白的活性受抑制,m-TOR 得以活化。

m-TOR 介导细胞生长和增殖,调节核糖体产生和蛋白翻译。活化的 m-TOR 可引起:

①p70 S6 激酶和核糖体蛋白 S6 的磷酸化,导致 mRNA 翻译增加。②活化真核启动因子 4E,使 4E 结合蛋白发生磷酸化,引起真核启动因子 4E 与 4E 结合蛋白分离。③激活缺氧诱导因子。此外,活化的 m-TOR 通过使 AKT 磷酸化,向通路提供正反馈。P70 S6 激酶阻止 PI3K/AKT 通路的激活,其作用主要通过胰岛素受体基质蛋白来完成。

pAKT 表达增加见于 60% 的 SCLC 和 NSCLC,免疫组化研究发现 AKT 活化见于癌前病变,提示 AKT 在 NSCLC 发生发展中起作用。PTEN 失活引起 PI3K 和 AKT 的结构性活化,但在肺癌 PTEN 突变仅见于很小部分的肿瘤。以上研究提示,PI3K/AKT/m-TOR 通路在肺癌是一个理想的靶点,目前已开发出针对这些不同位点的抑制剂。

■ 三、环氧合酶(COX)

COX 催化花生四烯酸生成前列腺素和血栓素,从而通过 G 蛋白偶联受体发挥作用。COX-1 见于所有组织,COX-2 在细胞受刺激后如细胞因子和生长因子出现表达。它与凋亡耐受、血管生成增加、浸润和转移等过程相关(图 15-6)。COX-2 催化产生的前列腺素(PG)特别是 PGE_2 可通过与细胞膜的特殊受体结合而促进正常细胞和肿瘤细胞增殖,催化产生的 PGs 激活信号转导通路如 ras、STAT、PI3K/GSK 等,可使细胞进入细胞增殖周期。Yano 等研究发现在人肺腺癌细胞系 A549 中,PGE_2 可通过 EP_3 受体激活 Ras/MEK/ERK 信号通路,从而促进肿瘤细胞增殖,抑制凋亡。另外,PGs 可激活生长因子,加速细胞从 G0 期向 G1 期的转化而促进细胞增殖;PGs 还可通过核内 PPAR 受体(过氧化物酶体增殖活化受体)直接促进细胞增殖。此外,PGs 可增强促血管生成因子如 VEGF、碱性成纤维细胞生长因子(bFGF)、PDGF 等的表达,而促进肿瘤血管生成;COX-2 活性产物如促血管生成的二十烷类 TXA_2、PGE_2 及 PGI_2 的生成,

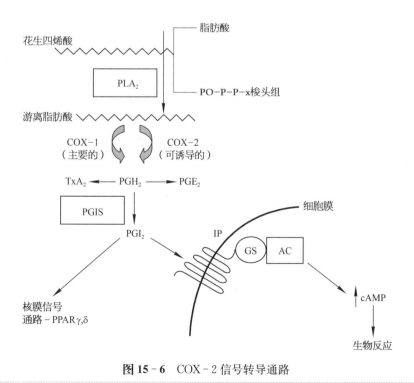

图 15-6　COX-2 信号转导通路

也可直接刺激新生血管生成。COX-2可影响细胞的粘附和迁移，增强基质金属蛋白酶 MMPs（如 MMP-1、MMP-2 及 MMP-9 等）的活性，抑制基质金属蛋白酶组织抑制物 TIMPs 的活性，从而导致肿瘤细胞的侵袭和转移；抑制 E-cadherin（上皮性钙黏连蛋白）的表达，从而促进肿瘤细胞的浸润和转移；增加 CD44（透明质酸结合蛋白）的表达，而参与肿瘤侵袭转移；促进整合素 αVβ₃ 介导的并依赖于 cdc42/Rac 的内皮细胞的扩散与转移；增加 Laminin-5（一种细胞外基质蛋白）的表达，而参与细胞迁移及肿瘤侵袭；加速唾液酸 Lewis 抗原的产生而促进肿瘤细胞肝转移的能力。

一些证据提示 COX-2 在肺癌中发挥重要作用。肺癌组织中 COX-2 表达水平远高于周围正常组织，大约 70% 的肺腺癌和鳞癌以及 1/3 癌前病变表达该基因。COX-2 还是 NSCLC 预后因素，过度表达者生存期短。另外，COX-2 基因 3′ 非翻译区的多态性也与肺癌风险增加相关。

目前，COX-2 抑制剂在预防结肠腺癌中发挥有效作用。但是，应用特殊的 COX-2 抑制剂，伴有剂量依赖性的心血管病死亡率增加，如心肌梗死、脑卒中和心力衰竭，大大限制了 COX-2 抑制剂的临床应用。

■ 四、泛素-蛋白酶体

泛素-蛋白酶体（ubiquitin-proteasome，UP）通路负责细胞一些重要蛋白质的水解，包括细胞周期调节蛋白、炎症反应蛋白、抗原速递蛋白等，在维持细胞生理功能方面发挥重要作用。

泛素-蛋白体蛋白降解通路由泛素、三个酶复合物和细胞内泛素化的蛋白质和蛋白体共同组成。蛋白泛素化可发生于细胞核和细胞质。泛素是细胞内丰富而又基本的高度保守的 19 000 蛋白质，它选择性地连接到蛋白质的尾部使蛋白质发生修饰，从而引起蛋白质活化或降解。多个泛素化的蛋白质往往被呈送到 26S 蛋白体复合物，然后被降解。泛素活化酶 E1 通过活化泛素单体形成启动泛素化过程，每个 E1-泛素的连接消耗一个 ATP，再将泛素分子传递到泛素结合酶 E2 上，E2 与泛素连接酶 E3 共同作用，E3 介导泛素转移到靶蛋白内部的赖氨酸残基上。此外，E3 负责识别特异性基质蛋白。泛素具有 7 个赖氨酸残基，每个泛素的 C 末端 G76 可与前面一个泛素特异性分子上赖氨酸残基连接起来，G76-K48 连接键是蛋白体降解的关键信号。从第一个结合的泛素起形成多个泛素化的 nidus，成为蛋白降解的信号。多泛素化的蛋白在蛋白体上发生蛋白水解。蛋白水解产物为靶蛋白多肽和完好、可再回收的泛素分子。

泛素化是一个稳态过程，去泛素化酶可逆转蛋白质的泛素化。去泛素化可发生于泛素化的任何阶段，提示蛋白生存与降解间动态平衡的复杂化。因此，在向蛋白尾部加一个泛素后，蛋白可以去泛素化，也可进一步泛素化，或保持泛素单体状态。根据泛素修饰的本质，靶蛋白可以被降解或不降解，提示泛素具有不同的功能，是与磷酸化一样的翻译后重要修饰。

E2 至少有 25 种，它是泛素-蛋白体通路中基质特异的第一决定因素。所有 E2 具有一个由 150 氨基酸核心组成的 UBC 区域，UBC 区域中心是保守的泛素结合半胱氨酸残基，它是 E2 活性所必需的。E2 酶可以直接将泛素连接到靶蛋白上或转到 E3 酶上。但是，多数泛素化需要 E2 和 E3 酶协同作用。E3 酶由许多不同蛋白家族组成，通过不同的机制和与不同的 E2 相互作用来发挥功能。E3 酶与特异性蛋白基质相连接，促进泛素连接到蛋白上。

蛋白体是一个较大的亚细胞器，是一个多亚单位的蛋白复合物，是 ATP 依赖性带泛素蛋白的降解场所。蛋白体结构和功能具有高度信守性。26S 蛋白体由两个主要亚单位构成，20S 催化亚单位,包括多个蛋白水解部位;19S调节亚单位,包括多个ATP酶和泛素串联体的结合位点。20S亚单位是26S蛋白体的核心,由4个蛋白环构成,两个内部beta链具有催化位点。20S催化beta环具有蛋白酶、糜蛋白酶等水解活性。19S调节亚单位对蛋白水解来讲是关键的,因为单纯的20S亚单位不具有活性。

比较bortezomib与bortezomib联合多烯紫杉醇二线治疗NSCLC的研究,客观缓解率为10%与16%,中位疾病进展时间分别为43 d与86 d。

■ 五、热休克蛋白(hsp)

hsp是细胞受到压力后生存所必需的。热休克蛋白根据其分子大小来命名,主要发挥蛋白分子伴侣样作用,调节蛋白拆叠和复性,从而保证细胞信号分子的稳定性和空间构象。

hsp27和hsp70在70%～80%的NSCLC中存在表达,与肺癌预后差相关。过度表达hsp27的NSCLC,其肿瘤细胞的运动性和移动性增加,而抑制hsp27的表达则会降低细胞增殖和生存。

从理论上来讲,由于hsp向细胞提供保护作用使其免受细胞毒性药物影响,因此抑制hsp可引起肿瘤细胞死亡。对于Bortozomib耐药的细胞株,抑制hsp 27后,导致了肿瘤细胞死亡。另外,采用STA-4783来诱导hsp70,吸引肿瘤杀伤免疫细胞到肿瘤部位,活化自然杀伤介导的肿瘤细胞杀伤作用。这种反应与紫杉醇具有协同作用,已完成了Ⅰ期临床试验。其他的hsp抑制剂目前正在进行临床试验的有hsp90抑制剂KOS-1022和KOS-953。

■ 六、肿瘤间质和微环境

(一) 血管生成

与正常组织一样,肿瘤组织生长离不开新生血管提供营养。Falkman早在1970年代就证实肿瘤组织如无新生血管支持,它将无法生长到$1\sim 2$ mm³以上。肿瘤组织的血管密度较周围正常组织明显增加。利用抗血管内皮细胞单克隆抗体如抗CD31、CD34或Ⅷ因子进行免疫组织化学分析,发现血管生成主要发生在肿瘤原发灶或转移灶的周边部位,血管密度与肿瘤的转移呈正相关,与预后呈负相关。而且,肿瘤新生血管基底膜的脆性和不连续性明显增加,为肿瘤进入血液循环发生转移提供了门户。

在生理条件下,血管增殖速度缓慢,并受到严格调控。一旦血管形成,血液流动一方面对管壁产生机械切力,另一方面增加血氧含量,促进血管成熟。剪切力促进血管内皮细胞表达PDGF,周细胞表达PDGF受体,从而活化细胞外基质蛋白,稳定内皮细胞,抑制内皮细胞的增殖。而氧含量的增加,会下调VEGF的表达,从而使增殖状态的内皮细胞转变为静止状态。

一般认为,血管生成涉及到下列7个的步骤:①后毛细血管小静脉间质和基质基底膜降解。②血管内皮细胞向该部位迁移。③血管内皮细胞分裂增殖。④内皮细胞出芽形成管腔样结构。⑤在新生血管吻合处产生分支和loop,利于血液流动。⑥外膜细胞包裹新生血管。⑦产生包裹新生血管的基底膜,有时新生血管还包裹着一层周细胞。在肿瘤发生过程中,血管长入肿瘤组织,肿瘤又侵入血管,破坏血管内皮细胞基底膜,促进新的血管生成。这些小血管非常薄弱,有时仅有一层内皮细胞,缺乏基底膜。肿瘤和内皮细胞产生多种蛋白酶如尿激酶、胶原酶、纤维蛋白原、纤溶酶原和组织因子等。

肿瘤血管生成涉及到正性和负性调节分子之间的局部平衡的改变。主要表现为血管生长因子的水平增加,而血管抑制因子的活性降低。表15-2列举了常见的内源性血管生长因子及其对血管内皮细胞的作用。

表15-2　内源性血管生长因子及其对内皮细胞的作用

名　称	内皮细胞增殖	内皮细胞迁移	名　称	内皮细胞增殖	内皮细胞迁移
VEGF	+	+	IL-8	+	+
aFGF	+	+	EGF	+	?
bFGF	+	+	TGF-α	+	?
angiogenin	-	+	TNF-α	+	-
angiotropin	-	+	PIGF	-	+
PDGF	+	?	PGE1 & PGE2	?	-

注:"+":有作用,"-":无作用,"?":效果不明显。

(二)血管生成促进因子

1. PDGF　PDGF是由同源的A链和B链通过二硫键连接而成的30 000的二聚体分子,即PDGF-AA、PDGF-AB和PDGF-BB。PDGF具有两种结构上相关的PDGF受体,分别以不同的亲和力与PDGF二聚体相结合。PDGF-α受体能与所有形式的PDGF相结合,但PDGF受体-β只与PDGF-BB具有较高的亲和力,与PDGF-AA不结合。PDGF是间质细胞及神经纤维胶质细胞有效生长因子。研究发现PDGF受体在微血管内皮细胞上有表达,具有促进鸡胚绒毛尿囊膜血管生成的作用。近年来研究表明,PDGF可能间接地刺激血管形成,即激活与内皮细胞相邻的组织细胞,机制可能是通过刺激平滑肌细胞释放VEGF,从而刺激血管生成。因此,体内PDGF可能通过内皮细胞及平滑肌细胞在肿瘤的血管形成中发挥作用。

2. VEGF　尽管许多血管生长因子可以促进血管生成,但在缺氧条件下,VEGF是血管形成最重要的调节剂,在多种肿瘤组织中的表达水平均明显增加。它是一个46 000的糖基化同源二聚体蛋白,结构上与PDGF同源。由于VEGF mRNA的不同剪切,共有4种形式:VEGF121、VEGF165、VEGF185和VEGF206,其中以VEGF165最为常见。它参与血管生成的作用主要体现在:①VEGF特异性地作用于内皮细胞。②它是内皮细胞特异性的有丝分裂剂及化学趋化剂。③它可诱导蛋白激酶及组织间纤维蛋白溶解酶原激活剂的产生。体外许多细胞株(肿瘤细胞及非肿瘤细胞)可分泌VEGF。另外,VEGF通过旁分泌的机制参与血管形成,即肿瘤分泌的VEGF,与表达VEGF受体的血管内皮细胞相结合。VEGF受体属于酪氨酸激酶受体,有3种,分别为VEGFR-1、VEGFR-2和VEGFR-3。VEGFR-1和VEGFR-2主要在血管内皮细胞表面表达。VEGFR与配体结合后,VEGFR发生二聚体化,进而导致酪氨酸磷酸化。磷酸化的酪氨酸残基依次使PLCγ,PI3K和ras发生磷酸化,同时也介导AKT/mTOR的磷酸化,从而促进细胞生存。另外,raf/MEK/ERK通路也被活化,诱导内皮细胞合成DNA和增殖。VEGFR-1在调节细胞迁移方面发挥重要作用,VEGFR-2则参与内皮细胞增殖、生存和生长。这两者主要涉及到血管生成,而VEGFR-3则主要参与淋巴血管生成(图15-7)。

VEGF的表达多位于人肿瘤坏死部位。体外研究证实VEGF表达在缺氧时增加,可能与转录增加和mRNA稳定性增加有关。应用IL-1、IL-6、IL-8、TGF-β、PDGF、HGF及bFGF处理能够上调VEGF表达。VEGF表达也受某些癌基因(src、ras)和肿瘤抑制基因(如p53)的调节。

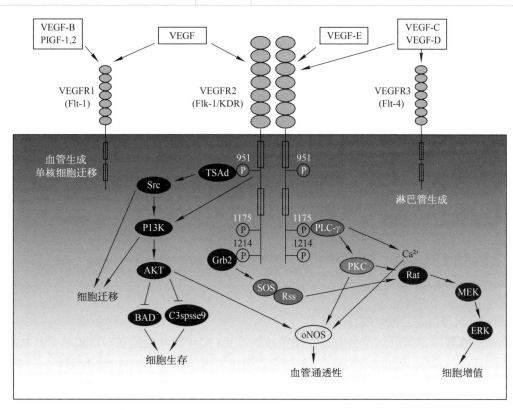

图 15‑7　血管内皮细胞生长因子受体信号转导通路

（三）血管生成抑制因子

血管生成抑制因子发挥抑制血管生成作用,目前已报道了多种蛋白具有血管生成抑制作用（表 15‑3）,其中以血管抑素和内皮抑素最为重要。血管抑制剂是从 Lewis 肺癌（3LL）小鼠血浆中分离出的一种蛋白。向体外培养的 3LL 细胞中加入纤维蛋白溶酶原并不引起血管抑素的合成,但当巨噬细胞与 3LL 细胞共同培养时,加入纤维蛋白溶酶原时则能引起血管抑素的生成。细胞因子 GM‑CSF 能上调巨噬细胞弹力蛋白酶的活性,3LL 细胞分泌的 GM‑CSF 明显增强巨噬细胞弹力蛋白酶的合成,从而使纤维蛋白溶酶原分解成血管抑素,这些资料提示肿瘤浸润巨噬细胞释放的弹性蛋白酶与肿瘤血管抑素的合成及血管生成抑制作用有关。内皮抑素能够抑制内皮细胞增殖,其基因工程产品已进入临床,用于晚期 NSCLC 的治疗。

表 15‑3　内源性血管生长抑制因子

名　　称	作　用　机　制
血管抑制素	抑制增殖和游走
endostatin	抑制增殖
bFGF 可溶性受体	与 bFGF 结合,抑制增殖
IFN‑α	抑制肿瘤释放 bFGF,下调 bFGF 的表达
IFN‑γ	减少 aFGF 与内皮细胞表面结合,抑制毛细血管形成,上调干扰素蛋白‑10

（续表）

名　　称	作 用 机 制
PA 抑制剂	抑制蛋白酶释放和基底膜的降解
胎盘增生相关蛋白	抑制增殖与游走
PF - 4	抑制内皮细胞的游走和 VEGF 的促有丝分裂作用
凝血栓蛋白	抑制 uPA mRNA 表达，而使增殖、游走和基底降解下降
TSP - 2	抑制细胞游走
TIMP - 1	抑制趋化性和基底膜的降解
TIMP - 2	抑制增殖、游走和基底膜的降解
TIMP - 3	不清
TGF - β	抑制增殖、游走和基底膜的降解，以及毛细血管的形成
IL - 1/IL - 2	影响 TIMP 或 PAI 的浓度
IL - 10	使巨噬细胞内的 VEGF 水平下降
IL - 12	诱导产生 IFN - α
促生长素抑制素	降低血管生成物的活性
还原型谷胱甘肽	增加 p53 蛋白的表达

■ 七、组蛋白脱乙酰化酶（HDACs）

在真核细胞，基因组 DNA 是组装在细胞核的组蛋白上，染色质的基本结构单位是核小体，它由 146 DNA 碱基对所组成，缠绕在该组蛋白八聚体周围（H2A，H2B，H3 和 H4）。组蛋白属于高度保守的碱性蛋白，含有 2 个不同的区域。组蛋白的可变 N 末端含有翻译后修饰靶点，如乙酰化、甲基化、磷酸化和泛素化。

人类 HDAC 根据其序列与已知酵母 HDACs 相似程度，可分为 3 大类：Ⅰ类 HDACs（1、2、3、8 和 11）与酵母转录调节 RPD3 相似，主要存在于细胞核；Ⅱ类 HDACs（4、5、6、7、9 和 10）与酵母酶 Hda1 具有相似的序列，在细胞核和细胞质中穿梭，分布呈现出组织特异性，参与细胞分化和信号转导，又可分为Ⅱa类包括 HDACs 4、5、7 和 9，它们含有 C 末端催化区域和 N 末端的非催化蛋白酶素作用区域，而Ⅱb类包括 HDACs 6 和 10，两者具有双催化区域结构；Ⅲ类 HDACs 与酵母沉默蛋白 SIR2 相同，其生物学功能目前不明。Ⅰ类和Ⅱ类 HDACs 具有明显相似性，均采用 Zn 催化脱乙酰化酶机制，具有相同的活性位点结构。

HDACs 参与多种关键生物学过程，包括细胞周期、凋亡、细胞分化、血管生成和 DNA 修复。HDACs 不同的异构体具有不同特异性基质蛋白和特异性功能。乙酰化是一个高度动态、可逆的过程，它修饰染色质结构，调节基因转录。乙酰化是将乙酰基团转移到组蛋白尾部特异性赖氨酸的 ε 氨基上，从而中和蛋白质的阳性电荷。组蛋白丧失电荷后，染色质折叠得以解除，从而促进基因转录。通常组蛋白乙酰化伴随着基因转录活性，而去乙酰化伴随着基因沉默。组蛋白乙酰转移酶和 HDACs 调节组蛋白乙酰化状态的动态平衡。除作用于组蛋白外，Ⅰ类和Ⅱ类 HDACs 对其他蛋白也有作用（表 15 - 4）。

Ⅰ类 HDACs 高表达和Ⅱ类 HDACs 的低表达参与肿瘤过程。细胞核中Ⅰ类 HDACs 过度表达见于胃癌和激素耐药性前列腺癌，与细胞增殖和未分化的表型改变相关。伴有 HDAC - 6 低表达乳癌患者往往预后差，其无病生存期明显短于 HDAC - 6 高表达患者。此外，所有Ⅱ类 HDAC 基因的下调表达与肺癌预后差相关。HDACs 通过与细胞周期调节基因 rb 相互作用，参

表 15 - 4　组蛋白脱乙酰酶特征

种类	酶	氨基酸	细胞内部位	组织表达	相互作用蛋白
Ⅰ类	HDAC1 HDAC2	482	细胞核	广泛	Rb, p53, MyoD, PU1, NF - κB, DNMT1, DNMT3A, YY1, Sp1, MBD2, BRCA1, ATM, ER, PR, etc
	HDAC3	488	细胞核	广泛	Rb, NF - KB, BRCA1, ENMT1, GATA2, ER, PR
	HDAC8	428	细胞核胞质穿梭	广泛	Rb, HDAC4, 5, 7, 9, & 10, NF - KB, GATA2, YY1
	HDAC11	377	细胞核	广泛	
		347	—		
Ⅱ	HDAC4	1084	细胞核胞质穿梭	肌肉与脑	MEF - 2, HDAC3, etc
	HDAC5	1122	细胞核胞质穿梭	心脏	MEF - 2, HDAC3, etc
	HDAC6	1215	细胞质	睾丸	
	HDAC7	952	细胞核胞质穿梭	心肺	MEF - 2, HDAC - 3, etc
	HDAC9	1011	细胞核胞质穿梭	—	MEF - 3, HDAC3Rb, HDAC1 - 3, 4, 5, & 7
	HDAC10	669	细胞核胞质穿梭	—	
Ⅲ	SIRT1 - 7	—	—	—	p53

与癌基因转化。rb 对细胞周期的抑制作用似乎由 HDACs 与 E2F 结合来介导,这个通路在绝大多数肿瘤中受到破坏。HDACs 还可通过抑制缺氧反应肿瘤抑制基因来促进血管生成。另外,Ⅱ类 HDACs 受 ras/MAPK 信号通路调节,引起结构性 HDAC 定位于细胞核中。ras 在肿瘤中通常被活化,HDAC - 4 在细胞分化中发挥了重要作用,有丝分裂信号和 HDACs 改变可能参与分化异常和癌基因的调节。

■ 八、细胞凋亡

凋亡是细胞的程序性死亡。从线虫到人,细胞凋亡都有严格的形态学特征,这反映了进化过程中的保守性。凋亡的细胞首先变圆,细胞间连接丧失,彼此脱离,失去微绒毛,胞质浓缩,体积缩小;内质网扩张呈泡状并与细胞膜融合,线粒体无显著变化;细胞核致密化,染色质浓缩成块,呈半月形,并凝聚在核膜周边;核仁裂解;细胞膜内陷将细胞分隔成多个具有完整膜性结构,内含染色质片断、细胞器和胞质成分的圆形小体,即凋亡小体。凋亡小体可由胞体脱落,被单核细胞和周围细胞识别、吞噬和降解。所有这些特征改变是参与细胞信号转导、DNA 修复或维持 DNA 结构完整性的蛋白选择性水解的结果,并由 caspases 执行。caspases 可分为启动 caspases(包括 caspase - 2、caspase - 8、caspase - 9 和 caspase - 10)和执行 caspases(包括 caspase - 3、caspase - 6 和 caspase - 7)。caspases 被死亡受体(外源性凋亡信号通路)或线粒体释放凋亡促进蛋白(内源性凋亡信号通路)活化。细胞凋亡的过程没有溶酶体破裂,没有细胞内容物外泄,不引起炎症反应和次级损伤。细胞凋亡与细胞坏死有本质区别,前者是主动的内源性过程,是正常的生理现象;后者是损伤引起的退行性病理现象。细胞凋亡是由凋亡相关基因调节控制的。

在外源性 caspases 活化通路中,肿瘤坏死因子超家族配体与死亡受体结合,引起死亡受体的 oligo 聚体化,通过死亡区域动员 adaptor 蛋白,后者依次与前 caspase - 8 结合,使之活化。活化后的 caspase - 8 再直接活化前 caspase - 3,通过切割 Bid 来扩大凋亡信号(图 15 - 8)。在内源性通路中,凋亡信号引起线粒体外膜通透性增加(MOMP),促凋亡蛋白从线粒体中释放到细胞质中去,包括细胞色素 C、Smac/DIABLO 和 HtrA2/omi。所有这些促凋亡因子均可活化 caspase

（图 15 - 8）。细胞色素 C 可与凋亡 protease 活化因子 - 1（Apaf - 1）和 dATP 形成复合物（即凋亡体），使前 caspase - 9 二聚化，后者再活化 caspase - 3。凋亡信号的放大需要消除凋亡蛋白抑制因子（IAP）的作用，IAP 能够封闭 caspases 活性。Smac/DIABLO 和 HtrA2/omi 均具有封闭 IAP 的作用。MOMP 也受 BLC - 2 蛋白家族的控制，抗凋亡作用的 bcl - 2 和 bcl - xL 均抑制 MONP；而促凋亡成员如 Bak 和 Bax，则促进 MOMP。线粒体介导的凋亡信号通路还受肿瘤抑制基因 p53 和细胞酪氨酸激酶信号通路的调节。p53 可以诱导促凋亡蛋白如 Bax、PUMA 和 Apaf - 1 表达，抑制抗凋亡蛋白包括 BCL - 2 的表达。

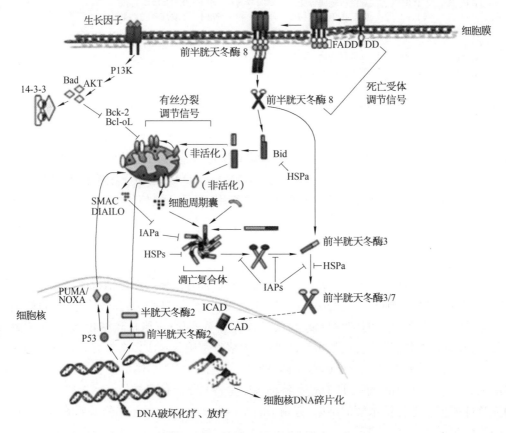

图 15 - 8　细胞凋亡信号转导通路

　　PI3K/AKT 和 ras/MAPK 通路调节细胞凋亡的倾向性。Akt 和 MAPK/ERK 能够抑制凋亡促进信号，Akt 和 ERK 均可抑制 Bad、caspase - 9 与 Bim。JNK 调节细胞色素 C 的释放，促进 Bax/Bak 活化或形成复合物，或抑制 BCL - 2/BCL - xL。JNK 也促进 Bak、Bax 和 Bim 的表达。同样，p38 通过拮抗或促进 BCL - 2 蛋白家族来控制凋亡信号。

　　TNF - R 是传导凋亡信号的细胞表面死亡受体，目前发现的有 6 个成员，TNF - R1、fas、DR3、DR4、DR5 和 DR6。肺腺癌常存在 fas 表达低下，同时表达 fasL；约 10.6% 的 NSCLC 患者有 TRAIL - R2 的突变；大约 50% 的肺癌细胞株不表达 TRAIL - R2，从而产生对 TRAIL 的耐受。在 NSCLC，XIAP 和生存素 mRNA 表达明显增加，SCLC 也表达 XIAP。肿瘤细胞中 XIAP

的过度表达往往伴有细胞活力增强,凋亡受阻和化疗耐受。

BCL-2 蛋白家族是细胞内一组结构上同源、功能上相互关联和相互作用的蛋白,主要位于线粒体外膜上。有的抑制细胞凋亡,如 BCL-2、BCL-xL、Mcl-1、A1/Bfl-1、Nr13、Ced-9 及 BHRF-1;有的促进细胞凋亡,如 Bax、BCL-Xs、Bak、Bik 和 Bad。抗凋亡与促进凋亡 BCL-2 蛋白家族比值决定受到应激刺激后线粒体膜通透性的影响。在肺癌往往有 BCL-2 蛋白过度表达,绝大多数耐药 SCLC 存在 BCL-2 上调表达。

Caspases 是凋亡的效应分子,28% 的 NSCLC 肿瘤不表达 caspase-3,caspase-3 阴性肿瘤往往伴有淋巴结转移。约 79% 的 SCLC 细胞株缺乏 caspase-8 的表达,其中大部分与启动子的甲基化有关;约 35% 的 SCLC 和 18% 支气管类癌存在 caspae-8 启动子的甲基化。

肿瘤抑制基因在调节细胞周期、增殖和凋亡方面发挥极为重要的作用,其中以 P53 蛋白备受重视。P53 蛋白主要生理功能是维护细胞基因组 DNA 完整性,当细胞基因组 DNA 受理化因素影响发生损伤时,使细胞周期停止于 G1/S 期,允许损伤细胞进行修复;若损伤不能修复,P53 蛋白诱导 Bax、DR5、GADD45、fas 等促凋亡基因的表达,启动凋亡过程。肺癌通常存在 p53 基因突变。此外,p16、FHIT 等基因也参与肿瘤凋亡的调节。

总之,肺癌发生发展分子机制相当复杂,随着分子发生机制的阐明,将会有越来越多的靶点抑制剂进入临床用于肺癌的治疗。目前用于肺癌治疗主要靶点为血管生成和表皮生长因子受体抑制剂,这些制剂已在晚期非小细胞肺癌治疗中发挥着重要作用,改变着肺癌的治疗策略。

（周彩存）

第二节 肺癌靶向治疗的临床研究

肺癌已成为发病率和死亡率增长最快,严重危害人类健康和生命的恶性肿瘤。目前每年全世界新增肺癌病例达 130 万,每年死亡病例为 120 万。我国肺癌死亡率在城市已居肿瘤死亡首位,达 60 万。预计 2025 年肺癌每年死亡数将达 100 万。非小细胞肺癌约占肺癌的 80% 以上,多数患者确诊时已属晚期,因此目前化疗仍是肺癌的主要治疗方法。但化疗后一般生存期仅 8～10 个月,5 年存活率仅 10%～15%。以铂为基础的联合化疗失败后,再次治疗的中位生存期仅 5～7 个月。近 10 年来化疗的疗效并未获得突破性进展。靶向治疗的问世,为肺癌患者新生又获得了新的希望。

21 世纪分子靶向治疗(molecular targeted therapy)已取得了飞跃的进展,为肺癌临床治疗和基础研究的进展起到了里程碑式的影响,使肺癌治疗能针对癌细胞特异性分子变化进行靶向治疗,减少了对正常细胞的毒副作用。许多新的靶向性治疗的研究将为晚期 NSCLC 的治疗提供新的治疗途径,并逐渐成为肺癌标准化治疗的一部分,使肺癌的治疗能达到个体化,并使肺癌成为一种慢性疾病。明显提高了患者的生活质量,延长生存时间。

一、非小细胞肺癌新的靶向治疗药物

（一）表皮生长因子受体酪氨酸激酶抑制剂吉非替尼

表皮生长因子受体酪氨酸激酶抑制剂吉非替尼(gefitinib、ZD1839 和 Iressa)已成为复发性晚期 NSCLC 治疗中的热点。NSCLC 中 EGFR 表达率高达 30%～80%，EGFR 是一种糖蛋白受体，为原癌基因 c-erbB-1(HER-1)的表达产物，定位于细胞膜上，配体与受体的胞外部分结合后，受体胞内部分的酪氨酸残基即磷酸化，使 EGFR 激活，进一步活化 ras，将表面细胞信号转至细胞核内，介导 DNA 合成及细胞增殖，导致肿瘤细胞增殖和血管生成，细胞周期 G1→S 期失控。其他大量信息也可通过本通路转导，使肿瘤发生转移，化疗疗效不佳，复发率高，存活期短。因此 EGFR 酪氨酸激酶(EGFR-TK)是肿瘤治疗的重要靶分子。吉非替尼为苯胺喹唑啉化合物，可选择性抑制酪氨酸激酶活化，从而抑制 EGFR 激活，抑制细胞周期进程的失控，加速细胞凋亡，抑制血管生成、肿瘤侵袭及转移等。

吉非替尼是首先被批准为 NSCLC 的二线及三线的治疗药物：参加 IDEAL-1 和 IDEAL-2 的患者均为晚期 NSCLC 患者，并对标准化疗和放疗无效，预后甚差。试验结果证实吉非替尼 250 mg，1 次/d，口服，对晚期 NSCLC 的有效率为 10.4%～12%。中位生存期 7.6～7.0 个月。患者症状有明显改善。在 CR＋PR 患者中，症状改善为 69.2%，SD 患者为 70%，PD 为 11.8%。女性疗效优于男性，分别为 19% 及 3%。腺癌的有效率为 13%，其中肺泡癌有效率达 25%～35%。非吸烟者疗效也较好。副作用主要为皮疹和腹泻。3～4 度不良反应占 7%，因药物相关副作用停药者＜2%。2008 年报告吉非替尼Ⅲ期临床试验(ISEL)，入组者中多数为难治性患者，亚组分析显示亚裔患者吉非替尼治疗中位生存期达 9.5 个月，较安慰剂显著延长(5.5 个月，HR＝0.66，P = 0.01)。因此亚洲多个国家批准吉非替尼为 NSCLC 二线或三线治疗药物。

2005 年吉非替尼在中国临床注册的临床试验中，显示 159 例曾接受化学治疗失败者接受吉非替尼治疗有效率 27%，疾病控制率 54.1%，1 年生存率 44%。中位生存期为 10 个月，安全性良好，为中国晚期 NSCLC 患者带来了福音。《2007 年中国版 NSCLC 临床实践指南》推荐吉非替尼用于二、三线治疗。2007 年国际多中心 INTEREST Ⅲ期临床研究比较了吉非替尼与多西他赛治疗既往接受过含铂化疗的局部晚期或复发、转移的 NSCLC 疗效，参加研究患者达 1 466 例，其中 21% 为亚裔人群，主要终点：总生存期两组相似，分别为 7.6 个月及 8 个月，1 年存活率 32% 及 34%，有效率 9.1% 及 7.6%，证实了吉非替尼和化疗药物多西他赛疗效相似，达到了预设的非劣效性界值，并在各个亚组中都取得了与化疗相似的疗效。药物安全性和生活质量改善方面吉非替尼显著优于多西他赛。确定了吉非替尼是晚期 NSCLC 二线标准治疗方案。

对于无法手术切除的ⅢB 及Ⅳ期 NSCLC 主要行姑息性的化学治疗，以提高患者生活质量，延长生存，缓解症状，但一年生存率仅为 10%。化疗仅适用于 PS 0～1 患者，对高龄(＞70 岁)及 PS≥2 的患者的治疗还是个难题。鉴于吉非替尼在二线治疗中疗效及生存相似于化疗，不良反应轻微，口服方便，患者服药顺应性好，因此能否对某些不吸烟或少吸烟、女性及年迈及不能耐受化疗者作为一线治疗，是大家期盼的。

2008 年 ESMO 大会莫树锦教授报告了亚洲的 IPASS(Iressa Pan ASia Study)的结果，有 1 217 例患者参加随机研究。本研究入组条件主要为初治、腺癌、不吸烟(终生吸烟＜100 支)或轻度吸烟(戒烟≥15 年和吸烟≤10 年包)等。治疗方案：吉非替尼 250 mg/d，及卡铂(AUC5 或 6)＋紫杉醇(泰素)200 mg/m²，每 3 周重复 4～6 周期，入两组的比例为 1∶1。研究终点主要为无进展生存期(PFS)，吉非替尼组及化疗组分别为 5.7 个月及 5.8 个月，12 个月的疾病无进展率分别为 25% 及 7%，HR＝0.741，P＜0.000 1，提示吉非替尼疾病进展风险更小。中位生存期(MST)分别为 18.6 个月及 17.3 个月。6 个月生存率为 84% 及 86%，12 个月生存率为 68% 及

64%,HR 分别为 0.76 及 1.10,故吉非替尼死亡风险更小。治疗中吉非替尼组血液毒性明显低下,患者生活质量明显提高。约 56% 患者提供了肺癌组织标本,显示 EGFR 突变 437 例(36%),EGFR 基因拷贝数增加 406 例(33%),EGFR 蛋白表达 365 例(30%),其中女性、PS 0~1、不吸烟者、年龄≥65 岁,EGFR 突变阳性达 60% 以上。EGFR 突变阳性者无进展生存 HR=0.48(0.36, 0.64),$P < 0.0001$,显示吉非替尼优于化疗组,而 EGFR 突变阴性者,HR 2.85(2.05, 3.98),$P < 0.0001$,提示化疗组的生存优于吉非替尼。突变阳性组中吉非替尼组及化疗组有效率均较好,分别为 71.2% 及 47.3%,而突变阴性组疗效均差,吉非替尼组仅 1.1%,化疗组23.5%。因此,经过选择的人群,即 EGFR 突变者,一线治疗可选用 EGFR - TKI,较化疗的获益更好,疾病缓解率高,PFS 显著延长,可达 12 个月,中位生存期(MST)为 22 个月。19 外显子突变缓解率更高,达 84.8%,21 外显子突变者缓解率为 60.9%。不吸烟的腺癌患者中一线吉非替尼治疗的疗效优于化疗,突变状态未知的与总体结果相近(PFS HR = 0.68,95% CI: 0.58~0.81,$P < 0.0001$)。

(二)厄洛替尼(Erlotinib、OSI - 774、Tarceva®特罗凯)

1999 年即开始了Ⅰ期临床试验。厄洛替尼为喹唑啉胺,口服后约 60% 吸收,与食物同服生物利用度达 100%,半衰期为 36 h,主要通过 CYP3A4 代谢清除。它是另一种口服小分子酪氨酸激酶抑制剂,对 HER1/EGFR 有高度的选择性抑制作用,对其他相关受体或细胞质中的酪氨酸激酶的抑制作用很小。在共表达 HER2/HER3 的细胞株,也可以抑制 HER2/HER3 信号通路介导的细胞生长。临床前研究显示,厄洛替尼对包括 NSCLC 在内的多种实体肿瘤有较强的抑制作用。对厄洛替尼已进行了深入的临床研究。

厄洛替尼作为二、三线治疗,已被 FDA 批准。BR21 研究显示厄洛替尼用于既往化学治疗失败的 NSCLC 患者,中位生存期 6.7 个月,安慰剂中位期 4.7 个月,$P < 0.001$。一年生存率分别为 31.2% 及 21.5%。无疾病进展生存期分别为 2.2 个月及 1.8 个月($P < 0.001$),肿瘤缓解率 8.9% 及 <2%,疾病稳定率分别为 35% 及 27%。副作用较轻,均为 1~2 度,主要为皮疹和腹泻。皮疹程度可能与药物疗效相关和生存期有关。有可能根据皮疹轻重调整药物剂量,从而获得较好的抗肿瘤效果。约 19% 患者需调整剂量,5% 患者停止治疗。

2008 年 Groen 报道 TRUST 研究,由临床研究进入到临床实践,全球 52 个国家或地区参与,截至 2008 年 2 月 7 043 位患者可行数据分析。本临床研究均为晚期ⅢB/Ⅳ期 NSCLC,既往接受至少一次标准化疗方案,且化疗已失败,患者又不宜接受再化疗或放疗,ECOG 评分较宽松,为 0~3。发表报道已达 10 篇以上,已进行评估病例数达 6 809 例,患者中位年龄 63 岁,男性达 61%,腺癌 55%,二线治疗 86%,ECOG 评分 0~1 占 74%。全球可行疗效评估 5 567 例,RR12%,DCR68%,其结果与欧洲组(3 222 例)及纯二线组(2 780 例)相似。1 年生存率 39%,PFS 14.3 周。毒性反应最常见于Ⅰ~Ⅱ度皮疹(83%)。绝大部分经过治疗可以控制,中断治疗仅 5%。TRUST 研究亚洲组为 1 097 例,其中中国大陆 518 例,中国台湾 300 例。中国大陆有 8 个研究中心(也作为中国临床注册)参加,结果显示:PR22%, DCR75%, PFS 6.9 个月,OS 15.6 个月,1 年存活率 62.5%,结果与亚洲总报道相一致。亚洲组 RR 达 26%,优于欧洲组(9%)及全球(12%)。1 年存活率(60%)也优于全球(39%)及欧洲组(32%)。研究结果进一步验证了 BR.21 的结果,巩固了厄洛替尼是晚期 NSCLC 二线标准治疗的地位。TRUST 的结果显示全球 NSCLC 中每 10 人中有 7 人获益,亚裔患者中每 10 人中有 8 人获益,药物耐受性良好,Ⅲ/Ⅳ度皮疹发生率低(<10%)。纯二线亚组 PR 13%，DCR 68%，PFS 13.7 周,其中 PFS 分层分析显示有皮疹组达 17.9 周,无皮疹组仅 8.1 周($P<0.0001$),上述结果二线化疗是难以达到的。因此厄洛替尼是二线治疗的理想选择。皮疹又是疗效和生存的有效预测因子。

单药厄洛替尼一线治疗:2008 年西班牙 Sirera 等报道 2005 年 4 月至 2007 年 12 月 43 个中心进行了厄洛替尼一线单药治疗研究,入组者均为Ⅳ期 NSCLC,并能取得肿瘤组织标本,共计入组 2 312 例,入组后均行 EGFR 基因检测,凡存在 19 外显子缺失(D746~750)或 21 外显子点突变(L858R)者行厄洛替尼 150 mg/d 一线治疗。研究结果约 307 例 NSCLC 有突变(13.3%),与既往已知白种人 EGFR 突变率相似。可行疗效评估 165 例,疗效 CR、PR、PD 分别为 13.2%(20 例)、73.1%(111 例)及 PD10.5%(16 例)。总生存期为 24 个月,达缓解者总生存期为 27 个月,未缓解者 10 个月;男性达 16 个月,女性尚未得结果;19 外显子缺失为 27 个月,21 外显子突变为 14 个月,显示 19 外显子缺失生存获益更显著。多变量分析显示:ECOG(PS)0~1、19 外显子缺失及无脑转移者,生存受益更长。

NSCLC 标准化疗的中位生存期仅 11 个月,PFS 5 个月,有效率 20%~30%。具有 EGFR 点突变的 NSCLC 患者接受厄洛替尼治疗,总生存期将比标准化疗提高 2~3 倍。厄洛替尼一线治疗有效率是二线治疗的 2~3 倍。因此,凡具有 EGFR 点突变者可选用厄洛替尼单药一线治疗,它的生存期及缓解率是令人激动的,也是 NSCLC 治疗的崭新里程碑。

(三)西妥昔单抗(爱必妥、Erbitux、Cetuximab、IMC-C225)

是 EGFR 的单克隆抗体,其与细胞表面的 EGFR 结合后,可阻止肿瘤细胞生长。西妥昔单抗为抗 EGFR 的单克隆抗体,能特异性地与 EGFR 高亲和地结合,从而阻止表皮生长因子(EGFR)、转化生长因子-α(TGF-α)与 EGFR 结合,抑制肿瘤细胞增殖。Paul 报道Ⅱ期临床试验:①西妥昔单抗+DDP+NVB,有效率 53.3%。②西妥昔单抗+吉西他滨+CBP, PR 28.6%, SD 60%,疾病控制率(DC)包括 CR、PR 和 SD 为 88.6%。③西妥昔单抗+紫杉醇+CBP, PR29%, SD 35.5%, DC 64.5%,中位生存期 472 d。上述患者均为ⅢB/Ⅳ期 NSCLC 伴 EGFR 阳性者的一线治疗。复发或耐药的 NSCLC 应用西妥昔单抗(首次 400 mg/m²),以后维持剂量为 250 mg/m²,每周 1 次)+多西他赛(75 mg/m²,每周 1 次),CR 1.9%, PR 20.4%, SD 33.3%, DC 55.6%。毒性反应主要为痤疮、感染及疲劳,少数患者发生过敏反应,甚至停止治疗,总体患者对此药的耐受性较好。因此含铂类的一线方案+西妥昔单抗具有一定优势。西妥昔单抗+多西他赛有可能作为二线治疗方案。2008 年 ASCO 会上报道Ⅲ期随机试验(FLEX), 1 125 例(肿瘤组织具有 EGFR 阳性)晚期 NSCLC 随机入(CT+C225)顺铂(80 mg/m² d1)+长春瑞滨(25 mg/m² d1,d8)+C225(400 mg/m² d1,以后 250 mg/m² 每周 1 次)及顺铂+长春瑞滨一线治疗。结果显示 CT+C225、单 CT 组 MST 分别为 11.3 个月及 10.1 个月,1 年生存率分别为 47%及 42%($P<0.044$)。本研究病例以高加索人为主(80%),显示 CT+C225 组和单 CT 组 MST 分别为 10.5 个月及 9.1 个月,1 年存活率分别为 45%及 37%($P<0.003$)。因此 C225 与化疗的联合可显著提高晚期 NSCLC 一线治疗的生存期。所有组织学亚型、PS 评分(0/1,2)、分期等患者均有生存获益(达 94%)。鳞癌中位生存期也能达 10.2 个月。研究发现早期皮疹者(290 例 3 周内出现痤疮样皮疹)有效率、PFS、MST 分别为 44%、5.4 个月及 15 个月,无早发皮疹者(228 例)为 28%、4.3 个月及 8.8 个月($P<0.001$)。因此在开始 3 周内出现皮疹的患者,已被证实是 C225 的治疗中最大获益者。没有在 3 周内发生皮疹者,也有可能从 C225 中获益。如

3周内无早发皮疹、EGFR基因FISH阴性,很可能不能从C225中获益。2009年ASCO报道在FLEX研究显示EGFR基因扩增及KARS基因突变状态无法预测C225的治疗疗效,因此也可不作为治疗筛选的分子生物学指标。

（四）盐酸埃克替尼(Icotinib,Conmana™,克美纳)

本品为国产靶向抗癌新药上皮生长因子酪氨酸激酶抑制剂,Ⅰ期临床试验结果显示盐酸埃克替尼单药治疗晚期NSCLC患者具有较好的安全性,未出现不可预见的不良事件。不良反应主要为轻中度皮疹、腹泻及腹痛。药物代谢动力学特点与厄洛替尼相似,半衰期稍短,主要经肝脏排泄,与食物同服可增加药物吸收,初步疗效满意,目前已进行Ⅱ期及Ⅲ期临床试验。

（五）曲妥珠单抗(Trastuzumab、Herceptin)

它是HER-2/neu受体阻滞剂,在腺、鳞癌中均有表达,在Ⅱ期临床试验中显示,当FISH检测HER-2(+++),化疗+曲妥珠单抗将有一定的疗效,安全性可靠。鉴于曲妥珠单抗不良反应为严重输液反应及心脏毒性,因此不宜与蒽环类药物同时应用。

（六）血管生成抑制剂

新的毛细血管网的形成对于肿瘤生长和转移起到非常重要的作用。肿瘤血管生成是多步骤的过程,有非常复杂的调控网络,被多数的血管生成因子的刺激,其中最主要的是血管内皮生长因子(vascular endothelial growth factor,VEGF),VEGF联接血管内皮细胞上的两种独特的受体,即Fet-1(fms-like tyrosine kinase)受体及KDR(kinase insert domain containing receptoer、磷酸酶插入区受体),目前抑制血管增生靶向药物主要为抑制血管生成的刺激因子或阻断内皮细胞增殖的药物。抗血管生成治疗已经成为治疗肿瘤侵袭和转移的一个重要研究领域,抗血管生成药物与化疗联合可提高联合化疗的疗效,使生存获益。

1. 贝伐单抗(Bevacizumab、Avastin)　重组的人类单克隆IgG1抗体,通过与FIt-1及KDR结合,VEGF-A的信号传导受到抑制,从而抑制人类血管内皮生长因子的活性,是目前主要的抑制血管生成因子。2004年报道FDA已批准贝伐单抗+5-FU可作为转移性结肠癌的一线治疗方案。同年对NSCLC的治疗也作了评估。单药的疗效还没有在NSCLC的治疗中得到证明。

2005年ECOG4599研究报道,紫杉醇+卡铂+贝伐单抗(PCB)与紫杉醇+卡铂(PC)对照,治疗晚期转移性、非鳞癌的非小细胞肺癌,入组可评价病例达878例,结果显示贝伐单抗联合化疗,可使晚期肺癌中位生存时间从10.2个月延长到12.5个月(HR 0.77, $P < 0.007$)。PCB及PC组缓解率分别为27%和10%,肿瘤无进展生存时间为6.4个月及4.5个月,1年生存率51.9%和43.7%,2年生存率22.1%和16.9%。咯血发生率明显较AVF0757下降,≥Ⅲ度仅1.9%。因此紫杉醇+卡铂+贝伐单抗已被FDA批准为晚期NSCLC的一线治疗方案。临床试验进一步显示贝伐单抗+化疗有令人鼓舞的结果。停止治疗后,如疾病有进展,可再用贝伐单抗,仍可得到疗效。不良反应有静脉血栓栓塞、剥脱性皮炎、高血压、胃肠道出血、蛋白尿。化疗药联合贝伐单抗后,出血及高血压发生率增加,出血为4.4%,高血压为7%。

2007年AVAIL研究报道吉西他滨+顺铂+贝伐单抗与吉西他滨+顺铂作为非鳞癌的非小细胞肺癌一线治疗,并设贝伐单抗两个剂量组,分别为7.5 mg/kg及15 mg/kg,入组者达1 043例,结果贝伐单抗组PFS优于单纯化疗组,分别为6.7个月及6.1个月,统计学有显著性差异。贝伐单抗组的有效率也明显高于单纯化疗组,分别为34%及20%。而贝伐单抗的不同剂量组疗效相似。低剂量组还能减少出血及高血压发生率，但总生存无获益，均为 13 个月。血管靶向药物与化疗的联合对无 EGFR 突变的某些肿瘤患者也能受益。当实体肿瘤患者具有较高水平的 VEGF，化疗疗效估计较差者可试用抗血管靶向药物联合化疗药物或 EGFR－TKI 药物，且化疗药物杀伤肿瘤细胞后，可减少血管生成因子、VEGF、PDGF 等，使肿瘤受到双重阻断，故抗肿瘤疗效更好。

2. ZD6474（Vandetanib、ZACTIMA、凡德他尼） 是口服的多靶点有效药物，单药剂量为 300 mg/d，与化疗联合治疗的剂量可减为 100 mg/d。主要选择性作用于 VEGF－R2(KDR)酪氨酸激酶、EGFR 酪氨酸激酶及 RET，直击促使肿瘤细胞生长的两个关键的靶点。在一个多中心，随机及双盲的研究中，比较 ZD6474 与吉非替尼单药治疗 NSCLC，患者均已为二线或三线治疗，结果显示 ZD6474 及吉非替尼组的中位 PFS 分别为 11 周及 8.1 周。随后 ZD6474 加多西他赛的 Ⅱ 期临床试验也进行了，显示 ZD6474 100 mg/d（口服）和多西他赛联合治疗，可改善 PFS，中位 PFS 为 17.9 周，RR 为 17%。单药多西他赛治疗组 PFS 14 周（$P < 0.01$），RR 10%（$P < 0.01$）。但无 OS 的延长。ZD6474 有可能以单药或联合多西他赛作为 NSCLC 的二线治疗。常见的不良反应为蛋白尿、高血压、皮疹、腹泻、无症状性 QTC 延长及血小板减少，约 22% 的患者由于药物不良反应中断治疗。目前正在进行 ZEST 研究，ZD6474 *vs.* 厄洛替尼二线治疗 NSCLC，入组者均为一线治疗失败后，随机入 ZD6474（300 mg/d）及厄洛替尼（150 mg/d），结果未能证实 ZD6474 优于厄洛替尼，PFS 无延长，3 度以上的毒性反应发生率更高。Boer 在 2009 年 ASCO 报道 ZEAL 研究，即一线治疗失败的 NSCLC 随机入 ZD6474（100 mg/d）＋培美曲塞（500 mg/m²），另一组为培美曲塞＋安慰剂，均 21 日为 1 个周期×6，结果显示 RR 分别为19.4% 及 7.9%（$P < 0.001$），但未能延长 PFS 及 OS。毒副作用较单药培美曲塞有增加。

3. Cediranib（Recentin™，AZD2171） 为高效 VEGF 受体酪氨酸激酶抑制剂，作用肿瘤多个靶点，包括 VEGFR－2、1、3、c－kit、Flt－3、EGFR、ErbB2、CDK2、MEK 等。Ⅰ 期临床研究方案为 Cediranib 联合吉西他滨＋顺铂，应用于晚期 NSCLC，有效率为 40%～50%。Ⅱ 期临床试验用于晚期 NSCLC 的一线治疗研究（BR.24），方案为口服 Cediranib 30～45 mg/d，联合紫杉醇＋卡铂，显示具协同作用，RR 达 50%（95% CI：27.2%～72.8%）。Ⅲ度不良反应主要为乏力及腹泻等。

4. 索拉非尼（Sorafenib、BAY43－9006、多吉美） 是一种新的口服多激酶抑制剂，即是 raf－1、野生型 b－raf 和 V599E b－raf 激酶及上游区血管内皮生长因子受体（VEGFR－2、VEGFR－3）和血小板衍生生长因子受体（PDGFR－β）酪氨酸激酶的抑制剂，也可抑制 FLT3、Ret、c－kit 及 P38α（MAPK 家族的一员）的磷酸化作用。raf 激酶是 EGFR 信号下游效应的主要靶点，与肿瘤发生密切相关，当阻断 raf－1 或 c－raf－1 可抑制肿瘤细胞增生和 VEGF 介导的新生血管生成，当肿瘤组织中有 VEGFR、PDGFR－β 及 EGFR 过表达、扩增或突变激活时，导致 ras 和 raf 介导的信号传导异常，通过 raf/MEK/ERK 途径将细胞因子和生长因子信号由细胞表面传递至细胞核，促进肿瘤细胞增殖等。由于索拉非尼是多靶点的作用，有可能使实体瘤不易逃脱分子的阻断作用。在动物实验中已证明索拉非尼能抑制具有 q－raf 或 k－ras 突变的人结肠、胰腺及 NSCLC 肿瘤的生长，并对新生血管生成具有显著的抑制作用。Ⅱ、Ⅲ 期研究已证实可延长肝癌患者生存期。晚期肾癌患者均可从索拉非尼一线及二线治疗中获益。索拉非尼 400 mg bid 被确定为 Ⅱ/Ⅲ 药物临床试验的推荐剂量（即安全剂量）。在 Ⅰ、Ⅱ 期 NSCLC 的临床试验中已获得满意结果,单药试验组 52 例患者中,SD 59%,肿瘤缩小 29%。索拉非尼联合化疗(卡铂 AUC6＋紫杉醇 225 mg/m²),PR 29%、SD 50%。在安全性评估中,最常见的治疗相关性不良事件为疲乏 51%、食欲减退 43%、腹泻 41%、恶心 36%、手足皮肤反应(HFS)25%,多数不良事件严重度为轻度至中度,3 级毒性反应为 HFS(8%)和腹泻 6%。具有良好的安全性和耐受性。多数毒性反应可能出现在开始治疗最初 2 周内。Ⅲ期临床研究显示无生存益处。

5. 舒尼替尼(Sunitinib, SU－11248, Sutent,索坦)　是多靶点酪氨酸酶抑制剂,有抑制血管生成及抗肿瘤活性,特别可抑制 VEGFR－2、PDGFR、FLT3 及 c－kit。临床研究对神经内分泌癌(NETS)有效。Ⅱ期临床试验中也显示治疗肺癌有一定疗效。单药 Sunitinib 50 mg/d,口服×4周,PR9.5%,SD19%。

6. AG－013736　它是抑制 VEGF 的活性酪氨酸酶及血小板趋化生长因子(PDGF)受体及 c－kit,Ⅰ期临床试验已显示对肺癌有效。

7. 重组人血管内皮抑制素(rh－edostar、YH－16,恩度)　为内源性糖蛋白,它干预了碱性成纤维生长因子(bFGF/FGF－2)及血管内皮生长因子(VEGF),从而特异性地作用于新生血管的内皮细胞,抑制内皮细胞迁移,并诱导凋亡,从而发生抗血管生成,导致肿瘤细胞休眠或退缩。已在国内完成了Ⅰ、Ⅱ、Ⅲ期临床试验,493 例 NSCLC 患者行随机、双盲、对照、多中心试验,方案为长春瑞滨＋DDP＋YH－16(7.5 mg/m² 静滴 3～4 h,d1～14);对照组长春瑞滨＋DDP。结果临床有效率分别为 35.4% 和 19.5%($P < 0.001$)、总临床受益率分别为 73.3% 和 64.2%($P < 0.05$),TTP(无疾病进展时间)分别为 6.3 个月和 3.6 个月($P < 0.001$),1 年生存率为 62.7% 及 31.5%($P < 0.001$)。作二线治疗时,恩度组与对照组比较,有效率分别为 23.9% 和 8.5%($P<0.05$),TTP 分别为 5.7 个月和 3.2 个月,生存时间为 14.6 个月及 10 个月,显示了 YH16＋长春瑞滨＋顺铂方案是 NSCLC 的有效方案,且具有很好安全性。2005 年获得 SFDA (国家食品药品监督管理局)批准,确立恩度联合化疗一线治疗 NSCLC 的适应证,并已在临床研究与 GP、DP、TC、NE 及单药培美曲塞等方案的联合,显示了恩度可以使这些联合方案增效。在恩度Ⅳ期临床研究中,增加治疗周期可获更高的有效率,称为抗血管生成节拍化疗。外周血中活化循环血管内皮细胞(CEC)计数有可能预测疗效。恩度不良反应主要为轻度心脏毒性,如偶发室早、一过性 ST－T 改变、胸闷、心悸等,发生率 6.4%～13.2%,主要发生于用药初期(2～7 d),经对症治疗可迅速缓解,一般不影响继续用药。偶有高血压、腹痛等,因此老年冠心病及高血压者使用恩度应注意观察。

(七)其他

1. p53 基因治疗　约 50% 恶性肿瘤患者 p53 基因发生突变,使肿瘤细胞凋亡抑制,促使恶性肿瘤细胞的增殖。目前已进行将编码的 p53 基因的腺病毒表面载体(AD－p53)直接注入肿瘤组织,以恢复 p53 基因功能。

2. Oblimersen(Genasense, G－3139；Aventis/Genta)　bcl－2 可在 SCLC 及 NSCLC 细胞表面表达,易发生化疗治疗耐药。Oblimersen 是 bcl－2 反义寡聚脱氧核酸,可与 bcl－2 的特异性 mRNAs 结合,抑制 bcl－2,当与 NVB 合并应用时,可增强其化疗敏感性。

3. 胰岛素样生长因子 1 受体(IGF－1R)抗体　胰岛素样生长因子-1 受体激活后,可启动酪氨酸残基的磷酸化及下游级信号(包括 AKt/mTOR 途径),最终促进细胞增殖、分化、抗凋亡等多种生物活性的生长因子。研究表明其参与多种恶性肿瘤的发生及发展过程,它与癌基因及其他细胞因子相互作用,促进肿瘤的发生。NSCLC 中胰岛素样生长因子明显上调,能促使肿瘤细胞增殖,促进肿瘤生长信号传导,因此胰岛素样生长因子是一个重要的抗肿瘤靶点。CP-751871 是 IGF-1 R 的完全人源化 Ig G2 单克隆抗体,能够抑制自磷酸化作用,诱导受体内化。Ⅱ期临床试验已在ⅢB 及Ⅳ期复发 NSCLC 中研究,患者接受了紫杉醇 200 mg/m² + 卡铂 AUC 6 + CP-751871(10 mg/kg),每 3 周 1 次×6 周期,以后可用 CP-751871 维持治疗,最多达 17 次,总缓解率达 46%,腺癌组有效率 38%。常见不良反应为高血糖及 3～4 度脱水,经用胰岛素和补液后,可得到缓解。

EGFR 抑制剂厄洛替尼能激活 IGF-1 R 和它的下游介质 Akt 及 mTOR,因此应用厄洛替尼可能会导致 IGF-1 R 的上调和早期厄洛替尼的耐药。也有研究显示 EGFR 的过表达与 IGF-1 R mRNA密切相关。因此如厄洛替尼和 IGF-1 R 抑制剂、mTOR 抑制剂中的一种联合治疗有可能使 NSCLC 治疗受益。

4. BIBW2992(TOVOK™) 厄洛替尼及吉非替尼为第一代酪氨酸激酶抑制剂,仅单抑制 EGFR,EGFR-TKI 治疗后 EGFR 外显子 20 可突变,导致单碱基对发生改变,使 790 号位上苏氨酸转为庞大的甲硫氨酸(T790M),从而阻碍了 EGFR-TKI 接近 ATP 结合位点,使肿瘤细胞产生耐药,因 EGFR-TKI 耐药的患者,约 50% 可检出 T790M 耐药性突变。当然,其他获得性耐药原因多种,如 21 号外显子 T854、D761Y 或激活 EGFR 的下游因子,如 mTOR、MEK、PI3K 及 k-ras 等;或其他受体信号传导途径,如 IGFR 和 C-MET。BIBW2992 是第二代高效双重性可逆性的酪氨酸激酶抑制剂,同时抑制 EGFR 及 HER-2 两种受体。英国伦敦皇家医学院盖伊医院 James 等对各种实体瘤患者进行了研究,Ⅰ期临床研究显示具有 EGFR 突变的 NSCLC 患者可获得令人鼓舞的结果,20% 的患者得到持续性的 PR(女性 2 例和男性 1 例),其中 2 例显示 EGFR 第 19 外显子的缺失,该突变类型多见于女性、非吸烟者和腺癌患者。BIBW2992 50 mg/d,口服,有良好的耐受性。BIBW2992Ⅱ期临床研究显示,具有 EGFR 突变的 NSCLC 患者,对第一代酪氨酸激酶抑制剂耐药时,BIBW2992 仍对其有抗瘤活性。因其是惟一对 EGFR 和 HER2 具有非可逆性双重抑制作用。鉴于前期临床研究中的出色数据,该药在 2008 年 2 月 15 日通过美国 FDA 的快速审批通道,目前正在进行一项国际多中心Ⅲ期临床试验,研究 BIBW2992 应用于既往表皮生长因子受体抑制剂治疗失败后的 NSCLC,这将再次为 NSCLC 患者带来获益。

5. 新型哺乳动物雷帕霉素靶蛋白(m-TOR)抑制剂 PI3K-m-TOR 信号通路与人类肿瘤的发生发展密切相关,m-TOR (mammalian target of rapamycin)能调节肿瘤细胞的增殖和存活,与肿瘤细胞的迁移、黏附、肿瘤血管生成及细胞外基质的降解等相关。因此,m-TOR 途径为靶向治疗又展现出一个新的肿瘤治疗策略。

m-TOR 为一个丝氨酸/苏氨酸激酶,位于 PI3K-AKT-m-TOR 信号通路中 AKT 的下游,控制肿瘤蛋白质的合成、血管新生和细胞周期的调控。雷帕霉素是研究最完善的 m-TOR 的抑制剂,它的同类衍生物 CCI-779(Temsirolimus,特思路里姆斯)2007 年 5 月已批准用于晚期肾癌的治疗,目前用于肺癌的治疗正进行临床的研究中。deforolimus(MK-8669,AP23573)和 evrolimus(RAD001)进行的Ⅱ期及Ⅲ期临床研究显示对 NSCLC 有一定疗效。deforolimus 为口服靶向药物,Ⅲ期临床已有 700 例转移性软组织及骨肉瘤入组,并显示有良好的疗效。m-TOR 抑制剂能阻断 IGF-1R 的负反馈循环。因此,联用 IGF-1R 抑制剂有可能增强联合治疗效果。

6. 组蛋白脱乙酰基酶(HDAC)抑制剂　在许多实体和血液系统肿瘤患者中可检测到异常 HDAC 表达水平和活性。HDAC (histone deacetyse) 抑制剂以脱乙酰基酶为靶点,催化组蛋白脱乙酰作用,影响组蛋白和非组蛋白抑制基因转录,阻止显著异常脱乙酰化细胞的生长、分化和凋亡,并可降低肿瘤细胞 DNA 修复基因(BRCAI)的表达,提高顺铂和放疗的作用。Vorinostat 即为 HDAC 抑制剂,Ⅰ期临床研究中 19 例初治 NSCLC 患者中 10 例(53％)获 PR,结果是令人鼓舞的。目前正在进行吉西他滨＋顺铂/卡铂＋Vorinostat 的最大耐受剂量研究。紫杉醇 200 mg/m² ＋卡铂 AUC 6 联合 Vorinostat400 mg,每日 1 次或安慰剂用于晚期 NSCLCⅡ/Ⅲ期试验正在进行,以了解总生存期及安全性。初步显示两组缓解率 34.0％及 12.5％,PFS 得到延长(5.75 个月及 4.10 个月)。Vorinostat 联合厄洛替尼治疗 NSCLCⅠ/Ⅱ期临试验也正在进行,主要终点为有效性及安全性。

7. L－BLP25 脂质体疫苗(stimuvax)　L－BLP25 为合成的肽类疫苗,可诱导表达 MUCI 的肿瘤细胞产生免疫反应。他的佐剂为 MPL,是非特异性免疫激动剂,可刺激巨噬细胞活化,通过 TLR－4 激活 APCs,为抗原负载及呈递细胞,能特异性激活 T 细胞,并可使血清中细胞因子(IL－12、TNF－α、IFN－γ、IL－10、IL－6 等)明显提高,从而抑制肿瘤细胞生长。MPL 以脂质体为载体,将可进一步提高 APC 对抗原的摄入。L－BLP25 的 25AA 肽能被人体的细胞毒 T 淋巴细胞(CTL)识别,促使 BLP25 特异性 T 细胞增殖和 IFN－γ 分泌,致表达 MUCI 的肿瘤细胞裂解。一般疫苗接种前 1 d,应用单次低剂量环磷酰胺(300 mg/m²)静脉注射,以增加细胞和体液的免疫反应强度,降低肿瘤免疫耐受性。疫苗的接种将启动诱导免疫反应,继之仍需较长维持期的治疗。B25－LG304 试验报告ⅢB 期 NSCLC 经 L－BLP25 治疗中位生存期达 15.2 个月,因此结果是令人鼓舞的,并具有很好的安全性。目前试验方案:诱导期 L－BLP25 1 000 μg 每周 1 次×8 次,以后 1 000 μg 每 6 周注射一次,作为维持期治疗。

MUCI 在多种肿瘤中有表达,具有高表达的肿瘤如乳腺癌、NSCLC,肾、结肠、卵巢、头颈部鳞癌及鼻咽癌等。NSCLC 231 例中 230 例有表达,2006 年 Batts 等报道,局部ⅢB 期 NSCLC 应用 L－BLP25＋支持治疗中位生存期、1 年、2 年及 3 年生存率分别为 30.6 个月、69％、57％及 49％,而仅支持治疗组分别为 13.3 个月、57％、33％及 27％。最常见副反应为轻中度流感样症状、胃肠功能紊乱及轻微的注射部位反应。注射部位为佐剂和脂质体引起,病理显示炎症细胞的表型特征,镜下见主要为巨噬细胞及少量淋巴细胞。未发现有自身免疫反应的证据。

8. XL－647　可抑制多种酪氨酸激酶受体,包括 EGFR、VEGFR、ErbB2 和 EphB4。Rizvi 已报道 XL－647 一线治疗晚期 NSCLC 的Ⅱ期临床研究,入组 41 例,PR 达 28％。上述患者至少具有以下一项标准,即亚裔、女性,或不吸烟/少量吸烟。Miller 报道 23 例 NSCLC 经厄洛替尼或吉非替尼治疗失败后,用 XL－647(300 mg/d,28 d 为 1 个疗程)治疗,14 例中 1 例 PR,7 例 SD。

■ 二、NSCLC 靶向药治疗的热点

近 10 年 NSCLC 一线治疗方案的疗效已达到一平台,如何进一步提高疗效及延长生存期是非常关注问题。

(一)化疗如何联合靶向治疗提高 NSCLC 的标准一线疗效

1. 化疗与 EGFR－TKI 的联合　国际多中心 INTACT1 和 INTACT2 的临床试验已显示吉非替尼分别联合吉西他滨＋顺铂(GP)或紫杉醇＋卡铂(TC)作为一线方案,治疗 NSCLC 患者,

未见到与单化疗 GP 或 TC 方案有疗效上的统计学差异。同样厄洛替尼联合紫杉醇＋卡铂与紫杉醇＋卡铂方案比较，两组在缓解率、TTP 和生存获益均未见明显差异。Tribute 试验亚组分析：非吸烟者中厄洛替尼联合化疗与单化疗组比较有明显生存优势（MST 22.5 个月及 10.1 个月），疾病进展时间及缓解率均明显提高。可能非吸烟者肺癌 EGFR 突变多见，k－ras 突变罕见，因此化疗联合 EGFR－TKI 的一线治疗可作为非吸烟患者的治疗选择之一。

推测 EGFR－TK1 靶向药物可诱导肿瘤细胞增殖停滞于 G1 期，而细胞毒化疗主要作用于细胞周期的 M 期，因此两类药物联用，有可能发生拮抗。如若先使用化疗，使诱导细胞停滞于 M 期，此时再使用 EGFR－TK1，有可能促使凋亡，增加治疗效应。目前已将 EGFR－TKI 推向了序贯/维持、新辅助及辅助治疗，序贯或维持治疗已是目前研究的重点，即将完成的 SATURN、WJTOG0203、亚太地区报道 FAST－ACT 等将显示厄洛替尼或吉非替尼与标准化疗的序贯或维持治疗不同模式的（序贯联合化疗、嵌入式或顺序维持）临床意义及适应证。深入的临床研究也在中国开展，如 INFORM 等。2009 年 NCCN 指南已将标准化疗（长春瑞滨/顺铂）联合 EGFR 单克隆抗体（西妥西单抗）列入指南，适用于 PS 0～2 的晚期或复发的 NSCLC 一线方案。

2. 单药 EGFR－TKI 一线治疗选择可能将成为新的标准　IPASS 研究结果显示吉非替尼与化疗相比具有 PFS 优势，客观缓解率高及生活质量显著改善。如若是 EGFR 突变，吉非替尼一线治疗使 PFS 延长更显著（12 个月）、中位生存期 22 个月，是既往化疗不能超越的。因此 IPASS 研究为亚裔晚期 NSCLC 腺癌、不吸烟、轻度吸烟及 EGFR 突变者的一线治疗奠定了基础。同样西班牙研究显示晚期 NSCLC 具有 EGFR 突变阳性者，应用厄洛替尼一线治疗总生存期 24 个月，19 外显子突变者为 27 个月。这样的结果创下了 NSCLC 治疗的里程碑。NCCN 指南已将具 EGFR 突变患者的一线治疗改为首先使用 EGFR－TKI。目前更多的一线临床试验在进行中，EGFR－TKI 即将成为老年、PS 差、不具备化疗、少吸烟/不吸烟及腺癌患者的一线首选方案。

3. EGFR－TKI 耐药问题　随着吉非替尼及厄洛替尼的广泛应用，EGFR－TKI 的耐药问题也显示出应对 EGFR 下游信号通路进一步研究，如 PI3K、MEK、m－TOR 等，如何监测 EGFR－TKI 的获得性耐药及耐药后的治疗已迫在眉睫，BIBW2992、m－TOR 抑制剂、XL647 均已在临床研究中。中国和日本的研究显示：部分患者应用吉非替尼治疗进展后，经再次化学治疗，可择期第二次应用吉非替尼再获益。

4. 血管生成抑制剂与化疗的联合进一步使 NSCLC 一线治疗获益　贝伐单抗第一个被证实与紫杉醇/卡铂联合治疗非鳞型 NSCLC 可显著提高客观缓解率，并延长无疾病进展生存期及中位生存期。已被美国食品和药品监督管理局（FDA）批准为非鳞型 NSCLC 的一线治疗方案。但治疗前必须排除脑转移、PS＞2、有出血倾向、严重心、脑血管疾病、肿瘤侵犯大血管及＞70 岁老年人等。

AVAIL 试验显示贝伐单抗联合吉西他滨/顺铂也能明显延长无疾病进展时间及增加缓解率。并在临床研究中已证实贝伐单抗两个不同剂量（7.5 mg/kg 及 15 mg/kg）疗效及无疾病进展时间相似，因此提供了选择更经济的剂量，并可降低药物不良反应。

其他抑制肿瘤血管生成的靶向药物如重组人血管内皮抑素（恩度）与化疗（长春瑞滨/顺铂）联合在缓解率及 TTP 均明显获益。为什么上述靶向药物联合一线标准化疗方案，能使疗效提高？推测血管生成抑制剂可使肿瘤部位血管趋向正常化，改善了肿瘤局部的微循环，缺氧得到改善，化疗药物易渗入肿瘤局部，有利于对肿瘤细胞的杀灭，从而减少耐药。化疗与 ZD6474、Cediranib 及 temsirolimus 等的联合均在临床研究中。由于贝伐单抗的适用时间仍有一定的限制,长期应用仍有一定的毒副反应。因此停用贝伐单抗后对肿瘤血管的抑制治疗仍应继续研究。

（二）二线治疗的选择

NSCLC 一线治疗间或之后,相当多的患者疾病会进展,目前中国肺癌临床指南中,NSCLC 二线治疗方案有多西他赛、培美曲塞、厄洛替尼及吉非替尼。EGFR - TKI 靶向药物在 NSCLC 的二、三线治疗中已取得了令人鼓舞的疗效及较佳的安全性,临床研究已证实其疗效未劣于化疗药物,Ⅲ/Ⅳ度不良事件或严重不良事件发生率吉非替尼组明显低于多西他赛组。因此二线治疗时 EGFR - TKI 可未经选择性地治疗 NSCLC。

（三）个体化的选择 EGFR - TK1 治疗

晚期 NSCLC 不同的个体患者对化疗或靶向治疗的反应有着不同的差异。因此药理基因组学、药物研究及临床研究医师必须密切协作,找到预测（如何治疗）及预后（治疗对象）特定的标记物,实现个体化治疗。人类基因组计划将为新的靶向治疗、生物标志物提供无限的拓展。在吉非替尼研究中已显示了肿瘤生物标志物的特殊意义。已发现 NSCLC 的 EGFR 基因在不同人种中有差异,西方人种 EGFR 突变率为 8%,而日本为 26%。北京协和医院 76 例 NSCLC 手术标本进行了测定,28 例 EGFR 突变（36.9%）,并显示有突变的 NSCLC 疗效好。国内外均有类似的报道,有关 EGFR - TK1 能使哪些肺癌人群受益,近年已作了很多研究,并仍在研究中。能获益的标记物如蛋白的数量（IHC、免疫组化）、基因拷贝数（FISH 法）、EGFR 基因敏感突变、EGFR 受体的激活率、二聚体化及配体的改变等。非获益者的生物标记物如下游信号转导分子功能发生获得性突变（k - ras 等）、下调物质的丢失或失活（杂合丢失、高度甲基化、失活突变）、耐药突变（先天性原发耐药）及旁路途径激活信号及传导通路变化等。按个体患者的蛋白质及基因组等选择方案会更恰当。因此靶向药物治疗研究中,采集组织学样本非常关键,也是临床研究中不可缺失的方法。从 INTEREST 的研究显示有 EGFR 突变的患者对吉非替尼或多西他赛的治疗均可获较好疗效及较长生存期。有 k - ras 突变者吉非替尼和多西他赛的疗效均较差,无突变者疗效明显,因此应慎用 EGFR - TKI。虽目前的分子学标志尚不能作为用药选择的标准,不久的将来标准化分子学诊断将为肺癌患者实现个体化治疗,并得到满意的生存益处,使晚期肺癌真正成为慢性疾病。

■ 三、小细胞肺癌的靶向治疗探索

在过去的 30 年中小细胞肺癌治疗无明显进展,98% 的 SCLC（ED - SCLC）仍死于本疾病。近年的生物靶向治疗有可能为提高小细胞肺癌的疗效提供更广阔的空间。目前已发现 SCLC 有很多分子生物学异常特征,并不同于 NSCLC,为靶向治疗提供了研究热点,已有多项临床试验致力于研究那些干扰 SCLC 生物信号传导通路的小分子物质,以期改变本疾病的进程。包括基质金属蛋白酶抑制剂、吉非替尼、雷帕霉素抑制剂、抗血管生成药沙利度胺、ZD6474、贝伐单抗、多种酪氨酸激酶抑制剂（TKIs）及肿瘤疫苗等均已在临床研究。但目前分子靶向药物在 SCLC 尚未得到有效的临床证实,应进一步对 SCLC 的关键靶点进行研究。

（一）EGFR 抑制剂

EGFR - TKI 已有临床实验研究,主要用于挽救敏感化疗复发者或不敏感的 SCLC,全部研究病例均未观察到疗效。但罕见未吸烟伴 EGFR 有突变的 SCLC 有效,且有的病例以后病理证实为 NSCLC。在一些临床医师也见到用吉非替尼、厄洛替尼或其他的口服 EGFR - TKI 有效。

（二）ras/raf 抑制剂

法尼基转移酶抑制剂主要作用于 ras。如 R115777(Tipifarnib Zarnestra)已用于敏感复发的 SCLC 临床试验,22 例可评价患者 PFS 仅 1.4 个月。

Sorafenib 是多靶点酪氨酸酶抑制剂,可抑制 raf,通过对 KDR、FLT$_4$ 及 PDGFRB 作用,有抗肿瘤血管的生成。因此已有 2 个 ED－SCLC Ⅱ期临床研究评价 sorafenib 联合铂类方案的疗效。

（三）c－kit 途径抑制剂

SCLC 中 factor/c－kit 高表达,在临床前试验也显示受体酪氨酸激酶抑制剂伊马替尼(imatinib)有抑制 SCLC 的生长,因此较早已开展了多个临床研究,Johnson 报道 19 例 SCLC 敏感复发或未经治疗的 ED－SCLC 进入了Ⅱ期临床研究,伊马替尼 600 mg/d,直至 12 个月,但是没有观察到有抗肿瘤活性。而在临床研究中 SCLC 组织免疫组化发现 21％患者有 c－kit(＋),26％患者存在 NSCLC 成分。又有临床研究选择了 c－kit(＋)的复发性 SCLC 进入 A 组,共 7 例,患者均为一线治疗 3 个月内疾病进展。B 组 23 例,他们的疾病进展均＞3 个月。两组患者经伊马替尼治疗均无效。以后也进行了伊马替尼联合治疗(伊马替尼＋卡铂),约有 68 例未经化疗的 ED－SCLC 参加,仍未见有临床获益。对 c－kit(＋)的 ED－SCLC 进行一线化疗后的维持治疗,也未见有效结果。

（四）bcl－2 抑制剂（抗凋亡因子）

当 SCLC 凋亡失调时有 bcl－2 的表达,意味着肿瘤细胞的持续生存、肿瘤的发展和对化学治疗的抵抗。在人类 SCLC 有 bcl－2 高表达(80％)。临床前研究显示可以用反义寡核苷酸靶 bcl－2 mRNA 抑制 bcl－2 的水平。因此 bcl－2 的靶向抑制剂具有较高的潜力及较高的特异性。临床前实验已证明 bcl－2 小分子抑制剂对 SCLC 细胞株可得到戏剧性抗肿瘤作用。

抗凋亡因子 oblimersen(G3139,奥利默森纳)即为 bcl－2 反义寡聚核苷酸,可抑制 bcl－2 水平,两个Ⅰ期临床研究和随机Ⅱ期临床研究进行了 oblimersen 联合细胞毒的化疗药物治疗 SCLC,可明显增强标准化疗的疗效。

另Ⅰ期临床研究方案为紫杉醇联合 oblimersen 治疗复发期 SCLC,有 2 例预计预后很差的患者,经治疗保持为 SD,另 1 例疾病稳定保持 6 个月,但未观察到有效反应。

临床试验也评价了 oblimersen＋卡铂＋VP－16 一线治疗广泛期 SCLC,12 例中 10 例有效,有效率 83％。

CALGB 进行了Ⅱ期临床试验,比较了卡铂＋VP16 与卡铂＋VP16＋Oblimersen,结果 Oblimersen 没有增加 RR 及生存时间。至于为什么会有这样的结果,推测是没有充分抑制 bcl－2 靶,因为周围血测定没有显示 Bcl－2 的蛋白水平的降低。

其他有关 bcl－2 家族性靶向药物,也即将进入临床研究。ABT－263、ABT－737 及 AT－101 等口服剂,将进行多中心的Ⅰ/Ⅱ期临床研究,用于复发的 SCLC。

（五）IGFIR/PIK3/AKTI/FRAPI 途径抑制剂

IGFI 通过 PIK$_3$－AKTI－FRAPI (m－TOR)途径起到肿瘤抗凋亡作用,从而使 SCLC 的化学治疗受到抵抗及对新的因子如 imatinib 抗药。IGF1 受体的抑制剂 NVP－ADW742 在实验研究中,对 SCLC 具有一定敏感性,因此目前 IGF1 受体抑制剂与化疗方案或其他靶向治疗的研究正将开始。

2005 年报道,temsirolimus(CCI－779)为 m－TOR(哺乳动物雷帕霉素靶蛋白)激酶的抑制剂,m-TOR 对肿瘤细胞的信号传导、细胞功能及多种酪氨酸激酶受体下游信号传导具有核心调节作用。它也是一种营养传感器,可以控制蛋白质合成和细胞增殖,并调节多种血管生成前驱因子的产生。当 CCI-779 与细胞质蛋白 FKBP 结合后,即可抑制 m-TOR,阻断细胞内信号转换途径,抑制了多种调节细胞生长周期关键蛋白的合成,使细胞周期在 G1 期即被阻断,从而抑制肿瘤细胞的增殖。ED-SCLC 接受标准治疗后,中位生存期为 9 个月。87 例患者在完成诱导化疗(CCI-779+CBP+VP16)后随机入 CCI-779 25 mg 及 250 mg 两个剂量组,均静滴 30 min,每周 1 次,直至病情进展,中位存活 19.8 个月。不同剂量组分别为 16.5 个月及 19.8 个月,PFS 中位 4.7 个月及 6.3~8.9 个月,无统计学差异。上述显示了 CCI-779 对 SCLC 的治疗有一定的效果,值得进一步研究。

2009 年 Kotsakis AP 报道了 RAD001 研究,Everolimus(依维莫司)也是 m-TOR 的口服抑制剂,作用于 PI3k/AKT(phosphatidylinositol 3-kinase)信号途径及其他途径。可抑制肿瘤细胞的生长、增殖和血管的形成。临床前试验已证实对 SCLC 细胞株及异种移植物有显著活性。II 期临床研究已应用于 SCLC 者,经 2 个或以上化学治疗已进展的患者,单药依维莫司 10 mg,1 次/d,口服,6 周为 1 个周期,约 70% 的患者可接受 2 周期,PR 3%,SD 23%,PFS 1.4 个月,中位生存 5.5 个月。无 IV 度不良反应,患者对药物耐受性好,况且病例均未经挑选。目前仍在研究中。

(六)血管途径靶治疗

1. 基质金属蛋白酶抑制剂(MMP) 可抑制肿瘤细胞。临床前期资料支持应用于 SCLC 临床研究,但在临床研究中却未能显示化疗的疗效。

2. 贝伐单抗 贝伐单抗已在结肠癌及 NSCLC 中取得了满意的疗效及生存益处。Sandler 于 2007 年报道了 E3501 的 II 期临床试验,对入组可评价的 64 例 ED-SCLC 行一线治疗,治疗方案为顺铂($60 mg/m^2$,第 1 d)+VP16($120 mg/m^2$,第 1、2、3 d)+贝伐单抗(15 mg/kg,第 1 d),21 d 为 1 周期×4 或直至疾病进展,其中达 CR4 例,PR23 例,有效率 69%,6 个月时患者存活为 33%,且无疾病进展。在试验组中没有发生>II 度的咯血事件。CALGB30306 II 期临床试验于 2005 年 3 月至 2006 年 4 月,72 例未经治疗的 ED-SCLC 病例按入组标准纳入了本临床试验,试验方案为顺铂($30 mg/m^2$,第 1、8 d)+CPT-11($65 mg/m^2$,第 1、8 d)+贝伐单抗(15 mg/kg,第 1 d),21 d 为 1 个周期,最多用 6 个周期。≥III 度不良反应:粒细胞减少 25%,腹泻 15%。未发生>II 度的咯血不良反应。在可评价的病例中,3 例患者达 CR(4%),48 例 PR(67%),ORR 为 75%,11 例 SD(15%),中位生存期 11.7 个月,PFS 12 个月,1 年存活率 48.9%。因此应继续进行 III 期临床研究。

Genentech 报道 II 期临床试验,入组病例均为未治的局限期 SCLC,方案为同步放化疗,化疗方案为 CPT-11+卡铂+贝伐单抗。结束化疗后,用贝伐单抗维持治疗至 6 个月。进入研究组的 29 例患者中,2 例发生了严重不良事件,即气管食管瘘,其中 1 例因而死亡。第 3 例发生上消化道积气及出血后死亡,但原因不明。上述 3 例不良事件均发生于贝伐单抗维持治疗期,而且患者均伴有持续性食管炎。

3. VEGFR 其他抑制剂 VEGFR 抑制剂通道酪氨酸激酶的多个小分子抑制剂也在 SCLC 患者中进行了临床试验。包括索拉非尼、AZD2171、Sunitinib 和 ZD6474 等。

ZD6474 在加拿大国家癌症研究中心(CAN-NICIL-BR20)进行的 II 期临床研究,107 例初治 SCLC 化疗或放疗结束后患者入组,其中 46 例为 LD-SCLC(43%),61 例为 ED-SCLC

（57%），研究方案分两组，即在维持治疗时，一组服用 ZD6474，另一组服安慰剂，ZD6474 组总生存 10.6 个月，安慰剂组 11.9 个月，结果两组中位 PFS 及总生存无统计学差异。接受 ZD6474 组中 LD－SCLC 组有较长生存期，ED－SCLC 组中位生存期短于安慰剂组。

AZD2171（Cediranib）可抑制 VEGFR－1（FLT1）、VEGFR－2 和 VEGFR－3 的酪氨酸磷酸化激酶、c－kit 和 PDGFRB。

2008 年 Ramalingam 已报道了 AZD2171 进行的 II 期临床试验，入组者均为经铂类联合化疗后疾病进展的 SCLC，入组 13 例患者，方案为 AZD2171 30 mg，每日 1 次，4 周为 1 个周期，中位治疗周期为 2，主要毒性反应为疲劳、腹泻、皮疹及高血压，疗效评定无 PR，8 例 SD，中位 PFS 7 周。经治疗疾病有进展者，循环内皮细胞（CEC）计数增加，血浆 VEGF 水平增高。因此进一步建议应与化疗联合治疗。其他类似多靶点药物如 sunitinib 及 cediranib 也作为单药因子或联合化疗用于 ED－SCLC 的一线治疗中。

沙利度胺在实验中已显示可减少肿瘤产生 VEGF 及 FGF2（成纤维细胞生长因子），对 SCLC 具有抗血管生成及凋亡作用。2007 年报道沙利度胺 II 期临床试验 CWRU－1502，入组者为 ED－SCLC，经标准化疗后，达到 CR 或 PR 后，然后进入沙利度胺的维持治疗。中位生存期 13 个月（95%CI：10～16 个月），1 年生存率 52%（95%CI：32.5～67.9 个月），长期治疗耐受性差。

LLCG 研究 2007 年报道，本 III 期临床试验患者均为 ED－SCLC，随机入组，研究方案分两组，一组 VP－16＋卡铂＋沙利度胺。另一组 VP－16＋卡铂＋安慰剂。自 2003 年到 2006 年 724 例入组，365 例随机入含沙利度胺组，359 例入含安慰剂组，结果总生存时间相似，2 年生存率均为 13%。中位生存分别为 10.2 个月及 10.5 个月（P＜0.24），PFS 无区别。在沙利度胺组主要不良反应事件为肺栓塞及深静脉血栓。

（七）src 酪氨酸激酶抑制剂

src 家族来自不同蛋白的非受体酪氨酸激酶的调节信号，包括肿瘤细胞表面分子、G 蛋白结合受体、生长因子及黏合素分子。src 家族包括 c－src、Yes、Yrk、Fyn、Lyn、Hck、Lck、Fgr 及 BIKSrc 家族基因多数位于血细胞，但是 c－src、Fyn 和 Yes 可在不同组织，如上皮细胞表达。肺癌细胞株及肿瘤组织用免疫印迹法和免疫组织化学可显示 c－src 表达。SCLC、腺癌及鳞癌中也均有 c－src 过度表达，而正常肺组织中未发现。

Dasatinib（BMS354825）是酪氨酸磷酸化激酶抑制剂，其可阻断 src 磷酸化激酶和其他磷酸化激酶，包括 c－src、Lck、Fyn、Yes、Abl、c－kit 及 EphA2。Dasatinib 可抑制细胞周期，阻断 G1→S 期，主要通过 Rb 基因和 p27 产物的脱磷酸化。CALGB30602 的临床试验主要将 dasatinib 用于敏感复发的 SCLC。

AZD0530 具有对 c－src 及 c－abl 的抑制作用，已进行了 II 期临床试验，主要用于 ED－SCLC 患者 4 个周期化疗后。

（八）重组分子类

N901 是重组分子，为鼠源性抗 CD56 单克隆抗体，共价耦联到蓖麻蛋白分子，SCLC 瘤细胞表面具有 CD56 抗原决定簇，其为天然的神经细胞粘连分子，成为 N901 靶治疗点。用 N901 治疗 SCLC，1 例患者有临床效果，但因参加研究的所有患者对其鼠源性抗体及蓖麻蛋白有局部免疫反应，目前已改进为完全人源化抗体，并将其连接到一新物质，即美旦木（Maytasinoid）的有效分子上，称 DM－1，美旦木是一种微管解聚的复合物。现重组分子称 BB10901 或人源化 N901－

DM1，Ⅱ期临床试验入组患者为复发 SCLC。若其癌细胞表面有 CD56 表达，可试用 BB10901，首次入组 10 例患者中，2 例 PR，目前仍在进行中。

（九）Hedgehog（Hh）靶向治疗

Hh 是 SCLC 及胚胎性细胞（干细胞）重要的信号传导途径，它调节干细胞/祖细胞的不同途径，在哺乳类动物的气管及肺发育中起重要作用，并促使 SCLC 具有神经内分泌分化的倾向。Smoothend（Smo）是经膜蛋白 Hh 下游信号传导中必须的。当 Smo 受抑制，就可抑制 Hh 途径活性。抑制 Smo 的类似物去抑制 Hh 途径可能具有特异性高、潜力大的抗肿瘤作用，因此 Smo 为肿瘤靶点研究方向之一，当 SCLC 患者具有 Sonic Hh 配体高表达时，Smo 抑制剂能抑制 SCLC。有关的抑制如 GDC-0449 为口服药。已进行了Ⅰ期临床的安全性及确定治疗剂量研究，目前即将进行Ⅱ期试验。

（李龙芸　魏丽娟）

第三节　肺癌靶向治疗的发展方向

一、细胞周期/信号传导抑制剂

（一）细胞周期蛋白依赖性激酶抑制剂

肿瘤是一类渐进性细胞周期调控机制被破坏的疾病，细胞周期受一系列因子的共同调控，主要有 3 大类：细胞周期蛋白（cyclin）、细胞周期蛋白依赖性激酶（cyclin-dependent kinase，CDK）、细胞周期蛋白依赖性激酶抑制剂（cyclin-dependent kinase inhibitor，CKI），其中 CDK 是调控网络的核心，cyclins 对 CDK 具有正调控作用，CKI 有负调控作用，共同构成了细胞周期调控的分子基础。

CDK 是一类依赖 cyclin 的蛋白激酶，在细胞周期调控网络中处于中心地位。目前已发现 7 个成员，即 CDK1~7，彼此在 DNA 序列上的同源性超过 40%，其蛋白产物相对分子质量为 30 000~40 000，有一个催化核心，均属丝氨酸和苏氨酸激酶。CDK 在整个细胞周期中的含量是平稳的，但在细胞周期不同时相中，不同的 cyclins 出现集聚与相应 CDK 结合并被激活。CDK 激活的底物主要有 PRB、E2F、P107、P103 等，具有促进细胞周期时相转变、启动 DNA 合成、促进细胞分裂、推进细胞周期运行的重要功能。

一种 CDK 可以结合一种以上的 cyclin，如 CDK2 可以与 cyclinD、cyclinE 和 cyclinA 结合，两种 CDK 可以与同一种 cyclin 结合，如 CDK1 和 CDK2 均可以结合 cyclinA。CDK2~5 参与 G1 向 S 期转换，其中 CDK4 和 CDK2 在肿瘤发生中的作用研究较多。

CDK4 是细胞 G1 期运行的重要分子，在一些肿瘤细胞株中有 CDK4 基因的扩增、突变或高表达，如胃癌、乳腺癌、淋巴癌、头颈鳞癌等，当肿瘤细胞被诱导分化时 CDK4 表达下调，其活性及稳定性也会随之降低。

CDK2 可分别与 cyclinE、cyclinA 和 cyclinD 结合，分别在 G1/S 期，S 期和 G2 期一直发挥作用。CDK2 是启动 DNA 复制的关键激酶，也是 G2 期运行的必要条件，这取决于与 CDK2 结合的 cyclin 的种类。研究表明细胞由 G1 期进入 S 期需要 cyclinE 及 CDK2 的共同参与，当细进入 S 期后 cyclinE 降解，CDK2 转而与 cyclinA 结合，推进细胞由 S 期越过限制点进入 G2 期。通常 CDK 的活化是通过与 cyclin 结合，但也有例外，如 CDK3 不与任何 cyclin 结合，CDK5 可以与没有 cyclin 结构的一种 CDK 调节亚基 P35 结合而被激活。CDK5 在细胞分化和介导神经胶质瘤的细胞凋亡中具有一定作用，在肺癌中 CDK5 表达阳性率与 cyclinE 表达呈正相关，正常支气管黏膜和肺组织中无表达或表达很弱，表明 CDK5 可能参与了肺癌的发生发展。一些 CDK2 - cyclin 复合物的生物学功能有待进一步阐明。

其他还有 CDK 抑制剂：①黄酮吡醇（flavopiridol，aventis）是泛 CDK 抑制剂，能竞争 CDKs 的 ATP 结合位点，广谱抑制 CDK1、3、4 和 6，与化学药物序贯应用，可增强化疗的细胞凋亡作用。临床研究证明 flavopiridol 单药治疗疗效有限，在发表的 I／Ⅱ期临床研究报告，flavopiridol 与 CPT - 11/5 - Fu、paclitaxel、docetaxel 有显著的协同作用，甚至可以逆转 paclitaxel 的耐药。目前该药与化疗联合的Ⅲ期临床研究正在进行中。②Seliciclib（CYC202，cyclacel）是一种可以口服的周期蛋白依赖型激酶抑制剂，处于非小细胞肺癌治疗的临床试验第二阶段。Cyclacel 将开始随机双盲ⅡB 阶段临床试验，在非小细胞肺癌患者身上进行 seliciclib 与无效对照剂的比较试验。

（二）泛素-蛋白酶体抑制剂

泛素-蛋白酶体途径（ubiquitin proteasome pathway，UPP）是细胞质和细胞核内依赖 ATP 不同于溶酶体途径的蛋白质降解通路，80% 以上的细胞内蛋白质，包括调节细胞周期的多种蛋白的降解均由此途径完成。其成分的改变将引起蛋白降解异常，导致细胞功能紊乱。因此蛋白酶体可成为肿瘤治疗的靶点，其抑制剂代表了一类全新的分子靶向抗肿瘤药物。

蛋白酶体存在于所有真核细胞的胞质及核内，是高度保守具有多种催化功能的蛋白酶复合物。26S 蛋白酶体包括 1 个 20S 的催化单位和 2 个 19S 的调节单位，20S 蛋白酶体呈桶状外形，由内层 2 个 β 环和外层 2 个 α 环组成，每个环含有 7 个亚基。α 亚单位促使底物移位进入中央孔隙水解中心，并使 20S 复合体和 19 调节复合体之间发生构象改变；β 亚单位 N 末端苏氨酸残基是蛋白酶体的水解中心，β1、β2 和 β5 亚单位分别具有半胱氨酸蛋白酶、胰蛋白酶和糜蛋白酶样活性。

泛素的靶蛋白包括细胞周期调节因子、肿瘤抑制因子、转录激活因子和抑制因子、细胞表面受体如细胞周期素及其依赖性激酶抑制剂（P19，P21，P27，P57）；肿瘤抑制因子（p53，rb）；原癌基因（c - myc，c - fos 和 c - jun）；促凋亡分子（Bax，MDM2 和 IAPs）；转录因子（E2A，E2F and STAT）；NF - κB 及其抑制因子 I - κB 等。I - κB 能裂解胞质中 NF - κB 的 p50/p65 异二聚体，使 NF - κB 介导的转录被阻止，细胞应激反应（包括化疗和放疗）可减轻这种抑制，引起 I - κB 的降解：I - κB 的 N 端特殊的丝氨酸残基磷酸化，促进内部赖氨酸残基泛素反应；泛素化的 I - κB 被蛋白酶体识别和降解，NF - κB 释放，易位进入核内与 DNA 结合激活细胞增殖、分化、抗凋亡等多种基因转录。因此抑制 NF - κB 活性是逆转化疗耐药关键因素，可以增加肿瘤细胞对化疗、放疗的敏感性。蛋白酶体抑制剂可以稳定 I - κB，抑制其被磷酸化降解，而阻止 NF - κB 激活，发挥抗肿瘤作用。

硼替佐米（万珂，Bortezomib，Valcade，PS341）是 26S 蛋白酶体（proteasome）高选择性的可逆抑制剂。硼替佐米抑制 NF - κB，下调瘤细胞黏附因子的表达，干扰骨髓基质细胞黏附介导的 IL - 6 的诱导，干扰传递增殖信号的 MAKP 通路，诱导 JNK 介导的肿瘤细胞凋亡，克服肿瘤细胞黏附介导的耐药。

Fanucchi 等进行的一项复发或难治性晚期非小细胞肺癌（NSCLC）Ⅱ期临床随机试验,研究 155 例患者,随机分为 A 组（75 例,硼替佐米 1.5 mg/m^2 第 1、4、8 和 11 d 给药）和 B 组（80 例, 硼替佐米 1.3 mg/m^2 第 1、4、8 和 11 d 给药加多西他赛 75 mg/m^2 第 1 d 给药）,每 21 d 为 1 个 周期,主要观察终点是有效率。结果显示,A 组和 B 组的研究者评价的有效率分别为 8％和 9％, 疾病控制率为 29％和 54％,中位疾病进展时间为 1.5 个月和 4 个月,一年生存率为 39％和 33％,中位生存时间为 7.4 个月和 7.8 个月。两组不良反应无明显不同,最常见的 3 级以上不良 反应为中性粒细胞减少、疲乏和食欲下降（分别为 4％和 53％;19％和 26％;17％和 14％）。

（三）蛋白激酶 C 抑制剂

蛋白激酶 C （protein kinase C，PKC）是一族磷脂依赖的丝氨酸/苏氨酸激酶,由二酰甘油 （DAG）、Ca^{2+} 等第二信使激活,活化的 PKC 使多种信号蛋白磷酸化,对胞质到细胞核的信号传 导起重要作用。PKC-α 与肿瘤的侵袭性有关,并可调节细胞对细胞毒性药物的敏感性。PKC- α 在 90％NSCLC 中存在表达,参与肿瘤细胞的增殖和转移。

（1）Bryostatin 对蛋白激酶 C （PKC）介导的细胞生物学具有调节作用,对某些细胞株具有直 接的细胞毒作用,在体外可调节化疗药物的细胞毒作用,作为传统细胞毒药物的反应调节剂,目 前正在进行 Bryostatin 联合 paclitaxel 或 CDDP 治疗胃癌和胰腺癌的临床研究。

（2）LY900003（Affinitak）为 20 个碱基的反义寡核苷酸,LY900003 与 PKC-α 的 mRNA 的 结合,抑制 PKC-α 蛋白的合成。LY900003 与标准化疗联合,可能获得最佳疗效。其他 PKC- α 抑制剂包括:UCN-01、CI-1040 等。已开展Ⅱ期临床研究。

（四）法尼基转移酶抑制剂（FTIs）

研究发现,约有 50％的 NSCLC 患者存在着 k-ras 基因突变。ras 蛋白定位于细胞膜内侧, 接受来自细胞外生长因子、细胞因子及激素等信号,在细胞内信号传导中发挥重要作用,其作用 类似于开关,切换于非活性的 GDP 结合型与活性的 GTP 结合型,活化的 ras-GTP 蛋白可促进 细胞增殖。ras 蛋白需要经过一系列的加工修饰才能定位于细胞膜内侧,其中法尼基化是第一步 也是其中最重要的一步,法尼基转移酶抑制剂（farnesyl transferase inhibitors，FTIs）干扰 ras 蛋 白的法尼基化修饰,可使 ras 基因激活的肿瘤生长受到抑制,且对正常细胞无明显毒性。

有 3 种 FTIs 在进行临床试验。这些 FTIs 属于非硫基、非多肽杂环家族小分子抑制剂。其 中 R115777 和 SCH66336 为口服制剂,而 BMS214662 是静脉注射剂。R115777、SCH66336 和 BMS214662 临床耐受良好,毒性作用通常为可逆性。Ⅰ期临床试验结果显示,骨髓抑制、胃肠道 反应、乏力为剂量依赖性副作用。与传统细胞毒药物联合应用,疗效明显,临床耐受良好,无明显 药代动力学影响。

1. SCH66336　已有多个 SCH66336 单药治疗 NSCLC 的Ⅰ期临床试验结果报道。Adjei 等 报道 SCH66336 每天 2 次,连用 7 d。恶心、呕吐、腹泻和乏力是主要剂量限制性毒性。在 7 例 NSCLC 患者中,1 例复治性转移性 NSCLC 应用 SCH66336 后肿瘤获 PR。SCH66336 联合紫杉 醇亦显示有较好Ⅰ临床疗效。对 12 例 NSCLC（其中 2 例化疗失败,5 例为复治）进行的Ⅰ期临床 试验结果显示 7 例获 PR。SCH66336 的最大耐受剂量为每次 100 mg,每日 2 次紫杉醇 175 mg/m^2。SCH66336 联合紫杉醇治疗 33 例转移性 NSCLC,5 例获 PR,10 例获 SD。毒性反 应包括腹泻与乏力。SCH66336 联合紫杉醇和卡铂的三药联合治疗 NSCIC 的Ⅲ期临床试验正 在进行中。

　　ⅢB 或Ⅳ期紫杉醇耐受的 NSCLC 患者,法尼基转移酶抑制剂 lonafarnib 联合紫杉醇的一项Ⅱ期临床实验:既往接受过紫杉醇治疗的 NSCLC 的疾病进展患者或接受紫杉醇 3 个月之内疾病复发的患者,给予 lonafarnib 100 mg bid. po.,同时紫杉醇 175 mg/m² d1、d8,21 d 为 1 个周期。本项实验一共 33 例入组,29 例被评价疗效。其中 3 例(10%)患者 PR,11 例(38%)患者 SD,因此临床获益(PR 或 SD)的患者一共是 48%(29 例中的 14 例)。总生存期是 39 周,中位疾病进展时间是 16 周。实验证实药物的毒性是可以耐受的。3 度毒性反应:9%乏力,6%腹泻,6%呼吸困难。1 例(3%)有 3 度的骨髓抑制。4 度不良事件 2 例(6%),1 例(3%)急性呼衰。结论:lonafarnib 联合紫杉醇在ⅢB 或Ⅳ期紫杉醇耐受的患者中有显著临床效果,毒性小。

　　2. R115777　Ⅰ期临床试验结果显示骨髓抑制为主要毒副作用,其他剂量限制毒性包括乏力、神经系统并发症。Schellens 等报道 R115777 治疗 18 例晚期肺癌的临床试验结果,对铂类化疗失败的 NSCLC 患者,接受 R115777 治疗后,PR 维持时间达 4 个月。Ⅱ期临床试验推荐剂量为 300 mg,每日 2 次。R115777 联合多西紫杉醇治疗 NSCLC 的Ⅰ期临床试验,多西紫杉醇每 3 周 1 次,R115777 每日 2 次,连用 14 d,2 例患者获 PR,主要剂量限制性毒性为神经炎。目前推荐 R115777 联合治疗方案有:①R115777 每次 200 mg,每日 2 次,连用 7~14 d,多西紫杉醇 75 mg/m²,每 3 周 1 次。②R115777 每次 300 mg,每日 2 次,连用 14 d,多西紫杉醇 60 mg/m²,每 3 周 1 次。R115777 联合多西紫杉醇治疗 NSCLC,无相互影响的药代动力学发生。R115777 联合吉西他滨和顺铂的三药联合方案已进行Ⅰ期临床试验。末梢神经炎为剂量限制毒性。15 例接受此方案治疗的患者,有效者 5 例(4 例 PR,1 例 CR)。Ⅱ期临床试验 R115777 的推荐剂量为 300 mg,每日 2 次,连用 14 d,吉西他滨 1 000 mg/m²,d1、d8,顺铂 80 mg/m²,每 3 周 1 次。R115777 联合其他两药或三药治疗 NSCLC,亦显示其临床应用安全。由于 R115777 的Ⅰ期临床试验结果令人鼓舞,目前已将 R115777 用于治疗 NSCLC 的Ⅱ期临床试验。Adjei 等报道应用 R115777 作为一线药物单药治疗进展期 NSCLC。38 例为Ⅳ期(86),6 例(14)为ⅢB 期。Ⅲ度末梢神经炎发生率为 16%,白细胞下降率为 12%,呼吸困难发生率为 7%,贫血为 7%,粒细胞下降率为 12%,乏力为 5%。8 例患者肿瘤稳定超过 64 个月,平均肿瘤进展时间为 2.7 个月,中位生存时间 7.7 个月。R115777 单药治疗 SCLC 的Ⅱ期临床试验,400 mg,每日 2 次,连用 2 周。24 例复治患者进入该项Ⅱ期临床试验。肿瘤平均进展时间为 43 d,平均生存 65 d。Ⅲ/Ⅳ度粒细胞减少为 23%,其他不良反应包括乏力、恶心及呕吐。Ⅱ期临床试验结果显示 R115777 临床耐受良好,但单药治疗复发性 SCLC 疗效不佳。

　　3. BMS214662　BMS214662 治疗肿瘤的作用与其他 FTIs 靶向药物不同。口服 BMS214662 和静脉给药均已进行过Ⅰ期临床试验。口服给药的主要副作用是胃肠道反应。BMS214662 联合铂类和紫杉醇类药物治疗 NSCLC 的Ⅰ期临床试验正在进行中。体外试验结果显示联合应用具有协同作用。BMS214662 联合紫杉醇和卡铂治疗 NSCLC Ⅰ期临床试验结果显示,主要副作用是贫血、外周神经炎、乏力和胃肠道反应。Ⅱ期临床试验推荐剂量为:BMS214662 160 mg/m²,紫杉醇 175 mg/m²,卡铂 AUC=6,每 21 d 重复一次。

　　综上所述,FTIs 临床应用的疗效和耐受性均较好,单药应用尤其是联合化疗治疗 NSCLC 均有一定疗效。目前报告的病例数均有限,应当进行多中心、大样本量的Ⅱ、Ⅲ期临床试验,以进一步评价 FTIs 的靶向治疗疗效和安全性。此外,还应进行 FTIs 是否具有放疗增敏作用的Ⅰ期临床试验。

（五）基质金属蛋白酶抑制剂（MMPI）

基质蛋白（matrix metalloproteinases，MMPs）是一种以锌为基础的蛋白水解酶，能降解细胞外基质（ECM）和血管基底膜，它在肿瘤浸润、转移和血管生成过程中发挥关键作用。基质蛋白酶抑制剂（MMPI）可以通过抑制金属蛋白酶起到抗肿瘤生长与转移的作用。

1. Marimastat　基质金属蛋白酶抑制剂 Marimastat 是 British Biotech 公司研发的选择性 MMPI，对 MMP1、MMP2、MMP3、MMP7 和 MMP9 的抑制作用较强。临床前研究显示 Marimastat 能抑制人卵巢癌、乳腺癌和结肠癌移植瘤的生长和转移。该药在Ⅲ期临床试验治疗恶性胶质瘤、胰腺癌、非小细胞肺癌、小细胞肺癌和乳腺癌转移中由于疗效不佳已经停用。

2. Prinomastat　Prinomastat 是一种广谱 MMP 抑制剂（MMPI），能特异性地抑制 MMP22 和 MMP29。应用 Prinomastat 治疗已接受过泰素＋卡铂，或健择＋顺铂治疗无效的晚期 NSCLC，结果提示未能改善患者的生存期。

3. Neovastat　Neovastat 是一种从鲨鱼软骨中提取的天然 MMPI，除能抑制基质金属蛋白酶活性外，尚能诱导内皮细胞凋亡和抑制 VEGF 介导的信号通路，为一种多功能抗肿瘤血管生成药，该药口服呈现显著的抗瘤作用和抗肿瘤转移作用，该药的特点是毒性很小。Neovastat 的两个Ⅲ期临床试验正在进行中。

4. Tanomastat　Tanomastat 对 MMP2、MMP9 有选择性抑制作用，该药Ⅲ期临床试验治疗小细胞肺癌、非小细胞肺癌和晚期膀胱癌。但在进行小细胞肺癌Ⅲ期临床试验时发现其对患者毒副作用大，从而停止了该药的研究开发。

5. 其他　BMS-275291 与化疗联合用于晚期非小细胞肺癌的治疗，目前已进入Ⅱ/Ⅲ期临床试验；Col-3 是 MMP-2 和 MMP-9 抑制剂（Ⅰ/Ⅱ期临床试验）；AE941 是 MMP-2、MMP-9 和 MMP-12 抑制剂，它可以封闭 VEGF 和其受体的结合，Ⅱ期临床试验治疗多发性骨髓瘤，Ⅲ期临床试验用于肾癌和非小细胞肺癌的治疗。

（六）血管生成抑制剂沙利度胺（thalidomide）

沙利度胺曾作为镇静止吐药广泛应用，因明显的胎儿致畸作用于 1962 年被禁用，近来发现其有明显的抗血管生成和抗炎作用，因此被用于抗肿瘤的研究。Pujol 等进行了沙利度胺治疗对化疗有效的广泛期小细胞肺癌的Ⅲ期随机对照双盲的前瞻性研究，对化疗有效的 92 例患者随机分成两组，一组为沙利度安维持治疗，另一组为安慰剂对照，随访后结果沙利度安组中位生存期为 11.7 个月，安慰剂组为 8.7 个月。该研究显示沙利度安可用于对化疗有效的广泛期小细胞肺癌的维持治疗。

不过也有相反结论：2008 年 ASCO 年会报道了一项Ⅲ期临床研究，患者均为广泛期 SCLC，随机入组，研究方案分两组，一组 VP16＋卡铂＋沙利度胺，另一组 VP16＋卡铂＋安慰剂。自 2003 年到 2006 年 724 例入组，365 例随机入沙利度胺组，359 例入含安慰剂组，结果总生存时间相似，2 年生存率均为 13%。中位生存分别为 10.2 个月及 10.5 个月（HR 1.10；95% CI：0.94～1.29，$P = 0.24$），PFS 无区别。因此沙利度胺在小细胞肺癌中的地位值得进一步探讨。

（七）环氧化酶-2 抑制剂

有研究表明，长期使用非甾体抗炎药（NSAIDs）的患者患结肠癌的概率较低。NSAIDs 主要通过抑制环氧化酶（cyclooxygenase，COX）发挥抗炎作用，COX 是炎症过程中一个重要的诱导酶，能诱导前列腺素生成。COX 包括两种同工酶，COX-1 定位于内质网，在大多数正常细胞中都呈稳定的表达;COX-2定位核膜及内质网,仅在细胞受到刺激时迅速从头合成,参与体内炎症过程及肿瘤的发生发展。除结肠癌外,COX-2在多种肿瘤包括肺癌、乳腺癌、前列腺癌、胰腺癌等均有过度表达,其对肿瘤发生发展作用机制可能包括:①通过合成前列腺素影响细胞的生长增殖与分化。②抑制细胞凋亡。③使肿瘤细胞侵袭能力增强。④促进肿瘤血管生成。⑤诱导炎症反应,抑制机体的免疫反应。相比于传统的NSAIDs,特异性的COX-2抑制剂仅对COX-2有作用,而对行使正常生理功能的COX-1没有抑制作用,从而增加了特异性并减少了毒副作用。目前研究较多的COX-2抑制剂包括塞来昔布(celecoxib)、吡罗昔康(piroxicam,feldene)、芬布芬(fenbufen)、美舒宁(mesulid)、罗非昔布(rofecoxib)、NS-398、SC-58125等。

塞来昔布(celecoxib,SC-58635)是第一个用于临床的特异性COX-2抑制剂,除了具有抗炎、刺激免疫反应、导致细胞分化、改变细胞黏附功能的作用外,还具有抑制细胞增生、抑制血管增生、促进细胞凋亡的作用。需要注意的是,并非所有的COX-2抑制剂都具有抑制肿瘤生长的作用。1999年FDA批准celecoxib用于关节炎及骨关节病的治疗,次年又批准其用于治疗家族性腺瘤样息肉。近年来,西乐葆治疗各种恶性肿瘤的基础和临床研究报道不断涌现,涉及的癌症部位几乎包括躯体的所有系统,涉及的基础和临床试验的有:胰腺癌、前列腺癌、肺癌、乳腺癌、结肠癌、子宫颈癌等,且都取得了比较理想的结果。但该药与化疗联用治疗复发NSCLC临床研究,因心脏毒性而停止。2009年ASCO年会报道了一项随机Ⅲ期临床研究(NVALT-4),561例患者随机接受泰索帝/卡铂联合celecoxib或安慰剂治疗,研究结果表明联合celecoxib组缓解率高于对照组,但是未能延长PFS与OS。Celecoxib值得人们进一步关注。

（八）组蛋白去乙酰化酶抑制剂

研究表明,调节染色体乙酰化的组蛋白乙酰基转移酶(histone acetyltransferases,HATs)和组蛋白去乙酰化酶(histone deacetylases,HDACs)参与决定组蛋白乙酰化状态,从而影响到细胞生理过程,如基因转录等,同时也涉及到肿瘤的发生。两者对正常细胞基因表达的调节功能之间存在的平衡在肿瘤细胞中由于HDACs上调而被破坏,导致抑癌基因(如rb、p21和p27基因)转录关闭。因此,如果能抑制HDACs活性则可以增加组蛋白的乙酰化,诱导乙酰化敏感的启动子激活抑癌基因的转录。

目前,已经开发的HDACs抑制剂按结构可分为:①短链脂肪酸,如丁酸盐衍生物。②氧肟酸类,如曲古抑菌素(TSA)、SAHA。③环形四肽类,如trapoxin B、oxamflatin等。④苯胺类,如MS-27-275。⑤小分子羟胺酸。⑥亲电性酮类化合物。

（九）Aurora激酶抑制剂

近年来研究发现,Aurora激酶家族是维持基因组稳定性所必需的有丝分裂调节因子,这类丝氨酸/苏氨酸激酶常在肿瘤细胞中过度表达。已鉴定哺乳动物细胞表达3个Aurora激酶,即为Aurora-A、Aurora-B和Aurora-C,有不同的细胞定位。Aurora-A定位于复制的中心体和有丝分裂的纺锤体两极,对两极纺锤体的多个形成过程有影响,如中心体的成熟与分离。Aurora-A可与TPX2蛋白结合,激酶活性受TPX2调节,它是纺锤体装配所必需的。人体细胞Aurora-A的表达可因RNA受到干扰(RNAi)而抑制,从而延缓有丝分裂的进入。通过激活Mos mRNA的翻译,Aurora-A能激活ERK/MAPK信号通路,导致促成熟因子(MPF、CDK1-cyclinB1复合物)的激活。与Aurora-A不同,Aurora-B是染色体过客蛋白,定位于有丝分裂早期的染色体的着丝粒区域,分裂后期则从着丝粒移至嵌入纺锤体赤道板的微管。随着纺锤体的延伸,细胞开始胞质分裂,Aurora - B 集聚至纺锤体中央和细胞皮层的裂沟内移部位,最终在中间体聚集。Aurora - B 与另 3 个染色体过客蛋白——内着丝粒蛋白(INCENP)、survivin 和 borealin 结合。Aurora - B 是有丝分裂中组蛋白 H3 的 10 位丝氨酸磷酸化所必需的激酶,对染色体的浓缩非常重要。Aurora - B 有调节动粒的功能,是纠正染色体排列和分离、调整纺锤体检查点功能和胞质分裂所必需的。Aurora - C 定位于有丝分裂末期的纺锤体极点上,研究认为是染色体过客,有关其功能的研究报道较少。

Aurora 激酶涉及有丝分裂调节过程的多个环节,包括中心体复制、两极纺锤体的形成、有丝分裂纺锤体的染色体重排及纺锤体检查点的精确检测。以正常组织为对照,运用微阵列技术,对不同分期和不同组织的肿瘤标本的 Aurora mRNA 表达研究发现,其 Aurora - A 和 Aurora - B 表达显著增高,且两者表达水平呈现同步的升高或者下降,但与正常组织相比,肿瘤组织中 Aurora - C 并不出现过度表达,且也不随 Aurora - A 或者 Aurora - B 的表达水平而变化。在肿瘤组织中这种 Aurora - A 和 Aurora - B 表达水平的紧密相关性,提示这两种蛋白之间可能存在着反馈机制。

Aurora 激酶 A 和 B 在非小细胞肺癌中有过表达。Aurora 激酶抑制剂的 Ⅰ 期研究提示它的毒性是剂量相关性的,同时它对于 NSCLC 的病情有稳定作用。关于选择具体肿瘤类型的 Ⅱ 期研究正在开展中。AURKA(STK15)基因编码的 Aurora 激酶 A 定位于细胞的早 S 期,它的过表达会导致细胞生长过度、非整倍性生长以及抑癌基因 P53 的紊乱。AURKB(STK12/AIM1)基因编码的 Aurora 激酶 B 是纺锤体检测点的关键成分。AURKC(STK13)基因编码的 Aurora 激酶 C 在位置和功能上和 Aurora 激酶 B 相重叠。

乳腺癌和结肠癌细胞中的 Aurora 激酶 A 过表达经常导致基因拷贝数的增加。微阵列表达分析提示 Aurora 激酶 A、B 在肺癌肿瘤细胞中有过表达。同时,实验也证实高水平的 AURKB 表达也与基因不稳定性和 NSCLC 患者的生存期有关。近期一项研究证实 68% 的 NSCLC 患者有 Aurora 激酶蛋白 A 的过表达,并且和低分化有关。

目前一系列靶点以及给药方法不一的 Aurora 激酶抑制剂正在研制中。Aurora 激酶 - A 选择性抑制剂 MLN8054 导致细胞在 M 期的滞留,而 Aurora 激酶 - B/C 选择性抑制剂 AZD1152 阻止胞质分裂而不干扰 M 期细胞。同时,不同的 Aurora 激酶抑制剂都能够诱导肿瘤细胞凋亡。临床前研究的结论提示 Aurora 激酶抑制剂能够阻止肿瘤生长、诱导动物肿瘤缓解。具体药物如下。

1. MK - 0457(VX680)　对 Aurora 激酶 - A、B、C 以及 FLT3 都有高亲和力。体外实验中,MK - 0457 能够阻止组蛋白 H3 的丝氨酸 - 10 磷酸化,从而阻止肿瘤细胞的生长。不同于经典的抗有丝分裂因子(紫杉醇类和长春碱类),MK - 0457 并不阻滞肿瘤细胞停滞于 M 期,而是阻止胞质分裂并诱导肿瘤细胞凋亡。MK - 0457 通过阻断 P53 依赖的分裂期后监测点从而诱导凋亡。在 p53 野生型的 A549 NSCLC 细胞株中,MK - 0457 诱导了 p53 和 p21 的表达,从而抑制 cyclinE - CDK2。通过 H3 荧光染色和凋亡实验证实,MK - 0457 同时诱导了胰腺癌、白血病和结肠癌的退化。

在进展期实体瘤患者的 Ⅰ 期临床研究中,患者每 4 周接受 5 d 的连续静脉内滴注 MK - 0457。每平方米体表面积 0.5 mg、1 mg、2 mg、4 mg、8 mg、10 mg、12 mg,每小时的剂量按比例增加。一共 22 位实体瘤患者接受治疗(10 例结肠癌,4 例胰腺癌,3 例肺癌以及 5 例其他部位肿瘤)。剂量限制毒性有粒细胞性发热,推荐的 Ⅱ 期临床剂量是每小时 10 mg/m^2。药代动力学分析提示半衰期 15 h，最大血药浓度 650 nmol/L。平均治疗周期为 2 周期（1～6 周期不等）。一位 NSCLC 患者和一位胰腺癌患者 SD 并接受了 6 周期的治疗。目前 NSCLC 等肿瘤的 Ⅱ 期临床试验正在开展。

2. AZD1152　给药途径为静脉滴注，进入人体转化为活性形式 AZD1152-HQPA，它对 Aurora 激酶-A 和 B 有高亲和力。在体外实验中，AZD1152-HQPA 抑制了组蛋白 H3 的磷酸化。和 MK-0457 一样，AZD1152-HQPA 也不阻滞肿瘤细胞停滞于 M 期，而是阻止胞质分裂并诱导肿瘤细胞凋亡。p53 可能是考核 AZD1152 疗效的潜在生物标记。

在进展期实体瘤患者的 Ⅰ 期临床研究中，患者每周接受 2 h AZD1152 静脉滴注治疗（100 mg，200 mg，300 mg，450 mg），19 例患者的结果被报道（包括 8 例结直肠癌，3 例黑素瘤，2 例前列腺癌和 6 其他肿瘤）。剂量相关毒性是Ⅲ到Ⅳ度的骨髓抑制（5 例患者，300 或 450 mg），给予治疗后能很快恢复。8 例患者的血液药代动力学显示 AZD1152 进入体内能很快转化为 AZD1152-HQPA。3 例患者 SD12 周。

3. MLN8054　在所有的 Aurora 激酶抑制剂中，MLN8054 被特别关注。首先是因为 MLN8054 只对 Aurora 激酶-A 有高亲和力，这就有可能对究竟 Aurora 激酶-A 和 B 哪个更适合做最佳药物靶点的问题找到答案。MLN8054 对肺癌等多种肿瘤移植物模型的肿瘤细胞都有抑制生长和促进凋亡的作用。MLN8054 同时导致细胞纺锤体缺陷，细胞停滞于 M 期，增加组蛋白 H3 的丝氨酸-10 磷酸化。另一点值得关注的是，MLN8054 是通过口服给药的，这可以避免一些静脉给药造成的问题。MLN8054 的 Ⅰ 期临床结果在 2007/2008 年报道。

4. 其他　AT9283，SNS-314，CYC116，R763，PHA-680632，ZM-447439 和 Hesperadin 等的药物研究正在进行。

（十）PI3K/Akt/mTOR 通路为靶点

磷脂酰肌醇-3-羟基激酶（PI3K）/丝氨酸/苏氨酸激酶（AKT）参与调控多项细胞生命过程，包括细胞增殖、生长、凋亡、细胞骨架重组。肿瘤在生长过程中，通过激活上游受体（包括 EGFR 和 PDGFR）和（或）引起 PI3K 亚单位-PIK3CA 突变从而激活 PI3K。PI3K 通过增加肿瘤细胞的运动能力、对生长因子受体的调节、降低细胞间的黏附力以及转移相关的酶的磷酸化促进肿瘤细胞的转移。

1. PI3K 抑制剂（LY294002）　临床研究表明该药可以提高 NSCLC 细胞对放疗、化疗的敏感性，目前正在进行 Ⅰ 期临床研究。①联合 LY294002 能够显著提高塞莱昔布、顺铂及多西紫杉醇对 HeLa 细胞和 MCF-7 细胞抑制率（$P < 0.05$）。②LY294002 与塞莱昔布、顺铂及多西紫杉醇的协同治疗指数均<1，具有协同治疗作用。③联合 LY294002 能够增加 HeLa 细胞和 MCF-7 细胞的凋亡水平。结论：抑制 PI3K/Akt 信号转导通路能够显著提高塞莱昔布、顺铂及多西紫杉醇对 HeLa 细胞和 MCF-7 细胞的杀伤作用。

LY294002 对人肺腺癌 A549 细胞有抑制生长的作用。LY294002 对 p-Akt 表达的抑制可能是细胞增殖受抑的重要原因。

2. 驮瑞塞尔（CCI-779）　进展期肺癌患者的 CCI-779 Ⅰ 期药代动力学研究实验：每 2 周 CCI-779 静脉滴注 5 d，以确定其最大耐受剂量、毒力、药代动力学以及初步的抗肿瘤效力。共 63 例患者接受实验（每日 0.75～24 mg/m²）。毒性反应有：发力、黏膜炎、恶心和皮肤毒性。最大耐受剂量为每日 15 mg/m²。一例 PR（被证实，12.7 个月），3 例 PR（未被证实）。

3. 依维莫司（RAD001）　针对复发的 NSCLC 患者的 I 期临床试验：厄洛替尼 100 mg 和依维莫司（RAD001）150 mg，以分析 RAD001 的毒性和合适剂量。

I 期试验中，16 位实体瘤患者接受 RAD001（5～30 mg/周），毒性反应包括高胆固醇血症和白细胞、血小板减少。4 例（1 例肝细胞癌、1 例纤维肉瘤、2 例 NSCLC）获得 SD 16 周。II 期试验的推荐剂量是 20 mg/周。

对于进展期肿瘤，RAD001 联合吉西他滨的 I 期试验提示吉西他滨 600 mg/m^2 + RAD001 20 mg/周会造成较严重的造血系统影响。2007 年 ASCO 年会有研究报道该药单药或联合吉非替尼治疗复治的 NSCLC 患者似有一定的疗效。2009 年 ASCO 年会有研究报道该药单用于复治 SCLC 患者的 II 期临床研究，研究入组 40 例患者，1 例（3%）PR，8 例（23%）SD，26（74%）例患者出现疾病进展；6 周的疾病控制率为 26%，中位 PFS 为 1.4 个月，中位生存期 5.5 个月。

4. AP23573　P13K/Akt/m-TOR 通路与细胞的生长密切相关，雷帕霉素是其中重要一环。雷帕霉素 m-TOR 抑制剂 AP23573 等能够使细胞停滞于 G1 期。它的骨髓抑制和皮肤损害等毒性反应都是可以耐受的。

I 期研究中，11 例耐药的实体瘤患者每隔 1 周接受 30 min AP23573 静脉滴注 5 d，提示 28 mg/d 的情况下会导致较严重的口腔黏膜炎，其他不良反应包括高脂血症、血小板减少以及皮疹。II 期研究推荐剂量是 18.75 mg×5 d。

（十一）其他

1. 抗胰岛素生长因子受体-1 单抗（cp-751871）　一项抗胰岛素生长因子受体-1 单抗（cp-751871）联合一线化疗紫杉醇/卡铂治疗晚期 NSCLC 的 I/II 期试验结果表明：联合方案耐受性好。22 例接受单抗联合化疗的患者中，总缓解率为 46%，而单纯化疗组为 32%；在 27 例非腺癌患者中，单抗联合组的缓解率为 52%。单纯化疗组疾病进展后，4 例接受单抗治疗，其中一例获得部分缓解。

2. 肺癌反义寡核苷酸药物（G3139）　Rudin 等进行的 G3139 联合卡铂和足叶乙苷治疗 16 例初治的广泛期小细胞肺癌的研究，12 例达到部分缓解，2 例稳定，中位疾病进展时间为 5.9 个月。Rudin 邓进行的另一项 G3139 联合紫杉醇治疗 12 例难治性小细胞肺癌的研究，没有观察到客观有效率，但 2 例患者疗效达稳定，其中 1 例稳定＞30 周，发现长期稳定的患者血浆中 G3139 的水平较高。G3139 在小细胞肺癌中的应用有待于进一步的临床试验明确疗效。

■ 二、肺癌靶向疫苗

肺癌疫苗可分为肿瘤细胞疫苗、胚胎抗原疫苗、病毒疫苗、癌基因产物疫苗、人工合成多肽疫苗、肺癌树突状细胞疫苗等。目前研究较多和最有前景的疫苗为肺癌靶向疫苗，为主动特异性免疫治疗，主要用于减少复发。

（一）自体肺癌细胞疫苗

美国宾夕法尼亚大学 Nemunaitis 报道，一项关于自体肺癌细胞疫苗的多中心临床 I/II 期试验证实，该疫苗能控制部分肺癌患者的病情进展。

该研究共纳入 83 例非小细胞肺癌患者，其中早期患者 20 例，晚期 63 例。从 67 例患者肿瘤细胞中制备出疫苗，该疫苗是通过腺病毒将粒细胞巨噬细胞集落刺激因子（GM-CSF）基因导入肿瘤细胞，并使肿瘤细胞分泌该蛋白。43 例患者接受了疫苗治疗，其中早期 10 例，晚期 33 例。注射前用 137Cs 照射使肿瘤细胞丧失增殖能力。治疗方法为:每2周皮下注射1次,总疗程3~6周期。

结果显示,部分患者效果显著,3例晚期患者(其中2例为支气管肺泡癌)的肿瘤完全缓解,持续时间分别为6、18和≥22个月。1例患者的肺部肿块缩小30%,2例患者出现混合性反应,7例患者病情稳定。进一步研究发现,疫苗细胞分泌 GM-CSF>40 ng/24 h/10^6 细胞的患者生存期更长,显著超过低分泌组患者,中位生存期分别为17个月和7个月($P = 0.028$),表明存在与疫苗剂量相关的生存优势。主要不良反应为注射局部反应(93%),表现为红斑、硬结,其次为疲乏(16%)和恶心(12%)等。

这个研究的结果很令人鼓舞,众所周知,非小细胞肺癌的死亡率占癌症死亡的首位,5年生存率仅为14%,目前治疗方法主要为手术、放疗、化疗。非小细胞肺癌由于异质性大,肿瘤抗原弱,免疫治疗效果一直很差。

晚期非小细胞肺癌的治疗方法常以化疗为主,有效率仅为20%~40%,中位生存期为7.4~8.2个月。该研究以能得到患者自身肿瘤细胞为前提,在部分晚期非小细胞肺癌患者身上得到惊人结果。该研究首次发现,单用免疫疫苗能引起非小细胞肺癌完全缓解,并能持续1年以上,而且研究对象为化疗无效的晚期肺癌患者,实在十分难得。如何选择最合适的治疗对象是下一步的研究方向,同时也期待着更大规模的Ⅲ期临床随机对照研究的结果。

(二) GVAX 肺癌疫苗

GVAX 肺癌疫苗已取得初步临床实验令人鼓舞的连续报道。这项初步临床实验的参与者为晚期非小细胞肺癌患者。参与此项研究的大多数患者均为经手术、放射治疗和(或)化学治疗不成功的患者。研究者试制成功出一种患者个体特异性的疫苗产品模式,这些疫苗均由医院从患者的肿瘤活检组织样本中制备而得。在给药之前,基因被修饰的肿瘤细胞均经过照射以确保安全。参与此研究的90%以上的患者已成功地制备到肺癌疫苗。在参加该临床实验的25名患者中,18名患者接受接种疫苗的全部疗程,这些患者通过迟发型超敏反应的皮肤反应测试表明能够提高其抗肿瘤的免疫力。其中两名患者治疗后以无肿瘤状态生存超过2年,另3名患者分别在治疗后15、8和4个月未发现肿瘤恶化的迹象,使疾病得以控制。此外,研究提示该疫苗还具有抗肿瘤的免疫活性。

(三) 神经节苷脂疫苗

1999年,Dickler 等研发出由 GM2 和 GD2 组成的双价神经节苷脂疫苗(BMS-248076),目前正在美国进行Ⅱ期临床试验。Krug 等报道应用 GM2、GM1、中位糖脂 globo H、多聚硅酸连接 KLH 和 QS-21 成功构建四价疫苗。Vincent 等报道 EGF 与蛋白载体 P64 连接构建的分子疫苗用于治疗晚期 NSCLC 的Ⅱ期临床试验结果。将66例晚期 NSCLC 患者随机分为疫苗治疗组和化疗治疗组,EGF-P64 疫苗治疗的患者中,17例有抗体产生,中位生存期为332 d,而用化疗药物治疗的中位生存期为379 d。日本学者 Hanagirl 等报道了 MAGE-3 多肽疫苗治疗5例 NSCLC 患者的疗效、免疫反应和安全性的临床研究结果,根据患者 HLA 表型的不同分别选择不同的 MAGE-3 多肽,2例 HLA-A2 表型的患者接受 FLWGPRALV 多肽的疫苗治疗,而3例 HLA-A24 表型的患者接受 IMPKAGLLI 的治疗。300 mg 的多肽疫苗皮下注射,2个月共注射6次(第1、8、15、22、36和50 d),OK432 作为佐剂。用迟发性超敏反应(DTH)51Cr 释放试验、ELISpot、细胞因子的产生和混合淋巴细胞培养来评价免疫反应。结果显示2例 HLA-A2 患者中,1例无变化,1例恶化;而3例 HLA-A24 患者中,1例显示临床有效,且血清癌胚抗原(CEA)显著下降,DTH 反应阳性,肺部肿瘤和肝转移肿瘤分别缩小 58% 和 41%,外周血中针对 MAGE-3 多肽的 CTL 前体增加。因此,MAGE-3 多肽疫苗对晚期肺癌的治疗是安全的,在患者中可获得部分的临床疗效和免疫反应。目前正在进行术后辅助化疗后 MAGE-3 巩固治疗与安慰剂对照的随机Ⅲ期临床研究,结果值得期待。L-BLP 25 是针对癌症相关抗原 MUC_1 的癌症疫苗。目前正在进行的 INSPIRE 研究,探索 L-BLP 25 在无法手术切除的Ⅲ期 NSCLC 的维持治疗中的价值。

■ 三、问题与展望

基于目前的循证医学证据,除了贝伐单抗联合泰素/卡铂改善了预选特定(非鳞癌、无脑转移、无出血等)晚期初治 NSCLC 患者以及 EGFR 单抗联合长春瑞滨/铂类用于 EGFR 免疫组化阳性患者的生存之外,其他各种靶向药物联合化疗一线治疗晚期 NSCLC 均未显示出生存效益。

为什么会产生这么多的阴性结果呢?专家认为有两种可能的原因:一是目前几乎所有化疗联合生物靶向药物一线治疗 NSCLC 的临床研究均没有根据药物所针对的靶点预先选择患者——在"非选择人群"中应用"靶向药物",因此靶向药物没有发挥其应有的治疗效果;第二种可能的原因是化疗和靶向药物作用于同一细胞群,两种治疗的疗效没有产生叠加。当然这些可能的原因都还处于假设阶段,需要大量的研究去证实,但是有一点可以肯定的是:对于特定的(针对靶点选择的)患者选用合理的靶向药物联合化疗,才有可能得到较单纯化疗更佳的疗效。

肺癌靶向治疗经过近 10 多年来的研究,已取得了许多具有里程碑意义的成绩,但仍存在许多困扰肺癌靶向治疗发展的问题:①靶向治疗药物也有毒副反应,尤其是多靶点药物,怎样才能只作用于拟定中的肿瘤细胞靶点,而不作用于正常细胞的相同靶点?②临床上怎样通过检测一些指标以了解到"靶向药物"对肺癌正在产生作用?③传统化疗中一些不被重视的临床特征如性别、族裔、吸烟状况等,在肺癌靶向治疗中却显得格外重要,如何从分子基因水平去理解?④怎样选择"靶向药物"与其他细胞毒药物联合应用才能产生相加或协同作用,而不产生抵消作用?⑤怎样区别和鉴定"靶向药物"应用后的影像学疗效和"靶向疗效"?⑥怎样确定"靶向药物"的最佳生物学剂量(OBD)?⑦什么是"靶向药物"的最佳治疗方案?⑧怎样选择"靶向药物"的最佳用药时机?⑨"靶向药物"的最终评价指标是什么?上述问题还需肺癌临床工作者与肺癌基础研究工作者团结协作,共同努力,加以逐个解决。肺癌"靶向治疗"为肺癌的治疗增添了一个新的领域,也给肺癌的治疗带来了新的希望。相信随着肺癌靶向治疗基础研究、临床试验技术和其他相关技术的不断发展,肺癌靶向治疗药物的开发和临床应用会达到更加成熟的阶段。

(陆　舜)

第四节　以 EGFR 为靶点的治疗

近 20 年来,随着我们对非小细胞肺癌细胞的分子生物学和细胞生物学了解的不断深入,对非小细胞肺癌细胞和正常支气管黏膜上皮之间的差异的了解也越来越多,从而为我们提供了许多治疗肺癌的新靶点。表皮生长因子受体(epidermal growth factor receptor, EGFR)就是近年来研究比较多的治疗非小细胞肺癌的靶点之一。

■ 一、表皮生长因子受体的结构与生物学特性

表皮生长因子受体(EGFR)家族包括 EGFR(HER-1)、C-erbB-2(HER-2)、C-erbB-3(HER-3)、C-erbB-4(HER-4)四个成员,它们结构相似,均定位于细胞膜上。

表皮生长因子受体(EGFR)是原癌基因 C-erbB-1(HER-1)的表达产物,HER-1 基因定位于第七号染色体(7p11213),包括 26 个外显子,长约 110kb,编码分子量为 170 000 的跨膜受体酪氨酸激酶(receptor tyrosine kinases,RTKs)。EGFR 含 1 186 个氨基酸残基,定位于细胞膜上,可分为胞外区、跨膜区和胞内区 3 部分。胞外区由氨基端的 621 个氨基酸构成,是配体结合区,对 EGF 具有高度的亲和力,对热很稳定;跨膜区由 23 个氨基酸残基构成的螺旋状结构的疏水区,其主要功能是将受体固定于胞膜上;剩余的 542 氨基酸构成胞内区。胞内区可再分为 3 个亚区,靠近跨膜区为酪氨酸激酶区,最末端为抑制区,中间区为调控区。

迄今共发现 EGFR 有表皮生长因子(epidermal growth factor,EGF)等 6 种配体。EGF 等配体与受体膜外区结合后,EGF 家族的单体成员二聚体化。这种二聚体化既可由相同受体的单体形成同源二聚体,也可由不同的受体单体形成异源二聚体。受体二聚体化后构象发生改变,使胞内区的受体酪氨酸激酶亚区被激活,羧基末端特异的酪氨酸残基被磷酸化,从而激发下一级信号传导。其活化可分为 3 个步骤:①EGFR 与配体结合后可导致受体形成同源二聚体,也可与其他 EGFR 家族形成异源二聚体。②二聚体的形成促使 EGFR 胞内区 6 个特异的受体酪氨酸残基磷酸化,分别依次将外界各种信号转导至胞内。主要通过两条途径将信号传递至细胞核,一条是 ras→raf→MAPK 途径;另一条是 PI3K→PKC→IKK 途径。③当信号传导至细胞核后,引起核内基因转录水平的增加,使细胞增殖、转化,使 EGFR 表达增加(图 15-9)。

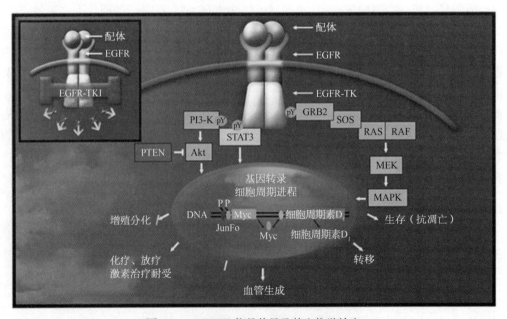

图 15-9　EGFR 信号传导及其生物学效应

■ 二、抗表皮生长因子受体靶向治疗药物的分类和作用机制

研究发现,正常肺组织中 EGFR 呈低表达或不表达,但是在包括 NSCLC 在内的多种上皮源性恶性肿瘤中,EGFR 呈过表达,而且肺癌细胞能够以自分泌方式分泌 TGF-α 及内皮生长因子,二者与 EGFR 以配体方式相结合,与肿瘤增生、转移、放化疗敏感性下降关系密切。NSCLC 根据组织学类型的不同,EGFR 过表达率 40%～80%,其中鳞癌占 84%,大细胞癌占 68%,腺癌占 65%。正是由于正常肺组织和肺癌肿瘤组织中 EGFR 表达存在明显差异,针对这种差异研发针对 EGFR 靶向治疗应用于晚期非小细胞肺癌逐渐成为研究的热点。目前在临床应用比较多的抗 EGFR 靶向治疗的药物主要包括两大类:第一类为针对受体胞内区的表皮生长因子受体酪氨酸激酶抑制剂(EGFR-TKIs),第二类为针对受体胞外区的抗表皮生长因子受体的单克隆抗体(Anti-EGFR Mono-Antibody)。

(一) 表皮生长因子受体酪氨酸激酶抑制剂(EGFR-TKIs)

目前在临床上应用于晚期非小细胞肺癌治疗的表皮生长因子受体酪氨酸激酶抑制(EGFR-TKIs)主要有吉非替尼(Gefitinib, ZD1839, Iressa)和厄洛替尼(Erloti, nibOSI-774, Tarceva)(图 15-10)。

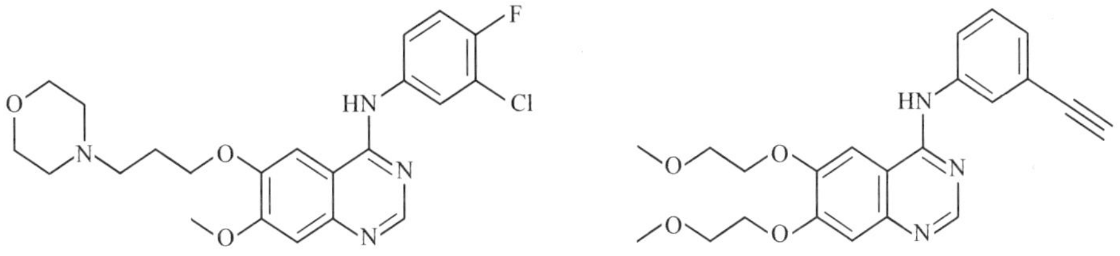

图 15-10　吉非替尼(左)和厄洛替尼(右)的化学结构

吉非替尼的化学名为 4-(3-氯-4-氟苯氨基)-7-甲氧基-6-[3-(4-吗啉基)-丙氧基]喹唑啉。属于 1, 3 二氮杂奈衍生物,是一种 EGFR 酪氨酸激酶抑制剂。吉非替尼在细胞内与底物中的 ATP 竞争,抑制 EGFR 酪氨酸激酶磷酸化,从而阻断肿瘤细胞信号传导,抑制肿瘤细胞的生长、转移和血管生成,并促进肿瘤细胞凋亡。在 4 项 Ⅰ 期临床研究中已经看到口服吉非替尼的客观抗肿瘤效果。这些研究包括非小细胞肺癌患者和其他一些实体瘤的患者。大部分患者是既往接受过化疗的难治性病例,采用间断(接受吉非替尼治疗 14 d 后观察 14 d)和持续 28 d 治疗。结果提示吉非替尼对一线化疗失败的非小细胞肺癌有一定的疗效。而药物的主要毒副作用为痤疮样皮疹和腹泻。Ranson 等报道了 64 例实体瘤的患者,接受间断性吉非替尼治疗(50～700 mg/d,每一剂量级 7～10 例患者),16 例非小细胞肺癌的患者,有 4 例在治疗(分别是300 mg、400 mg、525 mg 和 700 mg 剂量级),2～12 周内出现 PR,持续缓解时间为 2～6 个月,另外 3 例 SD。在另外一项日本的研究中,在 31 例入组患者中,23 例为非小细胞肺癌患者,接受间断性吉非替尼治疗方案,5 例获得 PR。其他两项 Ⅰ 期临床研究采用吉非替尼连续给药的方法,50 例非小细胞肺癌的患者,3 例肿瘤缩小。在随后的两项随机 Ⅱ 期试验剂量评估试验IDEAL-1 和 IDEAL-2 中,探索了吉非替尼对已接受过治疗的 NSCLC 患者的疗效与安全性。在这两项试验中,患者随机分配至吉非替尼 250 mg/d 组或 500 mg/d 组。发现吉非替尼二线或

三线治疗 NSCLC 的有效率为 9%～19%，27%～36% 的患者疾病稳定。无吸烟史的患者(一生中吸烟数量小于 100 支香烟)、女性腺癌、亚裔患者，与无这些特征的患者比较，缓解率较高。IDEAL-1 的中位有效持续时间为 13 个月，IDEAL-2 为 7 个月。症状控制率分别为 40.3% 和 43.1%。疾病相关症状的改善通常出现在服药后的 8～10 d。250 mg 组较 500 mg 组耐受性好，毒副作用包括腹泻和皮疹，皮疹的发生可能和疗效相关。因此，在后续的临床研究中均采用 250 mg 每日一次连续口服作为该药物的临床推荐剂量。

　　厄洛替尼是与吉非替尼类似的另外一种小分子 EGFR 酪氨酸激酶抑制剂。厄洛替尼也属于口服的喹唑啉类小分子化合物。它的作用机制与吉非替尼相似，通过与 EGFR 胞质区高度保守的 ATP 结合位点竞争性结合，最终抑制 EGFR-TK 活性，从而阻断 EGFR 信号传递途径，达到治疗目的。厄洛替尼的 I 期临床试验同样发现在晚期 NSCLC 患者中出现客观有效率，主要毒副反应为腹泻和皮疹。与吉非替尼不同的是，厄洛替尼在推荐药物使用剂量的策略仍沿用了传统化疗药常用的策略，使用最大耐受剂量作为后续的临床研究推荐剂量 150 mg 每天一次连续口服。Perez-Soler 等报道了厄洛替尼单药治疗 57 例既往化疗的非小细胞肺癌 II 期临床研究，厄洛替尼剂量 150 mg/d，连续口服。结果 RR 为 12.3%，MST 为 8.4 个月，1 年生存率 40%。生存与皮肤毒性的发生和程度有关，与 EGFR 表达无关。

　　(二) 抗表皮生长因子受体的单克隆抗体(Anti-EGFR Mono-Antibody)

　　西妥昔单抗(Cetuximab，C225，Erbitux，爱必妥)是一种与针对 EGFR 和其异二聚体的人鼠嵌合型 IgG1 单克隆抗体(图 15-11)，它与 EGFR 的亲和力高于配体，从而防止配体与 EGFR 结合。与现有的小分子 EGFR-TKI 作用机制的不同之处是该药物是与 EGFR 细胞外区结合后可阻断该受体介导的信号传导通路。此外，还会引起 EGFR 内吞与降解，并诱导抗体依赖性细胞介导的细胞毒作用(ADCC)杀伤表达 EGFR 的肿瘤细胞。

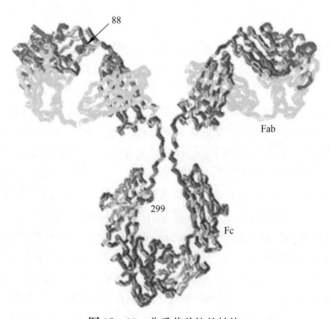

图 15-11　曲妥昔单抗的结构

西妥昔单抗的 I 期临床试验表明在药代动力学方面,西妥昔单抗遵循零级消除动力学规律。西妥昔单抗给药是先采用 400 mg/m² 的负荷量,随后每周再给 250 mg/m² 的维持量。西妥昔单抗单药、联合放疗或化疗的耐受性好。该药物最常见的毒副反应是痤疮样皮疹,类似于炎症性的痤疮,具有丘疹和脓疱,没有粉刺,80% 的患者局限于面部、颈和躯干。皮疹一般在首次治疗后的 3 周内出现,在随后的几周后部分患者会自行消失。皮疹严重的患者需要对症处理(具体方法见后),极少数患者需要停药,停药后皮疹可以自愈,且无瘢痕。除了痤疮样皮疹以外,部分患者还会出现皮肤干燥伴龟裂和甲沟炎。目前的观察发现药物引起的痤疮样皮疹与疗效相关。其他 3、4 度毒性包括乏力、发热、恶心和过敏反应。5% 的患者出现过敏反应,其中一半的(50%)患者症状严重。几乎所有的过敏反应发生在首次用药的过程中或用药后 1 h 内,常规处理对过敏反应有效,发生 1/2 度反应时,只需减慢推注速度,发生严重反应时需停药。近 11% 的患者发生 3 度或 4 度的痤疮样皮疹。一项 I/II 期的临床研究,西妥昔单抗联合紫杉醇和卡铂治疗 31 例初治的转移性非小细胞肺癌。紫杉醇剂量是 225 mg/m²,第 1 d,静脉点滴;卡铂剂量是 AUC 为 5,第 1 d;西妥昔单抗先采用 400 mg/m² 的负荷量,随后每周再给 250 mg/m² 的维持量。化疗每 3 周重复,如没有肿瘤进展和出现严重副作用,化疗进行 6 个疗程。这一联合方案的主要毒性是肌肉和关节酸痛、中性粒细胞减少和皮疹。中位 TTP 4.5 个月,MST 15.7 个月。

■ 三、表皮生长因子受体酪氨酸激酶抑制剂在 NSCLC 治疗中的作用

(一)表皮生长因子受体酪氨酸激酶抑制剂(EGFR-TKI)靶向治疗在非小细胞肺癌二线治疗的作用

1. 吉非替尼二线治疗 NSCLC 在 2005 年的美国癌症研究学会(AACR)年会上,Thatcher 等报道他们进行的对于曾接受过治疗的 NSCLC 患者采用吉非替尼或安慰剂治疗的双盲、随机、对照 III 期临床研究(Iressa Survival Evaluation in Lung cancer, ISEL 研究)。结果显示:吉非替尼有效率较安慰剂组高(8% *vs.* 1%,P < 0.000 1),但两组患者生存时间无显著差异(5.6 个月 *vs.* 5.1 个月,P = 0.087),1 年生存率 27% *vs.* 21%。在预先计划的亚组分析显示:吉非替尼可显著延长非吸烟和亚裔患者的生存时间(P = 0.012 和 0.01)。该研究的阴性结果使吉非替尼在美国、加拿大及多数欧洲国家未能上市,导致吉非替尼的应用在欧美国家受到限制。吉非替尼在我国也进行了注册临床研究。该研究由中山大学附属肿瘤医院为牵头单位,联合国内 5 个肿瘤中心共同收治了 159 例晚期非小细胞肺癌患者。客观缓解率(OR)在 ITT 人群中为 27.0%,疾病控制率为 54.1%,症状缓解率为 32.5%。中位无进展生存时间(PFS)为 97 d,中位生存期为 10 个月。目前,吉非替尼在中国、日本、印度等亚洲国家获准应用于化疗失败的 NSCLC 患者二线或三线的治疗。

此后,吉非替尼与传统化疗进行对照在二线治疗晚期 NSCLC 的研究也逐渐开展。Cufer 等进行了一项 II 期随机研究(Second-line Indication for Gefitinib in NSCLC, SIGN),对比了吉非替尼和多西紫杉醇对 141 例化疗失败的晚期 NSCLC 患者的疗效。主要研究目标是症状改善的评估,次要研究目标包括生活质量、有效率、总生存及安全性。吉非替尼和多西紫杉醇的中位缓解时间分别为 3.0 个月和 2.8 个月,症状改善率 36.8% 和 26.0%,生活质量改善率 33.8% 和 26%,客观有效率 13.2% 和 13.7%,中位生存期 7.5 个月和 7.1 个月。多西紫杉醇组患者 3 级和 4 级毒性反应程度高于吉非替尼组(25.4% *vs.* 8.8%)。根据这些数据,S Niho 等在日本进行了一项 III 期随机对照试验(V-15-32),对比了吉非替尼与多西紫杉醇治疗既往化疗失败的

NSCLC 的疗效,非劣效性检验的目标是总生存,以期证明吉非替尼不亚于多西紫杉醇。共入组 489 例患者,结果发现:吉非替尼较多西紫杉醇显著改善客观疗效(22.5% *vs.* 12.8%,$P=$ 0.009)、TTP(HR=0.63,95% CI:0.51~0.77;$P<0.001$)和生活质量。两组患者的 3 级/4 级毒性反应发生率分别为 40.6% 和 81.6%,显示吉非替尼的耐受性优于多西紫杉醇,但吉非替尼组间质性肺疾病的发生率为 5.7%,3 例患者因间质性肺疾病死亡,多西紫杉醇组无一例患者死亡。生存分析结果显示:按照预先定义的标准(HR<1.25)没有达到关于总生存的非劣效性检验(HR=1.12,95% CI:0.89~1.40),两组之间的总生存及无进展生存均无统计学差异($P=$ 0.330 和 0.335)。后续的分析发现,吉非替尼组的患者疾病进展后,36% 接受了多西紫杉醇化疗,40% 接受最佳支持治疗;而多西紫杉醇组的患者疾病进展后,53% 接受了吉非替尼治疗,仅 26% 接受最佳支持治疗。因此,研究者认为后续治疗的不均衡性可能会影响两组的生存分析。

INTEREST 研究共入组了 1 466 例患者,322 例为亚洲患者。主要的研究目标是通过非劣效性检验比较吉非替尼和多西紫杉醇治疗一线含铂类化疗失败的晚期 NSCLC 患者的总生存。吉非替尼组和多西紫杉醇组患者在腺癌、女性、不吸烟、PS、既往接受化疗方案方面比较均衡。结果发现吉非替尼组和多西紫杉醇组中位生存期分别为 7.6 个月和 8.0 个月,1 年生存率分别为 32% 和 34%(HR=1.020,95% CI:0.905~1.150),达到了预先设定的 HR<1.154 的要求。在次要观察指标上,两组患者的客观缓解率相似;药物安全性和耐受性资料显示出了吉非替尼优于多西紫杉醇;患者生活质量改善率吉非替尼组也显著高于多西紫杉醇组。INTEREST 研究是第一项在 NSCLC 二线治疗中开展的 EGFR - TKIs 与标准化疗头对头比较的全球性的Ⅲ期临床研究,第一次证明了在未经选择的晚期 NSCLC 二线治疗患者中,EGFR - TKI 和标准化疗多西紫杉醇疗效相当,而前者具有更好的安全性和改善生活质量的优势。正是这一研究的结果确立了 EGFR - TKI 分子靶向药物在 NSCL 二线治疗的地位。

在 INTEREST 研究报道以后,有两个问题值得临床医师关注。第一个问题是为什么在日本进行的 V15 - 32 研究与 INTEREST 研究设计相似而结果却相矛盾?关于这个问题可以从两个方面来解释。首先,两个研究的样本量不一样,因此两个研究的非劣效性检验的显著性水平不一样(HR<1.25 和 HR<1.15)。V15 - 32 研究的样本量较小(489 例患者)而 INTEREST 研究的样本量较大(1 466 例患者)。因此,相对而言 INTEREST 研究的把握度更大一些。其次,两个研究的终点都是观察患者的总生存期。在 V15 - 32 研究设计的时候并没有考虑患者二线治疗失败以后的治疗是否会对患者的总生存有影响,因此对二线治疗失败的患者后续治疗并没有进行规定。INTEREST 研究克服了 V15 - 32 研究中的两组患者后续治疗不均衡的缺点,两组患者治疗失败后的后续治疗情况也比较均衡。因此,对两组患者总生存期的影响不大。第二个值得关注的问题是如何解释 EGFR - TKI 在与安慰剂对照研究中发现的所谓 EGFR - TKI 治疗的优势人群在 INTEREST 研究的亚组分析并没有被发现。例如女性、不吸烟、腺癌、年龄、PS 等亚组分析并不能显示吉非替尼优于多西紫杉醇。在分子标记物的亚组分析中同样也发现:EGFR 基因突变、EGFR 基因扩增(FISH 阳性)患者、k - ras 基因突变的患者吉非替尼的临床获益与多西紫杉醇相似。目前对这个问题还没有很好的解释,临床上比较流行的解释是可能这些所谓 EGFR - TKI 的优势人群同样也是化疗的优势人群,或者说这些临床或者分子生物学指标可能仅仅是一个预后因素而不是预测因素。

2. 厄洛替尼二线治疗 NSCLC　BR.21 研究是加拿大国立癌症研究院(NCIC)进行的厄洛

替尼和最佳支持治疗的随机、安慰剂对照治疗既往化疗失败的晚期 NSCLC 的Ⅲ期临床试验。该研究入组患者 731 例,主要研究终点是观察两组患者的生存期。结果发现厄洛替尼有效率为 8.9%,而安慰剂有效率<1%,中位有效持续时间分别为 7.9 个月和 3.7 个月。与安慰剂对照,无进展生存更具优势,分别为 2.2 个月和 1.8 个月(HR=0.61,$P < 0.001$),总生存为 6.7 个月和 4.7 个月(HR=0.70,$P < 0.001$),1 年生存率为 31% 和 22%。厄洛替尼组 5 名患者因为毒性而终止治疗。BR21 亚组之间的 Cox 回归分析显示,与接受安慰剂的非吸烟患者比较,接受厄洛替尼治疗的非吸烟患者生存时间更长。根据 BR.21 的试验数据结果,2004 年 11 月,厄洛替尼通过 FDA 认证,获准用于曾接受过化疗的晚期 NSCLC 患者的二线或三线治疗。随后,在欧洲和亚洲的多个国家也获得批准同样的临床适应证。

之后进行大型的、开放的Ⅳ期临床试验(TRUST,TaRceva lUng cancer Survival Treatment),即全球慈善供药计划项目(Expanded Access Programme,EAP 计划)进一步验证了 BR.21 研究的结果。该研究的主要目的是给接受至少一次标准化疗的晚期 NSCLC 患者提供厄洛替尼治疗;次要目的是观察药物安全性以及疗效(有效率、到进展时间和生存期)。2007 年 ASCO 年会报道了亚洲 7 个国家和地区研究的中期数据。结果显示,在可评估有效率的 949 例患者中,有效率为 25%,52% 的患者疾病稳定至少 4 周,疾病控制率达到 77%。中国共 16 个中心参加 TRUST 研究,入组 520 例患者。已经有数据的 366 例患者中,疾病控制率高达 81%(PR 23%,SD 58%)。而 3/4 级的毒性反应发生率小于 3%,82% 的患者出现皮疹,但严重皮疹的发生率仅为 10%,其他副作用也少见。TRUST 研究我国台湾数据无进展生存为 5.52 个月(95% CI:4.37~6.44),亚组分析表明男性患者中位 TTP 只有 16 周,而女性患者可长达 34.1 周($P < 0.0001$);鳞癌患者 TTP 只有 8.7 周,而腺癌/支气管肺泡细胞癌患者长达 31.7 周($P < 0.0001$)。另外,来自我国台湾的 TRUST 亚组结果中也再次证明了皮疹与生存期的相关性:没有出现或出现 1 级皮疹患者中位 TTP 只有 16 周,出现≥2 级的皮疹患者长达 36.0 周($P < 0.0001$)。ECOG PS 评分为 0~1 的患者的中位 TTP 尽管达到了 25.1 周,是 PS 评分为 2 的患者中位 TTP12.1 周的 2 倍,但无统计学差异。因此,厄洛替尼耐受性良好,因不良事件需要减量和停药的患者极少,尽管皮疹发生率较高,但多为轻中度,与在既往大型临床试验中如 BR.21 观察到的一致。

与吉非替尼类似,厄洛替尼也进行了对比多西紫杉醇或培美曲塞的临床试验(TITAN)。该研究目前正在进行中,目的是观察厄洛替尼在晚期 NSCLC 二线治疗对比培美曲赛或多西紫杉醇的疗效。主要研究终点是 OS,次要研究终点是无进展生存、到进展时间、客观有效率和毒性反应。该研究的结果将进一步明确 EGFR-TKIs 在晚期 NSCLC 二线治疗的价值和地位。

(二)表皮生长因子受体酪氨酸激酶抑制剂(EGFR-TKI)靶向治疗在非小细胞肺癌一线治疗的作用

1. 化疗与 EGFR TKI 联合治疗　目前有四个随机对照的Ⅲ期临床研究(INTACT-1,INTACT-2,TALENT 和 TRIBUTE 研究)是 EGFR-TKI(其中 INTACT-1 和 INTACT-2 研究是吉非替尼联合化疗,TALENT 和 TRIBUTE 研究是厄洛替尼联合化疗)联合常规化疗治疗ⅢB/Ⅳ期 NSCLC 的随机临床试验。这四个临床研究的结果显示:一线联合化疗与小分子表皮生长因子酪氨酸激酶(EGFR-TKI)联合应用并不能提高患者的生存。因此,目前临床并不常规推荐这两种药物在一线治疗时的联合应用。

如何解释两种单独使用均有效但联合应用时却没有协同作用是近几年来研究的热点。其中可能的原因有以下几个方面：首先，从 TALENT 研究结果表明化疗药物并不干扰 EGFR‐TKI 的药代动力学。因此，化疗药物干扰 EGFR‐TKI 的药代动力学的证据不足。其次，TRIBUTE 研究中 EGFR 突变状态存在与否与疗效有关，在 EGFR 突变和无突变人群中，EGFR TKI 联合化疗的总体有效率分别为 53％和 18％，疾病稳定率分别为 33％和 30％，疾病进展率分别为 13％和 52％。似乎突变人群更能够从联合治疗中获益，但是从两组患者的生存时间来看，突变人群这种客观有效率的优势并没有转化为生存的优势。因此，EGFR 突变可能仅是一个预后指标，而不是预测指标。此外，这几项研究的亚组分析显示：不吸烟人群从 EGFR‐TK 联合化疗治疗中获益，是否能够用不吸烟这一临床指标来筛选获益人群有待进一步的临床研究来证实。最后，是否 EGFR‐TKI 与化疗药物存在拮抗的作用是最近研究比较多的一个问题。众所周知，EGFR 信号传导增加细胞周期蛋白 D 水平，细胞周期蛋白 D 是 G1 期关键的检验点蛋白质。厄罗替尼诱导细胞停滞在 G1 期，而许多化疗药物作用在其他细胞周期如多西他赛诱导细胞停滞在 M 期并凋亡，因此当这两类药物被联合使用时可能存在拮抗作用（如 EGFR‐TKI 引起的 G1 期停滞，仅较少的细胞能够进入其他细胞周期时相，从而阻断多西他赛对 M 期细胞的活性）。这一结果可能解释为什么这两类药物联合应用时没有出现协同作用。因此，下一步的临床研究转向序贯应用化疗和 EGFR‐TKI 或者化疗与 EGFR‐TKI 联合序贯应用。

综上所述，从现有的基础与临床研究结果显示在 EGFE‐TKI 联合化疗一线治疗 NSCLC 时，化疗药物并不能干扰 EGFR‐TKI 的药代动力学；EGFR‐TKI 与化疗药物联合可能存在某些获益人群；EGFR‐TKI 与化疗药物一线联合应用可能存在拮抗的作用。进一步的临床研究可能帮助我们了解这两类药物联合应用的协同作用。

2. 化疗与 EGFR TKI 一线治疗 NSCLC 的 Ⅲ 期临床研究（Iressa Pan-Asia Study；IPASS 研究）　EGFR TKI 已经批准作为晚期非小细胞肺癌一线治疗失败后的二线和三线治疗。在 2008 年的欧洲肿瘤内科（ESMO）年会中报道一项亚洲进行的大型多中心 Ⅲ 期随机临床研究（Iressa Pan-Asia Study，IPASS 研究），比较吉非替尼作为晚期非小细胞肺癌的一线治疗与标准一线化疗紫杉醇＋卡铂的疗效，选择腺癌及不吸烟患者，随机分为单药吉非替尼组或紫杉醇（Paclitaxel）＋卡铂（carboplatin）治疗，吉非替尼治疗失败组可转入紫杉醇＋卡铂化疗组，而紫杉醇＋卡铂化疗组失败可选择其他标准治疗。主要研究终点是无进展生存期（PFS），次要研究终点是总生存期（OS），客观有效率和毒性反应。研究结果显示：在根据临床特征选择（腺癌、不吸烟或已经戒烟的轻度吸烟者）的亚裔晚期 NSCLC 患者总体人群中，口服吉非替尼较紫杉醇/卡铂联合化疗方案，具有无疾病进展生存期（PFS）方面的优势（风险比＝0.74，$P < 0.0001$）。在预先设定的 EGFR 突变阳性的肿瘤患者的亚组分析表明，使用吉非替尼患者的 PFS 显著长于化疗（风险比＝0.48，$P < 0.0001$），而在 EGFR 突变阴性肿瘤患者中，使用化疗的患者的 PFS 显著长于使用吉非替尼的患者（风险比＝2.85，95％CI：2.05～3.98，$P < 0.0001$）。在 EGFR 突变状态不明的亚组患者中，使用吉非替尼的患者的 PFS 较长，与总体人群的结果一致。吉非替尼的客观有效率优于紫杉醇/卡铂（43％∶32％；$P = 0.0001$），且与紫杉醇/卡铂相比，吉非替尼治疗组有更多患者获得了有临床意义的生活质量改善，达到统计学显著性[肿瘤治疗功能评估—肺癌（FACT‐L）总分，48％∶41％，$P = 0.0148$；试验结果指数（TOI），46％∶33％，$P < 0.001$]。2010 年 ESMO 大会上报告了该研究的最终 OS 结果，吉非替尼组和化疗组的 OS 期无显著差异（18.8 个月 *vs.* 17.4 个月，HR＝0.90，$P = 0.109$）。在各临床亚组，吉非替尼与化疗的 OS 均相

似。在 EGFR 突变阳性和阴性患者中,两治疗组 OS 亦无显著差异。

（三）表皮生长因子受体酪氨酸激酶抑制剂(EGFR‐TKI)一线化疗治疗后的维持治疗

一线化疗后±EGFR TKI 研究:SATURN 研究是观察厄洛替尼在晚期 NSCLC 患者完成一线化疗后维持治疗的疗效。晚期非小细胞肺癌的一线治疗后没有进展的患者随机分为厄洛替尼或安慰剂治疗组,试验为双盲。主要研究终点是 PFS,次要研究终点是总生存期 OS、客观有效率和毒性反应。目前,该研究已完成患者入组,结果正在随访中。

吉非替尼也开展了与 SATURN 研究类似的维持治疗研究,其中在中国开展的吉非替尼维持治疗(INFORM)研究也是一个随机、双盲、安慰剂对照的Ⅲ期临床研究,研究结果有助于我们以后的临床治疗选择。

■ 四、抗 EGFR 单克隆抗体靶向治疗在 NSCLC 治疗中的作用

近年来西妥昔单抗与常规一线化疗联合用于 NSCLC 治疗也有多项研究报道,总体来看西妥昔单抗联合化疗可提高客观缓解率、耐受性良好且有延长 OS 的可能。

在 2008 年 ASCO 会议上报道一线化疗±EGFR 单抗(西妥昔单抗,Cetuximab)一线治疗晚期 NSCLC 的全球多中心Ⅲ期临床研究(FLEX 研究)。患者被随机地分成两组,分别接受 DDP＋NVB＋西妥昔单抗或 DDP＋NVB 治疗。研究结果显示:两组患者的中位生存期分别为 11.3 个月和 10.1 个月,两组间有显著性差异($P=0.041$)。亚组分析显示,欧美人群西妥昔单抗组明显优于单纯化疗组,生存期分别为 10.5 个月和 8.9 个月($P=0.0025$);而在亚裔患者则显示不出统计学差异(17.6 个月 *vs.* 20.4 个月,$P=0.499$),研究者分析认为可能跟入组病例数较少和后续治疗不均衡有较大的关系。

2009 年世界肺癌大会(WCLC)上报道了一项纳入西妥昔单抗联合化疗一线治疗晚期 NSCLC 的 4 项关键临床试验(LUCAS、BMS 099、BMS 100、FLEX)的荟萃分析。该分析共纳入 2 018 例患者的个体资料,其中西妥昔单抗联合化疗 1 003 例,单纯化疗 1 015 例。入组患者包含了各种组织学类型(鳞癌、腺癌及其他类型),采用了不同的含铂双药方案(顺铂＋长春瑞滨、卡铂＋紫杉类,铂类＋吉西他滨)。结果显示:常规含铂双药化疗加入西妥昔单抗,中位 OS 有显著获益(10.3 个月 *vs.* 9.4 个月,HR＝0.878,$P=0.010$),并且 OS 的延长均超过 1 个月,总死亡风险降低 12.2%。另外两项重要研究终点——PFS（HR＝0.899,$P=0.036$)和客观缓解率(ORR)(比值比＝1.483,95% CI:1.201～1.783,$P<0.001$)也均获得显著改善。显示西妥昔单抗联合一线化疗可以使晚期 NSCLC 患者获得显著的生存获益。西妥昔单抗也因此成为目前经临床试验证实的、首个也是唯一一个联合化疗能够使所有组织学亚型 NSCLC 患者均有生存获益的抗 EGFR 靶向药物。

根据既往多项研究,提示皮疹可能作为 EGFR 靶向治疗获益的预测标记。FLEX 研究预先设计了第一疗程治疗 3 周内皮疹与西妥昔单抗联合化疗疗效关系的分析。分析包括了西妥昔单抗联合治疗组在第 21 d 时仍存活的全部患者(518 例)。其中在规定期间出现 1～3 级痤疮样皮疹者 290 例(56%),中位 OS 达 15 个月;未出现者 228 例(44%),中位 OS 8.8 个月。出现皮疹者具有显著的生存优势(HR＝0.631,95% CI:0.515～0.774,$P<0.001$),也远超出单纯化疗所获得的结果(10.3 个月)。尚无证据表明皮疹的严重程度与疗效相关,未发现皮疹的发生与人种和病理类型、分期等临床特征相关。

五、生物标记物在 NSCLC 抗 EGFR 靶向治疗中的作用

(一)肿瘤组织中 EGFR 基因突变

1. 肿瘤组织 EGFR 基因突变与 EGFR-TKIs 的疗效相关性 2004 年 4～5 月,美国的两个研究小组几乎同时发表了两篇关于表皮生长因子受体基因突变预测酪氨酸激酶抑制剂治疗肺癌敏感性的文章。Lynch 等研究了吉非替尼治疗有效、无效和未用吉非替尼的患者肿瘤组织的 EGFR 基因突变情况。结果表明,治疗有效的患者 89%(8/9)存在 EGFR 酪氨酸激酶结构域突变,而治疗无效的患者无一存在突变(0/7,$P < 0.001$),未经吉非替尼治疗的患者有 8%(2/25)存在 EGFR 基因突变。Paez 等研究发现在 119 例(58 例日本人,61 例美国人)接受吉非替尼治疗的患者中,16 例患者肿瘤组织中存在 EGFR 基因突变,而相应正常组织中则不存在突变。这些基因突变均集中在编码 EGFR 酪氨酸激酶结构域的 18-21 外显子上,类型主要为 21 外显子的点突变和 19 外显子的缺失突变。此外还发现腺癌患者的突变率(15/70,21%)高于其他类型的非小细胞肺癌(1/49,2%),女性患者突变率(9/45,20%)高于男性患者(7/74,9%),日本患者突变率(15/58,26%)高于美国患者(1/61,2%)。Pao 等领导的小组扩大了上面两个研究中的数据,发现相似的 EGFR 突变也与对厄洛替尼敏感性相关。上述研究结果已被其他众多研究广泛证实。

2. 肿瘤组织 EGFR 基因突变率和突变类型 在早期研究中,研究者检测了数百个来自美国、澳大利亚、日本和中国台湾的原发性肺癌的手术标本。总体上,在 759 个肿瘤组织标本中,有 149 个存在 EGFR 突变(19.6%)。突变多见于女性、腺癌、非吸烟及亚裔患者。在其他数个针对东亚患者的研究当中,检出的 NSCLC 肿瘤组织 EGFR 突变率在 19%～40%之间。

自 Lynch 和 Paez 等的报道以来,目前至少有 200 种 EGFR 酪氨酸激酶区突变被各国学者所发现,根据不同的突变类型,大致可分为:①19 外显子上的框架缺失,如:编码 LREA 下游氨基酸的多核苷酸框架缺失。②21 外显子上的点突变,如:L858R、L861Q。③其他:a. 18 外显子,如:G719。b. 20 外显子上的错义突变,如 T790M。c. 散见于 18 到 21 外显子的无义突变。(图 15-12)其中 19 外显子的缺失突变和 21 外显子的点突变已被认为是预测 EGFR-TKIs 疗效的重要生物标志物,大多数研究集中于此。

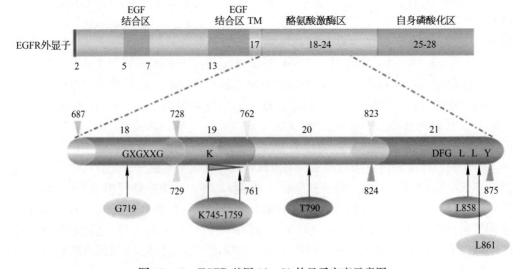

图 15-12 EGFR 基因 18-21 外显子突变示意图

3. 外周血 EGFR 基因突变检测的可行性与研究现状　EGFR 基因突变是 NSCLC 肿瘤特异性的体细胞遗传改变,晚期肿瘤组织中 EGFR 基因突变对 EGFR - TKI 的疗效具有明显的预测价值。但晚期 NSCLC 患者往往通过穿刺、活检、胸水、涂片等途径确诊,50% 以上的患者无法获取足够病理组织甚至无病理组织进行突变检测,失去了进行个体化治疗的机会。其次,DNA 直接测序是用于肿瘤组织 EGFR 基因突变检测的金标准,具有绝对的特异性,但由于技术本身的限制,敏感性较低,即使提供足量的组织样本,亦不能保证检测的顺利进行。目前虽有人提出其他的组织突变检测方法,但均未成熟。上述两大缺陷,限制了肿瘤组织突变检测在临床上的应用。

通过 NSCLC 患者外周血循环中游离 DNA 进行 EGFR 基因突变检测是一个有吸引力的研究方向。1965 年 Bendich 等首先提出游离 DNA 可能是癌基因中的一部分的理论。1977 年 Leon 等报道通过 RIA 定量测定癌症患者血清中存在的游离 DNA,其含量约为健康人的 10 倍,灵敏度达到 ng/ml。此类游离 DNA 均为双链 DNA 分子,其范围为 200 bp~21 kb,其中大部分是以核小体(nucleosome)的形式存在。分子生物学研究证实,血液游离 DNA 与原发肿瘤的基因组 DNA 具有相同的遗传变异,游离 DNA 可以用于癌基因突变、微卫星不稳定性和启动子区域高甲基化检测。因此从理论上来说,如果患者的原发病灶或转移病灶中存在 EGFR 基因突变,那么在其血液游离 DNA 中就有可能检测到相同的遗传改变。因此,基于外周血游离 DNA 或循环肿瘤细胞的分子标志在晚期非小细胞肺癌个体化 EGFR - TKIs 治疗中的作用成为了目前的研究热点。

自 2006 年日本学者 Kimura 等报道利用 PCR 扩增后直接测序的方法同时从患者的外周血和肿瘤组织中检测到 EGFR 基因突变以来,先后有多个研究小组利用不同的方法对外周血 EGFR 基因突变进行了检测,主要运用的方法有直接测序法、Scorpions 扩增阻滞突变系统(Scorpions - ARMS)、荧光标记 PCR 产物长度分析法联合 PCR Taqman 探针法、变性高效液相色谱法(DHPLC)等。通过对配对的肿瘤组织-外周血进行突变检测发现:①外周血中同样可以检测出 EGFR 基因突变,且与肿瘤组织的突变状态、突变类型存在相关性,各方法检测的外周血突变率在 16.7%~48.1%。②外周血 EGFR 基因突变与患者疗效相关。③部分研究发现突变可以延长患者 PFS/TTP,但对生存无明显影响。上述发现与针对肿瘤组织突变的研究相符。

因此通过外周血进行 EGFR 基因突变检测是可行的,而且检测到的 EGFR 基因突变也与晚期 NSCLC 患者接受 EGFR - TKI 的疗效等相关。但目前针对外周血样本所进行的研究都是单一研究中心使用单一方法对单一一组患者进行 EGFR 基因突变的检测,尚无使用不同方法对同一组患者进行检测的报道。由于方法学和研究对象之间存在着较大差异,不同方法之间的优劣尚无定论。

(二) 肿瘤组织中的 EGFR 基因扩增

Colorado 大学的 Cappuzzo 等进行了 EGFR 蛋白表达和基因拷贝数与 Gefitinib 临床疗效相关性的研究,此研究将 EGFR 蛋白表达、基因拷贝数增加与上述文献报道的检测基因突变方法相比较,结果发现 EGFR 基因高拷贝数及蛋白高表达同样能预测患者对 Gefitinib 的临床疗效,而在多因素分析中只有基因高拷贝数与患者的生存预后相关。因此 Cappuzzo 提出:采用 FISH 方法检测基因拷贝数优于检测基因突变方法,是预测 Gefitinib 临床疗效的最佳方法。另外,Cappuzzo F 等进行另一项前瞻性研究显示 EGFR 基因扩增是 TKIs 治疗 NSCLC 患者的疗效和生存的预测指标。BR 21 的生物标记物研究则显示 EGFR 基因扩增的预测价值主要体现为预测患者的总生存时间。

但近年来的多项研究中并未得出与上述研究完全一致的结论,这些研究未发现 EGFR 基因扩增在预测有效率和无进展生存时间方面的价值,而一项针对 TKIs 治疗 NSCLC 疗效的系统分析也提示,相比基因扩增,EGFR 突变更能预测 TKIs 的有效率和无进展生存时间,且在白种人当中预测价值更大,是预测 TKIs 治疗反应最有效、最直接的指标。

（三）肿瘤组织中的 k-ras 基因突变

1. k-ras 基因突变与小分子酪氨酸激酶抑制剂的疗效　　ras 蛋白是 EGFR 信号通路下游最重要的生物活性分子之一,它可以激活丝氨酸/苏氨酸激酶 raf,后者再激活蛋白激酶 ERK1 和 ERK2,最后导致一系列核内蛋白的激活及细胞扩增。在肺癌的发病及预后方面,k-ras 基因参与其中并起到一定作用,而 k-ras 基因突变可发生在 20%～30% 的 NSCLC 患者,这些患者较 k-ras 基因突变阴性者预后差。

最近的一些研究显示,k-ras 基因突变可能和 NSCLC 接受 TKIs 治疗的疗效有关。Massarelli E 等的研究发现 k-ras 突变是 NSCLC 患者 TKIs 治疗疗效差的预测指标,Pesek M 等针对 NSCLC 和转移性结直肠癌的 Meta 分析也得出相同的结论。另外的研究提示血浆中 k-ras 基因突变也可以预测 TKIs 的疗效,但因使用这种检测方法的研究还较少,其结论尚待考证。尽管上述研究发现了 k-ras 突变对 TKIs 治疗反应有预测价值,但仍有些研究显示 k-ras 与预测 TKIs 治疗反应的相关性远未达到统计学意义。

在我国大陆和台湾进行的两项研究提示,亚洲 NSCLC 患者 k-ras 基因突变发生率明显低于西方国家,为 3.8%～11%,研究中也未观察到其突变与疗效的相关性,故认为其在预测亚洲患者 TKIs 治疗疗效方面意义不大。

总体来讲,k-ras 在预测 NSCLC 使用 TKIs 治疗疗效方面显示出一定的预测作用,但其预测价值尚不如 EGFR 突变的预测作用那么清楚,需进一步研究求证。

2. k-ras 基因突变与抗 EGFR 单抗的疗效　　根据既往西妥昔单抗治疗其他肿瘤如结直肠癌的相关研究已明确 k-ras 野生型结直肠癌患者可从西妥昔单抗治疗中得到最大获益。曾有荟萃分析评价认为 k-ras 突变是 NSCLC 预后不良的潜在预测因子（HR＝1.35,95% CI:1.16～1.56）。从小分子的 EGFR TKI 相关研究经验也显示 EGFR 基因拷贝数（FISH）和 EGFR 突变与这类药物的有效率密切相关。IPASS 研究的亚组分析曾显示存在 EGFR 基因突变者接受吉非替尼治疗的 PFS 获益最明显;但对于 EGFR 无突变者,吉非替尼治疗的疗效反而明显差于化疗。该结果得到了 FIRST-SIGNAL 研究的进一步证实。目前研究发现,EGFR 突变阳性 NSCLC 具有不同的流行病学,被认为是 NSCLC 中一种独特的生物学类型,使肿瘤细胞的抗凋亡活性和增殖活性更强。EGFR 突变阳性者基因拷贝数增加的发生率增加,而发生其他基因突变的概率下降,共同结果是产生一种遗传特征单一的肿瘤,对于抗 EGFR 治疗也更加敏感。因此,许多学者认为西妥昔单抗一线治疗 NSCLC 可能的疗效预测分子标记物为:k-ras 突变、EGFR 基因拷贝数（FISH）和 EGFR 突变。

但是上述这三个指标能否作为 NSCLC 抗 EGFR 治疗的疗效预测因子呢? 2011 年公布的 FLEX 研究分子标记物分层分析显示,k-ras 状态可评估者 395 例,其中 320 例（81%）为野生型,75 例（19%）为突变型。k-ras 状态对西妥昔单抗治疗的 OS、PFS 及 RR 均无显著影响。

Khambata-Ford S 等对 BMS 099 研究进行的回顾性分析也显示西妥昔单抗治疗的 PFS 结果与 k-ras 状态无关。此外,FLEX 研究中,意向治疗人群(ITT)中 279 例(25%)可进行 EGFR 基因扩增的 FISH 检测,评价 EGFR 基因拷贝数。其中 FISH 阳性者 102 例(37%),阴性者 177 例(63%)。分析结果未发现 EGFR 基因拷贝数对西妥昔单抗治疗的 OS、PFS 及 RR 存在显著影响。对 MS 099 研究进行的分析亦显示 EGFR 基因拷贝数未对西妥昔单抗治疗效果产生影响。最后,FLEX 研究相关分析:ITT 人群中 293 例(26%)EGFR 突变状态可评价,其中野生型 248 例(85%),突变型 37 例(15%)。结果同样发现 EGFR 突变状态对西妥昔单抗治疗的 OS、PFS 及 RR 均无影响。

■ 六、抗表皮生长因子受体靶向治疗药物的不良反应及处理

抗表皮生长因子受体靶向治疗药物基本无传统细胞毒药物的骨髓抑制、心脏毒性、神经毒性等。但这类药物也有其独特的不良反应,其中最常见的副作用为皮肤不良反应,发生率>50%,但大部分为轻至中度,严重者约 10%。此类不良反应通过对症治疗即可妥善处理。

(一)EGFRIs 相关皮肤不良反应的临床表现及发生率

单克隆抗体以及小分子酪氨酸激酶抑制剂有相似的皮肤不良反应谱,常见的表现包括干燥病(皮肤干燥)、瘙痒、脱屑、指甲/甲周改变(通常为甲沟炎)、毛发生长异常(通常表现为脱发、睫毛粗长或面部多毛)以及毛细血管扩张(通常表现为小血管的膨胀以及色素沉着),而丘疹脓疱型病变(即粉刺或痤疮样皮疹)是最常见的皮肤不良反应,发生率 60%~80%。其他不良反应发生多在 10% 左右,不超过 40%。同样的药物治疗不同肿瘤其皮肤不良反应出现概率不尽相同。在大多数病例中,皮疹主要位于皮脂腺分布的部位即颜面部、躯干上部,中位出现时间为 1~2 周,常在第 3~4 周达到顶峰。皮疹的发展通常经历以下阶段:感觉障碍伴皮肤红斑和水肿(第 0~1 周)、丘疹脓疱性皮疹(第 1~3 周)、结痂(第 3~5 周)及红斑毛细血管扩张症(第 5~8 周)。皮肤干燥、瘙痒则常出现于躯干及下肢。

(二)病因及发病机制

EGFR 在上皮细胞增殖分化等方面起着重要作用,即刺激表皮细胞生长、抑制其分化、保护细胞抵抗紫外线相关损伤、抑制炎症并加速创面愈合。EGFRIs 相关皮肤不良反应的病因及发生机制目前尚未完全明确,但通常认为对滤泡以及滤泡间细胞表皮生长信号传导通路的干扰是关键的原因。

免疫组化研究发现,在正常皮肤组织中,磷酸化 EGFR 高表达于基底层及基底上层、MAPK 高表达于基底层。而 EGFRIs 治疗可抑制基底角质化细胞中 EGFR 磷酸化,并减少 MAPK 的表达,从而导致角质化细胞的生长抑制、提前分化及异常迁移。体外研究显示以上改变同时伴有炎症细胞化学诱导物的释放,从而诱导白细胞积聚,进而释放蛋白酶类,导致角质化细胞凋亡。大量凋亡细胞于真皮层下蓄积,进一步导致皮肤损伤。目前认为这是触痛、甲周炎以及丘疹脓疱等症状的主要原因。

(三)EGFRI 的疗效与皮疹严重程度的相关性

多个临床研究已经证实皮疹的出现及其程度可能是 EGFRIs 临床获益的标志。一组厄洛替尼治疗 57 例晚期 NSCLC 的 Ⅱ 期临床研究显示,0 度皮疹患者的中位生存期为 1.5 个月,1 度及 2~3 度皮疹的中位生存期分别为 8.5 个月及 19.6 个月($P < 0.05$)。随后两组 Ⅲ 期临床试验:厄

洛替尼治疗含铂方案失败的晚期非小细胞肺癌(BR21)及厄洛替尼联合吉西他滨一线治疗胰腺癌(PA.3)，进一步证实皮疹与总生存期(overall survival, OS)的强相关性：在 BR21 试验，相较无皮疹患者，出现 1 度及 2 度以上皮疹者 OS 明显延长(HR: 0.41, $P < 0.001$; HR: 0.29, $P < 0.001$)；而在 PA.3 研究中，出现中-重度皮疹与 OS 及无病进展生存期(progression-free Survival, PFS)强烈相关 ($P < 0.001$)，被认为是重要的预后因素。TRUST 试验台湾地区中期总结亦显示无皮疹及 1 度皮疹者中位 PFS 18.0 周，而 2 度以上皮疹者 36.0 周 ($P < 0.0001$)。比较西妥昔单抗联合伊立替康与西妥昔单抗单药治疗转移性 CRC 的关键性随机 Ⅱ 期试验中，西妥昔单抗治疗后出现皮肤反应的患者有效率显著高于未出现皮肤反应的患者(联合组 25.8% vs. 6.3%, $P = 0.0005$。单药组 13.0% vs. 0%)。

皮疹与生存期的相关性仍有待更多前瞻性、多中心、大样本研究证实。然而必须注意治疗过程中无皮疹并不意味着 EGFRIs 一定无效。

（四）皮肤不良反应的分级

对 EGFRIs 相关皮肤不良反应的准确分级是进行有效干预治疗的基础。NCI-CTCAE 标准是目前临床试验中最常见的不良事件分级方法，其中涉及 EGFRIs 相关皮肤不良反应的标准包括几大类(表 15-5)。专家一致认为 EGFRIs 相关皮肤损害(丘疹脓疱型病变、皮肤干燥、瘙痒、脱屑)程度应在 NCI-CTCAE(3.0 版)基础上进行简化，根据皮肤损害范围、有无主观症状、对日常生活影响与否及有无继发感染来确定，使之更好地指导临床的分级治疗。

Ⅰ级(轻度)：范围较局限(如丘疹脓疱型病变主要局限于头面部和上躯干部)；几乎无主观症状；对日常生活无影响；无继发感染。

Ⅱ级(中度)：范围比较广泛；主观症状轻，对日常生活有轻微的影响；无继发感染征象。

Ⅲ级(重度)：范围广泛，主观症状严重；对日常生活影响较大；有继发感染的可能。

指甲/甲周改变的分级则按照 NCI-CTCAE(3.0 版)确定。Ⅰ级：指甲脱色、褶皱、点蚀。Ⅱ级：指甲部分或完全脱落，甲床疼痛。Ⅲ级：上述症状影响日常生活，继发感染，甲沟炎(表 15-5)。

表 15-5　NCL-CTCAE 标准(3.0 版)：EGFR1 相关皮肤不良反应的分级

不良事件	1 级	2 级	3 级	4 级	5 级
皮肤干燥	无症状	有症状但不影响日常生活	影响日常生活	—	—
指甲改变	脱色、褶皱、点蚀	指甲部分或完全掉落，甲床疼痛	影响日常生活	—	—
瘙痒	轻度或局部	严重或广泛	严重或广泛，影响日常生活	—	—
皮疹/脱屑	无伴随症状的斑、丘疹或红斑	有瘙痒其他伴随症状的斑、丘疹或红斑，局部脱屑或其他损害的面积<50%体表面积	严重而广泛的红皮症或斑、丘疹或疱疹；脱屑面积>50%体表面积	广泛表皮剥脱、溃疡性或大疱性皮炎	死亡
皮疹：痤疮/痤疮样	毋需干预	需干预	伴有疼痛、瘢痕性毁容、溃疡或脱屑	—	死亡

（五）EGFRIs 相关皮肤不良反应的处理

1. 皮疹、皮肤干燥及瘙痒的处理方法　在临床实践中，合理的预防性措施及患者教育至关重要。当皮肤损害发生后,首先确定病变程度,然后依照严重程度进行逐级处理。轻度皮肤毒性一般观察或局部用药即可,中至重度毒性者除局部用药外,还需口服药物治疗。

轻度皮疹的患者可能毋需任何形式的干预,亦可局部使用皮炎平、氢化可的松(10%或25%软膏)或氯林可霉素(10%凝胶)、红霉素软膏。对皮肤干燥伴瘙痒者,可予薄酚甘油洗剂每日两次或苯海拉明软膏涂瘙痒局部。不应因轻度毒性而更改 EGFRI 剂量。2 周后对皮疹程度再次评价,若情况恶化或无明显改善则进入中度毒性处理。中度皮疹的患者可以局部使用 2.5%氢化可的松软膏或红霉素软膏,并口服开瑞坦,对皮肤干燥伴瘙痒者,可予苯海拉明软膏或复方苯甲酸软膏涂瘙痒局部,每日 1~2 次。有自觉症状者应尽早口服美满霉素(强力霉素)100 mg,bid.,其目的在于利用美满霉素的非特异性抗炎样作用。2 周后对皮疹再行评估;若情况恶化或无明显改善则进入下一级处理。重度皮疹的患者所采取的干预措施基本同中度皮疹,但药物剂量可适当增加。必要时可予冲击剂量的甲泼尼龙,并可减少 EGFRIs 剂量;若合并感染,则选择合适抗生素进行治疗,如头孢呋辛 250 mg,bid.,2~4 周后不良反应仍未充分缓解,则考虑暂停用药或中止治疗。

2. 甲沟炎的处理方法 对指甲脱色、褶皱等改变,可不做特殊处理。一旦出现甲沟炎,则可应用金银花水泡足/手,百多邦、环丙沙星(达维邦)或夫西地酸(立思汀)外涂,每日 1~2 次;若症状无缓解,给予美满霉素(100 mg,bid.)或头孢呋辛(西力欣)(250 mg,bid.)口服;严重者可外科拔甲治疗。

3. 有关 EGFRIs 减量或停药 EGFRIs 减量或停药须作为Ⅲ度皮肤不良反应治疗失败后的最后选择,厄洛替尼可减至 100 mg/d,吉非替尼可 250 mg,隔日一次,西妥昔单抗则减至总剂量的 75%/周。只有皮肤反应持续 2~4 周无法减轻才中断治疗。EGFRIs 停药期间,对皮疹的治疗不能停止。因为皮疹可能持续较长时间。部分患者仅需暂时停药,待皮疹改善后即可继续用药。

(六)EGFRIs 相关皮肤不良反应的预防及患者教育

由于 EGFRIs 的皮肤不良反应与其临床的获益密切相关,因此用药前医护人员加强与患者的沟通交流,应告知可能发生的皮肤不良反应,正确解释皮疹严重程度与生存获益的关系等相关知识的教育非常重要。通过正确的教育和引导,可以增强患者正确应对皮肤不良反应的信心。

此外,指导患者采取正确的预防措施也是减少患者皮肤不良反应的重要手段之一。预防措施包括嘱患者减少日晒时间,注意避光。因小分子酪氨酸激酶抑制剂所致皮疹多属于光敏性皮疹,可致暴露于日光部分的皮疹更为严重。每天保持身体清洁及干燥部位皮肤的湿润。勿接触碱性和刺激性强的洗漱用品,沐浴后涂温和的润肤露或硅霜、维生素 E 软膏以预防皮肤干燥。建议使用 SPF>18 的广谱防晒用品。有趾甲倒刺(逆剥)的患者用药过程中可能出现甲沟炎及局部增生反应,EGFRIs 治疗期间需改变足部受力习惯,穿宽松、透气鞋;EGFRIs 治疗前 1 周即热温水泡足(在用药中继续)或食用盐+水+白萝卜片(或花椒)煮沸泡足后涂抹护肤物或硅霜可预防足部皮疹的发生。积极治疗足癣。

■ 七、抗表皮生长因子受体靶向治疗药物的耐药问题

并不是所有具有 EGFR 激酶突变的患者,在接受 EGFR-TKI 治疗后均可以出现理想的疗效。在具有 EGFR 突变而对 EGFR-TKI 原发耐药的患者的肿瘤组织中,可能还持续存在其他类型的遗传损伤,从而导致耐药的产生。而新的遗传损伤的出现也可能是导致 EGFR-TKI 获

得性耐药的重要机制。

（一）原发性耐药

研究提示，与 EGFR 激酶的有效突变相比，EGFR 20 号外显子的插入突变，可能会使 EGFR 对 EGFR-TKI 的敏感性降低为原来的 1%。虽然在大多数情况下，T790M 突变被认为与获得性耐药相关。在一部分具有有效突变，而对 EGFR-TKI 原发耐药的非小细胞肺癌患者中，也检测出 T790M 突变的存在。

有 15%～30% 的非小细胞肺癌患者中，密码子 12 和 13 具有 k-ras 基因的活化突变。在非小细胞肺癌中 k-ras 和 EGFR 突变似乎相互排斥，EGFR 突变多出现在非吸烟患者的肿瘤中，而 k-ras 突变多与吸烟相关。由于 k-ras 突变通常出现在 EGFR 野生型的非小细胞肺癌中，因此很难判断 EGFR-TKI 的原发耐药是由于缺乏 EGFR 突变引起还是由于存在 k-ras 突变导致。然而，通常情况下认为 k-ras 突变是吉非替尼和厄洛替尼原发耐药的机制之一。

有研究提示抑癌基因 PTEN（phosphatase and tensin homologue）和胰岛素样生长因子受体-1（IGFR1）的表达，在 EGFR-TKI 的原发耐药方面起到一定的作用，但是并未在大型的研究中得到证实。

（二）获得性耐药

虽然具有 EGFR 突变的非小细胞肺癌患者接受 EGFR-TKI 治疗后的有效率较高，但是由于初始治疗后 6～12 个月获得性耐药的出现，限制了 EGFR-TKI 类的药物在延长患者生存方面的作用。因此对耐药机制的深入研究显得尤为重要。

EGFR 酪氨酸激酶区域的二次点突变，在密码子 790 位点上甲硫氨酸取代苏氨酸（T790M），被认为是 EGFR-TKI 获得性耐药的机制之一。研究显示，慢性粒细胞白血病患者 ABL 基因的二次突变，密码子 315 位点上异亮氨酸取代苏氨酸，是导致患者对产生伊马替尼的获得性耐药的机制。而 EGFR 的 T790 就相当于 ABL 的 T315，基于氨基酸的同源性，研究者开始人为诱导 T790M 突变，结果发现它可以导致吉非替尼获得性耐药的出现。而在后来的两项研究中证实，在 EGFR-TKI 获得性耐药的患者中确实存在 T790M 的突变。T790M 突变的检出率约为 50%。

Engelman 等报道了 EGFR-TKI 获得性耐药的另一机制：met 基因的扩增。在 EGFR-TKI 耐药的肺癌细胞中，ERBB3/PI3K/Akt 抗凋亡通路处于持续激活状态，并且这些耐药细胞中存在 met 基因的扩增。而将 met 基因抑制之后，这些细胞对吉非替尼的敏感性得以恢复。因此，他们认为 met 基因扩增，通过激活 ERBB3，继而激活 PI3K/Akt 下游信号传导通路，最终导致耐药性的产生。在 EGFR-TKI 获得性耐药的非小细胞肺癌患者，met 基因扩增约占 20%，并且有时与 T790M 突变同时存在。

目前仍有 30% 的患者出现 EGFR-TKI 获得性耐药的机制不明。

■ 八、小结

综上所述，近年来新的药物和新的靶向治疗方法不断涌现，使人类攻克肺癌的理想不断出现曙光。但晚期 NSCLC 的治疗结果仍然令人失望，5 年生存率约 1%，在目前基本上属于不可治愈的疾病。这类患者的化疗联合靶向治疗（主要是化疗联合抗 VEGF 单抗和抗 EGFR 单抗）的目的仍然仅仅是尽量延长生命，改善生活质量。即使一线化疗联合靶向治疗有效，症状能够缓解，但大部分患者在经历了一个疾病稳定期后，疾病仍然会复发或转移。为了克服这一问题，近年来采用化疗药物维持治疗的概念逐渐被证明可能是一个有效的治疗手段,但是靶向药物的维持治疗结果还需要等待随访的结果。对于一线治疗复发或进展的患者需要进行二线治疗。目前晚期 NSCLC 标准二线治疗的药物主要有多西紫杉醇、培美曲赛、吉非替尼和厄洛替尼。培美曲赛和多西紫杉醇疗效相似,但毒副作用明显减轻。在二线治疗方面,靶向治疗和传统化疗的对比吉非替尼和多西紫杉醇疗效相似,但药物耐受性和安全性明显优于多西紫杉醇,而且患者生活质量改善率显著也优于多西紫杉醇。厄洛替尼与多西紫杉醇或培美曲赛对比的临床研究正在进行中。目前并没有对吉非替尼和厄洛替尼进行比较的研究结果。

(张 力)

第五节 以血管生成为靶点的治疗

由于实体瘤的生长和转移有赖于新生血管的形成,抗血管生成的肿瘤治疗策略从理论上讲具有抗瘤谱广、不易产生耐药及药物易于到达靶部位等特点,因此,以抗血管生成为主的肿瘤生物治疗研究正成为近十多年来的研究热点。

肿瘤细胞是代谢活动高度旺盛的细胞,它要持续生长必须有充足的养分供应。在肿瘤发生的早期,肿瘤细胞可通过组织渗透而维持其生长,但当肿瘤直径超过 $1\sim2$ mm 后,肿瘤必需形成提供自身营养的新生血管,否则将长期处于直径 $1\sim2$ mm 以下的微小、休眠状态。新近还发现肿瘤细胞能通过自身变形模仿血管壁结构,形成输送血液的管道系统,建立特殊的肿瘤微循环,研究者把这称为血管生成拟态。血管生成拟态即模拟血管形成的状态,这种供血模式没有血管内皮细胞的参与,肿瘤细胞通过自身变形与细胞外多种成分相互作用,模仿血管壁结构,形成输送血液的管道系统,建立特殊的肿瘤微循环,并可与原有的血管相连通,使肿瘤获得血液。

肿瘤血管的主要生成过程虽然大体上类似于正常生理下的血管生成过程,但两者无论从结构、细胞组成及血管生成过程的时空调控均存在极大的不同。由于肿瘤血管的生成过程是一种失去正常调控的无序状态,与正常血管相比,肿瘤新生血管的结构缺乏完整性,管壁薄弱,缺乏平滑肌及完整的基底膜结构。内皮细胞之间存在较大缝隙,通透性强;血管网结构紊乱,有大量的血管盲端、动静脉间短路及血管的局部膨出等,导致渗出增加及组织间高压,同时也易于癌细胞穿透而形成远处转移。

血管生成对大多数实体瘤的生长和转移是至关重要的,抑制血管生成是控制肿瘤生长的一种重要靶向治疗方法,包括抑制血管生长刺激因子(如血管内皮生长因子,VEGF)或它们的受体和阻断内皮细胞增殖。近年来,以血管生成为靶点的肺癌靶向治疗正日益受到广泛重视。有学者提出抗血管生成药物会促进或抑制肿瘤血管正常化,改善肿瘤局部微环境,提高肿瘤局部渗透压,尤其是缺氧的改善,有利于药物的传送减少了化疗的耐药,也可能有利于放疗,因此可能使生存时间有延长。

■ 一、肿瘤新生血管的形成

血管生成(angiogenesis)是指在原有微血管的基础上通过"芽生"的方式形成的新生毛细血

管。正常成熟组织的血管系统是相对静止的(女性子宫内膜的周期性变化除外),内皮细胞的更新也极为缓慢(250~300 d)。而在肿瘤血管生成时,内皮细胞的增殖更新周期可短至数天。肿瘤血管生成是一个涉及到多种因子及细胞的复杂过程,其基本步骤可包括:①局部维持血管状态的促血管生成因子和抑制血管生成因子间的平衡被打破,促血管生成因子活性上调,内皮细胞增殖。②血管基底膜中的金属蛋白酶、组织纤溶酶原激活剂等多种水解酶活性上调,使基底膜与细胞外基质降解、重塑。③内皮细胞表面的黏附分子表达上调,并通过激活相关途径导致内皮细胞侵入周围组织的基质层并增殖和迁移。④血管内皮细胞生长因子受体表达升高,促进内皮细胞的外形重塑并形成管腔样结构。⑤在相关基因的作用下,通过促进和松弛内皮细胞与周围支持细胞(如平滑肌细胞、成纤维细胞)等的相互作用而完成血管的形成。

肿瘤血管的形成除从原有血管基础上通过"芽生"的主要方式(angiogenesis)外,还存在另一种称之为血管发生(vasculogenesis)的方式。在该生成方式中,肿瘤微血管内皮细胞来源于骨髓或循环系统中的内皮细胞前体细胞(precusor),它们可定位于肿瘤部位并在某些因子的刺激下分化为内皮细胞,并通过增殖形成血管样结构。肿瘤组织分泌的一些因子,如血管内皮细胞生长因子(VEGF)可促进骨髓中前体细胞的释放,促进肿瘤微血管的形成。

■ 二、内源性促血管生成因子

肿瘤血管的生成是肿瘤细胞和血管内皮细胞通过旁分泌和自分泌的不同形式、诱发体内多种细胞因子介导产生的瀑布式反应,这种反应能否发生取决于血管生成促进因子和血管生成抑制因子间的平衡状态(即 Hanahen 等提出的调控血管平衡的开关系统)。人体内存在多种促血管生成因子,如 VEGF、碱性成纤维细胞生长因子(bVEGF)、内皮抑素(endostatin)等,当两者间的平衡状态被打破,血管生成促进因子表达或产生高于血管生成抑制因子时,肿瘤血管开始形成。

体内存在诸多促血管生成物质,按其生化生理特点大致可以分为肝素结合生长因子,如 VEGF、FGF,非肝素结合生长因子、如转化生长因子(TGF‑α、β)、表皮细胞生长因子(EGF),炎性介导因子等(详见表 15‑6)。其中尤以 VEGF、FGF、PDGF 等肝素结合类生长因子与肿瘤血管生成的关系最为密切。

表 15‑6　内源性促血管生成物质

肝素结合生长因子:VEGF、PIGF、FGF‑1、FGF‑2、pleiotrophin、HIV‑tat、PDGF、HGF/SF
非肝素结合生长因子:TGF‑α、TGF‑β、EGF、IGF‑I
炎性介导因子:TNF‑α、IL‑8、IL‑3、prostaglandin E1、E2
酶分子:PD‑ECGF/TP、COX‑2、Angiogenin
激素分子:Oestrogens、proliferin
寡糖分子:Hyaluronan、Gangliosides
促血细胞生成因子:EPO、G‑CSF、GM‑CSF
细胞黏附分子:VCAM‑1、E‑selectin
其他:Nitric、Oxide、Ang‑1

■ 三、血管内皮生长因子(Vascular endothelial cell growth factor, VEGF)

在众多的血管生长因子中,血管内皮生长因子(vascular endothelial cell growth factor,

VEGF)在原发肿瘤的生长、转移肿瘤的形成及血管生长中都起着重要作用。VEGF 是一种细胞因子,它能诱导内皮细胞增生、蛋白酶的表达、抗内皮细胞凋亡和细胞重组,最终形成毛细血管。在病理血管生成方面,它还能增强血管的通透性,形成不成熟的血管网络。血管内皮生长因子能够刺激血管内皮细胞的增生,包括肺癌在内的大多数人体肿瘤组织中,VEGF 的表达大大高于其他正常组织。

VEGF 主要的受体是 VEGFR-1(Flt-1)和 VEGFR-2(人类是 KDR,鼠类是 flk-1),它们亦是酪氨酸激酶受体,主要由内皮细胞表达。还有一种受体是 VEGFR-3(Flt-4),它表达于淋巴管内皮。每一个受体具有酪氨酸激酶活性,它和配体(VEGF)结合,能形成共价二聚体,从而介导细胞内的信号传导。

与其他许多生长因子受体一样,VEGFR 介导了一系列细胞行为包括细胞迁移、存活、增殖等,在介导脉管新生过程中还有其特殊功能,如调节血管渗透性导致的组织水肿。不同受体各有其不同生物学作用,例如 VEGFR-1 对单核和巨噬细胞的游走有正调节作用,而对 VEGFR-2 的信号传递起着正(负)调控作用,且 VEGFR-1 不同的剪接体可竞争性结合 VEGF,从而阻止 VEGF 与 VEGFR-2 的结合;VEGFR-2 可以在各种生理病理情况下调控血管内皮细胞的生物学活性;而 VEGFR-3 可以调控淋巴管内皮细胞的生长和功能。最近以 VEGF 为靶点的 VEGF 单抗及小分子酪氨酸激酶抑制剂等肿瘤靶向治疗受到广泛关注,临床药物作用机制主要是通过阻断 VEGFR 信号传导通路,以阻断肿瘤血管新生而达到治疗目的。如何在不影响正常组织血管再生的同时阻断肿瘤血管的新生是目前研究的热点。

VEGF 的蛋白结构为 2 个相对分子质量为 17 000~23 000 的亚基组成的,通过两对二硫键共价连接的反平行同源二聚体。二聚体形成的决定簇位于 VEGF 起始的 110 残基处,其中氨基端 α-螺旋 12 位组氨酸和 19 位天冬氨酸间形成的结构域对 VEGF 二聚体形成起着关键作用,VEGF 单体间的疏水性氨基酸的相互作用可以稳定或协助二聚体的形成。VEGF-A、VEGF-B、PLGF 与 VEGFR-1 结合;VEGF-A、VEGF-E 与 VEGFR-2 结合;VEGF-C,VEGF-D 与 VEGFR-3 结合;VEGF-C、VEGF-D 经过蛋白酶解加工后也能与 VEGFR-2 结合,然而其结合效率远低于和 VEGFR-3 的结合效率。

VEGFR 的结构 VEGFR 属于受体酪氨酸激酶超家族,是一种膜镶嵌蛋白,与血小板来源生长因子和成纤维生长因子同属一个亚族。VEGFR 的膜外部分大约有 750 个氨基酸残基,由 7 个与免疫球蛋白结构相似的 Ig 结构域组成。其中 VEGFR-3 的第 5 个 Ig 结构域被二硫键所替代。膜外区紧接着是单跨膜片断和膜内区,膜内区属酪氨酸激酶区,被一个由 70 个氨基酸构成的激酶分开,最后是 C 末端。结构和功能研究表明这些区域在调节 VEGFR 的活性时起着不同的作用。VEGFR-1 膜外区的晶体结构显示第 2 个 Ig 结构域是与配体结合的区域。另外,对 VEGFR-2 的研究表明第 3 个 Ig 结构域对于配体结合的专一性起作用。

VEGFR 活性的调节 VEGFR 的激活是受其配体调控的,低氧环境下 VEGF-A 激活 VEGFR-1 的能力大大提高,可能是缺氧环境使低氧诱导因子(HIFs)持续表达。HIFs 与 VEGF-A、VEGFR-1 启动子区域结合使 VEGF-A、VEGFR 表达量增加。同样,VEGFR-2 在低氧环境下高表达,但其 HIFs 可能不同。低氧环境下 VEGFR-3 在不同的胚胎干细胞也可调控升高,但其在体内的调控尚需进一步证实。而这一点同肿瘤的生长相符。肿瘤组织生长是高耗氧过程,其所造成的低氧环境正好诱导了 VEGFR 高表达,从而促进肿瘤血管的生长。

VEGFR 是 VEGF 生物信号传导级联通路的门户，VEGF 与其结合后使 VEGFR 二聚体化，形成同源二聚体或异源二聚体，从而启动受体后信号传导途径。而同源二聚体与异源二聚体的信号转导途径是否存在差异还需进一步的研究。二聚体形成启动受体酪氨酸激酶激活导致其自身磷酸化，受体自身磷酸化可以激活其他蛋白，启动下游通路包括一系列第二信使的激活。受体酪氨酸激酶的负调控对于限制反应也极为重要，通过酪氨酸特异的磷酸酯酶可以使受体酪氨酸激酶快速脱磷酸化。现已证实 VEGFR-2 的激活对于 Src 同源的 SHP1 和 SHP2 的酪氨酸激酶的脱磷酸化起负调控作用。受体酪氨酸激酶的激活过程下调也是通过蛋白酶体途径的快速降解以及受体的内陷与溶酶体内降解完成的，故 VEGFR-2 快速内吞及失活对 VEGF 梯度的精确及局部反应起重要作用。VEGFR-2 的内吞及降解需蛋白激酶 C(PKC)依赖的受体羧基末端磷酸化完成，但对 VEGFR 凋亡过程暂不明确，可能与蛋白酶介导的降解过程相关。

目前靶向作用于 VEGF 通路的治疗策略主要有以下 4 种：抗-VEGF 抗体；VEGF 受体酪氨酸激酶抑制剂；抗-VEGF 受体抗体；可融解 VEGF 受体(VEGF-Trap)。

(一)抗-VEGF 抗体

贝伐单抗是一种重组人源化抗 VEGF 单克隆抗体。2006 年报道的一项随机的临床Ⅲ期试验(ECOG-E4599)中，将一线化疗药物(卡铂 AUC 为 6，泰素 200 mg/m^2，每 3 周 1 次，共 6 个周期)随机分成联合或者不联合贝伐单抗(15 mg/kg，每 3 周 1 次，持续至 1 年)，研究有 878 名晚期非鳞型 NSCLC 入组，鉴于以往的一项Ⅱ期临床研究结果表明鳞癌患者用药后出血风险增大，因此Ⅲ期临床研究排除了出血风险较大的患者，包括鳞癌患者、脑转移患者、高血压控制不理想的患者或有出血史的患者。研究结果发现贝伐单抗在治疗 NSCLC 中有重要作用，在接受贝伐单抗治疗组中，有效率(27% vs. 10%)、无进展生存期(PFS)和稳定期(OS)都显著优于对照组，总生存期从 10.2 个月提高到 12.5 个月。因此，美国 FDA 批准贝伐单抗联合含铂的新药两药方案作为标准的一线治疗方案。该研究结果改变了非小细胞非癌一线的标准方案，意义深远，引起广泛关注。

2007 年 ASCO 年会由 Manegold 等报道了一项多中心Ⅲ期随机临床研究，主要比较两个不同剂量的贝伐单抗(7.5 mg/kg 和 15 mg/kg)联合吉西他滨/顺铂(GC)方案与单纯 GC 化疗在无进展生存期上的差异。在初期分析中，均显示联合贝伐单抗能明显延长无进展生存期，并且治疗的缓解率(分别为 34%、30% 和 20%)和缓解持续时间(6.1 个月、6.1 个月和 4.7 个月)也增加，但 2008 年 ASCO 年会报道两组患者的总生存期未有差异。上述结果提示贝伐单抗与化疗联合应用是治疗晚期 NSCLC 的一种有效手段，使得含铂两药化疗这个晚期 NSCLC 治疗的金标准受到前所未有的挑战。

2009 年 ASCO 年会中 Miller 等报道了一片关于贝伐单抗维持治疗的Ⅲ期临床研究(ATLAS 研究)。研究者将 4 周期贝伐单抗＋化疗后疾病稳定的患者，随机接受贝伐单抗＋特罗凯或贝伐单抗＋安慰剂治疗直到疾病进展或出现不能耐受的毒性反应。首要研究目的为 PFS，次要研究目的包括生存期与安全性。由于该项研究提前达到研究目的而提早终止。研究结果表明共有 768 例患者随机接受贝伐单抗＋特罗凯(n=438)或贝伐单抗＋安慰剂(n=451)治疗，其中特罗凯组患者的 PFS 明显优于安慰剂组[4.8 个月 vs. 3.7 个月；HR 0.722 (95% CI: 0.592~0.881)]。

(二)VEGF 受体酪氨酸激酶抑制剂

1. Zactima(ZD6474)　具体见多靶点联合治疗。

2. 多吉美(Sorafenib)　具体见多靶点联合治疗。

3. 舒尼替尼(Sunitinib；SutentTM)　具体见多靶点联合治疗。

4. AZD2171(Recentin)　AZD2171是一种口服药物，它主要抑制VEGFR-1、VEGFR-2、VEGFR-3和PDGFR。在临床前的评估中发现它比ZD6474有更强的抗肿瘤血管生成效能。在一项临床Ⅰ期试验中：A组有36名患者接受标准的剂量递增方案(0.5～60 mg口服)；B组有47个患者参加，每天给他们20 mg、30 mg或45 mg口服。通过以上试验研究发现此药的半衰期是12.5～35 h，主要的毒性反应是高血压、头痛、腹泻和声音嘶哑。其中，口服20 mg、30 mg、45 mg剂量时，收缩压比平时分别升高5.5 mm/Hg、7.9 mm/Hg、21.6 mm/Hg。研究用DCE-MRI检测血流，发现一旦此药的剂量升高，肿瘤的血流就会下降。然而血压的高低却与DCE-MRI没有什么联系。在以上的83例恶性实体瘤患者中，有2人获得部分缓解，23人疾病稳定。

2006年ASCO年会上Laurie等报道了20例卡铂(AUC为6)＋紫杉醇(200 mg/m^2)联合AZD2171治疗初治的ⅢB和Ⅳ期NSCLC的试验结果，9例AZD2171剂量为30 mg，11例AZD2171剂量为45 mg，15例可评估的患者中6例获得部分缓解，8例疾病稳定，1例疾病进展。较常见的2度以上剂量依赖性毒性反应是肝功能异常、高血压、粒细胞下降和黏膜炎，其他常见的毒性反应是乏力、厌食、腹泻等。20例患者中无咯血发生。AZD2171联合吉非替尼的试验正在进行，有数据显示口服吉非替尼250 mg/d时，AZD2171运用20 mg/d或者30 mg/d耐受性最好，在口服45 mg/d的试验中，共有8人参加，其中3人发生3度高血压，1人发生呼吸困难和食欲减退。在口服AZD2171联合250 mg/d吉非替尼的试验提示30 mg/d的剂量是最佳的。

（三）抗-VEGF受体抗体

抗VEGF受体抗体的治疗目的在于降低VEGF与VEGF受体的亲和力，达到抑制肿瘤新生血管的目的。应用抗Flk-1单克隆抗体可明显抑制原发性鼠Lewis肺癌及Lewis肺癌的转移，有研究显示经抗Flk-1单克隆抗体治疗的肿瘤中微血管密度、肿瘤细胞增殖率均有降低，并有广泛的坏死。Brekken等采用单克隆抗体阻断VEGF与VEGFR的结合，从而阻断了VEGF导致的血管通透性的增加，并抑制肿瘤的生长。这表明VEGF抗体抑制肺癌生长和转移的作用不是直接抑制肿瘤细胞的生长，而是通过抑制肿瘤血管的形成来实现的。肿瘤血管形成被抑制后，肿瘤的营养来源和转移被阻断，可以达到治疗肿瘤的目的。

IMC-1121是一种抗VEGF-2抗体，hF4-3C5是一种抗VEGFR-3抗体。有研究将两种抗体联合使用，结果表明双特异抗体可以中和VEGF以及VEGF-C诱导VEGF受体2、VEGF受体3、p44/p42激活内皮细胞的胞外信号调节激酶，而且双特异抗体可以抑制VEGF以及VEGF-C诱导的内皮细胞迁移。这为将来抗血管治疗的发展提供了思路。

（四）可融解的VEGF受体(VEGF-Trap)

VEGF Trap是由人VEGFR-1和VEGFR-2胞外区域融合到人IgG的Fc段组成的融合蛋白。它通过结合和纯化血液循环中的VEGF发挥作用。VEGF Trap与VEGF相似，与VEGFR-1具有高度的亲和力(Km=1～5 pM)。这种亲和力大约是抗VEGF单克隆抗体亲和力的100倍，但药物代谢动力学性质与单克隆抗体相似。这种融合蛋白与单克隆抗体相比在低浓度时就能够达到很好的疗效。而且与人单克隆抗体相比该融合蛋白仅含有人类氨基酸序列。Ⅰ期临床研究对复发的顽固性肿瘤病人皮下注射VEGF Trap。血浆中VEGF Trap与VEGF结合物的消除半衰期大约为17 d。没有观察到3级或4级毒性，也没检测到抗VEGF Trap抗体。1 级和 2 级毒性包括可逆性蛋白尿、疲劳和便秘。一项 VEGF Trap 治疗铂类耐药的复发性卵巢上皮癌的Ⅱ期多中心随机研究中取得了较好的效果。在 2007 年 ASCO 年会报道了一项对于含铂方案以及特罗凯耐药的 NSCLC 患者单药治疗的Ⅱ期临床研究,结果显示疗效以及安全性较好。目前有关 VEGF Trap 联合多西紫杉醇的Ⅲ期临床研究正在进行中。

四、内源性抑制血管生成物质

为调节血管生成的平衡,人体内除存在许多促血管生成物质外,同时也存在多种抑制血管生成的物质,其中有相当部分来自一些蛋白质的水解片断,如来自ⅩⅧ胶原蛋白的羧基末端片断endostatin,纤溶酶原降解片断 Angiostatin 等(表 15-7),它们大都表现出较强的抑制血管生成活性,有的已进入临床试验。

表 15-7　内源性抑制血管生成物质

部　位	结　构
蛋白片段	
Angiostatin:	纤溶酶元降解片段 38 000 含 Kringle 区域
Endostatin:	ⅩⅧ胶原蛋白的锌结合区片段 20 000
AaAT:	抗凝血酶 3(antithrombin 3)的片段
Vasostatin:	钙网蛋白(calreticulin)的 N-端片段 10 000
Protactin:	催乳素的 16 000 片段
PF4:	血小板因子 4 的 N-端片段
Alphastatin:	源自纤维蛋白原的 24 个氨基酸小肽片断
Tumstatin:	Ⅳ型胶原 α3 链的一个多肽片断,分子量为 28 000
Canstatin:	Ⅳ型胶原蛋白 α2 链的一个多肽片断,分子量为 24 000
Arresten:	Ⅳ型胶原蛋白 α1 链的一个多肽片断,分子量为 26 000
PEX:	Mmp2 的羟基端水解片断,分子量为 20 000
可溶性介质分子	
TSP-1(血小板反应蛋白-1)、Troponin Ⅰ(肌原蛋白Ⅰ)、IFN、	
PEDF(色素上皮因子)、IP-10(胸腺嘧啶磷酸酶 10)、IL-12、IL-4、	
VEGI(VEGF 抑制因子)、TIMP-1、TIMP-2、PAI-1(纤溶酶元活化抑制因子-1)、	
Retinoic acid、Ang、2-Methoxyoestradiol	

(一) 内皮抑素(Endostatin)

Endostatin 是 O'Reilly 等于 1997 年首次在患内皮细胞瘤的小鼠血清中分离获得的,是大分子胶原蛋白ⅩⅧ的羧基末端非胶原区片段,由 183 个氨基酸残基组成,相对分子质量为 20 000。endostatin 能特异地抑制内皮细胞增生并明显抑制肿瘤的生长和转移。用 endostatin 处理牛肺动脉内皮细胞可致细胞凋亡,且可明显减少抗凋亡蛋白 bcl-2 和 bcl-xl 的产生,但在其他非内皮细胞中则未观察到这种作用,提示 Endostatin 可能选择性地引起内皮细胞凋亡。近来研究发现,Endostatin 也可通过与纤维母细胞生长因子竞争及通过阻止 G0/G1 期向 S 期转变等不同途径抑制内皮细胞增殖。Endostatin 除单纯使用具有抗肿瘤活性外,作为一类新型抗肿瘤药物还可以与传统的化疗、放疗联合应用,具有明显的协同作用。目前认为内皮抑素是一种强烈的抗血管生成因子,对其进行深入研究有望开创肿瘤治疗新领域。

我国首次将重组人内皮抑素（endostar，商品名：恩度）开发成抗肿瘤药物。恩度不是单纯的Endostatin，是在其母体上创造性地添加了 9 个氨基酸的新型 Endostatin，不仅使 ES 稳定性提高，半衰期延长，而且生物活性增加。与国外 Endostatin 样品相比，恩度的纯度明显增加。国内的一项随机、双盲、安慰剂平行对照、多中心Ⅲ期临床试验，评价了 NP（去甲长春花碱＋顺铂）联合重组人血管内皮抑素（恩度）与 NP 联合安慰剂治疗晚期非小细胞肺癌（NSCLC）的有效性和安全性。结果：486 例可评价疗效的患者中，NP＋恩度和 NP＋安慰剂对照组的总缓解率分别为 35.4％和 19.5％（$P = 0.003$），总临床受益率（clinical benefit rate，CBR）分别为 73.29％和 64.02％（$P = 0.035$），TTP 分别为 6.3 个月和 3.6 个月（$P = 0.000\ 0$）。其中初治患者中位 TTP 分别为 6.6 个月和 3.7 个月（$P = 0.000\ 0$）；复治患者，NP＋恩度和 NP＋安慰剂对照组的 RR 分别为 23.9％和 8.5％（$P = 0.034$）；CBR 分别为 65.2％和 61.7％（$P = 0.68$）；中位 TTP 分别为 5.7 个月和 3.2 个月（$P = 0.000\ 2$）。NP＋恩度组与 NP＋安慰剂对照组疗后 QOL 评分比较，有明显提高（$P = 0.015\ 5$）。该研究提示恩度与 NP 方案联合，能提高晚期 NSCLC 的 RR 及中位 TTP 且安全性较好，有较好的临床应用前景。

2007 年中国学者在 Blood 杂志发表的一片文章表明：血管内皮抑制素可特异性结合内皮细胞表面的核仁素。体外试验中，通过抗体阻断或 RNA 干扰核仁素，可导致血管内皮抑制素活性的丧失。在动物模型中，血管内皮抑制素和核仁素共同定位于肿瘤新生血管，通过抗体封闭内皮细胞表面的核仁素，可显著抑制血管内皮抑制素的抗血管生成和抗肿瘤作用。同时血管内皮抑制素与核仁素特异性结合后，可内吞并转运至细胞核内，通过抑制核仁素的磷酸化抑制内皮细胞的增殖。除可作为受体介导血管内皮抑制素的功能外，内皮细胞表面的核仁素本身对新生血管生成也具有很重要的作用。抗体封闭或 RNA 干扰内皮细胞表面的核仁素可显著抑制内皮细胞迁移及血管状结构的形成。血管内皮抑制素受体的发现及相关新生血管和抗肿瘤分子机制研究，将可能对血管内皮抑制素的临床应用起到一定指导作用。

（二）Angiostatin（血管抑素）

Angiostatin 由 O'Reilly 等 1994 年从移植了 Lewis 肺癌小鼠的血清和尿样中分离获得，是纤维蛋白溶解原的一个裂解片段，由肿瘤产生或活化某些蛋白酶，使纤溶酶原分解而成。在荷瘤小鼠模型中能有效抑制不同肿瘤的生长。Angiostatin 抑制血管生成的机制可能主要与其下调 VEGF 表达、能通过与内皮细胞表面 ATP 合成酶 α 亚单位结合使内皮细胞增殖抑制、可以降低由 bFGF 和 VEGF 诱导的细胞内的蛋白激酶 erk-1 和 erk-2 的活性等。Angiostatin 常用皮下注射，有效安全剂量范围较大且尚未发现毒副作用，未表现出抗原性和细胞毒性，也无耐药性。

（三）Alphastatin

Alphastatin 是 Carolyn 等于 2004 年在对纤维蛋白原（fibrinogen）不同片断对血管生成活性影响的分析后发现的具抑制血管生成功能的内源性物质，由 24 个氨基酸组成，是现阶段发现的最小内源性肽段血管生成抑制物质。Alphastatin 主要通过抑制内皮细胞的迁移和管状化而发挥抑制血管生成作用，但具体的作用机制尚不清楚。Alphastatin 抑制血管生成活性强，在动物实验中，使用较低剂量即能获得很好抗肿瘤活性（每日 0.025 mg/kg），有较好的潜在临床应用前景。

■ 五、抗肿瘤血管生成治疗中的"血管正常化"

既往认为抗肿瘤血管生成治疗能破坏肿瘤的血管系统以减少肿瘤的养料供给,进而可以达到治疗肿瘤的目的。但是,最近新的研究证据提示:抗肿瘤血管生成药物能使具有异常结构和功能的肿瘤血管系统"正常化(normalization)",从而使其他抗肿瘤药物和氧气更有效地到达瘤体,产生最佳的抗瘤疗效。

(一)肿瘤血管"正常化"的认识

早在 1996 年 Teicher 等就提出:抗血管生成和细胞毒(化疗和放疗)联合治疗将产生最大化效果,因为这种联合治疗将破坏肿瘤组织的两个独立的部分:癌细胞和内皮细胞。细胞毒药物将直接杀死肿瘤细胞,抗肿瘤血管生成的药物通过剥夺肿瘤细胞的营养物而间接杀死肿瘤细胞。事实上,新出现的证据提示化疗和放疗也有抗血管生成效果,通过直接破坏或杀死肿瘤内皮细胞、骨髓衍生细胞(如前体内皮细胞),间接地抑制肿瘤细胞生长。此外,肿瘤细胞也表达血管生长因子受体(如:VEGFR-1 或 VEGFR-2),这样抗血管生成药物(如 VEGFR 的单抗)能够通过干扰其相关路径,提高肿瘤细胞对其他治疗的敏感性,从而抑制肿瘤。以上这些机制提示抗血管生成药物将增加放化疗的疗效。但是,已有研究表明破坏脉管系统将严重干扰氧气的传递,造成低氧;破坏脉管系统将干扰药物到达肿瘤内部,从而降低许多化疗和放疗的疗效。如何解决这些自相矛盾的结果是目前面临的一道难题。已有研究发现,抗血管生成药物的合理应用能使不正常的肿瘤血管系统"正常化",这样可以使药物和氧气更有效地定向传输到肿瘤细胞。肿瘤中药物渗入的增加能够增强化疗的疗效,氧气浓度的提高能增加放疗和许多化疗药物的疗效。

(二)肿瘤的血管系统"正常化"的意义

为了得到生长和转移的养料,肿瘤利用已有的血管系统生成新生血管,新生成的血管系统在结构和功能上都不正常,血管易渗漏、扭曲和膨胀,易形成互相连接的分叉结构,同时这些血管的内皮细胞的形态也不正常,周细胞(给内皮细胞提供支持的细胞)松弛或缺失,基底膜时而显著地增厚,时而完全缺失。这些异常结构促使肿瘤内血流的不均一。另外,新生的肿瘤细胞产生的压力会压迫瘤内的血管和淋巴管,其将进一步影响血管流和淋巴管流。这些血管的异常共同导致血管外间质的压力增高(血管外增加的流体静压)、低氧和酸中毒。被损坏的血管供给系统和间质压力过高将干扰实体瘤的药物治疗的疗效。低氧使肿瘤细胞对辐射和一些细胞毒药物产生抵抗性。此外,低氧也会诱发遗传的不稳定性,诱导出更多高转移性肿瘤细胞,低氧和低 pH 也会降低渗入肿瘤的免疫细胞的细胞毒作用。肿瘤血管系统和微环境的异常将对肿瘤治疗的药物传输和功效发挥形成一个巨大的障碍。如果改善肿瘤血管的结构和功能,将有机会使肿瘤微环境正常化并最终增加肿瘤治疗的效果,改善的肿瘤血管系统也可以减少肿瘤细胞脱落进入循环而发生转移。过去,高剂量的药物和高压给氧已分别被用于增加肿瘤中药物和氧的浓度,但这些治疗方法在临床上的应用价值不大。失败的原因之一是肿瘤血管壁上有大的"洞",血管渗漏导致间质高压和血流的不均一,药物无法被正常泵入瘤体内。但是,如果传输系统得到修复,肿瘤细胞就能获得更多的药物和氧气,这是肿瘤血管"正常化"治疗的原理。

(三)血管系统"正常化"对肿瘤加速生长的影响

有人会提出血管"正常化"期间提高氧气和营养物的传输将增强肿瘤的生长。但迄今为止临床前和临床的研究表明,虽然血管系统出现"正常化",但肿瘤生长在抗血管生成治疗中并没有加速。主要的解释有以下几点。

1. 肿瘤的高度异质性　血管"正常化"发生在抗血管生成治疗期间,抗血管生成治疗的主要作用是使肿瘤血管数量减少和肿瘤退化。同时肿瘤是高度异质性的,一些区域的肿瘤血管比其他区域更成熟。因此,一些区域的肿瘤血管"正常化"的作用可以被其他区域的肿瘤血管退化掩盖了。另外,在抗血管生成治疗期间肿瘤不易生长出新生血管,这也限制了肿瘤血管功能的提高。

2. 快速增殖的肿瘤细胞对辐射和许多化疗药物更敏感　肿瘤血管"正常化"可使肿瘤细胞的氧气和营养物供给临时增加,从而提高这些细胞的增殖速度和加快肿瘤生长。但是,快速增殖的细胞对辐射和许多化疗药物更为敏感,从而提高放化疗的治疗效果。另外,也有学者如Gullino发现体内肿瘤生长速度和血流速度、血管体积或利用氧气或葡萄糖水平均没有相关性。

3. 低氧可以促进肿瘤演进　有人提出:低氧导致细胞的死亡,因此在肿瘤血管系统的暂时"正常化"期间减轻低氧应该加快肿瘤的生长。但是,大量证据表明低氧实际上可以提高肿瘤演进水平,出现更多耐药细胞和高转移细胞。这两种竞争性的影响在抗血管生成治疗中可能互相取消。

4. 抗血管生成药物直接诱导肿瘤退化　与内皮细胞一样,癌细胞依靠相同的血管生长因子如血管内皮生长因子(VEGF)存活。在这些肿瘤中,尽管血管"正常化",但抗血管生成药物可以同时杀死肿瘤细胞和内皮细胞,从而诱导肿瘤退化。

(四) 阻断 VEGF 信号对肿瘤血管"正常化"的作用

在正常的组织中,血管生成刺激因子(如 VEGF)的作用是平衡血管生成抑制因子如凝血酶敏感素的作用。在肿瘤组织中,这种平衡被打破了。因此,恢复平衡可以使肿瘤血管系统接近于正常。在所有已知的血管生成因子中,VEGF 最为关键。VEGF 促进内皮细胞的存活和增殖,使内皮细胞上的黏附分子增加,提高血管渗透性。在小鼠胚胎发育中,敲除(knock out)VEGF 的一个等位基因或使 VEGF 过分表达均会导致胚胎死亡。成人 VEGF 的过表达导致血管系统的高度异常。这些研究结果提示,正常的血管系统需要对 VEGF 在时间上和空间上的精确调控。

在大多数实体瘤中 VEGF 都是过表达的,如果适度地下调 VEGF 的信号传导,血管系统可以回复到"正常"状态。在小鼠移植肿瘤实验中已证实,VEGF 信号的阻断能减少有渗漏的血管,同时积极地改造剩余的血管系统,使其类似于正常的血管系统,即具有更少的漏洞,更少的膨胀和扭曲,具有较完整的基底膜和周细胞覆盖。这些形态学上的改变同时伴随着功能上的变化如间质高压的降低、肿瘤氧合作用的增加、药物在肿瘤中的渗透作用的提高。

(五) 血管系统"正常化"的治疗策略

增加抗血管生成药物的剂量能够引起肿瘤的退化,但这种剂量的增加可能会对正常组织中的心血管、内分泌和神经系统有较大的副作用。实际上,研究已发现运用贝伐单抗进行抗血管生成治疗与动脉血栓事件发生的风险增加有关,而且随着剂量的增加这种副作用会越来越明显。不合适的剂量或不适宜的给药时序的安排可能降低肿瘤的氧气和药物的传输,这会减弱放化疗的疗效。因此在内皮抑素基础研究中发现剂量的"U 型效应"。

(六) 血管系统"正常化"的最佳给药方法和药物剂量

抗血管生成和放化疗联合治疗的最佳时序安排的确定,需要对血管系统"正常化时间窗"有一定的认识。Winkler 等对接受放疗联合 VEGFR-2 单抗治疗的小鼠移植瘤模型进行研究,已经确定了类似的"正常化时间窗",即放射治疗后 VEGFR-2 单抗最佳治疗的时间段。时间窗是短暂的(大约 6 d),通过提高放射后产生的活性氧自由基来增强放射治疗疗效。研究发现在"正常化时间窗"期间,阻断 VEGFR-2 会提高小鼠移植瘤的血管周细胞的覆盖度,血管生成素-1和基质金属蛋白酶会被激活。另外,联合治疗的疗效也受抗血管药物剂量的影响。单纯增加抗血管生成药物的剂量会增加对正常组织的毒性。研究发现,肾癌患者使用高剂量的贝伐单抗(每 2 周 10 mg/kg 体重)比低剂量组的患者更有可能发生高血压和蛋白尿,一些癌症患者因此发生了死亡。虽然大规模临床试验目前尚未进行过剂量比较,但可以想象,副作用可能会随着剂量的提高而增加。目前已在小鼠的研究中发现,VEGF 信号阻断剂能诱导正常气管和甲状腺的退化。

(七)血管系统"正常化"中的鸡尾酒疗法

随着肿瘤的进展,肿瘤中表达的促血管生长因子相关受体的水平和种类会增加,表现为某些肿瘤更少地依赖于 VEGF,例如,乳腺肿瘤早期的血管生成可能只需要 VEGF,而后期这些肿瘤内的血管生成可能受到其他的因素驱使,包括成纤维细胞生长因子(FGF-1、FGF-2)、转化生长因子(TGF-b)、血小板来源的内皮细胞生长因子(PD-ECGF)和胎盘生长因子(PLGF)。这样,晚期乳腺癌可能通过接受其他血管生成因子的作用来生成新生血管,从而逃避抗 VEGF 的治疗。这可以部分解释为什么Ⅲ期临床试验化疗中加入贝伐单抗并没有提高晚期乳腺癌患者的存活期。最佳治疗可能需要作用于多种血管生成途径,将不同的抗血管生成药物进行有机组合的方法即鸡尾酒疗法可能是目前较好的选择。一种方法是,联合多种小分子激酶抑制剂,进行抗血管生成治疗的临床试验,以了解激酶抑制剂联合后对肿瘤血管"正常化"的确切作用;另一种方法是,开发能通过上游途径调节多种血管生成因子产生的药物,如 HER2 的单克隆抗体(曲妥单抗),有研究表明在 HER2 过表达的人乳腺癌移植瘤中,曲妥单抗对肿瘤血管生成的多个途径起作用,它能增加抗血管生成分子凝血酶敏感素 1 的表达,同时它能降低肿瘤细胞 VEGF 的表达,研究发现曲妥单抗联合贝伐单抗治疗 HER2 阳性的乳腺癌有较好的疗效,进一步研究发现曲妥单抗使人乳腺癌移植瘤的血管系统"正常化",对照组的肿瘤血管呈膨胀状且易渗漏,而那些接受曲妥单抗治疗的肿瘤直径和血管渗透性接近于正常血管。Kim 等发现曲妥单抗联合其他药物(如西妥昔单抗、HER1 单抗)的鸡尾酒疗法也有类似的疗效。

(八)血管系统"正常化"的评估

有学者对接受贝伐单抗联合放化疗治疗直肠癌患者进行研究,6 名患者接受贝伐单抗注射治疗,两周后发现肿瘤的总血流量减少了 30%～50%,肿瘤微血管密度、血管体积、间质液压也出现了下降,但肿瘤内放射性示踪剂没有同时降低,这提示"正常化"的肿瘤血管系统较治疗前能更有效地传输相关物质到达肿瘤内部。Xiong 等运用磁共振影像学(MRI)技术发现每日服用 VEGFR 酪氨酸激酶抑制剂(PTK787 和 SU6668)治疗的患者,其肿瘤总血流量也出现了下降。Herbst 等运用正电子发射断层扫描术(PET)分析接受内皮抑素治疗的患者,结果发现随着药物剂量的升高,肿瘤总血流量逐步下降。通过这些影像学方法获得的数据存在一定的局限性,包括:不能精确计算血流量和血管系统的渗透性;因为肿瘤是高度异质性的,所以肿瘤血流分布状况是决定肿瘤内药物或氧气分布的主要因素,而不是总血流量。未来,需要更先进的能测量血流量和其他生理参数变化的高分辨率显像技术,来明确抗肿瘤血管生成药物的血管"正常化"作用。

(九)展望

增加抗血管生成药物的剂量可能造成对正常组织损伤,同时破坏太多的肿瘤血管系统会导致低氧和肿瘤内药物传输障碍。优化抗肿瘤血管生成药物的给药方法和选择合适给药剂量,能够使肿瘤血管系统和微环境"正常化",达到最佳的治疗效果。未来,肿瘤血管"正常化"的研究面临三大挑战:首先,需明确哪些药物具有直接或间接的血管"正常化"作用,原理上,恢复促血管生成因子和抗血管生成因子之间平衡的治疗应该能诱导血管"正常化",从而提高肿瘤内氧合作用和药物的渗透。其次,需要探寻反映血管系统的结构和功能"正常化"的标记物,同时需发展出有助于辨别在抗血管生成治疗期间"正常化时间窗"的影像技术。最后,随着基因组学、蛋白质组学技术的发展,需探索肿瘤血管"正常化"的分子机制。

(陆 舜)

第六节 以法基尼转移酶为靶点的治疗

Ras 在肿瘤的发生发展中起着重要的作用。约 50% 的 NSCLC 存在 k-ras 突变,ras 在激活肿瘤增殖和血管生成之前需要法基尼化,法基尼转移酶抑制剂(FTIs)的主要作用就是阻止 ras 蛋白的法基尼化,从而有效抑制肿瘤细胞的增殖。FTIs 的关键蛋白的靶点可能是 h-ras 或者是与 Akt/P13K 信号通路相关蛋白。FTIs 的抗肿瘤作用不依赖于单个蛋白,可能是通过多个步骤发挥作用。目前,有关 FTIs 的细胞毒作用的确切机制尚未明了。FTIs 除抑制锚定依赖生长外,还引起细胞周期的改变,诱导细胞凋亡,引起细胞骨架和细胞形态改变。

临床前研究结果表明,FTIs 的细胞毒作用与肿瘤细胞株 ras 基因状态无明显关系。尽管 FTIs 不能有效地抑制 k-ras 法基尼化,但 FTIs 在体内外均能明显抑制 k-ras 基因转化的非小细胞肺癌细胞株生长。由于 FTIs 的细胞毒作用是可逆的,故有必要将 FTIs 联合其他细胞毒药物用于治疗肺癌。FTIs 与各种传统化疗药物(例如紫杉醇、吉西他滨、DDP、环磷酰胺、VDS)在体内外治疗包括非小细胞肺癌在内的多种恶性肿瘤的相加和协同作用已在临床前进行了研究。Moass 等的研究已证明 FTIs 联合 Taxol 治疗耐 Taxol 转基因鼠肿瘤,能增加肿瘤对紫杉类药的敏感性。FTIs 具有引起野生型 k-ras 表型的肿瘤细胞静止在 G2/M 期的作用,可以部分解释 FTIs 联合紫杉类细胞毒药物产生协同作用的实验结果。FTIs 抑制 P-糖蛋白介导的药物外流可能是 FTIs 靶向作用的另一个作用机制。

法基尼转移酶抑制剂主要以 H2ras,着丝蛋白 2E,着丝蛋白 2F 和 P13 K/Akt 为靶点。目前有 3 种 FTIs 在进行临床试验。这些 FTIs 属于非硫基、非多肽杂环家族小分子抑制剂。其中,R115777 和 SCH66336 为口服制剂,而 BMS214662 是静脉注射剂。而另外一种 FTIsL-778123 由于其心脏毒性(Q-T 间期延长),已中止临床试验。与其他法基尼蛋白产生严重毒性相反,R115777,SCH66336 和 BMS214662 临床耐受良好,毒性作用通常为可逆性。Ⅰ期临床试验结果显示:骨髓抑制、胃肠道反应、乏力为剂量依赖性不良反应。P115777,SCH66336 或 BMS214662 与传统细胞毒药物联合应用,疗效明显,临床耐受良好,无明显药代动力学影响。

■ 一、Tipifarnib (Zanestra, R115777)

R115777 的 Ⅰ期临床试验结果显示骨髓抑制为其主要毒副作用,其他剂量限制毒性包括乏力、神经系统并发症。Schellens 等报道用 R115777 治疗 18 例晚期肺癌的临床试验结果，对铂类化疗失败的非小细胞肺癌患者接受 R115777 治疗后，PR 维持时间达 4 个月。Ⅱ期临床试验推荐剂量为 300 mg，每天 2 次。

R115777 联合泰素帝治疗非小细胞肺癌的Ⅰ期临床试验中，泰素帝每 3 周 1 次；R115777 每天 2 次，连用 14 d，20% 的非小细胞肺癌获 PR，主要剂量限制性毒性为神经炎。目前，推荐 FTIs 联合治疗方案有：①R115777 每次 200 mg，每天 2 次，连用 7～14 d；泰素帝 75 mg/m²，每 3 周 1 次。②R115777 每次 300 mg，每天 2 次，连用 14 d；泰素 60 mg/m²，每 3 周 1 次。R115777 联合泰素帝治疗非小细胞肺癌，无相互影响的药代动力学发生。

R115777 联合 Gemzar 和 DDP 的三药联合方案已进行Ⅰ期临床试验。末梢神经炎为剂量限制毒性。15 例接受此方案治疗的患者，有效者 5 例（4 例 PR，1 例 CR）。Ⅱ期临床试验 R115777 的推荐剂量为 300 mg，每天 2 次，连用 14 d；Gemzar 1 000 mg/m²，d1 和 d8；DDP 75 mg/m²，每 3 周 1 次。R115777 联合其他 2 药或 3 药治疗非小细胞肺癌，亦显示临床应用安全。

由于 R115777 Ⅰ期临床试验结果令人鼓舞，R115777 已进行治疗非小细胞肺癌的Ⅱ期临床试验。Adjei 等报告应用 R115777 作为一线药物单药治疗进展期非小细胞肺癌。38 例为Ⅳ期（86%），6 例（14%）为ⅢB 期非小细胞肺癌。Ⅲ度末梢神经炎发生率为 16%，白细胞总数降低的发生率为 12%，呼吸困难的发生率为 7%，贫血的发生率为 7%，乏力的发生率为为 5%。8 例肿瘤稳定超过 64 个月，平均肿瘤进展时间为 2.7 个月，中位生存时间为 7.7 个月。Adjei 等建议应用 R115777 联合化疗药物治疗非小细胞肺癌。

R115777 单药治疗小细胞肺癌的Ⅱ期临床试验中，R115777 400 mg，每天 2 次，连用 2 周。24 例复治患者进入该项Ⅱ期临床试验。肿瘤平均进展时间为 43 日，患者平均生存 65 日。Ⅲ/Ⅳ度粒细胞减少的发生率为 23%，其他不良反应包括乏力、恶心、呕吐。Ⅱ期临床试验结果显示，R115777 临床耐受良好，但单药治疗复发性小细胞肺癌疗效不佳。

■ 二、Lonafamib（Sarasar，SCH66336）

第一个进入临床研究的 FTIs，已有多个 SCH66336 单药治疗非小细胞肺癌的Ⅰ期临床试验结果报道。Adjei 等报道 SCH66336 每天 2 次，连用 7 d。恶心、呕吐、腹泻和乏力是其主要剂量限制性毒性。在 7 例非小细胞肺癌中，1 例复治性转移非小细胞肺癌应用 SCH66336 后肿瘤获 PR。目前正进行与化疗药物联合的临床研究，SCH66336 联合紫杉醇显示出较好临床疗效。对 12 例非小细胞肺癌（其中 2 例化疗失败，5 例为复治）进行的Ⅰ期临床试验结果显示 7 例获 PR。SCH66336 的最大耐受剂量为每次 100 mg，每天 2 次；患者对 Taxol 的最大耐受剂量为 175 mg/m²。SCH66336 联合 Taxol 治疗 33 例转移性非小细胞肺癌，5 例获 PR，10 例获 SD。毒性反应包括腹泻、乏力。为此，又进行了 SCH66336 联合 Taxol 和卡铂的三药联合治疗非小细胞肺癌的Ⅲ期临床试验。但遗憾的是，结果并未显示出总生存的延长。

■ 三、BMS214662

BMS214662 治疗肿瘤的作用与其他 FTIs 靶向药物不同。BMS214662 口服和静脉给药均已进行过临床试验。口服给药的主要不良反应是胃肠道反应。BMS214662 联合铂类和紫杉醇类药物治疗非小细胞肺癌的临床试验正在进行中。体外试验结果显示联合用药具有协同作用。

BMS214662 联合 Taxol 和卡铂治疗非小细胞肺癌Ⅰ期临床试验结果显示其主要不良反应是贫血、外周神经炎、乏力和胃肠道反应。Ⅱ期临床试验推荐剂量为：BMS214662 160 mg/m^2，Taxol 175 mg/m^2，卡铂 Auc＝6，每 21 d 重复 1 次。

综上所述，FTIs 临床应用有较好疗效，耐受性较好，单药应用和联合应用治疗非小细胞肺癌均有一定疗效。Ⅲ期临床试验未显示出联合用药的生存受益，提示这类药物可能存在目前不知道的另类机制，需要进一步探讨 FTIs 的靶向治疗疗效和安全性。此外，近来还发现 FTI 与 HER-2 相互作用，可成为临床研究的另一方向，FTIs 是否具有放疗增敏作用的也值得进一步研究。

（王　燕）

第七节　m-TOR 抑制剂

哺乳动物雷帕霉素靶蛋白(mammalian target of rapamy2 cin，m-TOR)是存在于胞质中一种丝/苏氨酸蛋白激酶，属于磷酸肌醇激酶相关蛋白激酶家族(phosphoinositide kinase related kinase，PIKK)。人类的 m-TOR 基因位于染色体 1p36.2，它是一种大分子蛋白质，分子量为 289 000，由 2 459 个氨基酸分子组成。m-TOR 是细胞内多种重要信号传导通路的枢纽，在细胞的生长、蛋白质翻译、细胞的自我吞噬和新陈代谢中起着关键作用。m-TOR 的激活导致了多种肿瘤的发生。因此，m-TOR 分子成为研究抗癌药物的靶向治疗上一个理想的目标。上游的 PI3K/Akt 信号传导通过多种机制失调，这些机制包括人类表皮生长因子受体-2(HER-2)和胰岛素样生长因子受体(IGFR)等生长因子受体的过表达和激活，PI3K 的突变和 Akt 的突变/扩增。10 号染色体上缺失的磷酸酶和张力蛋白同源物(PTEN)是一种肿瘤抑制因子，负性调控 PI3K 通路。尽管 m-TOR 信号在肿瘤中通常是失调的，但 m-TOR 抑制剂并非在临床各种肿瘤中均有效。目前认为 m-TOR 对某些致癌驱动程序起作用，包括肾细胞癌和卡波西肉瘤的血管生成，套细胞淋巴瘤中 t(11;14)(q13;q32)移位伴随着细胞周期素 D1 的过表达，子宫内膜癌中的 PTEN 缺失和肉瘤中 IFGF-1R 信号的激活。这可能是临床研究中见到 m-TOR 抑制剂对这些肿瘤有效的原因。

最早发现对 m-TOR 有抑制作用的是雷帕霉素，研究发现雷帕霉素具有抗生素、免疫抑制及抗肿瘤的作用。在 20 世纪 70 年代雷帕霉素最初作为抗真菌药，主要用于白色念珠菌感染的治疗，90 年代 FDA 批准用于肾移植的免疫治疗。在免疫治疗过程中发现雷帕霉素有抗肿瘤活性。其抗增殖作用使细胞阻滞在 G1 期，另外还有抑制血管形成的作用，对多条旁路亦有抑制作用。但受其稳定性和溶解度的限制未能开发静脉给药。其类似物的临床试验正在许多类型的肿瘤中进行，这些类似物包括替西罗莫司(CCI-779)、依维莫司(RAD001)和 AP23573，它们在体内的活性代谢物为雷帕霉素。尽管 m-TOR 在许多生物学过程中都起着主要作用，但大致来说，雷帕类的治疗耐受性较好。其毒性反应包括无力、黏膜炎、恶心、皮肤毒性、腹泻、高三酰甘油血症、血小板减少、高胆固醇血症、转氨酶升高、高血糖和肺炎。这些毒副作用在一些应用高剂量的研究中更为常见。此外，所有临床试验中雷帕类取得的有效率都较小，但这并不影响药物对 PFS 或 OS 的改善，其原因可能是雷帕类单独应用于肿瘤可以抑制细胞生长，在临床上则表现为疾病稳定。

　　m-TOR 现在被认为是肾细胞癌的一个有效的治疗靶点。一项多中心Ⅲ期临床试验,预后不良的转移性肾细胞癌患者随机进入 3 个治疗组进行一线治疗。结果替西罗莫司组(剂量为 25 mg,每周 1 次,静脉给药)比干扰素治疗组(用量为 300 万~1 800 万单位,每周 3 次,皮下注射)和联合组的 OS 和 PFS 均有明显延长(中位生存时间分别为 10.9 个月、7.3 个月和 8.4 个月)。美国 FDA 因此于 2007 年批准替西罗莫司治疗预后不良的转移性 RCC。最近的一项随机双盲依维莫司与安慰剂对照的Ⅲ期临床研究结果显示,VEGFR 靶向治疗进展的患者进行依维莫司治疗可明显延长 PFS(4 个月),安慰剂组仅 1.8 个月。

　　雷帕类在其他类型肿瘤中也显示出明确的单药治疗活性。血液病肿瘤如治疗套细胞淋巴瘤的客观缓解率 38%~41%,对难治性套细胞淋巴瘤也可达 22%,而其他治疗仅有 2%有效率。其他还包括急性髓细胞样白血病(AML)和骨髓增生异常综合征(MDS)。此外,对子宫内膜癌、肉瘤(胃肠道间质细胞瘤,胶质母细胞瘤、脂肪瘤和骨肉瘤)的治疗也显示出了希望。

　　但在肺癌中研究较少,一项Ⅱ期临床研究评估了依维莫司单药三线治疗ⅢB/Ⅳ期 NSCLC 的疗效。患者分为两组,第一组为既往含铂化疗失败患者,第二组为 TKI 治疗失败患者。整组总有效率为 4.7%(第一组为 7.1%,第二组为 2.3%),疾病控制率为 47.1%。两组的中位 PFS 分别为 2.6 个月和 2.7 个月。三线治疗能达到这样的结果,值得进一步研究。基于一种假说,即两种药物同时抑制 PI3K/Akt/m-TOR 通路,可导致额外或协同的效应,因此对依维莫司与易瑞沙的联合应用进行探索。一项Ⅰ期临床研究中的 10 例进展期 NSCLC 患者分别接受了易瑞沙+依维莫司 5 mg/d 或 10 mg/d 的治疗,剂量限制性毒性出现在 10 mg 组,表现为 5 度高血压和 3 度黏膜炎。意想不到的是,5 mg 组出现了 2 个经影像学证实的 PR。因此又进行了Ⅱ期临床研究,选择了 25 例吸烟者,包括 11 例初治患者和 14 例既往接受过多西紫杉醇+顺铂化疗的患者,结果 17%获得了 PR。此外,数个依维莫司与 TKI 或其他药物联合治疗晚期 NSCLC 的临床研究正在进行。包括一项依维莫司+特罗凯一线治疗的Ⅱ期临床研究,以及依维莫司+紫杉醇+卡铂一线治疗的Ⅰ/Ⅱ期临床研究。

　　m-TOR 的激活导致其效应子磷酸化,其中真核生物的翻译起始因子 4E-结合蛋白-1(4E-BP1)和 S6 激酶-1(S6K1)研究最多也最透彻。但有关靶点抑制和疗效的药效学标记物检测均未能找到理想的观测指标。通过 PTEN 的缺失,磷酸化特异抗体如 p-Akt、p-S6K 和 p-S6 等筛选潜在的雷帕类治疗优势人群仍有许多争议。此外,如何与其他抗肿瘤药物或其他靶向药物联合,如何优化剂量及给药时间也是 m-TOR 抑制剂开发的重要问题。仔细筛选患者并合理选择联合治疗方案,将提高 m-TOR 抑制剂的成功率,才能使它在肿瘤个体化治疗中发挥更大作用。

(王　燕)

第八节　c-met 抑制剂

　　1984 年,Cooper 从 NIH3T3 细胞中克隆出一个具有转化活性的片段,定名为 c-met,其表达产物为具有酪氨酸激酶活性的跨膜受体蛋白。以后证实 c-met 是酪氨酸激酶受体家族中惟一与肝细胞因子 HGF 结合的高亲和性膜受体,其基因定位于染色体 7q31,大小约 110 kb,包含 21 个外显子。成熟的受体蛋白位于细胞膜上,胞外区是配体识别部位,并结合 HGF,而胞内部位具有酪氨酸激酶活性,是多种信号分子相互作用的结合部位。当 c-met 与 HGF 结合后,c-met 胞内区的 4 个酪氨酸残基首先发生自身磷酸化,进而通过复杂的机制引发一系列的磷酸化反应,活化下游重要的信号分子,从而调节细胞的增殖、存活、分化、形态发生和侵袭运动。此外 HGF/c-met 信号通路还可调控 β4-integrins、CD44、semaphorins 黏着斑复合体和非激酶性结合分子(no-kinase binding partners)的活化,并由此来调节细胞的黏附、侵袭能力和参与组织血管形成过程。

c-met 广泛表达于人体各种正常组织,但在多种肿瘤组织中呈现出异常的高表达、突变或活性改变。已有文献报道,在人类胃癌、肝癌、结肠癌、乳腺癌、胰腺癌、肺癌、甲状腺癌和脑胶质瘤等恶性肿瘤中可检测到 c-met 表达增强,且其过度表达常与预后不良相关。在肾癌、胃癌、肺癌、神经胶质瘤、卵巢癌中可检测到 c-met 的突变和持续活化,这种异常活化参与并调控肿瘤的发生、发展或转移,阻断 HGF/MET 信号途径可有效抑制肿瘤细胞生长、侵袭和转移。

目前,理论上可以针对 c-met 信号通路的 4 个方面进行抗肿瘤治疗。包括:受体/配体拮抗剂;针对 TK 催化活性的小分子抑制剂;阻断受体与其下游效应因子的相互作用;降低细胞表面 c-met 受体数量。但目前发现与肺癌有关且研究比较深入的主要是针对 TK 催化活性的小分子抑制剂。

1999 年,Abounader 等将 c-met 的反义 RNA 转入肿瘤模型小鼠体内,结果发现可以降低 c-met 表达水平及细胞表面 c-met 受体数量,使恶性神经胶质瘤细胞中 HGF/c-met 信号通路的活化受到抑制,从而抑制肿瘤的生长。第一次直接证明有效阻断肿瘤细胞中异常活化的 HGF/c-met 信号通路,能延缓肿瘤的生长。后续许多学者采用不同的研究策略和不同组织来源的肿瘤细胞证实了这一结果。但是,由于经脂质体途径施药的低效性抑制了其在临床中的应用。此外,在体外实验及转染模型中发现,利用 si-RNA 技术基本可以全部将 c-met 基因沉默,从而抑制肿瘤的生长、侵袭和转移。但是,正如其他抑制剂一样,如何将制备的 si-RNA 注入体内仍存在问题。不过,近来合成的化学修饰 siRNA 已经可以通过静脉注入,这为将此技术用于临床提供了新的希望。

1. SU11274　是一种吲哚酮化合物,属于 22 吲哚酮类衍生物,它对 c-met 的抑制具有高度的选择性和敏感性,可以结合于 c-met 的 ATP 结合位点,抑制 c-met 发生磷酸化,抑制其下游信号的传导,尤其是对 PI3K 及 Ras 途径的抑制作用,从而阻断 HGF/c-met 信号通路。该小分子抑制剂对 c-met 的抑制作用可导致时间及剂量依赖性抑制细胞生长及诱导细胞凋亡。SU11274 IC50 为 0.012 μmol/L。SU11274 在体外对于非小细胞肺癌细胞和间皮癌细胞 H28 具有良好的抑制效果。对 9 株非小细胞肺癌细胞进行研究发现除不表达 c-met 的 H661 细胞外,其他细胞都对 SU11274 高度敏感。在研究 SU11274 对 4 种不同 c-met 突变体的作用时人们发现,虽然这 4 种突变均可引起 c-met 的持续活化,但 SU11274 仅能封闭其中两个突变位点,明显降低其突变体的表达,但是不影响另外两种突变体的表达。SU11274 作为一个重要的抗肿瘤先导化合物,正对其进行进一步的研究。

2. PHA665752　也属于 22 吲哚酮类衍生物,是对 SU11274 结构进行优化后得到的一种新化合物,是 c-met 特异性小分子抑制剂。它对 c-met 多个酪氨酸残基的磷酸化(Tyr1003、

Tyr1230/1234/1235、Try1349)均有抑制作用,阻止 HGF 调节的 Akt 的活化,亦可阻止 c-met 信号途径中关键底物信号调节子 Gab1 与 c-met 结合。因此它对 c-met 的抑制作用比 SU11274 更强,选择性更高。近期,Puri 等报道在接受 c-met 特异性小分子抑制剂 PHA665752 治疗的非小细胞性肺癌和小细胞性肺癌异种移植裸鼠模型中,小鼠体内肿瘤生长明显下降;并发现 PHA665752 可改变血管形成表型,即可导致血管形成抑制剂 TSP-1 产量增加并伴有 VEGF 表达量下降。对 40 种人类肿瘤细胞进行研究后,发现高表达 c-met 的胃癌细胞 MKN45 对 PHA665752 反应最为敏感,进一步对 17 种胃癌细胞株进行研究发现 PHA665752 只引起 MKN45、GTL 216、KATO Ⅱ、SUN-5 和 Hs746T 等高表达 c-met 的细胞发生凋亡,而对于其他 12 株 c-met 表达正常的细胞无明显影响。Christensen 等的研究结果也表明 PHA665752 能够抑制细胞中 c-met 的活化,抑制细胞增殖并诱导细胞凋亡,还能使部分 GTL-16 细胞从恶性表型转化为正常表型。转染 c-met 基因的 NIH3T3 细胞在 PHA665752 作用下也发生类似的表型转化。PHA665752 可以与西罗莫司(雷帕霉素)发生协同作用,使非小细胞肺癌细胞 H441 发生细胞周期阻滞并诱导细胞凋亡。大量实验证明 PHA665752 能抑制多种高表达 c-met 肿瘤细胞的生长,且具有高度的选择性。因此,PHA665752 是目前发现的 c-met 小分子抑制剂中最有可能成药的"明星"分子。

3. PF2341066　是 met 激酶的 ATP 竞争性抑制剂。体外研究表明表达 R988C 突变的 NCI-H69 细胞经 PF2341066 治疗后的磷酸化减少,而在 NCI-H441 细胞中使 HGF 刺激的迁移和侵袭降低。负瘤(人类 NSCLC)小鼠经 PF2341066 治疗 38 d 后,肿瘤负荷减少 43%。此外,在其他肿瘤的负瘤小鼠模型中,PF2341066 治疗也可使肿瘤负荷不同程度缩小,同时证实有丝分裂减少,凋亡增加,血管生成和 met、Akt、Erk、PLC-γ1 和 STAT5 等磷酸化减少。

4. ARQ197　是一种口服的选择性小分子 met 抑制剂,临床前研究已证实对多种肿瘤有效,目前正在进行临床试验。Ⅰ期临床研究中入组了 38 例既往治疗失败的晚期实体瘤患者。每日口服药物 2 次,连用 2 周停 1 周,每 3 周重复。药物剂量从 10 mg/d 逐渐增加到 360 mg/d,直到疾病进展,或出现不可耐受的毒性为止。33 例可评估患者中 2 例为 PR,19 例为 SD。平均 TTP 为 10~34 周。未见到剂量限制性毒性。不良反应包括乏力(24%)、便秘(21%)、腹泻(21%)。3 度不良反应为肝功能异常(3%)。推荐剂量为 120 mg,口服,每日 2 次。Ⅱ期临床研究正在策划当中。

5. XL880　是一种口服的小分子药物,靶点针对 met、VEGF、c-kit、FLT3、PDGRF、Ron 和 Tie-2 等多个 RTKs。2007 ASCO 会议上报道了 2 个Ⅰ期临床试验结果。一个研究(XL880-001)设计为口服药物 5 d,休 9 d,每 14 d 重复;而另一个研究(002)为固定剂量一直口服至疾病进展。XL880-001 入组了 33 例患者,22 例可评估疗效患者中 10 例 SD,3 度毒性包括无症状肝功能升高、肿瘤出血、高血压、脱水和积液,最大耐受剂量为 3.6 mg/kg。002 研究入组了 15 例患者,最大耐受剂量为 80 mg/d。2007 AACR-NCI-EORTC 会议还报道了另 3 个关于肾癌、胃癌、头颈癌的Ⅱ期临床研究。均未出现 4 度以上不良反应,100% 患者疾病控制,16 例可评估疗效患者中 12 例保持了 6 个月的稳定。

6. XL184　也是一个针对多靶点(met、VEGFR-2/KDR、kit、FLT3 和 Tie-2)的口服小分子制剂。临床前研究表明有抑制肿瘤生长的作用。Ⅰ期剂量爬坡试验中未达到最大耐受剂量。38 例患者可评估安全性,3 度不良反应包括肝功能升高和手足综合征。1 例严重不良反应为肺栓塞。其中 4 例 PR,15 例 SD。目前仍在增加剂量的研究中。

7. 其他 还处于前期研究的药物包括 SGX523、MGCD265、HPK - 56（MP - 470）、K252a 等。

近年已有多种与肿瘤密切相关的酪氨酸激酶类受体的抑制剂被应用于各期临床实验治疗肿瘤。上述发现的 c - met 抑制物,特别是对 c - met 异常活化的肿瘤细胞具有高度选择性和敏感性的小分子化合物,在结构优化后有可能成为高效、低毒的新一代抗肿瘤药物。

（王 燕）

第九节 多靶点联合治疗

随着近年来对肿瘤分子生物学的加深理解,靶向治疗已成为抗肿瘤治疗的重要组成部分,并已在各类肿瘤的治疗中获得了重大进展。针对表皮生长因子受体（EGFR）与血管内皮生长因子（VEGF）的临床研究成果不菲,单克隆抗体（MAbs）与酪氨酸激酶抑制剂（TKI）类的多种靶向治疗药物已相继进入了临床应用。越来越多的资料显示,raf 激酶及其介导的 raf/MEK/ERK 通路在肿瘤进展及转移过程中具显著作用,且与诸多生长因子包括 EGFR、VEGF 及血小板衍生生长因子（PDGF）等密切相关。此外,现有证据显示,大部分肿瘤并非由单一信号传导通路所支配,针对多靶点进行抑制可能取得更大疗效。

■ 一、凡德他尼（ZD6474、Zactima、Vandetanib）

ZD6474 是一种合成的苯胺喹唑啉化合物,为口服的小分子酪氨酸激酶抑制剂（TKI）,可同时作用于肿瘤细胞表皮生长因子受体（EGFR）、血管内皮生长因子受体（VEGFR）和 RET 酪氨酸激酶。表皮生长因子酪氨酸激酶抑制剂（EGFRTKI）不仅可抑制由 EGF 诱导的肿瘤细胞增殖,还可通过下调肿瘤细胞的血管生成因子以及抑制 EGFR 对肿瘤血管内皮细胞的信号传导,从而也可能具有抗血管生成作用。EGFR 和 VEGFR 两种信号传导通路的"交叉对话"（cross-talk）为临床同时抑制这两种传导通路提供了合理的依据。目前认为,实体瘤的信号传导是一个复杂的、多因素的蛋白网络系统,抑制单一信号传导往往不足以遏制肿瘤的进展。临床试验结果显示,多靶点抑制剂在治疗方面优于单靶点抑制剂,多靶点联合阻断信号传导是肿瘤治疗和药物开发的发展方向。ZD6474 即为一种多通道肿瘤信号传导抑制剂。

（一）临床前研究

ZD6474 对 KDR（VEGFR - 2）酪氨酸激酶抑制作用强（$IC_{50}=40$ nmol/L）,还可选择性抑制其他的酪氨酸激酶（如 Fit - 1、PDGFR、Tie - 2、FGFR - 1、erbB2、IGF - 1R 等）以及丝氨酸/苏氨酸激酶（如 CDK2、AKT、PDK 等）。体外实验表明,ZD6474 对 KDR 的作用可强有力地抑制由 VEGF 刺激的人脐带静脉内皮细胞（HUVEC）增殖（$IC_{50}=60$ nmol/L）。VEGF 等生长因子一次大剂量注射麻醉小鼠,通过与受体结合可导致小鼠血压降低,为了证实 ZD6474 在体内能够抑制 VEGF 信号传导以及血管生成,在 VEGF 注射前给予小鼠 ZD6474 即可抑制小鼠的血压降低,但 ZD6474 并不能抑制 bFGF 诱导的低血压,这说明 ZD6474 在体内能特异性地抑制 VEGF 的信号传导。另一项实验检测了 ZD6474 对生长发育的小鼠长骨骨骺生长板形态学的改变,长骨的生长的先决条件是生长板有足够的血管以供应其生长所需的营养,肥大的软骨细胞可分泌 VEGF 以刺激生长板的血管形成,口服 ZD6474 共 14 d,小鼠股骨和胫骨生长板表现为与 ZD6474 剂量依赖性的肥大。这表明 ZD6474 在体内能够抑制 VEGF 的信号传导和生理性的血管生成。ZD6474 体内还能够抑制病理性的血管生成,皮下种植 A549 肿瘤细胞小鼠,连续 5 d 口服 ZD6474 100 mg,可明显地抑制肿瘤诱导的新生血管(达 79%)。动物移植瘤模型表明,口服 ZD6474 可显著地抑制人组织学各异的多种肿瘤的生长(乳腺、肺、前列腺、结肠、卵巢和外阴)。广谱的抗肿瘤活性正是与其抗肿瘤血管生成作用相一致。另一方面,ZD6474 抑制 VEGF 信号传导还表现在降低由 VEGF 所导致的血管通透性升高(用镓增强的 MRI 评价)。在不同肿瘤生长阶段,无论开始治疗时肿瘤体积的大小,ZD6474 都能产生细胞稳定作用。对荷 PC-3 前列腺癌模型,ZD6474 可导致肿瘤的退缩,其最大抗瘤效应出现在肿瘤体积最大时。更高的剂量时($IC_{50}=0.59$ nmol/L),ZD6474 还可抑制 EGFR 信号传导。

EGFR 信号传导可驱使肿瘤细胞增殖、迁徙、抗凋亡以及血管生成。ZD6474 的抗肿瘤活性还表现在其抗甲状腺肿瘤上。甲状腺乳头状癌可有 RET/PTC (papillary thyroid carcinoma)癌基因的表达,散发性甲状腺髓样癌及多发性神经内分泌肿瘤类型 2(MEN2)常有 PET (REarranged during transiction)基因的点突变,RET 基因编码一种跨膜的酪氨酸激酶受体,其配体是神经胶质驱使的嗜神经因子家族(GDNF)。ZD6474 能够阻止 RET 驱使的激酶活性($IC_{50}=100$ nmol/L)。在体内,ZD6474 能够阻止 RET/PTC3、PET/MEN2B 和 EGFR/RET 激酶磷酸化和信号传导;转染 RET/PTC3 基因的细胞给予 ZD6474 后,细胞失去增殖活性,形态逆转;携带自发性的 RET/PTC1 基因重排的人甲状腺乳头状癌细胞系,ZD6474 能抑制其生长。美国食品药品监督局(FDA)批准该药用于治疗甲状腺癌。上述临床前的体内实验还表明,ZD6474 联合泰素或健择能显著地抑止各种肿瘤生长。在人肺癌的模型中,ZD6474 还能增强放疗的抗肿瘤效应。

(二) ZD6474 Ⅰ期临床研究

西方和日本对常规治疗失败的实体瘤分别进行了 ZD6474 剂量递增的 2 个Ⅰ期临床研究,分别为 0001 号研究和 TVE-15-11 研究。主要研究终点是评估其安全性和耐受性,次要研究终点是评估其药代动力学、确定最大耐受剂量(MTD)以及评估其抗肿瘤活性。服用 ZD6474 1 次后观察 7 d,然后每天 1 次连服 28 d。西方研究共纳入 77 例患者,有 6 个剂量组,即 50 mg、100 mg、200 mg、300 mg、500 mg 和 600 mg。治疗相关最常见的毒副作用是腹泻($n=27$)、皮疹($n=45$)、恶心($n=15$)、疲乏($n=14$)、高血压($n=14$)和厌食($n=10$),最常见的剂量限制性毒性(DLTs)是腹泻($n=4$)、高血压($n=4$)和皮疹($n=4$)。毒副作用与剂量相关:<300 mg/d 时,耐受性良好,最大耐受剂量(MTD)为 300 mg。日本的 TVE-15-11 研究共纳入 18 例患者,4 个剂量组,即 100 mg、200 mg、300 mg 和 400 mg,常见的毒副作用为皮疹($n=14$)、无症状的 QT 间期延长($n=11$)、腹泻($n=10$)和蛋白尿($n=10$),MTD 也为 300 mg,药代动力学与 0001 研究相似。ZD6474 口服吸收缓慢,分布广泛,≤300 mg/d 时耐受性良好,西方人 $t_{1/2}$ 约为 120 h,日本人为 90~115 h,未见明显差异。

(三) ZD6474 Ⅱ期临床研究-治疗晚期 NSCLC

003 号研究比较了 ZD6474 300 mg/d 和吉非替尼 250 mg/d 对一线或二线化疗失败的 168 例晚期 NSCLC 的疗效,与吉非替尼相比,ZD6474 明显延长了 PFS。ZD6474 为 11.9 周,而对照组为 8.1 周（HR0.632，$P=0.011$），有效率分别为 8% 和 1%，疾病控制率分别为 45% 和 34%。临床试验中如果病情进展或不能耐受毒性则允许患者改变治疗方案，31 例患者从吉非替尼改为 ZD6474。试验结果证明用吉非替尼代替 ZD6474 的患者疾病控制率为 14%，而用 ZD6474 代替吉非替尼治疗的患者疾病控制率达到 32%，预计中位总生存由 ZD6474-吉非替尼为 6.1 个月，而由吉非替尼- ZD6474 为 7.4 个月（HR=1.19，95%CI：0.84~1.68）。Heymach 等对 15 例 ⅢB~Ⅳ 期一线铂类化疗失败的 NSCLC 患者接受 TXT 75 mg/m² + ZD6474（100 mg 或 300 mg）以评价其安全性，联合给药并没有干扰 2 种药物的安全性和药代动力学。8 例患者出现了骨髓抑制，个别患者出现了脑病、指甲感染、非 Q 波心肌梗死和菌血症。11 例 300 mg ZD6474 + TXT 组的患者中 2 例获得 PR，7 例患者 SD≥12 周，MTTP 为 19.8 周，ZD6474 100 mg + TXT 组 MTTP 为 15.1 周。基于此项初步的研究获得了较好了安全性、有效性和药代动力学资料，006 号研究比较了泰索帝 75 mg/m² + ZD6474（100 mg 或 300 mg）或泰索帝 + 安慰剂的 127 例 ⅢB~Ⅳ 期一线铂类化疗失败的 NSCLC 患者的疗效与毒副反应，100 mgZD6474 组存活时间达到 18.7 周（HR 0.64；95%CI：0.38~1.05，$P=0.074$），300 mg ZD6474 组存活时间达到 17.0 周（HR0.83；95%CI：0.5~1.36，$P=0.416$），而泰索帝组为 12 周。有效率方面 300 mg 和 100 mg ZD6474 组分别为 18% 和 26%，而泰索帝单药组仅为 11%，疾病控制率各组分别为 64%、83% 和 56%。临床试验结果没有证明肿瘤无进展生存时间有显著改善，可能原因是病例数太少，或者是后续治疗的干扰，这还需要进一步临床试验来说明，Ⅲ 期临床试验正在做这方面的对照研究。常见的毒副作用是腹泻、皮疹、恶心、呕吐以及无症状的 QT 间期延长。

0007 号研究是评价 ZD6474 联合泰素（200 mg/m²）+ 卡铂（AUC=6）一线治疗 Ⅲ~Ⅳ 期 NSCLC，依照试验方案，先前的安全性试验给予 15 例患者接受 ZD6474 200 mg/d 联合卡铂方案，当队列 1 的 6 例患者完成≥2 个周期的化疗后，仅出现了 Ⅱ 度的全身毒性和 Ⅰ 度的皮肤毒性，故而队列 2 接受 ZD6474 300 mg/d 联合卡铂案化疗。队列 1 的研究显示，ZD6474 单独或联合卡铂方案化疗其稳态的血药浓度相当。共有 25 例患者进入了该项研究，最常见的毒副作用是疲乏（$n=14$）、腹泻（$n=14$）和皮疹（$n=13$），除 2 例患者出现了 Ⅲ 度皮疹，1 例患者出现了 Ⅲ 度腹泻，其余患者的毒副作用皆为 Ⅰ/Ⅱ 度。初步的试验结果可以看出，ZD6474 可同时联合传统的化疗药物治疗 NSCLC，没有明显增加 Ⅲ/Ⅳ 的毒副反应，除了小分子化合物常见的腹泻、皮疹外，ZD6474 还可表现为 QT 间期延长（通常是无症状的）、Ⅲ 度的肺栓塞和变态反应。ZD6474 联合 TXT 二线治疗 NSCLC 或许有可能延长患者的 TTP。

（四）ZD6474Ⅲ 期临床研究-治疗晚期 NSCLC

Heymach 等在 2007 年 ASCO 年会报道了一项 Ⅱ 期临床研究，结果发现关于 ZD6474 联合多西他赛可以延长晚期复治 NSCLC 患者的 PFS，2009 年 ASCO 年会报道的一项关于 ZD6474 联合多西他赛的一项随机 Ⅲ 期临床研究（ZODIAC），研究入组了 1 391 例患者（平均年龄 58 岁，30% 为女性，25% 为鳞癌，10% 脑转移），随机接受 ZD6474 联合多西他赛（$n=694$）或 ZD6474 联合安慰剂（$n=697$），中位随访时间为 12.8 个月，随访结束时 87% 的患者出现疾病进展，59% 的患者死亡。研究结果表明 ZD6474 联合多西他赛可以延长 PFS（HR 0.79，97.58% CI：0.70~0.90；$P<0.001$）与总体缓解率（17% $vs.$ 10%，$P<0.001$）。研究还表明 ZD6474 联合多西他赛可以有延长生存的趋势（HR 0.91，97.52% CI：0.78~1.07；$P=0.196$）。临床资料显示，EGFR 和 VEGFR 双通道阻止剂 ZD6474 对晚期 NSCLC 的治疗可能具有较好的疗效和应用

前景。

2009 年 ASCO 年会还报道了一项 ZD6474 或特罗凯用于复治、晚期 NSCLC 的随机、双盲、Ⅲ期临床研究(ZEST)。研究入组 1 240 例患者,随机接受 ZD6474 ($n=623$)或特罗凯($n=617$)治疗,中位随访时间为 14 个月,随访结束时 88%的患者出现疾病进展,67%的患者死亡。研究结果表明两组患者 PFS(HR 0.98, 95.22% CI:0.87~1.10;$P=0.721$)与生存期(HR 1.01, 95.08% CI:0.89~1.16;$P=0.830$)之间未有差异。但是 ZD6474 治疗组腹泻(50% $vs.$ 38%)与高血压(16% $vs.$ 2%)发生比率较高,而特罗凯组皮疹发生率较高(38% $vs.$ 28%),ZD6474组出现≥3 度的毒性反应比例高于特罗凯组(50% $vs.$ 40%)。

2009 年 ASCO 年会报道了一项 ZD6474 联合培美曲塞或培美曲塞用于晚期 NSCLC 二线治疗的随机、双盲、Ⅲ期临床研究(ZEAL)。研究入组 534 例患者(平均年龄 59 岁,38%为女性,21%为鳞癌,8%脑转移),随机接受 ZD6474 联合培美曲塞($n=256$)或安慰剂联合培美曲塞($n=278$)治疗,中位随访时间为 9 个月,随访结束时 83%的患者出现疾病进展,50%的患者死亡。研究结果表明 ZD6474 联合培美曲塞未能延长 PFS(HR 0.86, 97.58% CI:0.69~1.06;$P=0.108$)与 OS(HR 0.86,97.54% CI:0.65~1.13;$P=0.219$)。研究还表明 ZD6474 联合培美曲塞组缓解率较高(19.1% $vs.$ 7.9%,$P<0.001$),但是皮疹(38% $vs.$ 26%),腹泻(26% $vs.$ 18%),高血压发生率(12% $vs.$ 3%)较多。

■ 二、索拉非尼(sorafenib)

近期发表的多项临床研究结果显示,首个主要针对 raf 激酶的口服多靶点药物-索拉非尼具有较为广谱的抗肿瘤作用。索拉非尼不但可阻碍 raf/MEK/ERK 通路所介导的信号传导,还能够抑制多种受体酪氨酸激酶(RTK),其中包括与促新生血管有关的 VEGFR-2、VEGFR-3 与 PDGFR-β,及与肿瘤生长相关的 c-kit 与 Flt-3 等。目前中、美等国已批准将转移性肾癌作为索拉非尼治疗的适应证,并已同步开展了多项旨在研究索拉非尼针对其他肿瘤治疗疗效的临床试验。

目前已知,所有真核细胞中均存在 raf/MEK/ERK 这一转导通路,其通过 ras、raf、MEK 及 ERK 的特异性级联磷酸化将信号由细胞外传入细胞核内。许多肿瘤细胞存在这一通路的上调,而 raf 为该通路中的一个关键激酶,可通过依赖或不依赖 ras 的方式发挥其信号转导调节作用。作为 raf 激酶的下游底物,激活的 MEK 磷酸化 ERK,而 ERK 通过作用多种底物以调节细胞功能。一旦该通路发生过度激活,细胞增殖的加速与细胞生存期的延长可导致肿瘤的形成及发展。临床前研究发现,包括 VEGF、PDGFR-β、表皮生长因子(EGF)及转化生长因子-α(TGF-α)等多种生长因子一旦与其同源受体结合以后,即可通过受体酪氨酸激酶自体磷酸化的方式激活 raf/MEK/ERK 通路。此外,作为该通路的上游基因,ras 基因在多种肿瘤中发生突变,或可直接参与 raf/MEK/ERK 通路的激活过程。

Raf 激酶的 3 个同工酶包括 a-raf、b-raf 与 c-raf(raf-1),与细胞增殖、分化、生存、附着及血管生成的调节密切相关。其中,c-raf 在大多数人体组织中表达,且具不通过 raf/MEK/ERK 通路即可调节细胞的功能。虽然 c-raf 对细胞的具体调节机制目前尚未完全明朗,但很可能通过调节细胞凋亡的相关因子以抑制细胞凋亡,从而延长细胞的生存期。该机制在肿瘤形成及发展中具重要意义。迄今已发现 raf 激酶在多种肿瘤中存在异常激活,并主要涉及 b-raf 与

c-raf:b-raf 主要在恶性黑色素瘤与乳头状甲状腺癌中突变或过度表达;c-raf 主要在富血管的实体肿瘤,如肾癌、肝细胞癌以及非小细胞肺癌中异常激活。除了可能参与肿瘤形成外,b-raf 同 c-raf 与新生血管的生成也密切相关。动物实验发现,缺乏 b-raf 与 c-raf 基因的小鼠会在胚胎期间死于血管形成障碍。此外,血管生长因子如 VEGF 与基本成纤维细胞生长因子(basic fibroblast growth factor,bFGF)均可通过对于 c-raf 的磷酸化来抑制血管内皮细胞的凋亡,前者需要 MEK/ERK 通路的参与,而后者则为直接作用。肿瘤转移与 raf 激酶的相关性可能归因于 ras 基因的参与。目前已知 50% 的转移性肿瘤存在 ras 基因的突变,进而通过 raf/MEK/ERK 通路发挥作用。动物研究结果显示,转染了突变 ras 基因的肿瘤细胞较易发生转移,该过程伴有 c-raf 的激活,而含正常 ras 基因的肿瘤细胞则无此现象。

目前在肺癌中开展的临床试验多采用多药联合治疗方案。美国东部肿瘤治疗协作组(Eastern Collaborative Oncology Group)完成的一项以索拉非尼联合卡铂与紫杉醇治疗 15 例进展性非小细胞肺癌的 I 期临床试验结果表明,该治疗方案可耐受。另一项研究索拉非尼与吉非替尼联合应用的多靶点治疗晚期非小细胞肺癌 I 期临床试验的初步结果同样显示,同期接受两种靶向治疗药物可耐受,且入组的 12 例复发或难治性非小细胞肺癌病例中 9 例病情稳定或部分缓解。另外,旨在比较紫杉醇单药与紫杉醇联合索拉非尼治疗晚期非小细胞肺癌的 III 期临床试验,以及研究索拉非尼与贝伐单抗联合治疗安全性的 I 期临床试验也正在筹备当中。2006 年 ASCO 年会上 Gatzemeier 报道了一项 II 期临床试验结果,52 例 IV 期 NSCLC 患者接受索拉非尼 400 mg/d 两次口服,结果 30 例(59%)获得疾病稳定,虽然未出现部分缓解病例,但有 15 例病灶有不同程度的缩小(4 例病灶缩小大于 30%)。无疾病进展生存期(PFS)是 11.9 周,其中疾病稳定患者的 PFS 为 23.7 周。最常见的副反应是腹泻(40%)、手足皮肤反应(37%)和乏力(27%)。

另外,旨在研究索拉非尼与健择、顺铂联合治疗的国际多中心 III 期临床试验正在进行当中。中国有 4 个临床医学中心参加该项研究,其结果值得大家期待。另一项比较紫杉醇单药与紫杉醇联合索拉非尼治疗晚期非小细胞肺癌的 III 期临床试验,由于研究中鳞癌患者出现严重的肺出血致死,因而提前终止试验。

■ 三、舒尼替尼(Sunitinib;SutentTM)

舒尼替尼是一种抑制多种受体酪氨酸激酶的小分子化合物。有实验证明,舒尼替尼能够抑制 80 多种酪氨酸激酶和多种生长因子受体,如血小板源性生长因子受体(platelet derived growth factor receptors,PDGFR)、血管内皮生长因子受体(vascular endothelial growth factor receptors,VEGFR)、I 型集落刺激因子受体(colony stimulating factor receptor type 1,CSF-1)、干细胞因子受体(stem cell feztor receptor,KIT)等。在表达酪氨酸激酶的肿瘤表达体系中,舒尼替尼能够抑制多种酪氨酸激酶的磷酸化过程。通过实验性肿瘤模型证实,舒尼替尼有抑制肿瘤细胞生长、退化、转移的作用。对于酪氨酸激酶调控失灵的肿瘤细胞,舒尼替尼能够抑制其生长。

舒尼替尼口服吸收,服药后 6~12 h 达到血药浓度峰值,$t_{1/2}$ 为 40~60 h。重复给药后,舒尼替尼的浓度会增加 3~4 倍,在 10~14 d 达到稳态血药浓度。在第 14 d,舒尼替尼及其主要代谢活性产物的总浓度在 62.9~101 μg/L 之间。主要代谢物 $t_{1/2}$ 为 80~110 h,重复给药后体内浓度可蓄积 7~10 倍。食物对于舒尼替尼的生物利用度没有影响,舒尼替尼主要代谢物的血浆蛋白结合率分别是 95％和 90％,在 100～4 000 $\mu g/L$ 内没有浓度依赖性。舒尼替尼的表观分布容积是 2 230 L。当给药剂量在 25～100 mg 之间时,药-时曲线下面积(AUC)和峰浓度(P_{max})均随给药量而成比例增加。舒尼替尼主要通过细胞色素 P450 酶(CYP3A4)代谢,主要活性代谢产物占全部药物的 23％～24％。摄入剂量的 61％经粪便排出,16％经肾排出,清除率为 34～62 L/h,患者之间的变异性约 40％。群体药动学分析显示,年龄、体重、性别、种族、肌酐清除率等对本品及代谢物的药动学无影响。

舒尼替尼目前主要用于治疗甲磺酸伊马替尼不耐受或者病情恶化的胃肠道间质细胞瘤。在肺癌中的研究逐步增多。Scoinski 等在 2006 年 ASCO 年会报道了一项 II 期临床试验结果,63 例一线化疗失败的非小细胞肺癌(NSCLC)口服剂量是 50 mg/d,连续 4 周,结果 6 例(9.5％)获得部分缓解,12 例(19％)疾病稳定。3～4 度毒性反应最常见的是乏力(21％)。

随着针对 raf/MEK/ERK 通路与 ras 突变、新生血管形成、抗细胞凋亡等肿瘤生存机制间的具体联系以及针对不同类型肿瘤疗效的个体化展开研究,以及现代制药技术的发展,针对 raf、VEGF、EGFR 以及 mTOR (mammalian target of rapamycin)等靶点的多靶点药物将被不断研发,从而从各个层面起到抑制肿瘤的作用。

■ 四、胰岛素样生长因子-1 受体(IGF-1R)抗体

胰岛素样生长因子-1 受体(insulin-like growth factor 1 receptor, IGF-1R)是酪氨酸蛋白激酶家族的成员。它是一个跨膜受体,在各种类型细胞上均有表达,其信号转导途径与肿瘤的发生密切相关。IGF-1R 是糖蛋白,于 1986 年被成功克隆。1989 年,范得堡大学的科学家发现,IGF-1R 的单克隆抗体能够抑制小鼠的肿瘤生长。1993 年,发现 IGF-1R 与生长激素(growth homone, GH)的调节密切相关。1998 年有研究表明人血液中 IGF-1R 的含量保持高水平将增加患前列腺癌的风险,这一结果刊登在了当年的 Science 上。在之后的几年中,IGF-1R 与乳腺癌和结肠癌之间的相关性也渐为人知。IGF-1R 作为第一个被克隆出来的酪氨酸蛋白激酶,成为人们关注的热点靶标。

能够与 IGF-1R 结合的配体有两种,即 IGF-1 和 IGF-2,它们与受体结合后可激活受体,并引发一系列的生物学效应。IGF-1 和 IGF-2 与 IGF-1R 的 α 亚基结合后,可使 β 亚基自身磷酸化,激活磷脂酰肌醇-3-激酶(P13K)/丝氨酸苏氨酸蛋白激酶(Akt)通路和丝裂原活化蛋白激酶(MAPK)通路。其中,P13K/Akt 通路的激活能够促进肿瘤细胞的非停泊性生长(anchorage-independent growth, AIG),与恶性肿瘤的转移密切相关。同时,MAPK 通路可将信号传至核内,启动与细胞增殖有关的靶基因转录,发挥促进细胞增殖、浸润和转移的效应。在一些细胞中,IGF-1R 可引起信号转导并使转录活化蛋白(STAT)激活因子磷酸化,抑制细胞增殖和凋亡。此外,IGF-1R 的信号转导还可引起细胞的恶性化以及细胞黏附性的改变。因此,IGF-1R 被认为是治疗肿瘤的有效靶点。

研究表明胰岛素样生长因子-1 受体参与多种恶性肿瘤的发生、发展过程,与癌基因及其他细胞因子相互作用促进肿瘤的发生,在 NSCLC 中胰岛素样生长因子明显上调,能促使肿瘤细胞增殖,促进肿瘤生长信号传导,因此胰岛素样生长因子是一个重要的抗肿瘤靶点。CP-751871 是 IGF-1R 的完全人源化 Ig G2 单克隆抗体,能够抑制自磷酸化作用,诱导受体内化。2007 年 ASCO 年会的一项 II 期临床试验对 IIIB 及 IV 期复发 NSCLC 患者进行研究,患者接受紫杉醇

$200 \, mg/m^2$、卡铂 AUC6 和 CP - 751871 10 mg/kg 治疗，每 3 周一次，共 6 个周期，以后可用 CP - 751871 维持治疗，最多达 17 次。结果表明：总缓解率达 46%，腺癌组有效率 38%。特别令人鼓舞的是鳞癌患者的有效率为 71%。常见不良反应为高血糖及 3~4 度脱水，经胰岛素和补液后可得到缓解。目前正在进行针对鳞癌的 Ⅲ 期临床研究，结果值得期待。

（陆　舜）

第十六章
肺癌的中医治疗

中医药治疗恶性肿瘤有着悠久历史,两千多年来在历代医籍文献中均有许多关于癌瘤的病因、病机、症状、诊断、治疗和预防的论述。显示了历代医家在长期医疗实践中积累了丰富的临床治疗经验,形成了独特的理论体系。它和西医理论诊疗方法有很大的不同。由于中医以整体观念,辨证论治,扶正祛邪,调节内环境的平衡作为独特的诊疗体系。在治疗肺癌等肿瘤有着相当的疗效,某些方面可补西医之不足。因此,近半个世纪来,在我国应用中医药及中西医结合治疗肿瘤越来越被广大学者和患者所接受。已逐渐成为肿瘤综合治疗中一个重要组成部分。

■ 一、中医药治疗肺癌的特色

经多年来的临床实践以及现代实验和临床研究显示,中医中药治疗肺癌,主要适用于不适合手术和放化疗的患者,主要是晚期患者及老年、体质差和不愿接受西医治疗的患者;手术、放疗、化疗治疗后仍有肿瘤残留或复发转移者,应用中医药治疗可以改善症状,提高生活质量,在一定程度上控制肿瘤的发展,延长生存期;同时中医药还可与放疗、化疗等同用,以减少放化疗的不良反应,提高放化疗的完成率,增加疗效,手术后、放化疗后应用中医药治疗可促进康复,长期应用中医药治疗在一定程度上还有防治肿瘤复发、转移的作用。

近年来中医药及中西医结合治疗肺癌,基本趋向于辨证与辨病结合,扶正与祛邪结合,同时重视分病期及分阶段的治疗,已逐步趋向规范化。中医药在改善症状,提高生存质量,稳定病灶,延长生存期等方面的疗效,均显示出一定的优势,并积累了大量的循证医学证据。中医药酌情应用与手术治疗和放化疗结合的综合治疗,除可使不良反应减少外,还可提高远期疗效。在应用现代科学手段,通过临床检测及动物实验,探讨中医药治疗的疗效和作用机制研究方面,也取得一定进展,引起了国内外的重视,显示了中医药在肺癌防治中的特色和重要地位。

中医学对肺癌发病机制是从整体观点出发来认识的,认为肺癌是一个全身性的疾病,而肺部肿瘤只是全身性疾病中的一个局部表现。通常是全身属虚,局部属实的现象。因此,对肺癌的发病,大致认为,主要是正气先虚,邪毒乘虚而入,由于邪毒的干扰,肺脏失去正常的生理功能,肺气膹郁,宣降失司,气机不畅,由气滞而致血瘀,阻塞络脉,津液输布不利,壅结为痰,痰瘀交阻,日久逐渐形成肺部肿瘤。这是因虚而得病,因虚而致实;虚是病之本,实为病之标;虚是全身性的,实为局部性的。从临床观察来看,肺虚以气虚、阴虚、气阴两虚为多见,实者不外乎气滞、血瘀、痰凝、毒聚。

■　二、中医治疗肺癌的方法

肺癌的中医治疗,基本上可归纳为扶正与祛邪两个方面。究竟以扶正为主,还是祛邪为主,必须首先根据患者的临床症状、体征,舌苔、脉象等,运用中医学的理论为指导进行辨证,分清虚实,然后立法处方。同时要认识到本病的根本在于癌组织的恶性发展,因此,还要根据整体与局部的具体表现,把辨证论治和辨病(抗癌)治疗相结合,扶正(调整机体阴阳气血和脏腑功能,调动机体的积极因素,提高抗病能力)与祛邪(抗癌)相结合。

■　三、肺癌的辨证论治

辨证论治是中医学的精粹。中医将肺癌看作是全身性疾病的一个局部表现,治疗应从整体观出发,调节人体功能,通过辨证论治以治癌;由于患者先天禀赋、年龄、病程、病理类型、临床分期、治疗措施等的不同,肺癌患者的临床表现及病程演变十分复杂,患者往往存在着个体差异,可表现为同病异证。因此采用辨证论治方法仍然是目前中医治疗肺癌的主要手段之一。通过辨证分型治疗有利于探索诊治规律及疗效分析。所以在治疗上决不可执一法一方而处之,只有根据患者的临床表现进行仔细的辨证,才能施用确当的方药给予正确的治疗。临床实践证明,正确的辨证论治,能够提高疗效。目前,中医对肺癌的辨证分型尚不统一,我们根据20余篇临床总结文献报告,对肺癌证型进行归类分析,其中最多见者有以下几个证型。

1. 脾虚痰湿型

主证:咳嗽痰多,胸闷气短,纳少腹胀便溏,神疲乏力,面色㿠白,大便溏薄或不实,舌质淡胖有齿痕,脉濡缓或濡滑。

治法:益气健脾,肃肺化痰。

常用药:党参、白术、茯苓、陈皮、半夏、杏仁、百部、生薏苡仁、紫菀、款冬花、焦山楂、焦神曲、鸡内金等。

2. 阴虚内热型

主证:咳嗽无痰,或痰少而黏,或泡沫痰,或痰中带血,口干,气急,胸痛,低热,盗汗,心烦失眠,舌质红或黯红,少苔或光剥无苔,脉细数。

治法:养阴清热,润肺化痰。

常用药:南沙参、北沙参、天冬、麦冬、百合、杏仁、象贝母、鱼腥草、百部、全瓜蒌、生薏苡仁、冬瓜子、八月札。

3. 气阴两虚型

主证:咳嗽痰少,或痰中带血,咳声低弱,气短,自汗或盗汗,口干不多饮,舌质淡红,或舌质红有齿印,苔薄白,脉细弱。

治法:益气养阴,清化痰热。

常用药:生黄芪、生白术、北沙参、天冬、麦冬、杏仁、百部、象贝母、瓜蒌皮、五味子。

4. 阴阳两虚型

主证:咳嗽气急,动则喘促,胸闷,耳鸣,腰酸膝软,夜间尿频,畏寒肢冷,神疲乏力,舌质淡红或黯,苔薄,脉沉细。

治法：滋阴温肾，消肿散结。

常用药：北沙参、天冬、生地、黄精、菟丝子、补骨脂、淫羊藿、肉苁蓉、熟地、蚕蛹。

5. 气滞血瘀型

主证：咳嗽不畅，或有痰血，胸闷气急，胸胁胀痛或剧痛，痛有定处，或颈部及胸壁青筋显露，大便秘结，唇甲紫黯，舌有瘀斑或瘀点，脉弦或涩。

治法：理气化瘀，软坚散结。

常用药：桃仁、王不留行、丹参、莪术、露蜂房、八月札、郁金、全瓜蒌、生鳖甲、夏枯草、海藻、石见穿、白花蛇舌草、山慈菇、生牡蛎。

辨病用药：在辨证论治基础上，根据患者病况，同时酌情加入 3～5 味，经现代药理证明具有抗癌作用的中药，如白花蛇舌草、七叶一枝花、石上柏、石见穿、龙葵、白英、金荞麦、半枝莲、夏枯草、山慈菇、天南星、干蟾皮、蛇六谷、莪术等清热解毒、软坚散结中药，辨证与辨病相结合，才能更好地提高临床疗效。

对症用药：在以上辨证分型治疗的基础上，根据肺癌患者临床表现，如兼有下述症状时，可酌情选用下列药物：①咳嗽：前胡、象贝母、紫菀、款冬花、川贝母、桔梗。②痰多：南星、半夏、礞石。③黄痰：桑白皮、黄芩、金荞麦、天竺黄、淡竹沥。④痰血或咯血：白及、侧柏叶、藕节炭、生地榆、参三七、仙鹤草。⑤喘咳：炙苏子、佛耳草、蚕蛹、麻黄。⑥胸痛：徐长卿、延胡索、全蝎、蜈蚣、郁金。⑦胸水：葶苈子、龙葵、猫人参、桑白皮。⑧骨转移：骨碎补、透骨草、补骨脂、淫羊藿。⑨低热：银柴胡、青蒿、地骨皮、竹叶、知母。⑩高热：生石膏、寒水石、鸭跖草、牛黄。

总之，中医辨证与辨病结合原则，中医治疗肺癌处方大致组成：辨证用药加辨病（抗癌）用药加对症用药。

■ 四、中医治疗肺癌的临床研究

（一）疗效特点及其评定标准探讨

目前早中期肺癌的治疗仍以手术切除为最佳选择，部分辅以放疗、化疗，中晚期以放疗、化疗为主，结合中医治疗可提高疗效。但是临床上多数患者在确诊时已属晚期，已失去手术治疗机会，相当部分中晚期患者因不能耐受放疗、化疗的毒副反应。应用中医药治疗，在改善症状，提高生活质量，稳定和缩小病灶，减少浸润转移，延长生存期等方面均有一定的疗效优势，这已有众多的临床报道。据近几年来报道，陈志峰等[3]等采用 Meta 分析方法，对国内 1992～1999 年间单纯采用中医药治疗非小细胞肺癌患者并与化疗对照的 14 篇文献进行定量合并分析，结果显示单用中医药治疗晚期肺癌 100 例以上者的疗效统计分析，其病灶稳定率为 67％～87％，中位生存期 9.5～13.8 个月，均高于同期化疗对照组。中医在整体观念和辨证论治的基本思想指导下，强调"治病留人"，认为肿瘤是全身性疾病的局部表现，通过辨证论治调节人体内在环境的平衡，增强机体抗病能力，从而产生治疗效果。中医药治疗肺癌的疗效特点可概括为"带瘤生存"。如果单纯以局部瘤灶缓解率（指 CR 或 PR）作评定疗效的标准，则不能完全反应中医药的疗效。

几十年来，中医药治疗肿瘤的近期疗效评定多采用国际通用的实体瘤的疗效评定标准，以癌灶大小变化作为评价主要指标，以治后肿瘤缓解达 CR 或 PR 为有效。而中医药治疗肿瘤大多显示近期有效率（指 CR 和 PR）低，稳定率较高，改善临床症状，提高生存质量，延长生存期及减轻放疗、化疗毒副反应等作用方面确有独特疗效。因此，肿瘤治疗要发扬中医药的长处，使患者成为最大的受益者,即在满意的生活质量和较长的生存时间基础上取得最大限度的肿瘤缓解率,而不是单纯强调瘤体大小、消退及无瘤生存时间。正如循证医学强调疗效评价中终点指标和替代指标的区别。在肿瘤治疗中患者的生存时间和生存质量是疗效判定的终点指标,肿瘤大小则属于替代指标。因此,肿瘤的疗效标准应从瘤体的反应性(或稳定性),特别是生存质量和生存时间三方面进行综合评价。这样不仅科学合理而且能够体现中医药的疗效特点,同时与现代医学的标准相统一。

近几年来,有关中医药治疗肺癌疗效优势的循证医学证据文献报道不断出现。如周岱翰等[4]对中医肿瘤疗效评价系统在中晚期非小细胞肺癌(NSCLC)中应用进行评价。共纳入 191 例中晚期 NSCLC 患者,其中中医组 99 例,西医组 92 例,中医疗效评价以总疗效(100%)=瘤体变化(30%)+临床症状(15%)+体力状况(15%)+生存期(40%)计量,75~100 分为显效,50~74 分有效,25~49 分为稳定,小于 25 分为无效,两组病例同时用中医疗效评价系统及实体瘤疗效评价标准(RECIST)两种评价方法进行疗效评价。结果显示:按照 RECIST 评价,中医组 CR+PR+SD 为 66.7%,西医组 CR+PR+SD 为 76.1%,西医组高于中医组($P=0.151$);按照中医疗效评价系统评价,中医组显效+有效+稳定为 66.7%,西医组为 56.5%,中医组高于西医组($P=0.149$)。相关分析表明,两种评价方法之间具有相关性($P<0.01$)。其结论是中医肿瘤疗效评价系统比单纯瘤体缓解率的评价更能反映出中医的疗效,具有进一步研究价值。

(二)中医辨证分型论治研究现状

中医将肺癌看作是全身性疾病的一个局部表现,治疗应从整体出发,调节人体功能,通过辨证论治以治癌。由于先天禀赋、年龄、病程、病理类型、临床分期、治疗措施等的不同,患者之间又往往存在着明显的个体差异,即表现出同病异证现象,因而采用辨证论治方法仍然是目前中医治疗肺癌的主要手段,通过辨证分型治疗有利于探索诊治规律及疗效分析。刘嘉湘[5]曾于 1985 年报告以中医药辨证分型治疗晚期原发性肺癌 310 例,全部病例均经细胞病理学证实,其中鳞癌 138 例,腺癌 80 例,未分化癌 43 例,未定型癌 49 例。中医辨证分为阴虚内热、气阴两虚、脾虚痰湿、阴阳两虚、气滞血瘀等 5 个证型。分别给以滋阴生津、益气养阴、益气健脾、滋阴温阳等扶正培本为主,与化痰软坚、理气化瘀、清热解毒等抗癌药酌情同用。单纯中医药治疗后 1 年、2 年、3 年及 5 年以上者,分别为 43.23%、11.3%、5.2% 及 0.6%,最长生存已 18 年,中位生存期为 11.2 个月,平均生存期为 12.6 个月。其中Ⅲ期及Ⅳ期肺癌治后生存率,鳞癌 91 例,治疗后 1 年、2 年及 3 年生存率分别为 45%、11.8% 及 7%;腺癌 64 例,治疗后 1 年、2 年及 3 年生存率分别为 35.94%、11% 及 4.6%。经统计学进行疗效分析,认为辨证类型与病理类型比临床分期对预后更有重要影响;辨证类型及临床分期比病理类型对近期疗效更有密切的关系。半数以上患者治疗后临床症状好转,巨噬细胞吞噬功能、淋巴细胞转化率、E 玫瑰花结形成率等免疫指标,均较治疗前显著提高($P<0.01$)。为验证中医药治疗肺癌疗效,刘嘉湘等于 1980~1983 年间选择晚期(Ⅲ、Ⅳ期)原发性肺鳞癌 60 例住院患者(均未经手术或放疗),全部病例均经胸部 X 线片检查,并经细胞学或病理学检查证实,均于入院时随机(信封法)列入中医药组和化疗组,两组各为 30 例,进行前瞻性对比治疗。中医组根据肺癌患者临床表现,中医辨证分为阴虚、气虚、气阴两虚及阴阳两虚等类型,分别给予滋阴(南沙参、北沙参、天门冬、麦门冬、玄参、百合等)、益气(黄芪、人参、党参、白术、茯苓等)、温阳(补骨脂、淫羊藿、肉苁蓉、菟丝子、锁阳、薜荔果等)等扶正中药,与软坚解毒(夏枯草、海藻、瓜蒌皮、生南星、生牡蛎、石上柏、白花蛇舌草、石见穿等)中药酌情同用,

煎汁,每日 3 次,3 个月为一疗程,本组不用任何抗肿瘤化疗药物,未行手术或放射治疗。化疗组用 COF 方案(CTX800~1 000 mg+5Fu500 mg+VCR1 mg),每周 1 次,治疗 4 周后,休息 2 周,8 次为一疗程。结果:治疗后中位生存期,中医药组为 465 天(15.5 个月),化疗组为 204 天(6.8 个月);治疗后 1 年、2 年生存率,中医药组为 66.7%及 13.3%,化疗组为 33.3%及 3.3%;治疗后肿瘤缩小稳定率(PR+NC),中医药组为 90%,化疗组为 63.33%,两组差异均具有显著性意义(P<0.05)。在改善症状,提高免疫功能,健康状态(Karnofsky 评分标准)等中医药组均优于化疗组(P<0.05)。以中医扶正法为主治疗晚期肺鳞癌取得良好基础上,刘嘉湘等于 1983~1990 年间又选择不能手术、放疗的晚期(Ⅲ、Ⅳ期)原发性肺腺癌 304 例住院患者,用随机法分为中医药组和化疗组(用 MOF 方案),中医药组按照中医辨证,分为阴虚、气虚、气阴两虚、阴阳两虚等证型,分别用滋阴(南沙参、北沙参、天门冬、麦门冬、玄参、百合、生地、鳖甲等)、益气(人参、党参、黄芪、太子参、白术、茯苓等)、温阳(补骨脂、淫羊藿、肉苁蓉、菟丝子、锁阳、薛荔果等)等扶正中药,酌情伍用化痰软坚、清热解毒(夏枯草、海藻、瓜蒌皮、生南星、生牡蛎、石上柏、石见穿、白花蛇舌草等)治疗晚期原发性肺腺癌 171 例,结果病灶缩小稳定率为 67.83%,远期生存率治后 1 年、3 年、5 年分别为 60.94%、31.86%、24.22%,中位生存期 417 天(13.9 个月),化疗(MOF 方案)对照组 133 例,病灶缩小稳定率为 48.12%,1 年、3 年、5 年生存率分别为 36.66%、24.50%和 0,中位生存期为 265 天(8.8 个月)。临床症状改善和生存质量及免疫功能的改善等中药组皆优于同期化疗对照组,取得良好疗效。唐文秀将肺癌分为肺脾气虚、肺阴虚、气阴两虚和痰湿瘀阻等 4 型,分别用六君子汤、沙参麦冬汤、生脉饮、千金苇茎汤加减,配合草河车、龙葵、白花蛇舌草、蒲公英、黄芩、半枝莲、紫草根、干蟾皮、铁树叶、藤梨根及肺瘤平膏等,治疗晚期非小细胞肺癌 161 例,结果病灶缓解率为 9.3%,中位生存期为 11 个月,优于化疗组。曹阳报道以辨证论治为主治疗晚期非小细胞肺癌 31 例(6 例为临床诊断),基本方为沙参、天门冬、麦门冬、五味子、胆星、丹参、夏枯草、仙鹤草、白花蛇舌草等,治疗后 PR 为 9.7%、NC 为 58.1%,中位生存期为 10 个月,1 年、2 年、3 年生存率分别为 32.3%、7.2%及 3.6%。范忠泽治疗晚期肺腺癌,以气阴两虚、脾虚痰湿、阴阳两虚等证型进行治疗,并与化疗对照,其治疗后病灶缓解和稳定率与化疗对照组无差异,但平均生存期中药组为 330 天,化疗组为 143 天,差异显著。显示中医辨证论治肺癌的特色与疗效。

（三）辨病与辨证结合专方研究

根据肺癌患者的证候表现,总结出肺癌最常见的临床分型及治则和基本方药(专方),这种辨证与辨病相结合的方法,有利于规范临床治疗和疗效观察,并为进一步研制与开发新药奠定基础,这是近年来常见的临床研究方法,如:刘嘉湘等曾对 310 例原发性肺癌的中医证型进行统计分析,发现气阴两虚证和阴虚内热证占全部病例的 80%(248/310),经多年临床及实验研究,研制了以益气养阴为主,佐以清热解毒的治疗肺癌方药,制成了中药新药益肺抗瘤饮(由黄芪、北沙参、天门冬、女贞子、石上柏、重楼等),治疗非小细胞肺癌 127 例,结果:部分缓解(PR)14 例,无变化(NC)89 例,恶化(PD)24 例,PR+NC 率为 81.10%,治疗后 1 年、3 年、5 年生存率分别为 73.21%、13.93%及 11.17%,中位生存期为 406 天;同期化疗(MAP 方案)64 例,PR7 例,NC39 例,PR+NC 率为 71.88%,治疗后 1 年、3 年、5 年生存率分别为 40.54%、11.06%及 0,中位生存期为 267 天,治疗后症状改善、健康状况评分和免疫指标改善等方面益肺抗瘤饮组亦均优于化疗组。王羲明认为肺癌患者常见正气虚弱、阴津亏损、邪热内蕴证候,用扶正养阴汤(生地、熟地、天门冬、麦门冬、玄参、生黄芪、党参、漏芦、土茯苓、鱼腥草、升麻)治疗晚期肺癌 50 例,结果 1 年、

3 年、5 年生存率分别为 44%、8% 和 4%。林洪生等以中药复方肺瘤平Ⅱ号(黄芪、西洋参、重楼、白花蛇舌草、桃仁、三七等)治疗非小细胞肺癌 25 例,与化疗 10 例对照治疗,结果:完全缓解和部分缓解的有效率中药组为 0,化疗组为 10%。治疗后 1 年生存率中药组为 28%,化疗组为 10%。孙大兴等以肺康方(野荞麦根、白毛藤、干蟾皮、半夏、制南星、郁金、莪术、薏苡仁、茯苓、仙鹤草)为主结合辨证加减,治疗中晚期非小细胞肺癌 56 例,并设化疗组 32 例以 CAP 或 MVP 方案为对照。结果:治疗后 1 年、2 年、3 年生存率及中位生存期,中药组分别 53.37%、33.47%、18.17% 和 11 个月,化疗组分别为 49.72%、20.85%、0 和 8.5 个月。蒋益兰等以益肺败毒汤(白参、黄芪、灵芝、沙参、麦门冬、百合、生地、臭牡丹、石见穿、瓜蒌、白花蛇舌草、甘草)治疗中晚期非小细胞肺癌 56 例,并与单纯化疗 30 例进行对比观察,结果:中药组瘤体稳定率(CR+PR+NC)为 80.4%。化疗组为 66.7%;1 年、2 年、3 年生存率中药组分别为 75.9%、35.2%、12.9%,化疗组为 40.7%,23.3% 及 10.0%。提示中药益肺败毒汤有稳定瘤体,延长生存期作用。林洪生报道将 112 例晚期非小细胞肺癌分为试验组(单纯中药)65 例,用康莱特注射液静滴 30 d,同时服肺瘤平及对症中药;或用华蟾素静滴 30 d,同时服用肺瘤平及对症中药,42 d 为一疗程。化疗组 47 例,用 NP 或 MVP 方案,对症中药每日 1 剂,42 d 为一疗程。以上治疗均在 2 个疗程以上。结果:试验组有效率(PR)为 1.55%,化疗组为 19.15%;治疗后 1 年、2 年生存率及中位生存期,试验组分别为 66.15%、12.31% 和 12.7 个月,化疗组分别为 32.94%、0 和 10.1 个月;治疗后临床症状改善率、生存状况(KPS)试验组均优于化疗组。刘嘉湘等报道针对肺癌以气阴两虚证候为多数,研制了益气养阴为主的中药金复康口服液(主要药物有黄芪、北沙参、天门冬、女贞子、绞股蓝、石上柏、石见穿等 12 味中药组成),于 1992 年至 1994 年间于临床按照入选病例标准收住的肺癌 173 例,全部病例均为原发性非小细胞肺癌不能手术的Ⅲ、Ⅳ期及拒绝手术的Ⅱ期患者,全部病例均经胸片或 CT 检查,并经细胞学或组织学检查证实为原发性肺鳞癌或肺腺癌,全部病例均为未手术或放疗的住院患者,其中鳞癌 66 例,腺癌 107 例。均于入院时以信封法随机分为金复康组、单纯化疗组、金复康加化疗组。按照前瞻性设计方案进行对比治疗观察。治疗方法:①金复康组:口服金复康口服液,每次 30 ml,每日 3 次,30 d 为一疗程,共 2 个疗程。②单纯化疗组:用 MAP 方案(MMC+ADM+DDP)静滴,每隔 3～4 周 1 次,共 2 个周期。③金复康加 MAP 化疗组:口服金复康口服液及静滴 MAP 化疗的剂量、方法、疗程均同前,全部病例均经治疗观察 2 个疗程以上。结果:金复康组 96 例,CR1 例,PR8 例,NC52 例,CR+PR+NC 为 63.5%;单纯化疗组 25 例,PR4 例,NC11 例,PR+NC 为 60%;金复康加化疗组 52 例,PR11 例,NC26 例,PR+NC 为 71.2%,显示金复康及金复康加化疗组的疗效均较单纯化疗组为优。治疗后 1 年及 2 年生存率,金复康组分别为 67.3% 及 67.3%;金复康加化疗组分别为 66.7% 及 66.7%;单纯化疗组治疗后 1 年生存率为 40.3%,无 2 年生存率;治疗后临床症状改善、健康状况(KPS 评分),金复康组及金复康加化疗组均优于单纯化疗组。金复康治疗后多项免疫指标(NK、LAK、IL-2、CD4)及血象的改善均较治疗前显著提高,化疗组则有所降低;金复康加化疗组则无明显变化。林静亦报道了应用金复康口服液治疗晚期非小细胞肺癌的临床疗效观察,将经病理学或细胞学证实的非小细胞肺癌 52 例患者(Ⅲ期 18 例、Ⅳ期 24 例),随机分为治疗组 27 例,用金复康口服液 30 ml/次,每日 3 次,30 d 为一个疗程,连续服用 2 个疗程;对照组 25 例,鳞癌用 CAP 方案,腺癌用 FEP 方案,每 21 d 为一周期,均进行 2 个周期。结果:治疗组 27 例,PR14 例,有效率为 51.9%,对照组 25 例,PR12 例,有效率为 48%。两组无显著性差异,$P >$

0.05；治疗组治疗后 NK 活性、CD4、CD4/CD8 比值、IL-2 的水平升高，降低 sIL-2R 的水平与对照组比较均有显著差异，$P<0.01$；临床症状的改善，治疗组亦优于对照组。表明了金复康口服液能有效治疗非小细胞肺癌，能明显改善晚期非小细胞肺癌的免疫功能和生存质量。刘嘉湘等采用随机对照前瞻性的方法观察益气养阴解毒方（黄芪、北沙参、天门冬、石见穿、七叶一枝花等）对非小细胞肺癌（NSCLC）患者免疫功能、血清 VEGF、sCD44v6、CYFRA21-1 的影响及其与生存期的相关性。将 90 例Ⅲ和Ⅳ期 NSCLC 住院患者随机分为中药组 30 例（益气养阴解毒方）、化疗组 30 例（MVP 方案化疗）和化疗加中药组 30 例（MVP 化疗＋益气养阴解毒方），观察瘤灶变化，中位生存期，1 年生存率、生活质量（Karnofsky 评分）；CD3、CD4、CD8、NK 细胞活性，血清 VEGF、sCD44v6、CYFRA21-1 和血浆 IL-2、sIL-2R 治疗前后变化。治疗结果中药组 PR3 例，NC22 例，PR＋NC 为 83.33%，中位生存期为 299 d，1 年生存率为 75.71%；化疗组 30 例 PR3 例，NC15 例，PR＋NC 为 60%，中位生存期为 208.83 d，1 年生存率为 42%；化疗＋中药组 30 例，PR 5 例，NC 21 例，PR＋NC 为 86.67%，中位生存期为 315.33 d，1 年生存率为 80.36%。中药组和化疗加中药组治后肿瘤稳定率、中位生存期、生存率及生活质量均高于单纯化疗组（$P<0.05$）。同时治疗后中药组能明显上调外周血中 CD3、CD4 和 IL-2 水平，增强 NK 细胞活性，降低 CD8、sIL-2R 水平，与化疗组相比 $P<0.05$。中药组及化疗加中药组治疗后 VEGF、sCD44v6、CYFRA21-1 水平均下降（$P<0.05$）。治疗后 VEGF、sCD44v6、CYFRA21-1 水平降低者与升高者中位生存期比较有显著性差异（$P<0.01$）。且中药组和化疗＋中药组治后血清 VEGF、sCD44v6、CYFRA21-1 水平降低者的中位生存期与化疗组相比，$P<0.05$ 或 $P<0.01$。表明该方具有延长 NSCLC 患者生存期，缩小稳定病灶，提高生活质量，改善患者免疫功能，降低血清 VEGF、sCD44v6 及 CYFRA21-1 水平的作用；中药治疗后生存期的延长与血清 VEGF、sCD44v6 和 CYFRA21-1 降低相关，动态观察其变化可作为评价肺癌治疗效果和预后的重要指标；中药可能是通过改善免疫功能，抑制肿瘤血管生成和黏附，在一定程度上控制肿瘤的转移，使肿瘤患者带瘤生存，获得较长的生存期。

（四）新药、新剂型研究

采用辨证与辨病相结合，积极探索既有较好临床疗效、又方便于治疗的中药新药、新剂型，是近年来肺癌治疗研究的热点之一。经国家批准的中药新药，中药复方成药制剂临床用于肺癌治疗均显示了一定的疗效。举例如下。

1. 金复康口服液

药物组成：黄芪、北沙参、天门冬、麦门冬、女贞子、山萸肉、绞股兰、淫羊藿、胡芦巴、石上柏、石见穿、重楼等。

功能主治：益气养阴，补益肝肾，清热解毒。用于治疗原发性非小细胞肺癌气阴两虚型不适合手术、放疗、化疗的患者，或与化疗并用有提高化疗效果，改善免疫功能，减轻化疗引起的白细胞下降等副作用。

用法用量：口服，每次 30 ml，每日 3 次，30 d 为一疗程，可连续使用 2 个疗程以上，或遵医嘱。

2. 益肺清化膏（肺瘤平膏）

药物组成：黄芪、党参、北沙参、麦门冬、仙鹤草、拳参、败酱草、白花蛇舌草、川贝母、紫菀、桔梗、杏仁、甘草等。

功能主治：益气养阴，清热解毒，化痰止咳。适用于气阴两虚型肺癌的辅助治疗，症见气短、乏力、咳嗽、咯血等。

用法用量:口服,每次 20 g,每日 3 次,两个月为一疗程,或遵医嘱。

3. 平消胶囊

药物组成:郁金、白矾、火硝、五灵脂、干漆、枳壳、马钱子、仙鹤草等。

功能主治:活血化瘀,软坚破积。用于肺癌、贲门癌等。

用法用量:口服,每次 4～8 粒,每日 3 次。

4. 参莲胶囊

药物组成:苦参、山豆根、半枝莲、莪术、三棱、丹参、杏仁、防己、乌梅、扁豆、补骨脂等。

功能主治:清热解毒,活血化瘀。用于气血瘀滞,热毒内阻型的中晚期肺癌、胃癌。

用法用量:口服,每次 6 粒,每日 3 次。

5. 紫龙金片

药物组成:黄芪、当归、白英、龙葵、丹参、半枝莲、蛇莓、郁金等。

功能主治:益气补血,清热解毒,活血化瘀。用于肺癌气血两虚,兼有瘀热证患者的辅助治疗。

6. 参一胶囊

药物组成:由人参皂苷 Rg3 制成。

功能主治:补益气血。适用于配合化疗及术后治疗。

用法用量:每次 2 粒,每日 2 次。1 个月为一疗程。

7. 康莱特注射液

药物组成:由薏苡仁中提取薏仁脂制成注射液,100 ml/瓶。

功能主治:益气养阴,健脾利湿。适用于气阴两虚、脾虚湿困证肺癌及肝癌。配合放疗、化疗有增效作用。

用法用量:缓慢静脉滴注 200 ml,每日 1 次,20 d 为一疗程,间隔 3～5 d,可进行下一疗程。

不良反应:偶见轻度静脉炎。

禁忌:在脂肪代谢严重失调的(急性休克,急性胰腺炎,病理性高脂血症,脂性肾病变等)患者、孕妇禁用。

8. 榄香烯乳注射液

药物组成:由莪术中的莪术油提取制成,200 mg/支、20 ml/支。

功能主治:行气活血,消积。适用于恶性胸腹水或肺癌治疗。

用法用量:400～600 mg 加入 5％葡萄糖注射液或生理盐水 500 ml 中静滴,每日 1 次,15 次为一周期。

9. 鸦胆子油乳注射液

主要成分:鸦胆子提出的油乳制成(10 ml/支)。

功能主治:清热燥湿。适用于肺癌脑转移的治疗。

用法用量:每次 10～30 ml 加入生理盐水 250 ml 中稀释后静脉滴注,每日 1 次,10 d 为一疗程。

10. 华蟾素注射液

主要成分:从中华大蟾蜍中的提取物制作而成。

功能主治:活血化瘀,消肿散结。适用于肺癌、肝癌、胃癌、胰腺癌等。

用法用量:每次 20 ml 加入 5%葡萄糖注射液或生理盐水 500 ml 中静滴,每日 1 次,21 d 为一疗程。

11. 艾迪注射液

药物组成:黄芪、刺五加、人参、斑蝥提取物组成的注射液。

功能主治:益气活血散结。适用于肝癌、肺癌、恶性淋巴瘤等。

用法用量:每次 40~60 ml,加入生理盐水或 10%葡萄糖注射液 400~500 ml 中缓慢静脉滴注,每日 1 次,15 d 为一周期。

■ 五、中西医结合治疗研究

中医药与手术及放疗、化疗等西医疗法结合的治疗方法,是目前临床中应用最广,已为医学界及患者认可。采用中西医结合方法治疗肺癌,通过两者的有机结合,既可提高抑瘤率,又可改善全身症状,减少放疗、化疗不良反应,延长生存期,起到减毒增效的作用。但应注意中医药在肺癌的多学科综合治疗中,在不同的治疗阶段,在中医辨证论治的基础上,选择不同的中医治疗方法,其基本原则是:在手术、放疗、化疗期间及恢复期,不宜运用攻伐太过的中药,应以扶正治疗为主,以起到减毒增效的作用;在手术、放疗、化疗后,视患者具体情况,采取或补、或攻补兼施的治疗,以防治肿瘤的复发和转移;对于不能接受手术及放疗、化疗的患者,如体质尚可,可以攻法为主,辅以扶正治疗,如体质虚弱,则以扶正为主,以攻为辅,扶正与祛邪结合,从而起到改善患者生存质量,延长生存期的作用。

(一) 手术患者的中医药治疗

中医药治疗可提高肺癌手术效果:手术是治疗肺癌的主要手段,但手术的创伤常会损伤患者正气,造成气血亏虚,津液耗损。①手术后应用中医药辨证,酌情应用补养气血,健脾化湿,益气养阴中药治疗,可调整机体脏腑阴阳,气血的失调,可改善机体状况,增强体质,有助于患者因手术造成的损伤早日康复,以利于接受其他治疗。②术后应用扶正祛邪中药治疗,可以改善症状,提高机体免疫功能,改善生活质量,可减少复发,防止转移,提高远期疗效。③术前应用中医辨证治疗,可使一些原来因体质虚弱或已有转移的不能手术的病例,机体状况得到改善,获得手术治疗的机会。

(二) 放疗患者的中医药治疗

中医药治疗能明显减轻放射治疗的毒副反应,提高疗效。放射治疗是治疗肺癌的重要方法,放射治疗可直接杀伤肿瘤细胞,同时也损伤正常的组织细胞,在治疗过程中或治疗后,常有不同程度的毒副反应,较易出现放射性肺炎、放射性食管炎等,放射线中医认为属于“热毒”,热毒耗伤阴液及气血,如神疲、气短、口干、干咳、大便干结等表现。如能针对这些副反应酌情给予沙参、天门冬、麦门冬、生地、知母、女贞子、全瓜蒌、玄参、石斛、牡丹皮、金银花、西洋参、桔梗、生黄芪等益气养阴、润肺止咳、清热活血等中医药防治,往往可以减轻毒副反应,提高放疗完成率,增加放疗疗效。如张代钊等[20]报告应用扶正增效方(生黄芪、白术、太子参、枸杞子、鸡血藤、红花、苏木、茯苓、石斛、沙参、金银花等组成)配合放射治疗肺癌患者 36 例,与单纯放疗 35 例对照,结果:加服扶正增效方组治疗近期有效率(CR+PR)为 69.67%,高于单纯放疗对照组的 40.9%,$P<0.05$;并对放疗后出现的食欲下降,口干咽燥,倦怠乏力等副反应,亦明显低于单纯放疗组。放疗

加扶正增效方组的 1、2、3 年生存率分别为 79.41％，49.44％，23.27％，明显高于单纯放疗组的 57.58％，26.46％，14.07％生存率。20 年前高令山报道应用汉防己提取的生物碱汉防己甲素合用小剂量放射对 97 例晚期肺癌进行了观察，结果放射量为 1 500～2 000 rad(常用量为 6 000 rad)，肺部肿瘤有不同程度缩小者占 61.9％，表明汉防己甲素有一定的放射增效作用。近年孙新成等亦报道用汉防己甲素对非小细胞肺癌放射增敏作用进行临床观察，将 86 例非小细胞肺癌患者随机分为两组，每组 43 例。增敏组：在放疗第一天开始服用汉防己甲素(Trandria，Tet)，每次 40 mg，每日 3 次，直至放疗结束，对照组：单纯放疗，两组的照射方法，总放射量均相同。结果：近期有效率(CR＋PR)增敏组为 69.8％，对照组为 41.9％，两组具有显著差异 $P <$ 0.05，认为汉防己甲素是安全有效的放射增敏剂，其他还有从中药马蔺子中提取的马蔺子甲素，蚯蚓提取物制剂地龙胶囊，莪术油等对放射治疗均有一定的增敏作用。

（三）化疗患者的中医药治疗

中医药治疗能明显减轻化疗副反应，提高化疗疗效。化学药物是治疗肺癌的重要方法，在治疗过程中或治疗后常因不同程度的毒副反应，给机体带来损伤，诸如骨髓抑制，消化道反应，以及心、肝、肾功能的影响和免疫功能的降低，生存质量下降，部分患者不能顺利完成各个疗程，影响疗效。中医学认为，这是化疗药物耗伤了人体气血、精津及损伤脏腑功能所致，一般临床应用益肾健脾、理气和胃、补气养血、养阴清热等，以扶正为主中药，除可以减轻和改善这些副作用外，并可提高化疗的疗效。中药与化疗结合在综合治疗中所占比例最高，研究面很广，均取得较好疗效。例如：中医药防治化疗的常见反应有：

1. 胃肠道反应　化疗后主要表现食欲减退，恶心，呕吐，胃脘不适，腹胀或腹泻，或便秘，舌苔白腻，或黄白腻。中医辨证为脾失健运，湿毒内阻，胃失降和。治疗以健脾化湿、理气和胃为主。可酌情应用：党参、苍术、白术、茯苓、姜半夏、木香、砂仁、甘草、藿香、佩兰、佛手、旋覆花、代赭石等。如呕吐酸水、苦水者，多兼有胃热之证，则以黄连温胆汤合左金丸加减。如打嗝者则加丁香、柿蒂等。

2. 骨髓抑制，白细胞下降为主者　主要表现为白细胞下降，血小板减少和贫血等症状。中医辨证大多属于肝肾亏损、脾肾两虚症状。治疗以健脾益肾、养肝补血。可酌情应用：黄芪、当归、枸杞子、女贞子、何首乌、山萸肉、熟地、菟丝子、补骨脂、黄精、淫羊藿、鸡血藤、石韦、红枣、花生衣、仙鹤草、紫河车等。

3. 化疗引起肝功能损害　化疗后肝区不适，乏力，厌食，腹胀，ALT 升高，治疗以健脾理气、清利湿毒。可择用：太子参、白术、茯苓、陈皮、半夏、薏苡仁、川厚朴、五味子、猪苓、茵陈、枸杞子、虎杖、生甘草等。

4. 肾功能损害　化疗后尿量减少，蛋白尿，尿素氮及肌酐升高，双下肢肿，舌淡苔白，治疗以健脾补肾、清利湿毒。可择用：生黄芪、太子参、白术、茯苓、猪苓、人参、生薏苡仁、冬虫夏草、菟丝子、淫羊藿、泽泻、生甘草等。

例如范元芳等报道，120 例非小细胞肺癌住院患者，随机分为辨证组(化疗＋辨证论治)、中成药组(化疗＋康莱特和贞芪冲剂)，西医组(单纯化疗)。化疗方案：鳞癌为 CAP 方案(CTX＋ADM＋DDP)；腺癌为 EP 方案(VP16＋DDP)；中医辨证论治：气虚痰湿型予六君子汤；阴虚内热型予百合固金汤；气阴两虚型予炙甘草汤；气滞血瘀型予血府逐瘀汤；每日 1 剂，各组均为 4 个周期。结果：有效率(PR)和稳定率(PR＋NC)，辨证组为 17.5％和 92.5％；中成药组为 12.5％和

80％；西医组为 12.5％和 70％。治疗后中位生存期及 1 年生存率：辨证组分别为 381 d 和 43.6％；中成药组为 272 d 和 29.8％；西医组为 265 d 和 18.3％。1 年生存率三组间差异有显著性 $P<0.05$。研究结果显示辨证论治的中医治疗较中成药在改善生存质量，保护 NK 和 T 淋巴细胞活性，保护造血功能，保护肝肾功能，延长生存时间均有明显优势。苏晋梅等报道 119 例非小细胞肺癌，分为中医辨证论治＋化疗组(中西组)68 例，单纯化疗组(化疗组)50 例；中医辨证论治气虚痰湿型，予以参苓白术散或六君子汤加减；气阴两虚型方用四君子汤合生脉饮加减；阴虚内热型，方用沙参麦冬汤或养阴清肺汤加减；痰阻血瘀型方用血府逐瘀汤合千金苇茎汤加减；同时并用 NP 方案(长春瑞宾＋顺铂)化疗，4 周为一疗程，共治疗 2 个疗程以上。结果：两组近期肿瘤有效率(CR＋PR)，中西医组与化疗组分别为 45.6％和 33.3％，差异无显著性，但稳定率(CR＋PR＋NC)，中西医组为 79.4％，明显高于化疗组的 56.9％，$P<0.01$；中位生存期，中西医组为 10.6 个月，化疗组为 8.4 个月。认为中医辨证论治加化疗可提高晚期非小细胞肺癌患者的稳定率，延长生存期，减少毒副反应，提高生存质量。卞美广将 64 例非小细胞肺癌患者，随机分为两组，治疗组 34 例，用 TP(艾素＋顺铂)加艾迪注射剂，对照组用 TP 方案单纯化疗，4 周为一周期，共 2 个周期。结果：治疗组有效率为 52.9％，对照组为 40％，两组差异显著 $P<0.05$。储大同等将 80 例非小细胞肺癌分入联合化疗(MVP)加康莱特组和单纯 MVP 联合化疗组，结果 MVP＋康莱特组有效率(CR＋PR)为 45％，MVP 组有效率为 22％，两组有显著性差异。刘嘉湘等报道采用前瞻性、多中心(5 家医院)、随机对照的方法，对中药新药金复康口服液治疗非小细胞肺癌临床试验，结果：190 例非小细胞肺癌住院患者经随机分入化疗(MVP 或 CAP 方案)＋金复康口服液组和单纯化疗(MVP 或 CAP 方案)组治疗，结果：化疗＋金复康组有效率(CR＋PR)为 42％，单纯化疗组(PR)为 23.33％，两组差异显著($P<0.01$)。显示康莱特注射液和金复康口服液与化疗合用，均可显著提高非小细胞肺癌化疗的疗效。刘嘉湘等报道，以中药益肺抗瘤饮加化疗(MAP方案)治疗非小细胞肺癌 80 例，与单纯化疗组 64 例作对照，中药加化疗组治疗后 PR＋NC 为 87.5％，单纯化疗组 71.88％；治疗后 1、3、5 年生存率，益肺抗瘤饮加化疗组分别为 73.24％、39.03％及 20.71％；益肺抗瘤饮组分别为 73.21％、13.96％及 11.17％；单纯化疗组分别为 40.54％、11.06％、无 5 年生存率。中位生存期益肺抗瘤饮组为 406 天，益肺抗瘤饮加化疗组为 449 d，单纯化疗组为 267 d；显示益肺抗瘤饮有提高生存率及延长生存期的作用。并对入院时 187 例Ⅲ期肺癌治疗后远处转移(指对侧肺、肝、骨、脑、心包、胸膜、肾上腺、皮下等)进行观察，结果：益肺抗瘤饮组(85 例)治疗后远处转移率为 23.52％，益肺抗瘤饮加化疗组(60 例)为 20％，单纯化疗组(42 例)为 35.7％，显示益肺抗瘤饮有明显的抗肺癌转移作用。李邦华等报道以补肺消积汤(黄芪、南沙参、麦门冬、石见穿、金荞麦、田三七、丹参、白花蛇舌草、半边莲、当归、浙贝母等)配合化疗治疗 34 例中晚期非小细胞肺癌患者，并与 35 例化疗组作对照，化疗方案为 CAP、MVP、NP 等方案，观察两组患者 4 个月治疗前后远处转移(肺内、肝、心包、骨、皮下等)，结果：治疗组(34 例)治疗后远处转移率为 14.71％，化疗组(35 例)为 37.14％，显示补肺消积汤有明显的抗转移作用。周岱翰等报道选择Ⅲ、Ⅳ期晚期非小细胞肺癌患者中医辨证分为肺郁痰瘀、脾虚痰湿、阴虚痰热、气阴两虚 4 型，采用前瞻性、多中心、随机、对照的方法，在 6 家医院进行临床试验，中医组(99 例)、中西医组(103 例)。中医组辨病治疗以中成药鹤蟾片及参一胶囊口服，连服 90 d；辨证治疗按肺郁痰瘀、脾虚痰湿、阴虚痰热、气阴两虚 4 型，分别以宣肺除痰、益气除痰、滋阴化痰、益气养阴辨证治疗(基本方为守宫、薏苡仁、桔梗、浙贝母、仙鹤草、猪苓等)，肺瘀痰瘀

选用生南星、杏仁、生半夏、瓜蒌、鱼腥草、夏枯草、田七、桃仁;脾虚痰湿选用党参、白术、生南星、生半夏、瓜蒌、茯苓;阴虚痰热者选用沙参、麦门冬、生地、夏枯草、鳖甲;气阴两虚者选用西洋参、党参、麦门冬、五味子、百合、沙参。服用汤剂,每日 1 剂,连服 3 个月,治疗 3 个月后进行随访。中西医组,中医治疗同中医组,化疗方案用 NP 或 VP 方案,共 3 个疗程。结果:中医组治疗后中位生存期为 9 个月,1 年生存率为 45.38%,中药与化疗配合应用为 12 个月,1 年生存率为 48.86%,其中脾虚痰湿患者中位生存期为 13 个月。林洪生报道,选择非小细胞肺癌Ⅲ、Ⅳ期患者,采用多中心、随机、双盲中药与安慰剂对照的研究方法,将符合入选标准的病例,随机分入中西医结合组(中成药＋化疗)和西医治疗组(安慰剂＋化疗)在 8 家医院进行临床试验,共有 414 例,中西医结合组 199 例,西医治疗组 215 例。治疗方案:中西医结合组用 NP(DDP＋NVB)或 TP(Taxol＋DDP)方案,21 d 为一疗程,共 2 个疗程,化疗期间,服用参一胶囊,每日 2 次,每次 2 粒(20 mg),服药 42 d。3 个月随访 1 次。西医治疗组化学药物治疗,方法同中西医结合组,化疗期间,服用安慰剂,方法同参一胶囊,每日 2 次,每次 2 粒,服药 42 d。3 个月随访 1 次。结果:中西医结合组中位生存期为 12.03 个月,西医治疗组为 8.46 个月,$P < 0.01$,有明显统计学意义。中西医结合组治疗后症状改善,生活质量均优于西医治疗组。杨国旺等将 136 例晚期非小细胞肺癌患者随机分为中药组、化疗组、中药加化疗组(联合组),分别给予相应治疗。中药组根据证型选用相应内服中药:4 周为一疗程。阴虚证:生地、山茱萸、北沙参;气虚证:生黄芪、党参、白术;痰湿证:瓜蒌、前胡、杏仁、浙贝母;血瘀证:徐长卿、石见穿、赤芍药;毒热证:苦参、龙葵、草河车、金荞麦;阳虚证:附片、淫羊藿、紫河车;血虚证:鸡血藤、熟地黄、枸杞子。同时应用榄香烯注射液和康莱特注射液静脉滴注各 10 d,为一个周期。化疗组一线用 NP,二线用 PC 或 GP 方案,21～28 天为一周期;联合组:同时采用上述中医药及化疗两种方法。以上各组治疗均以 3 个周期为一疗程,完成 2 个周期评价疗效。结果:中药组、化疗组、联合组肿瘤缓解率(CR＋PR)分别为 2.1%、27.2%、44.4%,化疗组、联合组优于中药组($P < 0.01$);病灶稳定率(CR＋PR＋SD)中药组 61.7%,与化疗组 65.9% 无差别,联合组(86.7%)优于以上两组($P < 0.05$)。中药组、联合组中位生存期和 1、2、3 年生存率分别为 11.5 个月、36.1%、10.6%、4.3% 与 12.3 个月、48.9%、11.1%、4.4%,明显高于化疗组的 9.2 个月、27.3%、6.8% 和 0($P < 0.05$);中药在改善症状、稳定生活质量、减轻化疗毒性方面具有明显作用。徐振晔等将 116 例来自 3 家医院的 NSCLC 患者随机分为治疗组(中药＋化疗组)60 例,对照组(单纯化疗组)56 例。对照组化疗方案采用 NP、GP 或 MVP 方案,3～4 个疗程。治疗组在化疗期间口服抗瘤增效方,化疗结束服用肺岩宁方。近期疗效中药＋化疗组 PR17 例;而单纯化疗的 56 例患者,PR11 例。两组比较有效率虽经统计学处理无显著差异($P > 0.05$),但治疗组有效率(CR＋PR)为 28.3%,高于对照组 19.6%,显示出较好的治疗效果。通过生存分析,对照组中位生存期为 11.17 个月,治疗组为 15.57 个月,两组有显著性差异,说明中药联合化疗治疗晚期非小细胞肺癌有延长生存期的作用。进一步通过分层分析,发现本研究治疗方案对ⅢB 期与Ⅳ期的患者在延长生存期方面更具有优势,中位生存期明显高于对照组($P < 0.05$)。孙燕等通过多中心双盲随机的临床研究观察参一胶囊辅助长春瑞滨＋顺铂(NP 方案)治疗晚期非小细胞肺癌的疗效和患者的耐受性,纳入确诊的Ⅲ～Ⅳ期非小细胞肺癌患者 115 例,结果显示治疗组近期有效率为 33.3%,对照组为 14.5%($P = 0.011$);治疗组平均生存期为 15.3 个月,对照组 9.7 个月;治疗组中位生存期为 10.0 个月,对照组 8.0 个月,差异均有统计学意义($P = 0.008\ 8$),提示参一胶囊辅助化疗可能具

有提高患者的近期疗效和生存期的优势。

在循证医学的指导下,越来越多的临床随机对照试验证明中医药治疗肺癌的优势。今后应该增加多中心的临床试验以扩大样本量,提供更多质量及可信度较高的随机对照试验结果,推动中医药的国际化进程。

■ 六、中医治疗肺癌的机制研究

近年来,中医药在治疗肺癌取得疗效的基础上,应用现代科学知识和方法,已由单纯临床报道进入较为系统的临床与实验相结合的前瞻性研究。应用 Lewis 肺癌等动物模型,进行实验研究,对中医方、药进行药理、毒理、药效等方面的观察,探索中医药治疗肺癌作用机制,为临床用药提供良好基础。目前实验研究结果显示,中医药治疗肺癌机制涉及以下几方面。

1. 提高机体免疫功能　肺癌的发生发展与机体免疫缺陷,尤其是与细胞免疫缺陷密切相关。中药通过增加肿瘤杀伤细胞的数量或增强其功能,增强抗肿瘤相关的细胞因子活性,发挥抑癌及抗转移作用,从而达到抗肿瘤的目的。程晓东等报道中药扶正方对小鼠 Lewis 肺癌的抑瘤率为 54.4%,优于化疗组(CTX),能提高红细胞 C3b 受体活性,降低红细胞免疫复合物含量,提高红细胞免疫黏附肿瘤细胞能力,增强血清红细胞免疫黏附促进因子活性,降低抑制因子活性。认为其抗瘤效果与提高荷瘤小鼠红细胞免疫系统功能有关。李涌健等报道益气养阴方可提高荷瘤小鼠的 T 细胞数、巨噬细胞吞噬率和吞噬指数以及 NK 细胞的杀伤活性。朱惠蓉等报道益肺抗瘤饮能提高荷瘤小鼠的 T 细胞、NK、LAK、IL-2 的水平。许玲等报道益肺抗瘤饮能增强裸鼠 NK 细胞活性。这一点在临床实验研究中均得到证实。刘侠等观察绞股兰总皂苷能使移植性 T739 近交系小鼠肺腺癌或荷 Lewis 肺癌小鼠外周血 NK 细胞、脾 NK 细胞活性明显升高。孙玺媛等研究金复康口服液对 Lewis 肺腺癌荷瘤鼠脾细胞分泌 Th1/Th2 类细胞因子的影响,结果显示在 Lewis 肺腺癌荷瘤鼠脾细胞分泌细胞因子中,Th2 类细胞因子占优势状态,金复康口服液能够促进 Lewis 肺腺癌荷瘤鼠脾细胞分泌 Th1 类细胞因子(如 IL-2、IFN-γ),抑制脾细胞分泌 Th2 类细胞因子(IL-4、IL-10),从而改善了机体的免疫状态,提高了机体的细胞免疫功能,抑制 Lewis 肺癌的生长。孙钢等报道用中药金复康口服液治疗中晚期肺癌 19 例,观察临床疗效及其对患者外周血 T 淋巴细胞表面 CD8,CD28 抗原表达的影响,并与 17 例肺癌化疗作对照。结果,两组治疗后瘤灶部分缓解+稳定率相仿($P>0.05$),但金复康组生活质量改善较明显($P<0.05$),CTL (CD8$^+$、CD28$^+$)百分率及其在 CD8$^+$ T 细胞中的比值显著上升($P<0.05$)。提示金复康口服液治疗肺癌能促进患者 CTL 的活化及其杀伤功能。同时 IL-10 水平有所降低($P<0.05$),IFN-γ 水平上升($P<0.05$),提示金复康口服液对肺癌 Th1、Th2 的失衡有一定调节作用。

2. 改变癌基因表达,抑制癌细胞增殖　研究发现,有些中药在一定程度上能改变肺癌基因表达,影响肺癌细胞增殖。许玲等应用人肺腺癌 LAX-83 裸小鼠模型观察益肺抗瘤饮(含黄芪、北沙参、天门冬、女贞子、七叶一枝花等)对肺癌细胞增殖的抑制作用,发现益肺抗瘤饮组的 Ki-67 阳性率低,细胞周期中 S 期细胞数减少。益肺抗瘤饮组突变型 P53 蛋白表达转为阴性,c-myc 蛋白表达转为弱阳性,说明其抑瘤作用可能是通过改变肺癌基因表达,直接影响肺癌细胞增殖而实现的。魏小龙等观察到低分子量地黄多糖可使小鼠 Lewis 肺癌细胞内的 c-fos 基因表达明显增加,c-myc 基因表达明显减少,对小鼠 Lewis 肺癌有明显抑制作用。

中医药调节肿瘤细胞的增殖与分化,一些研究者在这方面进行了研究。韩明权等用流式细胞仪,对临床治疗原发性肺癌的有效复方进行拆方研究,观察到绞股兰、北沙参、人参作用人肺腺癌 SPC－A－1 细胞后,增殖指数抑制率在 20％以上。钱军等报道,体外肺癌细胞经榄香烯乳作用后,癌细胞 DNA 合成抑制,G_0/G_1 期比例增多,增殖期细胞比例降低,PI 值下降,提示细胞增殖能力降低,恶性程度减弱。形态学观察细胞缩小变圆,出现某些分化表型,表明榄香烯乳对肺癌细胞具有一定程度的诱导分化作用,而阿霉素则表现为细胞逐渐增大,高浓度时溶胀死亡,提示榄香烯作用机制与细胞毒药物不同。杨骅等进一步研究榄香烯能明显抑制 HL－60 和 K562 白血病细胞增殖,阻滞肿瘤细胞从 S 期进入 G_2M 期并诱发凋亡。对肿瘤细胞的抑制作用明显大于对正常细胞的影响。

3. 作用于肿瘤细胞信号转导通路　中药对肿瘤治疗在临床上已得到广泛应用,它可以直接杀死肿瘤细胞,促进肿瘤细胞凋亡,提高患者的免疫功能及作用于肿瘤细胞转导信号通路等途径来实现对肿瘤的治疗作用。

王菊勇等通过制备中药复方肺岩宁方含药血清,以肺癌细胞系 A549 为靶细胞,将 A549 细胞分为对照血清组、TNF－α 组、肺岩宁方含药血清组和综合治疗组,结果表明肺岩宁方含药血清对 A549 细胞具有明显的增殖抑制作用（$P<0.05$）,$1\ \mu g/L$ TNF－α 能够明显提高 NF－κB 基因的表达,与肺岩宁方含药血清共同作用后,能够显著抑制它的表达（$P<0.01$）,提示肺岩宁方含药血清可抑制人肺癌细胞系增殖,可能是通过对 TNF－α 诱导的 NF－κB 基因活性的抑制作用实现的。王兵等应用从苦豆中提取的氧化苦参碱（Oxymatrine, Oxy）对肿瘤诱导血管内皮细胞（VEC）的增殖研究,发现肺癌（SPC－A－1）和胃癌细胞（mKN－45）的条件培养液能促进 VEC 增殖,但经不同浓度 Oxy 作用后的肺癌、胃癌细胞条件培养液对 VEC 增殖有不同程度抑制作用,并推测可能是 Oxy 抑制肿瘤细胞分泌 VEGF 和 bFGF 有关。当在 VEC 中同时加入 Oxy 和肺癌、胃癌细胞的条件培养液,Oxy 对肺癌、胃癌诱导的 VEC 增强有较强的抑制,推测可能是 Oxy 通过下调增殖期 VEC 相关生长因子受体的表达,使 VEC 对肿瘤细胞分泌的生长因子敏感性较低,从而影响 VEC 的增殖。赵晓珍等通过研究中药复方肺岩宁方对上皮-间质细胞转化因子 Twist、Snail、Sipl 及 E－cadherin mRNA 表达的影响,调节上皮-间质细胞转化核转录因子 Twist、Snail 和标志因子 E－cadherin 是肺岩宁方抗肿瘤转移的重要途径之一。张铭等观察肺岩宁方对人肺腺癌细胞 A549 裸鼠移植瘤中缺氧诱导因子-1α（HIF－1α）表达的丝氨酸苏氨酸蛋白激酶（P－Akt）信号调节的影响,结果表明肺岩宁方可抑制肺癌肿瘤生长,并与顺铂有协同作用,其对 HIF－1α 蛋白表达的抑制作用可能与下调 P－Akt 表达有关。

4. 诱导肿瘤细胞凋亡　临床上常用的化疗、放疗和热疗等方法的作用机制之一就是引发肿瘤细胞凋亡。多个研究表明,中医药可以诱导肺癌细胞发生凋亡。

孙建立采用 LAX－83 人肺腺癌裸鼠皮下移植瘤模型,研究金复康口服液诱导裸鼠人肺腺癌 LAX－83 移植瘤细胞凋亡的作用及其分子机制结果显示,金复康治疗组抑瘤率为 49.64％,平均瘤重与荷瘤对照组比较有显著差异（$P<0.05$）,与 DDP 对照组（64.60％）比较无显著性差异（$P>0.05$）;电镜下可见典型的早期凋亡细胞和凋亡小体。FCM 检测细胞凋亡率为 $17.51\%\pm3.56$,TUNEL 法凋亡细胞数为 7.07 ± 1.53,与荷瘤对照组比较均有显著差异（$P<0.01$）,与 DDP 对照组比较 $P<0.01$;免疫组化结果表明,金复康治疗组和 DDP 对照组均能降低 bcl－2 基因蛋白表达,增加 bax 和 fas 基因蛋白表达,与荷瘤对照组比较 $P<0.01$,两组对 p53 基因蛋白表

达与荷瘤对照组比较 $P>0.05$。说明金复康口服液有诱导肿瘤细胞凋亡的作用,其机制可能与降低 bcl-2 基因蛋白表达,增加 bax 和 fas 基因蛋白表达相关。榄香烯是从中药温莪术中提取的有效成分,研究证明,榄香烯通过抑制肺癌细胞 DNA、RNA 及蛋白质合成,干扰肺癌细胞糖、脂代谢,并对肺癌细胞进行诱导分化和凋亡来发挥其抑制肺癌发展和转移的作用。杨勤建和涂晋文采用血清药理学方法研究中药化痰散结方诱导人肺癌细胞 SPC-A₁ 凋亡时,发现人肺癌细胞经含中药兔血清处理后发生凋亡,以 5% 含药血清作用 48 h 凋亡峰最为明显,凋亡率达到42.8%。益肺抗瘤饮是由黄芪、女贞子、天门冬、七叶一枝花等组成的抗癌制剂,临床用以肺癌晚期治疗,能稳定病灶,延长生存期,改善生命质量。实验研究显示,益肺抗瘤饮对人肺癌细胞 LAX-83 有抑制增殖作用,使 S 期细胞数减少,G_2/M 期细胞数增多,同时使突变型 P53 蛋白表达转为阴性,C-myc 蛋白表达转为弱阳性,表明该复方制剂是通过抑制细胞增殖和诱导凋亡来发挥抗瘤作用的。金长娟等研究中药复方七叶灵方诱导人肺腺癌 A549 细胞裸鼠移植瘤细胞凋亡,观察到化疗组中早期可看到肿瘤细胞凋亡,但在后期凋亡细胞明显少于化疗加七叶灵治疗组和七叶灵治疗组,中药组凋亡细胞最多。

5. 抑制肿瘤血管生成　研究显示,中药及其有效成分可以通过多种途径抑制肿瘤血管的生长。如可抑制肿瘤细胞诱导的血管内皮增殖;抑制血管内皮细胞黏附分子的表达,从而抑制血管内皮细胞的分化;抑制肿瘤细胞血管生长因子的表达;抑制血管内皮细胞生长因子受体的表达;抑制细胞骨架的形成,从而抑制内皮细胞的运动迁移,并因此抑制新生血管生成;并可作为血管生长抑制因子,抑制血管的生成。

人参皂苷-Rg3 是人参的有效化学成分。高勇等采用鸡胚绒毛尿囊膜(CAM)方法观察了人参皂苷-Rg3 作用后肿瘤新生血管的生长情况,并利用 Lewis 肺癌模型探讨其在体内对肿瘤新生血管形成的影响。结果表明:人参皂苷-Rg3 可明显抑制 Lewis 肺癌的生长,其抑瘤作用部分是因为抑制了肿瘤的新生血管形成。康莱特注射液(KLT)系从中药薏苡仁中提取有效抗癌活性物质,以先进工艺研制而成的供静脉、动脉注射的新型脂肪乳剂。青岛大学医学院张良等对"KLT 对血管生成的影响"进行研究,采用无血清培养基(DMEM/HAMF12,1:1)中三维胶原凝胶培养主动脉环,共 2～8 日,分 3 组(对照组、0.1 mg/ml VitE 组、10 μl/ml KLT 组),每组 8 个血管环,利用倒置显微镜观察血管生成情况。结果发现 KLT 能明显抑制新生血管生成,加快血管进入衰退期,抑制作用明显优于 VitE。说明抑制血管生成是 KLT 抗肿瘤的途径之一。刘嘉湘[59]观察益气养阴解毒方对 51 例非小细胞肺癌患者血清血管内皮生长因子(VEGF)及免疫功能的影响,结果显示中药组和化疗+中药组治疗后肿瘤稳定率均高于化疗组,但差异无显著性,临床症状、体力状况改善均明显优于化疗组(均 $P<0.05$)。中药+化疗组能明显提高白细胞介素 2 水平,下调可溶性白细胞介素 2 受体(sIL-2)水平(均 $P<0.01$),且疗效明显优于化疗组($P<0.05$);中药组能显著提高 T 细胞总数,下调 sIL-2 水平($P<0.05$ 或 $P<0.01$)。中药+化疗组治疗后血清 VEGF 水平明显下降($P<0.01$)。益气养阴解毒方治疗 NSCLC,有缩小稳定瘤灶,提高免疫功能和生存质量,降低血清 VEGF 水平的作用。徐振晔等将 91 例病例分为化疗组(31 例)、肺岩宁+化疗组(综合组 32 例)、肺岩宁组(28 例)。治疗前后测定血清 VEGF 水平,观察患者原发病灶、转移灶变化和新转移灶出现情况,评价生活质量和毒副反应。结果:治疗后原发病灶瘤体综合组、转移灶瘤体综合组与化疗组比较均有显著性差异($P<0.05$);治疗前后相比,化疗组患者血清 VEGF 水平表现出上升趋势,肺岩宁组和综合组治疗后血清 VEGF 水平显

著下降($P<0.05$)。实验采用 C57BL/6 小鼠,接种 Lewis 肺癌细胞株,随机分为对照组、化疗组、肺岩宁组、综合组。实验结果:用免疫组化法测定肿瘤切片的 VEGF 表达,小鼠肿瘤 VEGF 的表达。结论:益气养精、解毒抗癌的肺岩宁具有抗肺癌侵袭转移的作用,减少 VEGF 分泌,抑制血管生成,可能是肺岩宁抗肺癌生长转移的机制之一。

6. 改善血液流变学指标　活血化瘀类药物可以预防和破坏癌细胞周围的血栓,以利于机体发挥抗肿瘤转移和增殖的防御功能。李萍萍等运用益气消癥方(黄芪、当归、川芎、红花、莪术等)对小鼠自发肺转移癌的实验研究证明,本方可降低肺转移率,改善荷瘤小鼠的血液流变学指标,改善血液高凝状态。

中药通过活血化瘀改善微循环,增加氧弥散,减少乏氧细胞,达到抑杀肺癌细胞、抑制肺癌转移、增加放射敏感性减轻放射性肺损伤的作用。刘锦蓉等报道川芎的有效成分川芎嗪(TTMP)能显著抑制 B16-F10 黑色素瘤的人工肺转移,并认为可能是通过抑制 TXA_2 合成酶活性,降低动物血浆 TXB_2 含量,使 TXA_2/PGI_2 比值减小,改善实验动物高黏滞血症及增强 NK 细胞活性而发挥作用。张代钊等用扶正增效方(生黄芪、白术、太子参、鸡血藤、红花等)研究其放射增效作用。结果显示此方对 C57BL 小鼠 Lewis 肺癌有明显放射增效作用,其抑制率为 62.64%,增敏比为 1.21。体外实验结果表明,扶正增效方对人肺腺癌 α-2 细胞有放射增敏作用,增敏比为 1.26,能增加放射致瘤细胞 DNA 损伤(OD=47),高于单用放射(OD=23)。

7. 逆转多药耐药的作用　肿瘤细胞对化疗药物的耐药性可分为原发性耐药(nature resistance)和获得性耐药(acquired resistance);据美国癌症协会提供的统计资料显示,90%以上的肿瘤患者死因与耐药有关。肺癌的耐药的形成是多基因、多因素参与、多步骤、多途径发生的复杂过程,并且各个因素间相互影响、相互协同。孙建立采用血清药理学的方法,选择对顺铂(DDP)耐药的人肺腺癌细胞株 A549/DDP,研究金复康口服液及其与 DDP 合用的对 A549/DDP 的作用和分子机制,结果表明:金复康口服液低剂量能够逆转 A549/DDP 对 DDP 的耐药,逆转耐药倍数为 3.45 倍,与 DDP(320 μmol/L)合用,使 DDP(320 μmol/L)对 A549/DDP 细胞的抑制率由 47.55%升高为 73.32%,且 $q>1.15$,表明金复康口服液与 DDP 合用有明显的协同增效作用,增加了 DDP 对 A549/DDP 细胞的敏感度;金复康口服液低剂量能够降低 A549/DDP 膜转运蛋白 LRP、MRP 的 mRNA 表达。表明低剂量金复康口服液与 DDP 合用能够增加 DDP 对 A549/DDP 的增殖抑制作用,两者具有显著的协同增效作用;金复康口服液能够降低 A549/DDP 膜转运蛋白 LRP、MRP 的 mRNA 表达。金复康口服液可能通过降低耐药肿瘤细胞膜转运蛋白的表达而逆转肿瘤多药耐药,为扶正方药对化疗增效机制提供了一种新的实验依据。孙玺媛报道益气养阴方含药血清可以显著地提高 DDP 对 A549DDP 细胞的增殖抑制作用,并且两者有显著的协同增效作用,两者协同具有细胞周期阻滞及诱导 A549DDP 细胞凋亡的作用。

人参单体 Rh2 是人参提取物中有效的抗癌成分,周东坡、胡硕等以耐药人肺腺癌 A549/DDP 为研究对象,发现人参单体 Rh2 可抑制人肺腺癌 A549/DDP 细胞的生长,并呈剂量、时间依赖性,通过降低细胞的线粒体跨膜电位、上调 p53 和 fas 及下调 bcl-2 的表达、通过 fas/fasL 系统途径诱导耐药人肺腺癌 A549/DDP 细胞凋亡。人参皂苷 Rg3 是从人参中提取的四环三帖皂苷,张伟等的研究表明低细胞毒浓度的人参皂苷 Rg3 有效逆转人肺腺癌 A549/DDP 细胞对 DDP 耐药的 7.3 倍,减弱 MDR1、MRP 的 mRNA 的表达,呈时间依赖性,人参皂苷 Rg3 具有中度逆转耐药的作用。

中医药治疗中晚期肺癌的实验研究起步较晚,且存在着选用药物较局限,检测指标较单一,药物的作用部位不明确,临床与实验衔接不紧密等不足之处。但我们相信,随着对肺癌病机认识的不断深入,中医药治疗中晚期肺癌的新的途径将被不断发现,中医药抗肺癌的机制将进一步得到阐明。

■ 七、展望

中医药及中西医结合治疗肺癌,从临床研究到基础实验等方面都取得了进展,但由于肺癌的生物学特性十分复杂,要进一步提高临床疗效,尚有诸多问题亟待进一步深入研究。

（1）40多年来,中医及中西医结合治疗原发性肺癌研究取得了一定的成果,中医从整体观着眼,根据辨证论治原则,应用辨证与辨病结合,扶正与祛邪结合,从多靶点综合考虑治疗肺癌,这是我国中医药治疗肺癌的特色方法之一,要进一步发挥它在肿瘤多学科综合治疗中的作用,必将提高肺癌的临床疗效。

（2）中医药治疗对大多数肺癌患者来说,缩瘤效果较差,但以病灶稳定率较高,生存期较长、生活质量较好为主要特点,并在抗复发转移方面,具有潜在优势,故单以肿瘤缩小作为评定疗效的标准,则不能完全反映中医药的疗效特点。随着循证医学的发展,疗效的评价方法提倡以患者为中心而不是以疾病为中心,中医药可延长患者的带瘤生存率,提高生活质量,因此如何全面、科学地评价肺癌患者的疗效标准,而不仅以局部肿瘤的大小为判断疗效的唯一指标,是当前应当研究的课题。

（3）进一步统一与完善肺癌的证型,制定出肺癌中医证型及论治标准和疗效判定标准,以便于临床观察、进一步完善治疗方法规范化、标准化、客观化。近年来已有一些学者在总结临床疗效基础上,分析肺癌病证和用药频率,筛选有效药物,组成基本方药或制成新剂型,再进行临床或药效学试验,并作出疗效评价,这种研究方法将为肺癌的治疗研制出更多安全有效的中药新药。中药剂型的改革、新药的研制,将有助于辨证论治方法的发展,促进中医药和中西医结合诊疗肺癌的水平提高。

（4）对中医药治疗肺癌的机制进行深入的基础研究,目前研究较多集中于单一靶点的研究,中药的多靶点追踪仍是一个难题,对于中药化学成分研究多停留在单一中药的化学成分或活性成分的研究,中药复方的有效成分多样性研究欠深入,多学科、多系统、全方位的研究将是中药治疗肺癌的机制研究的重点和方向。

总之,中西医结合治疗肺癌的研究正在向实用、综合、全面的方向发展,随着分子生物学、基因组学、蛋白质组学等现代科学技术的发展和在中医药治疗肺癌研究领域的广泛应用,古老的中医学和现代高科技的紧密结合,多学科之间的交叉渗透,肺癌中医证型的实质,中药治疗肺癌的有效成分、作用靶点和作用机制将逐步阐明,中医药和中西医结合治疗肺癌将会取得更大的突破,提高中医药对社会的贡献,造福人类。

（刘嘉湘　金长娟）

第十七章
其 他 治 疗

第一节 瘤 苗 治 疗

肿瘤免疫治疗理论上具有高效低毒的特性,是肿瘤界期待的新疗法。20 世纪 80 年代以后,现代生物治疗被认为是继手术、化疗、放疗之后肿瘤治疗的第四模式。但实体瘤的免疫治疗并不成功。近年来,由于分子生物学、免疫学和生物高技术的迅猛发展,肿瘤免疫治疗取得了重大的突破。2010 年,世界上首个治疗性肿瘤疫苗 Provenge 被美国 FDA 批准应用于晚期前列腺癌。这是肿瘤免疫治疗近年来在临床上取得的最重大的突破性成果。

肺癌免疫治疗方面经过多年的探索,肺癌疫苗现已成为了肺癌生物治疗的热点之一。目前已有多种肺癌疫苗进入 II 期或者 III 期临床试验阶段。

■ 一、肺癌的免疫

(一)肺癌的免疫治疗

肿瘤的免疫治疗主要包括两大类:主动免疫治疗和被动免疫治疗。诱导或制备具有识别、浸润和杀伤肿瘤细胞功能的免疫效应细胞是肿瘤免疫治疗的关键所在。

成功的肿瘤免疫治疗包括三个方面:①能够获得足够的肿瘤特异性或非特异性效应细胞。②效应细胞能够聚集在肿瘤部位。③效应细胞能够杀伤肿瘤细胞。

已有的研究显示,非特异性免疫(包括干扰素、淋巴因子激活的杀伤细胞等),无论主动还是被动免疫治疗,对于肺癌均未显示出明确的临床获益。

被动特异性免疫治疗研究最多的是过继细胞免疫治疗(adoptive cellular immunotherapy,ACI),ACI 通过体外扩增特异或非特异性效应细胞,然后回输效应细胞给患者以达到治疗肿瘤的目的。特异性 ACI 需要分离肿瘤特异性淋巴细胞,例如肿瘤浸润淋巴细胞(tumor-infiltrating lymphocytes,TIL),并在体外进行扩增。该方法存在肿瘤细胞不易获得、制备复杂等问题,且至今无可重复的生存获益的报道。针对表皮生长因子受体(西妥昔单抗)和血管内皮生长因子受体(贝伐单抗)的单克隆抗体是目前比较成功的被动免疫治疗,本书另有章节讨论。

主动特异性免疫的目标是增强 CTL 对抗原呈递细胞表面 HLA-I 型分子上肿瘤抗原的识别,活化 CD4$^+$ 辅助 T 细胞,发挥免疫记忆功能。主动特异性免疫治疗最常见的是肿瘤疫苗。肿瘤疫苗通过激发特异性免疫功能来攻击肿瘤细胞,克服肿瘤免疫抑制状态,增强肿瘤相关抗原的免疫原性,诱导患者免疫系统对肿瘤细胞的杀伤,从而达到抑制、清除肿瘤的目的。

肿瘤疫苗在 20 世纪初开始应用于临床,至今报道的已有数千患者注射了各种瘤苗,但只有少数报道观察到有临床反应。

（二）肺癌的免疫和免疫逃逸

肺癌患者机体的免疫功能常处于抑制状态,尤其是中晚期患者。目前认为肺癌患者的免疫功能抑制可能有以下几种机制:肿瘤细胞产生了作用于免疫细胞的抑制性细胞因子;一些可溶性细胞因子的受体在体内增多,减弱了细胞因子的作用;血清中出现了一些具有抑制免疫细胞活性的因子等。

在实体瘤中,也常发现患者机体存在针对肿瘤的免疫应答,虽然免疫反应在临床上未能控制恶性肿瘤。研究证明,肿瘤患者体内存在某种抑制免疫功能的物质,它们帮助肿瘤逃避免疫监视。

肺癌细胞发生免疫逃逸可能较为复杂,对于不同的肿瘤或同一种肿瘤的不同发展阶段,由于肿瘤细胞的异质性,其免疫逃避的机制可能不尽相同。已知可能的机制包括:HLA-I 基因的缺失和(或)下调;对肿瘤抗原的加工和提呈不足;在肿瘤转移过程中,肿瘤相关抗原的缺失;肿瘤细胞协同刺激分子的下调;肿瘤细胞分泌免疫抑制因子;调节性 T 细胞发挥免疫抑制作用;肿瘤细胞和间质细胞相互作用导致黏附分子减少;宿主可耐受某些肿瘤抗原等。免疫调节、免疫耐受和免疫逃避是对肿瘤免疫治疗成功与否的挑战。通过对以上几方面进行调节,有可能打破机体免疫耐受状态。

疫苗诱导抗体反应通常对癌症治疗无帮助;但是,针对生长因子或生长因子受体的抗体是个例外,其疗效在临床上已经得到证实,本书另有章节讨论,不在本节讨论之列。

（三）肺癌抗原

凡能引起机体免疫系统对肿瘤产生免疫反应的物质,都称为肿瘤抗原。但一般认为肺癌异质性大,抗原性弱,缺乏特异性抗原。

目前,在肺癌免疫治疗中研究最多的肿瘤抗原主要有癌-睾丸抗原(cancer-testis antigen,CTA)、黑色素瘤抗原(MAGE)、异常糖基化的细胞表面蛋白 Muc-1 和酪氨酸酶等(表 17-1)。多数肿瘤抗原的研究仍处在动物模型阶段,仅有部分肿瘤抗原已形成肿瘤疫苗进入各期临床试验。

CTA 在多种肿瘤组织、睾丸、卵巢和胎盘中均有表达,但在其他正常组织中几乎不表达,这种特异性表达使得 CTA 成为恶性肿瘤免疫治疗的热门靶点。CTA 在肺癌中有较高的表达率,报道最多的包括 MAGE-A1、MAGE-A3、NY-ESO-1 和 XAGE-1b 等。研究显示,67% NSCLC 患者肿瘤组织中表达至少 1 种 CTA。

根据疫苗抗原的来源,又可分为自体抗原和同种异体抗原。自体抗原通常是利用患者自身肿瘤(如手术切除)的肿瘤细胞制成疫苗,因来源往往受限,限制其发展和应用。同种异体抗原可以克服这一缺点,其来源包括有同种异体肿瘤细胞株抗原、重组蛋白抗原(包括基因工程蛋白)和合成肽等。

表 17 - 1　可能用于肺癌免疫治疗的抗原及其分类

抗　原　分　类	抗　　原
分化抗原(differentiation antigens) 肿瘤和同细胞系正常组织均表达	MART - 1 Gp100 CEA
发育抗原 主要包括癌-睾丸抗原,为肿瘤特有的,它在正常组织中不表达	MAGE - 1 MAGE - 3 MAGE - 12 MAGE - A3 BAGE GAGE NY - ESO - 1
突变抗原(mutated antigens) 肿瘤特异性的,正常组织中不存在,是肿瘤免疫治疗很好的靶点	Mutant p53 Mutated Ras EGFR
过表达抗原(overexpressed antigens) 正常细胞表达的抗原,但癌细胞中表达水平更高	Her2/neu MUC - 1 CEA Normal p53 WT - 1 Telomerase EGF PRAME

■ 二、肺癌疫苗治疗策略

肿瘤疫苗治疗的障碍物主要在于肿瘤细胞的抗原表达性弱,且肿瘤患者的免疫功能多处于抑制状态。肺癌疫苗治疗要获得成功,取决于以下三个因素。

1. 获得恰当的抗原　应用于肺癌疫苗的最佳肺癌抗原是肿瘤细胞与正常细胞不同的分子,以确保疫苗诱导的免疫反应靶向破坏携带抗原的肿瘤细胞而非正常细胞。但在肺癌中,多数的抗原来自突变或者修饰的自身蛋白,且有一定程度的免疫耐受。

2. 合适的佐剂(adjuvant)　常用的佐剂包括脂质体(liposomes)、细胞因子(主要包括 IL - 2、IFN - γ、IL - 12 及 GM - CSF 等)和复合佐剂(如 GSK 开发的复合佐剂 AS15,内含稳定的脂质体、MPL、QS21 和一种细菌成分 CpG)。佐剂先于抗原或与抗原同时应用,能非特异性地改变或增强机体对抗原的特异性免疫应答,能增强相应抗原的免疫原性或改变免疫反应类型,而本身并无抗原性的物质。

3. 机体的免疫反应　有效的疫苗应可产生并维持足够强度的免疫反应以达到清除肿瘤和预防复发。同时,患者亦须有足够强的免疫力,即免疫能力越强,患者的疗效可能越好。

目前,常见肺癌疫苗治疗策略主要包括肿瘤细胞型疫苗(whole cell vaccines)、肿瘤抗原型疫苗、树突状细胞型疫苗(dendritic cell vaccines)和转基因疫苗等。鉴于应用单一策略的肿瘤疫苗的不足,目前正在进行或接近临床试验的肿瘤疫苗多结合了多种策略。因此不断有新的肿瘤疫苗治疗策略进入人们的视线。常见的肺癌疫苗治疗策略见表 17 - 2。

表 17-2 常见的肺癌疫苗治疗策略及其临床试验

治疗策略	方法	优点	局限性	注册临床试验
抗原+佐剂	蛋白疫苗 (protein vaccines)	免疫反应主要直接针对肿瘤细胞而非正常组织,低毒,价格较低		EGF Ⅱ/Ⅲ NCT00516685 MAGE-3 Ⅱ NCT00290355 NY-ESO-1 Ⅰ NCT00291473
	肽疫苗 (peptide vaccines)	免疫反应主要直接针对肿瘤细胞而非正常组织,低毒,价格较低	肽可能无法为 APCs 所处理而导致产生并不重要的肽特异性反应 有效免疫反应低,可能与曾接受化疗放疗、晚期病变、肿瘤免疫逃逸等有关	MUC-1 Ⅲ NCT00409188 MAGE-A3 Ⅲ NCT00638105 ras Ⅱ NCT00019331 CEA, p53, MAGE, HER-2 Ⅱ NCT00104780 WT-1 Ⅰ NCT00398138 Telomerase Ⅰ NCT00509457
转基因疫苗	质粒 DNA	将某些细胞因子的基因导入肿瘤细胞,其表达产物可刺激免疫细胞的生长和分化,提高抗瘤能力,或直接杀伤肿瘤细胞。疫苗稳定	需明确并克隆抗原中和抗体可能识别病毒载体,尤其是腺病毒	NY-ESO-1 Ⅰ NCT00199849
	重组病毒			Vaccinia virus Ⅱ/Ⅲ NCT00415818 Fowlpox virus CEA Ⅱ NCT00088933 Alphavirus CEA Ⅱ NCT00003125 Ⅰ/Ⅱ NCT00529984
	重组酵母			ras Ⅰ NCT00655161
树突状细胞型疫苗 (dendritic cell-based vaccines)	肽负载	DC 可通过激活特异 T 细胞延长抗肿瘤效应。耐受性好,毒性小	DC 的生产复杂,需要大量的设备以生产足够的 DC	p53 Ⅱ NCT00019929 同种异基因肿瘤 Ⅱ NCT00103116 tumor lysate loaded DC-tumor cell fusion Ⅱ NCT00442754
	RNA 转染			CEA Ⅰ NCT00004604
	病毒载体			Adenovirus p53 Ⅱ NCT00618891 NCT00049218, NCT00617409
肿瘤细胞疫苗 (whole cell vaccines)	自身肿瘤细胞(全细胞和肿瘤溶解产物)	来自于肿瘤细胞或其粗提取物,理论上肿瘤细胞表达一系列肿瘤抗原,不需要明确肿瘤抗原	免疫原性弱和致瘤性 如肿瘤细胞株经培养后则可能导致抗原表达的改变,不稳定和难以生产疫苗	DNP-modified Ⅱ NCT00298298
	同种异基因			TGF-β2 antisense Ⅲ NCT00641966 GM-CSF Ⅱ NCT00074295 IFN Ⅱ NCT00002475 B7.1 Ⅱ NCT00534209 CD40L Ⅱ NCT00601796 α-1, 3-Galactosyltransferase Ⅱ NCT00420732, NCT00075790
	热休克蛋白			DNP-modified Ⅱ NCT00298298

注:综合修改自 Kakimi K 等和周彩存等。

■ 三、肺癌疫苗临床试验的特殊性

传统用于评估化学药物(如抗肿瘤的细胞毒药物)的临床试验的标准方法并不完全适合于疫苗。癌症患者的免疫功能往往异于正常人,导致癌症疫苗产生的免疫效果不佳;相同癌症不同分期的患者对相同疫苗的免疫反应与疗效将有所不同,受试者的选择和主要疗效指标的选择必须更加严谨。

(一)肿瘤疫苗的安全性

由于疫苗作用机制以及生物物种之间的特殊性,动物试验安全剂量无法直接应用到人体上做为初始剂量,需要更多地通过人体试验获得数据。

肿瘤疫苗Ⅰ、Ⅱ期临床试验的重点在于肿瘤疫苗的最适剂量、给药间隔和安全性。很多肿瘤疫苗是天然的,毒性很小,理论上可以使用很大的剂量,但实际上临床疗效往往与最大耐受剂量无关,因此确定疫苗的生物活性剂量更重要。最适剂量的选择是以生物活性剂量(biological active dose)作参考。

当疫苗的受试者发生自体免疫反应时,则需要长期的随访。

(二)治疗的时机和人群选择

一般认为,选择肿瘤负荷小,免疫力强的患者有利于提高肿瘤疫苗治疗的疗效。免疫治疗的效果与残存病灶的大小成反比,残存病灶越小效果越好。晚期和肿瘤负荷大的患者,则可能存在严重的免疫抑制而无法诱导有效的抗肿瘤免疫。患者必须有足够强的免疫力,即免疫能力越强,则患者的疗效可能越好。理论上,通过免疫治疗有可能彻底解决肿瘤的残存和复发的问题。

瘤苗免疫治疗可以应用于以下几类患者:

(1)经传统全身治疗,达到完全或部分缓解、稳定者。

(2)传统治疗方法无效者。

(3)手术切除后,按传统评价为完全切除,但复发风险大者。为避免出现免疫抑制,应选择最小残留病变的患者给予术后辅助免疫治疗。

近年来,在以上选择原则的基础上,一些针对特异性抗原的肿瘤疫苗研究已开始选择仅有特异性/高表达抗原表达的患者加入临床试验,如 MAGE - A3 疫苗临床试验(MAGRIT)。

(三)治疗反应评价和免疫监测

肿瘤疫苗的一个核心问题是往往缺乏良好的临床前预测疗效的动物模型。肿瘤疫苗需要经过复杂的步骤并最终通过机体自身免疫起作用,同时疫苗通常需要长期多次地给药,因此需要比传统化疗药物更长的治疗和观察时间才能看到疗效。另外,肿瘤疫苗具有延迟性疗效(delayed vaccine effect)现象,即受试者在接受癌症治疗疫苗之后,于疫苗未发挥作用的初期会先出现疾病恶化(early progression),过一段时间才显现出疗效(subsequent response)。

传统的实体瘤治疗反应评价标准(response evaluation criteria in solid tumor,RECIST)往往难以在短期内合理地评价疫苗的疗效。所以,疫苗临床试验往往选取"生存期"为终点评价指标而缺乏中间指标。因此试验样本量需要适度增加才能达到足够的统计检验效能。

疫苗治疗后针对肿瘤的特异免疫变化可能成为评价临床疗效的重要指标。目前,已有多个临床试验在评价这些免疫指标预测疗效的价值,但仍缺乏足够的数据。

■ 四、肺癌疫苗Ⅲ期临床试验

回顾近十年的临床试验,新开发的肿瘤疫苗很多,不少能够进入Ⅱ期临床试验,多数疫苗止于Ⅱ期临床试验,能够进入Ⅲ期的临床试验凤毛麟角。肺癌疫苗也是如此。

检索 ClinicalTrials.gov,至 2011 年,49 项与肺癌疫苗有关的Ⅱ期临床试验,多数研究已结束,多数研究的结果未见正式报道。显然,大多数疫苗是失败的。少数能够进入Ⅲ期临床试验的肺癌疫苗也困难重重。9 项肺癌注册Ⅲ期临床试验中有 4 项正在入组(表 17-3)。已完成的最大样本量的肺癌疫苗Ⅲ期临床试验(NCT00037713),也是最新的一个失败的肺癌疫苗,是针对小细胞肺癌(SCLC)的 BEC2 疫苗。这个国际多中心Ⅲ期临床试验显示,接受针对神经节苷脂(Gangliosides)的抗独特型疫苗-BEC2 疫苗治疗未提高患者的总生存、PFS 和生存质量。

表 17-3　Clinicaltrials.gov 注册的肺癌疫苗Ⅲ期临床试验

注册号	疫苗	肿瘤类型和分期	研究方法	治疗模式	标记物	样本量	终点	起始-结束时间
NCT00003279	BCG 疫苗/BEC2 单克隆抗体	局限期小细胞肺癌	随机对照	化疗有效	无	500	PFS	1998.3 开始,计划 4 年入组完成至 2009.2 未完成
NCT00037713	BEC2 (2.5 mg)/BCG 疫苗	局限期小细胞肺癌	随机对照	化疗有效辅助	无	515	OS	1998.9~2002.10 已完成 结果:失败
NCT00006352	BCG 疫苗/BEC2 单克隆抗体	局限期小细胞肺癌	随机对照	化疗有效辅助	无	570	PFS	1999.9 开始,计划 2 年入组完成。至 2009.2 未完成
NCT00415818 Phase Ⅱ/Ⅲ	MVA-MUC1-IL2	非小细胞肺癌,湿性ⅢB 或Ⅳ期	随机对照	与化疗联合	MUC1 抗原表达	140	PFS (6个月)	2005.12~2009.12 至 2010.9 未完成
NCT00409188	L-BLP25 or BLP25 脂质体疫苗(Stimuvax)	Ⅲ期不可切除非小细胞肺癌	随机对照,双盲安慰剂	维持治疗	接受化放疗后达到 SD 或者 OR	420	OS	2006.12~2014.9 正常入组
NCT00516685 (Phase Ⅱ/Ⅲ)	重组人 rEGF-P64K/Montanide 疫苗	Ⅲb 或Ⅳ期非小细胞肺癌	随机对照	维持治疗	接受一线化疗后达到 SD 或者 OR	230	OS	2007.7~2009.1 仍在入组?
NCT00480025 (MAGRIT)	GSK1572932A 抗原特异性免疫治疗(MAGE-A3 ASCI™)	完全切除的非小细胞肺癌ⅠB、Ⅲ、ⅢA 期	随机对照,双盲安慰剂	辅助	MAGE-A3 阳性	2 270		2007.10~2022.9 正常入组
NCT00676507	Lucanix™ (belagenpu-matucel-L)	非小细胞肺癌Ⅲ A、ⅢB 和Ⅳ期	随机对照,双盲安慰剂	一线化疗/放疗获益(SD, PR, CR)	无	506	OS	2008.7~2012.10 正常入组
NCT01015443 (INSPIRE)	L-BLP25 or BLP25 脂质体疫苗(Stimuvax)	亚洲Ⅲ期不可切除非小细胞肺癌	随机对照,双盲安慰剂	维持治疗	接受化放疗后达到 SD 或者 OR	420	OS	2009.12~2018.1 正常入组

目前被认为最有前景、最受关注的肺癌疫苗包括 MAGE - A3 ASCI（recMAGE - A3＋AS15）、L - BLP - 25 和 Belagenpumatucel - L。

（一）MAGE - A3 疫苗

黑素瘤相关抗原 E - A3（melanoma-associated antigenE - A3，MAGE - A3）是一种肿瘤-睾丸抗原，有研究显示，30％～50％的 NSCLC 患者表达 MAGE - A3。我们的研究发现国人非小细胞肺癌中 MAGE - A3 的表达率为 22％，而且在鳞癌和腺癌中的表达率不同，以鳞癌的表达率稍高。MAGE 具有特异性和较高的表达率，因此成为最受关注的肿瘤抗原之一。GSK 公司开发的 MAGE - A3 ASCI 是一种抗原＋复合佐剂疫苗，MAGE - A3 ASCI 可以与不同的复合佐剂组合，从而可能获得不同的免疫学特性。

Vansteenkiste J 在 2007 年报道了一项随机双盲、安慰剂对照、多中心 MAGE - A3 ASCI 辅助治疗完全切除的 MAGE - A3 阳性表达的 IB～Ⅱ期 NSCLC 的Ⅱ期临床试验。研究入组 182 例 MAGE - A3 阳性 IB/Ⅱ期 NSCLC 患者，其中 122 例接受 MAGE - A3 ASCI，60 例接受安慰剂。MAGE - A3 ASCI 组患者手术后接受每 3 周 1 次，共计 5 次的 MAGE - A3 ASCI 疫苗免疫，随后接受每 3 个月一剂注射，共注射 8 剂，疗程总共 27 个月。中位随访 28 个月后，免疫治疗组中 37 例复发（30.3％），而对照组 60 例患者中 25 例复发（41.7％）。MAGE - A3 组无疾病区间（DFI）、无疾病生存期（DFS）和总体生存（OS）的 HR 分别为 0.74（95％ CI：0.44～1.20，P＝0.107）、0.73（95％ CI：0.45～1.16）和 0.66（95％ CI：0.36～1.20）。该研究虽然未达到统计学差异，但生存趋势提示使用 MAGE - A3 ASCI 可能获益。另外，基因谱的方法分析该研究患者的标本发现 MAGE - A3 ASCI 治疗可能改善患者的复发风险。Vansteenkiste 认为，MAGE - A3 试验与传统的术后化疗相似，可增加约 10％的生存率。与化疗相比，MAGE - A3 ASCI 的优点是几乎没有副作用。

目前，一项 MAGE - A3 ASCI（recMAGE - A3＋AS15）随机对照、双盲临床试验辅助治疗完全切除非小细胞肺癌Ⅲ期临床试验（NCT00480025，MAGRIT 研究）已启动。这是迄今最大的抗肿瘤免疫临床试验。此试验拟入组 2 270 例患者，需筛选约 1 万例患者。随机分为治疗组及安慰剂组，治疗组术后 6 周内给予 MAGE - A3 ASCI 疫苗，每 3 周一次，共 5 次，以后每 3 个月一次，共 8 次。试验以 DFS 为评价终点，同时根据是否行辅助化疗对入组患者进行分层分析。至 2011 年 6 月已入组超过 1 700 例患者。

（二）MUC - 1 疫苗

MUC - 1 是肿瘤细胞的特异性抗原并且是编码黏蛋白（mucin）的蛋白质骨架的 21 种黏蛋白基因之一，在包括非小细胞肺癌在内的多种肿瘤细胞中均有异常表达。研究表明，肿瘤细胞与正常组织的 MUC - 1 抗原有所不同：肿瘤组织中的 MUC - 1 是低糖基化的，暴露出通常被掩盖的抗原决定簇。因此，肿瘤细胞相关 MUC - 1 抗原可作为免疫治疗的有效作用靶点。

MerkSerono 与 Oncothyreon 公司开发的靶向作用于 MUC - 1 抗原的抗 NSCLC 疫苗（L - BLP - 25，商品名 Stimuvax）。L - BLP - 25 为一种合成的人 MUC - 1 蛋白，其胞外区含有 20 个氨基酸构成的串联重复序列，具有很高的抗原性。此外，该制剂还含有免疫佐剂单磷酸脂 A（MPL），其可非特异性地引发免疫系统反应，并促进疫苗的吸收。该制剂是将 L - BLP - 25 与佐剂包裹于脂质体中，分多次接种于皮下后，诱发和增强细胞或体液免疫应答。研究纲要见图 17 - 1。

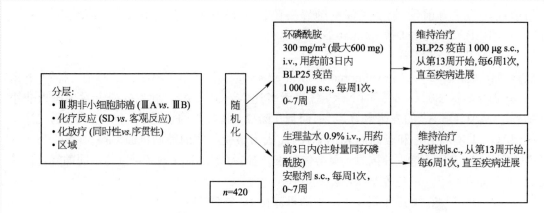

图 17-1　BLP25 疫苗(Stimuvax)研究纲要

Butts C 等报道了 L-BLP-25 的 ⅡB 期临床试验的安全性和生存数据。该随机、多中心的开放性试验共纳入 171 例晚期非小细胞肺癌(NSCLC)患者,结果显示,L-BLP25＋支持疗法组患者较单独支持疗法组患者的整体中位生存期提高了 4.4 个月(分别为 17.4 个月和 13.0 个月)。其中获益最明显的是ⅢB 期患者。疫苗仅引起轻微的毒性反应,最常见的不良反应是流感样症状和注射部位红斑。

在此Ⅱ期临床试验的基础上,德国默克公司 2007 年开展了 Stimuvax 治疗经初始化/放疗后疾病稳定或客观缓解不可手术Ⅲ期非小细胞肺癌的双盲、随机、安慰剂对照的Ⅲ期临床试验(图 17-1)。分别在欧美(START)和亚洲(INSPIRE)入组。研究将评价 Stimuvax 是否能够延长患有不可切除的Ⅲ期非小细胞肺癌患者的总生存期。两个研究总体进展顺利。

(三)基于转化生长因子 TGF-β2 基因的异体肿瘤细胞疫苗

转化生长因子(TGF)β2 被认为是免疫抑制因子,具有抑制自然杀伤(NK)细胞、杀伤细胞及树突状细胞活性的作用,是 NSCLC 预后不良因素。临床前及早期研究表明,抑制 TGF-β2 活性将增强肿瘤疫苗免疫原性。Belagenpumatucel-L (Lucanix)是一种非病毒、基因修饰的同基因疫苗,具有强大的免疫刺激和抗肿瘤活性。Belagenpumatucel-L 通过 TGF-β2 反义质粒转染 4 种不同的肺癌细胞株、扩增并经射线照射而成。Belagenpumatucel-L 能分泌针对转化生长因子 TGF-β2 的反义寡核苷酸。一项Ⅱ期临床研究入组了 75 例 NSCLC 患者,Belagenpumatucel-L 治疗分为 3 个剂量组,每月或隔月皮内注射(最多达到 16 次)。高剂量组($\geqslant 2.5 \times 10^7$ 个细胞/次)疗效更优。该疫苗不良反应轻微。在 61 例晚期患者中 PR 达到 15%,其中有反应的患者分泌更多的 IFN-r、IL-4 和 IL-6 细胞因子,抗疫苗 HLAs 抗体的水平增高,针对 Belagenpumatucel-L 的酶联免疫斑点检测阳性提示疫苗的有效性。

基于该Ⅱ期临床研究的结果,2008 年,已开展一项命名为 STOP(NCT00676507)的Ⅲ期随机对照、双盲、安慰剂临床研究(表 17-3)。

■ 五、未来发展方向

分子生物技术的发展日新月异,肺癌疫苗的研制覆盖了从分子水平到细胞水平的各个领域。但肺癌疫苗治疗还远未成熟,大部分的肺癌疫苗的研制还处于实验室阶段,仅有少数能够进入到临床试验阶段。肺癌疫苗从实验室向临床应用的转化还需要更多的实验室数据来支持。

一些重要的问题尚没有答案:能否找到合适的抗原? 能否诱导免疫应答? 这些应答能否杀灭肿瘤? 能否产生长期的免疫记忆? 患者能否获益? 如何更早地评价疗效? 来自 EGFR‐TKI 小分子靶向治疗药物的临床试验的教训提示,需要有助于预测反应的肿瘤标记物/靶点,优化临床疗效的评价指标。这些问题只有通过临床试验才能得到暴露和改进。

MAGRIT 研究采用的办法是扩大样本量,有针对性地筛选患者,更长的随访。这可能是目前所能使用的最佳设计了。当然,研究的花费也是惊人的。可以预测,当这些药物成功上市后,同样也将是昂贵的。2010 年,世界上首个治疗性肿瘤疫苗 Provenge 被美国 FDA 批准应用于晚期前列腺癌。该药一经批准,即引发很多的争议。因为 Provenge 仅提高前列腺癌患者生存约 4 个月,但花费高达 93 000 美元。

总之,肺癌疫苗是一种非常有前途的治疗方法,理论上是可行的,合理的。到目前为止,多数临床试验证实肺癌疫苗是安全的,尽管临床疗效有待确认,但是一些 Ⅰ/Ⅱ 期临床试验的确见到临床疗效和部分患者生存期的改善。这些研究也提示,肺癌疫苗如何与外科手术、化学治疗、放射治疗有机地结合起来,充分发挥多学科综合治疗的优势,是当前一个更加重要的课题。

(杨学宁 吴一龙)

第二节 肺部射频消融治疗

■ 一、概述

射频消融(radiofrequency ablation,RFA)是利用电极发出射频波使其周围组织内极性分子产生高速震荡,与相邻分子互相撞击和摩擦,将电能转化为热能,使肿瘤区加热至有效治疗温度范围并维持一定时间以杀灭肿瘤细胞的一种治疗方法。

影像学技术引导下经皮射频消融术近来已作为包括肝、肾、乳腺、骨、肾上腺、肺在内不同实体瘤的微创治疗手段。这种利用射频进行热消融的技术 1995 年首次在肺部肿瘤动物模型上进行,2000 年在人体肺组织上首次进行该项操作。

肺部恶性肿瘤的射频消融治疗基于两个基本理论。首先其带有根治性治疗目的,有些患者因其自身或医学条件限制,例如心肺功能差或患者拒绝手术,导致这部分患者未能进行手术。这部分患者能从微创手段替代手术治疗中获得显著的益处。其次是作为一种姑息性治疗的方法,包括用于缓解因肿瘤生长带来的局部症状,例如胸背疼痛或气促;治疗骨转移所致转移性骨痛;以及用于因肿瘤复发而不适合再次放疗或手术的患者。

事实上肺部肿瘤人群中只有 1/3 的患者适合手术治疗。许多患者在确诊时已存在诸多不利条件(例如心肺贮备功能不良以及疾病处于晚期),导致这些患者在诊断明确时已不适合手术治疗。这些患者的治疗有赖于放疗(XRT)和(或)化疗。但传统的化放疗的毒性限制其应用,因此寻找能达到肿瘤破坏或完全根除的新手段已成为必然。

肺部恶性肿瘤的射频消融治疗与传统的放疗和化疗相比其具有某些优越性。它的安全性与影像学引导下的经皮肺穿刺活检术相仿。几乎所有的消融过程都能在门诊进行,其中绝大部分为局麻。在没有额外风险的情况下可以重复应用。

射频消融技术在不可手术的肺癌患者的治疗中有潜在的用途。已有证据显示其单独应用或与其他治疗联合应用,都可作为一种根治性或姑息性治疗手段。然而要作为一种标准治疗仍需要多中心试验和证据,仍需长期研究和随访,以获取对其作用机制和疗效的评估。CT 值测定和 PET 检查可以作为一种长期随访观察的手段。未来研究重点不仅在于射频消融治疗是否能延长生存期,更在于射频消融治疗如何改善患者的生活质量。

■ 二、适应证和禁忌证

1. 适应证　在患者全身状况良好的前提下,任一分期的原发性或转移性肺部肿瘤均可采用。美国临床肿瘤学会(ASCO)推荐射频消融治疗用于因医学原因不能进行手术切除的 I 期非小细胞肺癌。严格的适应证尚未建立。

2. 禁忌证

(1) 重要脏器功能严重衰竭者(心、肺、肝、肾等)。

(2) 肺门病变伴有较大空洞者。

(3) 中央型肺癌合并严重阻塞性肺炎者。

(4) 肺癌转移到颈、胸椎,椎体破坏严重有截瘫危险者。

(5) 肺部弥漫性转移病灶者。

(6) 严重的阻塞性肺病者(如支气管哮喘、广泛肺大疱者或慢性阻塞性肺病加重期)。

(7) 严重的骨髓抑制者。

(8) 有感染,且抗感染治疗控制不佳者。

(9) 凝血功能异常,或近期服用抗凝药物治疗者。

■ 三、具体操作步骤与方法

1. 术前评估　患者进行射频消融治疗之前应进行临床评估。临床评估包括以下内容:①患者病史。②患者心肺功能和凝血功能。③影像学资料评估。④射频消融治疗的可行性。⑤患者所处的风险与临床得益。

总体而言,机体状况适合行 CT 引导下经皮细针肺穿刺活检术的患者都适合行射频消融治疗。

2. 麻醉方式　就目前大部分研究而言,其中大部分患者接受局部麻醉和保持清醒状态,少数患者应用全身麻醉。

3. 消融电极和消融发生仪　每套射频消融系统主要由 3 个部分组成:一个消融用电极,一个消融发生仪及一个电极垫。

根据消融发生仪的工作原理,目前临床应用的射频消融系统可分为两大类:当消融过程中组织自身温度不断上升时,Radio Therapeutics 系统(Boston Scientific, Boston, MA)和 Radionics 系统(Burlington, MA)通过持续监测组织阻抗的增加从而不断产生消融波,当该组织阻抗下降暗示组织完全坏死时,消融则自动停止。RITA Medical Systems (Mountain View, California)消融发生仪是以消融时测定组织温度为工作原理。当温度限制达到时(>45 ℃),则消融能量开始衰减直至停止。

目前临床应用最多的是锚状电极和冷电极,都能产生大约 5 cm 的凝固性坏死灶。锚状电极是将弹性良好的多个细针状电极置于 14～19 号活检穿刺针壳中制成同轴共壳电极,导入实体组织后,然后通过针柄上的推进装置,将电极推出针壳展开排成锚状阵列,从而扩大了消融范围;冷电极为中空双腔设计,采用内冷却,通过电动压力泵循环冷却水至针尖,降低针尖温度,防止针尖附近组织干燥和炭化从而降低阻抗,这样产生了更大、更有效的凝固坏死灶。

Goldberg 等发现以脉冲法代替连续法发射射频电流能取得更好的临床疗效。其中射频消融合并瘤内注射氯化钠溶液已在临床治疗上取得良好效果,但也有认为加入氯化钠溶液后增加离子流动性使能量传导不规则,可能会造成临近组织技术性损伤,从而增加并发症。因此射频消融过程中是否加入氯化钠溶液仍需进一步的研究。

4. 消融过程操作步骤　目前大部分射频消融术是通过 CT 引导下经皮肺穿刺技术进行的(percutaneous,computed tomography-guided,简称 PC)。而少数患者是通过开胸手术或微创胸腔镜进行射频消融治疗。

在 PC 手段下实行射频消融手术,需要一名 CT 技术员,整个过程需在一间装备有 CT 机的手术室内进行。

以下是具体操作步骤:

(1) 为了减少麻醉导致的恶心或影响呼吸的可能,所有患者应在手术之前在观察室内观察一晚。

(2) 手术之前对患者进行一次临时体检并建立一条静脉通路。

(3) 在患者对侧胸壁上或是与手术皮肤区域无关的大腿上放置合适护垫。

(4) 先行 CT 扫描明确病变部位,获得初始图像。利用机架上激光束在体表皮肤上进行定位,测量穿刺点距肿瘤内缘距离和角度。

(5) 手术区域进行无菌消毒,采用利多卡因进行局麻。在定点处作 2～3 mm 皮肤切口,按所测定距离和角度将电极刺入瘤体,再行 CT 扫描,若电极位置合适则开始进行射频治疗。

电极长度和电极尖端发热部分长度能按照肿块大小和所处位置进行调整。消融发生仪通过消融组织的阻抗进行功率调整。现已发现消融治疗时间需达 12 min 以上以确保受消融肿瘤组织的完全凝固性坏死。在电极束和充足电力供应情况下,热导性坏死范围从 3～5 cm 不等。在每次治疗结束时,电流被停止,同时消融系统记录手术过程中最高组织温度。肿瘤内部温度应达到 60 ℃以上确保充分的热凝固性坏死。周围正常肺组织产生的高阻抗导致更多的热量集中于肿瘤内部以及随后的凝固性坏死。按照肿瘤体积的大小,可多次重复治疗使之治疗区域重叠,从而使整个肿瘤体积内部温度均达到 60 ℃以上。虽然肿瘤大小、位置和血流状况会产生差异,但温度依赖性消融治疗使整个消融过程标准化。

在治疗结束后,运用 CT 扫描评估是否有并发症发生(包括气胸和血胸)。所有术后患者于术后在观察室中观察至少 2 h 以及复查胸部平片以证实有无气胸的发生。大范围的气胸可予胸部置管引流治疗,小范围气胸可予面罩纯氧吸入治疗。复查胸片的目的在于重新评估气胸状况。若气胸消失,则患者可带胸管出院。通常在第 2 d 移除胸管。有持续气胸时则要求延长胸管留置时间。当因疼痛或门诊气胸处理不佳时可能要求患者住院治疗。所有患者均被要求消融术后达 1 个月时随访 CT 扫描(平扫和增强)。

■ 四、疗效评价

1. 治疗有效性　自从 2000 年第一个关于射频消融治疗的报道问世以来,诸多的相关方面的研究见诸报道。过去的数年里肺部肿瘤的射频消融治疗已取得一定的经验,表现出了足够的安全性和有效性。射频消融治疗已用于治疗不同类型的肺部肿瘤患者,其结果是令人鼓舞的。对于不可手术的非小细胞肺癌患者,Hrerrea 等报道了 18 例肺部肿瘤的射频消融结果,其中部分缓解(PR)率为 40%,疾病稳定(SD)率为 60%(无肿瘤进展依据)。Lencioni R 等运用消融治疗了 106 例不可手术的晚期肺癌和转移性肺部肿瘤患者,获得了 70% 的 1 年生存率和 48% 的 2 年生存率。Lanuti 和他的同事报道了 31 名早期不可手术的 NSCLC 患者接受射频消融治疗的结果,并进行了一个长期的随访,结果得到了 30 个月的 MST,2 年和 4 年生存率达到了 78% 和 47%,并且没有一个患者出现因治疗后 30 d 内的死亡。Lee 等的研究结果发现<3 cm 的肿瘤与较大体积肿瘤相比具有较高的完全坏死率(100% $vs.$ 8%),同时也发现消融完全坏死的患者与消融部分坏死的患者相比具有更长的中位生存期(19.7 个月 $vs.$ 8.7 个月)。

射频消融治疗疗效与病灶的大小、数目、位置密切相关,对肿瘤直径<5 cm 者效果好,特别是直径<3 cm 的肿瘤几乎能 100% 完全损毁,是否完全损毁是治疗成败的关键;对一侧肺病灶总数少于 3 个并且总直径<10 cm 效果较好;周围型肺癌疗效比中心型好;转移癌治疗以结肠直肠转移的瘤体更有效;肺癌组织类型对疗效无影响。文献报道的疗效差异是多方面的,除与患者的选择有关外,还与操作者的经验、仪器的使用等有关。

消融疗效与肿瘤体积大小的联系研究显示对于周围型 T1 型肿瘤是最合适的消融"目标"。因为射频消融是局部治疗,原发性肺癌患者发现有 N1、N2 或远处转移时,这部分患者并没有从类似的治疗中得益,不应当接受原发肿瘤的射频消融治疗。消融治疗的患者应当通过 CT、PET 甚至纵隔镜进行分期。

2. 影像学表现和评价　影像学评价以 CT 扫描为主。消融治疗后即时改变表现为 CT 值减低,肿块呈凝固性坏死、略增大;1～3 个月内坏死灶与治疗后即时改变相同或缩小;3 个月后坏死灶逐渐吸收、缩小,呈低密度改变。如没有明显缩小,但 CT 增强造影不显影也提示治疗有效。

磁共振检查也可用来评价消融疗效。消融治疗后一周行 MRI 检查,T_2WI 图像残留肿瘤呈高信号,坏死灶呈低信号;3 个月后,坏死灶 T_1 呈高信号,T_2 呈低信号。

消融治疗后随访中 PET 检查有一定作用。在治疗 3 d 后,通过检测坏死灶 FDG 代谢的消失或降低即可得出结果。Akeboshi 等报道消融前 FDG 摄取增高的组织在消融治疗后组织 FDG 无摄取。而肿瘤残余或复发表现为 FDG 摄取增高,通常在肿瘤组织边缘发现这类情况。肺癌患者接受任一种治疗后(例如手术、放疗或化疗),肿瘤组织无 FDG 摄取预示患者局部复发几率减少以及预后改善。但仍需要更多证据评估 PET 检查对于消融治疗后探察肿瘤残余的作用。

在 3 个月后的疗效评价中以 CT 为最方便实用;1 个月内 CT 评价存在缺陷,因该时期内坏死灶周围反应性充血、纤维组织增生一般还未消失,CT 依据病灶的大小及密度的变化难以与残留或复发肿瘤作鉴别,此时期宜采用 MRI 或 PET 评价。

3. 治疗后随访　近年来管射频消融治疗后患者生存期的数据逐渐见于各种研究报道。关于肺癌的射频消融治疗涉及到肺癌的各个期别(表 17 - 4)。

表 17-4　近年来关于肺癌射频消融的临床研究

作者	病例数	期别	有效率	生存随访
De Baere	60	NS	NS	18 个月的 OS 为 71%,DFS 为 34%
Pennathur	19	I 期	63.5%	中位 TTP 为 27 个月
Hiraki	20	I 期		1 年、2 年、3 年生存率 90%、84%、74%
Lencioni	106	NS	88%(CR)	1 年、2 年生存率 70%、48%

注:以影像学检查决定肿瘤完全缓解。

　　Betfiore 等所报道的原发性肺癌的射频消融治疗结果中,并没有提供中位随访期或中位生存期。在消融治疗一年后,33 名患者中 18 名患者依然存活,8 名已死亡,7 名患者失访。在 18 名存活的患者中,只有 10 名可行 CT 检查。6 名患者疾病稳定,余下 4 名患者中注意到坏死灶进一步减小。3 名患者死于疾病进展(肿瘤胸外转移)。其他 5 名患者死于肝功能衰竭和心功能衰竭。

　　近年来,对于一些患有早期肺癌,但是因为各种年龄、心肺功能等原因而不能手术的患者,采用射频治疗联合放射治疗的方法,也获得了令人欣喜的结果。Damian 等研究了 24 例 I 期 NSCLC(中位年龄 76 岁)在接受了射频治疗和局部放疗之后,进行了长期的随访,获得了 83%、50%、39% 的 1 年、2 年、5 年生存率。Alexander Grieco 等的研究也发现对于 I 期和 II 期不可手术的患者而言,<3 cm 的肿块与较大体积肿瘤相比,患者在接受了射频治疗联合局部放射治疗之后可以获得更长的中位生存期(44.4 个月 *vs.* 34.6 个月),而且其局部复发率也更低(11.8% *vs.* 33.3%)。

　　Lee 等统计了 2 个治疗组人群的中位生存期。一组为根治性治疗,共纳入 10 名患者,都为临床 I 期非小细胞肺癌患者,因存在其他合并症或本人拒绝而未进行手术。另一组为姑息性治疗组,共纳入 20 名患者,均属于局部晚期,且属于不同方案的化疗或放疗治疗失败者。中位随访时间为 12.5 个月(1~24 个月),根治组的中位生存期明显高于姑息治疗组(21.2±1.7 个月 *vs.* 8.7±1.7 个月,$P=0.01$)。在根治组中,消融治疗后 10 名患者中 8 名仍然存活(中位生存期 14.8±5.0 个月)。两名患者死于与慢性阻塞性肺病恶化有关的呼吸衰竭。在姑息性治疗组,中位随访期为 16.3±5.8 个月,消融后 20 名患者中 4 名存活,在已死亡患者中,5 名患者死于肺内肿瘤生长所形成的并发症(例如阻塞性肺炎和咯血等)。射频消融治疗后通过影像学判断肿瘤完全坏死的患者中位生存期为 19.7±2.0 个月,与之相比肿瘤部分坏死的患者生存期为 8.7±1.8 个月($P<0.01$)。现有报道的射频消融数据,是基于不同影像学标准下评价的,在初始消融治疗后 38%~100% 的病例能达到完全消融。小肿瘤(肿瘤直径<3 cm 者)具有较高的消融率(表 17-5),但关于射频消融作用的组织病理学证实则少有报道。因此,射频消融的长期疗效尚不确定。Fernando 等进行了消融后最长时间的随访(14 个月),结果显示影像学评价的局部复发率约为 40%。仅有 2 个研究数据显示在一部分患者中消融后 2~6 个月进行 CT 引导下组织学活检显示消融治疗区域的肿瘤完全坏死只占肿瘤体积的 36%~60%。但这些研究中观察到的不同完全消融率如何转化为一个有意义的治愈率或者甚至是局部肿瘤控制率? 现有的研究包括不同种族的患者人群,短期随访以及决定治疗反应的不同评价手段均不能提供答案。

表 17-5　射频消融治疗后原发性肺癌患者的预后

作者	中位随访期(月)	进展率(%)	中位生存期(月)	死亡率(%)[①]
Belfiore	—	3/18(16.7)[②]	—	3/26(11)[②]
Lee	12.5	—	21.2	0/10(0)[c]
Fernando	14	6/18(33.3)[②]	20.1	1/18(5.6)[③]

注:①射频消融治疗相关死亡率;②Ⅰ～Ⅳ期非小细胞肺癌患者;③Ⅰ期非小细胞肺癌患者。

■ 五、常见并发症与注意事项

射频消融需从病变区延伸至正常组织 0.5～1 cm 范围才能达到完全损毁的目的,但肺部及周围组织较薄弱,容易造成周边损伤,其并发症发生率在 10%～76% 之间,包括气胸、胸腔积液、发热、胸痛、咳嗽、咯血、肺部感染、心包积液等,绝大多数症状较轻,仅个别需特殊处理。

以下是常见并发症和相应处理:

1. 气胸　在许多研究中气胸的发生率在 30%～35% 之间。气胸发生时要求置胸管引流率在 6%～16%。多为电极针穿刺所致,高龄、肺气肿者更易发生,可发生在术中或术后,少量气体可不予处理,中至大量气体可胸穿抽气或放置胸腔闭式引流装置,2～3 日多吸收。

2. 胸腔积液　累及胸膜的周围型病变患者其术后胸腔积液的发生率为 4%～30%。这与胸膜受刺激有关,多数患者治疗后都有少至中等量的胸腔积液,多可自行吸收,严重者需行胸腔引流。

3. 发热　在消融术后直至术后 1 周都会产生低热情况。患者在治疗时感觉发热,大汗淋漓,多无体温升高,这与射频治疗产生热量并随血流带走(称为血流灌注冷却)有关。术后病灶炎症坏死吸收,患者多有发热,大多为低热,肿瘤病灶较大者,发热较高,但一般不超过 39 ℃,应用激素加抗生素后 1 周左右可降至正常。

4. 胸痛　许多患者在治疗过程中会经历轻至中度疼痛,镇痛治疗可控制疼痛。这与壁层胸膜受刺激有关,特别当肿瘤靠近胸壁更易发生,可于术中给予镇痛治疗。对术后出现的胸痛应查明原因,给予对症处理。

5. 咳嗽　与治疗时刺激支气管有关,剧烈咳嗽者可予可待因等镇咳。

6. 咯血、肺部感染和心包积液　多发生在中央型肺癌患者,肿块常包裹或与支气管及大血管相粘连而使这些重要脏器容易损伤,必要时止血抗感染等对症治疗。

7. 皮肤灼伤　与不恰当的体表护垫放置位置有关。但这些护垫放置适当时,这种情况很少或几乎不发生。

8. 肺脓肿　消融区域的肺脓肿发生率为 1%～6%,需进行抗感染治疗。

9. 其他　罕见并发症例如肺内大出血已有个例报道,那名患者同时正在应用一种血小板抑制剂。另外一例个案报道一例非典型类癌的消融治疗后产生急性脑梗塞,这有可能是同时发生的。

(陆　舜　叶翔赟)

第三节 介 入 治 疗

　　肺癌介入治疗,就其广义的概念是以微创方法将化疗药物、物理及生物制剂等引导至肿瘤部位的一种治疗方法,包括血管性和非血管性,后者还分为经皮肿瘤直接穿刺治疗和经气管纤维支气管镜下局部治疗,形成以血管内药物灌注、栓塞为主的多途径、多方法(化学、物理)的综合介入治疗,本节主要结合支气管动脉内药物灌注及栓塞治疗的理论及临床实践,着重介绍其治疗的病理基础、治疗方案、适应证及疗效评估,并对肿瘤穿刺介入治疗及经纤维支气管镜下局部治疗方法作一介绍。

■ 一、支气管动脉内药物灌注治疗

(一)支气管动脉解剖及造影表现

　　1. 常见的支气管动脉解剖　人体支气管动脉直接发自胸主动脉,直径 1~2 mm,因支气管动脉部位及支数的不同将支气管动脉分 9 型,但 90% 的支气管动脉属以下 3 型之一:①左 2 支,右 1 支,占 44%。②左右各 1 条,占 31%。③左右各 2 条,占 12%。为了方便记忆,总结以下几条:

　　(1) 约 2/3 的人右侧为一条,且通常与右侧肋间动脉共干,称为肋间-支气管动脉干,最常见的是和右第三肋间动脉共干,另外 1/3 的人除上述肋间-支气管动脉干外,还有 1 条右支气管动脉或左右共干。

　　(2) 左支气管约 2/3 的人有 2 条,1/3 的人有 1 条。

　　(3) 右肋间-支气管动脉干一般从主动脉的右侧壁发出。右支气管动脉多开口于主动脉的前壁,也可开口于左前壁,甚至于右后壁。左右共干一般起源于主动脉的前壁和右前壁。

　　(4) 支气管动脉开口位置一般在 T4~9 之间,50% 在 T5 下缘至 T6 上缘范围内,亦及支气管分叉水平。

　　2. 少见支气管动脉解剖　支气管动脉少数发源于升主动脉;锁骨下动脉及腹主动脉;胸廓内动脉;甲状颈干等。因为在胸主动脉找不到支气管动脉时,或即使有支气管动脉,但不供应肿瘤时,应想到异位支气管动脉的存在。另外造影后发现肿瘤供血不完全时,也应想到异位支气管动脉的存在。

　　3. 肺癌的支气管动脉造影表现　正常肺组织接受肺动脉系统和支气管动脉系统的供血,而以肺动脉为主。肺动脉是否参与肺癌供血,自 20 世纪 60 年代起,许多学者作了大量的动物实验和临床造影,证实肺癌全部由支气管动脉及其他体循环分支供血,肺动脉不参与肺癌(包括转移性肺癌)的供血。但 Milne 等的观点认为,原发性肺癌主要为支气管动脉供血,肺动脉也常常参加肿瘤供血;支气管动脉常供应肿瘤的内侧部分,肺动脉供应其外侧部分,肿瘤越靠近肺野周边部位,肺动脉的供血量比率越大。尚有少数情况肿瘤可接受双支气管动脉或其他体循环血管供应,肿瘤越大,接受多支血管供血的机会越多,位于上叶的病灶有时可以接受锁骨下动脉的属支供血。肺门附近病灶有时由纵隔内其他体循环血管直接发出属支供血。应用 DSA 技术可以证实支气管动脉和肺动脉均可是肿瘤的供血血管,支气管动脉作为肿瘤的营养血管是较常见的,即使肿瘤较靠近肺野周边部位叶可接受支气管动脉供血。即支气管肺癌绝大部分的供血来源于支气管动脉,这是肺癌介入治疗的病理解剖基础。只有明确的血供才能在影像引导下将高浓度的化疗药及栓塞剂注入到肿瘤中去。肺癌与大多数恶性肿瘤一样，一般是富血管性的，因而可见典型的支气管动脉造影表现。但是由于各病理类型的不同（有鳞癌、腺癌、小细胞癌、大细胞癌）、病变部位的不同（越靠近肺门，支气管动脉供血越多）、有无邻近组织侵犯和转移表现等等，因而支气管动脉造影的表现也可不同。

（1）典型表现

1）支气管供血动脉扩张纡曲，一直延伸到肿瘤部位。

2）动脉期肿瘤内可见增多扭曲、增粗不均、分布紊乱、不规则的肿瘤血管，动脉晚期和毛细血管期瘤体内可见多数小点状影，为增大的微细肿瘤血管影（血管湖或血管池）。

3）血管壁受肿瘤侵犯而不规则、僵硬、血管腔狭窄或截断，甚至破坏而见造影剂外溢。

4）支气管动脉-肺动脉分流征：由于肿瘤侵犯肺动脉，引起支气管动脉和肺动脉之间的异常通道，使造影剂进入肺动脉分支而显影。

5）静脉早期引流即动-静脉引流：由于肿瘤侵犯，支气管动脉和肺静脉之间形成异常通道，使静脉在动脉期即分流显影。

6）肿瘤染色：实质期可见明显肿瘤染色表现。不同组织类型的肺癌有不同影像的肿瘤染色，可呈地图样（鳞癌）、均匀浓密状（腺癌）、颗粒状或斑驳状（小细胞癌或大细胞癌）。

7）肿瘤血管的推压移位和抱球征：见于肿瘤较大时。

（2）不同组织类型肺癌的支气管动脉造影表现：就肺癌的每个病灶而言，病理类型不同则造影表现不同，或富含血管，肿瘤染色明显；或少血管，甚至缺乏血管。此外，肿瘤组织内血管数量的多少与肿瘤内坏死成分及炎症浸润多寡有着密切关系。一般来说，肿瘤中央坏死组织多者肿瘤血管稀少；而当肿瘤生长活跃、炎症浸润明显时血管显著增多。但是由于影像表现与组织学类型之间有交叉存在，据 DSA 造影来判断组织学类型不可靠。

1）鳞癌：瘤体内血管稀少，常出现包裹征，不形成血管池，肿瘤周围染色不均匀，似地图样。

2）腺癌：支气管动脉分支多，呈舌形扭曲，血管扩张，在瘤内形成血管网，有血管池和末梢支气管动脉于肺循环间的分流，很少出现包裹征，肿瘤染色浓密，轮廓清楚锐利。

3）未分化大细胞癌：造影表现类似腺癌，血管粗大呈网状，但常缺乏支气管动脉与肺循环的分流，肿瘤染色浓密，边界相对不规则和模糊。

（3）肺癌伴淋巴结转移或侵犯大血管的支气管动脉造影表现：当肿瘤有肺门或纵隔淋巴结转移时，转移的淋巴结中可见新生肿瘤血管，表现为途经淋巴结区域的支气管动脉有增多、受压移位、狭窄、甚至阻断。有时肿瘤沿支气管内播散在胸片上缺乏表现，而支气管动脉血管增多可为其惟一的征象。

支气管肺癌或转移淋巴结在侵犯或包绕大血管时可造成相应血管的狭窄甚至阻塞，可以通过肺动脉造影、上腔静脉造影或奇静脉造影显示。在中央型肺癌，常可见包绕肺门区的肺动脉大分支血管狭窄和闭塞。

支气管动脉除营养气管及气管周围结缔组织外，还营养食管、喉返神经、部分心包、肺门、肺内淋巴结、主动脉弓、肺动脉、肺静脉及纵隔筋膜等，肺癌主要由支气管动脉供血，这些都是选择性支气管动脉造影（SBAG）应用于评价肺癌分期和切除可能性的解剖学和病理学基础。支气管动脉造影的作用主要有以下几点：

1）显示肿瘤的大小：在合并有肺不张、阻塞性炎症的中央型肺癌、肿块已侵及肺门使之与肺门结构难以区分时,或肺癌合并有胸腔积液时,SBAG 可以显示常规 X 线摄影未能显示的肿块大小,其显示率可达 90％以上,明显高于常规 X 线摄影。其意义在于帮助了解肿瘤的供血来源、内部血管构型和支气管动脉-肺动脉分流类型;有助于估计预后和在肿瘤放疗中设置精确的照射野;同时进行局部支气管动脉灌注化疗。

2）评价 N1 和 N2 的价值:根据支气管动脉供血特点,从肺门和纵隔淋巴结是否有血管增生、造影剂积聚和血管包绕三方面的征象来评价淋巴结是否受累,可以弥补常规 X 线摄影从淋巴结大小来估计是否受累的不足。通常,肺癌不能手术切除的最常见原因是 N2,但这在胸部 X 线摄影常难以发现。因此,评价肺癌切除可能性常常就是评价 N2,而 SBAG 则可以通过显示 N2 是否受累来评价肺癌切除的可能性。

尽管 SBAG 是一种侵入性的检查方法;而且支气管动脉变异较大,插管有一定的难度;肺癌供血有时较复杂,限制了 SBAG 的作用,但是作为治疗性的血管造影方法,不仅在评价临界大小的肺门和纵隔淋巴结的诊断方面具有一定等意义,更主要的是支气管灌注化疗(栓塞)与其他治疗方法相结合,可以明显延长 Ⅰ 期至 Ⅱ 期肺癌患者的生存期,因而在治疗上也是意义重大的。

（二）支气管动脉药物灌注治疗肺癌适应证和禁忌证

1. 适应证　①已失去手术机会而病灶仍局限于胸内。②可手术切除,但有手术禁忌证,或拒绝手术者。③手术前局部化疗,以提高疗效。④手术切除后降低复发率。⑤手术切除后复发或肺内转移。

2. 禁忌证　①恶液质或心、肺、肝、肾功能衰竭。②高热、严重感染及白细胞计数明显低于正常值。③严重出血倾向。④碘过敏者。

（三）支气管动脉药物灌注治疗肺癌疗效评价

支气管动脉化疗灌注治疗肺癌,近期疗效满意,有效率可达 50％以上,而多血供者有效率可达 70％。一般中央型、多血供、单支气管动脉供血、体积较小的肿瘤疗效较好。局部动脉化疗其疗效与肿瘤血供关系最大。支气管动脉局部化疗与栓塞治疗相结合,可以提高疗效。此外,支气管动脉化疗栓塞术与肺动脉灌注化疗(栓塞)、经皮肿块直接穿刺注药、放射治疗、全身免疫治疗及外科手术治疗等相结合均可提高疗效,获得更好的效果。

在探讨支气管动脉化疗栓塞术治疗肺癌的临床疗效及应用价值时,曾有报道在对 58 例肺癌患者行支气管动脉造影明确其分支及肿瘤血管情况时,超选择性插管至肿瘤供血动脉,先行局部化疗药物(含顺铂、丝裂霉素及 5-FU)灌注,后以碘化油加顺铂混合乳剂进行栓塞。结果 58 例大多血供丰富,二次介入治疗者肿瘤血管减少;完全缓解 5 例,部分缓解 43 例,稳定 10 例;有效率 82.8％,症状总缓解率 55.7％。显示支气管动脉化疗栓塞术治疗肺癌近期疗效较好,可以明显缓解症状,提高患者的生存质量。亦有文献报道经支气管动脉介入治疗中,鳞癌和未分化癌的化疗效果明显优于腺癌,这可能是与鳞癌和未分化癌多为中央型肺癌,肿瘤血供丰富,而腺癌为周围型肺癌,血行转移较早有关。化疗药物到达瘤体的剂量越多,局部浓度越多,血管分布越广,疗效越好。另外 Ⅱ 期肿瘤由于无远处转移,通过灌注化疗效果较好;Ⅳ 期肺癌因有远处转移,杀伤癌细胞的作用小,故临床疗效相对较差。

（四）支气管动脉药物灌注治疗肺癌并发症及其预防

1. 栓塞后综合征　最早发生在栓塞术后数小时,原因与器官缺血、水肿、组织坏死等有关,临床表现主要有以下几个方面。

（1）恶心、呕吐：是最常见的胃肠道反应，给予止吐药物治疗后几乎所有患者都能缓解。少数严重者呕吐物可伴有胆汁，极少数患者可能发生胃黏膜撕脱所致的胃出血。预防措施首先要超选择性插管，防止大量化疗药物直接进入非肿瘤的胃肠动脉。术前、术后给予胃肠道黏膜保护剂、各种止吐药物、地塞米松等，防止并抑制恶心和呕吐。

（2）疼痛：如胸骨后灼热感、肋间痛、背痛、发热、腹部疼痛等，多是由于组织缺血引起的，多数为轻度隐痛，持续 3～5 d 可自行消失，如疼痛剧烈时可给予止痛剂，同时应警惕有无器官的出血或坏死。

（3）发热：一般不超过 38 ℃，严重者可有高热，1 周内可逐渐恢复正常。高热持续不退者，应注意有无感染发生，必要时给予抗生素和退热治疗。

（4）反射性肠淤积或麻痹性肠梗阻：发生率较低，给予对症处理后即可消失，一般不需外科治疗。

2. 异位栓塞　导管不能超选择插管、栓塞剂选择不当、栓塞剂反流、栓塞的靶动脉与其他器官有侧支循环均可造成异位栓塞，使正常脏器缺血、梗死、坏疽等严重并发症。如栓塞剂反流和误栓造成的小肠坏死、肋间皮肤坏死、支气管壁大面积坏死等，应注意观察，及时采取对症处理措施。其预防和处理措施有以下几点。

（1）栓塞前做诊断性血管造影，明确病变的性质、范围、血供、血流动力学变化等情况。

（2）根据不同的器官、病变、血供情况，选择合适的栓塞剂，栓塞过程中监视导管的位置、栓塞剂的注入情况，必要时可采用球囊导管阻断血流进行栓塞，以防反流。

（3）如发生误栓或异位栓塞，应立即给予扩血管、抗凝血、激素等治疗，必要时行手术治疗。

（4）最严重的并发症是脊髓损伤，这是由于高浓度化疗药物或造影剂进入脊髓动脉损伤脊髓，或脊髓动脉阻塞造成脊髓缺血所致，轻者可有背痛、下肢感觉异常等，重者可发生下肢感觉、运动障碍、尿潴留，甚至横断性截瘫。其预防的方法有：①尽可能使用非离子型造影剂，用离子型造影剂时浓度至少低于 50%，并尽量减少用量。②灌注栓塞前一定要仔细阅读造影片，正确识别肋间动脉及脊髓动脉，一旦有共干的肋间动脉和（或）脊髓动脉显示时，应尽可能将导管插入超过其开口部，必要时使用同轴导管。③化疗栓塞时要密切观察患者有无下肢感觉异常等，一旦出现脊髓损伤症状，应停止灌注，并积极处理，包括使用血管扩张剂，如罂粟碱、低分子右旋糖酐、丹参等改善脊髓循环；使用地塞米松和甘露醇，以减少脊髓水肿等。

3. 感染　较少见，多数原因是手术器械、导管和栓塞剂消毒不严，手术者无菌观念差。预防措施是严格无菌操作，栓塞剂必要时高压灭菌处理，术前和手术中使用广谱抗生素预防感染等。一旦发生脓肿形成，可采用经皮肺穿刺引流术治疗。

4. 血管狭窄及闭塞　发生在长期化疗灌注的靶动脉。预防措施主要有留置导管尽量不要置于管径过细的靶血管；尽量减少对血管内膜刺激性大的药物用量，或降低药物浓度。

5. 碘变态反应　术前根据患者的实际情况选用肾上腺素、地塞米松、异丙嗪等抗过敏药物，以及升压药、抗心律失常药物等。

■ 二、肺癌栓塞治疗

肿瘤栓塞治疗一般在支气管动脉药物灌注基础上，经导管在靶血管内注入栓塞剂，以阻断肿瘤血管的供血，提高疗效。栓塞剂以微小颗粒如海藻酸钠或明胶海绵与非离子造影剂配制成的混悬液,在化疗药物灌注后,经导管缓慢注入;也可用药物栓塞剂,在阻塞肿瘤血管同时持续缓慢释放药物,延长肿瘤区域药物高浓度持续时间。

肺癌咯血量大,内科保守治疗和药物治疗不能止血,或因晚期肺癌侵及纵隔和大血管,患者病情不允许手术或拒绝手术,均可作支气管动脉栓塞术。栓塞的有效率达 85% 以上,以后咯血复发的原因为栓子脱落或肺癌侵蚀新的血管,咯血复发者仍可重复栓塞疗法。

Witt Ch 等的研究表明,30 个咯血的支气管肺癌患者中,采用带有铂线圈与达克龙纤维的支气管动脉栓塞术(BAE 方法);而对照组的 15 个支气管肺癌咯血的患者,均未采用 BAE 方法。二组进行比较 BAE 方法止血效果、复发率和生存率。结果显示 BAE 方法在所有患者中立即有效地阻止了活动性咯血。在比较 BAE 组与对照组显示第一时间内能有效地制止咯血的记录分别是 BAE 组 100%,对照组 93%;两组的复发率分别是 BAE 组 50%,对照组 47%。而且在再发咯血的患者中,重复使用 BAE 方法在每一个咯血的患者中,均得到了有效的治疗。对比下,所有再发咯血的患者,未再次进行 BAE 方法(8 个患者,占 27%),和在对照组中再次咯血的患者(8 个患者,占 53%),均死于肺出血。BAE 组的平均生存时间相比对照组要长,139 d(范围从 1~818 d)相比于 62 d(范围从 1~186 d)($P<0.05$)。因此 BAE 方法在肺癌大咯血的患者中,被证明是有益的,尤其是在那些再发的大咯血的患者中可以得到永久性的治疗效果。

同样,Nakamura H. 等的研究也表示对于不能控制的大量咯血,支气管动脉栓塞术是一项非常有用的处理办法。Gimeno Peribanez MJ 等的研究是评估支气管动脉、全身伴行其他的动脉及肺动脉的经导管栓塞术在治疗大咯血时的及时疗效和长久疗效的有效率观察,显示栓塞治疗有效率为 99%(103/104),临床上立即控制出血率为 95.1%(99/104),随访的平均时间是 43.2 月(范围从 3~66 个月)。再次证实选择性或超选择性支气管动脉栓塞术在大咯血中是有效的方法,且不需要任何附加的内科治疗。

Wong ML 等在高分辨率的数字减影血管造影设备上进行灌注治疗及栓塞治疗,通过胸主动脉造影,对于支气管动脉和非支气管动脉的其他全身并行血管(尤其是 T4 到 T7 的肋间动脉,锁骨下动脉,胸廓内动脉等)进行造影(图 17-2 和图 17-3),并在所有患者中进行编号、定位及病

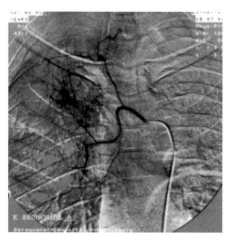

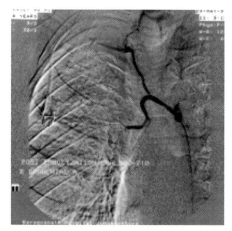

图 17-2　栓塞前的血管造影片(右侧支气管动脉通过对比显像出来,显示出不正常的血管网状结构)

图 17-3　栓塞治疗后的血管造影片(右侧支气管动脉显示出不正常血管的闭合)

理学程度的扩大方面上的评估。在胸主动脉造影术后,对于引起咯血的动脉进行选择性地插入导管(使用 Simmons 导管和 Omnipaque 造影剂)。在栓塞治疗的过程中,常规进行诊断性的血管造影术,以除外从支气管动脉或肋间动脉发出的脊髓动脉受累。如果在栓塞前或是在栓塞治疗的过程中发现脊髓动脉显影,并不是栓塞治疗的禁忌证。这项技术的原理是使用大的造影剂颗粒,因为比较大的造影剂颗粒可以阻塞异常的支气管动脉,同时不会到达较小的脊髓动脉,以此来避免脊髓动脉受累。

■ 三、经皮肺穿刺介入治疗

经皮肺穿刺介入治疗是在肺部肿瘤病理穿刺检查基础上发展而来的介入治疗方法。开展之初是在肿瘤部位经皮穿刺后直接注射硬化剂如无水乙醇及化疗药物(DDP、5-FU)等。随着影像定位设备及技术的发展(CT、DSA)和穿刺器械的改进,在穿刺灌注的基础上,逐渐发展成穿刺后以射频加热、微波加热等物理方法,杀伤肿瘤细胞,以达到治疗原发灶的效果。肿瘤细胞对高温较敏感,体外实验在 42～45 ℃持续 15 min 即可使 95％的肿瘤细胞脱水死亡。因此穿刺后,以射频或微波发射方法,通过温度控制装置,持续加热 20～30 min,以热聚效应,导致肿瘤细胞脱水、变性、死亡。文献报道对外周近胸壁的肿块型肺癌,穿刺成功率高,并发症少,具有良好疗效。射频穿刺介入治疗技术另有章节专题介绍。

经皮肺穿刺介入治疗可行药物灌注和物理治疗法,但由于治疗技术的特性,除对治疗范围的控制和病灶内实际温度的监测有技术上的困难,限制了治疗的广泛应用外,其局限性还包括:

(1)经皮肺穿刺肿块药物灌注,药物的分布局限于穿刺针周围,渗透范围无法控制,而多点穿刺灌注,则增加穿刺创伤及操作难度。

(2)射频穿刺加热,针周温度与肿瘤边缘实际温度往往形成阶差,无法控制和有效提高肿瘤边缘的温度,而过度提高发射温度则易导致针管周围细胞的快速脱水、碳化,既限制温度在瘤体内的传导,又增加了滞针的危险,为克服这一技术难题,有设计成伞型多针头射频,穿刺进入瘤体后,将内针通过套管呈伞形打开,插入肿瘤。这一设计增加了操作的复杂性,伞型针在瘤体内打开往往也不完全,未能真正解决均匀加温和避免组织碳化的问题。

(3)微波治疗是单个针管内置微波发射装置,与射频加热相同,其微波加热较局限,方法上肿块内也存在温度阶差;肿瘤边缘温度不易控制,造成肿瘤外缘治疗不彻底或邻近肺组织的过度损伤。

尽管经皮肺穿刺肿瘤局部治疗已发展为多种方法,并作了有益的临床探索,但经皮肺穿刺介入治疗包括药物灌注和物理疗法,对病灶范围的控制和病灶内实际温度的测控有技术上的难度,其疗效的评价有待进一步研究,目前此类介入术仅适用于靠近胸壁的肿块型肺癌。

■ 四、支气管镜介导的腔内介入治疗

(一)气道内热烧灼治疗

在当前应用的各种支气管镜介导下的气道内肿瘤治疗方法中,热烧灼方法是最常用的。其中包括了微波、高频电凝、氩等离子体凝固(argon-plasma coagulation,APC)和激光。它们都是通过将能量聚积到病变组织,使组织产热,进而变性、凝固或是炭化和气化,以达到去除病变组织的目的。

气道内热烧灼治疗能够在治疗的当时即刻清除肿瘤组织,迅速获得疗效,所以对导致通气功能障碍,并产生明显阻塞症状的中央气道(即气管、主支气管、中间段支气管和叶支气管)的腔内生长型肿瘤,应首选上述方法对病灶实施清除,一般都能取得很好的即刻疗效。但是,因为热烧灼治疗只能清除可见范围内的肿瘤组织,并不能有效抑制手术野以外肿瘤组织的生长。所以,单纯热烧灼治疗的疗效维持时间较短,有条件者需联合支架植入、放疗、化疗等综合治疗,以延长疗效维持的时间。

同时,因为以上方法各自的产热原理不尽相同,在临床应用时有其各自的特点。激光(常用的有 Nd-YAG 激光和 KTP 激光)的能量最高,治疗深度最深,对组织的切割最快,但容易造成组织的穿孔和出血,掌握不好还会损坏支气管镜及其他硬件设备,而且价格昂贵;微波所释放的能量低,对组织的凝固作用比较慢,不适合治疗严重的气管阻塞,但同时也就相对比较安全,价格便宜;相对前两者,高频电凝及 APC 都是利用高频电放电的原理产生热量,能够较迅速地去除病变组织,同时治疗深度又不太深,便于操作者掌握,是目前较为理想的腔内治疗手段,此外,其价格比较适中,较为适合中国的国情。

气道内热烧灼治疗的主要并发症包括出血和局部组织的穿孔。对于严重的气管阻塞、心肺功能差或预计术中有可能会有出血的患者,操作最好能在全身麻醉下进行,这样可将治疗的风险降至最低限度。

(二)气管、支气管支架植入治疗大气道阻塞

对无手术指征的气道恶性肿瘤患者,如管壁肿瘤浸润或腔外肿瘤和转移淋巴结压迫引起明显气道阻塞和呼吸困难时有不适合放疗,可考虑气道阻塞部位的支架置入。目前认为,恶性气道狭窄是气道内支架置入的最佳适应证。尽管现有支架大多不能杀灭肿瘤细胞,但支架置入后可迅速改善患者的呼吸困难和缺氧状态,提高生存质量,为进一步接受放疗和化疗或其他介入治疗创造了条件。

目前常用的支架按其制作材料大致可分为硅酮支架和金属支架两大类。

1. 硅酮支架 应用最广的是 Dumon 支架,通常为圆管状支架,亦有将其制成"Y"型用于治疗累及隆突的病变。在其外壁每隔一定距离有一些钉状突起,借此固定在狭窄段支气管;其内腔表面非常光滑,故黏液堵塞管腔的机会亦大大减少。Dumon 支架通常可以通过硬质支气管镜置入,其最大的优点是容易重新定位、移出或更换。

2. 金属支架 种类繁多,应用最多的是镍钛记忆合金支架。目前国内常用的镍钛记忆合金支架根据其编织方法的不同又可以分为 Ultraflex 支架和网状支架。

(1)Ultraflex 支架因为其独特的结构设计,允许金属丝做轴向及冠向运动,因此支架贴壁性好,与气道壁之间不易产生死腔,适用于不规则或表面凸凹不平的气道病变。但正因为此,支架局部应力不易向周围传递,如长期植入气管,在反复咳嗽动作的作用下容易产生金属疲劳,导致支架断裂。

(2)网状支架是采用一根镍钛合金丝编织成网而成,结构相对简单。当支架受到环周型或侧向压力时,应力可以向周围传递,支架仍保持圆筒状,同时支架长度变长。所以当支架被置入不规则或凹凸不平的狭窄段时,支架的贴壁效果较差,支架与气道壁之间的空隙容易导致分泌物潴留和病原微生物的寄植和生长,从而成为感染的根源。但也因为支架应力可以向周围传递,如长期植入气管,不易发生金属疲劳产生支架断裂。

所以 Ultraflex 支架适合植入支气管或短期植入气管,而网状支架植入气管的长期安全性相对较好。

肺癌患者支架植入的最常见并发症是肿瘤组织增生导致的支架腔内再狭窄。通过支架植入联合化疗或气道腔内/外放疗可以减轻和延缓在狭窄的发生。一旦发生再狭窄,可以采用高频电烧灼、APC、冷冻等方法去除腔内新生肿瘤组织。而激光易损坏支架,故不推荐用于支架腔内再狭窄的治疗。也可以选择植入覆膜金属支架或硅酮支架,可以防止支架腔内再狭窄的发生。

覆膜金属支架和硅酮支架虽然不易发生支架腔内再狭窄,但是因为其表面较光滑,容易发生移位。尤其肿瘤治疗有效时,局部组织张力减小,发生支架移位的几率更大。一旦移位至隆突甚至会产生窒息的严重并发症,即使向下移位堵塞各级支气管也会导致相应叶段的阻塞性炎症。故一旦疑有支架移位,应立即行支气管镜检查,若发现支架移位应将支架取出或更换新的支架。

（三）气道腔内近距离放射治疗

放射治疗对于许多肺癌患者是非常重要的治疗手段,其中外照射是目前标准的放射治疗方式。因为正常组织对辐射耐受力有限,限制了对肿瘤组织放射剂量的追加,所以外照射的疗效受到很大的限制。支气管腔内近距离放射治疗,是将放射源导入肿瘤内部或贴近肿块边缘进行照射,这样既可以减少对正常组织的辐射,又能增加对肿瘤组织的辐射剂量,在有(无)外照射的前提下都可以尽快打通气道、清除腔内及其周围肿瘤,而且安全性高、患者易于耐受。

放射性同位素^{192}铱释放的射线以 β 射线为主,局部能量强,穿透力较弱,易于防护,并且其能量率高、可制成体积很小的放射源,进入人体的各个部位进行放疗,是目前最好也是应用最广的腔内近距离放射源。自 1983 年,Mendiondo 首次报道通过纤维支气管镜插入装有^{192}铱的聚乙烯管进行支气管腔内近距离放疗以来,现代支气管腔内近距离放疗显示出其独特的治疗价值,得到了广泛的应用。

腔内近距离放疗目前主要应用于气管、支气管恶性肿瘤的姑息治疗,以改善气道阻塞症状,提高生活质量。尤其对于由肿瘤支气管腔内阻塞引起的呼吸困难、阻塞性肺炎、咯血或难治性咳嗽等症状有良好的疗效,并且维持时间较长。近距离放疗对正常组织辐射较小,可以和外放疗联合或续贯进行,进一步加强局部的疗效。对于大气道阻塞,已接受热烧灼、支架植入等治疗取得良好疗效的患者,可以通过腔内近距离放疗进一步抑制周围肿瘤组织的生长,大大延长疗效维持时间。

腔内近距离放疗最主要的并发症是咯血和放疗后气道水肿。大咯血可能与剂量高有关,也可能是由于肺动脉或支气管动脉与放射治疗区域靠的过近,在高剂量放射治疗后造成相邻的组织及血管壁坏死所致。有作者发现在各种细胞类型的肺癌中,鳞癌接受近距离放疗后较易发生大咯血。所以,当肿瘤是鳞癌,且肿瘤位于主支气管或上叶支气管时,大咯血发生的可能性较高。至于放射后的组织水肿,气道轻度水肿一般不需特殊处理,但若原有气道重度狭窄或肺功能严重减退,气道水肿可能引起呼吸衰竭甚至窒息死亡。对于这些患者除做好气道的前期准备外,还可以在治疗前后给予皮质激素减轻水肿。

（四）气道腔内光动力治疗

光动力治疗(photodynamic therapy, PDT)是指预先全身给予光敏剂,该类药物具有亲肿瘤特性而在瘤体内聚集,一定时间后通过用特定波长的激光照射肿瘤组织激发光敏剂,被激发的光敏剂将能量传递给氧原子而产生具有氧化作用的单线态氧,后者使肿瘤细胞坏死。

PDT 技术自 20 世纪 80 年代应用于临床,先后被用于治疗皮肤、胃肠道、泌尿系统以及呼吸系统恶性肿瘤的治疗,均取得了满意的疗效。其中肺癌的治疗以日本开展较早,美国和欧洲也积累了一定的病例数,研究发现 PDT 对早期中央型肺癌、支气管腔的癌性阻塞以及周围型肺癌有较好的效果,远期有效率在 50%～70%。美国 FDA 分别于 1997 年和 1998 批准 PDT 作为治疗晚期食管癌、膀胱乳头状瘤、晚期非小细胞肺癌以及早期肺癌的治疗手段。我国几乎与国外同时开展 PDT 的临床研究,曾于 1984 年采用 PDT 对 10 例不能切除的支气管肺癌进行治疗,结果 6 例显效,4 例有效。但由于病例选择、光敏剂和激发光源使用等方面存在这样或那样一些问题,PDT 始终未能形成一种主流的治疗方法。随着半导体激光器以及稳定的新型光敏剂不断进入临床试验,近年来国内外学者对 PDT 治疗肿瘤的效果寄予了厚望。

PDT 对于早期管内型肺癌有确实的疗效,并且病灶越小效果越好。Cortese 等对 21 例早期肺癌患者行 PDT 治疗后,平均随访 68(24～116)个月,其中 9 例(43%)免于手术。有作者总结 13 篇 PDT 治疗早期肺癌的报道,共治疗 517 例患者,完全缓解率达到 70%～90%;在达到完全缓解的原位癌和 Ⅰ 期肺癌患者中,5 年生存率达到 70%。

除早期肺癌的治疗外,PDT 还可以有效缓解肿瘤阻塞气道导制的症状。两项包括 16 个欧洲中心,20 个美国/加拿大中心的随机对比 PDT 和 YAG 激光对部分阻塞性肺癌疗效的前瞻性研究结果显示:1 周后肿瘤对两种治疗的反应相似;但 1 个月后 PDT 组欧洲和美国/加拿大中心各有 61% 和 42% 的患者有效,而 YAG 激光组分别有 36% 和 19% 的患者有效。结果还显示 PDT 在缓解气急、咳嗽和咯血方面优于 YAG 激光。其他一些研究也得出相同的结论,即在适应证范围内,PDT 缓解阻塞及其他症状的效果要好于 YAG 激光。

腔内光动力治疗的主要并发症是皮肤光过敏和咯血,因此,术后 4 周内要注意避免强光照射以避免发生光敏剂对皮肤造成的损害,通常在治疗后的 1 周内由于组织坏死伴有不同程度的咯血,多数情况下为少量咯血,若咯血量增大时应全身给予止血药物治疗。值得注意的是,由于 PDT 术后肿瘤组织会有明显水肿,如肿瘤已侵犯气管或同时侵犯两侧主支气管,术后可能发生重度气道狭窄,甚至诱发呼吸衰竭。PDT 治疗应慎重采用,如必须使用者,必须备好气管插管等抢救措施。

(虞永峰)

第四节 支 持 治 疗

晚期肿瘤患者的治疗效果和生活质量差,因此对于这部分患者,进行有效的支持治疗可以改善生活质量,减轻患者的症状,并在一定程度上延长患者的生存期。目前关于最佳支持治疗(best supportive care,BSC)的定义,并没有统一的标准,Van Cutsem 这样认为:"对于肿瘤患者的最佳支持治疗是指除了抗肿瘤药物治疗以外的所有的姑息性治疗",而 Jassem 等对此有更进一步的解释:"不包括抗肿瘤药物在内的一切可以最大限度地提高生活质量的治疗手段,其中包括抗生素、镇痛药、止吐剂、胸腔穿刺术、胸膜剥脱术、输血、营养支持、局部的外照射以控制疼痛、咳嗽、呼吸困难、出血等手段"。

　　Sanders 等在 2009 年的一线调查研究显示：超过 91％的肺癌患者需要至少一项的支持治疗，而超过 54％的患者需要一项以上的支持治疗。这些治疗手段包括营养支持、针对疼痛、呼吸困难、疲劳等症状的姑息治疗以及心理干预等。

■ 一、疼痛

　　疼痛是困扰肺癌患者尤其是晚期肺癌患者的主要症状之一，局部肿瘤侵犯胸膜、肋骨、脊髓、臂丛神经等部位以及出现远道转移侵犯其他部位均可以引起疼痛，Potter 等总结了 32 项研究发现大约有 47％的肺癌患者伴有疼痛症状，其中最常见的部位是胸部和腰椎。常见的疼痛类型有躯体性疼痛和神经性疼痛，其中神经性疼痛约占 30％。Silvestri 等报道与肺癌相关的疼痛的主要原因包括骨转移、Pancoast 瘤和胸壁侵犯。

　　骨转移通常表现为局部疼痛为主。诊断骨转移的方法主要有 X 线平片，骨 ECT 检查和 PET/CT。而对于部分承重骨（如脊柱或股骨）所引起的急性的放射性疼痛，可以通过进行局部的 MRI 来得到快速的诊断。而在诊断得到明确之后，以局部的姑息性放疗为主辅以口服或经皮的药物止痛是最有效可靠的止痛治疗方案。对于部分承重骨，如果存在病理性骨折的风险，则可以考虑予以行局部的姑息性手术。另外，近年来开始广泛应用于临床的唑来膦酸对于肺癌骨转移所引起的疼痛的治疗同样具有良好的疗效。Major 等分析了 3 项随机临床研究，提示每 3～4 周应用 4 mg 的唑来膦酸联合化疗治疗伴有骨转移的肺癌或其他实体瘤患者，可以明显的减少骨相关事件的发生。而 Zaroqoulidis 等采用多西他赛/卡铂联合或不联合唑来膦酸治疗 Ⅳ 期骨转移的 NSCLC，结果发现唑来膦酸组的 MST 和中位 TTP 均明显优于不用唑来膦酸的一组。

　　Pancoast 瘤是指生长于肺尖部的肿瘤。可以侵犯臂丛神经、相邻的颈胸神经、椎体、肋骨和周围的肌肉组织，而引起相应上臂的疼痛、感觉运动功能减退、Horner 综合征等一系列的症状。疼痛往往表现为神经性，痛感剧烈。局部予以 6 000 cGy 左右的放疗是止痛最常用的治疗手段。结合放疗予以行局部的手术也是可行的治疗方法。

　　胸壁痛另一种常见的肺癌相关性疼痛，通常和局部肿块累及有关。直接的肿瘤侵犯往往可以引起根性疼痛，而伴有或不伴有胸水的胸膜转移也可以引起胸膜性疼痛。当肿块压迫周围组织的时候可以产生非特异性疼痛。局部胸壁的疼痛可以采用药物治疗或者局部放疗等方法达到止痛的效果。

　　疼痛可以引起一系列的不适和机体反应，因此控制疼痛是肺癌支持治疗中重要的一个环节。改善因癌症或治疗癌症所产生的疼痛症状可以有效地改善患者的生活质量。

　　根据 2008 年美国胸科医师学会（ACCP）对于肺癌患者的疼痛治疗总结如下建议：

　　（1）必须使所有肺癌患者及其家属放心，其疼痛能够得到安全有效的缓解（证据级别：1A）。

　　（2）对所有患者，使用个体化药物治疗控制疼痛，应有规律地给药以适当治疗疼痛，治疗期间定期评估疼痛处理的效果（证据级别：1A）。

　　（3）对所有轻至中度疼痛患者，在确保没有使用禁忌证的情况下，最初使用对乙酰氨基酚或非类固醇抗炎药控制疼痛，当疼痛比较严重或加剧时，使用阿片类药物（证据级别：1B）。

　　（4）对所有患者推荐口服给药，因其方便且经济，对不能口服镇痛药者，推荐经直肠或经皮给药，不推荐使用肌注镇痛药是由于其可引起疼痛、不方便及吸收不可靠（证据级别：1C）。

　　（5）对晚期肺癌患者，姑息化疗可控制疼痛，推荐姑息化疗以减轻疼痛及其他症状，即使其生存改善不太明显(证据级别:1B)。

(6) 对疼痛是由骨转移引起的肺癌患者,推荐外放疗来缓解疼痛,对即刻缓解疼痛而言,剂量为 8 Gy 的单次放疗与多次分割放疗的效果相同,但与单次放疗相比,多次分割放疗的疼痛缓解持续时间更长,需要再治疗的次数更少,以及骨相关事件较少(证据级别:1A)。

(7) 对于骨转移疼痛明显的肺癌患者,推荐双膦酸盐联合外放疗来缓解疼痛(证据级别:1A),若患者对镇痛药、放疗及双膦酸盐耐受,推荐给予放射性药物来缓解疼痛(证据级别:1B)。

■ 二、呼吸困难

对于晚期肺癌患者而言,另一个常见的症状是呼吸困难。呼吸困难是指静息状态下或通常体力负荷下呼吸感到短促,是呼吸功能不全的重要表现。患者主观上有呼吸费力、空气不足和不适的感觉;客观上表现为呼吸频率、深度和(或)节律的异常,严重时还可以出现鼻翼扇动、紫绀、端坐呼吸、辅助呼吸肌参与呼吸活动等表现。

呼吸困难按其发作快慢分为急性、慢性和反复发作性。大量恶性胸腔积液和气胸时呼吸困难呈急性;慢性支气管炎、肺气肿常需数年,甚至 20 年以上才出现呼吸困难;反复发作性呼吸困难并伴有哮鸣音为支气管哮喘的特征。呼吸困难有可分为吸气性、呼气性和混合性 3 种。引起上气道狭窄的疾病(喉头水肿、喉和气道炎症、肿瘤)出现吸气性呼吸困难。慢性支气管炎、支气管哮喘、肺气肿因细支气管阻力增加呈呼气性呼吸困难。阻塞性肺疾病呼吸深慢,限制性肺疾病呼吸浅快。

在肺癌患者中,出现呼吸困难的患者在 55%～87%。而对于所有主诉呼吸困难的肺癌患者,要进一步评估其所有可能的病因,如大气道局部阻塞、大量胸腔积液、肺栓塞或合并 COPD 的加重或充血性心衰,以及是否存在因各种治疗所引起的呼吸困难。若上述病因明确,推荐给予适当的治疗。采用其他方法如氧疗、支气管扩张剂及皮质类固醇。同时对患者及其家属进行教育、呼吸控制、步行锻炼、放松疗法及心理支持等。

1. 建立通畅的气道 在氧疗和改善通气之前,必须采取各种措施,使呼吸道保持通畅。首先要注意清除口咽部分泌物或胃内反流物,对于有严重排痰障碍者可考虑用纤支镜吸痰。吸痰时可同时作深部痰培养以分离病原菌。对有气道痉挛的患者,要积极治疗。雾化吸入 β2 受体激动剂如 0.1%～0.2%沙丁胺醇或选择性 M 受体阻滞剂如 0.01%～0.015%异丙托溴铵溶液,有利于舒张支气管,增加纤毛运动和稀释痰液。

2. 氧疗 是通过增加吸入氧浓度,从而提高肺泡内氧分压(PaO_2),提高动脉血氧分压和血氧饱和度(SaO_2),增加可利用氧的方法。合理的氧疗还能减轻呼吸作功和降低低氧性肺动脉高压,减轻右心负荷。有证据表明给予呼吸困难的患者进行氧疗有助于症状的缓解。对于缺氧不伴二氧化碳潴留的患者,应给予高浓度吸氧(>35%),使 PaO_2 提高到 60 mmHg 或 SaO_2 在 90%以上;而对于缺氧伴明显二氧化碳潴留的患者,氧疗原则应低浓度(<35%)持续给氧。常用的氧疗法为双腔鼻管、鼻导管或鼻塞吸氧。在氧疗的过程中必须对患者进行症状和治疗效果的评价。

3. 药物治疗 有证据证实,对于原因不清的进展期肺癌患者的呼吸困难症状,予以适量的弱阿片类药物可以有效减轻症状,但是目前对于如何应用和应用多少剂量进行治疗仍然缺乏统一的推荐。国际上也有应用吸入性阿片类药物治疗肺癌相关性呼吸困难的报道,但是这种方法仍然存在争议。而对于因焦虑等引起的呼吸困难,可以考虑给予地西泮进行治疗。对于伴随有气道阻塞肺病的肺癌患者,如考虑呼吸困难和阻塞型肺病相关,则不可给予阿片类药物,可以给予β受体激动剂,皮质类固醇激素等药物治疗。

■ 三、疲乏

疲乏是接受化疗或是临终的肺癌患者最严重症状之一。75%～100%接受化疗的患者诉有疲乏症状。癌症相关的疲乏会严重影响生存质量。在 171 名晚期肺癌的门诊患者中,Tanaka 等发现超过一半的患者(52%)认为疲乏至少影响了一项以上的日常活动,而行走和工作是受累最多的两项体力活动。

癌症相关疲乏是一种痛苦的、持续存在的主观劳累感。与癌症本身或癌症相关治疗有关,而与近期的体力活动强度或机体功能不成正比。推荐对疲乏进行常规测查。在初诊或常规定期检查时,可用一个简单的 0～10 的数字评分尺来定量评价并记录当前的疲乏程度,并根据记录观察一段时间内患者的疲乏程度的变化。患者对自身的认识在评价过程中十分重要,要充分认识到疲乏也是一种重要的可以影响生活质量的症状。疲乏症状的临床评估应包括以下几部分:①血红蛋白/血细胞比容:常规检查血红蛋白/血细胞比容来筛查是否有贫血(Hb<120 g/L)。②一般状况:患者是否有疲劳感? 面色如何? ③呼吸急促:通常与疲乏相关。严重程度与贫血程度有关,日常生活的强度下即可有呼吸急促。④睡眠质量:是否有睡眠习惯的改变? 白天是否会小憩? 每晚是否按时睡觉及按时起床? 睡眠质量与以前都一样吗? 当一觉醒来时是否觉得精神振奋? ⑤疼痛:由于疲乏可能是疼痛所产生的结果,因此有必要对疼痛进行全面评估。⑥心理问题:是否觉得压力增加? 是否有经济方面的顾虑或经常考虑疾病及其治疗方面的问题。

一种常用的疲乏严重程度的评分量表是:疲乏简要问卷(the brief fatigue inventory,BFI)。BFI 通过 9 个问题的快速问卷将疲乏症状分为从 0 分到 10 分。0 分表示没有疲乏,10 分表示非常疲乏。其中 6 个问题主要集中于询问与疲乏对日常活动的影响。

针对肺癌相关性疲乏,首先要了解清楚可能引起疲乏的原因,并且进行针对性治疗。主要的治疗手段包括药物性干预和非药物性干预两方面。

1. 非药物性干预 很多临床试验都有力证实了锻炼是一种很好的治疗手段。NCCN 指南中关于癌症相关疲乏的处理中指出,无论患者正在接受治疗或是随访,都应鼓励他们参加日常的体育活动。体育锻炼的种类、频率、程度和间隔时间需因人而异。

睡眠卫生包括避免长时间的或傍晚时分的午睡或仅在有睡意时才睡觉,要避免通过喝咖啡来刺激精神、增加活力等,睡眠或起床要有规律,这样才有助于减少疲乏。此外,每天睡觉前通过一些放松技巧进行放松 1 h 以上对改善疲乏症状也十分有效。

虽然有研究显示接受放疗的肺癌患者疲乏评分并不随着营养状态的改变(如体重和前白蛋白)而立即变化,但随后的另一项研究结果与之相反,研究发现营养缺乏可导致疲乏。充足的热量和蛋白质供应以及耐力锻炼对适当提高体重指数十分关键。而维生素、矿物质、中草药、营养添加剂的疗效尚不清楚。

2. 药物干预

(1) 促红细胞生成素:系统回顾的数据显示 Hb<100 g/L 的患者在接受促红细胞生成素纠正贫血后疲乏症状减轻。但是,目前尚无证据证实当贫血症状较轻时,促红细胞生成素仍能有效。最近一项临床试验研究的结果使得美国 FDA 对接受促红细胞生成素的患者进行了限定,与

Hb<113 g/L 的患者相比,Hb 若>135 g/L,将会大大增加患者罹患严重的危及生命的心血管并发症的风险。因此对贫血症状较轻的患者使用促红细胞生成素来改善疲乏需十分谨慎。

(2) 精神兴奋剂:目前尚无安慰剂对照、随机临床实验来评价精神兴奋剂,如苯哌啶醋酸甲酯、右旋安非他命等治疗疲乏的疗效。潜在的副作用包括易激惹、失眠、情绪波动和心动过速。虽然机制不明,但使用皮质激素可减轻疲乏症状,剂量多为泼尼松 20～40 mg/d,共 2～4 周。然而,在运用皮质激素时仍需谨慎,因为长期使用可导致感染等的增加。

(3) 抗抑郁药:癌症患者的抑郁症状十分常见。然而尚无证据支持能在诉有疲乏症状而非抑郁的患者中使用抗抑郁药。患者对疲乏症状及其治疗的知晓程度可影响最终治疗结果。如果沟通良好,患者可以更好的接受治疗,因此,对肺癌患者的教育、咨询也可能最终影响到疲乏症状治疗的结果。

■ 四、咳嗽

咳嗽是喉癌、支气管癌、支气管肺癌等呼吸系统恶性肿瘤的主要症状之一,当这些部位的恶性肿瘤并发感染,或其他系统恶性肿瘤并发感染时,咳嗽加剧,或者还会出现呼吸困难症状。呼吸系统肿瘤并发肺不张、反应性支气管痉挛等肺部病变时,出现呼吸困难。累及胸膜腔的肿瘤产生胸膜腔积液、纵隔恶性肿瘤等产生的心包腔积液,都可使肺部受压、刺激,气管移位等,也可有咳嗽和呼吸困难。腹部恶性肿瘤后期,出现大量癌性腹水,使横膈抬高压迫、刺激了肺部,出现呼吸困难。

对于肿瘤患者,咳嗽为一种防御性反射活动,有利于清除呼吸道分泌物,轻度咳嗽不需进行镇咳治疗。咳嗽可由多种原因所致,治疗的关键在于病因治疗,镇咳药只能起到短暂缓解症状的作用。但严重的咳嗽,如剧烈干咳或频繁咳嗽影响休息和睡眠时,则可适当给予镇咳治疗。痰多患者禁用强力镇咳治疗。

治疗可根据引起咳嗽和呼吸困难的原因,进行手术切除肿瘤病灶、抗感染等治疗,对于急性呼吸困难者采取吸氧、吸痰、舒张支气管平滑肌等。一般根据其药理作用机制,将镇咳药分为中枢性和外周性两大类。

1. 中枢性镇咳药物　对延脑中枢具有抑制作用,根据其是否具有成瘾性和麻醉作用又可分为依赖性和非依赖性镇咳药。前者为吗啡类生物碱及其衍生物,具有十分明显的镇咳作用,由于具有成瘾性,仅在其他治疗无效时短暂使用。后者多为人工合成的镇咳药,如喷托维林、右美沙芬等,临床应用十分广泛。

(1) 依赖性镇咳药——可待因(codeine):直接抑制延脑中枢,止咳作用强而迅速,同时亦有镇痛和镇静作用。可用于各种原因所致的剧烈干咳和刺激性咳嗽,尤其是伴有胸痛的干咳。口服或皮下注射,每次 15～30 mg,每天量可为 30～90 mg;福尔可定(pholcodine):作用与可待因相似,但成瘾性较之为弱。口服每次 5～10 mg。

(2) 非依赖性镇咳药——右美沙芬(dextromethorphan):目前临床上应用最广的镇咳药,作用与可待因相似,但无镇痛和催眠作用,治疗剂量对呼吸中枢无抑制作用,亦无成瘾性。多种非处方性复方镇咳药物均含有本品。口服每次 15～30 mg,每天 3～4 次;喷托维林(pentoxyverine):国内使用较久的镇咳药,作用强度为可待因的 1/3,同时具有抗惊厥和解痉作用。青光眼及心功能不全者应慎用。口服每次 25 mg,每天 3 次;右啡烷(dextrophan):右美沙芬的代谢产物,患者的耐受性更好,今后可能取代右美沙芬而用于临床治疗。

2. 外周性镇咳药　包括局部麻醉药和黏膜防护剂。

(1) 苯丙哌林(benproperine):非麻醉性镇咳药,作用为可待因的 2～4 倍。可抑制外周传入神经,亦可抑制咳嗽中枢。口服每次 20～40 mg,每天 3 次。

(2) 莫吉司坦(moguisteine):非麻醉性镇咳药,作用较强。口服每次 100 mg,每天 3 次。

(3) 那可丁(narcodine):为阿片所含的异喹啉类生物碱,作用与可待因相当。口服每次 15～30 mg,每天 3～4 次。

■ 五、营养支持治疗

晚期癌症患者因摄入热量不足和呼吸做功增加、发热等因素,导致能量消耗增加,多数存在混合型营养不良,会降低机体免疫功能,感染不易控制;呼吸肌肉无力和疲劳,以致发生呼吸泵功能衰竭,使抢救失败或病程延长。故抢救时应常规给鼻饲高蛋白质、高脂肪、低碳水化合物,以及适量多种维生素和微量元素的饮食;必要时作静脉高营养治疗。营养支持应达到基础能量消耗值。可用 Harris-Benedict 公式预算(单位:kcal)。

$$基础能耗(女性) = 665 + 9.6 \times 体重(kg) + 1.8 \times 身高(cm) - 4.7 \times 年龄(岁)$$
$$基础能耗(男性) = 66 + 13.7 \times 体重(kg) + 5.0 \times 身高(cm) - 6.8 \times 年龄(岁)$$

补充时宜循序渐进,先用半量,逐渐增至理想能量入量。胃肠营养时还要特别注意调整胃肠道功能和预防胃-食管反流。三大能量要素的比例宜按照碳水化合物 45%～50%,蛋白质 15%～20%,脂肪 30%～35%。

近年来,性激素如甲地孕酮被应用于增进患者食欲增加体重,以改善恶病质。上海交通大学附属胸科医院曾作临床观察 40 例 NSCLC 以 MAP 方案治疗,随机分成加用甲地孕酮和不用甲地孕酮二组,观察二组患者的进食量、体重变化、KPS 评分和胃肠道反应。结果表明,用甲羟孕酮组多项指标均优于不用组,二组的进食量每餐分别增加 2.57 cal 和减少 0.98 cal,体重分别增加 1.25 kg 和减少 0.55 kg,KPS 评分分别增加 10 分和没有变化。而应用甲羟孕酮组的患者的胃肠道反应较不用组减少了 26%。

■ 六、上腔静脉综合征

上腔静脉综合征(superior vena cava syndrome,SVCS)是指由于各种原因引起上腔静脉阻塞,导致上腔静脉回流障碍,从而出现颜面部、颈部、上肢肿胀,及上半身的浅静脉曲张。目前报道表明,90%左右的 SVCS 是由胸腔内的恶性肿瘤引起的,肺癌(常为右肺癌)是最常见的恶性病因,约占所有病例的 70%,其中小细胞肺癌(SCLC)最多(40%),鳞癌其次(25%)。

SVCS 的治疗目的应是缓解症状并尽量治疗原发病,其治疗方案应根据原发病的病理类型和分期而定,其预后也与原发病的病理类型及分期相关。多数的肺癌合并 SVCS 患者病情复杂,病程较晚,单一的治疗模式难以取得满意的效果。因此,个性化的综合治疗已成为治疗的趋势。

对于单纯以缓解症状为目的的患者或急性、梗阻的症状明显的患者,支架放置、可能的溶栓治疗等对于缓解症状快速有效,急性症状缓解后,还可根据病理类型再给予放化疗。经皮经腔内支架植入术治疗 SVCS 的开展为上腔静脉综合征的治疗开辟了一条新途径。Crowe 等于 1995

年报道 13 例上腔静脉综合征患者(12 例为胸腔恶性病变引起,1 例为慢性上腔静脉梗塞)行经皮经腔内支架成形术治疗,同时对其中 10 例患者施行溶栓治疗。除 2 例患者上腔静脉梗塞严重,无法通过导丝而最终治疗失败外,11 例成功。此后 5 例患者 14～183 d 复发,并再次行溶栓或支架治疗。患者术后生存 5～243 d。目前内支架植入术已成为上腔静脉综合征患者姑息性治疗的重要选择。

对于 SCLC 合并 SVCS 的患者,应采用化疗为主、放疗和介入治疗为辅的治疗手段。初始治疗可采用放疗、化疗或放化结合治疗,最佳的初始治疗手段尚有争议。但接受了放化综合治疗的患者,其 SVCS 复发率较单纯化疗的患者有显著性降低。

对于 NSCLC 合并 SVCS 的患者,放疗是主要的治疗方法,可酌情辅以化疗、手术的综合治疗。

（陆　舜　叶翔赟）

第十八章
各型非小细胞肺癌的临床诊治特点

第一节 鳞 癌

肺鳞状细胞癌(以下简称鳞癌)曾经是肺癌中最常见的类型,尤其在男性中特别多见。从20世纪70年代中期到90年代期间,国际上肺鳞癌的发病率保持稳定甚至有所下降。近年肺腺癌的发病率上升速度明显高于鳞癌,鳞癌已居于第2位。随着科学认知的进步和临床实践的发展,肺鳞癌的病因、病理、诊断及治疗等领域产生了许多新的观念和方法,有必要对这一非小细胞肺癌的重要类型更新认识。

吸烟、电离辐射(氡及放射性矿)致鳞癌的可能性较肯定。国内学者曾研究了不同病理类型肺癌与吸烟状况的关系,非吸烟者腺癌比重大于吸烟者,吸烟者鳞癌比重大于非吸烟者,且吸烟指数越大,肺鳞癌比重越大,肺鳞癌的发生率在吸烟指数大的患者中显著高于肺腺癌。鳞癌主要发生在段支气管,其次在叶支气管,约2/3为中央型肺癌。肿瘤常侵犯支气管黏膜,易脱落,可经痰细胞学检查而被早期发现。肿瘤向管腔生长使支气管狭窄、阻塞,导致肺不张和阻塞性肺炎。周围型鳞癌可发生癌灶中心广泛凝固性坏死,坏死物经支气管引流排出而形成空洞,鳞癌在各种病理类型的肺癌中最容易形成空洞。鳞癌细胞的典型病理学特点为细胞质内含有桥粒和张力原纤维。依据癌细胞内角化、角化珠形成和细胞间桥等鳞癌病理特征,细胞分化程度可分为高、中、低分化,同一癌组织内可见不同分化程度的细胞。鳞癌间质中多见纤维组织增生及急、慢性炎症细胞反应,癌旁支气管黏膜常有鳞状上皮化生及异型增生。WHO 1998年新病理分型将原来鳞癌分型中的变型、梭型细胞癌归入癌伴多形性、肉瘤样或肉瘤成分的分类中,新分型列出了4种新的变型:乳头状鳞癌、透明细胞鳞癌、小细胞鳞癌和基底细胞样鳞癌。这些变型中均存在鳞状分化灶且形态学不符合其他类型肺癌。

一、临床表现

(一)局部症状

肺癌患者因出现症状或体征而就诊,其中65%已属Ⅲ期或Ⅳ期。上海交通大学附属胸科医院一组 2 636 例经手术治疗的肺癌患者中,发病第 1 个月内出现的症状中最多见为痰血,占 61.9%;其次是咳嗽,占 54.6%;其余尚有发热、胸痛等。肺癌的临床表现与肿瘤的部位和大小有密切的关系。鳞癌主要发生在段、叶支气管,2/3 为中央型,多侵犯支气管黏膜,易脱落,故临床上中央型鳞癌患者常有咳嗽痰血症状。咳嗽的性质多为阵发性无痰的刺激性呛咳,呈进行性加重或久治迁延不愈。合并有肺部感染时可伴有痰液,多为泡沫样痰,可夹杂有黄脓痰。痰血的特点是间断性或反复性或持续性痰液中夹杂有血丝,部分为鲜红色痰血,咯血是肺癌较有特征性的症状。中央型鳞癌向管腔生长,使支气管内腔狭窄甚至阻塞,可导致肺不张、支气管肺炎等,许多患者因相关肺炎症状而就诊,如发热、咳嗽和咳痰等,部分则因为肺部炎症经正规抗炎不愈而就诊。必须指出,肺部段、叶性炎症吸收后还不能完全排除肺癌,如在同一部位反复出现节段性肺炎,仍应警惕肺癌可能,宜加强随访。至于周围型鳞癌,其有别于其他类型肺癌的特点是形成周围型巨块,形成空洞的概率较高,偏心空洞为其特征(形成空洞的肺癌中鳞癌占 80%)。周围型巨块常见侵犯胸壁而致胸痛。侵犯纵隔脏器而引起相应症状,如膈神经受累可致膈肌麻痹,胸透可见膈肌反常运动。上腔静脉受累可致上腔静脉综合征,侵犯心包致心包积液等。此外,鳞癌通常经淋巴道转移,循支气管旁、肺门、隆突下、气管旁、上纵隔、锁骨上的顺序转移,但也有一定比例的跳跃转移。肿大的淋巴结可直接压迫气道,或与癌灶融合共同压迫,患者因而出现刺激性咳嗽。

(二)全身症状

主要是肺癌的肺外表现,但不包括肺癌远处转移所引起的临床症状,可能与肺癌产生的某些特殊的酶、激素、抗原及代谢产物有关。鳞癌多引起糖代谢紊乱。在不同病理类型各种副癌综合征的临床表现中,肺鳞癌患者常见肺原发性骨关节增生症,表现为杵状指、长骨远端骨膜增生,关节肿胀、疼痛。患者常易误诊或以肺外症状而就诊。其可能的机制是鳞癌细胞异位分泌生长激素、生长激素释放因子,刺激软骨合成和骨基质形成,致软骨骨骺板增宽,从而导致以上表现。

■ 二、诊断

(一)常规方法

1. 痰检 是肺鳞癌诊断的重要手段之一。鳞癌以中央型居多,自然脱落的癌细胞或咳嗽以后随痰液自支气管排出的癌细胞获得检出的机会较多。痰液标本质量的好坏直接影响诊断的准确性。在咳嗽留标本前要先用清水漱口,咳去喉部的积痰后用力深咳,咳后应及时送检,即刻涂片,避免细胞自溶。痰检的阳性率与及时送检和次数有一定关系,上海交通大学附属胸科医院 426 例痰检细胞阳性病例的痰检次数与累计阳性率依次为 47.9%、72.1%、84.5% 和 91.5%,90% 以上的阳性结果在第四次以后每次递增的百分率极少,故痰液细胞学检查标本送检 4 次左右即可。

2. CT 在肺癌的综合影像诊断中占主导地位。较之常规 X 线胸片,CT 检查可发现较隐蔽部位的小病灶。增强扫描后血管及淋巴结影易于区别;肿块与肺及纵隔的大血管区分度高;HRCT(高分辨率 CT)可提供更多肿块主体与周边的细节。CT 在肺鳞癌诊断中的定位定性、临床分期、为手术提供有价值的信息方面居主导地位。中央型肺癌 CT 可见支气管增厚、狭窄、肺门肿块、支气管阻塞、阻塞性肺气肿、阻塞性肺炎、阻塞性肺不张等表现。该型肺癌往往可经纤支镜检查、痰液细胞学检查等获得病理诊断,CT 对该型肺癌的意义多在于了解肿块与肺及纵隔血管的关系、纵隔淋巴结的评价、术前评估等。周围型肺癌因不易获得病理诊断,CT 检查对于该型肺癌的定性诊断的探讨研究较多。周围型肺癌瘤体内部可见空泡征、结节征、支气管充气征、癌性空洞等。瘤肺交界面可见毛刺征、分叶征、胸膜牵曳凹陷征、血管进入瘤体等征象。其中癌性空洞发生在周围型鳞癌中最多。典型的癌性空洞表现为厚壁或厚薄不均壁,内壁凹凸不平或结节状,外壁呈分叶状轮廓,空洞呈偏心性,见图 18-1 和图 18-2。在鳞癌,分叶征象尤其是深分叶征较多见;另外灶状坏死和胸膜胸壁纵隔直接受侵也较常见。胸膜局限性增厚,伴有或不伴有胸腔积液,胸膜外侧的脂肪层消失,胸壁肿块形成或肋骨破坏是瘤体直接侵犯的征象。有报道周围型肺鳞癌示分叶征的比例为 38/53 例(近 72%);HRCT 鉴别周围型肺鳞癌与腺癌的研究中,深分叶表现的鳞癌比例达到 35/54 例(近 65%)。联合运用影像学特征诊断可提高周围型肺鳞癌的诊断准确性:深分叶、灶状坏死、病灶广基与胸膜相连征各自单独对诊断周围型肺鳞癌的敏感性为 65%、52% 和 39%,特异性为 75%、88% 和 85%,准确性为 70%、72% 和 64%,但当以上征象两两组合或三者同时出现时,对周围型肺鳞癌的特异性可高达 90% 以上。

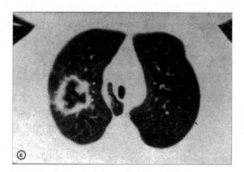 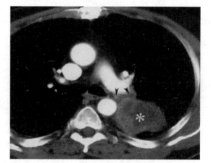

图 18-1　右上肺鳞癌,内见空洞形成　　　图 18-2　左肺中央型鳞癌,内见液化坏死区

（二）肿瘤标志物检测

　　目前尚无单一的敏感性和特异性均满意的肿瘤标志物指标。但多种指标联合检测可提高检测的灵敏度和准确度。现多用于筛查和跟踪随访及预后评价等。针对肺鳞癌,Cyfra21-1 是目前较有代表性和较有希望的指标。Kulpa 等为评价 CEA、SCC-Ag、Cyfra21-1 和 NSE 检测在肺鳞癌预后的敏感性和特异性,选取 200 例肺鳞癌(Ⅰ期 25 例,Ⅱ期 26 例,ⅢA 期 34 例,ⅢB 期 98 例,Ⅳ期 17 例)患者作为试验组,124 例健康人和 96 例良性肺部疾病(结节病、结核、纤维化、哮喘、错构瘤等)患者作为对照组,所有肺鳞癌患者均经 TBB 活检和(或)外科证实。结果发现 Cyfra21-1 有着较高的肺鳞癌诊断敏感性。肺鳞癌 Cyfra21-1 曲线下区域(AUC)为 0.87CI,大于 CEA(0.74CI)、SCC-Ag(0.72CI)及 NSE(0.68CI)。

（三）分子生物学研究

　　主要是继续深入研究已报道过的肺癌有关的基因和蛋白,运用各种技术(在基因水平运用基因组学方法,在转录后水平运用蛋白质组学方法)获得鳞癌细胞组织与正常组织差异表达产物,分别研究它们与肺鳞癌预后的关系,从而鉴定出肺鳞癌相关基因或相关蛋白,再进一步深入研究它们与肺鳞癌发生的关系、影响预后的机制等。基因的生物学效应最终要靠其转录产物——蛋白质来实现,目前分离鉴定蛋白质的方法已趋成熟,比较蛋白质组学用于肺癌的研究逐渐深入。

国内作者应用比较蛋白质组学方法分析了 20 例肺鳞癌与正常支气管肺组织的蛋白质差异,共获得 68 个肺鳞癌的相关蛋白,其中 EGFR 在肺鳞癌细胞中较正常支气管上皮细胞明显高表达。Tai 等分析了肺鳞癌细胞株 CC-35,发现其 EGFR 基因扩增和 EGFR 过表达。Onn 等比较研究 72 例 I 期 NSCLC 患者的病理类型、生物学特点和预后,发现同为 I 期病患,有空洞的患者预后较差,而空洞多见于鳞癌、EGFR 高表达者。P53 蛋白是突变型 p53 基因的产物,它的积聚标志着细胞增殖周期失控及凋亡受抑。40 例肺鳞癌标本中肺癌相关物质的量及其与生物学行为及预后关系的研究发现,肺鳞癌的 P53 蛋白总表达率为 52.5%,与分化程度及预后呈显著负相关,在临床 I 期的表达率为 33.3%,在 IV 期表达率为 100%,说明 p53 基因突变在肺鳞癌的进展中起了重要作用,并成为其分化程度及预后的指标之一。Khan 等研究一组 50 例 NSCLC 患者的血清样本并试图寻找肺癌早期标志物,从中发现血清淀粉样蛋白 A(SAA)水平显著高于正常人,进一步研究发现肺鳞癌患者 SAA 水平比其他病理类型的 NSCLC 患者更高,且与肿瘤大小、临床病理分期无相关性。或许可以像 SCC-Ag、Cyfra21-1 等一样成为肺鳞癌诊断和鉴别诊断的血清标志物。胸腺嘧啶核苷酸合酶(TS)水平增高是癌症患者化疗无效的主要机制之一,为了解 TS 表达水平与肺癌病理之间的关系,Ceppi 等选取了 56 例 NSCLC 病理标本进行研究,他们用 PCR 法测定快速冰冻切片标本上的 TSmRNA 量,用免疫组化法测定石蜡标本切片上的 TS 蛋白表达水平。结果发现肺鳞癌标本中 TS 量明显高于腺癌,且 mRNA 量与蛋白产物的量同比升高。

■ 三、治疗

(一)系统性纵隔淋巴结清扫的意义

肺鳞癌仍遵循以手术为主的多学科治疗原则,手术方法勿需赘述,但关于纵隔淋巴结清扫的方法尚存异议。李玉等分析了一组 254 例 T1、T2 期鳞癌与腺癌的淋巴结转移情况,其中有 18 例 T1 期肺鳞癌,共清除淋巴结 116 组,仅 2 组有 N1 转移,均无 N2 转移。另有一组 348 例 NSCLC 患者的淋巴结转移情况的研究亦发现 T1 期鳞癌的 N2 转移率很低,所有 T1 期鳞癌患者共清扫了 122 组 N2 淋巴结,其中仅 2 组为阳性。以上两组研究还发现,肺鳞癌的 N2 组淋巴结转移多为 1 组,而其他类型肺癌的 N2 组淋巴结转移多为 2 组以上,46.2% N2 的腺癌有 3 组及以上的淋巴结转移,似乎提示肺鳞癌的纵隔淋巴结转移率较低。但 Graham 等分析了 240 例临床诊断分期为 T1-3,N0-1 的 NSCLC 患者术后病理分期的情况,46 例为 N2,N2 淋巴结转移的可能性无法忽略不计,年纪轻、肿瘤大、起源部为主支气管预示着更易发生 N1 和(或)N2 淋巴结转移,系统性纵隔淋巴结清扫势在必行。Watanabe 等选取了东京国立癌症中心医院 1998~2003 年间 1 606 例因原发性肺癌行开胸手术的患者进行研究,其中 168 名 NSCLC 患者术前临床诊断 N1,腺癌 73 名,鳞癌 79 名,术后病理证实这些 C-N1 患者中,19% 为 N0;44% 为 N1;37% 为 N2,系统性淋巴结清扫有必要。

(二)射频消融

最近的研究表明,对于不具备手术条件的早期 NSCLC,射频消融治疗是可采取的局部治疗手段之一,Ambrogi 等将之初步运用于 10 例患者,论证了射频消融的安全性和局部治疗的有效性。Dupuy 等实施了一项研究,在 2 年时间里对 24 例不能手术的 I 期 NSCLC 患者(其中 13 例为鳞癌)行 66 Gy 剂量放疗后在 CT 引导下进行射频消融治疗,2 年和 5 年存活率高于单纯放疗治疗,论证了射频消融作为肺鳞癌局部治疗手段的有效性。

（三）放疗和化疗

对于分期较晚的鳞癌患者,综合治疗的收益较单一手段治疗为高。有作者分析了肺鳞癌的同步放化疗与单纯放疗的疗效比较,87 例患者随机分组,单纯放疗组的 3 年生存率为 9%,同步组提高到了 27%。傅小龙等研究了诱导化疗联合放疗治疗晚期肺鳞癌的疗效,认为在放射治疗前进行诱导化疗可以起到瘤体减荷作用,亦有利于阻断放射治疗期内发生远处转移的可能。

（申屠阳）

第二节　腺　　癌

■ 一、肺腺癌的流行病学特点

国内外报道肺腺癌的发病率明显上升。腺癌多见于女性,常常在有恶性胸腔积液或远处转移之后才出现症状。值得注意的是,80% 的女性肺癌患者为非小细胞肺癌。Devesa 等人报道 1984～1986 年与 1969～1971 年比较,美国男性白人肺腺癌的发病率上升 111%,黑人上升 151%,女性白人上升 220%。日本大阪在 1974～1977 年到 1990～1993 年期间男女性肺腺癌累积发病率增加了 40%,意大利和瑞士肺腺癌的发病率也在鳞癌稳定甚至下降的同时明显上升。腺癌是目前最常见的肺癌。资料显示,从 2000～2005 年我国男性肺腺癌患病数增加了 31.9%,女性肺癌患病数则增加了 38.4%。自 1972 年以来的 32 年,上海市中心区男女性肺癌发病粗率年度变化百分比(APC)均增加,而女性更高,增加 2.036%,均呈逐渐增高趋势($P<0.01$)。近 3 年来(2002～2004)上海市肺癌共发病 23 196 例,男性 16 475 例,女性 6 721 例。在有病理类型记载的共 8 981 例中,腺型最高 5 291 例,占 58.9%,女性肺腺癌占大多数,86.1%;男性腺癌也明显较高,占 47.8%,超过以往占男性肺癌首位的鳞型。腺癌的 3 年生存率、MST 较鳞癌差,分别为 25.91%:25.6%,1.18 年:1.22 年($P<0.01$)。女性肺癌的 3 年生存率、MST 高于男性,女性腺癌的生存期也优于男性,3 年生存率和 MST 分别为 30.38%:22.66%,1.48 年:0.98 年($P<0.01$)。

值得注意的是,80% 女性肺癌患者为非小细胞肺癌,非小细胞肺癌患者中,女性 80% 是肺腺癌。目前临床医学上没有直接证据证明肺腺癌发病和直接吸烟有关。但可以肯定是跟外界环境的污染,比如被动吸烟、厨房油烟、车辆废气、空气中的微粒等都有关系。另外,和整个社会肺癌的患病率上升及吸烟有密切的关系,肺腺癌的发生与吸烟有协同作用。随着科学技术的进步、城市工业化、农村城市化等因素,各个阶层的女性都面临着压力和承受着环境污染的危险。对于广大女性,无论是身处工作压力、受到不良生存环境影响,还是受到内分泌激素或情绪的不良影响,GRP 受体(gastrin-releasing peptide receptor),雌激素都可能增加肺腺癌的患病风险。另外,认为肺腺癌的发生率及预后与 p53 基因、表皮生长因子受体基因、表面活性蛋白 A（Surfactant protein-A，SP-A)基因、黑色素瘤相关抗原基因［melanoma-associated antigen（MAGE）genes］等表达有关。

■ 二、肺腺癌的病理学特点

肺腺癌可由支气管表面上皮的基底细胞、神经内分泌细胞、肺泡Ⅱ型上皮细胞及细支气管

Clara 细胞发生而来。而 Yesner 等强调不论何种肺癌均起源于上皮基底层小细胞。2011 年伊始,在胸部肿瘤学杂志(J Thorac Oncol)上公布了关于肺腺癌的国际多学科分类新标准。该推荐标准的概念更新要点分别为:首先新分类推荐不再使用 BAC 和混合型腺癌的名称,而代之以原位腺癌(AIS)和微浸润腺癌(MIA)的命名;其次,浸润性腺癌可被分为以鳞屑样、腺泡样、乳头状、实性生长方式为主的亚型,推荐新增"微乳头状生长方式"亚型,将原 WHO 分类中透明细胞腺癌、印戒细胞腺癌归入实性为主亚型;再其次,浸润性腺癌的变异型包括浸润性黏液型腺癌(之前的黏液型 BAC)、胶样型腺癌、胎儿型腺癌、肠型腺癌,取消原 WHO 分类中黏液性囊腺癌,新分类认为这只是胶样型腺癌局部形态学表现,肠型则是新提出的亚型,在形态学上要将其与消化道来源的腺癌进行鉴别;最后,对浸润性腺癌提倡全面、详细的组织学诊断模式,而不再笼统地将其归为混合亚型。在之前 WHO 分类中,仅当肿瘤成分(某一特殊生长方式)所占比例达到 10%时才被视为一种构成成分,而新分类推荐,只要达到 5%就应该在诊断中进行描述。鉴于新肺腺癌病理分类标准属于推荐指南,尚在推广实践之中,故本章所述内容仍采用 2004 年 WHO 病理诊断标准。

(一)腺癌的变异型

1. 分化好的胎儿型腺癌　少见肿瘤,与吸烟有关,儿童少见。周围型多见,镜下瘤细胞为无纤毛的柱状上皮,胞质透明或淡伊红,富含糖原,常可见桑葚样结构。肿瘤间质为良性,形态相似 10～16 周胎儿的肺。该肿瘤可表达神经内分泌标志 Chg－A、NSE、Cal、SY 和 Bom 等,预后好。

2. 透明细胞腺癌　腺癌中罕见,常表现为孤立性结节,由上皮样黑色素瘤抗体 HMB45 阳性的肿瘤细胞构成。推测透明细胞起源于血管周围的上皮样细胞,同时这种细胞还可见于肾血管脂肪瘤。其形态学具有上皮样细胞的特点,胞质透明,故很难与其他原发或转移性的透明细胞癌区别,通常临床不能诊断,需要依靠相应的组织学方法,免疫表型分析有助于正确分类。

3. 印戒细胞癌　是一种罕见的腺癌类型,大约占手术切除的原发性肺癌的 1.5%,平均年龄 54.6 岁,吸烟患者大约占 66.7%,男女性别比为 1.6∶1.0。大部分印戒细胞癌与其他类型的肺癌(腺泡样腺癌、混合性细支气管肺泡癌和腺鳞癌等)并存,也可单独存在,肿瘤组织中含印戒细胞癌成分多则血管侵犯、淋巴管侵犯、淋巴结转移较腺癌常见,含印戒细胞成分高则患者预后差。

4. 黏液腺癌　稀有。术中可见草莓果冻样胶状质,尚存争议,发病年龄 64.5 岁左右。多表现为周围型孤立性结节,切面呈凝胶状,较局限但缺乏完整的纤维包膜,直径 1～5.5 cm,镜下可见到漂浮在巨大黏液池上方及局限于肺泡壁的肿瘤细胞,肿瘤组织内可见大量杯状细胞及印戒细胞亚型,含杯状细胞成分较含印戒细胞成分的患者预后好。患者可以没有临床表现,肿瘤组织可表达 CK7、CK20、MUC5AC、TTF－1、SP－A、CDX－2 和 MUC2,8 等一种或几种标志物,通过形态学和免疫组织化学表现较易与黏液型细支气管肺泡癌相鉴别。

5. 黏液囊腺癌　非常罕见,肿瘤组织内癌细胞少,且产生大量的黏液。

(二)免疫组化

腺癌可表达 TTF1、CK、SC、EMA、HMFG－2、CEA、LeuM1、B72.3、Vim,部分腺癌可表达表面活性脱辅基蛋白(SAP)、Clara 细胞抗原、α－1 抗胰蛋白酶,可用于腺癌的鉴别诊断。20%腺癌表达神经内分泌(NE)标志。

1. 甲状腺转录因子-1 (thyoid transcription factor－1, TTF－1)　是一种甲状腺和肺上皮

组织表达的组织特异性转录因子。在原发性肺腺癌中高表达,有报道指出其在原发性肺腺癌的表达率在 75% 以上。2004 年台湾的研究指出肺癌中 TTF-1 的表达率为:孤立性腺癌 96%(169/176),多灶性腺癌 100%(34/34),印戒细胞癌 100%(1/1),黏液性腺癌 80%(16/20),非黏液性肺泡细胞癌 100%(23/23),小细胞癌 53%(19/36),硬化性血管瘤 89%(39/44),TTF-1 的表达只与腺癌成分相关,原发性肺癌表达高,原发于其他器官的转移性肺癌无表达。其他研究指出黏液性 BAC 无 TTF-1 表达。TTF-1 的表达与淋巴转移相关($P=0.029$)。

2. 细胞角蛋白(cytokeratin, CK)　CK7 在肺腺癌中的表达高于胃肠来源的腺癌($P<0.001$),相反 CK20 的表达则是胃肠道来源的腺癌高于肺腺癌($P<0.001$)。TTF-1+CK7+CK20 联合表达在肺源性腺癌中的表达明显高于胃肠道($P<0.001$)。

3. 分泌组分(secretory component, SC)　在间皮瘤及腺癌中的表达情况文献报道较少。Brown 等总结文献,腺癌 76 例,阳性 52 例,占 68%;间皮瘤 43 例,无 1 例阳性。因此 SC 也是可选择的抗体之一。

4. 人乳脂肪球(human milk fat globules, HMFG2)　恶性间皮瘤(尤其是上皮型)的诊断有较高的敏感性和特异性。HMFG2 对肺腺癌及转移性腺癌亦可呈阳性反应,但其阳性表达主要位于胞质,少部分伴有胞膜阳性,阳性率从 14%～85% 不等。因此有学者认为 HMFG2 的阳性定位对鉴别间皮瘤与腺癌具有重要的诊断价值,间皮瘤多为胞膜阳性,而腺癌多为胞质阳性。

5. 癌胚抗原(carcinoembryonic antigen, CEA)　有报道指出 CEA mRNA 在肺癌中的阳性率为 69.2% (54/78),腺癌最高,血清阳性率可在术后降低。血清中 CEA mRNA 阳性的患者中位生存期较阴性的患者短,分别为 8.5 个月和 11.7 个月。

(三) 鉴别

肺腺癌应与转移性腺癌、乳头状腺瘤、硬化性血管瘤及恶性间皮瘤等鉴别。

痰液细胞学检出率与肿瘤部位有关,故腺癌的检出率低于鳞癌;从细胞学类型和病理组织学类型对照后的符合情况比较,腺癌最低,其中可能因为分化差的鳞癌、腺癌和大细胞癌鉴别困难,故未定型占一定比例。

另外,在一种特殊类型的周围型肺癌——瘢痕癌中,腺癌所占的比例最高(>70%)。瘢痕癌中的腺癌易侵犯血道和淋巴道,对瘢痕癌的预后有一定影响。

肺腺癌可与其他类型的肺癌形成多原发性肺癌,腺癌本身也可形成多原发性癌。其发生率为 1.4%～5.1%。含有 BAC 成分的肺腺癌常常伴有高度非典型腺瘤样增生。最近的研究指出,非典型腺瘤样增生与肺腺癌之间在遗传方面相互独立,与区域性癌化的观点相符。肺腺癌可与其他肺部肿瘤生成碰撞癌。肺部碰撞癌为肺多原发肿瘤的特殊类型,是一种同期发生的肺部特殊多原发实体癌,研究中指出其发生率为 0.3%～3.0%。

根据 X 线中肺部原发灶计算,腺癌原发灶生长缓慢,倍增时间较长,约 168 d,但常在肺内病灶较小时已有淋巴道、血道转移。

■ 三、肺腺癌的诊断特点

肺腺癌的诊断方法、诊断步骤与非小细胞肺癌一致。但肺腺癌的全身分期检查更加重要,因其症状出现时间可与检查发现远处转移的时间间隔 6 个月到 1 年以上。

肺腺癌的临床表现同非小细胞肺癌,无明显差异。细支气管肺泡癌可有大量黏液样泡沫痰。

肺腺癌有异位内分泌作用,可产生肺外表现。腺癌可过多分泌 5 -羟色胺造成类癌综合征,如哮鸣样支气管痉挛、阵发性心动过速、水样腹泻、皮肤潮红等表现。与其他肺癌相比腺癌中发生黑色棘皮病和皮肌炎较多见。肺腺癌的体征无特殊,与局部侵犯和远处转移相关。

肺上沟瘤有其特征性的临床表现。1994 年 Ginsberg 等人的研究报道,以往肺上沟瘤一直以鳞癌为主,但随着腺癌发病率的上升,肺上沟瘤中腺癌的比例增加,占 66%。

（一）肺腺癌的 X 线表现

腺癌以发生在段支气管开口以远的周围型较多见。其具有周围型非小细胞肺癌的所有形态特征。腺癌的肺内原发灶局部增长较缓慢,往往在肿瘤很小时已有血道或淋巴道转移,常伴有胸膜和心包转移。表现为球状或块状的类圆形结节,有毛刺、胸膜牵曳征,密度不均。腺癌常出现 1～2 mm 的米粒状透亮小泡,其病理基础是残存的正常肺组织;腺癌中癌性空洞少见,多引起胸膜凹陷征,是病灶与胸膜间的条索状阴影。有报道指出 X 线可发现此特征的腺癌占 85.7%,病理基础是肿瘤阻塞血管或淋巴管导致病灶内大量的瘢痕收缩使脏层胸膜内陷所致;肺部浸润多见于肺腺癌、细支气管肺泡癌,这种表现在周围型肺癌中较少见,其中两侧肺野散在的片状或聚集成团状,可在肺门区或下肺野融合成大片实变状阴影的弥漫性浸润多见于腺癌,表现为一侧或双侧肺的广泛弥漫性大小不等的、沿支气管走向成条索影向肺门集中的形成密度较高,边缘清晰粟粒样病变,弥漫性粟粒型浸润较多见于支气管肺泡癌,随着病变进展,病灶大小及密集程度亦增加,少数有融合倾向,边缘模糊,有时可见支气管空气征伴肺门淋巴结及胸膜转移,肺内有时可找到较大的原发灶。BAC 因其在生长时不侵犯肺泡壁,故 X 线检查很少发现。腺癌也常以胸腔积液为首发表现,有时可见较广泛的近胸壁的波浪状阴影,称为胸膜型腺癌。肺腺癌发生胸膜转移,出现进行性增长的血性胸液较其他类型的肺癌多见。

（二）肺腺癌的 CT 表现

小腺癌通常分为 3 类:实体性、混合性和磨玻璃样病变。

1. 磨玻璃样病变（ground-glass opacities，GGO） 病灶为肺腺癌的一种特殊表现。在高分辨率 CT 图像上,GGO 征定义为肺密度云雾样增高,与实体性腺癌不同,病灶中支气管壁及血管仍然清晰可见。多在分化较好（中、高分化）的肿瘤出现,在小腺癌有较高的显示率。该表现与其病理学特点相关,如病灶中含有部分空气、炎性改变及纤维间质增厚,毛细血管增加。侵袭性 GGO 是间质或肺泡病变的进展。GGO 是一种非特异性的 CT 下表现,与结节性病变、实体性改变、肺泡间隔增厚、纤维化、血管气道口径改变、充气征等相关。其可单发、多发或与其他类型的肺癌同时存在。腺癌中含有大量的 GGO 成分倾向于 BAC 的预后好,非侵袭性的预后好,有报道指出高分辨率 CT 下 GGO 大小比例和实变情况与分期和预后密切相关。

2. 孤立性肺结节灶（SPN）（直径≤2 cm）的周围型肺腺癌 有时可表现为:①X 线表现:小片浸润影,或呈局部纤维短条状阴影,中间可见极细的边缘模糊的颗粒,密度淡,边界不清,但在断层片中可见到密度尚均匀,有颗粒,伴少许类纤维样阴影,中间可见小泡。边缘可有分叶、毛刺、结节边缘,典型可有触须、兔耳征。较特异的形态表现包括花瓣状、甲虫状、桑葚状等。周围常无卫星灶。②CT 表现:边缘毛糙,浅分叶,空泡征,胸膜凹陷征多见,短期内形态变化不明显,CT 增强扫描,常可见到 CT 值明显升高及血管集束征即异常增粗的肺内邻近段/亚段血管有向肺内孤立性结节灶靠拢集中的表现时,腺癌的可能大。

随着 CT 扫描技术广泛应用于临床,以周围型小结节表现的肺癌患者数量较前增加。

Boming D 等人根据 CT 上病灶在纵隔窗和肺窗大小不同,按其在纵隔窗和肺窗中大小的比例(是否≥50％),将肺腺癌病灶分为低密度结节和密实结节。研究表明表现为低密度结节的肺腺癌患者的 5 年生存期高于以密实结节为表现的肺腺癌患者。多因素分析表明周围型小病灶腺癌 CT 影像中病灶纵隔窗和肺窗比值对患者预后的影响仅次于淋巴结对患者预后的影响。其机制可能与肿瘤的病理结构及其相应的分子生物学改变有关。进一步研究表明小病灶周围型肺腺癌的 CT 表现与肿瘤的生物学活性相关,如间质金属蛋白酶和金属蛋白酶组织抑制剂表达不同。

多原发肺癌与肺内转移癌很难通过影像学鉴别。有报道胸部 CT 扫描提示多发性 GGO 改变经病理证实为肺内多原发腺癌,且由多种类型的腺癌组成,包括侵袭性腺癌、细支气管肺泡癌及不典型腺瘤样增生。

腺癌还可以肺炎的形式表现(pneumonic-type adenocarcinoma,P-ADC)。研究中指出大约 60％为男性,65％有吸烟史,平均年龄为 $66±1.4$ 岁。其中通过常规胸部影像学诊断的占 17％。出现支气管瘘表现占 31％,58％的患者有捻发音,原发病灶呈实性改变但不能分辨 T 分期的占 83％,10％的患者同叶内存在卫星灶,63％的患者在其他肺叶内有转移灶,支气管活检、经支气管(肺)活组织检查、支气管抽吸、支气管肺泡灌洗的阳性率分别为 21％、80％、44％和 66％。中位生存期 10.5 个月(1～150 个月)。叶切、双叶切的预后较全肺切、化疗及最佳支持治疗的预后好($P<0.01$)。支气管瘘、捻发音是独立的不良预后因素。

（三）MRI 及 PET/CT 等检查

在肺腺癌中的表现与其他非小细胞肺癌相同。

（四）纤维支气管镜表现

腺癌在纤维支气管镜检查中以黏膜下型多见。上海交通大学附属胸科医院 1981 年 1 月～1985 年 12 月的总结表明,黏膜下型腺癌占 62.7％,黏膜上型占 32.6％。黏膜下型表现为管口狭窄、黏膜高低不平、管口闭塞;黏膜上型中以乳头状新生物较多,其次为菜花状表现。

同其他非小细胞肺癌一样,肺腺癌可以通过经胸壁针刺肺活检、胸腔镜、纵隔镜和剖胸探查等手段进行诊断和治疗。

肺腺癌的肿瘤标志物及生物学检测:CEA 对腺癌的敏感性最高,但各亚型之间无差异。而 cyfra21-1 及 NSE 对肺腺癌检测的敏感性和特异性均不高。腺癌的 k-ras 突变率较高。

Pelosi G 等人的研究表明如肺腺癌组织中神经内分泌颗粒的肿瘤细胞成分大于 5％,患者的总体生存期与无病生存期与大细胞癌相同,比鳞癌短。神经内分泌分化的肿瘤细胞比例＞5％,是总体生存期的不良预后指标,而无病生存期的不良预后指标是患者年龄和肿瘤的直径,患者年龄较大,肿瘤直径＞3 cm,患者的无病生存期短。神经内分泌分化在非小细胞肺癌中并不常见,临床研究表明,神经内分泌化的细胞＞5％的腺癌生物学活性与大细胞癌相同,较一般的非小细胞肺癌更具有侵袭性。Hiroshima K 等人也有类似结论,指出神经内分泌分化的细胞＞10％为肿瘤不良预后指标。

Yamaguchi NH 等人的研究表明,COX-2 及 MMP-9 等指标与患者的预后相关。COX-2 高表达的患者预后较好,而 MMP-2 高表达的患者预后不佳。

肺腺癌的国际分期同其他非小细胞肺癌。

（五）鉴别诊断

肺腺癌常需要与各型肺结核相鉴别,同时需要与肺脓肿、肺部良性肿瘤和气管支气管低度恶性肿瘤、肺真菌病、肺动静脉瘘、支气管囊肿、肺隔离症、肺包虫病、肺肉瘤、局限性胸膜间皮瘤、转移性肺癌、含铁血黄素沉着症、肺泡微石症、肺淀粉样变、肺吸虫病、卡氏肺囊虫病、特发性弥漫性肺纤维化及 AIDS 的肺部表现相鉴别；个别表现为中央型肺癌的腺癌还需要与肺门淋巴结结核、胸内结节病、恶性淋巴瘤、原发性肺动脉扩张症、主动脉瘤、纵隔肿瘤和囊肿、肺炎、炎性肉芽肿、支气管结石症、慢性支气管炎、支气管扩张症相鉴别。

四、肺腺癌的治疗特点

同其他非小细胞肺癌一样，腺癌的治疗也是在正确定位、定性、定期别的基础上进行的多学科综合治疗。

肺癌不同的组织学类型如鳞癌和腺癌存在很多不同。首先是有很多基因不同，根据表达基因芯片结果，肺鳞癌与肺腺癌至少存在 57 个基因差异表达。此外，不同组织学类型的肺癌中存在不同的药物基因组学，如肺鳞癌胸苷酸合成酶（TS）表达水平高；而肺腺癌表皮生长因子受体（EGFR）突变率高，肺腺癌 EGFR 突变率 40%～50%，鳞癌突变率 3%～20%。组织学类型是影响肺癌化疗和 EGFR－TKI 靶向药物的重要临床预测因素，在各类型肺癌中，腺癌的治疗进展突出，有效药物屡出，有疗效较好、毒性低的特点，成为肺癌治疗疗效提高的重要原因之一。EGFR 突变是非小细胞肺癌 EGFR－TKI 强有力的预测因子，既往研究表明大部分突变且 EGFR－TKI 受益者是肺腺癌患者；培美曲塞/顺铂和吉西他滨/顺铂一线治疗 NSCLC 研究（JMDB）表明，患者整体疗效相当；但预先设定的亚组分析发现，在腺癌和大细胞癌亚组患者中，培美曲塞比吉西他滨显著延长 OS 1.4 个月，而鳞癌亚组分析则显示吉西他滨组患者的 OS 比培美曲塞组也有延长。鉴于培美曲塞治疗在肺腺癌患者中取得较好的疗效，欧盟的指南已经建议晚期 NSCLC 腺癌患者一线化疗可采用培美曲塞＋顺铂。不同组织学类型对一些药物的毒性反应存在差异，如肺鳞癌患者接受贝伐单抗治疗，发生出血的概率大于非鳞癌患者，所以临床上通常不将肺鳞癌患者作为贝伐单抗治疗的对象。目前晚期 NSCLC 标准一线化疗方案为含铂双药，非鳞癌患者可以加用贝伐单抗就是从组织学类型上来考虑的。

（陈智伟）

第三节　大细胞神经内分泌肿瘤

一、流行病学

肺大细胞神经内分泌癌（large cell neuroendocrine carcinoma，LCNEC）在 1991 年由 Travis 等提出，肿瘤组织在光学显微镜下表现有明显的神经内分泌特征，被称为除了典型类癌、不典型类癌和小细胞肺癌之外的第四种神经内分泌（neuroendocrine，NE）癌。在 1999 年 WHO 修订分类中，LCNEC 被分为肺大细胞癌的一种亚型。其发病率较低，在接受手术的原发性肺癌患者中的发生率为 2.87%～3.5%（表 18－1）。有文献报道有 85%～98% 的 LCNEC 患者术前都有吸烟史，其年龄为 62～68 岁，平均年龄 65.8 岁，男性占 55%～90%，平均 85%。而 Shin、Jung 等报道肺大细胞神经内分泌癌平均年龄分别为 60～63 岁和 44～77 岁，男女比例文献报道为

19：3 和 18：22。中国医学科学院肿瘤医院 1999 年至 2008 年共收治大细胞肺癌患者 132 例，其中肺大细胞神经内分泌癌 10 例，男：女为 9：1，发病年龄为 43～78 岁，中位发病年龄为 56 岁，与文献报道的数据比较接近。

表 18-1　LCNEC 在接受手术原发性肺癌患者中的发生率

作者	发生率(%)	作者	发生率(%)
Jiang 等	2.87	Paci 等	2.1
Takei 等	3.1	Lyoda 等	3.5

■ 二、病理学特征

1999 年 WHO 将肺大细胞神经内分泌癌、大细胞伴有神经内分泌分化、大细胞癌伴有神经内分泌形态以及经典大细胞肿瘤均归为大细胞癌。根据 2004 年颁布的世界卫生组织(WHO)肺和胸膜肿瘤组织学分类(第四版)的标准，肺大细胞肿瘤分为以下 5 种类型：LCNEC、基底样肿瘤(basaloid carcinoma)、淋巴上皮样肿瘤(lymphoep itchelioma-like carcinoma)、透明细胞肿瘤(clear cell carcinoma)和伴横纹肌样表型大细胞肿瘤(large cell carcinoma with rhabdoidpheno type)。LCNEC 起源于支气管黏膜上普遍分布的 Kulchitzky 细胞，组织学上呈巢状、小梁状生长，可形成栅栏状或者菊型团样，提示其具有神经内分泌分化的特征。肿瘤细胞一般较大，胞浆中等或量多。核仁显著，这一点可以作为与小细胞癌的鉴别点。每 10 个高倍视野(HPF)核分裂相计数>11 个(平均 75 个)，常见大片坏死。对于神经内分泌分化的确定需要借助免疫组化标记，如 CgA、Syn 和 NCAM (CD56) 等，大约 50% 的 LCNEC 表达 TTF-1，但是 CK1、5、10、14、20 的表达不常见。是一类核状染色质与普通非小细胞肺癌生物学行为有显著区别的病理类型。临床上所见的肺大细胞肿瘤主要为 LCNEC 和基底细胞肿瘤。一部分大细胞神经内分泌癌伴有鳞状细胞癌、腺癌、巨细胞癌和(或)梭形细胞癌等成分，被归类为复合性大细胞神经内分泌癌(combined large cell neuroendocrine carcinoma)；如有小细胞癌成分，被归类为复合性小细胞癌。

■ 三、临床表现

LCNEC 患者的临床表现较少出现咳嗽、咯血或阻塞性肺炎症状，多数患者表现为无症状的肺部结节、胸痛、非特异性类流感症状、呼吸困难、盗汗以及类癌综合征，而副癌综合征并不经常发生。但也有国内文献报道一般以咳嗽、痰血和胸痛起病，有部分患者表现为刺激性干咳、胸闷、气短、咳血、发热等临床表现，Shin 等报道以干咳、胸痛、声音嘶哑为主，咯血少见。LCNEC 患者的临床表现与其他病理类型的肺癌类似，临床症状不具备特异性，仅能提示临床诊断为肺癌。

■ 四、诊断

(一)影像学表现

肺大细胞内分泌癌 CT 表现在几组研究中各不相同。Jung 等报道 LCNEC 在 CT 上的表现无特异性表现，11 例 LCN EC 患者中有 8 例(72.7%，8/11)表现为周围型肿块或结节，3 例(27.3%，3/11)表现为中央型肿块并伴有肺不张或远端黏液栓塞；3 例(27.3%，3/11)发现纵隔淋巴结肿大,4 例(3614%, 4/11)在随访 15 个月后发现胸外转移。Oshiro 等的研究结果与上述结果类似,38 例 LCN EC 中有 32 例(84.2%, 32/38)为周围型病变,6 例(15.8%, 6/38)为中央型病变。通常表现为界限清楚的分叶状肿块,可见到小分叶,有时可伴边缘毛刺征,结节和肿块内部可见支气管腔、空腔、透亮的空泡或坏死。几乎所有的肿瘤都包含坏死灶。较大体积的肿瘤在增强 CT 上表现为不均匀强化,较小肿瘤除了病理组织学上存在坏死病变,约 24% 的患者出现胸膜播散。Shin 等报道 5 例均位于肺周围,呈周围型肺癌表现,病变呈圆形或卵圆形,分界清楚,可见分叶,大小 2~5 cm,瘤内未见钙化和坏死;增强后肿瘤呈中等度强化,可见淋巴结转移和远处转移。而 Takamochi 等报道了 35 例 LCNEC 病例中有 9% 的患者瘤内有钙化,CT 上表现为点状或偏心性瘤内钙化。李智勇报道 6 例肺大细胞癌均表现为肺内周围型单发的结节或肿块,平均直径约 6.4 cm,1 例肿块中央部有明显的点状、针尖状钙化,1 例有厚壁空洞。

(二)病理学特征

除了上述临床表现和影像学特征外,明确诊断 LCNEC 需要仔细回顾观察病理标本,必须通过光学显微镜确认神经内分泌分化结构,后通过细胞大小、有无细胞坏死以及有丝分裂频率 3 个方面与典型、非典型类癌和小细胞肺癌相鉴别。LCNEC 痰细胞学和纤维支气管镜活检的阳性率低,故临床诊断率低,手术前常难以确定病理类型,而且术前诊断常与术后病理诊断不符,绝大部分经术后病理检查确诊。陈东福等报道 45 例手术患者,术前痰细胞学和病理检查无一确诊,这可能与大细胞癌的组织来源复杂有关。通过超微结构观察,癌细胞可来源于鳞癌、腺癌或两者兼有,为多种成分的混合型癌;或是在电镜下显示为腺状分化,部分为鳞状分化,故易误诊为鳞癌和腺癌。肺大细胞癌术前如能确诊有利于指导治疗和估计预后,对于病程短、生长快、无明显空洞的周围巨块型肿瘤,应考虑到肺大细胞癌的可能,术前检查应以活检为主,应取较大组织送病理检查,并应常规做电镜和免疫组织化学检查,可提高确诊率。随着对 LCN EC 独特生物学表现认识的加深,对肿瘤标本神经内分泌标记物——如嗜铬蛋白、突触体素、神经特异性烯醇化酶以及 CD56,经免疫组织化学染色的证实将逐渐增多。在诊断较困难的患者中,可以通过电子显微镜的超微结构来证实神经内分泌分化。神经内分泌肿瘤经常表达生长抑素受体,因此,生长抑素受体显像技术对确诊和判断 LCN EC 的预后有特殊的意义。分子生物学指标的检测也对确立诊断有所帮助。

■ 五、治疗

LCNEC 较其他非小细胞肺癌预后差,易侵袭和转移,从而引起人们的关注。由于 LCNEC 术前诊断困难,因此就目前看来,手术不仅是诊断 LCNEC 的主要手段,也是治疗 LCNEC 的首选。Lyoda 等研究发现大细胞肺癌预后很差,手术切除不能改善预后。Dresler 等研究发现辅助化疗也并没有提高生存。采用顺铂、卡铂和环磷酰胺等药物辅助化疗没有改善肺大细胞癌患者的生存率。但 Mazieres 和 Cerilli 等分别在 2001 和 2002 年提出辅助化疗或新辅助化疗可能对早期的 LCNEC 患者有潜在疗效。Iyoda 等采用顺铂或卡铂,于术后辅助治疗 5 例 I 期 LCNEC 患者,使其生存期延长,顺铂+依托泊苷(Vp-16)方案则有望改善根治手术患者的预后,但有待大样本多中心试验加以验证。由于样本量较小,发病率较低,因此目前尚无标准的 LCNEC 辅助化疗方案。

同样由于 LCNEC 术前诊断难度很高,故关于晚期 LCNEC 治疗方面的文献非常少见。至今没有前瞻性的研究报道评价针对 LCNEC 的化疗药物。2005 年 Yamazaki 等对 20 例 LCNEC 患者行铂类化疗,其中ⅢA 期 3 例、ⅢB 期 6 例、Ⅳ期 6 例和术后复发 5 例,结果 1 例完全缓解(CR)、9 例部分缓解(PR),总有效率 50%。从而推测 LCNEC 对化疗的敏感性可能介于非小细胞肺癌和小细胞肺癌之间。

■ 六、预后

　　LCNEC 发病率低,恶性程度高,生长速度快,早期出现淋巴和血行转移。治疗效果差,经手术、放射治疗、化疗仍不能控制病情,患者常常于短期内死亡,预后不良。治疗失败的原因有局部复发和远处转移,或二者兼有。但主要原因是远处转移,约 80% 的患者发生肺、胸膜、脑、骨、肝等脏器转移,使治疗失败。与其他组织类型的非小细胞肺癌相比,LCNEC 术后 5 年总生存率为 13%～57%,明显低于无神经内分泌形态或分化证据的大细胞肺癌的生存率(71.3%)。1999 年 WHO 将肺大细胞神经内分泌癌、大细胞伴有神经内分泌分化、大细胞癌伴有神经内分泌形态以及经典大细胞肿瘤均归为大细胞癌,Lyoda 等试图明确这 4 类肿瘤之间的临床联系,199 例中 59 例经免疫组化或电镜显示有神经内分泌分化,63 例光镜证实有神经内分泌形态学。NSE 作为神经内分泌肿瘤标志物在神经内分泌肿瘤与经典大细胞肿瘤的区别中是有用的,但并非在每个肿瘤均有表现。伴有神经内分泌特征的大细胞癌的核分裂率显著高于经典大细胞肿瘤,其淋巴结转移也多于经典大细胞肿瘤,两者间的血清及水平具有显著差异。作者强调神经内分泌特征对整体和无病生存来说是一个重要的否定预后因素。决定大细胞癌有无神经内分泌特征是重要的。Travis 等报道,即使是Ⅰ期的 LCNEC,其总体预后也比Ⅰ期的其他非小细胞肺癌更差。

　　Battafarano 等报道 11 例患者的预后,显示混合型 LCNEC 预后较差,5 年总生存率为 30%,更接近单纯 LCNEC,并且明显比大细胞肺癌预后更差。

(刘雨桃　王子平)

第四节　肺癌侵袭前期病变

　　肺癌常见的组织学类型有鳞状细胞癌、腺癌、大细胞癌和小细胞癌。以往肺癌诊断时疾病已处于晚期,但近年来随着影像学技术的发展、支气管镜技术的提高、肺癌筛查和肺癌早期诊断的分子标记物的应用,早期肺癌的诊断,特别是肺癌的癌前病变的检出率明显增高。1999 年世界卫生组织将支气管上皮的鳞状上皮化生及鳞状细胞原位癌、肺泡上皮不典型腺瘤性增生、弥漫性特发性肺神经内分泌细胞增生归为肺的"侵袭前病变"。

　　目前对于鳞状上皮化生及鳞状细胞原位癌、肺泡上皮不典型腺瘤性增生两方面研究报道较多,而对于弥漫性特发性肺神经内分泌细胞增生的研究报道不多,它与肺神经内分泌细胞源性恶性肿瘤之间的关系尚不清楚。但是,也有学者认为肺的神经内分泌细胞源性恶性肿瘤是由"弥漫性肺神经内分泌细胞增生"发展而来。本章主要就鳞状上皮化生及鳞状细胞原位癌、肺泡上皮不典型腺瘤性增生作一阐述。

■ 一、鳞癌的癌前期病变——鳞状上皮异常增生及原位癌

鳞状上皮不典型增生和原位癌是大气道的一种可识别的、连续的组织学病变。它们可表现为遍及气管-支气管树的单个或多灶性病变。鳞状上皮不典型增生和原位癌可作为一种单独的病变，或作为一种伴随侵袭性癌的支气管表面病变。历史上关于鳞癌的癌前期病变有过多种不同的称呼，包括非典型鳞状上皮、血管源性鳞状上皮不典型增生、支气管恶性前病变、侵袭前鳞状上皮病变、高级别上皮内肿瘤及早期非侵袭性癌等。

（一）临床特点

鳞状上皮不典型增生经常是无症状的，但发生在有重度吸烟史（＞30 年的吸烟史）和阻塞性气道疾病的个体。支气管侵袭前鳞状上皮病变男性比女性更常见。

（二）相关的诊断程序

1. 痰细胞学检查　痰细胞学检查是目前能够检测癌前病变的惟一的非侵袭性检测。借助荧光支气管镜检查，每天吸烟 1 包超过 30 年、伴有 FEV1＜70％的气道阻塞者，20％的患者见有中度不典型增生或更严重的病变。在痰涂片细胞学呈中度不典型性的患者中，至少 55％用荧光支气管镜可检测到不典型增生。痰细胞异型性作为一个独立变量在荧光支气管镜下预测不典型增生尚未用于对照性实验，来评估伴有气道阻塞的高危吸烟者。

2. 白光支气管镜　白光反射支气管镜能检测大约 40％的原位癌病例。所检出的大约 75％原位癌病变表现为浅表或扁平病变，其余 25％呈结节状或息肉样。因为结节状或息肉样病变均高出邻近的正常黏膜，因此直径小至 1～2 mm 的病变也可看得见。表面直径＞1～2 cm 的扁平病变或浅表播散病变，一般呈局灶性增厚区、血管增加或明显的黏膜不规则。直径 5～10 mm 的扁平病变通常有非特异性增厚、发红、细微粗糙、失去光泽或颗粒性轻度增加，这些变化难以与炎症或鳞状上皮化生区别。白光支气管镜下通常看不见＜5 mm 的病变。支气管不典型增生通常在支气管分叉处表现为特异性的黏膜肿胀或增厚。

3. 自动荧光支气管镜　白光支气管镜下，微细的或不可见的侵袭前病变，可用自动荧光支气管镜成像来定位，它用紫色或蓝色光照明替代白光，并将特殊的成像传感器连接到纤维支气管镜来检测异常的自发荧光。不典型增生和恶性组织的绿色自发荧光的强度与红色自发荧光比较则明显减低。这些侵袭前病变可通过其棕色或棕红色自发荧光来识别。病变＜0.5 mm 者，可以用这种方法来定位。

（三）细胞学

肿瘤前病变的痰细胞学分类方案已经由 Saccomanno 和 Frost 发表，其显微镜下异常的分级组成与在吸烟者下气道组织切片中观察到的结果相似。鳞状化生在痰涂片上表现为单个细胞，但大多数为平坦的疏松黏附的细胞簇。不典型增生的细胞学表现随着细胞学变化逐渐加重，可从轻度、中度和重度不典型增生到原位癌（CIS）。渐进性的改变包括细胞和核的大小的差异增加、核浆比例不同程度增加、胞浆，嗜酸性（嗜橙黄性）的细胞比例增加、染色质颗粒增粗直到浓缩的染色质达到 CIS 的标准、染色质颗粒分布的不均匀性增加、核膜外形的不规则性增加。最后一种特征首先出现在中度不典型增生。按照 Koprowska 等的观察，正是这种偏离平滑核外形的变化与癌关联最密切。

气道上皮发展为侵袭性鳞癌的形态学变化发展顺序是：上皮细胞增生-鳞状上皮化生及异常增生-原位癌。鳞状上皮化生主要发生在已有基底细胞增生的部位，使病变部位产生叠生的复层

鳞状上皮特征。鳞状上皮不典型增生是确切的癌前病变,分为低度、中度和重度。鳞状上皮轻度异型增生:鳞状上皮分化层次存在,异型细胞仅累及上皮的下 1/3 层,细胞大小形态轻度异型,排列轻度紊乱,一般查不到核分裂;鳞状上皮中度异型增生:鳞状上皮分化层次可见,异型细胞累及上皮的下 2/3 层,细胞大小及形态中度异型,排列中度紊乱,近基底膜可见核分裂;鳞状上皮重度异型增生:鳞状上皮分化层次消失,异型细胞累及上皮全层,细胞大小及形态明显异型,排列紊乱,可见核分裂。鳞状细胞原位癌有时在形态上与鳞状上皮重度异型增生难以区分,但是前者的异型性更明显,核分裂更易见。

（四）定位和大体检查

原位癌病灶通常发生在段支气管分叉处附近,随后向近端延伸至邻近的肺叶支气管,并向远端延伸至次段支气管。病变不常见于气管。支气管镜和大体检查通常无肉眼可见的改变。当肉眼观察出现异常时,可见类似白斑的局灶性或多灶性灰色斑块样病变、非特异性红斑,甚至结节状或息肉样病变。

（五）组织病理学

可发生各种不同的支气管上皮增生或化生,包括杯状细胞增生、基底细胞（储备细胞）增生、不成熟的鳞状化生和鳞状化生,均不能视为肿瘤前病变。"侵袭前"这一名称并不意味必须要发展到侵袭。这些病变表现为一个连续的细胞学和组织学改变,可在某些特定类型之间有重叠。鳞状上皮不典型增生不侵犯间质。基底膜保留完整并有不同程度的增厚。可以有血管出芽生长进入上皮,命名为血管生成性鳞状上皮不典型增生。此种病变以前也有报道,称作微乳头状瘤病。

（六）免疫组织化学

目前认为与恶性肿瘤形成有关的细胞表型是参与调控细胞周期、增殖和分化、DNA 修复、生长和凋亡信号传递的基因变化的结果。导致癌性转化的基因表达和染色体结构变化,不仅在鳞状上皮化生、异型增生、原位癌中可见,而且在 AAH 或细支气管炎中也可看到。

1. bcl-2 bcl-2 蛋白具有抗凋亡特性。它的过度表达导致癌细胞过度生长。在 25% 的鳞癌和约 10% 的腺癌中可见其过度表达。在侵袭性鳞癌的癌前病变中,bcl-2 过度表达和非典型生长有轻度相关性。在低度与重度异型增生和原位癌中,bcl-2 过度表达的频度和强度是相同的,而在鳞状化生中 bcl-2 蛋白表达较低。bcl-2 过度表达与促凋亡蛋白 bax 失活有关。bax/bcl-2 的比例（BBR）在正常典型上皮细胞>1,在癌前病变中刚好相反,自轻度不典型增生起就<1。

2. 生存素 生存素是另一种抗凋亡蛋白,在正常典型上皮细胞和低度 AAH 中不表达。但在鳞状上皮化生、中度和重度异型增生分别有 25%、40%、61% 的表达率,提示在鳞癌发展的每一个阶段它的表达率逐步上升。生存素的表达显示癌前病变和肿瘤形成明显直接相关。

3. p53 p53 蛋白表达与细胞 DNA 损伤有关。这种蛋白靠启动 p21 蛋白的表达来阻断细胞周期,同时触发细胞重建系统。遇到更大的损伤时,它会启动细胞凋亡通路。点突变经常影响 p53 基因的 5~8 个外显子,导致异常蛋白的表达,使之不能正确调节转录。这种异常蛋白尽管功能异常,但非常稳定,在细胞中可以累积。p53 蛋白表达紊乱在侵袭性肺癌中最常见,似乎在多途径癌变发展过程中起关键作用。突变的 p53 蛋白在侵袭性肺癌早期阶段就已有累积表达。不同研究指出在鳞癌发生、发展之前,p53 蛋白累积就呈现上升趋势,从鳞状上皮化生的 5% 到重度异型增生的 60%。与 bcl-2 一样,p53 在癌前病变（不典型增生、原位癌）的阳性表达率与癌前病变至肿瘤间的发展有重要关系。Kerr 等报道在非典型腺瘤样增生中 p53 蛋白累积率为 28%，在肿瘤中阳性表达率为 53%。Kitamura 等研究指出在 AAH 中 p53 表达率为 5%～8%，细支气管肺泡癌为 8%～62%。Martin 等报道，在吸烟者正常典型上皮中单个细胞的 p53 蛋白异常表达率为 28%。在病变发展过程中 p53 蛋白异常表达有逐渐增加的趋势，至中度异型增生可达 71%。令人感兴趣的是在原位癌和侵袭性肺癌中，p53 蛋白阳性表达为 64%，而在 32 例细支气管炎中仅有 2 例局部有 p53 蛋白强阳性表达。免疫组织化学方法仅能在有 p53 蛋白阳性的样本中确定有无过度表达；分子生物学方法能够确定外显子突变，这种突变并不能导致细胞中蛋白累积，因此用免疫组织化学的方法是观察不到的。

4. p16　p16 蛋白是 cdk4/6 的特异性抑制剂，也是 pRb 磷酸化的抑制剂，它的表达缺失在所有类型的肺癌及其癌前病变中都可观察到。Jeanmart 报道 p16 表达缺失在鳞状上皮化生、中度和重度异型增生、原位癌中分别为 12%、22%、14% 和 47%。其后的研究显示，p16 表达缺失在增生上皮中达 21%；从鳞状上皮化生到原位癌的病变中大约为 50%；在侵袭性肺癌中增加到 63%。但在 AAH 和腺癌中 p16 表达缺失发生率没有显著差别。因而 p16 在它们的发展过程中并没有起关键作用。p16 表达缺失的机制可能是通过甲基化导致 p16INK4a 基因表达沉默。

5. Ki-67　取决于 Ki-67 阳性反应的增殖指数，是区分病变发展程度的一个重要因素。Ki-67 是核和核仁蛋白，在细胞增殖的整个细胞周期中，除 G0 期外，都可看到它的特异性表达。细胞增殖活性随着异型增生和不典型增生的程度增加而增加，这在很多器官上皮的研究中已得到很好的描述。Meert 等指出，Ki-67 的表达决定于癌前病变的发展程度，从中度、重度异型增生到原位癌显著增加。从局部图像看，颜色反应的强度和 Ki-67 阳性细胞百分比可以显示轻中度异型增生（47%～67%）、重度异型增生和原位癌（91%～100%）之间的显著差别。鳞癌发展过程中增殖活性直接和细胞非典型增生有关。同样，在腺癌发展过程中，随着轻度、重度 AAH、细支气管肺泡癌到侵袭性腺癌的病变发展，增殖指数逐渐增加。

（七）电镜检查

极性丧失的不典型基底细胞增多。细胞核显示明显的染色加深，多形性且伴有许多内陷。核仁数量增加，可见所谓的核内假包涵体。一些细胞通过细胞器的不典型排列而显示不典型的发育。原位癌中可见特征性的基底膜改变。它被多个触手样的胞浆突起再分，致形状、大小明显各异，但总是朝向并介于基底膜的纤维结构之间。

（八）组织发生

近端气道的鳞状上皮是否来源于干细胞尚未肯定，但推测相对静止区的基底细胞是肿瘤前上皮的前体。有趣的是这些细胞可表达一组不同的角蛋白，有高水平的 CK5/6，而且仅在正常呼吸道黏膜的细胞表达；这些细胞还高表达表皮生长因子受体（EGFR）。在最早期的侵袭前病变中，这些有表型改变的基底区扩大反映了在正常上皮内静止的基底区的变化，包括 EGFR 过度表达、CK5/6 从阴性转变成阳性、增殖活性增加伴有 Ki-67 和 MCM2 高表达。广为推测，低级别的变化如基底细胞增生和鳞状化生，可（伴或不伴有微乳头状瘤病）经过轻度、中度和重度不典型增生进展至原位癌，再到浸润癌。然而，如此发展进程偶见于个别患者，但对恶性前病变的特殊阶段将来发展成浸润性癌的预测性尚在研究中。

（九）预后因素

原位癌属于癌前病变，被分类为"0 期疾病"。在这个阶段切除特定的病变意味着 100% 的治愈,而经常出现的多灶性病变意味着可能在气道的别处出现其他病灶。虽然识别孤立的不典型增生的预后意义尚不肯定,但一般来说,高级别的不典型增生与同时发生的侵袭性癌关系更为密切。目前,还没有推荐对有不典型增生病史而可能发展成浸润性病变的无症状个体进行筛选。也没有根据不典型增生的分级允许预测进展为侵袭性疾病的资料。重度不典型增生/原位癌似乎具有高危险因素。疾病从早期阶段的演进可能需要很多年。

（十）遗传学预测因素

一般认为,在肺癌发生的非常早期阶段,包括增生、化生,甚至吸烟者正常表现的支气管上皮,就发生了多种遗传学和分子异常。这些孤立的分子异常并不能预示具有向癌的演进,但是其累积率可能与支气管树癌症危险率有关。

■ 二、腺癌的癌前期病变-不典型腺瘤样增生

2004 年世界卫生组织的肺癌组织学分类中,不典型腺瘤样增生（atypical adenomatous hyperplasia，AAH)被认为是肺腺癌的癌前病变。AAH 中可见局灶性、轻度不典型的单层立方肺泡细胞聚集,并有不同的边缘,最大直径常常<5 mm,高分辨 CT 中常常表现为类圆形小病灶,呈密度均匀的磨玻璃阴影。既往研究表明 AAH 有多项遗传学改变,表现出恶性病变的特征。以下主要从肺不典型腺瘤样增生的流行病学、病理生物学特征、影像学特征等几方面作一简单概述。

（一）简介

肺癌的发病率近年仍在增长中。2005 年 Parkin 等报道中国地区肺癌的发病率为世界第 4 位,男女性发病率分别为 42.4/10 万和 19/10 万,其实际发病数占全世界各地区中最多。2002 年中国各肿瘤中男性发病率以肺癌为首位,占 20.4％,女性肿瘤中仅次于胃癌,占 14.8％。认识肿瘤侵袭前期病变对临床研究有重要意义。肺癌中最多见的类型为鳞癌与腺癌,鳞状上皮不典型增生已被视为鳞癌的前期病变。腺癌的前驱病变由世界卫生组织（WHO)提出为不典型腺瘤样增生（atypical adenomatous hyperplasia，AAH)。不论中国或北美,肺腺癌的发生均见上升,成为各类型首位,如上海市 2002～2004 年发生的肺癌中 58.9％为腺癌,女性更甚,占 86.1％。腺癌多见于肺野周围,应用日渐普及的胸部计算机分层摄片（CT)提高了周围型肺部病灶的发现率,定期随访已经成为肺内小结节的常用诊断策略,这对提高侵袭前期肺腺癌的发现提供了可能性,但对 AAH 的认识不论从病理、临床等均属不足。为此,对近年来可能查到的有关 AAH 文献以及笔者医院 2006 年至 2008 年手术证实的 AAH 病例（表 18-2)做一复习以供同道们参考,希望依此引起临床、病理、科研工作者注意,以供进一步深入研究。

（二）AAH 的发生情况

Yokose 等在尸检或检查由于各种原因切除的肺标本中,均发现了标本中存在 AAH。统计表明,肺癌标本中 AAH 发病率为 9.3％～21.4％,因其他原因切除的肺标本中 AAH 发病率为 4.4％～9.6％。AAH 在肺腺癌患者中的发病率明显高于其他人群,有研究表明因肺鳞状细胞癌切除的肺标本和因肺腺癌切除的肺标本中,AAH 发病率分别为 11.1％和 34.5％,以腺癌明显为多。关于 AAH 的性别比例,以女性发病率高于男性。AAH 伴有肺癌者分别为 19％的女性和 8.3％的男性。有 30.2％的女性和 18.8％的男性伴有肺腺癌,这一部分 AAH 病灶从形态上是相对独立,和肺癌病灶是分开的,而不是指肺癌病灶中有 AAH 表现。

（三）讨论

1. 不典型腺瘤样增生的同义词　早在 1965 年首先由 Meyer 和 Lie bow 提出非典型肺泡增生或细支气管肺泡增生。1990 年与 1992 年有学者认为该病变可能为肺腺癌的前驱病变，AAH 被认为是腺瘤发展成腺癌的过程中经腺瘤-细支气管肺泡癌-侵袭性腺癌的开始表现。30 余年来 AAH 有很多同义词，包括不典型肺泡立方状细胞增生、肺泡上皮增生、不典型肺泡增生、不典型细支气管肺泡细胞增生和细支气管肺泡细胞腺瘤。1999 年世界卫生组织肿瘤新分类中定名为 AAH。

AAH 的定义：主要自病理表现来决定，常由手术切除的肺癌标本中发现，AAH 指不和原发肺癌病灶相连的病灶，呈单排非侵犯性的不典型上皮细胞衬覆在肺泡壁的病变，是一种轻度到中度不典型细胞局限性增生，累及呼吸性细支气管时导致外周肺泡的局限性病变，一般≤5 mm 及无间质性炎症和纤维化变。

2. AAH 的发生率和相关因素　肺癌切除标本中的 AAH 发生率在 9.3%～21.4%之间，非肺癌的切除肺标本中少见 AAH，非癌症尸体解剖有报道 2%～24%肺内有 AAH。AAH 的发生率还和肺癌类型相关。腺癌中 AAH 的发生率为 15.6%～35.5%，高于其他类型，鳞癌中发生率为 3%～11%，大细胞癌为 10%～25%，转移性肺癌中也偶见 AAH。分析 AAH 和其他因素，如性别、家属肿瘤史、职业性肺癌、吸烟史无相关。多发性肺癌中 AAH 发生多于单发性肺癌，OR＝3.06(1.56～6.00)，有报道和以往恶性肿瘤史相关，如直肠癌、肝癌、乳房癌、甲状腺癌、头颈部癌和恶性淋巴瘤。AAH 和吸烟史的关系报道不一，如 Kerr 等报道 29 例肺癌切除标本中有 97 个 AAH 灶，其中 25 例为腺癌，多为重度及终身吸烟者，1 例有术前 2 年吸烟史。迄今报道不一致，有待积累资料。

3. AAH 的大体病理表现　AAH 大体肉眼所见多数位于肺周围，少数为中央型病变，仅占 2.03%。51%位于上叶，左右上叶分别占 26%和 25%。下叶次之，占 37%，左右下叶分别占 19%和 18%，右中叶明显为低，为 11%。每例肺癌患者的 AAH 数目多寡不等，1～13 个，平均 3.5 个，然而这些 AAH 病灶均取自切除的肿瘤标本，很可能遗漏其他部位的 AAH 病灶，因此存在统计过低问题。病灶较小，往往≤5 mm，多数≤3 mm，很少数＞10 mm。AAH 大部分为镜下偶然发现的，肺切面上有时会看到分散、柔软、苍白的黄色病灶，用 Bouin 液固定组织后较易看到 AAH，可见到病变内肺泡间隙呈斑点状凹陷，常见于近胸膜处。

4. AAH 的镜下表现　AAH 是一种肺实质病变，常发生在中央肺泡接近呼吸性细支气管处，如定义所述肺泡衬覆以立方形柱状或钉样细胞，核呈圆形或卵圆形，有 Clara 细胞和肺泡Ⅱ型上皮细胞特征，少见核分裂，无纤毛细胞和黏液细胞，病变界限清楚。肺泡壁可因胶原、成纤维细胞和淋巴细胞的存在而增厚，易和继发于肺实质炎症和纤维化反应性的增生混淆，后者分布较弥漫，二者同存时较难分辨，AAH 灶较小，细支气管肺泡癌常＞10 mm，AAH 的细胞排列紧密，通常无周围被覆上皮的移行过程，形态计量和细胞荧光计量研究说明 AAH 的演进过程起始于不典型形态的增加。AAH 的组织学诊断标准如下：①病变边缘清晰，为单层不典型上皮细胞，中心无萎陷或瘢痕形成。②细胞质丰富，细胞呈圆形或穹隆状，类似肺泡Ⅱ型上皮细胞。③AAH 的不典型细胞呈核染色深，核仁显著，不典型性不如腺癌明显。④肺泡隔上衬覆以不典型立方形或柱状细胞，肺泡隔可见轻度纤维增厚。有一点需要指出的是 AAH 不能由细胞学作出诊断。

5. AAH 的分子生物学诊断　p53 基因蛋白产物在控制细胞增殖以及正常细胞的平衡中起重要作用,可作为恶性病变的生物标记物,c-ereb2 为腺癌的前抗癌基因,均可用免疫组化方法测得。有报道表明 17 例肺癌中 p53 的中/重度阳性率、灶性/弱阳性率和阴性率分别为 53%、35% 和 12%,而 67 个 AAH 灶中阳性率低,分别为 28%、30% 和 42%。肺癌中 C-ereb2 细胞膜阳染率为 65%(有些患者同时显示细胞质阳性),仅见胞浆强阳性占 12%,胞浆染色呈灶性/弱阳性率为 17%,6% 为阴性,在 67 个 AAH 灶中 7% 细胞膜阳性,34% 胞质阳性,25% 呈灶性阳性,33% 为阴性,提示 AAH 和肺癌一样有恶性相关的某些遗传性改变,但发生率低。这些支持 AAH 为癌前病变。

k-ras 基因突变尤以在 12 号密码子的突变,在周围型肺癌中具有特异性,不同于支气管原发性肺癌,提示周围型肺癌的发生有不同的通路,单 AAH 的 k-ras12 号密码子突变率在 15%～50%,合并腺癌者偏高为 22%～42%,细支气管肺泡癌高于 AAH,提示周围型腺癌发展过程中 k-ras12 密码子突变可能为早期事件。

近来关于 EGFR 研究较多,Yoshida 等认为 EGFR 在 AAH 到浸润性腺癌中均有阳性表达,呈递增趋势,认为 EGFR 在 AAH 和腺癌的发展过程中均扮演重要角色,其表达提示促进 AAH 发展到腺癌的过程;EGFR 在终末呼吸单位型肺腺癌中有 94% 的阳性表达率,此外 5 例 AAH 中有 2 例表达 EGFR 阳性。

6. AAH 临床和影像诊断　AAH 无明显临床症状和体征,通过肺癌手术切除的肺标本或胸部 CT 中发现,组织学为惟一确诊方法。AAH 多见于肺腺癌、尤以多发性腺癌中,多发者影像诊断成为发现"可疑"AAH 的惟一方法,X 线胸片较难发现,胸部 CT(高分辨),呈类圆形小病灶,边界清楚,淡至中等密度均匀的磨玻璃阴影(GGO),低度透光,不遮蔽其下的肺实质,多数<5 mm,GGO 不是 AAH 的特殊影像学表现,手术标本发现 30% 为良性病变,10%～77% 为 AAH,50% 为细支气管肺泡癌,10%～25% 为侵袭性腺癌,肺癌中除有 GGO 表现外还伴有同其他肺癌特征如:毛刺、胸膜牵曳,其中可有实性颗粒,形态可呈花苞、桑椹,有的类似昆虫。值得注意的是多数 AAH 和肺癌同期发生(91.7%),少数为异期,这提示系列读片、手术时注意要仔细探查的意义。周围型肺腺癌时,其他部位肺上的细结节,应作为手术探查及术后随访靶灶。

7. AAH 治疗和预后的探讨　AAH 通常发现于肺癌手术切除标本中,切除有免于发生肺癌的可能,肺腺癌手术前要详细系列的阅读胸部 CT,除癌灶之外,应注意有无毛玻璃状阴影或细结节,术中探查可及之处,鼓励做局部活检。AAH 切除范围宜小不宜大,探查不能及的 GGO 或细结节灶,要术后长期随访,动态观察变化。文献中 Seki 报道了 1 例多发性腺癌,在 3 年 8 个月内手术了 2 次,共切除了 13 个肿瘤样病变,其中 10 个为 ⅠA 期原发性肺癌,3 个为 AAH,分析病理及分子生物学检查,发现第二次手术标本不论肺癌或 AAH 细胞均较第一次不典型变更为明显,第一次 p53 均为阴性,第二次部分 p53 阳性,且 CEA 也均为阳性。之后 2 年 6 个月无复发,作者提出该例 2 次手术的病理、基因变化支持 AAH 为癌前病变之说,对多发肺腺癌不要任意放弃手术,在安全条件下(年龄、体质、夹杂症、心肺功能等)进行手术。

AAH 的存在不影响肺癌手术预后。1997 年 Suzuki 等报道了 1 360 例手术切除肺癌内 137 例伴同 AAH,各期肺癌中未见 AAH 存在对 5 年生存率的影响无统计学意义,见表 18-2。

表 18-2　各期肺癌伴 AAH 的术后 5 年生存率

期别	Ⅰ	Ⅱ	ⅢA	ⅢB	Ⅳ
全部肺癌	68%	51%	27.3%	20.9%	16.6%
伴同 AAH	72.9%	60.6%	27.1%	0%	0%

　　鉴于近年外科小切口以及胸腔镜手术的发展,减少了创伤性,微创手术可及的近胸壁的小病灶,经检查不能除外肺癌,可依之决定治疗方法,对改善预后可能会有所得益。

　　Noguchi 等报道了 236 例肺部小腺癌(≤2 cm)的全部 5 年生存率为 74.6%,根据肿瘤生长图形分为 6 型(A、B、C、D、E 和 F),其中以 A、B 两型最佳,5 年生存率为 100%,它们的组织表现为局限性细支气管肺泡癌,孤立肺泡衬覆的细胞生长,肺泡隔增厚,B 型为除呈 A 型表现外伴有瘤内肺泡萎陷造成的纤维灶,其描述近似 AAH,提示 AAH 手术有望切除该灶之癌化。至于非肺癌的孤立 AAH 灶是否手术,虽然无明确结论,如患者伴肺癌高危因素,不能除外癌症时,微创手术值得进行。

　　(四) 病例小结
　　见表 18-3。

表 18-3　上海交通大学附属胸科医院患者特征小结

编号	性别	年龄	吸烟状况	主诉	影像学表现	证实方式	病理表现	随访
1	男	57	不吸烟	体检发现左肺阴影 2 周	左上叶磨玻璃影	手术	左上叶肺泡上皮中重度不典型增生(AAH)	术后 1 年余未有复发
2	男	51	不吸烟	体检发现右上肺阴影 2 年	右上肺磨玻璃影	手术	右上叶不典型腺瘤增生	术后 10 个月余未有复发
3	女	56	不吸烟	体检发现右肺阴影 4 月	右上肺磨玻璃影	手术	右上叶肺泡上皮轻中度不典型增生	术后 8 个月余未有复发
4	女	60	不吸烟	体检发现右肺阴影 1 月	右上叶软组织占位,右中叶、右下叶、左上叶磨玻璃影	手术	右上中叶切除,病理:右上叶腺癌伴 BAC 成分,右中叶局部不典型腺瘤增生	术后 2 年余,发现左肺病灶有增浓趋势,右下肺病灶变化不明显
5	女	57	不吸烟	外院就诊发现左上肺阴影 2 月	左上叶磨玻璃影	手术	不典型腺瘤增生(胸科医院病理科会诊)	术后 6 个月余未有复发
6	女	62	不吸烟	体检就诊发现左上肺阴影 6 月	左下叶磨玻璃影	手术	不典型腺瘤增生	术后 14 个月余未有复发

(李子明　廖美琳)

第十九章
小细胞肺癌

小细胞肺癌(SCLC)是一种恶性度高,易于侵犯转移的肺癌,特点为病程短,生存期短,对化疗、放疗虽然敏感,但易于复发、转移,在病理学、分子生物学、恶性行为、治疗缓解率方面和非小细胞肺癌(NSCLC)迥异,治疗对策、方案流程有其特殊性。

一、SCLC 流行病学特点

肺癌中 SCLC 在美国报道占 20%～25%,国内报道较低,随地区有所不同,如上海市为 10%,东北高达 15%。上海市慢性病疾控中心在 2002～2004 年全市发病的肺癌中有 8 981 例已知类型,SCLC 占 5.7%,男、女性分别为 6.8% 和 2.8%。SCLC 不论在吸烟率及吸烟量均较 NSCLC 为明显,年龄偏轻,此外其病因还和职业致癌因子相关,如苯、砷等。

二、SCLC 病理学和分子生物学特点

近年提出神经内分泌肺部肿瘤是一个较有特性的肿瘤,SCLC 是其中主要的一个,其余还包括典型、不典型类癌和大细胞神经内分泌癌。这三种在组织学、免疫组化和超微结构中同样有神经内分泌分化,但临床上却有些不同,SCLC 恶性度最高,类癌原被认为属低度恶性癌,但不典型类癌恶性度较典型类癌为高。

大多数 SCLC 均生长于较大支气管,喜浸润支气管壁,可阻塞支气管腔,但和 NSCLC 相比,较早喜侵入管壁并和胸内淋巴结融合在一起,同时也易侵犯纵隔障结构,常形成肺门肿块表现。大体标本中切面呈白、棕黄色、较软、呈广泛坏死,偶见小支气管内肿瘤或周围性结节。这些表现也决定了 SCLC 诊断方法中支气管镜的重要性。

镜下表现以往有各种取名,分为雀麦细胞型、中间细胞型及混合型(SCLC/大细胞),近年 SCLC 分类分成纯型 SCLC 和复合型小细胞癌(SCLC 伴有 NSCLC)。细胞呈圆形、纺锤型或卵圆型,胞质很少,其大小可能达 45 μm,以往所谓的中间细胞型细胞较大,但有时会和大细胞神经内分泌相混淆。SCLC 的肿瘤细胞有一个特色,胞核内有纤细的颗粒,被称为"盐和胡椒"样染色体,也可无核或不明显,丝裂活性在 10 高倍镜下往往＞10 个分裂象/mm^2,平均在 60～70,最高可达 200/mm^2。常见肿瘤广泛坏死。有时可见血管壁包围以由碎裂细胞的嗜碱核酸形成壳样表现,称为 Azzopardi 作用,这种现象少见于 NSCLC。

复合型 SCLC 为 SCLC 伴同腺癌、鳞癌、大细胞癌,较少见的有纺锤细胞或巨细胞癌,其中 NSCLC 所占成分各有不同,但通常小于肿瘤容量的 5%。复合型 SCLC 并不常见,国外报道<10%,国内尚未见足够多的报导。纯型 SCLC 在治疗后可见转为复合型 SCLC 表现,复合型 SCLC 的临床生存率和纯型 SCLC 间未见差别,但有易于复发之虞。

神经内分泌(NSE)阳性免疫染色指至少一个 NSE 分泌标本标记物,包括 Synaptophysin(突触素)、Leu-7(CD57)和 ChagA,NSE 有 76%~100%SCLC 有上述表现,以前 3 者更有特异性,NSE 特异性不明显,其他神经内分泌标记物,肽和内分泌包括蟾皮肽和 ACTH 可见于神经内分泌肿瘤,其实用性不强。上皮分化标记物有细胞角蛋白(AE1/AE3)、EMA、CEA 和 β72.3。

SCLC 常见的基因改变以 3pLOH 最高占 90%,但不明其类型和功能;p53 表达占 75%~100%;myc 家族扩增率有 18%,n-myc 和 l-myc 基因异常为 SCLC 的象征,c-myc 改变不如在 NSCLC 中常见,Rb 基因改变在 SCLC 中占 90%;而 k-ras 基因罕见于 SCLC。

■ 三、SCLC 的临床表现特点

发生年龄较轻,中数年龄为 60 岁,和吸烟、职业致病关系较为密切。由于多长于较大支气管、咳嗽、痰血及肺部感染较为多见,发展快速,常以远道转移症状发病,SCLC 的肿瘤细胞可分泌神经肽或内分泌,旁恶性症状较为多见,如杵状指、趾、男性乳房肥大、神经肌无力等,20%左右在发现时已有脑、骨髓转移,90%以上已有纵隔淋巴结胸内及远道转移。

■ 四、小细胞肺癌的治疗进展

(一)SCLC 治疗疗效相关的特性

1. SCLC　是一个典型的全身性疾病,应着重于全身性治疗为主,它对化疗很为敏感,效果较好,因此,化疗也就当仁不让的成为 SCLC 最主要治疗的方法,几乎所有各期 SCLC 有采用化疗的必要。

2. 耐药性　其存在为 SCLC 不能全部治愈的因素,特别是在全部缓解后,敏感细胞大量死亡反会促使不敏感癌细胞的复生长,而这种残留细胞通常是耐药细胞群成分为多,也是造成不易治愈的原因。此外,SCLC 癌细胞和 NSCLC 不同其异质性不强是化疗敏感的原因,但不除外有异质性细胞存在,如复合性 SCLC 化疗后残留的往往为对化疗不敏感的非小细胞肺癌。

3. SCLC 是生长速度较快的实体肿瘤之一　肿瘤倍增时间 T_D 明显短于其他类型肿瘤,仅 75.9 日,发现时 2/3 为广泛期,治疗时需要强而有力,争取速度在肿瘤"活动发展"之前打主动仗,不宜被动作战,在多学科治疗方案执行中更需抓紧合适的方案转变,如化疗达到病变缓解后即使为全部吸收仍有 25%可局部复发,需采用局部治疗如放疗或手术,方案的执行要有序,步调要迅速。此外,有所谓肺癌细胞同源论,表现在 SCLC 治疗有效后复发时有 35%转成其他类型,这更加强了全身局部治疗结合多学科治疗之重要性。

4. SCLC 的生物学变化较为繁多　肿瘤细胞是一种非内分泌性神经内分泌肿瘤,能分泌神经内分泌颗粒如 NSE、5-羟色胺、儿茶酚胺,还有蟾皮肽、胃泌素和 ACTH 等,可存在于肿瘤组织及外周血内能为临床测得和治疗变化相关,可用于监测病情发展。SCLC 中生物学检测主要为 myc 家族基因,存在提示有无转移,n-myc 提示对化疗不敏感,而且浸润性强,SCLC 癌细胞

中最常见 bcl - 2 高表达,占 69%~90%,对细胞凋亡有抵抗性,在晚期转移性 SCLC 中 bcl - 2 表达明显高于局限性 SCLC,此外,SCLC 有自泌生长环、细胞中有 50%~70% 的 kit 表达率,它们的表达可作为选用药物的依据,如 bcl - 2 表达 SCLC 可用 bortezomib, kit 表达用 Imatinib (Gleerec,ST1571)可能有效。

5. SCLC 预后差　有报道平均仅生存 3 个月,但对化疗有效,晚期用化疗也可有较长的生存时间,优于支持疗法。在诊断时局限期和广泛期 SCLC 的 MST 分别为 14~20 个月和 8~13 个月,两者的 2 年生存率分别为 20%~40% 和 <5%,长期生存率(>5 年)仅见于局限期占 10%~13%。手术治疗预后差,5 年生存率 0~5%,放疗 2 年生存率 <10%,仅用支持治疗的 1 年生存率为 7%。多因素分析 SCLC 预后因素中主要为局限期有较好的预后,其中无纵隔淋巴结转移(CT 或纵隔镜证明)者 MST 高于有纵隔淋巴结转移分别为 15:12 个月,$P=0.02$,健康状况差和高乳酸脱氢酶为另两个预后不良因素。

6. SCLC 分期标准　对制定治疗方案及预测生存率很重要,由于 SCLC 多学科治疗的发展,以及预后的有所改善,倾向于用 TNM 分期(美国癌症协会)。在晚期 SCLC 中美国退役军人医院所订 SCLC 的分期仍被应用中,分为局限期(LD)和广泛期(ED),前者指病变局限于一侧胸部,包括肺脏、纵隔及锁骨上窝,且可由一个放射野罩及。然而仍存在不同意见,放射治疗肿瘤学组(RTOG)和东方合作肿瘤组(ECOG)认为胸腔积液、对侧肺门淋巴结或锁骨上淋巴结转移不宜列入 LD,国际肺癌协会(IASLC)认为可包括对侧纵隔及锁骨上淋巴结转移,加拿大国家癌症研究所临床研究组认为可包括对侧锁骨上淋巴结。总之,所有临床研究组不同意将同侧胸腔积液列为局限期入组标准。ED - SCLC 则指超出上述 LD 范围者。

SCLC 分期方法包括胸部正侧位片,胸部、上腹部 CT,脑部 CT 或 MRI,同位素骨扫描(临床上少见仅有骨转移者)。骨髓抽吸找癌细胞,近年由于操作过程有损伤性,且往往在骨髓转移的同时有其他转移,较少做常规骨髓抽吸,用 PET 可以替代除骨髓以外的上述检查,其他需常规检查全血象、肾、肝功能、电解质 LDH(包括血钙)。

(二) SCLC 治疗原则

各期 SCLC 均要用化疗,Ⅱ~Ⅲ 期以化疗为先(Ⅱ 期有认为可先手术),为数较少的 Ⅰ 期 SCLC 可先作手术后用化疗,而晚期患者更要依赖化疗,要求剂量足、准时进行、治疗方案要衔接好,不要求长期治疗,患者毒副反应和耐受性仍是需要医师重点关注的问题,同时注意支持治疗,保持食欲,调节电解质。

(三) 化疗在各期 SCLC 治疗

见图 19 - 1。

(四) 化疗

1. 单药治疗　SCLC 临床应用仅限于少数患者用单药化疗,有推荐鬼臼乙叉苷(Vp16)软胶囊单用于年老 SCLC 或作为二线药。化疗药物的缓解率在 SCLC 中要求 ≥30%,近年 SCLC 新药单药疗效见表 19 - 1。

2. 一线联合化疗　SCLC 联合化疗的疗效优于单药,多种药物的联合效果虽较好,然而毒性反应仍值得顾虑,近年倾向于两个药物联合。新化疗药物的涌现促进了 SCLC 联合化疗方案的研究。

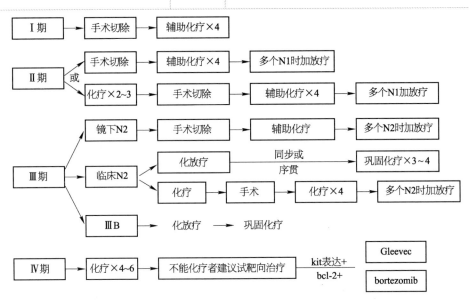

图 19 - 1 化疗在各期 SCLC 治疗的应用

表 19 - 1 SCLC 新化疗药物的缓解率(RR)和 MST

药　　物	例数/可评价	RR(%)	MST(周)
泰素 250 mg/m² q3w. +G－csF	36(32)	34	43
	43(43)	53	40
泰素帝(DCT)100 mg/m² q3w.	47(43)	23	36
泰素帝 75 mg/m² q3w.	14(12)	8	n. a.
异长春花碱 30 mg/m² qw.	22(17)	24	32
	30(30)	27	n. a.
和美新[TO] 2 mg/m² d₁~₅, q3w.	48(48)	39	42
CPT－11[I] 100 mg/m² qw.	35(35)	37	n. a.
健择[G] 1 000 mg/m² d₁, ₈, ₁₅, q3w.	29(26)	27	52

在 20 世纪 70～80 年代 SCLC 化疗主要环绕 CTX，Vp16(E)的问世被认为是当时看好的药物，RR 达 28%～36%，临床应用认为可提高 CTX 方案的疗效。如随机研究单用 CAO 的 RR 为 40%，合用 Vp16 后提高到 84%，CR 率也自 14%提高到 34%，但对生存率无明显影响。80 年代左右铂类化疗逐渐被接受，Vp16 联合铂类药物的 EP 方案，缓解率高达 92%～94%，化疗复发后 RR 也有 44%，CR 率达 8%。此后，10 余年来 EP 方案由于效果稳定，毒性可以接受，较为经济，更被多学科治疗方案中所推荐。90 年代成为 SCLC 的标准方案，且常被用作新药含铂方案的随机比较的标准方案。

近年三代新药含铂方案研究颇多，多数为 2 药含铂方案一线治疗，分别试述于下。

(1) 健择 2 药方案：包括含铂和非铂方案共 5 个，其中以健择联合泰素帝方案的 RR、MST 及 1 年生存率最低，为 24%,3.4 个月和 8%，其余 4 个方案为健择＋VP16、健择＋卡铂、健择＋顺铂和另一个作者报道的健择＋卡铂，其结果尚可，RR 在 42.5%～61%，MST 为 8.97～10.5 个月，1 年生存率为 27%～37%，TTP 在 3.7～5.8 个月。毒性反应主要为血液毒性，白细胞减少以健择＋VP16 中最多占 50％,余在 13％～39.1％。血小板减少毒性在 12.2％～41％间,以含铂健择方案为高。贫血毒性在 8％～26％,也以含铂健择方案为高,两个报道分别为 26％和 13％,为各方案中较高者。

（2）泰素联合方案在 SCLC 中的疗效:泰素和多种药物联合应用,包括泰素＋顺铂或卡铂或再加 VP16,结果二药方案的缓解率在 64％～98％,加顺铂或卡铂的结果相似。MST 在 9～16 个月。三药(＋VP16)的结果在 65％～98％,MST 10～17 个月,未见泰素二药、三药的差别。2003 年 Rcek 报道,VP16＋卡铂方案联合泰素的结果优于联合长春新碱,3 年生存率高,分别为 17％和 9％,MST 为 12 个月和 11.7 个月,中位无进展生存期为 8.1 个月和 7.5 个月。

（3）拓扑替肯(To)、Irinotecan (I)的含铂方案治疗 SCLC 疗效显著,因此有设想其疗效会优于常用的 EP 方案(表 19-2)。

表 19-2　拓扑替肯或 Irinotecan 含铂方案和 EP 方案的比较

方案	RR(%)	MST(月)	1 年生存率(%)	TTP(月)
IP	52	9.3	35	4.1
EP	51	10.2	36.1	4.6
TOP	63	39.3	31.4	24.1
EP	68.9	40.5	39.3	25

2005 年初治 ED-SCLC784/859 例入组随机比较,口服拓扑替肯＋顺铂及 VP16＋顺铂(EP)之比较,结果 RR、MST、TTP 也相似。同年另有 336 例 ED-SCLC 随机研究 IP 和 EP 方案的疗效比较,RR、MST、1 年生存率及 TTP 相近,未见 IP 方案的优势,迄 2005 年随机研究中未见 SCLC 有优于 EP 方案的新含铂方案。

（4）培美曲塞含铂方案 SCLC 一线治疗,单药培美曲塞的缓解率为 16％～21％。联合含铂方案结果不论 DDP 或 CBP,RR 分别为 48％和 43％,MST 7.9 个月和 10.8 个月,1 年生存率为 29％和 43％,治疗到进展时间(TTP)为 4.9 个月和 4.3 个月,结果 MST、1 年生存率和其他含铂方案如 EP、拓扑替肯＋顺铂、IP 结果相似,但毒性反应相对较少,3～4 级中性白细胞降低仅 12.4％～7.6％。而其他含铂方案中占 84％～95％,3～4 度血小板降低在 2.5％～7.8％,和 EP 19％～23％相似,IP 为 4％,而在拓扑替肯、顺铂及 ECBP 方案中发生率较高,分别为 38％和 56％,提示培美曲塞含铂方案可为一线 ED-SCLC 方案,毒副反应较低,病员耐受度佳(表 19-3)。

表 19-3　培美曲塞(Alimta)含铂方案 ED-SCLC 一线治疗(73 例)

方案	RR	TTP(月)	MST(月)	1 年生存率(%)
AP	48	4.9	7.9	29
ACPB	43	4.3	10.8	43

（5）非铂方案,研究病例数较少,无大样本随机研究。拓扑替肯 1 mg/m²,第 1～5 d 静注联合 E 75 mg/m²,第 8～10 d,每 28 d 1 个周期,共 6 周期,28 例共用了 103 个周期,其 RR 为46.4％,PD 35.7％,TTP 为 16 周,MST 为 42.7 周,毒性反应发生率低,3～4 度白细胞降低2.6％,3～4 度血小板降低占 1.8％。和含铂方案比较主要特点为毒性反应较低。Irinotecan(I)也被认为是一个有效

的抗 SCLC 化疗,由于 I 和 E,两者均为拓扑异构酶抑制剂,体外实验有协同作用及有安全性,有 50 例一线治疗 ED-SCLC 共 4 个周期,结果 RR 为 66%,CR 率 10%,MST 11.5 个月,1 年及 2 年生存率分别为 43.2% 和 14.4%。主要毒性反应为骨髓抑制,3~4 度中性白细胞降低 62.9%,白细胞降低 28%,贫血 14%,腹泻仅 2%,结论认为 IE 对 ED-SCLC 有效而毒性尚可耐受。非铂方案和含铂方案相比缓解率未见明显低下,但尚有待进一步积累,开展随机对照研究。

3. 二线化疗方案 迄今二线 SCLC 化疗尚缺乏有证据随机的资料,但二线化疗仍属必要,一线化疗有效后复发率高,在Ⅲ、Ⅳ期中更为常见。二线治疗预后指标和一线化疗相同,一般状况(PS)和女性以及一线化疗的有效者疗效较好,有肝转移及以往放疗史可能为负性因素,如一线化疗有效后维持稳定的无治疗间期≥2.6 个月则二线化疗缓解率较高,>4.5 个月则仍用一线方案也同样可有效果。一线治疗有效且无治疗期间≥90 d,这种患者称为复发敏感者,二线疗效较好,耐药复发是指在 <90 d 以内复发,往往二线效果差。2006 年 Shipley 氏研究了 103 例 SCLC 复治患者用拓扑替肯 4 mg/m² 每周 1 次,连续 12 周,作为二线治疗,其 47 例为敏感复发,34 例耐药复发,用 WHO 评效 47 例敏感复发中 3 例(6.4%)获部分缓解(95%CI:1.3%~17.5%),17 例稳定(7 例病变有缩小,3%~39%),用 RECIST 标准评价 5 例部分缓解(13%,95%CI:6%~25%),34 例为耐药复发者中,1 例全部缓解,3%(95%CI:0.1%~15.3%),6 例病变稳定,其中 2 例轻度缓解,分别缩小 36% 和 5%。全部患者的中数生存期为 4.5 个月,敏感复发和耐药复发的 MST 分别为 5.6 个月和 3.2 个月,P=0.05,总 1 年生存率为 19%,敏感复发为 22%,耐药复发为 10%。部分缓解和稳定患者的生存率无差别,两者的 1 年生存率明显高于病变进展者,分别为 46% 和 9%(P<0.000 1),毒性反应包括 3/4 级中性白细胞和血小板减低分别有 17 和 22 例,3 级感染 6 例,3、4 级乏力为 16 例,1 例治疗相关死亡。结论为每周静脉注射拓扑替肯对敏感复发 SCLC 的效果和注射 5 d 者结果相同,但毒性较少,提示每周注射值得研究。

4. SCLC 化疗实验治疗进展 加强剂量被认为可能为克服 SCLC 耐药的条件,高剂量化疗是实验研究的方向,随机研究报道,增加 33% 阿霉素剂量密度,2 年生存率增加 5%,毒性无明显差别。

自体骨髓移植或 PBSCS(外周血干细胞支持)支持高剂量化疗,目的在干细胞支持下提高化疗强度 2~3 倍,以求度过危险期,体外实验中证明增加药浓 300%~500%,可杀死耐药细胞株。其对象主要为局部晚期 SCLC,先以常规剂量诱导化疗 2~3 周期,获 RR 或 MR,给予≥3 倍剂量化疗,同时进行外周血干细胞支持,然后或放疗也可手术,再以常规剂量巩固化疗 3 周期。上海交通大学附属胸科医院进行 19 例Ⅲ、Ⅳ期共 30 个周期高剂量化疗(3 倍)(CTX+E+顺铂卡铂的各半量)和同期 20 例常规治疗 SCLC(化疗+放疗或手术)比较,结果 RR、MST 均以高剂量+PBSCS 为好,分别为 100%:85%,22 个月:8.5 个月,P=0.039,所有高剂量化疗患者均得以康复,但毒性反应高,主要为骨髓抑制,95% 高剂量患者有 4 度白细胞减少,3、4 度血小板降低分别为 19.4% 和 52.4%,口腔黏膜溃疡也较高,发热伴感染占 66.7%。

外周血干细胞支持下高剂量化疗示意图:①理论:药浓增加 300%~500%,可杀死耐药细胞株。②对象:局部晚期 SCLC 为主,及Ⅳ期 SCLC。③过程:见图 19-2。

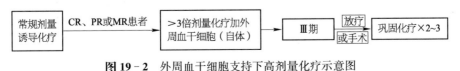

图 19-2 外周血干细胞支持下高剂量化疗示意图

（五）SCLC 的放疗

LD-SCLC 以化疗＋放疗为主，常用剂量 45～50 Gy，化疗方案以 EP 为主，同步化放疗优于序贯化放疗，MST 27.2 个月：19.5 个月。放疗以 2 次/d 的局控率为优，分别为 64％和 48％，5 年生存率分别为 26％和 16％。

化疗开始后 30 d 内早期胸部放疗可获较长生存率。预防性脑放疗对 SCLC 是否有益，迄今未有明确答案。脑转移为 SCLC 常见治疗失败部位，尸体解剖中＞80％有脑转移，存活期愈长脑转移机会愈多，NCIC（美国肿瘤研究所）随机研究结果，早期控制原发灶后即行放疗，可降低脑转移率，为 18％：28％。但对生存率无益，15％：18％。化疗达 CR 后用预防性脑放疗和不用者相比 5 年生存率以前者较高，分别 21％和 15％，限制预防性脑放疗的原因为后期出现的脑白质炎。

（六）SCLC 分子靶向治疗药物的发展

迄今未有临床大宗应用，均处于临床前期或临床试验中。但从理论上看 SCLC 和 NSCLC 癌细胞最大的特征区别是前者为非异质性，靶点效果可能更牢固，分别介绍于下。

1. 间质金属蛋白酶抑制剂（marimastat，MMPS 合成抑制剂，MMI）　SCLC 中有 MMP3，10，14 增加者预后较差，准备用间质金属蛋白酶抑制剂，降解细胞外间质和基底膜以期有效。Ⅲ期试验中 532 例，52％为 LD-SCLC 经诱导化疗后 CR 达 33％，分别用 marimastat 和安慰剂，未见令人满意的结果，中数 TTP 分别为 4.3 个月和 4.4 个月，MST 也未见差异，9.3 个月和 9.7 个月，18％毒性反应为骨髓肌肉毒性，33％因此减量，32％用 marimastat 者因毒性中止用药。另一个随机研究用 Bay12-9566 临床研究也以失败告终。

2. ST1571（imatinib, gleevec）　也是一种小分子酪氨酸激酶抑制剂来对抗 kit 酪氨酸，该酶可结合干细胞因子到 kit 受体是 SCLC 的自分泌生长环。kit（CD117）在 SCLC 株中表达率为 50％～70％，剂量为 600 mg/d，共 10 例初治和 9 例敏感复发的 ED-SCLC，初治中位疾病进展期为 23 d，后者为 43 d，但其中仅 4 例 Kit 阳性，提示今后应该选用于 c-kit 阳性 SCLC 可能获较好疗效。

3. 其他靶向治疗　Iressa 为 NSCLC 的用药在 SCLC 中 TTP 为 50 d，疾病控制率达 10.5％，2 例稳定，17 例进展，1 年生存率可达 21％。

4. 其他小分子 m-TOR 抑制剂 Temizolimus（CCI-779）　可抑制肿瘤细胞增殖，对象为 ED-SCLC 诱导化疗后复发患者，据剂量随机分为 2 组，静脉注射 30 min 每周 1 次，直到进展，MST 分别为 22.9 个月和 16.5 个月，中位无进展生存率以 250 mg 为好，值得深入。

此外，贝伐单抗 15 mg/kg 每 3 周 1 次，双靶点药物 ZD6474（Zactima）等被认为有抗血管生成作用，也可列作 SCLC 临床研究药物。

（七）SCLC 手术治疗的发展和方向

由于 SCLC 的恶性程度高，往往早期转移，被认为是一种不适手术治疗的疾病。20 世纪 70 年代后期上海交通大学附属胸科医院回顾性分析 143 例手术治疗 SCLC 的结果，5 年生存率达 12.2％，分析主要影响疗效的因素为Ⅰ期预后好，5 年生存率为 38.8％，结合化疗者预后较好，也反映了 SCLC 手术治疗的可行性和有效。1980 年开展了前瞻性的化疗结合手术或加放射治疗局限期 SCLC，其中Ⅰ、Ⅱ、Ⅲ期共 80 例，5 年生存率获 36.3％，各期 5 年生存率分别为 53.4％、31.4％和 28.4％，为国内外较早的 SCLC 联合手术治疗的研究，也为辅助手术取得 SCLC 治疗的一席地位。在各期 SCLC 中，Ⅰ、Ⅱ期 SCLC 化疗联合手术治疗已获得较为一致的认识，但必须有合格的详细分期,因 SCLC 侵犯转移较早,尤其是胸内淋巴结的转移。如不作诱导化疗就可能漏掉纵隔淋巴结转移,影响预后。局部晚期(Ⅲ期)SCLC 手术价值迄今仍属争论的题目,主要焦点在于多个淋巴结转移,这本身就属于高风险因素,也常侵及胸内器官诸如大血管、纵隔、胸膜等,这就有倾向术前用诱导化疗使病变缩小提高手术切除可能性和完全性,也为此后 NSCLC 术前进行新辅助化疗的先例。Uispergen Kaner 等 3 个有胸外科医院的国际协作组织 1991 年报道 146 例 SCLC 采用手术加化疗,32 例有纵隔淋巴结转移(N2),4 年生存率为 23%,结合国内上海交通大学附属胸科医院早在 1987 年报道的化疗结合手术结果,Ⅲ期 SCLC 也有 28.4% 的 5 年生存率,这些结果提示即使对Ⅲ期有 N2 的 SCLC,化疗有效后手术切除可获得部分长期生存。化疗在手术前后的意义有所不同,前者着重缩小病变范围,由于 SCLC 对化疗敏感,意义优于非小细胞肺癌的新辅助化疗,对能否完全切除占重要地位,必要时还可加以放疗,同时还可减少原发肿瘤向外播散的机会。手术后化疗也很重要,和生存期相关,1991 年上海交通大学附属胸科医院报道一组以化疗结合手术治疗 SCLC,其 5 年生存率和术后化疗周期数有关,5 年生存率在化疗≥3 周期者明显优于<3 周期,>4 周期则意义更大,因术后残留的癌细胞多数处于 S 期很为活跃,手术过程可能促使癌细胞流动,因此建议术后早期(2 周至 1 个月)化疗。

另一个值得提出的问题是当原发肿瘤化疗有效后,由于局部癌灶或其侵犯区有局部坏死、粘连和斑块纤维化,以致明显增加手术难度甚至不能剥离,因此提出术前化疗以<4 周期为度,以免构成不能切除,也有人提出化疗后的纤维化粘连和放疗相同,肿瘤组织有效区发生严重坏死,纤维修复,可能和化疗的药物强度有关,特点是肿瘤侵犯较大血管壁及其旁组织,化疗后该处瘢痕纤维组织增生粘连,手术时肉眼很难区分为肿瘤区或纤维瘢痕,难度的增高也易损及血管壁,可造成出血,且局部剥离难度大,又有坏死组织存在,有时会剥破大血管如主动脉,造成大出血危及生命,因此较多作者认为手术前化疗周期不宜>3 周期。

(八)老年 SCLC 的治疗

30% 的肺癌为>70 岁的老年患者,SCLC 发病虽年龄偏轻,但老年患者也不在少数,SCLC 对化疗敏感,可手术者很少,晚期偏多,这也就决定了化疗在 SCLC 中的可取性,以求延长生命,改善生活质量,但必须更加注意给予支持治疗,完整的老年病评价(CGA)对决定治疗方案及预后很为重要,内容包括伴同疾病、社会经济情况、功能依赖、情绪、认知情况和估计预期生命及认识其虚弱性。9 篇老年和年轻 SCLC 用化放疗的生存率比较,2 篇见有差异($P=0.004$,$P=0.003$),老年患者化疗的毒性较高,且随年龄增高而影响生存率。对老年局限期 SCLC,化疗联合放疗对生存率只有轻度生存益处,而毒性较高,因此认为化放疗只适用于健康状况良好的老年 SCLC,迄今对老年 SCLC 尚无认识统一的合适化疗与治疗,应强调生活质量的重要性。

■ 五、小结

(1)小细胞肺癌占肺癌的 10%~25%,为肺癌中恶性度最高的一种类型,易向外侵犯,好远道转移,预后差。

(2)是一个典型的全身性肿瘤,发现时 87.5% 以上有胸内淋巴结转移,50% 以上有远道转移。

(3)对化疗敏感,几乎所有各期小细胞肺癌均要用化疗。

(4)鬼臼乙叉苷联合铂类化疗方案迄今为止仍为小细胞肺癌的主要一线方案。

（5）迄今无统一、规范的二线化疗方案。

（6）小细胞肺癌多学科治疗的发展成为肺癌中治疗成功的模式。

（7）化放疗常用于小细胞肺癌，以同期优于序贯。预防性脑放疗应用在治疗方案完成无病者。手术仅限于年轻、健康、器官功能好和病变局限者。

（8）靶向治疗在小细胞肺癌中将会有应用天地，有待发展。

（陈智伟　赵家美）

第二十章
肺癌远道转移的治疗

第一节　肺癌脑转移的诊治

肺癌死亡率在我国男性和女性恶性肿瘤中均为前位,局部复发和远处转移是肺癌患者预后较差的主要原因,其中脑转移是最常见的远处转移部位之一。文献报道,肺癌是引起脑转移瘤最常见的肿瘤类型,占各种肿瘤引起的颅脑转移的 $40\%\sim60\%$,在肺癌的整个病程中,有 $20\%\sim50\%$ 的患者会发生脑转移。 $5\%\sim10\%$ 的肺癌患者是以脑转移瘤为首发诊断就诊的。小细胞肺癌诊断时就有 10% 出现脑转移,治疗过程中出现脑转移占 20% ,尸检时发现脑转移占 50% 。而非小细胞肺癌在尸检时发现 40% 颅内转移。ⅢB、Ⅳ期 NSCLC 患者 23% 首次出现转移部位是发生于颅内,局部晚期非小细胞肺癌治疗后最常出现的转移部位是脑转移。SCLC 患者如果不作预防性脑放疗两年内 50% 会在以后出现脑转移。从病理类型来看,小细胞肺癌中占 31% ,腺癌中占 21% ,大细胞中占 21% ,鳞癌中占 8% 。NSCLC 如果出现脑转移,不治疗者期望生存 3 个月,如果采取治疗,生存时间可以延长到 6 个月。近年来,随着医学影像学的不断发展,尤其是快速、高分辨率 MRI 的应用使肺癌脑转移的早期诊断成为可能。另外,由于肺癌综合治疗水平的不断提高,肺癌治疗疗效得以改善,生存期延长,因此肺癌脑转移发生率也出现了增加的趋势。在临床工作中,肺癌脑转移的诊治也变得日益重要。

■ 一、肺癌脑转移的发生机制

肺癌病灶位于不停运动、血运丰富的肺内,而且肺内血管和淋巴网丰富,癌细胞易经血或淋巴管直接进入血液循环系统;脑血流量约占到全身血流量的 20% ,而且研究发现,肺癌具有嗜神经组织的特性,对中枢神经组织具有特别的亲和力,因此肺癌容易发生脑转移。

一般认为肺癌脑转移可能存在以下途径:①经动脉血行转移:肿瘤细胞从肺内原发灶或其他转移部位经由颈动脉或椎动脉到达脑内形成转移灶。②经淋巴系统转移:滞留于淋巴管中的瘤栓可以越过淋巴结发生跳跃式转移,这种方式可以发生在肺癌早期。③经静脉转移:通过椎静脉系统转移到脊髓和颅内。④经蛛网膜下隙转移:极少见。约 80% 的脑转移瘤发生在幕上大脑实质,其次为小脑,约占 15%,脑干占 5%。有学者认为肺癌的转移与肺癌的病理类型、大小、淋巴结转移、脏器组织血供、分泌因子等因素有关。Mujoomdar 统计显示肺癌脑转移的患者原发灶的大小多在 4.0±2.0 cm, 264 例肺癌脑转移中,52% 为腺癌,26% 为小细胞癌,18% 为鳞癌,肺癌脑转移与细胞类型有统计学差别($P<0.001$)。

■ 二、肺癌脑转移的临床表现

肺癌脑转移无特定的临床表现,主要与肿瘤的部位和占位效应有关,早期症状包括:头痛(约占 50%)、呕吐、视力障碍、失语、精神异常、单侧肢体感觉异常或无力、偏瘫或跟跄步态、幻嗅、耳鸣和耳聋。头痛是最常见的症状,临床上超过半数以上的患者表现为逐渐加重的头痛,对局限性头痛更要加以重视。其次为定位功能差和精神异常。体征为半身瘫痪或活动受限(约为 70%),其次是感觉异常和视乳头水肿。由于肿瘤可能发生出血,5%~10% 的患者可能出现急性脑卒中表现。有脑转移症状时,预示患者预后差。

■ 三、肺癌脑转移的影像诊断

目前对于肺癌脑转移的诊断主要还是基于影像学的检查,推荐增强 CT 或 MRI 检查。一些 CT 和 MRI 在检出脑转移方面的对比研究发现,MRI 较 CT 更为敏感。但 PET 诊断肺癌脑转移却不具备高的敏感性和特异性。

（一）CT 扫描

平扫见脑内多发散在小环形或结节样等密度影,瘤旁水肿可十分明显,病灶多位于皮质或皮下层。平扫会漏诊无瘤旁水肿的病变。增强扫描见轻到中度环形或结节样强化。脑单发巨大转移瘤 CT 表现与胶质母细胞瘤相似,但一般位置较表浅。

（二）MRI

T1 加权像见脑内多发散在小环形或结节样等或稍低信号影。瘤旁水肿可十分明显。T2 加权像病灶表现为不规则的高信号,增强扫描可见轻到中度环形或结节样强化。脑膜的结节样强化强烈提示脑膜转移瘤。相对于 CT 而言,增强 MRI 对肺癌脑转移的早期诊断有至关重要的作用。另外,由于 MRI 在诊断脑膜转移瘤时可能存在误诊,对临床表现为癌性脑膜炎而 MRI 未见明确异常者,可能需要借助腰穿行脑脊液检查发现恶性细胞而加以明确诊断。

■ 四、预后因素

对 91 例Ⅲ期 NSCLC 研究发现,从诊断到出现脑转移的时间间隔是重要的预后因素,若 3 个月以后出现脑转移,其中位生存期、1 年、2 年生存率分别为 5.2 个月、22% 和 10%。另一项研究也发现:诊断Ⅲ期 NSCLC 肺癌后 3 个月以内及以后出现颅内转移其中位生存和 5 年生存率分别为 9.9 个月 *vs.* 18 个月,0% *vs.* 28.9%。广泛期 SCLC 是否有脑转移中位生存时间也明显不同(8 个月 *vs.* 13 个月)。

■ 五、治疗

肺癌一旦发生脑转移预后极差,是肺癌患者死亡的主要原因之一。发生脑转移后,如果不治疗,中位生存仅为 4 周。接受治疗后,其中位生存期为 3.1~12.0 个月。对于脑转移患者的预后估计,目前临床上常用的是 RTOG RPA(recursive partitioning analysis)分级系统,来评估患者是否采用积极的治疗,和预后生存期相关密切,以 KPS>70、年龄<65 岁、原发灶控制、无颅外转移的生存期最佳,为 17.1 个月;KPS<70 的仅为 2.3 个月,如虽 KPS>70、年龄<65 岁、原发灶控制,但有颅外转移,则和未控制原发灶一样,预后属第二级,生存期 4.2 个月。这一分级系统对于指导临床治疗以及临床试验设计都有很重要的意义。目前的治疗方法可以选择手术、放疗、化疗以及对症治疗。

（一）放射治疗

全脑放射治疗(WBRT)是多发脑转移患者的标准治疗方式,它可以将脑转移患者的中位生存时间延长到 4～6 个月,并且改善患者的生活质量。近 20 年来,全脑放疗的疗效一直维持在60%左右,尽管有很多学者致力于寻找更适合的放疗技术和剂量来提高疗效,但目前尚无确定的最佳放疗方式。

1. 常规全脑放疗的时间剂量分割　单纯全脑放疗可明显改善患者的生存时间。中位生存从不治疗的 1 个月上升到 6 个月。Nieder 等报道了 322 例患者接受不同剂量放疗的结果。剂量为 25～60 Gy 不等,显示有效率随着剂量的增加而增加,1 年失败率从 44%下降到 31%,但在完全消失率和生存时间方面无明显差别。Murray 等报道的 455 例加速超分割研究结果,1.6 Gy/次,2 次/d,总剂量 32 Gy,而后局部补量 22.4 Gy 与加速放疗 30 Gy/10 次的研究,中位生存期4.5 个月,1 年生存率分别为 16%与 19%。美国 RTOG 还进行了多个剂量水平的分割研究,目前 WBRT 治疗脑转移瘤的最佳时间剂量分割仍然不能确定。一般认为全脑放疗以DT4 000 cGy为宜,不大于 5 000 cGy,分割剂量以 200 cGy/次为宜。

2. 全脑放疗加局部补量　由于全脑放疗后局部未控达 1/3 以上,因此人们在全脑放疗后行χ刀或 γ 刀补量治疗,χ刀或 γ 刀治疗的目的为:①能从三维用一小视野确切照射肿瘤。②给予靶区高剂量。③能避免靶区外正常组织高剂量。多个作者的报道显示了相似的结果,在全脑放疗后加χ刀或 γ 刀补量治疗可以降低 1 年局部失败率,延长中位生存时间。Stafinski 等进行的荟萃分析显示,全脑放疗联用χ刀或 γ 刀补量治疗对单发脑转移患者生存有改善,但对多发脑转移者仅能改善局部控制率和提高生活质量,对生存并无改善,且副作用有所增加。

3. 立体放射治疗　立体放射治疗适合单发脑转移病变或少发病变的 NSCLC 患者。立体放射治疗对于局部控制较有优势,为 80%～90%,中位生存时间为 8～10 个月。

4. 软脑膜转移的放疗　应给予全脑全脊髓放疗,剂量为 2 000～4 000 cGy/2～4 周不等。鞘内注射 MTX(每次 10 mg),可以改善疗效,但需注意骨髓抑制。软脑膜转移患者预后极差,无效者中位生存仅为 1 个月。

对于一般状况好,有 3 个或以下颅内转移病灶,肿块<3 cm 且无颅外病灶进展的 NSCLC 可采用立体放射治疗。对于颅内病灶大于 3 个及小细胞肺癌脑转移的 WBRT 仍然是标准治疗。另外一个引人关注的问题是预防性脑放疗(PCI)。

（二）化学治疗与靶向治疗

1. 全脑放疗　总有效率为 60%左右,而且放疗有效的患者在日后的病程中还面临脑转移复发的风险,对于这些患者,目前没有标准的治疗策略。化疗在肺癌脑转移的治疗中地位并不高,一方面由于血脑屏障的存在,药物很难通过血脑屏障达到有效的治疗浓度;另一方面 NSCLC 并非化疗敏感型肿瘤,也限制了化疗在肺癌脑转移患者中的使用。但是,由于脑转移患者往往合并有颅外病灶,因此全身化疗也成为其治疗的一部分。近年来,随着一些新的靶向药物的出现,内科治疗在肺癌脑转移中的作用也得以提升。

2. 化学治疗 目前用于治疗 NSCLC 脑转移的化疗方案是以铂类为基础的联合方案。Robinet 等人探讨了化疗联合全脑放疗治疗 176 例肺癌脑转移患者的疗效。患者随机进入延迟放疗组(NP 方案化疗后加全脑放疗组,A 组)与同步放疗组(化疗开始即放疗,B 组)。结果提示,A 组颅内有效率为 27%,B 组为 33%,两组无统计学差异。此研究证明,化疗对肺癌脑转移有一定的疗效,当出现脑转移后,或经放疗后可能破坏了血脑屏障,会有利于化疗药物的进入,但是与放疗联合并未取得更好的疗效。曾经报道用难以跨过血脑屏障的药物研究,如 Bernado 等用吉西他滨、长春瑞滨和卡铂等药物治疗 NSCLC 脑转移,对脑转移有效的药物对颅外也有效。可透过血脑屏障的药物如替莫唑胺的研究发现,用替莫唑胺对比替莫唑胺联合 WBRT 可以提高近期缓解率(27.5% *vs.* 48%,$P < 0.031$),中位生存时间接近有统计学差异。对于 WBRT 治疗后再次进展的患者单独使用替莫唑胺治疗,近期缓解率接近 60%,中位生存时间约 7 个月。与 NSCLC 相比,SCLC 的化疗敏感性较高;而且由于 SCLC 属于全身性疾病,即使患者仅伴有颅脑单一部位受侵,也应按照系统性疾病的治疗策略进行治疗,因此,化疗是 SCLC 脑转移治疗的一个重要部分。在一些临床研究中发现,在伴有脑转移的初治患者中,化疗可以取得颅内病灶 50% 左右的疗效,为今后的进一步研究提供了证据。

3. 靶向治疗 吉非替尼和厄洛替尼同属小分子 EGFR - TKI 类药物,这类药物在女性、腺癌、非吸烟的东方人中取得了良好的疗效。进一步研究发现,此类药物的疗效与 EGFR 突变,特别是 19 外显子的突变相关。Ceresoli 等人进行了一项前瞻性临床试验,来观察吉非替尼在肺癌脑转移中的疗效。41 例脑转移患者,接受吉非替尼 250 mg,每日 1 次治疗,有效率为 10%,中位有效时间为 13.5 个月,显著优于化疗。在 Hotta 等人的回顾性研究中,14 例脑转移患者中有 7 例达到了部分缓解,提示吉非替尼可以穿透血脑屏障。厄洛替尼也有相似的报道。有趣的是,在 Sanjay 等人的个案报道中发现,一位高加索女性不吸烟肺癌脑转移患者,接受厄洛替尼 150 mg 每日 1 次治疗,脑转移灶缩小,而肺部病变进展。我国研究表明,吉非替尼单药治疗脑转移及其缓解率约 40%。在今后的工作中,能否将 EGFR - TKI 药物推向更前线的治疗,还需要更多的研究加以证实。

(三)手术治疗

由于肺癌脑转移以多发转移为主,因此手术治疗并非肺癌脑转移的主要治疗手段。但是对于单发脑转移患者,手术切除病灶可以快速改善症状,进而可能延长生存。在 Roy 等人的临床试验中,随机对比手术联合全脑放疗或单纯放疗对脑转移瘤治疗的疗效。结果显示,在 37 例 NSCLC 患者中,手术组的原位复发率明显低于放疗组(20% *vs.* 52%,$P < 0.02$);治疗后复发时间较对照组显著延长(> 59 周 *vs.* 21 周,$P < 0.000\ 1$),总生存时间分别为 40 周比 15 周($P < 0.01$),说明在单发脑转移患者中,综合考虑患者的症状、一般状态、颅内病变程度以及颅外病变的控制情况,结合对预计生存的判断,可以选择适合的患者进行手术切除治疗。

■ 六、小结

肺癌脑转移作为全身病变的一部分,其治疗应与全身治疗密切结合。但是由于其独特的生理结构,又决定了其治疗的特殊性。如何综合考虑患者的病情缓急、一般状态、病理类型以便更好地治疗患者,延长其生存期,是我们每一个临床医师的责任。尽管目前肺癌脑转移的治疗还不能令人满意,但是随着一些靶向药物的参与,令我们看到了治疗的希望。随着对肿瘤研究的深入进行,必将推动肺癌脑转移的治疗不断向前发展。

（林　琳　王子平）

第二节　肺癌骨转移的诊治

流行病学调查显示近 40％的肺癌患者会出现骨转移。肺癌骨转移以溶骨性为主,也有混合型。

一、肺癌骨转移诊断

肺癌骨转移的诊断需要具备两项基本条件:一是获得组织病理学活细胞病理学诊断,确诊原发性肺癌。二是影像学(X线片、CT扫描或 MRI 扫描)确诊骨转移,全身骨显像所发现的"热区"中,约 10％为假阳性,故全身骨显像只能作为全身骨转移的筛查,通常对全身骨显像阳性的部位再行 X 线平片,或 CT 扫描,或 MRI 扫描检查进一步证实,当骨小梁破坏达 50％以上,并且直径达 1.0～1.5 cm 时,才可能形成在 X 线平片上可见的骨转移灶。必要时可视骨转移病灶及骨活检的安全性,考虑进行骨转移病灶活检及病理学检查。骨代谢生化指标可作为参考(表 20 - 1)。

表 20 - 1　成骨性生化指标和溶骨性生化指标

名　称	破骨活性	名　称	成骨活性
Hyp	羟脯氨酸	T - ALP	血总碱性磷酸酶
TRACP	抗酒石酸酸性磷酸酶	B - ALP 或 BAP	骨碱性磷酸酶
PyD, D - PyD	尿吡啶啉和脱氧吡啶啉	BGP	血清骨钙素
NTX 和 CTX	I 型胶原交联 N 端肽和 C 端肽	PICP 和 PINP	I 型前胶原 C 端肽和 N 端肽

NTX 代谢受食物影响很小,被认为是骨分解破坏特异性最高的骨代谢指标。NTX 诊断骨转移的灵敏度为 79.4％,特异度为 80.6％,诊断准确度为 80％。尿 NTX、血 ICTP 是判断骨转移的溶骨性骨代谢重要生化指标,骨特异性碱性磷酸酶(sBALP)是判断成骨性骨代谢异常指标。

二、肺癌骨转移的治疗

肺癌骨转移的基本治疗目标:①缓解疼痛,恢复功能。②预防或延缓骨骼并发症(skeletal related event,SRE)的发生。骨骼并发症的定义为:病理性骨折、脊髓受压、骨放射治疗、骨科手术、高钙血症。

有效的治疗手段包括以下几项:①全身性抗肿瘤治疗(化疗、生物靶向治疗等)。②手术治疗。③放射治疗(包括放射性核素的内照射治疗)。④镇痛治疗。⑤双膦酸盐治疗。这几种治疗均可治疗骨转移,治疗和预防骨转移引起的 SRE,同时提高患者的生活质量。

骨痛是骨转移最主要的临床症状之一,骨痛可能的机制为:①被转移癌破坏的骨组织释放前列腺素、缓激肽等,刺激骨内膜的神经末梢。②转移癌逐渐长大,牵拉骨膜。③骨折。④转移癌侵犯周围神经组织。⑤周围肌肉的紧张性疼痛。三阶梯止痛治疗是重要的姑息治疗方法,减轻临床症状。评估疼痛程度,询问疼痛部位;疼痛性质;伴发症状,了解癌症疼痛既往及目前正在接受的止痛治疗的方法,还应该了解与患者疼痛相关的心理社会因素等特殊问题。

骨转移病灶虽然可能是多发性多病灶改变,但是治疗前需预测骨转移患者发生病理性骨折的风险,包括疼痛性溶骨性病灶累及骨皮质,大于骨的横切面直径;疼痛性骨皮质病灶长度＞2.5 cm;放射治疗后出现疼痛性病损;X线平片股骨等负重部位局部骨皮质坡缓长度＞2.5 cm,骨皮质破坏厚度达＞30％时骨转移病灶发生病理性骨折的风险较大。当骨转移病灶小于骨骼直径2/3时,骨折发生率低(5％),需要运用 MRI 或 CT 扫描来提高预测病理性骨折的危险。脊柱转移的患者中近20％发生骨髓压迫症。对于治疗前已出现行走障碍的患者,如果诊断延迟,或是未进行紧急治疗,只有25％的患者可能在治疗后恢复行走能力。

高钙血症的主要临床表现是神经系统、肾脏、胃肠功能失调,其中以神经系统功能紊乱症状为明显。嗜睡、意识模糊、反射减低、肌无力、震颤、冷漠或焦虑不安、肾脏功能紊乱、胃肠道功能紊乱。实验室检查亦可显示低血钾,血清尿素氮和肌酸酐水平增高。代谢性低氯性碱中毒、高钙血症严重时可导致严重脱水、氮质血症,常在校正后血清钙(CSC)浓度≥3 mmol/L(12 mg/dl)时发生。

(一) 双膦酸盐治疗肿瘤骨转移

1. 双膦酸盐抗肿瘤骨转移的作用机制　　在骨骼更新和骨肿瘤并发症的进展中,破骨细胞活性的增加是一个重要因素,所以抑制破骨细胞活性的药物可以治疗骨转移癌和预防骨骼相关的病变。双膦酸盐是人工合成的焦膦酸盐类似物,具有一个稳定的 PCP 键,可以与骨皮质中的无机物结合(而且优先与骨重建活跃的区域结合)。一旦结合,双膦酸盐不仅抑制了骨质的羟基磷灰石的溶解,而且直接影响成熟破骨细胞代谢和功能,减少破骨细胞的再吸收活性,能够抵抗破骨细胞的溶解作用,延缓转移的发展。抑制破骨细胞活性的机制包括细胞支架的改变,酶活性的改变和细胞凋亡的诱导。

现在有很多临床前证据说明,含氮双膦酸盐有抗肿瘤活性。有直接的抗肿瘤活性(细胞抑制和细胞凋亡),调节骨转移的微环境,减少细胞因子的产生,还抑制肿瘤细胞扩散、侵犯及与骨基质的黏附,抑制血管生成、免疫活性。

双膦酸盐最主要的抗肿瘤转移机制是导致破骨细胞和肿瘤细胞的凋亡。非氨基双膦酸盐通过 ATP/ADP 移位酶断裂,产生 ATP 类似物的直接代谢使细胞凋亡。而氨基双膦酸盐通过抑制焦膦酸法尼酯合成酶,抑制甲羟戊酸生物合成途径来抑制肿瘤细胞的生长,降低 ras 蛋白的异戊烯化,阻碍 ras 蛋白膜附着和功能,使线粒体释放细胞色素 C 到胞质中,激发 caspase - 3,发生caspase 的级联反应,调节 bcl - 2 表达来抑制肿瘤细胞的生长。对于不同肿瘤细胞株,双膦酸盐起作用的浓度范围很大,从 $5\sim2\,000\ \mu m$。双膦酸盐对抑制骨髓瘤细胞、乳腺癌细胞、前列腺癌细胞、肺癌和肉瘤细胞都呈时间剂量依赖。

体外体内试验发现氨基双膦酸盐与不同的抗肿瘤药物联合有协同作用。Jagdev 第一个报道:发现唑来膦酸联合泰素能提高 MCF - 7 乳腺癌瘤株的凋亡,是二个单药的 4 倍。同样,依班膦酸和唑来膦酸都能加强表柔比星联合泰素帝抑制乳癌瘤株,中国学者报道唑来膦酸对肺癌细胞 A-549 有抑制作用,首先表现为细胞周期阻滞,继而出现细胞凋亡,呈剂量、时间依赖性,并且与泰索帝联用可以提高细胞凋亡率,与顺铂联用也有协同作用。Matsumoto 等的体内体外实验结果提示,唑来膦酸单药能抑制甲羟戊酸生物合成途径,抑制焦膦酸法尼酯合成酶,抑制 ras 相关蛋白的法尼基化导致凋亡,抑制了小细胞肺癌株(SBC-3)12 株中 8 株的生长,唑来膦酸单药抑制肿瘤细胞不完全;在体内试验中显示,与不同的细胞毒药物泰素、VP16、顺铂 CPT-11 合用都有协同抑制骨转移作用。上海胸科医院陆舜等的报道显示:在荷高骨转移非腺癌的裸鼠上,唑来膦酸联合泰素抑制肺腺癌骨转移有协同作用。另外,与伊马替尼(Gleeve)合用,酪氨酸激酶抑制剂吉非替尼(gefitinib)联合使用,体外、体内试验显示了它们抗肿瘤的协同作用,诱导肿瘤细胞凋亡,调节有丝分裂因子、血管源性因子和细胞调控因子的表达,对肿瘤生长的抑制效果和蛋白表达的调控效果都非常明显。

在被称为"种子和土壤机制"的恶性循环中,唑来膦酸通过降低破骨细胞活性抑制骨基质中转移生长因子 B(TGF-B)和胰岛素样生长因子-I(IGF-I)以及其他肽类的释放,从而打破此循环,抑制肿瘤细胞生长。除转移生长因子 B(TGF-B)和胰岛素样生长因子-I(IGF-I)外,其他肿瘤生长因子也可能发挥作用。例如,IL-6,基质金属蛋白酶(MMPs)。双膦酸盐直接或间接地抑制了肿瘤细胞因子,打破骨转移的恶性循环。米诺膦酸对鳞癌植入咬肌的骨转移模型治疗中,不但减少了骨转移,而且 TRAP 染色显示破骨细胞减少,降低了 IL-6、PTHrP、THF-a、和 RANK 的 mRNA 表达,说明双膦酸盐不但抑制肿瘤细胞而且抑制细胞因子。

黏附是癌细胞骨转移中重要一环。双膦酸盐显示能抑制肿瘤细胞黏附细胞外基质蛋白,抑制肿瘤侵袭和转移。氨基双膦酸盐预先处理前列腺癌和乳腺癌细胞后,癌细胞便不能黏附到骨细胞外基质上。预先用氨基双膦酸盐处理牛皮质骨片后,可抑制乳腺癌细胞黏附其上。唑来膦酸抑制了 MMP-2 和 MMP-9 的产生,抑制肿瘤黏附和侵袭。对氨基双膦酸盐抑制癌细胞黏附的一种解释是:唑来膦酸通过锌指结构抑制骨基质金属蛋白酶 MMPs 的分泌和该酶活性。但研究发现,这种抑制作用只有在高浓度才出现。近来的研究表明,唑来膦酸可剂量依赖地抑制 MCF-7 和 MDA-MB-231 乳癌细胞黏附到不同的基质蛋白,这种抑制效果是通过增加广谱 caspase 抑制剂,增加甲羟戊酸生物合成途径,增加焦膦酸法尼酯合成酶来逆转。阿伦膦酸也得到同样结果。因此,双膦酸盐是通过抑制甲羟戊酸生物合成途径,抑制焦膦酸法尼酯合成酶来抗肿瘤黏附和转移的。

唑来膦酸抗肿瘤的作用可部分用抗血管生成理论来解释。Wood 等发现成纤维细胞生长因子(bFGF)和血管内皮生长因子(VEGF)可促进细胞增殖;这种增殖可被唑来膦酸抑制。唑来膦酸、依班膦酸还抑制鼠前列腺和骨的血管生成。唑来膦酸通过抑制巨噬细胞和基质金属蛋白酶活性,抑制血管生成"开关"MMP-9,抑制新生上皮和新生内皮,抑制 VEGF 和 VEGFR 水平,减少肿瘤与骨间的血管生成。

唑来膦酸抗肿瘤作用可能与成骨细胞有关。多发性骨髓瘤细胞刺激成骨细胞分泌 TRANCE,也促进骨基质细胞转录 IL-6。成骨细胞源性因子(如 IL-6、成纤维细胞生长因子和转移生长因子 B)可促进肿瘤生长和生存,而双膦酸盐抑制这些因子。例如,帕米膦酸和唑来膦酸在浓度<1 μmol/L 时可抑制骨髓基质细胞产生 IL-6。另有报道,唑来膦酸是通过刺激成骨细胞产生破骨细胞抑制因子来抑制骨吸收。

此外,唑来膦酸还有调节免疫功能特点,如 γ/δT 细胞。γ/δT 细胞是人周围血 T 细胞的小的亚群,能辨别低分子量、带必需膦酸残基的非肽性化合物。氨基双膦酸盐可导致 γ/δT 细胞泛化和活化,从而使膦酸化抗原堆积,并增加 INF－γ 的产生,加强对癌细胞的监视作用。Kunzmann 等第一次报道:体内体外试验显示氨基双膦酸盐能激活 γ/δT 细胞。目前已证实唑来膦酸在实体瘤患者上能活化 γ/δT 细胞。

2. 双膦酸盐的循证医学证据　唑来膦酸治疗 NSCLC 骨转移的 Ⅲ 期临床研究(011 研究)是一项国际、多中心、随机、双盲、安慰剂对照临床研究,目的是评估唑来膦酸 4 mg 与抗癌治疗联合应用,在对恶性肿瘤骨转移的骨相关事件,即骨转移的骨骼并发症的防治疗效。773 例恶性肿瘤骨转移患者入组,其中原发肿瘤为非小细胞肺癌患者占 50%。用药 9 个月内至少出现一处骨相关事件(加或不加高钙血症)的患者比例,列为评价唑来膦酸治疗非小细胞肺癌骨转移引起的骨相关事件疗效的次要指标。次要评价指标还包括:至首次出现第一次骨相关事件的时间,骨骼并发症发病率(skel-etal morbidity rate, SMR,定义为:SRE 数目/年)等。结果:唑来膦酸 4 mg 组的首次病理性骨折的发生时间显著迟于安慰剂组的发病时间,分别为 238 d 和 161 d, $P=0.031$。非小细胞肺癌亚组的骨相关事件发生风险降低 32%。

Wong 等 Meta 分析结果显示,双膦酸盐是骨与放疗及镇痛药物综合治疗骨转移疼痛的重要组成部分。国内发表文章关于氯屈膦酸或帕米膦酸的临床应用观察结果,同样显示双膦酸盐具有较好的镇痛效果,但大多病例数较少,且为非随机对照研究。

常用双膦酸盐的用量和用法:第一代为氯屈膦酸盐口服起始剂量为 1 600 mg/d,如临床需要剂量可增加,但不宜超过 3 200 mg/d,第二代为帕米膦酸盐 90 mg,静滴>2 h,每 3～4 周重复;第三代为唑来膦酸盐 4 mg,静滴>15 min,每 3～4 周重复。

3. 不良反应　双膦酸盐与抗癌细胞毒类化疗药及镇痛药相比较,双膦酸盐的不良反应明显少且较轻。因此,双膦酸盐作为骨转移治疗的基础药物长期用药,而且可以与镇痛药、化疗药、放疗等治疗联合应用。因可能长期应用双膦酸盐类药物,因此需要深入了解双膦酸盐类药物的少见不良反应及用药注意事项。

双膦酸盐最常见的不良反应是流感样症状,包括疲劳、寒战、不适感和面部潮红(约 9%),骨痛(9.1%)、发热(7.2%)、腹痛、恶心、消化不良、便秘、腹泻(7%)、疲乏(4.1%)、寒战(2.8%)以及关节痛和肌痛(约 3%)。肾钙分泌减少常伴有不需要治疗的无症状的血浆膦酸盐水平降低(约 20% 的患者)。约 3% 的患者会出现无症状的低钙血症。

血肌酐和血尿素氮升高,Berenson 在双膦酸盐应用的肾脏监测指南中指出,首次注射使用双膦酸盐前 7～10 d 应进行血肌酐监测;当血肌酐≥正常值 2 倍或正常的基础血肌酐水平增加≥0.5 mg/dl 时应暂停治疗,直至血肌酐水平恢复到正常值 10% 范围内。如果 4～8 周内仍无法恢复,应该停止双膦酸盐。建议双膦酸盐用药过程的监测:对于血清肌酐<3 mg/dl 的患者不需调整剂量;避免静脉滴注速度过快,帕米膦酸静脉滴注时间应>2 h,唑来膦酸静脉滴注时间应>15 min。建议所有接受双膦酸盐治疗的患者定期(3～6 个月)监测尿蛋白,如 24 h 尿蛋白>500 mg 应考虑停药直到患者肾功能恢复正常。Yanik B 等研究表明口服双膦酸盐类药物并不明显影响肾功能,而静脉给药时确实更易引起肾毒性,特别是快速静脉给药(一般指时间≤15 min)会造成严重肾毒性已得到广泛认可。Guarneri V 等评价静脉持续给予双膦酸盐类药物超过 2 年后的肾功能变化,结果 57 例患者中有 10 例死于病情进展,7 例肌酐显著升高,10例终止用药(其中 1 例为肌酐过高,6 例为医师终止,3 例发生颌骨坏死)。在双膦酸盐使用过程中应尽可能避免或减少使用可能损害肾功能的药物,包括非类固醇类抗炎药、沙利度胺、放射性造影剂等。

颌骨坏死:近年国外报道,用双膦酸盐后极少患者发生颌骨坏死(ONJ)。双膦酸盐治疗相关的颌骨坏死发生机制不明。主要发生在长期用双膦酸盐的患者,而且主要发生于多发性骨髓瘤长期用双膦酸盐的患者。ADRAC 发出通知要求关注与使用双膦酸盐类有关的颌骨坏死,至 2006 年 6 月,该机构已收到 106 个此类不良反应报道,其中唑来膦酸(IV)69 例,帕米膦酸盐(IV)33 例,阿仑膦酸盐(oral)19 例,利塞膦酸盐(oral)2 例,氯膦酸盐(IV and oral)和依班膦酸盐(IV)各 1 例。用双膦酸盐后发生颌骨坏死的患者大多在近年接受过拔牙或影响颌骨的口腔外科手术治疗。双膦酸盐治疗所致颌骨坏死的其他危险因素,包括癌症疾病本身、合并治疗(如化疗、放射治疗和皮质激素)与并发症(如贫血、凝血疾病、感染、已存在的口腔疾病)。

4. 双膦酸盐开始用药、持续用药及停药时间 晚期恶性肿瘤一旦确诊骨转移,就应该考虑用双膦酸盐,即使肿瘤病情进展,双膦酸盐仍然可能作为骨转移治疗的基础用药。骨转移患者发生高钙血症时,双膦酸盐就更为重要。从双膦酸盐治疗获益的骨转移患者,绝大多数是那些长期用双膦酸盐的患者。因此,如果情况允许及无用药禁忌证,建议骨转移患者长期用双膦酸盐,以最大限度从双膦酸盐治疗中获益,直到患者不能耐受,在一般情况下不少于 6 个月。评估患者是否从双膦酸盐治疗中获益,也不应该以骨疼痛是否得到缓解为评估疗效的标准。停用双膦酸盐的主要指征是患者出现不能耐受药物不良反应。目前只有唑来膦酸有肺癌骨转移的适应证。骨转移病灶被认为是不可测量病灶,临床研究评估双膦酸盐治疗骨转移的疗效的指标,主要评估骨相关事件发生风险。

5. 双膦酸盐用药的临床观点

(1) 双膦酸盐不能代替抗癌治疗:双膦酸盐用于治疗恶性肿瘤骨转移的主要目的是缓解症状,减少骨相关事件,减少因处理骨相关事件所造成的额外医疗照顾费用,改善生活质量。骨转移患者常常需要接受不同的药物及不同的方法抗癌及对症支持治疗,双膦酸盐不能代替抗癌治疗。双膦酸盐可以与化疗、放疗、手术、内分泌治疗、镇痛药等治疗联合,因此双膦酸盐成为骨转移治疗的基础用药。

(2) 骨转移疼痛患者的治疗:双膦酸盐不能取代现有标准的骨转移疼痛治疗,但是可以与阿片类镇痛药联合用药。骨转移疼痛患者的镇痛药物选择的基本原则和方法,仍然遵循 WHO 三阶梯镇痛治疗原则。

(3) 骨代谢生化指标的作用:研究表明骨代谢生化指标可能较灵敏反映骨转移所致的骨破坏状态。张力教授报道,在非小细胞肺癌(NSCLC)患者中,骨代谢标志物 N-端肽(NTX)可能是预测骨转移的最有用指标,骨唾液酸蛋白(BSP)表达增强可预测手术时骨转移的危险,骨特异性碱性磷酸酶(BALP)和 NTX 水平高者唑来膦酸治疗效果好。最近有三项大规模随机临床试验研究了骨转移患者在接受双膦酸盐治疗期间的骨代谢标志物变化及预后。结果显示,治疗后 NTX 下降者与仍然较高者相比,前者发生第一次 SRE 时间延迟,死亡、骨转移、SRE 发生危险都显著降低。肺癌患者也如此,接受双膦酸盐治疗后 NTX 下降者值得继续治疗,而不下降者继续治疗的意义不大。尿 NTX 高水平患者的肿瘤相关死亡风险是尿 NTX 值低水平患者的 4～6 倍,骨碱性磷酸酶水平也显示出与临床预后的负相关性。

（二）骨转移的放射治疗

放射治疗是恶性肿瘤骨转移姑息治疗的有效方法。放射治疗的照射方法分为体外照射和体内照射两类，体外照射即采用直线加速器或^{60}钴治疗机放射治疗，体内照射即放射性核素治疗。

1. 体外照射适应证　体外照射主要用于有症状的骨转移灶，用于缓解疼痛及恢复功能；选择性用于负重部位骨转移的预防性放疗，如脊柱或股骨转移；促进病理性骨折的愈合；控制或稳定骨转移病灶的病情恶化进展。骨转移的放射治疗不是以治愈为目的，应以骨转移灶局部姑息治疗为目标，避免过量照射。Adamietz IA 等报道德国有 17％的肺癌骨转移的患者进行了放射治疗，Delea T 等鉴定了 534 个肺癌骨转移的患者，295(55％)个发生了骨相关事件(SREs)，其中放射治疗的占 68％，中位生存期为 4.1 个月(95％ CI：3.6～5.5)。可见，多数肺癌骨转移的患者要接受放射治疗。Cochrane 系统的评价证实了姑息性放疗对肿瘤骨转移的疗效。对 1 580 名患者的观察发现 395 名患者在放疗一个月后获得疼痛的完全缓解，NNT＝4.2 (95％ CI：3.1～4.7)，而对另外 1 636 患者的观察发现 575 人能够在 1 个月后获得 50％缓解，NNT＝3.1 (95％ CI：2.9～3.5)。

骨转移姑息性放射治疗的体外照射需要根据病史、体检、骨影像学及三维成像所得的资料确定放射野。常用剂量及分割方法有三种方案：300 cGy/次，共 10 次；400 cGy/次，共 5 次；800 cGy/次，单次照射。但对其最佳剂量和最佳分割方案，在肿瘤放射治疗专家之间仍然还存在一些争议。①单次大分割和多分割的比较：Jackson SAI-YIU WU 等对此做了系统的循证评价，作者用 META 分析了 8 个单次大分割(8～10 Gy)和多分割(平均 20 Gy/5 次，20 Gy/5～30 Gy/10)的实验，研究了 3 260 个随机患者(乳腺癌、前列腺癌、肺癌等恶性肿瘤骨转移的患者)，单分割和多分割对骨转移疼痛的完全缓解率分别为：539(33.4％)/1 631 和 523(32.3％)/1 618，危险因子 1.03(95％ CI：0.94～1.14，P＝0.5)；总的有效率为：单分割的为 1 011(62.1％)/1 629，多分割为 958(58.7％)/1 631 危险因子 1.05(95％ CI：1.00～1.11，P＝0.04)，但对可评估的患者(能提供原始数据的患者，早期死亡和因健康衰退而失随访的患者除外)进行了敏感性分析，总的有效率是近似的，单分割 RT：1 011(72.7％)/1 391，多分割 RT：958(72.5％)/(危险因子 1.00，P＝0.9)。因此在姑息性止痛的疗效上单分割和多分割是相似的。单次照射的优点是近期疗效与不良反应与多次分割照射相同，治疗周期短，费用低，特别适用于预期生存时间短的骨转移患者，也适于活动及搬动困难的骨转移患者。②多分割之间的比较：RTOG 对 759 例骨转移患者接受不同放射治疗方案的随机对照研究。研究 5 种放射治疗的分割方案：5 种体外照射的剂量及分割方案：270 cGy/次，共 15 次；300 cGy/次，共 10 次；300 cGy/次，共 5 次；400 cGy/次，共 5 次；500 cGy/次，共 5 次。结果显示，放射治疗缓解骨疼痛的总有效率 90％，其中疼痛完全缓解为 54％。不同放疗方式缓解骨疼痛的疗效相比较，各分次照射组之间的疗效无显著差异。WU 运用生物等效剂量没有揭示各个分割(单次 8 Gy 到 15 次 40 Gy)之间存在剂量-效应的线性关系。文章分析了 BED10(biologic effective dose)截止值分别为 30 Gy 和 35 Gy 的各个分割方法之间的量效关系(其中 α/β 为 10 Gy)，未能发现高或低的剂量治疗的效应存在不同，相同的方法用于可评估的患者(进行敏感分析的)也未发现不同。对此结果考虑可能与骨转移的机制有关，BED 反映的是在单位时间内受到 N 次 d Gy 的照射细胞存活的份额，公式为：$[N_1 \times d_1] \times [1 + d_1/(\alpha/\beta)] = [N_2 \times d_2] \times [1 + d_2/(\alpha/\beta)]$。尽管剂量分割情况不同，相等的剂量因子值对应相同的生物效应终点，这是等剂量因子的等效原理。可这不能完全运用于骨转移的放疗，因为骨转移的放疗是以缓解疼痛为效应终点,而引起疼痛的原因是多样化的,并不是单一生物学效应。有专家认为,采用更大剂量和更长疗程放疗方案可能更有效控制骨转移病变。

再次放疗率的比较:荷兰骨转移研究组研究单次 8 Gy 和多次共 24 Gy 的再放疗率:8 Gy (SF)为 24%,24 Gy (MF)为 6% ($P<0.001$)。第一次治疗的有效率:71%(SF)vs. 73%(MF) ($P=0.84$),再次治疗后增加了单分割的有效率 75%(SF)而多分割没改变($P=0.54$)。对于最初治疗无效的患者再次放疗的有效率:66% SF vs. 33% MF ($P=0.13$);对于最初治疗但疼痛进展的患者的再次放疗有效率为:70% SF vs. 57% MF ($P=0.24$)。Jackson SAI-YIU WU 等评价了 7 个实验的数据,显示低分割和低剂量的再次放疗率高,但是这些实验数据无混合性,缺少对再次放疗的统一指证,不能运用 Meta 分析。由次可见,似乎单次分割对于再次放疗的可能性要高于多分割放疗。针对骨转移的不同转移病灶部位,进行再次放疗已常用于临床治疗。但是,针对骨转移的同一转移病灶部位进行再次放疗是否安全有效,值得探讨。

体外照射局部放疗:70%患者的镇痛疗效维持>3 个月或者死亡。放射治疗后骨转移疼痛症状缓解显效时间大多数在放射治疗 10~14 d 后开始显效。放疗后如果疼痛无缓解甚至加重,应该考虑到可能合并有神经损伤、脊髓压迫或其他骨病变。

对于不同分割剂量的放疗副反应方面的比较:Koswig 和 Budach 随访多种分割照射后 6 个月的患者,用 CT 测量骨密度,发现如下:30 Gy/10F 的骨密度平均增加 173%;8 Gy 单次的骨密度增加 120%($P<0.001$)。但是作者没有评估治疗后的病理性骨折的发生率。荷兰骨转移研究组对通过三次观察判断损伤,研究 8 Gy/SF 和 4 Gy/6F 的治疗副反应,102 个患者有 14 例发生了病理性骨折,8 Gy/SF 的发生率为 23%(10/44),中位期为 7 周;4 Gy/6F 为 7%(4/58),中位期为 20 周。值得注意的是,皮质受累半径>30 mm 有显著的骨折预期性。RTOG7402 研究报道了 40 Gy/15F 和 20 Gy/5F 的病理性骨折发生率分别为:18% vs. 4%($P=0.02$)。上述研究显示单次大剂量或总剂量高的放疗的病理性骨折的发生率高。但由于研究病例较少,没有循证价值。目前,评估病理性骨折的文献较少,原因是骨转移的患者生存期短,而骨是晚发反应组织,正常骨放疗后一年出现放射改变,2 年后明显。多数患者不能完成随访时间,而且病理性骨折的机制有待进一步明确。

总之,放疗在骨转移的姑息止痛治疗中仍占主要的地位,循证医学究显示,单次分割和多分割的疗效近似,从再次治疗的可能性和方便患者以及其临床经济学方面考虑,单分割放疗更应该被推崇,但单分割的最适剂量有待进一步研究。在放疗同时运用双膦酸盐类和促红细胞生成素等辅助治疗将有助于进一步提高疗效和患者的生活质量。

2. 全身放射性核素治疗 全身放射性核素体内照射治疗对于缓解全身广泛性骨转移的骨疼痛有效。全身性放射性核素治疗缓解症状显效迅速,而且放射性核素具有一定选择性聚集于转移病灶区。但就局部照射剂量而言,放射性核素内照射治疗的局部剂量明显低于体外照射,控制局部肿瘤病变的作用也相对较弱。

用于恶性肿瘤骨转移内照射的放射性核素有^{89}Sr、^{131}I、^{153}Sa、^{32}P、^{166}Ho - DOTMP、^{186}Re - HEDP、^{185}Rh。^{89}Sr 是目前临床上用于骨转移内照射治疗最常用的放射性核素。全身性放射性核素治疗的骨髓抑制发生率相对较高,而且恢复较慢(约 12 周)。曾接受过大剂量化疗的患者容易发生严重的骨髓抑制。约 10%的患者在接受放射性核素治疗骨转移的初期,出现短暂疼痛加重现象。放射性核素治疗禁用于硬脑膜外的病变、骨髓抑制的骨转移患者;慎用于脊柱明显破坏或有明显的病理性骨折风险的患者。放射性核素内照射治疗缓解骨疼痛的总有效率 51％～92％,缓解疼痛持续作用时间 1～6 个月。放射治疗对缓解骨转移的骨疼痛症状及控制肿瘤有效,但对由于溶骨性肿瘤所造成的骨基质缺失的作用有限。

（三）骨转移的手术治疗

1. 手术治疗　早期发现骨破坏,选择合适的时机进行预防病理骨折的治疗。

预防性内固定的指征:①X 线平片 50％骨皮质被破坏。②股骨近端病变超过 2.5 cm。③股骨小粗隆有病理撕脱骨折。④放疗后仍有应力性持续性疼痛者。预防性内固定原则:①任何操作都应防止骨折发生,病理骨折的发生将影响患者的预后,降低生存率。②为了不破坏外骨膜的血运,尽力减少对骨周围软组织的损伤。③骨壳破坏不大者,可用闭合性髓内针技术。破坏广泛者应切开清除肿瘤,填充骨水泥和应用内固定。④对肿瘤应尽力进行大块切除;血运丰富者术前可行动脉栓塞治疗。

脊柱转移瘤最常见,好发于胸腰椎。肺癌多发生于胸椎。首先强调要严格掌握手术适应证。手术治疗的主要适应证为进行性神经功能损害、疼痛经非手术治疗无效者。当脊柱不稳及畸形,或椎间盘、骨折片压迫脊髓、马尾和(或)神经根时,也应考虑手术治疗。此外,对放疗不敏感的转移型肿瘤或经放疗后肿瘤复发压迫脊髓者,均为手术治疗指征。Harrington 根据影像学及神经学检查,将脊柱转移性肿瘤分为以下 5 个等级:Ⅰ级,无神经损害或仅有轻微感觉障碍;Ⅱ级,骨质破坏但无椎体塌陷或脊柱不稳;Ⅲ级,明显神经(感觉或运动)损害但无骨质破坏;Ⅳ级,椎体塌陷伴疼痛或不稳,但无明显神经损害表现;Ⅴ级,椎体塌陷/脊柱不稳合并明显神经损害。Wise等认为,Ⅳ～Ⅴ级为手术适应证范围,Ⅰ～Ⅲ级仅在需取活检时方有手术指征。手术目的在于缓解或减轻疼痛、神经减压及稳定脊柱。尽管手术常属姑息性质,但由于改善或保证了患者的生命质量,手术仍具有积极意义。

手术方法有:①前路减压固定术。②后路减压固定术。③前侧路减压固定术。④前后路联合固定术。

2. 骨水泥成形术(bone cementoplasty)或骨成形术(osteoplasty)　为骨转移的外科治疗扩大了指征,提高了疗效。经皮将骨水泥注入病灶部位,以期达到稳定骨折、减轻疼痛甚或治疗肿瘤的作用,治疗范围涉及几乎所有骨转移部位。包括经皮椎体成形术(percutaneous vertebroplasty)和后凸成形术(kyphoplasty)、骨盆成形术(pelvic osteoplasty)、骶肛门会阴成形术(sacroplasty)及四肢骨转移癌的骨水泥灌注术等一系列微创方法。由于创伤小、手术时间短,能明显改善骨转移瘤患者的临床症状,提高生活质量,因而成为治疗骨转移瘤的一种有效的姑息方法。

（1）适应证:经皮骨水泥成形术用于肿瘤治疗时,特别适合于溶骨性骨转移瘤、骨髓瘤,其他还有骨淋巴瘤、良性椎体血管瘤等。其应用范围已拓展到包括高位颈椎、骨盆、四肢长骨及肩胛骨、肋骨等部位。但 Afshin 等认为由于骨水泥的稳定作用而仅限于承重骨。

（2）禁忌证:①严重神经系统疾患或全身情况差难以耐受手术及麻醉。②未经治疗的凝血障碍。③肿瘤侵及重要的脏器、神经、血管。④活动性感染;其他如病变有 5 处以上转移灶或广泛性弥漫性转移也应视为绝对禁忌证。经皮椎体成形术治疗恶性椎体病变的禁忌证包括:病理性骨折片后移,椎管狭窄超过 20％;成骨性恶性肿瘤;肿瘤突入椎管内;广泛椎体、椎弓根破坏,尤其是椎体后缘骨皮质破坏(注射骨水泥时容易造成外渗,侵犯脊髓和神经根)。

骨水泥成形术作为一种微创手术能带来即时和长期的止痛效果,并且并发症发生率低,一般在术后4～72 h后80%以上的患者疼痛显著减轻或消失,因止痛及骨关节稳定性加强而活动能力加强,生活质量明显提高。Afshin等10年回顾,83%骨肿瘤患者认为椎体部位骨水泥成形术能明显改善生活质量并有良好的止痛效果。

骨水泥成形术最常见的并发症为灌注剂渗漏。骨水泥成形术一般存在不同程度的渗漏,因而可能压迫周围血管神经和重要脏器。脊柱转移瘤应用球囊后渗漏率恶性肿瘤为5%～8%,其中3%～6%发生短暂的神经根损伤症状,用药后常能缓解,其中2%～3%的患者需手术减压。

（周　箴）

第三节　肺癌肝转移的诊治

肝转移瘤是肝脏最常见的恶性肿瘤。肝血窦覆衬的内皮细胞排列不连续,与细胞外间隙呈开放性沟通,肿瘤细胞容易自血窦逸出至肝实质着床,另外,肝脏为双重供血,且末梢血管丰富,当瘤栓较大时容易停留着床于此。这一解剖特性导致肝脏成为最常发生转移瘤的器官之一。肺癌细胞经体循环-肝动脉抵达肝脏,据统计,30%～45%的非小细胞肺癌及17%～34%的小细胞肺癌存在肝转移,发生率仅次于脑转移,是预后不良的重要标志,男女比例为1∶1。年龄多在50～70岁,肝功能损害加重恶病质甚至成为直接死因,但多数患者并非直接死于肝转移,可能死于原发病灶的进展。表20-2是笔者所在医院近10年来接受介入治疗的肿瘤情况。

表20-2　中国医学科学院肿瘤医院1998～2008年肝介入治疗患者的病理构成

来源	例数	百分比(%)	来源	例数	百分比(%)
肺癌	156	8.2	胃癌	228	11.9
肝癌	283	14.8	胰腺癌	229	12.0
结肠癌	546	28.6	其他	271	14.2
乳腺癌	132	6.9	总计	1 909	100.0
食管癌	64	3.4			

■ 一、临床表现

惟一的体征就是肝脏肿大,有时可扪及肝脏边缘不齐。30%肝转移患者其肝脏大小没有变化。当肝脏肿大或转移瘤近胆管时会出现黄疸,这时肝功能也会出现变化。患者会出现身体不适伴体重减轻,腹部因肝肿大而膨隆,可能伴有腹水。出现腹水意味着出现肝脏播散,为终末期的表现。

■ 二、影像学检查

肺癌肝转移的临床症状隐匿,一般是在肿瘤分期或随诊时进行影像学检查时发现。到出现肝功能异常或腹痛,食欲下降,甚至发现腹部包块时,往往肝转移已达到很严重的程度。

（一）超声成像检查

是筛查肺癌有无肝转移的首选影像检查方法。多普勒超声有助于检出肿瘤的血供情况,超声导引下穿刺活检有助于病变定性。其局限性为:

（1）受肠内气体干扰及患者体型所限,有时检查不满意。

（2）位于肝顶部(紧邻横膈部分)病变的效果欠佳。

（3）不易检出等回声的病变。

（4）检查准确性与操作者的技术、经验和责任心相关。

（5）扫查切面方向过于灵活,影响病变对比的准确性。

（6）有脂肪肝、肝硬化背景的转移瘤不易检出。

（7）合并胸水者可能导致漏诊。

肺癌肝转移超声声像图具有特征性。肿块边缘出现弱回声晕带及结节外围暗环是肝转移癌的特征表现;靶环征及牛眼征是诊断肝转移癌的又一个特征性表现;肺癌肝转移瘤低回声多于高回声和其他回声,且在较大瘤内可见坏死液化,肿瘤后方回声不增强,一般无侧壁回声失落;偶见肝内胆管扩张,门静脉癌栓。肿瘤多见于肝右叶,多发者常见,呈圆形或类圆形实性结节。彩色多普勒显示转移癌周边可探及少量血流信号,内部为乏血供,多数无丰富的血流。

（二）其他影像学检查

肺癌肝转移的 CT 表现以多发结节灶常见,也可形成局块,以肝脏表面分布为主,典型表现为平扫呈低密度,增强后病灶中心为低密度,边缘有强化,可形成"牛眼征"。但表现变化很多,需与原发性肝癌、肝脓肿鉴别。对于肝转移癌来讲,MRI 是重要的释疑手段。增强扫描尤其是动态加上延迟扫描有助于鉴别肝转移癌、肝血管癌和肝癌。肝转移癌主要依靠肝动脉供血,在动态增强的动脉期可表现出快速强化和周边对比剂快速廓清;瘤灶周边环形强化更为多见。肺癌肝转移有时可见沿门静脉周围弥漫播散转移,影像表现为肝脏弥漫增大,超声成像示回声结构不均,CT 扫描及 MRI 也往往不能检出具体瘤结节,MRI 有时仅显示肝脏弥漫的信号增高,对有肺癌病史的患者,要警惕肝转移的可能性。近年来,随着 PET-CT 检查在临床中的应用,对于明确原发灶与肝转移灶大小、数目及位置,进而进行临床分期和相应治疗提供了依据。但由于其高昂的费用,限制了其应用。

■ 三、实验室检查

实验室检查通常有贫血、白细胞增高、胆红素上升、碱性磷酸酶和转氨酶水平增高。曾经研究过很多生化标志物,$5'$-核苷酸酶是最为敏感的。其他一些指标如 AFP、PIVKA Ⅱ、CEA、CA19-9 并没有明确与肿瘤肝转移明确相关,但和原发肿瘤类型相关。

■ 四、治疗

（一）全身治疗

当肺癌患者发生肝转移时,患者病期进入晚期,往往同时合并其他器官的转移。对于这些患者,治疗以化疗为主,目的是提高生活质量,延长生存。其化疗的选择依据为原发肺癌的病理类型。在 NSCLC 肝转移患者中,其一线化疗方案为以铂类为基础的联合一个三代化疗药物;在 SCLC 肝转移患者中,其一线化疗方案为 EP/CE 方案。另外,有个案报道利用重组人血管内皮抑素联合 NVB＋GEM 治疗晚期肺癌肝转移,达到了很好的肿瘤缓解。

（二）局部治疗

由于肝脏的特殊解剖学结构,因此全身治疗在肝转移病灶治疗中的疗效较其他脏器的转移瘤差。为了延长肺癌肝转移患者的生存期,需要在全身治疗的基础上,对肝转移灶进行适当的局部处理,这样能给部分患者带来临床获益。局部治疗的方法很多,下面详细介绍。

Katsunori 等报道,在 NSCLC 肝转移患者中,有部分是孤立性转移。对于发生同期孤立转移亚型的患者,当原发病变为 T1～2N0 且能完全性切除的 NSCLC,其肺原发灶和可切除的孤立性转移病灶可以考虑手术治疗＋全身治疗。选择手术治疗的关键为肺原发病灶和肝孤立转移灶均可完全性切除。但是,由于Ⅳ期肺癌多已扩散至全身,形成微转移灶,因此在临床工作中,如何鉴别真正的孤立性转移灶显得尤为重要。

（三）介入治疗

是肝转移瘤治疗的一个重要方面。但是,不同病理类型的肺癌肝转移灶造影表现及治疗效果相差很大。在李继军等人的报道中,鳞癌肝转移病灶多血供比例高于腺癌和小细胞肺癌（$P<$0.05）,63.6％的鳞癌肝转移病灶为富血供,栓塞治疗后多数病例碘化油沉积好,存留时间长,有效率高达 75％。而腺癌肝转移灶中 62.5％为乏血供,栓塞后碘化油仅少量沉积或无沉积,治疗有效率为 40％。小细胞肺癌转移灶血供表现多样。但栓塞后碘化油沉积情况与腺癌接近,治疗有效率为 57.1％。尽管局部治疗有效率较高,但是肺癌肝转移介入治疗的远期生存率低于消化道肿瘤的肝转移。另外,有学者采用联合介入治疗肺癌并肝转移,利用经支气管动脉和肝动脉的联合介入治疗,一次性对肺原发灶及肝转移灶进行同时化疗栓塞术,提高肿瘤局部化疗药物的浓度,提高其对肿瘤细胞的杀伤作用。尽管肺癌肝转移灶的血管不很丰富,但是主要仍是由肝动脉供血,经肝动脉进行化疗和栓塞可以取得较好的局部控制。关于肝转移瘤的局部治疗方法还包括射频消融治疗、冷冻消融治疗、激光热疗、经皮凝固治疗、高强度聚焦超声治疗、定向放射治疗等,选择适宜患者,接受适宜的治疗,是临床医生在工作中需要认真考虑的。

■ 五、小结

肺癌作为目前威胁人类生存的重要恶性肿瘤,其治疗需要在遵循肺癌治疗指南进行规范化治疗的同时,强调其治疗的个体化原则。肺癌肝转移的预后差,是肺癌患者的重要致死因素。如何提高对这部分患者的治疗疗效,延长患者生存,改善患者预后,需要所有的同仁付出更大的努力。

（林　琳　王子平）

第四节　肺癌肾上腺转移的诊治

■ 一、流行病学

肾上腺是恶性肿瘤转移的好发器官之一,有文献报道,肾上腺转移仅次于肺、肝、骨,位于常见转移部位的第四位。肾上腺转移的发生率为 26％～50％,原发癌以肺癌、乳腺癌最为常见,其中小细胞肺癌较其他类型的肺癌更易发生肾上腺转移。文献报道，NSCLC 患者中高达 40％ 会发生同时或异时肾上腺转移。在 1 000 例上皮来源恶性肿瘤尸检中发现，肾上腺转移瘤发生率为 27％，其中原发于肺癌者占 33％。多项尸检研究显示，终末期肺癌患者远处转移的总发生率高达 93％，累及的主要部位包括肝脏（30％～40％），肾上腺（18％～38％），脑（15％～43％），骨（19％～33％）等。20 年前文献报道肺癌肾上腺转移的发生率为 10％～15％，目前的研究报道已经达到 40％～50％。

■ 二、肾上腺转移的临床表现

肺癌发生肾上腺转移并不少见，但是与肾上腺转移相关的临床症状却并不明显。这可能与以下原因有关：首先，从病理学角度看，转移瘤来源于肾上腺以外的组织，不具备肾上腺的分泌功能，不会引起内分泌失调的症状，不利于临床上发现肾转移情况；其次，肺癌发生肾上腺转移时，肺癌的临床症状往往已经比较明显，这些症状被肺癌的全身症状所掩盖，导致忽略了肾转移瘤的情况，且报道肺癌肾上腺转移很少出现肾上腺功能减退的现象。有文献报道，30％左右的患者会出现腰背部疼痛不适，但是不容易引起临床医师和患者的高度重视，因此，应加强对患者的健康教育，并提醒临床医师加强警惕。

■ 三、肾上腺转移瘤的影像表现

肾上腺转移以血行转移为主，可以发生在单侧，也可以发生在双侧。目前对于肺癌肾上腺转移的诊断主要还是基于影像学检查，其中以超声显像和腹部 CT 检查最为常用。超声可以检查出 1 cm 以上的肾上腺肿瘤。其超声特点大多为圆形或椭圆形中等回声和低回声肿块，以低回声多见，少部分呈不规则形或分叶状，边界不清。<3 cm 的肿物内部回声较均匀，边界尚规整；>3 cm 的肿物内部回声多不均匀，边界欠清晰。文献报道，超声显像诊断与手术后病理诊断相符率为93％左右，可以作为临床诊断和筛查肾上腺转移肿瘤的首选方法。但是，超声检查对于<1 cm 的肿瘤容易忽略，而且肥胖患者使左侧肾上腺转移瘤显示不理想，也限制了超声检查的检出率。在这种情况下，可以选择腹部 CT 检查。

CT 检查能检出直径 0.5 cm 以上的肾上腺结节灶，并可检出已发生形态改变的肾上腺转移癌，但不能检出肾上腺形态学无变化的转移癌。肾上腺转移癌的 CT 表现为：大小不一的肿瘤，大多数不规则，呈分叶状，病灶小时密度均匀，病灶大时常有坏死，密度不均匀。边界清楚或模糊，可侵犯周围结构，平扫 CT 值常>20 Hu，增强扫描呈中度至明显强化，有时可见环状不规则强化。延迟扫描仍有较明显强化，肿瘤的同侧常不能见到正常肾上腺。肾上腺转移癌的影像表现可与皮质癌及其他肿瘤相似，诊断应结合临床病史。肺癌患者的肾上腺肿块并非一定是转移瘤，有作者报道，原发肿瘤同时合并肾上腺肿块时，约 50％可能为无功能腺瘤。肺癌肾上腺转移在 CT 上与无功能腺瘤的可靠鉴别征象为同侧的相对正常的肾上腺组织是否存在。另外，随诊观察肿瘤有增大是支持转移瘤的重要征象。近年来出现的 PET 检查在诊断肾上腺转移瘤方面也很有价值，有两项较小的非随机研究证实，以 CT 引导下穿刺或临床随诊作为金标准，PET 诊断肾上腺转移的敏感性是 100％，特异性是 80％～90％。

■ 四、治疗

（一）手术治疗

在 NSCLC 初次诊断时，不超过 10％的患者会合并肾上腺转移。大部分肾上腺转移是在进行腹部影像学检查的过程中偶然发现的，而且很少发生双侧肾上腺转移。对于可手术的 NSCLC 同时伴有孤立性肾上腺转移的患者是否进行手术治疗还存在一些争议，但多个临床治疗指南中均建议：对于非小细胞肺癌发生的孤立性肾上腺转移的患者，推荐行原发灶和孤立性的肾上腺转移灶的切除术。术中尽量做到原发病灶和转移病灶都能完全切除。有研究认为，孤立性肾上腺转移可能是原发肿瘤通过腹膜后管道引起的直接性淋巴道转移，这就表示肾上腺转移是一种区域性病变而非血行播散引起的全身病变的一部分，那么手术作为一种局部治疗手段是可行的。Twomey 等人的研究表明，对于合并孤立性肾上腺转移的患者，在接受了肾上腺切除术后，再辅以针对原发肿瘤的治疗，可以延长生存期。在一项 114 例肺癌肾上腺转移的回顾性研究中发现，诊断同时发现肾上腺转移与之后出现肾上腺转移患者相比，两组患者的 5 年生存率均为 25％左右。

（二）放射治疗

普通放疗因定位问题及不良反应较多，以往报道较少。近年来，有一些立体定向放射治疗的报道引起人们的重视。庞军等人利用立体定向放射治疗 43 例肾上腺转移癌患者，结果发现，此治疗对于腰背部疼痛的症状缓解率为 92.9％。治疗结束后 3 个月影像学检查提示，在疼痛缓解的 28 例患者中，肿瘤达到 CR 者 50.0％，PR 者 28.6％，SD 者 14.3％，临床获益率高达96.4％。

（三）介入治疗

介入治疗在控制复发和远处转移肿瘤的生长，延长生存期，使患者获得再次手术机会方面有一定的作用。但肾上腺动脉供应复杂，精确插管到肾上腺动脉并完全栓塞在解剖学上有一定的困难。姚红响等总结了 54 例肾上腺转移癌患者行动脉插管灌注及栓塞治疗的情况，1 例未找到供血动脉，另外 53 例患者接受了共 76 次灌注及栓塞治疗，术后 3 个月，75.4％的患者病灶内碘油沉积良好，提示介入治疗也是可行的治疗方法。

（四）化学治疗

肺癌合并肾上腺转移时，多提示肿瘤已进入晚期，而且多合并其他部位的转移，手术机会少，治疗以化疗为主。对于肺癌肾上腺转移癌的治疗可按照晚期非小细胞肺癌的原则进行。

■ 五、小结

肾上腺是肺癌的好发转移部位之一，经过综合治疗后，中位生存期为 7 个月左右，是影响患者远期生存的因素之一。近年来，随着影像诊断学的进步，对于肾上腺转移的检出率较前提高，针对肾上腺转移癌的治疗也得到临床医师的普遍关注。随着对肾上腺转移途径的深入了解，对肾上腺转移癌的治疗一定会达到更令人满意的水平。

（林　琳　王子平）

第五节 孤立性远道转移的治疗

非小细胞肺癌的患者 20％～50％ 在诊断时已存在远道转移,主要转移部位为脑(10％)、骨(7％)、肝(5％)、肾上腺(3％)等,许多患者为多发转移,中位生存期为 4～9 个月。然而孤立性转移的患者有较好的预后,Albain 等评估了 2 500 例远道转移的非小细胞肺癌患者,发现经多因素分析,孤立性转移灶的患者经积极综合治疗尤其手术治疗比最佳支持治疗、单独放疗、单独化疗提高了生存率。

化疗在远道转移的 Ⅳ 期患者治疗中占主要地位,可以提高患者的生存率,缓解症状,提高生活质量。以铂类为基础的联合化疗方案,比单药顺铂明显提高生存率。根据 ECOG 试验结果:与 EP 方案相比,泰素联合顺铂方案 1 年生存率从 32％ 提高到 37％,诺维本联合顺铂与顺铂比较有效率从分别为 26％ 和 12％,吉西他滨一线治疗的 1 年生存期提高到 37％,中位生存期提高到8.8 个月。单药泰素帝在二线治疗中显示了很好的活性,有效率提高到 6％～22％,中位生存时间 7.5～9.1 个月,1 年生存率 37％～40％,另外,新的抗肿瘤血管生成,抗-VEGF 的贝伐单抗联合化疗以及靶向药物特罗凯、易瑞沙等可延长生存期。

放疗在 Ⅳ 期患者治疗中原发病灶和纵隔淋巴结的放疗主要是局部控制和缓解症状,约有 66％ 的患者要进行放射治疗,尤其在上腔静脉压迫综合征、慢性骨痛、脊髓压迫、脑转移等。

■ 一、孤立性脑转移

评估了约 35 000 到 40 000 非小细胞肺癌的患者,约 50％ 在诊断时就已出现脑转移,对于孤立性脑转移单独应用放疗和化疗可延长中位生存期 3～4 个月,一些研究应用更积极的治疗包括手术联合放化疗提高了生存率。一个对 25 例孤立性脑转移的随机对照研究手术联合放疗与单独放疗做比较,手术组生存期更长(19 个月 vs. 9 个月),局部复发更少,提高了生活质量。

Fuentes 等试图用 Meta 分析比较孤立性脑转移非小细胞肺癌的患者,用手术联合全颅放疗与立体定向放疗联合全颅放疗或单独放疗,但是没有找到前瞻性的随机临床试验的数据来支持手术还是立体定向放疗对于孤立性脑转移哪项选择更好。

Burt 等观察了 185 例非小细胞肺癌脑转移进行开颅手术的患者,生存率可见到显著的提高,1 年生存率 55％,2 年生存率 27％,3 年生存率 18％,5 年生存率 13％,但是无论是同期的还是异期的脑转移生存期没有差异。影响肺癌脑转移切除术后生存期的最大因素是肺部原发灶的完全切除。中国李忠报道 16 例脑转移瘤手术后再行肺癌完全切除术,1 年生存率 56.3％,平均生存期 16.8 个月。

常秀军等报道:脑转移瘤行立体定向放疗后,行肺癌根治术,再行全颅放疗,1 年生存率73.2％,3 年生存率 34.7％,5 年生存率 16.3％,中位生存期 20.5 个月。

对于肺部原发病灶很好控制或完全切除的孤立性脑转移,并且没有其他远道转移,手术切除转移灶(加或不加放疗)或立体定向放疗 5 年的长期生存率可达 10％～30％。

■ 二、孤立性肾上腺转移

非小细胞肺癌患者中约 1/3 可能出现肾上腺转移,并且转移灶不像原发灶那样对化疗的疗效好,一些个例报道显示手术治疗孤立性肾上腺转移灶能够提高长期生存率。

手术联合化疗能够提高同期肾上腺转移的生存率。对 14 例患者手术联合化疗与单独化疗比较:中位生存期分别为 31% 和 8.5%,3 年生存率分别为 38% 和 0%。在回顾性研究中比较孤立性肾上腺转移的治疗方案:18 例患者分成 4 组:A 组(肾上腺切除术,5 例),B 组(肾上腺切除术联合化疗,8 例),C 组(单化疗,2 例),D 组(单放疗,2 例)。中位生存时间最长为肾上腺切除术联合化疗组,19 个月;其他分别为单化疗组:15 个月;单肾上腺切除术:14 个月;单放疗组:8 个月。

肾上腺切除术可通过标准开放性手术或腹腔镜手术,腹腔镜肾上腺切除术和开放性手术同样有效,尽管没有前瞻性随机临床研究比较标准开放性手术和腹腔镜手术,但一些回顾性比较显示:腹腔镜手术术后疼痛更少,住院时间更短,更低的复发率,恢复更快。Tompson 等报道了一个病例对照研究比较了 50 对腹腔镜手术和标准开放性手术的肾上腺切除术,住院时间更短(3.1 日 *vs.* 5.7 日),更少应用麻醉剂(28 剂 *vs.* 48 剂),恢复更快(3.8 周 *vs.* 7 周),晚期复发率更低(0 *vs.* 54%)。原发病灶切除术后,一般情况良好,切除孤立性肾上腺转移灶并联合化疗,5 年生存率可达 7%～60%。王宏羽报道肾上腺转移化疗的中位生存期 7.17 个月。而李加报道 16 例肾上腺转移瘤完全切除术,平均生存期可达 33 个月。

表 20 - 3　手术治疗非小细胞肺癌孤立性肾上腺转移

研究者	病例数	方　　案	中位生存期(月)	5 年生存率(%)
Abdel-Racheem et al	8	Adrenalectomy plus chemotherapy	19	25
	5	Adrenalectomy alone	14	0
	2	Chemotherapy alone	15	0
	2	Radiotherapy alone	8	0
Ambrogi et al.	5	Adrenalectomy plus chemotherapy		60
Porte et al.	43	Adrenalectomy plus chemotherapy	11	7
Beitler et al.	22	Adrenalectomy plus chemotherapy	24	31
Luketich	8	Adrenalectomy plus chemotherapy	31	20
		Chemotherapy alone	8.5	0

(摘自:Solitary Sites of Metastasic Disease in Non-Small Cell Lung Cancer)

■ 三、其他孤立性转移

肝转移:肝是血供非常丰富的脏器,常通过门脉系统转移。肝孤立性转移可进行肝叶(段)切除术或立体定向放疗(SBRT),可安全治疗 1～3 个肝转移灶,但长期生存的很少。

Luketich 等报道:回顾性研究 14 例非小细胞肺癌的其他部位转移,包括淋巴结、肌肉、骨、小肠等,患者一般情况非常良好,原发病灶控制也非常好的情况下,行转移灶切除或放疗,5 年生存可达 86%。

(周　葴)

第二十一章
湿性肺癌的诊断治疗特点

第一节　恶性胸腔积液的诊断治疗特点

　　肺癌的发病率正在不断上升,已成为男性恶性肿瘤的首位,女性恶性肿瘤的第二三位。由于早期症状不明显,发现时大部分已属晚期。恶性胸腔积液(malignant pleural effusion)是晚期肺癌的一个常见的并发症,其发展迅速,如不及时处理常导致胸闷、气急、心慌、不能平卧,并伴有大量的体液和蛋白质的消耗,给患者带来极大的痛苦,甚至生命危险,因而对恶性胸腔积液的诊治具有很重要的意义。本文就胸腔的解剖、生理、恶性胸腔积液的发生机制、病因及临床表现作一介绍,并着重对胸腔内治疗的指征、方法、药物及预后等结合国内外文献进行叙述,以求提高恶性胸腔积液的治疗效果,期望通过本文纠正目前尚存在的某些不恰当的处理方法,及时控制恶性胸腔积液的发展,为肺癌的综合治疗创造条件,从而改善患者的生活质量,延长生存期。

■ 一、正常胸腔的解剖和生理

　　胸膜是一种浆膜,由脏层和壁层组成。均为单层扁平间皮细胞所覆盖,其中较大的细胞长15～30 μm,宽 0.4～4 μm。胸膜腔是指脏层和壁层之间的空隙。以往认为:正常情况下胸膜腔内有 10～20 ml 的液体起润滑作用。按照 Starling 毛细血管液体转运规律,每天约有 500 ml 液体由壁层胸膜毛细血管溢出,进入胸膜腔后被脏层胸膜吸收。近年来,对胸液正常循环的研究,获得了一些新的认识,确认壁层胸膜是胸膜腔的终端,壁层胸膜的间皮细胞之间有很多 2～12 μm 的小孔,该孔隙直接与淋巴网连通,引流至纵隔淋巴。在正常情况下,成人胸膜腔每天仅能产生100～200 ml 胸液,由壁层胸膜滤出再经壁层胸膜小孔重吸收。正常者胸膜滤出与重吸收速度相当,脏层胸膜对胸液的形成和重吸收作用很小。

　　电镜扫描检查发现微绒毛普遍存在于胸膜细胞表面,大部分分布在脏层胸膜。绒毛的直径约 0.1 μm,但长度有很大变化。绒毛的功能是增加细胞表面的功能面积。此外,由于绒毛能起到一定的桥梁作用,对酸性黏多糖有亲和力,可使胸膜表面免于损伤。

1. 胸膜的血液供应　壁层胸膜的血液供应来自体循环分支。肋部的壁层胸膜由肋间动脉供应,横膈壁层胸膜由乳内动脉和胸腹主动脉供应,静脉回流至肋间静脉系统。脏层胸膜接受肺循环的血液,主要由支气管动脉及少数肺动脉分支供应,回流到支气管静脉。

2. 胸膜的淋巴系统　脏层胸膜有许多小淋巴管形成胸膜下的淋巴网引流到肺的淋巴结。肋胸膜的淋巴引流入沿乳内动脉的淋巴结和位于肋间、肋骨上部的淋巴结;横膈胸膜淋巴管非常丰富,引流入胸骨和前后纵隔淋巴结;纵隔胸膜只有很少的淋巴管,沿心包膈动脉引流入后纵隔淋巴结。因而当正常的胸腔内液体溢出和吸收障碍及胸膜的血液供应或淋巴管受损时均可产生胸腔积液。覆盖第1肋及第1肋间隙的壁胸膜回流入颈干,可转移到颈淋巴结;近腋窝的壁胸膜可汇入腋淋巴结;膈上浆膜下淋巴管和相对的膈下腹膜壁层淋巴管吻合交通,因此膈胸膜的病变可累及至膈下。

3. 胸膜的神经支配　壁层胸膜有脊神经支配,肋胸膜和横膈胸膜外围部分由肋间神经支配,横膈的中心有膈神经支配。脏层胸膜仅由自主神经支配。因而胸腔积液产生的胸痛主要是通过刺激壁层胸膜的神经所致,横膈中心的膈神经受刺激还可引起同侧肩部疼痛。因为膈神经是颈神经1~4前支组成的颈丛的一个分支,称为肌支。颈丛的另一分支为皮支,分布在肩部。因而膈神经与肩部有密切关系。

■ 二、恶性胸腔积液的病因

恶性胸腔积液约占内科全部胸腔积液的20%,恶性胸腔积液在成人胸腔积液中占38%~52%,且是60岁以上渗出性胸腔积液中最常见的原因。

恶性胸腔积液的病因可分为胸膜的原发性肿瘤和转移性肿瘤二大类。胸膜的原发性肿瘤称为间皮瘤。良性间皮瘤一般不产生胸腔积液,恶性弥漫性间皮瘤常产生恶性胸腔积液,因其发病率较低,国外报道在恶性胸腔积液中仅占0.13%,故在恶性胸腔积液的病因中所占比例是很低的,因而恶性胸腔积液绝大部分由胸膜转移性肿瘤所致。

恶性胸腔积液的主要病因如下。

1. 肺癌　国外报道肺癌占恶性胸腔积液的36.3%,可见于各种类型的肺癌,以腺型肺癌最多见。肺腺癌中约有70%可发生胸腔积液。肺癌患者以胸腔积液为最初临床表现者占15%。男性与女性之间有差别,男性恶性胸腔积液中肺癌仍为第一位,占49.1%,而女性中除乳腺癌和卵巢癌以外肺癌占第三位,达15.3%。

2. 乳腺癌　乳腺癌占恶性胸腔积液的25%左右。国外报道,总结601例转移性乳腺癌,发现有胸腔积液者占48%。常见的是淋巴管播散,占69%,非淋巴管播散占41%。胸腔积液发生于原发性乳腺癌同侧者占58%,对侧者占26%,双侧者占16%。由乳腺癌到发生胸腔积液约经过2年的时间,但也有长达20年之久。

3. 淋巴瘤　淋巴瘤占恶性胸腔积液的8%~26%。Vieta和Crarrer报道霍奇金病335例患者中,16%伴有胸腔积液。在淋巴肉瘤55例尸体解剖中,胸腔积液占38%,较临床明显增多。绝大部分患者伴有胸内淋巴结侵犯,2/3淋巴瘤患者的胸腔积液为乳糜胸。

以上三大原因约占恶性胸腔积液的75%。卵巢癌为恶性胸腔积液的第四个原因,占4%~7%。其他为肉瘤、子宫内膜癌和宫颈癌、胃癌、结肠癌、胰腺癌、膀胱癌、肝癌等。总之,任何恶性肿瘤均可产生恶性胸腔积液。但还是有6%的恶性胸腔积液在临床上其原发肿瘤不明确。

■ 三、恶性胸腔积液的发病机制

恶性肿瘤可直接或间接地通过各种不同途径引起胸腔积液。在直接侵犯途径中,首先是恶性肿瘤的胸膜转移,致使胸膜表面的通透性增加,较多的蛋白质渗出进入胸腔,产生胸腔的大量渗出性胸腔积液。近年来认为该病的主要机制是淋巴引流障碍,由于胸膜转移造成壁层胸膜小孔被肿瘤阻塞,以及恶性肿瘤侵犯纵隔淋巴结,使淋巴引流减弱,胸膜小孔与纵隔淋巴结之间的淋巴管被肿瘤阻塞,或上述多种损害并存所致。其次为肿瘤细胞侵入系统循环以及肿瘤侵犯肺小动脉均可造成胸腔积液。再其次为恶性肿瘤阻塞胸导管也能引起胸腔积液,表现为乳糜胸,其中主要见于淋巴瘤;恶性肿瘤引起支气管阻塞和肺不张,其结果导致胸腔内形成较大的负压,可造成胸腔内液体的积聚;恶性肿瘤亦常侵犯心包,当产生心包积液时,体循环或肺循环液体静脉压升高,也可导致漏出性胸腔积液。

在间接侵犯途径中,恶性肿瘤伴恶病质的患者常有低蛋白血症性营养不良,也能引起漏出性胸腔积液。有时胸部接受放疗的患者也会因放疗或癌性肺栓塞引起胸腔积液。

■ 四、特点与分期

恶性胸腔积液的特点是胸水增长迅速,以中大量为多见。大部分为一侧性、渗出性、血性胸水。胸水中 60％～70％ 可找到癌细胞,以腺癌多见。胸水中肿瘤标志物(tumor mark,TM)包括:CEA、CYFRA－211、NSE 及 LDH 均可升高,ADA(腺苷酸脱氨酶)正常或下降。

1997 年国际抗癌联盟制定的分期中,肺癌伴恶性胸腔积液属于ⅢB 期。新的 2009 分期中,由于预后近似Ⅳ期,归为Ⅳ期。

值得注意的是部分肿瘤可引起副癌性胸液(para-malignant effusion),这种积液虽与癌肿有关,但并非肿瘤转移、直接蔓延或胸膜种植所致。副癌性胸液可为渗出性或漏出性。以上所提的肿瘤致支气管阻塞性肺不张、癌性肺动脉栓塞、纵隔淋巴结受累以及上腔静脉阻塞均可引起副癌性胸液,胸液中往往找不到癌细胞,副癌性胸液在肺癌 TNM 分期中不属于 T4。

■ 五、恶性胸腔积液的临床表现

1. 症状　恶性胸腔积液患者最常见的症状是呼吸困难、胸痛和干咳,并随着疾病的进展而进行性加重,有时可表现为上腹部饱胀感,是因为胸水压迫使肝下移所致。其他症状为体重下降,食欲差,乏力和发热等。但有 23％患者最初无症状,仅在体检时发现胸腔积液。癌性胸水大部分生长迅速,导致中到大量胸水,90％患者胸腔积液超过 500 ml。

2. 体征　主要表现为胸腔积液的体征。中到大量积液时呼吸快而浅,患侧呼吸运动减弱,肋间隙较饱满,心尖搏动向健侧移位,患侧叩诊呈浊音,呼吸音减弱或消失。积液区上方有时听到管状呼吸音。但少量积液时则体征不明显。少数患者可在短期内出现肋间隙变窄,胸廓塌陷,气管向患侧移位,而胸水增长不快,呈肺不张伴明显胸膜增厚的表现。

■ 六、恶性胸腔积液的治疗

经胸腔积液找癌细胞或胸膜活检等检查,明确为恶性胸腔积液者,迫切需要进行及时的治疗。治疗的选择取决于患者的年龄、一般情况、转移肿瘤的类型、部位、胸腔积液时间以及胸腔积液的量和生长速度等。胸膜转移性肿瘤中对化疗敏感者如 SCLC、恶性淋巴瘤等应首先采取全身性化疗和放疗,可使胸腔积液吸收或完全消退,有时可不必行局部治疗。而绝大多数恶性胸腔积液以胸膜腔内局部治疗为主,胸水控制后再给予全身化疗,如非小细胞肺癌、乳腺癌等引起的恶性胸腔积液。

肺癌伴有恶性胸腔积液时,肺内肿瘤大部分为腺癌,往往胸膜转移范围广泛,病灶呈弥漫性,因此适合外科手术者较少,手术效果不及内科治疗,且手术时由于癌肿侵犯广泛,胸膜粘连增厚,往往不能全部切除。近年对伴胸膜转移的 NSCLC 很少考虑手术治疗,即使手术也大多为姑息治疗。极少数患者病变局限为周围型孤立的肿块,无远道转移,也必须在胸腔积液处理得到较佳疗效后或胸腔积液较少时,经 X 线胸片、纤支镜、胸部 CT 及电视透视仔细定位,明确范围后才可考虑手术治疗。这种机会临床上很少见。

胸腔积液的治疗除对化疗敏感的肿瘤外,实际上以胸腔内治疗为主。近 10 余年来胸腔内治疗的疗效有明显提高。以下分别叙述恶性胸腔积液的各种治疗方法、适应证及并发症等。

恶性胸腔积液的治疗,可分为全身性和局部性两大部分。全身性和局部性治疗必需相结合,组成综合性治疗的一部分。全身性治疗以化疗为主,化疗方案和疗程同肺癌的化疗。局部性治疗以胸膜固定术为最有效的治疗方法。当肺不张不能复张,呈肺包裹性综合征(trapped lung syndrome)以及顽固性恶性胸腔积液时,可考虑采用其他治疗方法:如外科手术、胸腹腔分流术、胸腔静脉分流术、热疗以及放疗等,但要慎重处理。小细胞肺癌对化疗敏感,应先全身化疗,必要时再局部处理胸水。非小细胞肺癌应先局部处理胸水后,再给予全身治疗。

(一)局部性治疗

分为胸膜固定术和其他治疗方法两部分。其他治疗方法包括:外科手术治疗、胸腹腔分流术、胸膜静脉分流术、热疗、纵隔及胸膜放疗和放射性胶体腔内治疗等。

胸膜固定术又分两部分,胸腔排液及腔内注射药物。

1. 胸腔排液方法

(1)胸腔细管插管闭式引流术:为目前治疗恶性胸腔积液最常用最佳的方法。此术式为上海交通大学附属胸科医院早在 20 世纪 70 年代用于治疗恶性胸腔积液患者。用细的硅胶管或塑料管,其外径仅为 3~4 mm,或近年来采用的 Arrow 管等。适合注射各种药物,创伤小且疗效高,缓解率达 50%~93%。

1)方法:先把金属的外套管和内针芯在局麻下经皮肤插入胸腔,然后拔出内针芯,立即将细管通过外套管的内孔插入胸腔,再把外套管拔出,将细管留置于胸腔内,细管外接水封瓶引流胸腔积液。引流的原则是尽可能使胸腔积液尽量排出,但要控制持续引流的速度,在放出液体量 1 000 ml 以内时引流的速度可以稍快,当放出液体量超过 1 000 ml 时引流的速度要缓慢,以防胸腔积液排出过快,引起纵隔摆动和复张性肺水肿。在放液的同时鼓励患者轻咳、改变体位以及经常挤压引流管,使胸腔积液全部排出体外,一般控制在 24~48 h 内排尽胸腔积液。当 X 线胸片或胸透、胸部 B 超证实胸腔积液基本放尽,肺已复张,脏层和壁层胸膜之间无气体存在时,可给予胸腔内注射药物。注射后即关闭引流胸管,患者应作各种体位转动,使药物遍及整个胸腔,24 h 后再引流胸腔积液。如胸腔积液引流量<100 ml/d,经胸透和 B 超证实胸水基本消失,无液气胸时即可拔除胸管。如胸腔积液仍较多,再次引流后可行第二次胸腔内药物注射治疗,直至胸腔积液基本控制。

2)适应证:适用于恶性胸腔积液尤其是胸腔积液量中、大(>2 肋间)且有症状者;胸水产生的时间<2～3个月;纵隔向健侧移位或移位不明显;无明显胸膜增厚以及估计肺不张抽液后能复张者。

3) 并发症:放液过快可造成复张性肺水肿,可有局部轻度疼痛,个别见胸腔内积液从插管外溢,极少发现胸腔内感染。上海交通大学附属胸科医院近20余年来曾推行细管经胸壁插管引流约万余例患者,未见明显胸腔内感染及肿瘤种植。

(2) 胸腔穿刺术

1) 适应证:适合于有其他器官转移或危重患者,仅用作缓解胸腔积液的症状;或仅少量胸腔积液(<2肋间),其生长缓慢,估计1～2次胸腔穿刺抽掖可基本排尽者。

2) 并发症:每次抽液如大于1 000 ml或抽液过快,可造成复张性肺水肿;多次穿刺可产生胸壁种植及侵犯,并可导致大量电解质和蛋白质的丢失。

(3) 胸腔胸管插管闭式引流术

1) 适应证:胸腔胸管插入胸腔,由于管腔较大,容易引流胸腔积液,不易阻塞,尤其适合于恶性胸腔积液黏稠度较高者。

2) 并发症:操作比较复杂,损伤较大,局部疼痛比较明显,感染机会也较多,拔管后胸液容易从胸管处外溢。

(4) 胸腔镜引流术:经胸腔镜引流胸腔积液可在目视下抽吸液体,放液较为满意。剩余的一时不能抽吸的液体可经胸腔镜处插入细管引流,为治疗提供了更多的保证,也可同时注入药物,或喷入滑石粉以阻止胸腔积液的渗出。同时可于胸腔镜下对可疑处采取标本送活检或其他细胞学、分子生物学等检查,直视下采样较为准确。

1) 适应证:诊断不明确,需通过胸腔镜进一步确诊者;中量以上胸腔积液需经胸腔镜放液和注射药物者;需胸腔喷入滑石粉等治疗者。

2) 并发症:有一定创伤性,术时、术后有胸痛及局部感染的可能。

2. 胸腔内注射药物　大致可分为三大类。

(1) 硬化刺激药物:对胸膜刺激很大,可引起广泛的粘连和纤维化,副作用有胸痛,恶心、呕吐以及血象变化均较严重,如多柔比星和氮芥,有效率分别为70%～73%和44%,现已很少应用。

(2) 温和性硬化刺激药物:是目前应用较为广泛的一类药物。其控制胸腔积液的作用较好,且不良反应轻。

1) 化疗药物:博来霉素每次剂量45～60 mg,有效率达74%～85%。副作用有轻度白细胞降低。羟基喜树碱加中药有效率达88%。奈达铂每次剂量100 mg,有效率达80%。顺铂每次剂量80 mg,有效率达54.5%。注射后仍应注意各个化疗药物的毒性反应,如羟基喜树碱的膀胱刺激反应,顺铂也会有肾脏毒性。

2) 生物反应调节剂(biologic response modifiers)是目前研究较多、发展较快的一类。如:短小棒状杆菌(CP)每次7 mg;沙培林(A群链球菌制剂,722)每次5～10 KE;胞必佳(N-CWS)是由红色诺卡氏菌体提取,每次600 μg;高聚金葡素(HASL)从金葡菌代谢产物提取,每次2 000～4 000 U;香菇多糖每次4 mg等。有效率为77.6%～93%,主要副作用为发热和胸痛。

3) 生物免疫治疗:包括白细胞介素-2(IL-2)每次20万～50万U,有效率达66%～74%;LAK细胞+白细胞介素-2腔内注射,有效率提高至88%;肿瘤坏死因子(TNF)每次1 500万

U,有效率达 82% 左右;干扰素(IFN)每次 300 万 U,有效率达 75%。副作用较轻,常伴轻度发热,少数有胸痛和过敏现象。

4) 中医中药:如揽香稀乳剂,康来特注射液,也可起一定胸膜固定的作用,有效率达 86% 左右,主要副作用也为发热和胸痛。

5) 其他:如四环素腔内注射,有效率和剂量有关,达 15.6%～94.4%,主要副作用为明显胸痛;滑石粉也是胸膜固定术的一种很好的药物。手术中应用较多,也可胸腔插管内每次注射 6 mg 左右,有效率达 72%～96%,副作用主要为胸痛,虽价廉物美,但个别患者甚至可出现呼吸衰竭,值得临床注意。

近年来生物反应调节剂和化疗药物如顺氯氨铂(DDP)等,联合应用注入胸腔提高了疗效。如胞必佳和高聚金葡素分别加用 DDP 后,疗效可提高为 87.2% 和 86.8%,且副作用未见增多。

温和性硬化刺激物主要副作用为发热和胸痛,其处理的方法为:一般可在胸腔内注射药物前肛塞吲哚美辛(消炎痛)1 支,继而吲哚美辛每次 25 mg,每日 3 次,持续 1～3 日,并在胸腔内注射药物后,即在插管内注入地塞米松 5 mg,副作用可以明显减少。温和性硬化刺激物控制胸水的作用机制:①使胸膜腔粘连闭锁,限制胸水生长,起胸膜固定的作用。②抗肿瘤的作用。临床近期疗效以第一种作用为主。日本报道 OK432(是一种 A 群链球菌制剂)的研究中,发现注射该药后,胸膜可见明显增厚、粘连。其粘连作用是通过直接刺激中性粒细胞及淋巴细胞,释放成纤维细胞刺激因子,使胸膜大量纤维化所致。上海交通大学附属胸科医院曾对 3 例用国产短小棒状杆菌和 2 例用沙培林腔内注射后有效病例,进行胸膜外全肺切除术时,也见到大量胸膜纤维化的表现,而胸膜表面的转移灶仍存在,且很新鲜活跃。也说明温和性硬化刺激物控制胸水的主要作用,还是胸膜固定的作用,抗肿瘤的作用不很明显。

(3) 非硬化刺激性药物:为细胞毒性作用的药物,控制胸腔积液作用差,且有细胞毒性副作用,近年来单独应用较少。其中如丝裂霉素(MMC)、5-氟脲嘧啶(5FU)和噻替哌合用有效率仅 31%;DDP 和环磷酰胺(CTX)合用有效率仅 47%～67%。曾有报道高剂量 DDP 和硫代硫酸钠合用有效率达 90%,但毒性反应明显,包括肾毒性和血象下降,现已很少采用。

影响胸膜固定术疗效的因素:①胸水未完全放尽,脏层和壁层胸膜之间有较多液体或有气体存在,胸腔内注射药物,不能起粘连作用,反而形成多房性包裹积液。②胸膜增厚明显,肺不张未能复张,呈"包裹肺综合征"。③胸水增长速度过快,无法放尽胸液。④胸腔内单注入化疗药物,加强了胸膜粘连作用。

(二) 其他治疗方法

1. 外科手术治疗　包括胸膜外全肺切除、液氮冷冻术、胸腔镜手术治疗、胸膜剥离切除术等。

一般不主张手术治疗,因恶性胸腔积液患者胸膜上有多发转移灶,手术切除困难,手术创伤较大,可发生大量出血等并发症,仅为姑息性的治疗。仅适应"包裹肺综合征"等顽固性恶性胸腔积液。周乃康等报道,胸膜全肺切除术后,中位生存期 14 个月。

2. 胸腹腔分流术及胸膜静脉分流术　仅适用于顽固性恶性胸腔积液、"包裹肺综合征"以及恶性乳糜胸等胸膜固定术无效者。主要达到缓解呼吸困难的症状。方法将导管两端经皮肤分别留置于胸膜腔和腹膜腔或静脉中,同时安装一手工加压泵吸引胸腔积液分流到腹腔及静脉中,从而缓解症状,并有助于肺萎缩的复张,可进而实施胸膜固定术。但手术损伤大,大量有癌细胞的胸腔积液进入腹腔或静脉后,可引起腹腔和全身的血道转移。Genc 等报道 360 例恶性胸腔积液中,160 例(44.4％)进行了胸腹腔分流术,其中 95％症状减轻,中位生存期为 4～9 个月,未见明显的腹腔种植转移。

3. 热疗(thermo therapy) 胸膜腔局部热疗以直接杀伤肿瘤细胞,促进胸膜化学性炎症形成,并可促进某些化疗药物的敏感性。国内曾研究了 DDP 等抗癌药物与热疗联合应用治疗恶性胸腔积液。曹培国等报道 86 例恶性胸腔积液,经热化综合治疗后,有效率达 87％,主要不良反应为局部皮肤疼痛,皮下脂肪硬结等。目前正在进一步研究中。

4. 纵隔、胸膜放疗及放射性胶体腔内治疗 纵隔放疗常用于治疗恶性乳糜胸,可能是肿瘤侵犯胸导管所致,有效率达 50％左右,但要注意放射性肺及血象变化。恶性胸腔积液可采用移动电压技术,对一侧胸膜进行放疗,但效果欠佳,目前已很少应用,且对肺功能的影响也较大。

放射性胶体腔内治疗,曾用 ^{198} 金(Au)和 ^{32} 磷(P)腔内注射,因疗效差,副反应明显,现已很少应用。

（三）全身治疗

局部控制胸水后,应在 1～2 周后即给予全身治疗,包括:全身化疗、靶向治疗、免疫、中医中药等对原发灶作进一步治疗。

（四）恶性胸腔积液的治疗步骤

除对化疗敏感的肿瘤如 SCLC 或恶性淋巴瘤可以先化疗外,其他恶性肿瘤所致恶性胸腔积液,均应先处理胸水,即先做胸腔内治疗后再给予全身治疗。SCLC 或恶性淋巴瘤大部分因纵隔淋巴结侵犯,造成淋巴引流障碍,导致胸腔积液,化疗后纵隔淋巴结消退,淋巴引流通畅,胸腔积液可以随之消失。而 NSCLC 主要因胸膜转移造成的恶性胸腔积液,NSCLC 的胸膜转移灶对化疗不敏感,因而很难控制胸水。在有中、大量胸水的情况下,先进行全身化疗时,往往需较大量补液,容易增加胸水渗出,加重气急,加之患者正处于白细胞下降期,机体情况衰弱,在此时再局部治疗胸水,容易产生感染等并发症,对患者很不利,所以必须先胸腔内治疗后 1 周左右可以开始给予全身化疗,全身化疗按肺原发癌处理。

（五）恶性胸腔积液疗效评定标准建议

1. 显效 患者经治疗后胸腔积液完全吸收,症状消失,经临床、X 线和超声波检查未见胸腔积液,胸膜增厚少于原有胸腔积液范围的 1/2,维持 30 d 以上。

2. 有效 患者治疗后经临床、X 线和超声波检查,胸腔积液减少 1/2 以上,或虽有较明显的胸膜增厚,但症状改善,维持 30 d 以上不需再抽液者。

3. 无效 患者经治疗后胸腔积液仍继续或迅速增长,或胸腔积液量减少不到 1/2,治疗后 30 d 内必须再行抽液者。

■ 七、预后

肺癌伴恶性胸腔积液患者,是属于ⅢB 期或Ⅳ期的晚期肿瘤,预后差。生存期与组织类型、分期、一般情况、年龄有关。如不及时治疗,有报道平均生存期仅为 3.3 个月。近年来采用了胸膜固定术为主的综合治疗,生存期有明显延长,大部分可存活一年以上。

（赵家美）

第二节　恶性心包积液的诊断治疗特点

恶性肿瘤侵犯心包最常见的表现为心包积液,与恶性胸腔积液比较,心包积液相对较少,但预后更差。恶性心包积液常常是癌症患者终末期表现之一,在一组 3 327 例癌症患者的尸检中发现,心脏相关的恶性肿瘤占 5.1%,其中心包受侵为 45%、心肌受侵为 32%、两者均累及者为22%。肺癌和乳腺癌是引起心包转移最常见的肿瘤,共占 60%～70%。尸检资料证实 35% 的肺癌患者,25% 的乳腺癌患者发生心包转移。但临床证实的心包转移远少于尸检结果。中国医学科学院肿瘤医院 1999～2008 年收治肺癌伴心包积液患者 338 例,其中肺腺癌伴心包积液患者145 例(42.9%),肺鳞癌伴心包积液患者 54 例(16.0%),肺小细胞癌伴心包积液患者 67 例(19.8%),肺大细胞癌伴心包积液患者 4 例(1.2%),其他病理类型伴心包积液患者 68 例(20.1%)。

■　一、发生机制

心包腔为包裹心脏的两层坚韧无弹性的膜组成的囊,内层薄的浆膜为脏层心包,又叫心外膜。心包腔内含 15～50 ml 清亮的浆液,起润滑作用,减少摩擦,其内所含蛋白浓度为血浆蛋白的 2/3。正常心包腔内的压力为 0.27～0.53 kPa,与胸膜腔内压力相近。恶性心包积液常常由于肿瘤浸润使静脉和淋巴管阻塞引起正常的渗透压和静水压障碍所致。恶性肿瘤转移至心包有以下途径:①肿瘤细胞在大静脉内形成瘤栓,通过血行至冠状动脉而侵犯心脏,继之侵犯心包。②肿瘤细胞转移至纵隔淋巴结或气管旁淋巴结,再穿破淋巴结直接侵犯心包。③肿瘤细胞通过淋巴管从纵隔或支气管淋巴直接侵犯心包,此系肿瘤心包转移的主要途径。④心脏与胸腔内的重要器官相毗邻,肺癌晚期可直接浸润心包或癌细胞经胸水种植侵入心包。Tamura 和其同事们共同尸检了 74 例原发性肺癌患者,发现 23 例有心脏、心包的转移,其中恶性心包积液占 15 例,通过淋巴转移为 14 例,经肺门淋巴结转移占 10 例、纵隔淋巴结转移占 4 例。在肺癌早中期恶性心包积液主要经肺门淋巴结扩散而引起。

■　二、临床表现

恶性心包积液的临床表现差异很大,可由无症状到急性心源性休克。除原发肿瘤的相应症状,心包积液的症状主要由心排血量下降和静脉系统充血所致;症状的轻重又与起病的急缓有密切关系,如果积液缓慢出现,其心包积液量可达 1 000 ml 也不出现临床症状,但也可出现亚急性或慢性心脏压塞,表现为类似于心衰的症状:端坐呼吸、心动过速和肝淤血;主诉常常为呼气时呼吸困难、食欲减退、萎靡不振、水肿、体重下降;同时有颈静脉怒张和奇脉等。反之,由于渗透压和静水压障碍或感染导致心包积液迅速出现,液体量只有 250 ml 就可以产生明显症状,若发生心包纤维化或增厚硬化,则可引起急性心脏压塞或称心包填塞,表现为典型的躁动不安、神志模糊和呼吸急促;查体可以发现心动过速、心律失常、心脏的浊音界扩大、心脏搏动减弱、心音遥远、低血压、心包摩擦音。心排血量显著下降不作有效处理将导致循环衰竭、休克。

■ 三、诊断

（一）体格检查

恶性心包积液的急性心脏填塞常需立刻诊断和治疗。奇脉为心包积液时的特异性体征，表现为吸气时脉搏强度明显减弱或消失，即可触及心脏跳动但桡动脉搏动消失。这是因为吸气时动脉收缩压下降所致。检测方法为用血压计的袖带绑住上臂充气达高于动脉压后，缓慢放气，同时用听诊器听到第一声 Korotokoff 音；但当吸气时，此声音消失，继续放气时，又能听到脉搏搏动声，这是由于两次收缩压相差较大所致，吸气时收缩压下降 10 mmHg 以下时，伴有脉搏减弱或消失。在心前区触诊时发现心搏减弱或消失，叩诊心脏浊音界向两侧增大，皆为绝对浊音区，听诊心尖搏动减弱或消失；心音低而遥远，并伴有心动过速、室上性心动过速，偶听到心包摩擦音或叩击音。此外叩诊时可在左肩胛骨下出现浊音及心包积液对左肺的压迫引起的支气管呼吸音，称为心包积液征（Ewart 征）。

（二）心电图检查

心包本身不产生心电变化，心电图变化主要取决于心外膜下心肌损伤及积液的程度。在无症状的恶性心包积液患者中，90％可表现出不正常心电图，如 ST 段改变（63％）、低电压（59％）、窦性心动过速（25％）、心房扑动或纤颤（21％）、心室期前收缩和传导阻滞。恶性心包积液或癌性心包炎的心电图可显示心动过速、期前收缩以及心房和心室综合波于同一心动周期，一起升高与下降的心电交替。心电交替可在 2/3 癌性心包炎并大量心包积液的患者中发生，并考虑为预后不良的征象。当大量心包积液抽出少量即使是 50 ml 的心包液体后，心电交替即可消失。

（三）影像学检查

超声诊断是评估 PME 最敏感和特异的无创伤性手段，其优点是操作简单，诊断迅速，并可在床边进行。少量积液以超声最敏感，敏感度在 90％以上。经胸超声最初从生理解剖角度来了解心包积液；而经食管超声和多普勒超声心动图能发现经胸超声未能发现的积液。二维超声显示：①心包壁层及心外膜增厚（>3 mm）回声明显增强。②层间有较低或强弱不等的回声。由此两点，即可明确心包积液的诊断。舒张末期右心房塌陷和舒张期右心室游离壁塌陷是二维超声诊断心包填塞的最敏感而特异的征象。二尖瓣前叶活动不正常亦可为诊断心包填塞的依据，罕见假阴性，如不是心包积液，则可能为肿瘤浸润包裹心脏所致。

胸部 X 线检查无特异性表现，可见纵隔或肺门异常，提供支持 PME 诊断的证据。当心包积液成人量<250 ml 或小儿<150 ml 时，X 线难以检出其积液，故心影正常的人也不排除心包积液。当心包积液量约为 250 ml 时，可见心影增大，在站立的正位胸片上示典型烧瓶状，有 1/3 的患者可伴有胸腔积液。Press 和 Livingston 的研究显示 90％的患者影像学有异常改变，45％有心包病变的征象。但心影扩大不是心包积液所特有，其他病变，特别是充血性心力衰竭可有相似表现。此外，短期内胸片复查，肺部无充血现象而心影显著增大是心包积液的有力证据。

如果超声和胸部 X 线检查不能肯定，CT、MRI 检查将有所帮助，特别对局限小的心包积液、心包变厚、钙化、血性、脂肪或乳糜性心包积液。CT 检查可确定渗出液的量、心内外肿块的部位及原发性肿瘤的起源（通常为肺源性）。CT 值是一个重要的诊断指标，它决定于液体的性质：漏出液为 10～20 Hu，渗出液为 20～30 Hu，血性积液为 40～50 Hu。Johnson 等提出 CT 对 PME 诊断的几条标准：①心包积液呈高密度。②局灶性或不规则心包增厚。③起源于心包或与心包连续的肿块。④在心脏旁的肿块与心脏或与心包间正常组织消失。MRI 能清晰地显示心包积液的容量和分布情况，积液的 T_1 与 T_2 值主要取决于液体内的细胞成分，其次是心包间隙内液体的流动情况，并可依据其强度分辨积液的性质，如非出血性渗液大都是低信号强度；血性渗液为中信号或高信号强度。

（四）细胞病理学诊断

恶性心包积液为浆液性、浆液血性或血性，其中血性占 2/3。要确定心包积液的性质，主要依靠细胞病理学诊断。恶性心包积液的恶性细胞阳性率较高，尤其肺癌患者可达 $80\%\sim90\%$。细胞学检查一次阴性不能排除恶性的可能。反复多次细胞学检查有助于提高癌性心包积液的检出率。由于细胞病理形态千变万化，同一肿瘤可出现不同的形态，不同肿瘤也可有相似的形态变化，导致诊断困难，有时甚至难以区分瘤样病变或恶性肿瘤，必要时可借助于电镜、免疫组织化学技术、自动图像分析和流式细胞分析等新技术。如细胞学检查呈阴性，必要时可进行心包穿刺活检，提供诊断的组织学依据。

■ 四、治疗

包括心包腔内治疗、全身化疗、放疗及外科手术治疗。对恶性心包积液进行治疗时要考虑癌症患者的年龄、症状、一般情况、肿瘤起源及预后。恶性心包积液的中位存活时间为 2～4 个月，一年生存率约 25%。恶性心包积液的治疗不决定于心包积液量的多少，而决定于临床表现。对无症状或轻微症状，又无心血管功能障碍者，经全身治疗后可好转。在已知肿瘤转移的患者，当出现异常血流动力学的症状和体征时，要考虑到恶性心包积液和心脏压塞的可能。当急性心包压塞出现发绀、呼吸困难、意识障碍、休克、奇脉大于脉压的 50% 或收缩压减少 20 mmHg 以下时则需急诊穿刺放液治疗。如果患者血流动力学稳定，可采取更精确的措施，包括在影像学的引导下应用经皮心包穿刺放液、在电视辅助胸腔镜外科术（VATS）下经剑突下入路行心开窗术以及局部前胸开胸手术（表 21 - 1）。

表 21 - 1　心包处理方法的比较

方法	体位	麻醉	切口	活检/窗/切开大小	疼痛	优　点	缺点
心包穿刺	仰卧	局麻	经皮	无	轻微	在床旁紧急进行液体引流、植入导管长期引流或注入硬化剂治疗	引流不全，盲视下危险性大，复发率高
球囊心包切开	仰卧	局麻	经皮	小窗不活检	轻微	并发症低，可在心导管室进行，引流好	应用有限
剑突下心包切开	仰卧	局麻为主或单腔插管麻醉	小切口	小窗 4 cm×4 cm 前侧取样	较轻	引流好，并发症低	有一定难度
VATS 心包切开	侧卧	双腔单侧肺麻醉		较大	较轻	引流好，并发症低	外科医师不能感知组织
前侧心包切开或心包切除	侧卧	双腔单侧麻醉	前侧位开胸	较大	较痛	局限性心包切除，外科医生可以直接感知到组织，到达胸膜和肺	并发症较剑突下大
广泛心包切除术		单腔插管麻醉	胸骨正中切开	较大	中等	完全的心包切除可行心肺搭桥	疼痛/并发症手术风险

（一）心包腔内治疗

心包穿刺术对 PME 既是一种诊断工具，也是治疗的手段。通过心包穿刺可减轻心包压塞的症状，还可在抽液后向心包内注入药物，更好地起到治疗作用。在急性血流动力学障碍时，应选择紧急心包穿刺术。抽液量的多少应根据患者全身状况、心功能、病程长短、耐受能力及抽液时主观感受评定。文献报道：首次心包抽液量一般不超过 100 ml，以后每次也不超过 500 ml。2/3 患者的积液会复发，需再次引流。对于积液量大或难治性积液可给予置管引流。在二维 B 超引导下，心包内置管间断性或持续引流是一种改善心脏搏血量安全有效的方法。需要注意的是避免引流速度过快，以免出现心脏急症状况。

心包穿刺抽液后，可直接向心包腔内注入药物，使心包壁层与脏层粘连以治疗恶性心包积液。心包腔内注射药物的应用原则、用法与胸膜腔内用药基本相同。抗肿瘤药物可杀灭浆膜表面及心包积液中游离的癌细胞，并有不同程度的浆膜硬化作用。常用的化疗药物有顺铂（20～100 mg）、卡铂（200～400 mg）、5-氟尿嘧啶（500～750 mg）、丝裂霉素（6～8 mg）、博莱霉素（30～60 mg）、依托泊苷（200～300 mg）等。因氮芥（10～20 mg）、噻替哌（20～30 mg）可引起严重疼痛及骨髓抑制已弃用。多柔比星（30～40 mg）可产生化学性心包炎应避免使用。浆膜硬化剂可刺激心包膜，造成间皮细胞纤维化，使脏层、壁层心包产生广泛无菌性粘连，闭锁心包腔，防止再积液。其余的硬化剂有四环素、无菌滑石粉、土霉素、OK-432（沙培林）、酿脓链球菌 A3 的一种亚株经青霉素和热处理后制成的冻干粉剂和干扰素等。Shepherd 推荐四环素治疗顽固性心包积液，他们报道的成功率为 74%，控制积液长达 30 d，平均存活时间达 168 d。硬化剂治疗的并发症包括短阵性房性心律失常、注射后疼痛及发热。值得注意的是硬化剂易导致缩窄性心包炎，故对预计生存期较长的患者应避免使用。有报道心包积液的复发、术后心包缩窄及需再次治疗主要在左侧心包。由于心包积液肺癌患者已属晚期，较多患者已有其他器官转移、侵犯，多采用心包穿刺细管引流，缓解率可达 80%，为之后全身治疗（化疗或靶向治疗）创造条件，以延长生存期。

（二）外科手术治疗

恶性心包积液提示肺癌已属晚期全身性，所以需肿瘤学上的多种方法以及胸外科治疗等姑息治疗方法（表 21-1）。手术治疗应用于：①积液增长迅速，反复穿刺引流不能成为有效治疗。②心包肥厚，可能转为缩窄性心包炎。③非手术治疗无效，诊断难以明确的心包积液患者。④预计可能长期生长者>6 个月。至于采取何种方法，应从安全和疗效考虑，根据患者的体力情况、病变范围、预期生存期、所行手术的可能死亡率和并发症而定。

（三）放射治疗和全身化疗

放射治疗可使半数以上的恶性心包积液得到控制。常用剂量为 2 500～3 500 cGy/3～4 周，每次 150～200 cGy。Stewart 等及其同事们报道：用 40 Gy 对心脏及邻近结构分期放疗，心包炎症为常见并发症，但通常为自限性。若继发放射性心包炎，可适当使用糖皮质激素及利尿剂治疗。

对无症状或症状轻微对心血管功能影响不大的患者，不需要做局部处理，应采用有效的全身治疗。对化疗敏感的肿瘤且心包积液发展缓慢者，全身化疗一定时间后获得肿瘤的缩小及减少心包积液的产生，即可缓解恶性心包积液的临床症状。全身化疗一般在心包穿刺并腔内注药控制积液后开始进行，若患者全身情况允许，也可全身化疗与局部治疗同时进行。

■ 五、总结

　　心包转移癌引起的急性心包填塞是肿瘤患者的主要死亡原因之一。影响恶性心包积液的因素主要与原发肿瘤的类型、转移的范围、合理的治疗及患者一般情况有关。恶性心包积液的处理应当有步骤地进行,在CT或超声心动图的引导下经皮下导管置留引流或心包切开术来治疗。心包引流后,可用博来霉素或滑石粉进行硬化剂治疗。如无效,则进行剑突下心包切开术引流。若积液又出现,可再次行硬化剂治疗。根据原发癌做全身化疗加局部治疗,平均生存期8个月,未做化疗者生存期3个月左右,1年生存率10.5％。

（王子平　刘雨桃）

第二十二章
肺癌生存质量评定

近年来,肺癌患者的生存质量逐年受到重视。但是肺癌仍然表现出高致病率和高死亡率的特点。2007 年,美国因肺癌死亡的人数达到了 160 390,居所有恶性肿瘤死亡率的首位。因此,对于肺癌的治疗仍然需要多学科多方位的综合治疗。在根治性治疗失败之后,姑息性治疗以改善症状和提高生存质量成了肺癌治疗的重要任务。

随着现代医学的不断发展,医学模式已经从单纯的生物模式进入生物-心理-社会医学模式,世界卫生组织指出健康的定义"健康不仅是没有疾病或身体虚弱,而且要有健全的身心状态和社会适应能力。"所以,消除患者病痛和心理障碍,提高生存质量,增加治疗的自信心,延长寿命,恢复社会角色,成为治疗肿瘤患者的重要问题。

以往对于治疗的评价常用疾病中位生存期和疾病缓解时间,这些均为客观指标,即以医生为观察点,而忽视患者的主观感受。而在另一方面,评价患者治疗后的生存质量的改善,包括生物学/心理学和社会学等全方位的评价也越来越受到重视。因此,对于肿瘤患者,进行生存质量评价成为了临床工作中不可忽视的重要环节。

■ 一、生存质量的定义
生存质量是一个广泛的、主观的、多方位的概念。

(一)Huruy 提出生存质量应包含三方面

(1)生物学:指疾病的症状,治疗引起的副作用(手术、化疗、放疗等),机体的功能状态。

(2)心理学:诊断治疗对患者的心理影响,承受能力。

(3)社会学:指社会关系、家庭、朋友、职业、经济实力、医疗状况及护理等。

(二)Shipper 指出生存质量的内容

(1)疾病症状和治疗毒副作用。

(2)功能状态。

(3)心理状态。

(4)社交活动。

(5)性功能和整体形象。

(6)对治疗的满意度。

■ 二、目的意义

评定肺癌患者生存质量可评价肺癌不同治疗方法的毒副作用及肺癌的并发症,探索除了缓解率、生存期以外的治疗益处。并评价患者康复过程中的行为。总之,可作为评价治疗结果的最终目的。

■ 三、肺癌和生存质量量表

有关生存质量的报道最早于 1970 年发表,迄今约有 50 种量表用于临床,常用于肺癌患者生存质量评定的临床量表如下。

(一)肺癌相关症状量表(Lung Cancer Symptom Scale,LCSS)

主要评定肺癌的症状以及肺癌对患者活动能力的影响。量表分两部分,一部分由患者填写,另一部分由医师完成。内容主要指肺癌相关的症状,较少涉及其他方面的内容,且表中不断出现"癌症"也限制了临床的推广。

(二)肺癌治疗状态评价(Functional Assessment of Cancer Therapy-Lung,FACT‐L)

共 44 项内容,包括两部分,第一部分有 34 项,主要指体格状况、社会家庭情况、与医师的关系等。第二部分专指肺癌相关的症状。此表着重于生存质量的评价,内容全面,但也较繁复,缺点是缺乏治疗相关症状的评价。

(三)肺癌个人功能量表(EORTC QLQ LC‐13)

是个人功能量表的补充,专用于肺癌,常与个人功能量表合用,广泛用于临床。包括咳嗽、咯血、气急、口干、吞咽困难、手足麻木、脱发、疼痛等。但内容过于复杂。

(四)个人功能量表(EORCT QLQ C36 或 C30)

共 39 项内容,从不同角度评定生存质量。包括功能状态(体格状况、角色转换、性格变化、社会能力)、癌症相关症状、治疗相关症状、经济上的影响等。内容全面,并作治疗前后对比。缺点是内容过于复杂,临床应用有所不便。

(五)院内焦虑和抑郁量表(Hospital Anxiety and Depression Scale,HADS)

此量表着重于心理测试,了解患者对于疾病的承受能力以及对治疗的态度。

(六)Karnofsky 评分表和 ECOG PS 评分表

内容简单,以生活自理能力及活动情况评定,不包括心理状态和社会活动能力,对肿瘤患者没有特异性,可作为治疗前后的对照。而对于全身状况良好的患者缺乏特异性和敏感性。评定标准均以生物学标准为主,不能全面反映生存质量的内容。

国内在这方面研究起步较晚,由于民族特性、文化背景、价值观念不同,在引用国外量表的同时,有必要制定中国癌症患者生存质量量表。

1990 年孙燕等归纳了 12 项指标,制定了首份中国癌症患者疼痛及生存质量调查表。问卷涉及躯体方面、心理方面和社会人际关系方面的内容。由于国内生存质量的研究起步晚,尚需做大量艰苦的工作来制定适合中国国情的量表。

2001 年上海交通大学附属胸科医院陆舜等参照国外肺癌患者生存质量评价表,经肺癌专家讨论及向心理学家、统计学家咨询,并在患者中预初实验,逐步修改设计了中国人肺癌生存质量评价表。内容包括肺癌引起的疾病症状(因子 1 含 9 个条目),社会/家庭状况(因子 2 含 8 个条目),对医生及疾病态度的关系(因子 3 含 15 个条目),情感状况(因子 4 含 23 个条目),功能状况

（因子 5 含 9 个条目），共 5 个因子 64 个条目组成。因子 1 由低到高为 1～4 分，因子 2～5 为 0～4 分。评估结果显示较好的敏感性、重复性和有效性。

以上这些评定标准已逐渐广泛地应用于临床，但目前尚缺乏被普遍推崇承认的生存质量评定表。随着肺癌患者生存质量评定的必要性被临床认可，要确定一个公认的评定表也势在必行，已引起大家的关注。

■ 四、临床应用

对于肺癌患者生存质量评价的研究处于临床研究之中，但已显现出与以往疗效评定的不同点。其应用广泛，在多个领域和多种治疗方法中都有各种的临床研究涉及。当然，也仍然存在很多应用中的局限性。

（一）生存质量评价与生存期

Qi，Yingwei 等的一项研究在 2009 年 JTO 公布，该研究从 6 个中心入组了 420 名进展期的 NSCLC 患者，所有患者接受了 UNI 量表、LCSS 量表和 FACT-L 量表的检测。随后分析了各种不同的预后因素如年龄、性别、体重变化等及三个量表评价分数与患者生存期之间的关系，结果显示，仅 UNI 量表评分和体重变化是一个独立的预后因素（$P<0.0001$）。进一步的分析发现，对于 UNI 量表评分≤50 和>50 分的患者，其中位生存期分别为 5.7 个月 *vs.* 11.1 个月；而对于 UNI 量表评分≤83 和>83 分（中位值）的患者，其中位生存期分别为 7.8 个月 *vs.* 13 个月（$P=0.00$）。

（二）生存质量评价在外科领域的应用

生存质量评价在胸部外科手术的应用也有较多的研究。2008 年欧洲的一项研究中，Balduyck 等前瞻性地研究了 QOL 评价在老年性肺癌患者手术前后的变化。研究采用了 EORCT QLQ C30 量表和 EORTC QLQ LC-13 量表对 60 名老年患者（其中 49 人接受了叶切、11 人接受了单侧全肺切除）进行了术前和术后 1、3、6、12 个月的 QOL 评价，结果显示，接受叶切的患者在术后 3～6 个月内，除了体能评价和呼吸困难这两项，其 QOL 评分基本能够回复到术前的水平。而对于进行了全肺切除的老年患者，其体能评价、角色评价和社会评价均不能在术后 1 年内回复到术前水平，而呼吸困难和疼痛评价也均在 6 个月左右才回到术前水平。进一步的分析显示，叶切的患者在体能评价、角色评价、社会评价以及疼痛等方面均明显优于接受全肺切除的患者（P 均<0.05）。

（三）生存质量评价在放疗的应用

Salvo 等在 2009 年对 1950～2008 年的 43 项进行了肺癌放射治疗的临床研究进行了分析，这些研究针对原发性或转移性肺癌，均为随机前瞻性研究，研究设计均为以 QOL 为首要或次要研究终点。结果发现，在 43 项研究中，仅有 19 项研究使用了各种生存质量量表进行了 QOL 评价，而 24 项没有使用。共计有 13 项研究使用了 EORCT QLQ C30 量表，最为广泛。其中的 8 项研究也使用了专用于肺癌的 EORTC QLQ LC-13 量表，而只有两项研究使用了另一个专用于肺癌的量表 FACT-L，因此肺癌专用量表的使用率为 23%。因此，文章的作者建议在今后的临床研究中，尽量多使用特异性的肺癌专用生存质量评价量表。

（四）生存质量评价在化疗及靶向治疗的应用

近年来，多数的大规模多中心的前瞻性临床研究都会以患者的 QOL 作为主要或次要研究终点，并且在研究中对患者进行生存质量的评价。

日本的一项 V-15-32 Ⅲ期临床研究中,除了以生存期作为主要研究终点外,也以 QOL 作为次要研究终点。研究入选 490 名日本患者,随机使用吉非替尼和多西他赛进行比较,采用了 FACT-L、TOI 和 LCSS 量表进行了生存质量评价。结果显示,在使用 FACT-L 量表和 TOI 量表进行评价的时候,吉非替尼组在症状改善和 QOL 评分提高方面显示出了明显的获益(P 值分别为 0.023 和 0.002);而在使用 LCSS 量表进行评价的时候,两组的 QOL 改善未见明显差异。

大量临床研究显示,化疗能明显改善生存质量,而且能有效控制肿瘤,相对于支持治疗能减少住院天数,节省费用。就临床医师来说,对于生存期、疗效相仿的治疗情况下,应选择对生存质量影响小的治疗方案,尤其是晚期患者。众多的临床结果也使临床医师意识到提高生存质量的重要性,并投入大量人力、物力研究治疗与生存质量的关系,试图探索除了生存率、缓解率以外的治疗益处,并评价预后情况。

因此,生存质量的评价可用于:①肺癌患者手术、化疗、放疗疗效的评价。②化疗副作用如骨髓抑制等的评价、比较。③多学科综合治疗的评价。④新的治疗方法的评价,如外周血干细胞支持下的高剂量化疗。⑤扩大应用于临床,对肺功能、心功能评定。治疗的配合程度、心理承受能力、经济负担问题等。⑥新药临床试验评价。

■ 五、统计方法

常用的统计方法,包括 t 检验、cox 多因素分析、多元逐步回归、生存曲线、log-rank。各种量表常用级分法评定。

■ 六、发展前景

在未来的临床研究中,生存质量的评价可作为一个预后因素并预测生存期,而且可作为评价肺癌有效治疗的最终目的(end point)。多数肺癌患者存活时间短,尤其是晚期和转移的肺癌患者,生存期对其来说已不再成为首要问题,重要的是缓解症状,减少痛苦。甚至有些患者希望获得高质量的生活,而不愿在痛苦中延长生命。

对生存质量的研究进展缓慢,因其与治疗有关。肺癌的综合治疗是一个循序渐进的过程,包括预防、早期发现、多学科治疗、支持治疗、提高生存率,在未来发展过程中,肺癌治疗面临的新挑战即是提高生存质量。

近年来,一些学者开始应用一些基因手段进行生存质量的临床研究,给这方面的研究带来了新的研究方向。Yang 等在 2007 年的 ASCO 上报道了一项研究,研究者试图评价谷胱甘肽途径中的基因对于肺癌患者接受含铂方案治疗过程中生存质量评价的价值。研究共检测了 46 个患者的 6 个基因位点:GSTM1 和 GSTT1,GSTP1-I105V,GSTP1-A114V,GPX1 及 GCLC。同时对 46 个患者进行了 FACT-L 量表和 UNISCALE 问卷的评价(化疗开始前和化疗后 8 周)。结果发现,GPX1 基因和生存质量评价之间存在相关性。GPX1 基因可能可以预测肺癌患者在接受含铂方案化疗之后的生存质量状况。

(陆　舜　叶翔赟)

第二十三章
肺癌治疗后的随访

所有接受肺癌根治性治疗后的患者均应由专家进行评估,选择最合适的个体化监督管理模式进行随访。

■ 一、随访的时间和内容

肺癌患者接受根治性治疗后应定期接受相关专科医师针对治疗并发症的随访(至少持续至治疗后的 3~6 个月)。

1. 需随访的根治性手术后并发症　主要包括再入院,肺功能减退以及慢性疼痛。

根治术后并发症的随访必须由专家督导,至少每 3~6 个月 1 次。相关并发症随访包括再入院、肺功能减退以及慢性疼痛。Handsy 等报道:肺切除术后 90 d 内有 19% 以上的患者会再入院,其中多数是由于术后感染或心血管事件等。术后肺功能的减退与肺切除的手术范围密切相关。一般来说,叶切术后 6 个月的 FEV1 值约较术前减退 10%~15%;全肺切术后的 FEV1 值则将减退近 20%~25%。据报道,55% 的患者均会在开胸术后 18~24 个月内出现疼痛,其中 10% 的患者需要接受止痛药或进一步的镇痛治疗,如肋间神经阻滞。肺癌切除术后的 3~6 个月内,患者的 QOL 会有明显降低。部分学者报道,患者的 QOL 会在术后 6~9 个月恢复到术前水平,而另一些学者则认为 QOL 将在术后 12 个月才能恢复。值得注意的是,术后仍旧吸烟将不利于 QOL 的回复。

部分患者在叶切或全切术后会出现手术部位的残腔。一项 20 世纪 60 年代的尸检报道显示,在术后多年,仍有 27/37 的患者存在术后残腔。术后的纵隔转位将可能导致主支气管的阻塞。

2. 需随访的根治性放疗后并发症　主要包括急性放射性肺炎、肺纤维化,以及皮肤、心脏、心包、食管、脊髓的损伤。

放疗相关毒性与放疗的照射剂量、累积剂量以及患者体内的未知生物因子水平相关。在一项大型的高剂量放疗试验中,11% 的患者出现急性毒性,大部分表现为食管毒性,仅 1/3 出现肺部损伤表现。急性放射性肺炎往往发生于治疗 3 个月后,主要表现为咳嗽、呼吸困难和发热。多数的放射性肺炎可自愈,但重症病例往往需接受激素治疗。Inoue 等报道,94/191(49%)的患者在放疗后出现了急性放射性肺炎,其中 13 例(25%)为重症患者。在该项研究中,$PaO_2 < 80$ mmHg 被

视为急性放射性肺炎的一项危险因素。重症放射性肺炎的发生往往与低 OS 相关。另一项研究显示,血清中 KL‐6 水平的升高可作为放射性肺炎发生的标记物。放疗后的肺纤维化是不可逆的,8%的患者会在放疗后的 3~24 个月内出现肺纤维化。即使未发生明显的放疗后肺炎,放疗也会造成肺功能的减退。Miller 等研究显示,放疗后 6 个月内 FEV1、FVC 及弥散功能将较放疗前减退 10%,与叶切术后相近。然而,Choi 和 Kanarek 等发现,放疗前肺功能欠佳的患者放疗后的 FEV1 减退值较小。

3. 需随访的根治性化疗后并发症　主要包括神经毒性以及肺弥散功能减退。

化疗相关并发症往往在治疗期间即会出现。如接受铂类/生物碱类/紫杉烷类治疗则可能引起迟发的外周神经毒性。另外,GC 方案化疗可能导致患者弥散功能的减退。

■ 二、重新评估

并发症随访结束后,患者应接受重新评估,并由多学科肿瘤治疗小组制定个体化随访模式。

■ 三、常用临床指南推荐

相关指南的 NSCLC 根治性治疗后随访推荐见表 23‐1。

表 23‐1　NSCLC 根治性治疗后随访推荐

指南	基线	2 年内	3~5 年	5 年后
ACCC	治疗后 3 个月复查胸部 CT	每 3 个月随访病史,体检,胸片,全血细胞计数 CBC	每半年随访病史,体检,胸片,全血细胞计数 CBC	每年随访病史,体检,胸片,全血细胞计数 CBC
ACCP		每半年随访病史,体检,胸片或胸部 CT	每年随访病史,体检,胸片或胸部 CT	每年随访病史,体检,胸片或胸部 CT
ACR		每 2~4 个月随访胸片,每年随访胸部 CT	每半年随访胸片,每年胸部 CT	每年随访胸片,胸部 CT
ASCO		每 3 个月随访病史,体检	每半年随访病史,体检	每年随访病史,体检
ESMO		每 3 个月随访病史,体检	每半年随访病史,体检	每半年随访病史,体检
NCCN		每半年随访病史,体检,增强胸部 CT	每年随访病史,体检,平扫胸部 CT	每年随访病史,体检,平扫胸部 CT
ACCC		每 3 个月随访病史,体检,胸片,全血细胞计数 CBC	每半年随访病史,体检,胸片,全血细胞计数 CBC	每年随访病史,体检,胸片,全血细胞计数 CBC
ACCP		每半年随访病史,体检,胸片或胸部 CT	每年随访病史,体检,胸片或胸部 CT	每年随访病史,体检,胸片或胸部 CT
NCCN		每 2~3 个月随访病史,体检(根据临床表现决定是否进行胸部影像学和血液学检查)	每 4~6 个月随访病史,体检(根据临床表现决定是否进行胸部影像学和血液学检查)	每年随访病史,体检(根据临床表现决定是否进行胸部影像学和血液学检查)

注:①根据肺癌的复发时间,所有指南均建议根治性治疗后 2 年内频繁随访,此后随访频率递减。②在随访期间应通过药物(varenicline)和行为治疗指导患者戒烟,以减少复发率。③医务人员应向患者明确告知症状识别,如果发现恶化征象,应及时联系医师。④PET 扫描、痰细胞学检查、肿瘤标志物和荧光气管镜检查目前尚不推荐用于随访。

（陈智伟　张怡飞）

第二十四章
特殊类型肺癌的临床特点

第一节　小病灶肺癌

　　小病灶肺癌多指直径<2.0 cm 的肺癌。以往,因为辅助检查水平的限制,很多小病灶肺癌无法得到早期的诊治。但近些年随着影像学检查技术,特别是高分辨率 CT(HRCT)技术的发展,小病灶肺癌的检出率逐渐提高,随之而来的是对于小病灶肺癌的研究也逐渐深入。

■ 一、小病灶肺癌的组织病理类型

　　上海交通大学附属胸科医院曾对较大样本量的小病灶肺癌进行回顾性分析,研究显示 223 例肺癌小病灶患者病理类型以腺型为主,占 57.0%,其中腺型及腺型伴肺泡细胞癌分别占 45.3% 及 11.7%;鳞型占 25.1%,鳞腺混合型占 14.3%,小细胞型仅占 1.3%。国外也有统计表明,小病灶肺癌主要以腺癌为主,包括细支气管肺泡癌(BAC)及不典型腺瘤样增生(AAH)等癌前病变。

■ 二、小病灶肺癌的影像学表现

　　由于 CT 的普及和技术的进步,对于肺部结节病变诊断的敏感性逐渐提高。许多小病灶肺癌在 X 线平片上可无异常或无明确的影像学特征性表现,而 CT 下可见各种特征性的表现。因此,在日常诊治工作中,X 线平片由诊断逐渐变为筛选,CT 则作为主要的诊断手段,日美学者提出使用低剂量 CT 进行肺癌高危人群的筛查。小病灶肺癌的 CT 影像学特征主要有以下几点。

　　1. 病灶边缘表现　恶性结节可见分叶或切迹、短毛刺征。其病理基础可能与肿瘤边缘各部位肿瘤细胞分化程度不一、生长速度不同有关,而肺的结缔组织间隔,进入肿瘤的血管、支气管分支、从肿瘤内向外生长的血管和结缔组织等可引起肿瘤生长受限,产生陷窝,从而形成分叶的形态。因为癌组织呈蟹足样生长,可见浸润的癌组织向周围伸展的由粗而细的条索影,即短毛刺征。而较长的毛刺则多见于良性结节,其形成原因可能与良性的纤维条索与病灶相连有关。

　　2. 血管集束征　血管集束征是指 CT 可见小病灶周围的血管向病灶聚集,血管在肿瘤边缘中断或贯穿肿瘤的征象。在 Kuriyama 等的研究中,周围性小病灶肺癌血管集束征阳性的占

83%。其病理基础是肺癌灶浸润性生长时,伴有纤维组织增生,而早期肿瘤区出现的新生血管受其牵拉而形成。

3. 支气管充气征　多为细条状,直径约 1 mm 的空气密度影,长短不一,有的见分支,或呈小泡状(直径<1 mm)的空气密度影,见于连续数个相邻的层面上,病理上为扩张的细支气管,该征多见于呈贴壁式生长的肺癌,癌组织在细支气管和肺泡表面生长,而管腔仍通畅。多见于细支气管肺泡癌或腺癌。

4. 钙化　恶性结节钙化多位于病灶边缘或呈小斑点样钙化。文献报道对于无定形钙化,若钙化越细小、越少,呈细盐或砂砾状,则恶性的倾向性越大。

5. CT 增强特征　肺癌与良性病变之间血供与代谢有很大不同,故用增强扫描对于鉴别良恶性病变有重要意义。Erasmus 对肺内小结节进行了增强扫描研究,结果为增强后 CT 值上升小于 15 Hu 为良性结节,而增强后 CT 值上升超过 20 Hu 为恶性结节,敏感性、特异性与准确性分别为 98%、73% 与 85%。其增强特点与肺癌的新生小血管多及其结构特点有关,与肿瘤的组织代谢旺盛有关。

6. 磨玻璃样改变(ground glass opacity,GGO)　磨玻璃密度影在 HRCT 上表现为肺密度轻度增加,但仍可显示血管和支气管影。这种特征性表现是由气腔不完全充盈、间质轻度增厚、肺泡部分萎陷、正常呼气末或肺血容量增加造成,与实变不同,磨玻璃密度影内的支气管血管束清晰可见。磨玻璃密度影可为弥漫性或局限性,是一种非特异性的影像表现。但近些年研究表明局限性 GGO 可为一种早期的肺癌表现。

综上所述,肺内小结节的表现多样,单一征象出现的概率不高,对良恶性结节的鉴别诊断作用不大,但如通过仔细观察,利用多种征象进行综合判断,可以大大提高诊断的准确率。

■ 三、小病灶肺癌的组织病理学与 CT 影像学表现的关系

由于高分辨率 CT 的出现及其对肺孤立性阴影的应用,使之不仅能单纯判断其是否为肺癌,还可进而推断肺癌的病理组织结构。Noguchi(野口)等于 1995 年回顾了 236 例手术切除的、直径<2.0 cm 的小病灶肺腺癌,并对比其 HRCT 的表现,将其分为六大类,即 Noguchi(野口)分型。

A 型:为肿瘤内无纤维灶的局限性细支气管肺泡癌。

B 型:肿瘤内可见肺泡萎陷型纤维灶的局限性细支气管肺泡癌。

C 型:肿瘤内可见成纤维细胞增生的局限性细支气管肺泡癌。

D 型:呈充实破坏性增生的低分化腺癌。

E 型:管状腺癌。

F 型:压迫性破坏性增生的乳头状腺癌。

Noguchi 各种不同分型,对应着不同的 CT 影像学表现。

Noguehi 分类 A 型的肿瘤呈肺泡壁的置换性发育,无肺泡萎陷或纤维灶。因此,肿瘤呈完全磨玻璃样密度,周围无毛刺或胸膜内陷等纤维收缩现象。如前所述,如有淋巴细胞浸润病灶,可见密度增高。

B 型由于肺泡萎陷灶的出现,中心部可见相等于血管吸收值的高密度区,有时可见相应程度的毛刺、胸膜内陷等纤维收缩征象,即磨玻璃样密度中心或胸膜下的部分,可见密度增高。但肺泡萎陷灶较小时难以同 A 型的磨玻璃灶鉴别。

C 型和 B 型相同,于磨玻璃样密度区内可见纤维灶的密度增高部分和局部性纤维化所致的线状密度。程度多较 B 型明显,但有时两者鉴别困难。另外,含气部分减少,肺泡壁增厚的病灶则不见磨玻璃样密度而只呈高密度区。虽属 C 型,但具有压迫性生长的高密度灶,则似 D、E、F 型的表现。

D 型、E 型、F 型与 A 型、B 型、C 型不同,不是以细支气管肺泡型为基础的肿瘤,D 型为压迫性或破环性发育的乳头状腺癌。E、F 型发生频率低,属特殊类型。这些类型的影像,或表现为压迫性发育的模式,但因纤维化明显,周围呈线状阴影者更多见。

不同的 Noguchi 分型,患者预后程度也存在着差别,Noguchi 在研究中报道,A 型及 B 型无淋巴结转移,胸膜浸润亦少见,5 年生存率为 100％,可能为上皮性癌的 C 型,淋巴结转移 28％,5 年生存率为 52.4％。而 Vazquez 等研究也表明,相当于不同的 Noguchi 分型的小病灶肺腺癌预后存在差异。

Noguchi 分型系统阐述了小病灶肺癌(主要是肺腺癌)组织病理学与 CT 影像学表现之间的关系,对于临床上小病灶肺癌的诊断、鉴别诊断及手术方式(切除范围、淋巴结的清扫等)提供了依据。

■ 四、小病灶肺癌的诊断方法

1. 影像学检查　目前,小病灶肺癌的影像学诊断还是主要依靠 CT 检查(包括 HRCT),文献显示 CT 诊断小病灶肺癌有着较高的敏感性和特异性,明显优于常规的胸部 X 线平片并有较高的性价比。上海交通大学附属胸科医院采取 CT 的矩阵 1 024×1 024 的小结节靶区域扫描,能进一步对小结节及周围肺组织进行细微分析。

近些年来,PET - CT 在临床中越来越广泛的使用。有时肺部小结节属早期肺癌(如 BAC 等),其肿瘤代谢可以不高,在 PET - CT 检查中,此类肺癌 FDG 摄取值可能不高,容易造成假阴性结果,而 PET 也可出现假阳性如活动性炎症、结核、炎性假瘤、肉芽肿等病变。因此,PET - CT 检查不作为小病灶肺癌的首选影像学诊断,有文献指出在小病灶的诊断中,PET - CT 结果阳性对于肺癌的诊断有一定的意义,而 PET - CT 的阴性结果则可存在一定的误差。对于更加微小的肺部结节(直径＜5 mm),则完全低于 PET - CT 扫描的分辨率,其结果存在较大疑问。

2. 痰脱落细胞学检查　痰液脱落细胞学检查是一种无创伤性检查,其对中央型肺癌的敏感性可达 80％,而对周围型小病灶肺癌则＜20％。因此,此种方法可对高危人群进行筛查,但其敏感性较低,不适合作为主要的确诊方式。

3. 纤维支气管镜活检(TBB)及经纤维支气管镜肺活检(TBLB)　临床上小病灶肺癌往往为外周型肺癌,支气管内可无明显异常病变,因而直接纤维支气管镜往往因无法直接看到肿瘤而无法进行直接活检,仅可通过支气管镜检查时进行气道内灌洗而从灌洗液中找脱落细胞从而明确病理,其阳性率也较低。

经纤维支气管镜肺活检(TBLB)可依赖于正侧位胸片或 CT 中所显示肿块所处的叶、段的位置通过穿刺等方式进行活检,但其活检成功率的高低也与肿块直径大小有明显相关性,直径＜2 cm 时确诊率为 35.3％。直径 2～4 cm 和大于 4 cm 的确诊率分别为 64.5％与 68.8％,总的确诊率为 62.4％(106/170)。

4. CT 引导下经皮肺穿刺　近年来经皮肺穿刺因其孤立性肺结节的诊断敏感性高、安全性好而受到关注,对于其临床应用价值仍有一些争论。Westcott 等主张在孤立性肺结节的诊断中首选经皮肺穿刺技术,但也有作者认为首选胸腔镜手术或剖胸探查术对有手术条件的肺结节患者可避免肺穿刺产生的费用和风险。上海交通大学附属胸科医院报道,自 1995 年 5 月至 2001 年 11 月经皮穿刺术 51 例肺部结节灶(直径均<2 cm),均穿刺获得细胞学和(或)组织学标本,对恶性肿瘤的诊断敏感性 78.13%(25/32),阳性预测值 100%(25/25),良性病变诊断特异性 100% (19/19),阴性预测值 73.08%(19/26),总的诊断准确率 86.27%(44/51)。但肺部小结节由于受呼吸运动影响大,CT 下定位难度增加,穿刺所获组织较少,敏感件和准确性低于较大病灶的穿刺,特别是细支气管肺泡细胞癌病例癌细胞沿肺泡细胞壁生长,极易出现假阴性结果,值得警惕。

5. 胸腔镜下肺部结节切除活检　为目前最主要的确诊小病灶肺癌的方法,具体内容见本书相关章节阐述。

■ 五、小病灶肺癌的手术诊断治疗

在肺部小结节的诊断和治疗中,外科医师扮演着越来越重要的角色。尽管 CT 等影像学检查及经皮肺穿刺的方法对于诊断小病灶肺癌具有一定的准确率,但影像学检查无法得到金标准的病理结果,而针刺细胞学因为组织量少,对于小病灶肺癌的准确诊断也存在着一定的困难。因此外科手术切除肺部小结节活检,明确病理及通过手术治疗小病灶肺癌,就成为了肺部小病灶的主要诊断及治疗的手段之一。

目前,肺部小结节病变的外科诊断及治疗主要方式是胸腔镜病灶切除术及肺叶/肺段切除及淋巴结清扫术。相对于常规开胸手术,胸腔镜手术具有创伤小,疼痛轻,对于呼吸运动影响小,伤口美观等优势,且据国外对于胸腔镜手术的大样本分析,在治疗早期肺癌中,胸腔镜手术住院时间,并发症发生率,死亡率等指标均低于常规开胸手术。以下将从诊断及治疗两方面介绍胸腔镜手术的应用。

1. 胸腔镜技术在肺部小结节诊断方面的应用　目前,对于周围型的肺部小结节,主要采取胸腔镜楔形切除包括结节在内的部分肺组织送组织病理检查来确定。而小结节的定位主要依靠术前的 CT 影像学定位及术中的手指触摸探查确定(图 24‐1A)。对于较周边,靠近胸膜的小结节,对于外科医师而言,定位相对较为容易。但是对于距离胸膜比较深、直径<1 cm 的小结节以及一些密度不高的磨玻璃样病变,可能出现 VATS 术中于触摸肺结节的失败或者不能肉眼直观发现肺结节,从而导致较高的中转开胸可能。由此很多学者设计了一些 VATS 术前和(或)术中定位方法,如在结节周围肺实质内注射亚甲蓝或者在术中应用超声定位等,以利于病灶切除,但是在结节周围肺实质内注射亚甲蓝可能会导致胸膜以及胸腔内染料着色的风险,从而使得后面进行 VATS 的术者很难辨认具体的病灶位置。至于在 VATS 术中应用超声定位,可能因超声分辨率比较低,难以很好观察和定位直径<1 cm 的结节特别是 GGO 结节及术中超声对于操作者的依赖性比较高,需要具有丰富经验的操作者并且需要被检查的肺完全塌陷才能很好地定位等原因而导致失败。笔者通过较多次的临床尝试,效果较好的方法为术前 Hook‐wire 定位(图 24‐1B)。Hook‐wire (Ariadne's Thread;Biosphere Medical,Louvres,France)为乳腺常用定位针,由前端的钩子及与其相连的金属线组成。钩子直径展开 8 mm,后接金属线为 50 cm,规格有套针口径 20 G,长度 10 cm,当钩子释放后套针收回。手术前患者行 CT 薄层扫描,定位病灶后使用 hook‐wire 套针穿刺进入,再次 CT 扫描后确定针尖位处于肺结节附近后立即释放钩子并回收套针(图 24‐2A),可重复 CT 扫描确定钩子膨胀打开并位于结节邻近周围肺组织内(图 24‐2B),距

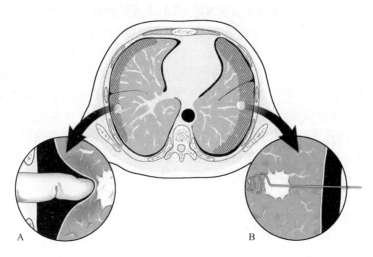

图 24 - 1　肺内小结节的定位技术

A. 术中的手指触摸探查确定；B. 术前 Hook-wire 定位

（图片来源于 Thomas M. Daniel. A Proposed Diagnostic Approach to the Patient with the Subcentimeter Pulmonary Nodule：Techniques that Facilitate Video-Assisted Thoracic Surgery Excision. Seminars in Thoracic and Cardiovascular Surgery，Volume 17，Issue 2，Summer 2005，Pages 115 - 122）

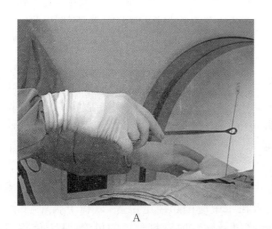
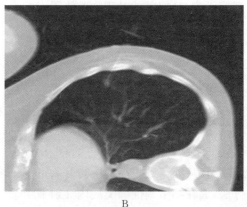

图 24 - 2　使用 hook-wire 套针定位肺内小结节

A. CT 扫描后确定针尖位于病灶后释放钩子并回收套针；B. CT 扫描确定钩子打开并位于病灶附近

（图片来源于 Thomas M. Daniel. A Proposed Diagnostic Approach to the Patient with the Subcentimeter Pulmonary Nodule：Techniques that Facilitate Video-Assisted Thoracic Surgery Excision. Seminars in Thoracic and Cardiovascular Surgery，Volume 17，Issue 2，Summer 2005，Pages 115 - 122）

离 <5 mm。操作结束后于体表剪断金属线，并立即送往手术室行胸腔镜手术，手术中可以通过提拉金属线来确定结节位置，便于术中切除。

一般情况下，切除病灶后，马上将标本送冰冻病理，根据冰冻结果决定进一步的手术方式。如有时结节较小，冰冻无法确定其性质时，暂停手术，关闭切口，等待正式病理结果。如正式病理结果为恶性，可再次进行胸腔镜根治性切除手术。这样虽增加了手术难度，但避免了因盲目行根治性手术而对患者造成的不可挽回的伤害。

2. 胸腔镜技术在小病灶肺癌治疗方面的应用　目前,国际公认的非小细胞肺癌的手术治疗方式为肺叶切除术＋系统性淋巴结清扫术,对于小病灶肺癌而言,根治性手术可以于完全性胸腔镜下进行。但近些年来,许多学者建议,对于某些小病灶肺癌或者某些特定情况的患者,可以采用肺段切除术代替肺叶切除术。

肺段切除术对于患者的肺功能要求低,手术后的肺功能损失小,某些不能耐受手术的高龄小病灶肺癌患者可接受段切手术。而有日本学者对小病灶肺癌进行了分析,对比了直径＜2 cm 的肿瘤和＞2 cm 的肿瘤,发现直径较大的肿瘤预后较差,淋巴结及血行转移的发生率也较高。而匹兹堡大学的一项研究也表明,对于肿瘤直径＜2 cm 的 IA 期非小细胞肺癌,行肺段切除术与肺叶切除术,患者的中位生存期没有统计学差异。而在肿瘤直径 2～3 cm 的 IA 期非小细胞肺癌中,肺叶切除术的预后显著好于肺段切除术。

另外,从小病灶肺癌的组织病理学方面,有研究表明,Noguchi A 型和 B 型(即单纯的细支气管肺泡癌)有着较低的淋巴结转移率(在此研究中,39 例患者无一有淋巴结转移),而在其他亚型中,淋巴结转移率明显增高。而另一项欧洲的临床研究表明,相比于其他类型腺癌,细支气管肺泡癌(BAC)术后无病生存期及总生存期均较高,而局部复发率则较低。综上所述,小病灶肺癌中细支气管肺泡癌为一种侵袭性较小的肺癌,可以适当缩小切除范围。

IASLC 制定的 2010 NSCLC 手术原则中,对于胸腔镜肺段切除术的指征有着明确的描述。肺段切除术(优选)或楔形切除适合以下原因有选择的患者:

(1) 肺储备功能差或有其他为叶切除术禁忌的合并症。

(2) 外周淋巴结≤2 cm,并且至少符合以下一条:

1) 病理为单纯的细支气管肺泡癌(BAC)。

2) 在 CT 上,结节有≥50％磨玻璃表现。

3) 影像学证实倍增时间较长(≥400 d)。

(3) 如患者的肿瘤能手术切除且无肿瘤学及胸部手术原则的限制,电视辅助胸腔镜外科手术(VATS)被认为是一个合理并且可以接受的选择。

当然,相对于传统的根治性手术,关于肺段切除术的手术效果仍存在着争论,但是目前美国已经进行一些临床试验如 The American College of Surgeons Oncology Group Trial (Z4032),使用包括辅助放疗等方法来降低小病灶肺癌段切除后的局部复发,使小病灶肺癌的段切手术能达到更好的效果。

■ 六、小病灶肺癌的非手术治疗

如术后病理显示小病灶肺癌为非 I 期,或患者无法耐受手术治疗者,需要进行非手术治疗,治疗原则同其他类型肺癌的治疗,详见本书的其他相关章节。

■ 七、多原发的小病灶肺癌

部分患者存在着多原发的小病灶肺癌的情况,国内外均有报道。笔者在近年来的胸腔镜手术病例中多次发现多原发的小病灶肺癌,其中一例可见同一肺叶有 7 个小结节,其病理性质分别为肺泡上皮增生、AAH、BAC 及腺癌等(图 24-3)。

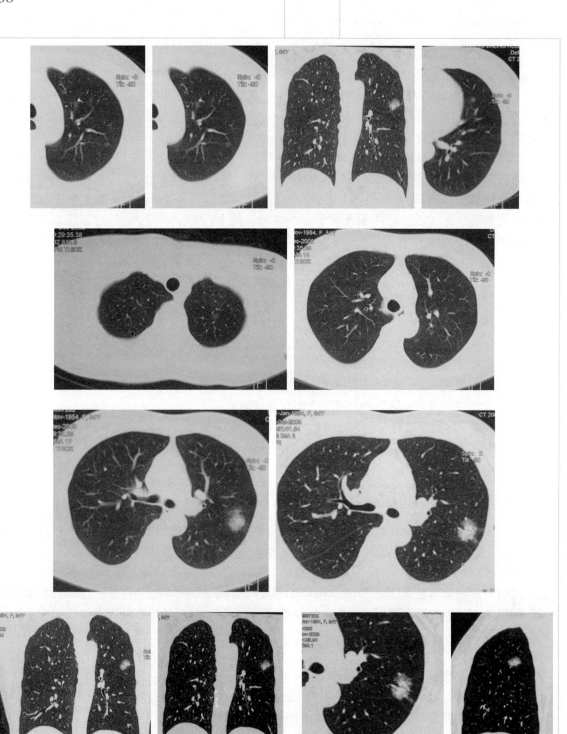

图24-3 多原发的小病灶肺癌

（赵晓菁 叶剑定）

第二节 女 性 肺 癌

肺癌在美国女性中是发病率位居第二的恶性肿瘤,自 1987 年已超越乳腺癌成为女性癌症相关死亡的主要原因。据估计,2004 年美国新发肺癌有 173 700 例,女性占 46%;同年所有女性的癌症相关死亡中肺癌占 29%。Ahmedin 等调查显示从 1970～2000 年,美国女性肺癌患者人数增加了 4 倍,预计这种增长速度要到 2010 年才会趋于平稳。其他国家也报道女性肺癌发病率在世界范围内持续上升。随着女性肺癌患者数增加,有很多临床研究已经观察到它在发病、病因、诊断、病理、分子生物学、治疗和预后方面均有别于男性,应列为肺癌的一种特殊类型。

■ 一、中国的流行病学特点

世界肺癌发病率以地区划分为 10 个,中国、日本以国家为单位,其余为东欧、北美、西欧、南美、南非、澳大利亚、新西兰和北非。按每 10 万人年龄标化发病率计算,中国居第 4 位,男、女性肺癌发病率分别为 42.4/10 万和 19.0/10 万;肺癌发病列前 3 位的地区是东欧、北美和西欧,男女肺癌发病率为 65.7/10 万:8.7/10 万、61.2/10 万:35.6/10 万和 50.9/10 万:12/10 万。肺癌的男女性别比例在中国为 2.23:1,排名前三位的地区此比例分别为 7.55:1、1.72:1 和 4.24:1,这些数字提示中国女性肺癌发病率除北美外属较高者。令人感兴趣的是,中国的男女性肺癌比例早在 20 余年前就显示为同样数字,而北美地区在 90 年代之前男女肺癌的发病比例徘徊于(4～5):1,近 10 年才见女性肺癌比例增高,是否中国女性发生肺癌有独特原因尚不得而知,需要深入研究。

2002 年全球进行的调查研究显示,中国女性肿瘤新发病员数为 866 761 例,女性肺癌占总数的 14.6%,居所有肿瘤的第二位,男性肺癌占总男性肿瘤的 2.04%,列各肿瘤首位。Yang 报道自 2000～2005 年,中国男性肺癌的累积危险性由 5.1 增高至 5.7,发病数增加了 26.9%,而女性肺癌患者的累积危险性从 2.3 增高至 2.6,发病数增加了 30.5%,由此说明了中国女性肺癌的重要性和趋势。

上海市肺癌发病率为全国各大城市之首,而中国大城市的肺癌发病又为全国之首,因此观察上海肺癌的发病趋势有一定代表性。20 余年来上海市男女肺癌的比例始终稳定于 2.2:1 左右。上海市中心城区 33 年间(1972～2004 年)男女性肺癌粗发病率和世界人口标化发病率随时间变化的曲线如图 24-4 所示,可见男女性肺癌粗发病率均逐渐上升,年度变化百分比(APC)分别为 1.723% 和 2.036%(P<0.01),有统计学意义;但标化发病率在男性中 33 年来首次呈下降趋势,ASR=0.605,有统计学意义,女性 ASR=-0.136,无统计学意义,说明女性肺癌的发病增长趋势令人担忧,有必要加强女性肺癌的防治及病因等研究。

■ 二、女性肺癌的危险因素

无论男性还是女性,吸烟都是引起肺癌的主要原因。WHO 的数据显示中国和俄罗斯、菲律宾、土耳其、乌克兰一样,吸烟率在 35% 以上,占世界吸烟人群的 61.8%。美国女性吸烟始于 20 世纪 30 年代,在 70 年代到达顶峰,之后下降较男性缓慢,目前吸烟率约 22%,并且在年轻女性中

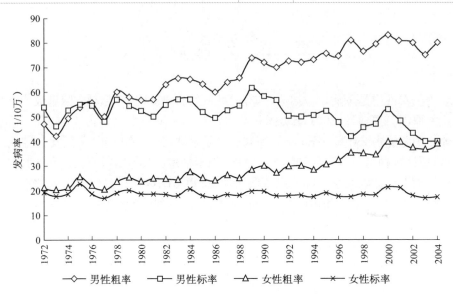

图 24-4 上海市中心区肺癌粗发病率和标化发病率

广泛流行。年轻女性往往被烟草广告中宣传的社会理想和独立性所吸引,她们还相信吸烟可以减轻体重,因此吸烟人数逐渐增多。有报道美国高中女生的吸烟率由 1991 年的 17.9％上升至 1997 年的 23.5％,在 2001 年攀升为 27.7％;怀孕期间吸烟的女性比例也由 13％增高至 22％。一些研究显示女性一旦开始吸烟,其戒烟成功率低于男性。Bohadana 等报道男性与女性吸烟者的戒烟成功率分别为 62％和 46％,认为女性戒烟主要通过行为干预实现,不能仅凭应用药物阻断尼古丁依赖。吸烟者年轻化和戒烟率低是女性肺癌发病率上升的主要原因。

　　女性吸烟罹患肺癌的危险是否比男性高,存在很大争议。国外一些病例对照研究显示女性对烟雾中致癌原的易感性高于男性。1993 年加拿大一项包括 800 人的调查报道,与不吸烟者比较,吸烟史为 40 包年的女性和男性发生肺癌的危险分别是为 27.6 和 9.6。1996 年美国健康基金会将观察人群扩大至 4 000 人,结果也显示在同等烟草暴露水平下,女性罹患肺癌的相对危险是男性的 1.5 倍。最近 Henschke 和 Miettinene 评价了不同性别吸烟者发生肺癌的绝对危险度,其研究对象包括年龄>40 岁且吸烟史≥10 包年的男女各 1 200 例,应用 CT 进行随访筛查,肺部有异常阴影者经病理检查确诊为肺癌。通过逻辑回归分析,在校正年龄和吸烟因素后,女性罹患肺癌的危险较男性高 2.7 倍。但是有多个协作研究并没得到上述阳性结果。美国癌症协会于 1982~1988 年随访了 120 万健康人群,发现男性吸烟者罹患肺癌的危险高于女性,为 22.3：11.9;Bach 等对 18 000 名以上的人群分析显示性别与肺癌发生危险没有相关性;同样在护士健康研究中 60 000 名以上女性和保健职业随访研究中>25 000 名男性相比较,也未能证实女性罹患肺癌的危险增高。目前倾向于认为吸烟者发生肺癌的危险有性别差异,但前述病例对照的研究方法受到广泛质疑,其中多种研究偏倚如忽略吸烟习惯和被动吸烟的复杂效应等可能影响结果,因此对这个问题的争论仍将继续。

　　肺癌的家族聚集性在 1963 年被提出。对于不吸烟的女性,有家族肿瘤史者罹患肺癌的危险明显高于无家族肺癌史者,危险度分别为 29.8：15.1,提示家族肺癌史也是易患因素之一。女性肺癌具有和男性不同的生物学行为,两者的病理类型存在显著差异。女性吸烟者多发生肺腺癌,而不是男性吸烟中常见的肺鳞癌;不吸烟的女性肺癌几乎都是腺癌,约为男性的 2.5 倍;细支气管肺泡癌也多见于女性,较男性高 2~4 倍,尤其是不吸烟者。此外在亚洲国家,女性肺癌中不吸烟者占 70%,这些均提示女性肺癌有其他病因特征如遗传、分子生物和内分泌因素等,以下篇幅将详细阐述。

■ 三、女性肺癌的分子易感因素

（一）基因的遗传变异

1. 致癌原代谢酶基因 已知在烟草致癌原代谢过程中有 2 类酶发挥了关键作用:Ⅰ期酶(如细胞色素 P450)激活致癌原产生活性中间产物,然后与 DNA 结合形成 DNA 加合物;Ⅱ期酶可灭活中间产物,并使其具有更好的水溶性,从而容易排泄。研究表明某些编码代谢酶的基因有性别上的遗传变异,与女性易患肺癌相关。Mollerup 等对 159 例肺癌患者的无癌变肺组织进行评价,发现不论男性还是女性吸烟者,其 DNA 加合物水平均高于非吸烟者,虽然女性吸烟者的吸烟包年数(22.9:35.0, $P=9.4×10^{-5}$)和年龄(56.2:62.2 岁,$P=0.034$)都低于男性,但其 DNA 加合物水平却更高(15.39:12.08 每 108 DNA 碱基对,$P=0.047$)。用定量逆转录 PCR 法测量并以 GAPDH 表达进行标化,显示加合物增加与细胞色素 P450 1A1(CYP1A1)基因水平相关,女性明显高于男性(494+334 CYP1A1 mRNA/106 GAPDH mRNA:210±208, $P=0.016$)。随后 Dresler 等证实 CYP1A1 高表达导致女性患肺癌的危险大于男性(4.98:1.37)。Ⅱ期解毒酶最常见的多态性是 GSM1(谷胱甘肽 S 转换酶 M1,glutathione S - transferase M1)基因缺失,又称为无效表型,在人群中的发生频率为 40%~60%。这种无效表型可作为环境中有烟草烟雾暴露(environmental tobacco smoke, ETS)的不吸烟女性易患肺癌的标志之一,Bennett 等报道在有 ETS 的女性中,GSM1 无效表型者患肺癌的危险为 2.6,高于有 GSM1 表达的女性,并且危险性随 ETS 接触增多而增加。GSM1 无效表型还可能进一步提高女性吸烟者的患病风险,Dresler 等报道对于 CYP1A1 高表达伴 GSM1 无效表型的女性,尽管吸烟史短于男性,但其患肺癌的危险较男性明显增加(6.54:2.36)。

2. 胃泌素肽受体基因 胃泌素肽(GRP, gastrin-releasing peptide)是一种蟾皮素样肽,在正常肺组织中刺激支气管上皮细胞生长。目前很多研究显示 GRP 也可以促进肿瘤细胞增殖,其作用主要由胃泌素肽受体(GRPR, gastrin-releasing peptide receptor)介导。GRPR 基因与 X 染色体关联,位于染色体 Xp22 上,因此女性有 2 个 GRPR 等位基因,而男性只有 1 个,导致女性中 GRPR 活性高于男性,吸烟后更甚。Shriver 等报道女性不吸烟者 GRPR mRNA 表达为 55%,少量吸烟(1~25 包/年)者表达率高达 75%;男性不吸烟者表达率为 0,少量吸烟者仅 20%。Keohavong 等发现在尼古丁暴露后,肺成纤维细胞 GRPR mRNA 表达增高,由此推测尼古丁对女性致肺癌效应增加与其诱导 GRPR 基因表达有关。此外,呼吸道细胞在雌激素作用下表达 GRPR 增强,提示激素也参与了 GRPR 的调节。

（二）分子差异

1. DNA 修复能力 肺组织内有高水平稳定的 DNA 加合物被认为是肺癌发生的启动环节之一。人体有一个复杂的蛋白质家族可清除受损的 DNA 片断或修复编码错误的核酸,该过程缺失必将导致基因突变和致癌。研究表明女性的 DNA 修复能力(DRC, DNA repair capacity)

低于男性,患肺癌的危险也随之增加。与其矛盾的是,观察到 DRC 较差可能和女性对以铂类为基础的化疗有较好疗效及生存相关。铂类药物通过形成 DNA 加合物引起肿瘤细胞周期阻滞和凋亡,而机体修复这些加合物可使铂类药物产生耐药。

2. P53 和 k-ras 突变 许多研究显示在烟草致癌原作用下,女性较男性更容易发生肿瘤抑制和原癌基因的变化。其中 p53 基因突变主要表现为 G：C→T：A 转换,这种转换在女性吸烟者肺癌组织中的发生频率高于女性不吸烟和男性吸烟者。k-ras 癌基因密码子 12 突变仅见于有吸烟史的肺癌患者,多数为腺癌,且女性突变率高于男性,分别为 26% 和 17%,可能与雌激素的生长促进作用有关。

3. 表皮生长因子受体(EGFR, epidermal growth factor receptor) EGFR 已成为 NSCLC 一个重要的治疗靶点,它在肺癌的发生中也有重要作用,尤其是在没有吸烟史的患者中。EGFR 突变(主要是外显子 18、19、21)可导致 EGFR 相关性癌症,这类癌症对 EGFR 的特异性治疗非常敏感。原先认为,女性发生这些突变的频率比男性更高,但这种性别差异还没有被证实。台湾一组对切除标本中肺癌组织的分析发现 EGFR 突变率为 39%,但男女之间突变率没有显著差异。主要在加拿大进行的 BR.21 试验的突变率分析也表明,样本中 EGFR 突变率女性为 24%,男性为 22%,没有统计学差别。

(三) 激素差异

鉴于肺癌在遗传和分子水平表现出性别差异,有假说认为雌激素可能参与了肺癌发生。研究发现雌激素有 2 种受体(ER),ERα 和 ERβ。ERα 是一个配体活化转录因子,为排卵所必需。ERβ 在 1996 年被首次分离鉴定,它位于第 14 号染色体上,在人体内皮细胞、颗粒层细胞、卵巢和肺组织中的含量最高,为雌激素敏感组织分化所必需。ERα 和 ERβ 具有某些独特的功能区域,包括一个中心 DNA 结合区,其 C 端调节受体的活化转录功能为配体依赖性(AF-2),N 端则为非配体依赖性(AF-1),由生长因子介导受体的磷酸化过程。这 2 种受体与雌二醇结合后产生的效应截然相反,ERα 可活化转录,ERβ 则抑制转录。至于哪种受体对女性肺癌发生有重要作用尚无肯定结论,倾向与 ERβ 关系密切。虽然有学者应用免疫组化方法在肺癌组织中检测到 ERα 表达,但其阳性率变化范围较大(7%～97%),多数为功能缺陷的 ERα 变异体,因此意义不能确定。Omoto 等报道正常肺和肺癌组织均表达有生物活性的 ERβ,并且腺癌的 ERβ 表达率高于鳞癌。体外实验显示 β-雌二醇对非小细胞肺癌的细胞株有增殖效应,可被抗雌激素剂阻断。Patrone 等在老鼠模型中证实 ERβ 调节肺部发育,特别是肺泡形成和维持表面活性物质稳定。肺内 ERβ 表达还和致癌原代谢酶(如 CYP1B1、GSTT1)相关。以上均提示女性肺癌的易感性。

目前越来越清楚的是,雌激素通路效应除了被经典的细胞核途径激活以外,还可以通过非雌激素依赖的方式实现,即由生长因子(如表皮生长因子和胰岛素样生长因子)激活浆膜 ER 的转录功能。最新研究已证实存在核外 ER,它能够活化 P13 激酶和表皮生长因子受体家族。在同时表达 EGFR 和 ER 的细胞中,雌激素可通过其中任一途径来促进细胞增殖及存活。

关于外源性和内源性雌激素在女性腺癌发生中的作用也有不少研究,但结果互相矛盾。有 2 个病例对照研究报道接受雌激素替代治疗(hormone replacement therapy, HRT)的女性患肺癌的危险增加(相对危险度为 1.26);使用 HRT 及其与烟雾的相互作用将导致女性患腺癌的危险增加(非吸烟者和吸烟者的 OR 分别为 1.7 和 32.4),而较早绝经(≤40 岁)的女性患肺腺癌的危险降低(OR=0.3)。这些均支持雌激素可能是肺腺癌的高危因素。同时其他研究未得到一致结论,Blackman 等报道用雌激素替代治疗>3 个月的女性患肺癌危险仅为 1.0,提示雌激素不能单独作为肺癌的一个独立危险因素;Schabath 等将 499 例女性肺癌与 519 例年龄匹配的女性进行比较,在控制年龄、种族、烟草暴露、体重指数和是否停经等因素后,HRT 使正在吸烟者患肺癌的危险降低了 34%,但从不吸烟或既往吸烟者患肺癌的危险并未降低。今后需要开展前瞻性研究以客观评价吸烟、外源性雌激素和肺癌的关系。

总而言之,雌激素可能从多个方面涉及肺癌发生。它既可以作为 ER 配体来激活细胞增殖通路,也可以作为直接致癌原形成 DNA 加合物或引起氧化损伤。目前正进行更多相关研究,以期阐明雌激素的作用机制及其在肺癌中的潜在地位。

■ 四、女性肺癌的病理类型、期别和分子生物学

近年来,由于低焦油香烟流行使得男性肺癌中腺癌的患病人数明显增多。尽管如此,女性腺癌仍然多于男性。肺癌分期的分布在男女之间没有显示绝对的差异,Ⅳ期是男性和女性就诊时最常见的期别。下面将引用上海市慢性病控制中心和上海交通大学附属胸科医院的数据进行说明。

（一）男女性肺癌的病理类型

1. 人群中男、女性肺癌的病理类型　上海市区 2002～2004 年男女新发肺癌分别为 16 475 例和 6 721 例,总数 23 196 例,其中 8 981 例登记了病理类型。小细胞肺癌最少,占 5.7%;腺型最高,为 5 291 例,占 58.9%。在女性肺癌中,腺癌比例为 86.1%,鳞癌仅 11.1%;而男性中腺癌也较高,为 47.9%,超过了以往占男性肺癌首位的鳞型(45.3%)。提示不论男女,肺腺癌均较前明显增多,女性尤其突出。虽然新发病例有 61.3% 的患者病理类型不明确,但对其男女构成差异进行 Z 检验,$P=0.91$,说明数据库缺失是随机的,未缺失数据有代表性,结果可信(表 24-1)。

表 24-1 上海市区 2002～2004 年男女肺癌的病理类型

病理类型	合计		男		女	
	n	%	n	%	n	%
小细胞肺癌	509	5.7	437	6.8	72	2.8
鳞癌	3 181	35.4	2 892	45.3	289	11.1
腺癌	5 291	58.9	3 054	47.9	2 237	86.1
合计	8 981	100.0	6 383	100.0	2 598	100.0

2. 医院内男、女性肺癌的病理类型　上海交通大学附属胸科医院 2005 年 6～12 月 261 例手术切除的肺癌患者资料也显示腺癌比例最高,为 49%,女性腺癌明显高于男性(64.8%：34.6%);鳞癌占 24.5%,低于腺癌,女性鳞癌更低,仅 4.8%,男性为 42.6%,提示女性以腺癌多见,而鳞癌主要在男性肺癌中,与人群中的分布规律相符合。其他少见的非小细胞肺癌亚型如下:大细胞肺癌最少,占 1.2%;细支气管肺泡癌 10.3%,女性显著多于男性,(17.6%：3.7%);腺鳞混合型 15%,男性多于女性(18.4%：11.2%),肺癌病理类型间的差异有统计学意义,$P<0.001$。

（二）男女性肺癌的期别

1. 人群中男、女性肺癌的期别　前述上海市区 2002～2004 年新发肺癌患者中有分期资料

的共 1 172 例，Ⅰ、Ⅱ、Ⅲ、Ⅳ期分别占 11.8％、10.5％、35.6％和 42.2％。按照不同性别统计肺癌分期的分布显示没有差异，不论男女，均以Ⅳ期最常见。各期别中性别差异明显的主要是Ⅲ期和Ⅳ期，女性患者与男性相比，Ⅲ期更少而Ⅳ期更多（30.4％：37.7％，47.5％：40.0％；$P<0.05$），见表 24 - 2。

表 24 - 2　分性别肺癌的各期比例（2002~2004 年）

诊断时期别	合计		男		女	
	n	%	n	%	n	%
Ⅰ	1 378	11.8	948	11.4	430	12.7
Ⅱ	1 232	10.5	913	10.9	319	9.4
Ⅲ	4 170	35.5	3 140	37.7	1 030	30.4
Ⅳ	4 944	42.2	3 337	40.0	1 607	47.5
合计	11 724	100.0	8 338	100.0	3 386	100.0

注：男女之间构成的差异 Z 检验，$P<0.05$。

2. 医院内外科治疗的男女性肺癌期别　上海交通大学附属胸科医院 261 例非小细胞肺癌患者有 29 例不能全部切除，剩余 232 例中Ⅰ、Ⅱ、Ⅲ期分别占 39.7％、23.3％和 37％。女性肺癌以Ⅰ期多于男性，分别为 41.6％和 29.4％，Ⅱ期分别为 19.2％和 22.1％，Ⅲ期分别为 29.6％和 36％，Ⅳ期分别为 9.6％和 12.5％，但差异无统计学意义（$P=0.230$）。

人群和医院内肺癌分期的差别由医院收治对象不同所造成，存在选择偏倚。上海市发病的女性肺癌虽以Ⅳ期为多，但入院手术的Ⅰ期患者并不低于男性。

（三）男女肺癌的分子生物学

简红等应用免疫组化法测定上述手术切除的 261 例肿瘤组织中 p53、EGFR、VEGF、Cer B₂ 和 p21 基因的表达状况，结果显示表达率分别为 38.3％、44.8％、33％、39.1％和 29.5％。男女肺癌的 p21 和 CerB₂ 基因表达有差异，女性肺癌 p21 表达率低于男性（21.6％：36.8％），而 CerB₂ 表达以女性为高（48.8％：30.1％）。125 例女性肺癌中 43 例为被动吸烟，基因分析结果显示其 p21、p53 表达率较高，分别为 40.8％和 49％，两者的相对危险性分别为 4.173 和 4.710，P 值均<0.001，有显著差异。女性被动吸烟者 p21 表达增高似可引起注意，已知香烟所含主要致癌物苯并芘可诱导 DNA 发生 G - T 点突变，这是 p53 和 p21 常见的点突变，因此环境中的烟草烟雾是否更多引起中国女性肺癌，结合亚洲不吸烟女性的 DNA 加合物水平高于不吸烟男性，环境因素与中国女性肺癌的关系值得进一步研究。

■ 五、女性肺癌的临床表现及转移状况

上海交通大学附属胸科医院收集了 2006 年 6~12 月在门诊就诊和由肺部肿瘤临床医学中心收治的肺癌患者问卷调查共 393 例，男女各为 257 和 136 例，内容主要包括高危因素、症状和远处转移部位等，分析结果如下。

（一）肺癌高危因素

有 38.2％患者吸烟≥400 年支，男性肺癌中 57.6％吸烟，明显高于女性的 1.5％。男女性深吸烟者分别占 52.4％和 8.7％，说明男性吸烟方式以深吸较多，被称为补偿吸烟行为，这和国外

报道认为女性深吸烟较男性多有所不同。被动吸烟患者男女性相似,分别占 63.7％和 60.2％。本组资料中男女性肺癌年龄基本相同,分别为 56.4±10.6 岁和 58.8±9.83 岁。

（二）男女性肺癌症状

问卷中 22.9％为无症状发现,男女比例相近,分别为 22.9％和 23％;77.1％有症状,男女之间无差别,各占 77.1％和 77.0％。全组 380 例有呼吸道症状,女性多于男性(65.9％：59.6％),但无统计学差别。

临床症状包括咳嗽、痰血(咯血)、胸闷、胸痛、气急和发热,其中以咳嗽症状最多,占 42.1％,男女相似,分别为 42.4％和 41.5％。痰血和咯血占 16.3％,女性多于男性,为 20.7％和 13.8％。胸痛为第 3 位,占 8.4％,男女相同,8.6％和 8.1％;余为气急、发热等。

（三）男女性肺癌的转移状况和部位

在 393 例肺癌问卷中 318 例有分期结果,其中 105 例为Ⅳ期,占 33％,男女分别占 31％和37％,远处转移中以脑转移最多,占 34.3％,男性高于女性,分别为 38.5％和 27.5％,多个脏器转移占 22.9％,男女分为 24.6％和 20％。骨转移占 21％,女性多于男性,分别占 25％和 18.5％。用 Chi-square test 计数转移部位在男女间有差别。

总之,可推出的结论是男女肺癌症状基本相似,女性出现痰血(咯血)及呼吸道症状的频率略高于男性。男性吸烟≥400 年支明显多于女性,且深吸者居多,因此男性有较多的肺癌高危因素接触史。被动吸烟虽屡有报道以女性为多,男性中也不容忽视。Ⅳ期远处转移者中,男女性转移部位有统计学差异,女性骨转移多,而脑转移多见于男性。

■ 六、女性肺癌的预后

在 20 世纪 70 年代中期,关于接受化疗的肺腺癌或不能手术的小细胞肺癌患者的预后,Edmonson 等就已指出,"非卧床患者生存率更高,女性比男性存活期更长"。Ramalingam 等对美国 SEER 数据库中 31 226 例肺癌患者进行预后分析,证实以下因素可预测较好的预后:疾病早期、手术治疗、年龄<50 岁和女性。目前有很多研究表明,不论疾病分期、治疗模式还是组织学类型如何,女性对抗肿瘤治疗的效果均好于男性,但其中原因还难以解释。

（一）不同性别 NSCLC 的治疗效果

对于局限性(如Ⅰ、Ⅱ期)NSCLC,女性患者手术治疗的生存率更高。Minami 等评价了1 242 例肺癌手术干预的效果,发现进行全肺切除的女性通常比男性少(79.6％：85.2％),然而接受全肺切除的女性与男性患者相比,其生存时间更长(5 和 10 年生存率分别是 69％和 51％)。Ferguson 等对在 1980～1990 年间接受手术切除的 451 例局限性肺癌患者的预后进行分析,强调了性别相关的生存差异,女性中位生存期明显高于男性(41.8：26.9 个月),Ⅰ期患者尤其明显(109.8：50.3 个月,P=0.000 8)。

对采用放疗者,女性性别也被认为与好的预后有关。Werner-Wasik 等对 1983～1994 年间 9个肿瘤放射治疗试验中的 1 999 名患者进行分析,这些患者接受了胸部放疗加或不加化疗(顺铂为基础),发现女性预后明显好于男性,分别是 11.4 和 9.9 个月。经 3 种模式(化疗、放疗和手术)综合治疗之后,女性性别是一个独立的阳性预后因素。美国西南肿瘤组(Southwest Oncology Group, SWOG)对ⅢA 和ⅢB 期 NSCLC 患者,在外科手术后采用顺铂/鬼臼毒苷化疗加胸部放疗,单变量分析表明预测生存率的两个最佳因素是分期和性别,女性生存期为 21 个月,男性则为 12 个月（$P=0.08$）。

　　进行化疗的晚期肺癌患者，女性具有相似的生存优势。Albain 等对 1974～1987 年间 13 个 SWOG 干预治疗试验中 2 531 例属于广泛病变的 NSCLC 进行分析，发现女性是生存的独立影响因素，其危险率为 0.77。欧洲肺癌工作组（European Lung Cancer Working Party，ELCWP）分析了 1980～1991 年期间接受以顺铂为基础化疗的局部侵犯或转移性 NSCLC 患者 1 052 例，也得到几乎相同的结论。在评价的 23 种治疗前因素中，女性是预后较好的 8 个主要相关因素之一；在多变量分析中，其危险率为 0.7（$P=0.03$）。Connell 等对 378 例患者进行分析，认为改善总体生存的因素有：Karnofski 评分＞80，正常乳酸脱氢酶（lactatedehydrogenase，LDH）水平，0-1 非骨性转移和女性。ECOG 1594 试验显示女性的中位生存期较男性显著延长（9.2 个月：7.3 个月，$P=0.004$）。

　　（二）不同性别 SCLC 的治疗效果

　　在 SCLC 患者中，女性同样具有较好的预后。NCI-海军医学肿瘤组分析了 4 个前瞻性试验的结果，发现女性的预后比男性更佳。在生存时间＞2.5 年的患者中这种优势最为明显，提示女性治愈的机会高于男性，并且这种差异是独立于其他分析因素的。ELCWP 对 763 例随访 5 年以上的 SCLC 患者进行研究，经多变量分析证实，女性预后好于男性（女性 OR 为 1.82，$P=0.05$），然而这个研究中女性相对较少（10%）。在 10 项由 SWOG 主持的 SCLC 试验中共有 2 580 例患者，预后分析显示：对于 LD-SCLC 患者，好的体力状态（PS 评分 0～1）、年龄＜70 岁、正常 LDH 水平和女性是预后良好的独立预测指标，中位生存时间女性为 24.4 个月，男性为 17.7 个月（$P\leqslant 0.001$）；对于 ED-SCLC 患者，最佳的预后因素是好的体力状态和正常 LDH 水平，女性并无明显生存优势。

　　国内近年来报道了基于人群的流行病学调查结果。上海市慢病中心对上海市区 2002～2004 年 23 196 例肺癌患者进行随访显示，女性肺癌总体 3 年生存率高于男性，分别为 17.05% 和 14.01%（$P<0.01$），中位生存期分别为 0.83 年和 0.77 年（图 24-5）。各期肺癌中女性的生存

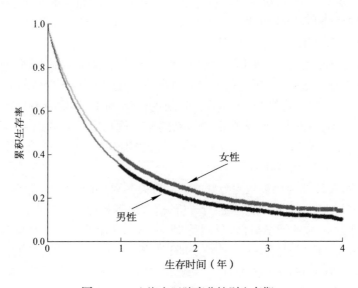

图 24-5　上海市区肺癌分性别生存期

率均显著较男性为高($P<0.05$),各种病理类型肺癌以小细胞肺癌和鳞癌没有表现出与性别相关的生存差异($P>0.05$),而女性腺癌的生存优于男性腺癌,3年生存率分别为30.38%和22.66%,中位生存期分别为1.48年和0.98年($P<0.01$)。在包括性别、年龄、居住区域(城市或郊区)、病理类型、期别和首诊医院级别的COX多因素分析中,女性被证实对生存有益。

■ 七、晚期女性肺癌的治疗选择

众所周知,晚期肺癌的化疗效果于20世纪90年代到达平台期。随着分子靶向药物和新型化疗药物的不断研发,其治疗发生了令人瞩目的变化,同时也观察到性别可能预测一些药物的疗效。由此引出的问题是,临床医师在制定治疗方案时是否应考虑性别因素?关于这个问题的答案目前仍在探索中,已有的研究结果给我们提供了重要启示。

(一)EGFR-TKI

EGFR-TKI中被批准上市的药物有吉非替尼和厄洛替尼,主要应用于化疗失败的晚期NSCLC,研究表明它们的反应率在女性和男性之间有所不同。ISLE试验显示吉非替尼的客观缓解率女性为14.7%,男性为5.1%,与安慰剂对照总体人群没有生存优势。然而在吉非替尼治疗细支气管肺泡癌(BAC)的专门研究中,分层分析显示女性生存期比男性长($P=0.031$)。BR.21试验显示厄洛替尼与安慰剂比较,中位生存期延长2个月,女性和男性的客观缓解率分别是14.4%和6.0%。单变量分析揭示女性与药物反应相关($P=0.007$),但多变量分析没有证实这种联系,并且女性没有生存优势。尽管性别可能预测EGFR-TKI的反应和临床获益,但目前为止仍未明确。

(二)血管生成抑制剂

贝伐单抗是直接作用于血管内皮生长因子(VEGF)的单克隆抗体,ECOG4599试验显示一线化疗(紫杉醇+卡铂)联合贝伐单抗与单用化疗相比较,显著提高初治晚期非鳞型NSCLC患者的缓解率、无进展生存和总生存时间,中位生存期从10.3个月延长至12.3个月。亚组分析发现,这种生存优势与性别相关,仅见于男性患者(11.7∶8.7个月,$P=0.001$);尽管女性患者联合贝伐单抗治疗组的缓解率和无进展生存时间明显高于对照组,但两组的中位生存期相似(13.3∶13.1个月)。毒性评价提示使用贝伐单抗的女性比男性更容易发生3/4级高血压(9.9%∶4.2%)、便秘(5.3%∶1.4%)和5级中性白细胞减少性发热(2.4%∶0%)。

另一种抗血管生成治疗是应用TKIs来阻断VEGF受体(VEGFR)。Vandetinib(ZD6474,凡德替尼)是其中一个代表药物,它选择性地抑制VEGRF-2、VEGFR-3、VEGFR-1及较低程度地抑制EGFR。在一项评价多西他赛联合或不联合凡德替尼的临床试验中,分层分析显示对于使用凡德替尼(无论100 mg还是300 mg)的女性患者,其无进展生存时间比男性有显著延长。其他VEGFR-TKIs的性别分析尚有待报道。

(三)聚二肽紫杉醇(paclitaxel poliglumex,PPX)

PPX是首个利用性别之间激素差异的化疗药物。这种药物在紫杉醇分子上加聚左旋谷氨酸,它是一种可生物降解的聚合体,在血循环中以无活性的形式存在,利用肿瘤血管通透性高而在肿瘤组织中蓄积,并且被组织蛋白酶B降解成活性形式。雌激素通过以下两种途径调节PPX的抗瘤效应:上调组织蛋白酶B的活性并且增强药物在表达ERβ组织中(例如肺)的分布。评价PPX效果和安全性的Ⅲ期临床试验已经完成,研究对象选择PS评分为2的初治晚期NSCLC患者,其中一项将 PPX 单药与吉西他滨或长春瑞宾比较,另一项应用 PPX 联合卡铂与紫杉醇＋卡铂比较。两项试验均显示在女性患者中,治疗组较对照组有提高生存的趋势,尤其是绝经前或体内雌激素水平高(＞30 pg/dl)的女性,而男性患者的生存相似。目前一项仅入组女性的Ⅲ期临床试验(PIONEER)已经开始,将比较 PPX 或紫杉醇单药一线治疗 PS 评分为 2 的晚期 NSCLC 患者的疗效和生存期,其最终结果值得期待。

（四）抗雌激素治疗

抗雌激素治疗 NSCLC 是研究热点。目前有一项试验正在评价氟维司群(一种雌激素类似物)治疗 NSCLC 的效果,临床前研究证实该药能够阻断雌激素诱导的 NSCLC 细胞株的增殖。另一项也在进行的试验旨在探索氟维司群联合吉非替尼治疗绝经后妇女的进展期 NSCLC 的疗效。

■ 八、总结与展望

尽管在许多领域仍旧有争议,但肺癌男女之间有重要差异是不争的事实(表 24-3)。遗传和生物学上的差异可能会增加女性对吸烟致癌物的易感性及影响肺癌的组织类型。可以明确的是,女性较男性患肺癌风险更高。一些生物学的差异,如 DNA 修复能力下降,将会增加女性 NSCLC 对治疗的反应性,这也部分解释了肺癌中女性比男性生存期长。目前,利用男女之间的激素差异治疗肺癌正在研究中。EGFR-TKI 和血管生成抑制剂反应率的性别差异已受关注。尽管这些差异使 NSCLC 中性别之间的问题被放在重要的位置,但还没有足够的循证医学证据支持基于性别差异而改变治疗策略。在未来的临床试验中根据性别分层十分重要,人类将进入个体化治疗的新时代,其中性别将是一个极重要的因素。

表 24-3　肺癌的性别差异

特　征	性别差异
危险性	女性患肺癌的危险可能高于男性
分子变异	烟草相关致癌物的代谢过程不同
	女性的 DRC 相对较差
	k-ras 表达频率增加
对治疗的反应	女性对顺铂为基础的化疗反应率高于男性
预后	各期女性患者的预后好于男性

（艾星浩　廖美琳）

第三节　老　年　肺　癌

■ 一、概况

卫生部于 2008 年 4 月发布的第 3 次居民死亡原因抽样调查结果表明,脑血管病、恶性肿瘤是我国前两位死亡原因,分别占死亡总数的 22.45％和 22.32％。我国城市前 5 位死亡原因依次是:恶性肿瘤、脑血管病、心脏病、呼吸系统疾病、损伤和中毒;农村依次是:脑血管病、恶性肿瘤、呼吸系统疾病、心脏病、损伤和中毒。我国恶性肿瘤死亡率属于世界较高水平,不同性别、地区差异明显。调查结果表明,我国城乡居民恶性肿瘤死亡率属于世界较高水平,而且呈持续的增长趋势。与前两次调查结果相比,死亡率比70年代中期增加了83.1%,比90年代初期增加了22.5%。按性别分析:恶性肿瘤死亡率男性明显高于女性。按地区分析:城市恶性肿瘤死亡率明显高于农村。恶性肿瘤是城市首位死因(占城市死亡总数的25.0%),农村为第2位死因(占21.0%)。我国恶性肿瘤变化的趋势有3个特征:①食管癌、胃癌、宫颈癌、鼻咽癌死亡率及其构成呈明显下降趋势。②与环境、生活方式有关的肺癌、肝癌、结直肠癌、乳腺癌、膀胱癌死亡率及其构成呈明显上升趋势,其中肺癌和乳腺癌上升幅度最大,过去30年分别上升了465%和96%。尤其是肺癌上升的速度是非常快的。从城乡前十位恶性肿瘤构成来看,肺癌已代替胃癌、肝癌成为我国首位恶性肿瘤死亡原因(占全部恶性肿瘤死亡的22.7%)。③肺癌患者年轻人少见,45岁以上者占绝大多数,达95.5%,发病高峰年龄为70～74岁,其中45%的肺癌患者年龄≥70岁,80岁以上的患者占10%。鉴于老年人患肺癌众多,所以了解老年肺癌的临床表现、治疗特点,将有助于较正确、恰当地诊疗老年肺癌,以提高治疗效果。

■ 二、流行病学特点

肺癌发病随着增龄,肺癌发病率也逐年上升。上海市杨浦区1993～1995年资料分析表明:肺癌发病率≤30岁仅0.14/10万、30～44岁为3.49/10万、45～55岁为5.65/10万、≥60岁达49.62/10万,其中70～74岁为高发病年龄。

以下主要是关于上海地区老年肺癌流行病学调查资料(表24-4～表24-6)。

表24-4　2002～2004年上海市肺癌分年龄组发病率情况

年龄组(岁)	男性		女性		合计	
	例数	年龄别发病率(1/10万)	例数	年龄别发病率(1/10万)	例数	年龄别发病率(1/10万)
0～44	469	3.51	297	2.35	766	2.95
45～64	4 518	96.81	1 861	40.44	6 379	68.82
65+	11 488	52.54	4 563	20.59	16 051	36.46
合计	16 475	—	6 721	—	23 196	—

表24-5　上海市区情况

年龄组	年份	肺癌比例		年龄组	年份	人口比例	
		男性	女性			男性	女性
60岁以上	1990	79.81	76.46	60岁以上	1990	13.35	17.56
	1995	85.73	79.67		1995	16.08	19.24
	2000	83.68	81.53		2000	16.99	20.79
	2004	79.43	79.68		2004	18.31	22.02
65岁以上	1990	60.25	62.43	65岁以上	1990	8.47	11.72
	1995	70.90	64.73		1995	10.52	13.04
	2000	76.03	74.21		2000	11.67	14.91

（续表）

年龄组	年份	肺癌比例		年龄组	年份	人口比例	
		男性	女性			男性	女性
70 岁以上	2004	72.68	72.66	70 岁以上	2004	14.26	18.02
	1990	39.53	40.11		1990	4.77	7.04
	1995	48.18	47.51		1995	6.13	8.06
	2000	56.08	56.63		2000	7.01	9.59
	2004	61.62	60.70		2004	9.99	13.22

表 24-6　上海全市情况

年龄组	年份	男性肺癌比例	女性肺癌比例	年龄组	年份	男性人口比例	女性人口比例
60 岁以上	2004	78.77	75.34	60 岁以上	2004	17.76	20.93
65 岁以上	2004	70.13	67.87	65 岁以上	2004	13.21	16.41
70 岁以上	2004	55.66	56.06	70 岁以上	2004	8.97	11.89

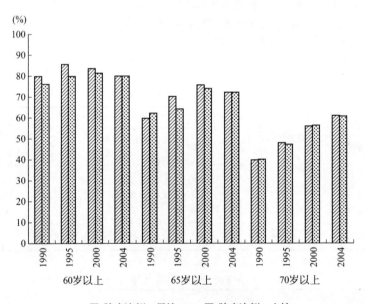

图 24-6　1990～2004 年上海市区肺癌患者在 60 岁以上人群中所占比例

　　上海市区分性别地列出 1990～2004 年肺癌患者与全人群中 60 岁以上、65 岁以上和 70 岁以上人群所占比例,全人群中老龄化程度日益加剧,肺癌患者中 70 岁以上比例增加的趋势较明显(图 24-7)。

　　随着人口老龄化和工业化的进程,环境污染尚未改善时,大批烟民对吸烟危害健康尚未醒悟,估计肺癌的发病率会进一步上升,肺癌将成为今后医疗和社会保障的严重问题。

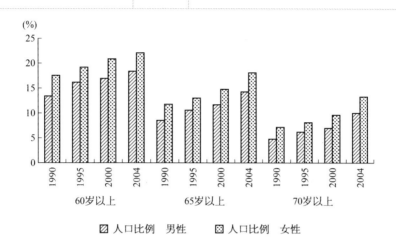

图 24-7 1990～2004 年上海市区全人群中 60 岁以上人群中所占比例

■ 三、临床表现特点

(一)老年人病理生理特点和肺癌相关的因素

1. 老年人器官功能　老年人常有组织、细胞的退行性变,影响器官功能,其中和肺癌相关较密切的是心、肺功能,如动脉硬化,心肌纤维变性,降低了心功能和代偿能力。肺纤维化、肺泡退行性变、肺泡活性物质减少,肺泡表面张力增高,老年肺气肿,呼吸肌及骨骼肌的退行性变。此外,通气、通气/血流比例的降低及肺内分流,这些都降低了手术的耐受性,故易并发呼吸道感染和呼吸衰竭。老年人可有程度不等的脑萎缩,反应较迟钝,近记忆差,常易忽略肺癌引发的症状。其他如体力、胃肠道功能、骨髓功能、免疫系统等均有所减退,所以老年患者对手术的承受力逊于年轻患者。

2. 合并症　老年人伴随疾病明显多于年轻者,年事愈高,接触各种有碍健康的不利因素的机会亦多,如不良的环境、不良的生活方式,均可导致各种疾病,产生相应器官的损害和功能减退。此外,老年人中发病率较高的有心血管疾病和 COPD,前者包括冠心病、高血压,都能累及肾脏,COPD 可引起呼吸功能减退。总之,凡是重要脏器如心、肺、肝、肾、骨髓的慢性疾病,均可影响肺癌治疗的选用,严重时可成为手术及内科治疗的反指征。

3. 老年人的心理状态　老年人退休后,不论在工作、社交、家庭、生活上均起急剧的变化,从繁忙、活跃的大环境中,一下子转入家庭的狭小天地,寂寞、失落感油然而生,甚至感到在等待人生的终点,心态欠佳。其次老年人经历了漫长的生涯,阅历丰富,不免过于自信,偏向保守,尤其对器械检查、强烈的治疗方式如手术、化疗和放疗常常恐惧,顾虑重重,难于接受,而且往往拒绝医护人员的忠告,因此,在劝导时更应耐心。

(二)老年肺癌的临床表现

1. 老年肺癌的症状　主要是咳嗽痰血。酷似其他呼吸道疾病,较少特征性。咳嗽最常见,约占 80%。老年人易患 COPD,平时有咳嗽史,故易为患者或医师忽略,以致延误病情。然而,经仔细询问和观察,肺癌与 COPD 间的咳嗽尚有差别,肺癌常为无痰的干咳,慢支咳嗽常伴白色泡沫痰。如 COPD 患者近来痰液大减或消失,咳嗽频繁加剧,则应引起高度警惕,以免漏诊肺癌。另一个主要症状是痰中带血,患者常因此而就诊,其特点为反复数天或数月中,间歇性出现鲜红色血痰。在反应迟钝的老年人中可被忽略，或自认为来自鼻部或咽喉部。有的以声音嘶哑、颜面水肿、四肢关节疼痛、头痛头昏以及颈部包块，在非呼吸科就诊，易被漏诊。有时病灶位于上肺易误诊为肺结核而经常延误诊断，因此在缺乏肺结核确诊依据(如病理、抗酸杆菌)时，应尽可能通过临床和辅助检查如胸部 CT、纤维支气管镜等排除肺癌的可能性，以免延误诊断或漏诊。

2. 体征肺癌可有肺外的体征　较常见的表现有杵状指(趾)和男性乳房肥大，但也可见于其他疾病。典型的杵状指(趾)为指(趾)末端呈棒槌状。甲床部位的皮肤呈潮红色。男性乳房肥大表现为双侧或单侧乳房局部隆起，可扪及肿块，且伴胀痛感，检查时应加以注意。

■ 四、诊断特点

目前对肺癌的诊断手段较多，常规胸片、肺 CT 及 MRI 均为肺癌检查的首要方法，尤以前两者结合痰检及纤支镜检查可帮助诊断。肺 CT 检查现已作为肺癌诊断的首选方法，既无创伤痛苦，又可为手术提供病变部位及范围，检查费用较 MRI 低，并且能了解纵隔淋巴结肿大情况，便于临床分期。纤支镜检查活检和刷检的阳性率较高，但患者需承受一定痛苦，需要一定的耐受力，且检查有一定的盲区。由于老年人多合并有心脑血管疾病，有的还为高龄老人(80 岁以上)，对于纤维支气管镜检查及经皮肺穿刺活检难以耐受，而痰脱落细胞学检查无创伤，患者易于接受，同时又有一定的阳性率，不失为一种简单易行的方法。痰中脱落细胞检查简单有效，多次痰检可提高阳性率。对于误诊考虑可能的原因有：①肺外症状多，如乏力、恶心、头痛、发热、骨关节症状等。②伴随基础疾病多，如合并慢性支气管炎、陈旧性肺结核、冠心病、高血压等。③辅助检查的表现往往不特异，如 X 线平片上难与炎症、肺结核、炎性假瘤鉴别，对老年人有肺内或肺外症状要考虑到肺癌的可能，应及时检查以减少误诊。对有肺部既往疾病史的患者，在原病灶扩大或出现新病灶时，应高度怀疑合并肺癌的可能，尽早作相关的辅助检查。

■ 五、治疗特点

(一)非小细胞肺癌

1. 手术　对于早期的 NSCLC 患者来说，手术是首先考虑的治疗措施。但是随着年龄的增加，手术的风险也相对增大。老年人常有组织、器官的退化，增加了手术的风险。其中和胸部手术较密切的是心、肺功能的改变，老年患者常有动脉硬化，对儿茶酚胺的敏感性下降，肺纤维化、肺泡退行性变、肺泡活性物质减少、肺气肿、通气/血流比例的降低及肺内分流等，这些都降低了手术的耐受性，易并发呼吸道感染和呼吸衰竭。所以老年患者对手术的承受力逊于年轻患者。Battafarano 等对 451 例 I 期 NSCLC 患者进行回顾性分析，了解年龄对患者术后并发症以及生存情况的影响。该研究中患者的中位年龄为 64.4 岁，研究结果发现随着年龄的增加，术后合并症的发生率也增加。日本 Wada 等报道 7 099 例肺癌肺切除术后 30 d 内死亡＜60 岁者为 0.4％、60～69 岁为 1.3％、70～79 岁为 2.0％、＞80 岁为 2.2％，可见随年龄增大而手术死亡率亦随之增加。因此在术前需要对患者的一般情况做仔细的分析与了解。

但是目前随着麻醉技术与手术技巧的提高，许多患者可以耐受手术过程。许多较大规模的研究(＞130 例患者)表明老年患者的 5 年生存率为 27％～48％。这些研究认为：如果老年患者符合完整手术切除的条件并可以耐受手术，那么老年患者的 5 年生存率并不受年龄的影响。Sioris 等对 1976～1996 年间单中心的 75 例≥75 岁行根治性手术的患者进行回顾性分析，结果表明围手术期死亡率为9%,合并症发生率为29%,在75~79岁之间组与≥80岁组之间生存期无明显差异,结论认为单纯年龄因素不属手术绝对禁忌。Oliaro等对258例>70岁的患者进行研究,发现Ⅰ期患者的术后死亡率为3.1%,合并症发生率为39.1%,5年生存率为73.6%,而Ⅱ期与ⅢA期患者的5年生存率分别为22%与8.9%。Mizushima等发现各个期别的老年NSCLC患者接受手术治疗后的预后情况与非老年患者的预后类似,并且<50岁的患者与50~69岁的患者预后相似,该研究人员认为年龄对老年NSCLC患者的影响不大。

对老年NSCLC患者行手术治疗时需要考虑的一些问题如手术过程和手术方式的选择。虽然肺叶切除是标准的手术方式,但是也有不少全肺切除的报道。有研究报道老年患者行全肺切除的术后病死率近20%,但是也有某些研究不同意这个结论。一般来说,需要行全肺切除的患者分期较晚,因此这部分患者需要多学科的综合治疗,而不是仅仅扩大手术程度,因此应该尽量避免全肺切除。随着外科微创技术的发展,胸腔镜越来越多运用于肺癌的手术治疗中。Jakitsch等报道296例65岁以上患者用胸腔镜作肺叶切除术者,手术病死率和并发症均低于标准的剖胸手术。这值得进一步的研究。

研究者同时还观察到一些有意义的现象。对肺癌患者的组织学类型的研究提示:随着年龄的增大,鳞癌的比例逐渐上升而腺癌、小细胞的比例逐渐下降,这种趋势在男、女患者中均存在,但男性更明显一些。当患者诊断时仍处于局限期的时候,随着年龄的增大,男、女患者的发病率均上升。进一步对组织学类型进行分层,发现鳞癌患者居多。根据尸检提示老年患者发生远道转移的几率较年轻患者小,特别是>70岁的患者发生脑转移的概率更小。随着将来老年肺癌患者的增多,这些特点也许可以为诊断与治疗肺癌带来一定的帮助。因此对于这些患者可能应该更多的关注手术、放疗这些局部治疗措施。

手术可作为早期老年NSCLC患者一种极为有效的治疗手段,肺叶切除应当被推荐为标准的治疗方式,全肺切除似乎给患者带来更大的术后并发症、死亡率。术前应该对患者的一般情况做仔细的评估。

2. 放疗

(1) 早期NSCLC:尽管手术在早期NSCLC患者中使用广泛,但是仍然有许多患者由于各种客观原因未能行手术治疗。放疗可以作为相应的替代治疗措施。

Gauden等对Ⅰ期NSCLC患者接受放疗的疗效进行研究。患者分4周接受50 Gy的放疗。研究表明<70岁与>70岁的MST分别为22个月和26个月,5年生存率分别为22%和24%,两组患者的无复发生存期均为17个月。多因素分析提示单一年龄并不影响患者的预后。

Hayakawa等对接受放疗的206例<75岁患者与97例>75岁患者进行比较。所有患者接受放疗剂量超过60 Gy(上限80 Gy)。老年患者分为2个亚组:75~79岁;≥80岁。3组患者的2年、5年生存率无明显差异(<75岁组:36%、12%;75~79岁组:32%、13%;≥80岁组:28%、4%)。同样3组不同年龄的Ⅰ期、Ⅱ期患者的无疾病进展期亦无明显差异。

Atagi等报道40例不宜手术的老年非小细胞肺癌(NSCLC)患者用小剂量局部放疗加卡铂化疗,总有效率为50%,Ⅰ、Ⅱ期患者的1年、3年生存率分别为90.9%和69.3%,而且毒性反应轻。

(2) 局限晚期NSCLC:Lonardi等对48例无法手术、Ⅲ期>75岁的NSCLC患者接受放疗的疗效进行分析,放疗剂量为1.8~2.5 Gy/次,平均剂量达50 Gy。所有患者的MST为5个月。

根据剂量相关性生存期分析，接受剂量＞50 Gy 的患者生存情况优于＜50 Gy 的患者（MST，8个月 *vs.* 4 个月；1 年与 2 年生存率，28％、20％ *vs.* 9％、4％）。同样 Tombolini 等分析了 41 例无法手术、≥70 岁的 NSCLC 接受 50～60 Gy 的放疗，结果发现患者总的 2 年生存率为 27％，无疾病进展生存期 14.6％。

目前联合化放疗成为局限晚期、PS 平分较好、无法手术的 NSCLC 患者标准治疗。问题在于是否也适用于这群特定老年患者，目前的研究结果有矛盾。有 4 项回顾性的亚组研究多因素的分析提示年龄并不一定能作为一个影响患者疗效的因素，但是 RTOG 的一项研究（N0355）却表明年龄是影响患者生存的一个因素。因此需要进一步的研究来帮助明确。

以上研究提示局限晚期 NSCLC 患者接受放疗与同步放化疗的毒副反应相差不大，早期 NSCLC 患者也类似。放射治疗是一种局部治疗，对老年患者施行放疗要定位精确，防止放射野过大，避免发生放射性肺炎。老年患者发生放射性肺炎后诱发呼吸衰竭的机会多于年轻患者。老年肺癌患者常伴有 COPD，而且放疗后易并发放射性肺炎及肺纤维化。放疗与化疗相结合的联合治疗也有助于提高疗效。

3. 化疗

（1）一线化疗：目前 NSCLC 的一线化疗是以铂类为基础，联合第 3 代化疗药物的联合方案，但是对于老年患者是否可以带来益处？根据意大利 ELVIS、MILES、SICOG 这 3 个Ⅲ期临床研究的结果，目前关于老年晚期 NSCLC 患者的标准治疗为长春瑞滨或吉西他滨单药化疗。老年肺癌长春瑞滨小组进行了第一项针对老年晚期 NSCLC 患者大规模的随机临床研究。该项研究比较≥70 岁的ⅢB、Ⅳ期 NSCLC 单药静脉使用长春瑞滨 30 mg/m²（第 1、8 d，每隔 3 周用药）与最佳支持治疗，所有患者的 PS 评分为 0～2 分。研究显示接受长春瑞滨治疗的 76 例患者缓解率达 19.7％，生存期明显优于最佳支持治疗组（28 周 *vs.* 21 周，P=0.03），仅 5 名的患者出现 3～4度毒副反应而中止治疗，并且生活质量有明显提高。Frasci 等与意大利南部肿瘤合作组织进行了一项随机临床研究，比较≥70 岁、PS 评分 0～2 分的晚期 NSCLC 单药使用长春瑞滨与长春瑞滨联合吉西他滨。研究显示联合治疗组 MST 为 28 周，6 个月、1 年生存率为 56％、30％；单药长春瑞滨组 MST 为 18 周，6 个月、1 年生存率为 32％、13％；联合治疗组优于单药组（P＜0.01）。但是联合治疗组的毒副反应明显大于单药组。该研究中单药组的治疗效果较差可能是由于入组脑转移患者有关。Gridelli 等报道的一项大规模研究（698 例患者）提示长春瑞滨联合吉西他滨未能较两药中任何一药单用有优势。

目前有一项随机Ⅲ期临床研究发现，182 例老年晚期 NSCLC 患者随机接受多西紫杉醇 60 mg/m² 每 3 周治疗与单药长春瑞滨治疗，结果发现两组患者生存期类似（14.3 个月 *vs.* 9.9 个月；HR=0.780；95％ CI：0.561～1.085；P=0.138），而多西紫杉醇组患者 PFS 更长（5.5 个月 *vs.* 3.1 个月；P=0.001），缓解率更高（22.7％ *vs.* 9.9％；P=0.019），但是 3～4 度的粒细胞缺乏更明显（82.9％ *vs.* 69.2％；P=0.031），因此对于老年 NSCLC 患者来说，多西紫杉醇也可以作为一种治疗选择。

但是使用单药较最佳支持治疗仅提高几个星期，这样的结果肯定不让人满意。因此人们将铂类为基础的联合化疗用于＞70 岁患者，希望得到较好的结果。ECOG-5592 研究比较顺铂联合鬼臼乙叉苷或不同剂量的泰素分别用于＞70 岁与＜70 岁的患者。Langer 等对 ECOG-5592研究中的患者进行回顾性亚组分析，发现两组在缓解率和生存率无显著性差异，但≥70 岁的患者神经毒性($P=0.002$)与白细胞降低($P<0.001$)发生率较<70岁组高,而其他副反应无明显统计学差异。对SWOG 9509与9308的分析提示高龄患者对卡铂的耐受性要优于顺铂。不过应当注意以上研究中患者的PS评分均≤1分。目前尚没有针对老年患者比较以顺铂为基础的化疗方案与单药化疗的临床Ⅲ期临床研究。

SWOGII(S0027)中对≥70岁的晚期NSCLC患者行序贯泰索帝与诺维本治疗。入组117名患者,PS评分为0~2。结果表明PS 0~1的患者中有21%症状得到缓解,而PS 2的患者仅有10%得到缓解,两组的中位生存期分别为9个月和5个月,一年生存率分别为40%和14%。因此治疗过程中需要注意患者的一般状况。

(2)靶向治疗:考虑到靶向治疗毒性较低,因此可以考虑用于老年晚期NSCLC患者。一项研究对BR.21试验进行回顾性分析,其中163例老年NSCLC患者(≥70岁),568例为非老年患者(<70岁),老年患者接受厄洛替尼或安慰剂治疗之间生存未有差异(7.6个月 vs. 5.0个月,$HR=0.92$,$P=0.67$),同时老年患者较多出现因毒性反应而中断治疗(12% vs. 3%;$P=0.0001$)。但作者认为EGFR-TKI可以作为老年患者治疗选择。

另外一项研究对ECOG 4599进行回顾性分析,发现老年NSCLC患者(≥70岁)接受贝伐单抗联合TC方案化疗未有生存获益,并且毒性反应更大。另一项关于贝伐单抗联合化疗的研究SAIL(Safety of Avastin in Lung cancer)却表明老年患者未出现更多的毒性反应,不过这有可能是该项研究将≥65岁定义为老年有关。鉴于目前相关研究结论的不一致,因此需要前瞻性的研究贝伐单抗与化疗是否可以为一部分患者带来获益。

总之,高龄本身不应该是化疗禁忌证。目前,单药化疗和非铂类化疗均被认为是合适的老年患者的治疗方案。患者的临床特征、药物的毒副反应、患者的合并症、治疗成本以及患者的意向均是选择治疗药物时的依据。

(二)小细胞肺癌

小细胞肺癌与非小细胞肺癌有许多不同之处。小细胞肺癌对于化疗与放疗更加敏感,但也更加容易发生远处转移。所有接受化疗的小细胞肺癌患者中,大约5%的患者生存可超过3年,对于不治疗的患者来说,中位生存期为2~4个月。目前小细胞肺癌的治疗手段主要是化疗与放疗,有许多化疗方案证实可以延长患者的生存,提高生活质量。但是目前缺乏关于老年小细胞肺癌患者治疗的最佳治疗方案。考虑到老年患者特有的一些情况,对这部分患者的治疗措施应该特别关注。

老年患者易出现许多合并症,例如心、肺功能的减退,免疫功能退化等,都会对治疗产生一定的影响。老年患者常会出现肾小球滤过率下降,这会导致一些由肾脏排泄的化疗药物在体内蓄积而导致各种毒性反应,因此即使那些看起来非常健康的老年患者也会出现由化疗药物导致的毒性反应。

对老年小细胞肺癌患者治疗方案的制定应该考虑到疾病与患者的个体情况。年龄本身并不是治疗的反指征,对于治疗方案更多的应该考虑治疗对生存质量的影响,估计患者的预计生存期,以及年龄对药效学与药物动力学参数的影响。

1. 局限期老年小细胞肺癌的治疗　目前关于局限期小细胞肺癌患者的治疗措施主要是4~6周期含铂方案的化疗联合放疗。VP16联合顺铂是目前使用最多的一个方案。对于局限期小细胞肺癌患者的治疗措施的证据主要来自Ⅲ期临床研究的结论,但是这些研究结果对于老年患者是否适用目前还不是非常清楚。

为了评价化疗对局限期小细胞肺癌患者治疗的可行性,Ohnoshi 等评价了 218 例老年局限期小细胞肺癌患者治疗的情况,其中 101 名患者<66 岁,117 名患者≥66 岁,结果发现 2 组患者的生存情况类似。2 组不同年龄的患者非血液学毒性发生率类似,而老年患者组粒缺性发热的发生率较高。

一项荟萃分析提示化疗后加用放疗仅适合年轻患者,随着年龄的增加,化疗联合放疗的死亡危险度要大于常用化疗的患者(1.07,CI:0.7~1.64)。Findlay 等进行的研究表明老年小细胞肺癌患者接受标准联合化、放疗的疗效优于接受那些"减量治疗"(包括:单药化疗、联合化疗剂量减量或仅放疗)的患者,但同时毒性反应也较后者大,在局限期小细胞肺癌患者组中发现接受标准联合化、放疗的患者生存期未有提高。

是否老年局限期小细胞肺癌患者适合接受完整剂量的化疗联合放疗治疗?但是目前没有随机Ⅲ期临床研究比较化放疗与单用化疗在局限期小细胞肺癌患者之间的疗效差异。

研究者关注于局限期小细胞肺癌患者的最佳优化治疗。Jeremic 等对老年局限期小细胞肺癌患者采用 2 周期静脉用卡铂 400 mg/m²,第 1、29 d,口服鬼臼乙叉苷 50 mg/m²,第 1~21 d,第 29~49 d,再给予加速超分割放疗 45 Gy(1.5 Gy bid.)。研究入组 75 例≥70 岁的老年患者,KPS>60 分,无合并症。该项Ⅱ期研究得到的 MST 为 5 年,5 年生存率 13%,4 度血小板减少发生率为 1.4%,3 度血小板减少发生率为 11%,3 度贫血发生率为 4.2%,3 度食管炎发生率为 2.8%。缩短治疗间期未增加患者的毒性反应,该项方案也许可以为老年小细胞肺癌患者的治疗带来一定的益处。

Murray 等报道一项研究:对局限期小细胞肺癌患者给予 2 周期化疗(CAV 方案/EP方案)+放疗(20 Gy in 5 fractions 或 30 Gy in 10 fractions),研究发现 17 例<70 岁的患者与 37 例≥70 岁的患者 MST、5 年生存率类似。

目前收集到回顾性研究数据表明老年患者与年轻患者的生存结果类似,但是其中老年患者接受的治疗方案有所减量。Quon 等研究表明年龄对放疗相关毒性反应没有明显影响,Dajczman 等也得到类似的结果,结果提示老年患者血液学毒性略高于年轻患者,非血液学毒性与年轻患者类似。

Yuen 等提出:只要在某个范围内,尽管治疗方案剂量有所减少,但是仍然可以达到较好的疗效。Jeremic 与 Murray 的研究也支持这个观点。接受 2 个周期化疗联合放疗的老年患者治疗后的疗效不差于接受完整治疗剂量的患者。但也有研究不支持,国际协作组织 0096 的亚组分析提示接受 2 周期化疗的老年患者生存情况差于接受 4 周期化疗的患者。

2. 广泛期老年小细胞肺癌的治疗　　目前广泛期小细胞肺癌患者治疗的效果较差,不接受治疗的患者 MST 为 5 周至 2 个月。因此对于这部分患者应该强调姑息性治疗,改善患者的生活质量。目前关于广泛期小细胞肺癌的标准治疗为化疗(前提是患者的一般情况允许)。与局限期小细胞肺癌的治疗不同,针对原发灶与纵隔的放疗并不为广泛期小细胞肺癌患者带来生存益处,因此放疗仅用于姑息性改善症状。但是最近 Jeremic 等进行的一项前瞻性的随机临床研究表明经过 3 周期 EP 方案化疗后给予低剂量卡铂-鬼臼乙叉苷联合同步加速超分割放疗可以给患者带来生存益处。

研究表明联合化疗优于单药化疗。EP、CE、CAV 或 CAV/EP 方案交替或阿霉素、IFO、鬼白乙叉苷方案是目前使用最广泛的方案。疗程一般为 6 周期。目前关于广泛期小细胞肺癌患者治疗的研究结果是否可以推荐用于老年患者还不太清楚。

小细胞肺癌占所有肺癌 20％,但是针对老年小细胞肺癌患者的Ⅲ期临床研究不多。但是从目前许多研究来看,年龄并不是影响患者对于治疗耐受情况的首要因素,更重要的是对患者进行老龄化(geriatric)的评估。有资料显示减少化疗次数可以得到类似的疗效(4 周期化疗减至 2 周期),但是需要Ⅲ期临床研究进一步的确认。目前缺乏关于针对老年广泛期小细胞肺癌患者治疗的研究,但是一般认为联合化疗可能优于单药化疗。关于老年患者使用最广泛的化疗方案为仍以铂类联合鬼白乙叉苷化疗为宜。需要强调的是:关于老年患者的临床研究中,应该使用统一的老龄化(geriatric)评估。

■ 六、展望

目前关于"老年"的定义还不统一,有人认为＜65 岁为非老年,65～75 岁认为是一个临界地带,＞75 岁为老年,也有人将 70 岁作为一个分界点,＞70 岁称为老年。有人认为考虑老年肿瘤患者时,应该仔细评估每一个患者的一般状况(PS 评分)、合并症、心理情况等可能影响制定患者治疗措施的情况,再结合患者的生理年龄,进行综合判断。当提到老年患者时,还需要对这个群体的许多特点进行关注,包括老年患者的心理状况,营养情况,社会角色等。针对老年 NSCLC 患者的治疗需要考虑到多方面的因素对患者造成的影响。

当然无论关于老年的标准如何改变,总体上来说,世界范围内,尤其在发达国家均面临老龄化的趋势。目前我国的许多大城市已经步入老龄化的社会。肺癌是危害人类健康的常见恶性肿瘤,而肺癌恰恰又是老年人高发的一个肿瘤。有资料显示所有非小细胞肺癌患者中超过 50％的患者均＞65 岁。约 30％的患者超过 70 岁。希望对老年肺癌患者的诊断与治疗能进行进一步的总结与分析。

(陆 舜)

第四节 青 年 肺 癌

肺癌是全球范围内发病率和死亡率最高的恶性肿瘤,是我国人群中发病率和死亡率上升最快的恶性肿瘤,严重威胁人类的健康生存。文献报道,肺癌发病率最高的年龄阶段为 60～70 岁,超过 70％的患者发病时年龄超过 60 岁,中位诊断年龄为 68 岁,年龄 45 岁以下的患者在所有肺癌患者中仅占 3％左右。但是,近年肺癌患者的人数不断上升,而且临床医师也越发感受到肺癌发病低龄化的趋势,因此,近几年关注于青年肺癌患者的研究也有所增加。

■ 一、青年肺癌的定义和流行病学特点

肺癌是男性癌症中发病率第一位的恶性肿瘤,世界人口标化发病率 35.5/10 万;女性肺癌世界人口标化发病率 12.1/10 万,男性发病率和标化发病率分别是女性的 2.45 倍和 2.96 倍。但是,在青年肺癌患者中,女性占到了更高的比例。在 Paitricia 等人的报道中提到,在年龄＜40 岁

的患者中,男性为 64％,女性为 36％,男/女比例 1.74：1;在前文所述的研究中发现,年龄＜50 岁的患者中,男性为 59.9％,女性为 40.1％;而在年龄≥50 岁的患者中,男性为 68.8％,女性为 31.2％,也提示了女性患者在低龄患者中所占比例偏高。

在台湾进行的一项针对 NSCLC 的调查报道中提示,在年龄＞80 岁患者中,男性患者与女性患者分别为 160 例和 24 例。男/女比例比为 6.66;而在年龄＜40 岁患者中,出现了比例的倒置,男/女比例比为 0.89,这表明,在青年肺癌患者中,女性占到了更高的比重。这种结果部分源自于女性肺癌总体发病率的上升,另一部分则源自年轻女性中肺癌的发生比例更高。德国的一次统计资料显示,从 1960～1996 年,女性肺癌的发病率升高了 1 倍,而在年龄为 45～54 岁的女性中,肺癌的发病率从 6.3/10 万上升为 16.3/10 万。

目前,对于青年肺癌并没有明确的定义,在最初的文献中,研究集中在年龄＜40 岁或＜45 岁的男性。据研究,青年肺癌病情较为凶险。在各项临床观察中,利用不同的年龄作为分界点对肺癌患者进行分组,以比较不同年龄组中的肺癌患者在病理类型、临床表现、预后因素、风险因子的异同点。尽管所用的年龄点各有不同,但均集中在年龄＜50 岁的患者。文献指出年龄＜45 岁的肺癌患者仅占所有肺癌患者的 3％,而年龄＜50 岁的肺癌患者可以占到所有肺癌患者的 10％ 左右,因此,为了在研究中可以纳入较多的患者,从而对肺癌进行深入研究,Ramalingam 等人认为,将年龄＜50 岁的患者界定为青年肺癌可能比较适宜。

Ramalingam 等人利用 NCI 的 SEER 数据库,分析了 1973～1992 年诊断的 31 266 例肺癌患者的病例资料,结果发现,年龄＜50 岁的肺癌患者仅为 2 804 例,占所有肺癌的 9％,中位诊断年龄 46 岁。年龄＜40 岁者仅为 386 例,占 1.2％;年龄＜30 岁甚为少见,仅占 0.07％。表 24-7 是中国医学科学院肿瘤医院 1998～2008 年病房收治的肺癌患者的性别年龄构成,从中可以发现,年龄＜50 岁的患者占到了所有患者的 20％ 以上,与以往文献报道的发病率相差很大。但是,仍然可以得到这样的信息:肺癌的发病年龄仍是以 60 岁以上人群为主,但因年轻患者病情凶险,预后差,所以有必要关注这部分肺癌患者。

表 24-7   中国医学科学院肿瘤医院近 10 年肺癌患者年龄分布(1999～2008)

年龄(岁)	男(%)	女(%)
＜40	5.0	7.8
～50	16.2	18.4
～60	29.5	31.0
～70	33.1	31.4
≥70	16.2	11.3

■ 二、病理特点

腺癌是青年肺癌中最常见的病理类型,而鳞癌患者比例相对偏低。在 Ramalingam 的总结中,青年组中腺癌为 45.5％,鳞癌为 26.7％;而在年龄≥50 岁组中,两者分别为 26.7％ 和 37.9％,有显著差异。表 24-8 中的结果也可以看到,在＜50 岁患者中,腺癌占 41.5％,鳞癌占 20.3％;在≥50 岁患者中,腺癌占 36.2％,鳞癌占 32.2％,与其他文献报道一致。

表 24-8 中国医学科学院肿瘤医院近 10 年肺癌患者病理类型(1999～2008)

病理类型	≥50 岁(%)	<50 岁(%)	病理类型	≥50 岁(%)	<50 岁(%)
腺癌	36.2	41.5	腺鳞癌	3.0	2.8
鳞癌	32.2	20.3	混合癌	0.2	0.1
小细胞癌	11.9	16.3	非小细胞癌	1.3	1.4
大细胞癌	0.9	1.2	其他	14.3	16.5

三、吸烟及其他危险因素对青年肺癌的影响

吸烟是导致肺癌发生的最主要的原因,而且这种患病风险与每天吸烟的支数,吸烟持续时间,开始吸烟的年龄和吸烟包年数直接相关。在多次调查中均显示,超过 90% 的青年肺癌患者有吸烟史。在德国的一项调查中发现,在年龄≤45 岁的肺癌患者中,97% 的男性和 91% 的女性有吸烟史。与非吸烟者相比,吸烟可以增加青年人患肺癌的风险,而且这种风险与吸烟的量有剂量相关性。研究发现,与老年患者相比,青年肺癌患者开始吸烟的年龄更早,每日吸烟的量更大。文献报道,在女性患者中,年龄>45 岁者,32% 为不吸烟者;而在年龄≤45 岁患者中,不吸烟者仅占 9%。与此相反,在男性患者中,这种差别并不显著,青年组中 3% 为非吸烟者,而老年组中为 1%。与老年患者相比,青年男性患者开始吸烟的年龄平均提早 2 岁;在女性患者中,这种差别尤其明显,与老年吸烟女性患者相比,青年组女性吸烟者开始吸烟的年龄要提前 5 年。年轻男性患者平均每日吸烟 18 支,而老年组为 13 支;年轻女性患者平均每日吸烟 16 支,而老年组为 11 支。有学者认为,当这种吸烟方式持续 15 年左右时,就会产生明显的影响,因而导致青年肺癌与非青年肺癌的差异。多次调查均证实了吸烟对青年人罹患肺癌的影响。由于女性患者吸烟多为低焦油、低尼古丁的品牌,而目前认为这种烟草与周围型肺癌发生相关,这可能部分解释了在青年肺癌患者中,中央型肺癌少、鳞癌少的原因。

另外,肺癌家族史在青年肺癌患者中的意义也很大。在青年患者中,家族史的风险比值比为 3.3;而在老年患者中,仅为 1.2。在上述的一项针对非吸烟女性肺癌的调查中显示,在年龄<55 岁组中,肺癌家族史的 OR 值为 5.8;而在≥55 岁组中,OR 值为 1.84。另外,对于非吸烟女性患者,烹调油烟或厨房小环境污染、被动吸烟等,都可能导致患病风险增加。

四、临床症状与特征

绝大多数的青年肺癌患者在诊断时是伴有临床症状的。咳嗽是最常见的症状,大约发生在 50% 的患者中,其次为胸痛,发生率大约 30%,超过 20% 的患者伴随体重下降,其他可能伴随的症状包括呼吸困难、发热、咯血和痰中带血等。10%～15% 的青年肺癌患者是通过常规体检发现患病的。从最初出现临床症状到患者就诊的时间跨度较大。有文献报道,在参与统计的 96 例青年女性肺癌患者中,这段时间为 1～58 个月,中位就诊时间为 2.3 个月。在这组青年女性肺癌患者中,肿瘤更多见于肺上叶,占 70%,下叶仅占 15%;与此相对应的是,对于肺癌整体发生来讲,上叶癌约占 53%,下叶癌约占 24%。另外,中央型肺癌仅为 6%,而在非青年组患者中,这一比例为 15% 左右。

在青年组肺癌患者中,进展期肺癌患者比例较非青年组更为常见。在 Ramalingam 的统计中,年龄<50 岁的患者中,超过 80% 为ⅢB 和Ⅳ期患者,而在年龄≥50 岁的患者中,这部分患者

为 74％，两者之间有统计学差异。在 Lienert 等人的统计中，也发现了相似的结论。在 4 939 例接受调查的肺癌患者中，年龄≤45 岁的女性患者共有 96 人，确诊时，73％的青年女性肺癌患者为ⅢB 或Ⅳ期 NSCLC；而在年龄＞45 岁的女性患者组中，这一比例仅为 49％。在 Patricia 等人的调查中显示，在年龄≤40 岁的 96 例肺癌患者中，ⅢB 和Ⅳ期患者高达 80％，再一次印证了青年肺癌患者中，晚期患者比例更高的结论。部分学者认为与老年患者相比，青年人工作忙碌，对症状的重视程度不够，延误了就诊时间，导致诊断时病期偏晚；其次，有学者认为，与老年人相比，青年人发生的肺癌侵袭性强，恶性程度高，因此疾病进展快，导致了确诊时病期偏晚。

■ 五、治疗与预后

最早的文献报道认为，青年肺癌患者的生物学行为更差，因此发现时病期晚，难以治疗。通过回顾性分析显示：在早期患者中外科是运用最多的治疗手段，且比 50 岁以上的患者使用的更广泛，年轻患者较 50 岁以上患者更多的接受肿瘤的综合治疗（48.5％ *vs.* 30.5％，$P<0.001$）。近年来的统计表明，与老年肺癌患者相比，青年肺癌的治疗也取得了相似的疗效，甚至有部分统计显示，青年肺癌患者预后更好。在一项回顾性分析中发现：50 岁以下肺癌患者总体 2 年及 5 年生存率均比 50 岁及以上组高。局部晚期和晚期患者生存率差别分别为 2.0％和 3.8％，早期患者 5 年生存率差别最为明显，达 13.3％。在多因素分析中发现年龄≥50 岁患者较年轻患者的死亡风险高 25％。

总体上看在年轻患者更容易接受综合治疗，可能是因为这些患者一般身体状况好，更愿意进行各种尝试，医师也不愿意给年轻患者采取保守治疗。而老年患者合并有其他并发疾病且依从性差，使治疗受到限制。

■ 六、小结

在今后的研究中，应该多关注并了解青年肺癌，就像关注老年肺癌那样，因为这是一个特殊群体，临床表现、治疗效果及远期生存与其他患者有不同的特点。早期患者具有更多治疗的机会、更长的生存时间。

（林 琳 王子平）

第五节　卫星结节和多原发癌

近年来，随着原发性支气管肺癌的诊断和治疗水平不断提高，在取得显著疗效和长期生存率不断增长同时，也给肺癌带来了新的临床问题。首先，肺癌患者进行螺旋 CT 检查时，经常会发现肺部卫星结节；其次多原发性支气管肺癌日益多见。卫星结节的性质是肺癌诊断中的难点，常常会困扰临床医师，使患者无法获得最适当的治疗，而多原发性支气管肺癌在发病、诊断、治疗和预后方面有其独特之处。本节就以上内容展开阐述，希望能为临床诊疗工作提供一些帮助。

■ 一、卫星结节

胸部螺旋 CT 的广泛应用显著提高了肺部微小病变的诊断能力,但同时也在肺癌患者中检测到相当数量的性质不明的卫星结节。卫星结节既可能是转移癌,也可能是良性病变或第二原发癌。马良赟等报道,在 23 例非小细胞肺癌患者的 25 个结节中,有 15 例患者的 15 个结节是良性病变。在 1997 年肺癌国际分期标准中,将原发癌同一肺叶内的转移灶定义为 T4,而非原发癌所在叶的其他肺叶的转移灶定义为 M1,这两种情况以往分别属于ⅢB 期与Ⅳ期,目前 2009 年新分期中分别为 T3 和 T4,属于ⅡB 和ⅢA 期。如果将转移癌误判为良性疾病,可能会对患者实施不恰当的手术治疗;另一方面,将良性病变误判为转移癌,将使这些患者丧失手术治疗的机会。因此,卫星结节的鉴别诊断非常重要,会影响肺癌患者的临床分期、治疗策略和治疗效果。

Ginsberg 等研究表明,患有恶性肿瘤的患者,当其卫星结节数目>1 个或直径>5 mm 时,结节是恶性病变的可能性明显增高。尽管如此,仍有 41% 的结节是良性病变。当卫星结节的直径≤5 mm 或原发癌分期(不考虑卫星结节)为Ⅰ、Ⅱ期时,结节是良性病变的可能性较高,但差异不具有统计学意义。原发癌的病理类型和卫星结节的部位与卫星结节的性质之间没有相关性。临床上单凭卫星结节的大小和数目无法准确地判断其性质,有以下几种方法可以鉴别:如短期随访,观察影像学的动态变化,这对于已知患有肺癌而没有发生转移的患者来说,可能会延误治疗时机,并且在相对短的时间内发现直径较小结节的影像学改变很困难,因此不宜过多采用。同样,由于这些结节的直径多<1 cm,CT 导引针吸活检的方法也受到限制。PET 显像鉴别肺内孤立病灶的准确性很高,但对于直径<1 cm,尤其是直径>5 mm 的病变,其准确性显著降低,往往不能显示。随着微创技术发展,VATS 已经广泛应用于临床。目前 VATS 是鉴别诊断肺部卫星结节较为理想的手段,它创伤小,可切除结节行病理检查。如果结节是良性病变,即辅以小切口切除原发癌;如果是恶性病变,并且结节与原发癌灶位于同一肺叶或同侧肺,可以在技术允许的情况下实施肺叶,必要时也可全肺切除,争取长期生存。当然是否手术治疗还要考虑胸内淋巴结转移的情况,Okada 等发现肺内转移伴有淋巴结受累时,预后很差。总之,肺癌患者伴随的卫星结节可能是转移癌,但也有可能是良性病变,并可能是第二原发癌。在不能鉴别其性质时,不应任意认为是手术的禁忌证。VATS 是鉴别卫星结节性质较理想的手段。

在工作中经常会遇见伴有同叶肺内转移(SLSN)病灶的肺癌患者,当然需要排除第二原发癌的情况。虽然可利用的数据不多,但是关于同叶肺卫星结节肺癌患者的 5 年生存率比较令人满意(35%)。还有研究表明 N0 的同叶肺卫星结节患者的 5 年生存率有约 60% 的报道。这些研究的结论均表明同叶肺卫星结节较不同肺叶第二原发病灶患者生存情况为好。有 4 项研究支持这个结论,其中最大的研究提示 38 例患者的 5 年生存率达 23%,另外 2 项患者样本较少的研究报道患者的 5 年生存率为 0~10%。其中一项研究的多因素分析表明第二肺癌病灶在不同的肺叶是较差预后的一个独立因素。应该注意到,尽管卫星结节的患者生存情况较好,Deslaurier 等研究证实其结果仍然低于无卫星结节灶者。

有限的资料表明同叶肺内转移是通过肺动脉循环来达到远处转移。有学者对原发病灶与卫星结节位置关系进行研究,发现近 2/3 的患者较少发生淋巴结转移,较多通过血道转移。

对同叶卫星灶与异叶第二个肺部病灶的临床研究归纳见表 24-9。从中可以看到,手术发现卫星灶的比例大约为 7%,以腺癌为主,近一半为 N0,超过一半的患者为同叶卫星转移灶,这部分患者的平均 5 年生存率为 19%。

表 24 - 9 同叶肺卫星灶患者的特征

研究	患者数目	发生率A(%)	患者百分比(%)						5 年生存率(%)	
			SLSN	BAC	腺	N0	N1	N2	所有	N0
Naruke	146	8	61	?	—	—	—	—	13	—
Okada	89	10	57	0	80	36	19	37	(27)B	45
Deslauriers	84	8	81	5	25	51	37	12	22	54
Watanabe	49	7	—	?	—	—	—	—	14	—
Shimizu	42	5	88	?	67	46	18	36	26	44
Yoshino	42	8	—	?	74	40	21	36	26	—
Fukuse	41	4	49	?	66	44	10	44	(26)B	26
平均		7	67		62	43	21	33	20	40

注:入选标准:研究来自 1980～2000 年,研究中至少 20 例为同叶卫星灶。
A. 百分比:手术中发现卫星结节灶患者的比例;B. 估计数;BAC:细支气管肺泡癌。

对于同侧异叶卫星灶的研究见表 24 - 10。同样以腺癌为主(排除了细支气管肺泡癌),并且近一半患者为 N0。未见有关细支气管肺泡癌患者发生卫星转移灶的比例。

表 24 - 10 同侧异叶肺卫星灶患者的特征

研究	患者数目	患者的百分比(%)					5 年生存率(%)	
		BAC	腺	N0	N1	N2	所有	N0
DeslauriersA	68	5	25	51	37	12	22	54
Okada	51	0	—	35	23	38	30	68
Yano	39	—	62	26	31	44	37	70
ShimizuB	37	—	67	46	18	36	42	—
Fukuse	20	—	—	—	—	—	37	—
平均				40	27	33	34	64

注:入选标准:研究来自 1980～2000 年,每项研究中至少 20 例为同侧异叶卫星灶。
A. 包括 19%不同叶肺原发癌;B. 包括 12%不同肺叶原发癌;BAC:细支气管肺泡癌。

■ 二、多原发性支气管肺癌

多原发性支气管肺癌(以下简称多原发癌),是指在一侧或双侧肺内不同部位,同时或先后发生两个或两个以上的原发恶性肿瘤,每一肿瘤必须由组织病理学确认为恶性并除外转移瘤的可能性,其组织类型可以相同或不相同。一般来说,首先发现的肿瘤称为第一原发癌(index tumor),第一原发癌与第二原发癌同时诊断称多原发癌同时发生,在第一原发癌诊断后 6 个月内发现第二(或第三)原发癌称为同步发生(synchronous tumor),而 6 个月以后再诊断的原发癌称为异时发生(metachronous tumor)。

(一)发病率

多原发癌的发病率各家报道差异较大,综合 1980～2000 年国外发表的至少包括 20 例多原发癌患者的文献,其发病率为 0.8%～10%,平均 6.3%,有 33%的患者为同步发生(表 24 - 11)。国内上海交通大学附属胸科医院自 1957 年 11 月至 1984 年 6 月间,在 3 815 例经手术病理证实为原发性肺癌的患者中,发现多原发癌 30 例(0.8%)。多原发癌发病率高低不等主要与下列因素有关:①临床医师对本病认识不足,误诊为转移癌或复发癌。②诊断标准和治疗水平不一致。

③切除初原发肺癌至出现第二个原发癌的时间,平均为 3.5 年,比肺癌的中位生存期长。因此,许多生存期短的患者没有足够时间在生前被确诊。④环境因素影响,主要是吸烟。⑤医源性致癌因素影响,如放射线、化疗药物。此外中央型肺癌发生多原发癌的比例高于周围型肺癌,为 6%～15%;由于中央型肺癌以鳞癌居多,许多研究提示鳞癌占所有多原发癌的 70%。

表 24-11　多原发肺癌的发生率

研究者	患者总数	患者数[A] (%)	研究类型	BAC (%)	同步原发癌 (%)	多原发癌发生率 (%)
Van Bodegom 等	1 540	153	所有	0	42	9.9
Deschamps 等	9 611	117	所有	19	38	1.2
Adebonojo 等	1 325	68	所有	0	29	—
Mathisen 等	—	90	手术	9	11	—
Van Bodegom 等	498	77	手术	0	—	15
Ribet 与 dambron	1 980	75	手术	—	32	3.8
Martini 等	598	69	手术	—	24	10
Antakli 等	1 572	65	手术	—	40	4.1
Okada 等	908	57	手术	0	49	6.3
Verhagen 等	1 287	55	手术	—	27	4.3
Adebonojo 等	576	52	手术	0	29	9.0
Wu 等	3 815	30	手术	—	33	0.8
Ferguson 等	>2 100	28	手术	0	100	<1.3
Van Meerbeeck 等	534	23	手术	4	0	4.3
平均			手术		33	6.3

注:入选标准:研究来自 1980～2000 年,研究中至少 20 例的患者为多原发肺癌患者。
　　A. 多原发肺癌患者占总数的比例;BAC:细支气管肺泡癌。

近年来研究表明,多原发癌的发病率随时间延长呈现逐渐增高趋势。Thomas 等报道在 907 例 IA 期 NSCLC 患者中,诊断后的第一个 5 年随访期内,多原发癌的发生率约为 1%,而在第二个 5 年随访期内,其发生率升高至 2%。Temeck 等报道 118 例手术后存活 10 年以上的肺癌患者,多原发癌的发病率高达 16.1%。这提示由于肺癌总体生存的改善,在长期随访期间,临床医师应该重视对多原发癌的诊断。

(二) 病因

目前多数学者认为环境因素具有重要作用,如吸烟或致癌物质长期刺激整个呼吸道上皮,可能诱导癌前期病变的区域扩大,随后发生第 2 个或第 3 个肺原发癌。"区域性癌变效应理论"充分描述了多发恶性肿瘤与环境因素之间的关系,该理论指出,暴露于相同致癌物质的器官系统转化为恶性肿瘤的机会增加。因此预防多原发癌最有效的方法是戒烟。

对第一个原发癌的放、化疗也是诱发多原发癌的原因之一。有研究提示细胞毒性化疗药物使得罹患肺癌的危险增加 20 倍,而放疗后发生肺癌的总体危险增加 27.3 倍。这些研究发现,在化疗后 1～4 年、放疗后 5 年内,肺癌的发病率较治疗前显著提高。

多原发癌还与遗传因素、个体易感性及器官系统的易感性有关。文献报道多原发癌有肿瘤家族史的患者占 26.6%～30.4%。患者的精神因素如忧虑、紧张等可能会促进肿瘤的发生、发展,其他因素是否参与了多原发癌的发病尚不清楚,需要进一步研究。

（三）诊断标准

Martini 等于 1975 年拟订多原发癌的诊断标准如下。

1. 同期组　①肿瘤位于不同部位。②组织类型不同。如果组织类型相同,肿瘤应位于不同侧肺、肺叶或肺段,并且属于原位癌;二者共有的淋巴道无转移;确立诊断时,无肺外转移。

2. 后期组　①组织类型不同。②组织类型相同时,应是:肿瘤出现间隔时间至少 2 年;或者起源于原位癌,或肿瘤位于不同侧肺或肺叶,并且在二者共同的淋巴引流部位无癌,诊断时无肺外转移。

通常认为,肺内两个肿瘤的组织类型不同,分布在不同侧肺、肺叶或肺段,并且无共同引流淋巴管的癌变和远处转移,可诊断为多原发癌。若两个肿瘤的组织类型相同,则很难鉴别多原发癌和转移或复发癌,后期组可以肿瘤发生的时间间隔作为诊断条件之一。据一组含 20 例后期组多原发癌的资料分析,两个肿瘤发生的时距从 11 个月至 12 年以上,平均为 4 年 4 个月。因此目前认为,在第一原发癌灶完全切除 3 年以后出现的肺部肿瘤,诊断为第二原发癌的可能性较转移或复发癌大。

美国胸科医师协会在 2003 年进一步完善了 Martini 的诊断标准,推荐多原发癌诊断应包括:①组织学上各肿瘤均为恶性。②各肿瘤必须独立存在。③排除互为转移可能性。④组织类型相同的同时性,每个肿瘤必须位于不同肺段或肺叶,有各自发生部位(如原位癌),无淋巴结和肺外转移。⑤组织类型相同的异时性,肿瘤间隔至少 3 年或均为原位癌或第二癌在不同肺段或肺叶,无淋巴结和肺外转移。每个肿瘤具有独特的病理形态特征为诊断多原发癌的要点。

（四）病理学特点与分期

1. 同步发生原发癌　由于近 1/3 的多原发肺癌患者为同步发生原发癌,并且将近 1/3 的同步发生原发癌患者在开胸手术时发现。从表 24-12 中可以看出,这些研究中的多原发肺癌患者一般均为早期患者,这可能主要由于这些患者均经过手术治疗后明确的。从表 24-12 中还可以看出,同步发生原发肺癌中最常见的病理类型为鳞型,也有某些研究提示腺型与鳞型的比例大致相当。

表 24-12　同步原发性肺癌病理学特点与分期

研　究	患者数目	鳞型	腺型	其他类型	小细胞	Ⅰ 期	Ⅱ 期	ⅢA 期	ⅢB～Ⅳ期
Van Bodegom 等	64	70	20	9	2	28	9	63	—
Deschamps 等	36	36	35	28	1	67	19	11	—
Rosengart 等	33	63	24	11	2	58	15	15	12
Ferguson 等	28	68	18	12	2	38	19	42	0
Okada 等	28	46	43	5	2	39	18	18	25
Ribet 与 dambron	24	67	21	2	10	54	25	21	0
平均		58	27	11	3	47	18	21	9

注:入选标准:研究来自 1980～2000 年,研究中至少 20 例的患者为多原发肺癌患者;BAC:细支气管肺泡癌。

2. 异时发生原发癌　近 2/3 的异时发生第二原发肺癌病灶的病理类型与原发病灶的病理类型相似,为鳞型。有研究表明两个病灶病理类型相同的患者与病理类型不同的患者之间的生存时间未有明显的差异,这也表明异时发生的病灶并非由于转移而造成的。可能的解释就是由于相同致癌因素引起的(表 24-13)。

表 24-13 异时原发性肺癌病理学特点与分期

研究者	患者数目	BAC（%）	随访间期（月）A	相同病理类型（%）	同侧肺（%）
Van Bodegom 等	89	0	79	73	—
Mathisen 等	80	9	46	—	—
Rosengart 等	78	12	48	65	33
Ribet 与 dambron	51	—	70	82	39
Deschamps 等	44	16	24	70	—
Verhagen 等	40	—	71	70	48
Antakli 等	39	0	55	—	33
Adebonojo 等	37	0	24	54	27
Okada 等	29	0	49	63	—
Van meerbeeck 等	23	4	18	48	26
Wu 等	20	—	48	70	40
平均			48	66	35

注：入选标准：研究来自 1980～2000 年，研究中至少 20 例的患者同侧异叶卫星灶。

A. 原发病灶与第二原发病灶之间的时间；BAC：细支气管肺泡癌。

（五）临床表现和诊断

肺不仅是容易发生多原发癌的器官，也是恶性肿瘤血道转移最常见的部位。因此临床上确立多原发癌的诊断通常比较困难，需要与下列两种情况进行鉴别：①单原发性肺癌转移或复发。②肺外恶性肿瘤肺内转移。这对选择治疗方法和判断预后，都是非常重要的。首先，临床医师应对本病有充分的认识，特别在该病日益增多的形势下，在日常的肺癌防治工作中应给予高度重视。其次，本病大都具有原发性肺癌的临床表现。多见于男性，男女之比为 3∶1～10∶1。前述上海交通大学附属胸科医院 30 例患者均为男性，年龄 41～76 岁，平均 58.7 岁；同期组平均 55.5 岁；后期组平均年龄，在第一瘤手术时为 56.4 岁，第二瘤手术时为 60.1 岁；有咳嗽、痰血或胸痛症状者 90%（27/30），有吸烟史者占 90%，其中超过 400 年支者 83.3%（25/30）。X 线胸片检查是一个简单且实用的方法，多原发癌的 X 线表现与单原发性肺癌相同，大多呈孤立性、椭圆形、结节状或块状阴影，边缘分叶或毛刺，有时伴支气管狭窄、肺段或叶不张。侧位胸片不仅可了解肿瘤部位，特别是同侧癌灶可看到两个肿块阴影。转移性肺癌常表现为多发球状影，边缘较光整，无分叶、毛刺或肺不张征象。胸部 CT 扫描较 X 线平片提供了更多的诊断依据，除更准确观察各个肿瘤的发生部位和形态以外，还可以评价共同引流区域的淋巴结有无病变。痰脱落细胞检查诊断原发性肺癌的阳性率可达 60%～80%，对多原发癌的诊断也具有同等参考价值。纤维支气管镜或经皮肺穿刺检查可以明确肿瘤的病理类型，在多原发癌的诊断中非常重要。此外，还应进行头颅 CT（MRI）、同位素骨扫描和腹部 B 超（CT）以排除肺外转移。PET/CT 显像是近年来兴起的新技术，已经广泛应用于原发性肺癌的鉴别诊断和临床 TNM 分期。许多研究显示其诊断胸内淋巴结转移的准确性优于 CT，除脑部外，它是发现肺癌胸外转移的一种很有效的方法。因此也可作为多原发癌诊断中一项重要的辅助检查，特别对于缺乏特异症状的肺外隐匿肿瘤，PET/CT 能够帮助临床医师确定发生肿瘤的肺外器官，进而采取相应的病理检查，以明确是否肺外肿瘤肺内转移。

一般来说，如果两肺同时出现孤立性块影，或者在初发肺癌切除后 3 年以上，肺内又出现孤立性肿块或肺不张，同时支气管残端无癌复发、相应淋巴引流部位无癌转移、患者仍然继续吸烟或接触致癌物质,应高度警惕第二个原发肺癌可能。此时务必进行上述各项检查,并按照多原发癌的 6 项诊断标准来确立诊断。对于经各种检查仍不能排除而临床高度怀疑为多原发癌的患者,在患者能够胜任手术的条件下,应及早剖胸探查,以免延误治疗。

随着基因诊断技术的迅速发展,通过检测肿瘤分子发生来鉴别病理类型相同的多原发癌成为研究热点,目前被用于鉴别原发癌和转移癌、多原发癌和复发癌的基因技术有 DNA 倍体类型差异和 p53 基因突变检测同源性。Antakli 等认为检测 DNA 染色体是组织学类型相同的肺多原发癌的诊断条件之一。p53 基因突变检测肿瘤同源性的标准如下:如果突变发生于两个标本中的一个或两个发生不同的突变,则为非同源的多原发癌;如果两个标本发生相同的突变,则两者同源,属于癌的复发或转移。Matsuzoe 等按此标准对 20 例同时性双原发肺癌的患者进行验证,结果获得成功。

（六）治疗和预后

文献报道二次原发肺癌手术切除术后 5 年生存率同期组为 34.6%～37.5%,后期组为36.0%～42.9%。张雷等对 18 例手术治疗的多原发非小细胞肺癌患者进行分析,发现生存 1 年以上 14 例(77.8%),3 年以上 12 例(66.7%),5 年以上 10 例(55.6%)。因此,只要在临床上无绝对禁忌证,多原发癌的治疗应采取以手术为主,结合化疗、放疗等多学科综合治疗。

对于同期双侧病例,除个别年轻、肺功能和一般情况良好者,可考虑同期双侧剖胸或正中切开胸骨途径同时切除肿瘤,大多数患者应采用择期手术,按照先中央型后周围型、先大病变后小病变的原则分期进行。二次手术间隔时间,根据患者术后恢复情况,一般在 1 个月左右为宜。若首次手术已属姑息性,则再次切除对侧病灶应非常慎重。多原发癌灶位于同侧肺内,则可同时切除。对后期组病例的第二肿瘤切除范围,应根据患者全身情况、第二肿瘤的大小和部位,结合初原发肺癌切除范围,选择楔形、肺段或袖形切除,尽可能多保留肺组织,以提高术后生活质量。对于肺功能差的患者电视辅助胸腔镜手术是首选的治疗方式。如果异时性肺癌的第二次手术仍在同侧进行,手术难度通常较高。由于第一次手术形成的瘢痕导致正常解剖层次消失,常需实施全肺切除,而全肺切除的并发症发生率及术后死亡率相对较高,因此术前准确评估心肺功能、术后加强呼吸和循环系统监护以及有效处理并发症成为能否开展上述手术的先决条件。

多原发癌的术后 TNM 分期建议适度向下调,以制定术后治疗方案及预后评估。例如患者肺癌病理分期为 Ⅰ 期,在术后治疗时可以按 Ⅱ 期肺癌治疗。多原发癌术后仍应采取多学科综合治疗,以提高生存率。同时需要指出的是,放、化疗既是有效的肿瘤治疗手段,同时也有一定致癌作用。因此,对肺癌患者,我们应根据规范化肺癌治疗指引,防止治疗过度或化疗周期过长,这对预防第二原发癌的发生有一定作用。

（艾星浩）

第二十五章
肺癌的预后指标

2009 年 ASCO 会议的主题是"个体化癌症诊疗"。大会主席 RL Schilsky 认为：个体化不但包括个体化治疗；还应包括对于患癌风险评估，如家族史、遗传特性、职业和生活习惯等，而这些风险评估大部能转化为个体化的预防。此外，对患者治疗后的康复应当做出个体化的生存规划（survivorship plans）。因之，对肺癌预后的评估应当是多方面的。

预后因素指某些能够提示疾病的转归（肿瘤复发或生存）的生物学指标，包括临床因素和分子改变。与预测因素不同的是，预后因素与接受的治疗方式无关，只与肿瘤的发生发展过程相关。一般而言，理论上预后因素在非治疗人群中更容易找到，因此我们在做相关研究的时候应该设立对照组，以说明预后因素提示的生存优势并非来自于所给予的治疗。寻找肿瘤患者的预后因素对于优化治疗策略至关重要，同时也非常艰巨。虽然对肺癌预后因素的研究受到很多关注，但迄今为止，被大家公认的预后因素却为数甚少，更缺少我们期待的计量化预后量表。

■ 一、传统的指标

在肿瘤治疗发展的初期，人们对肿瘤的认识不能深入到分子生物水平，只能通过临床表征来推测不同类型的肿瘤预后。经过相当长时间的临床实践和临床观察，一些具有预后作用的临床指标得到大家的共识。多数文献认为对于可手术治疗的 NSCLC 患者，肿瘤大小、病理分期、淋巴结转移情况及术后化疗情况是独立的预后因素。而对于局部晚期患者，KPS 评分、体重减轻、临床分期、性别、癌灶数目、N 分期、细胞分化、治疗手段等因素对生存率有影响。

（一）病期

最早具有提示预后作用的临床因素就是我们常用的 TNM 分期，包括肿瘤（T）、淋巴结（N）和转移（M）3 个方面。这是 1946 年由 Denoix 提出来的以解剖学为基础的分期标准，以后 IASLC 根据大宗的临床信息和影像学检查数据，曾经在 1997 和 2007 年进行过两次修订。目的是根据 TNM 分期，把患者归类，分成具有不同预后的群体，因此对治疗决策有指导意义。对非小细胞肺癌（NSCLC）而言，治愈的可能性与能否手术切除密切相关，分期的作用在于把预后不同的患者区分开来。一般认为，ⅠA、ⅠB、ⅡA、ⅡB 和ⅢA 期的 NSCLC 患者有可能通过根治性切除而治愈，ⅢB 和Ⅳ期则通常不可治愈，因此应严格掌握手术适应证。而小细胞肺癌常以局限期和广泛期划分，局限期通过综合治疗有望获得长期生存，广泛期则预后较差。

1. 肿瘤大小　多数研究认为,对于可手术的早期 NSCLC 患者,以及不可手术的局部晚期 NSCLC 患者,肿瘤大小均是独立的预后因素。日本的 Suzuki 按肿瘤 >4 cm,$2\sim4$ cm 及 <2 cm 进行分组,患者术后 5 年生存率分别为 65%、82.5% 和 92.5%。Cangir 以 5 cm 为界,>5 cm 的 5 年生存率显著低于 $\leqslant5$ cm。Okada 以 3 cm 为界,>3 cm 的生存率显著低于 $\leqslant3$ cm。因此第 7 版 TNM 分期中根据肿瘤大小细化了 T 分期。即直径在 3 cm 以上的肿瘤,以 5 cm 和 7 cm 为界 又分为 T2a、T2b 和 T2c。此外,由于恶性胸腔积液/胸膜转移(T4)的预后(中位生存期 8 个月, 5 年生存率 2%)与 M1 接近,在新版中升级为 M1。

2. 淋巴结　淋巴结受侵是一个强有力的预后指标。临床 N 分期为 $0\sim1$(cN0-1)的患者与 分期为 2(cN2)的患者 5 年生存率完全不同,分别为 85% 和 51%。此外,N2 淋巴结阳性的患者 具有很大的临床异质性,随着术后纵隔淋巴结受侵范围的不同,其生存率也截然不同。 Ruckdeschel 建议把Ⅲ A 期(N2 阳性)分成 4 个亚组。最好的一组是纵隔镜检查为阴性,仅在开 胸手术时发现淋巴结阳性,而最差的一组是 CT 上有大块融合的淋巴结,5 年生存分别为 34% 和 3%$\sim$8%。淋巴结阳性提示术后应进行辅助治疗[化疗和(或)放疗]以提高局部控制率和远期 生存。

3. 转移部位　远处转移是肺癌晚期的表现。多项尸检研究显示,终末期肺癌患者远处转移 的总发生率高达 93%,累及的主要部位包括肝脏(30%$\sim$40%)、肾上腺(18%$\sim$38%)、脑(15%$\sim$ 43%)、骨(19%$\sim$33%)等。其中肝转移、脑转移是肺癌患者的重要致死因素。发生脑转移后,如 果不治疗,中位生存期仅为 4 周。接受治疗后,其中位生存期为 $3.1\sim12.0$ 个月。发生脑转移的 时间与预后有关系,诊断Ⅲ期 NSCLC 肺癌后 3 个月以内及以后出现颅内转移,其中位生存期分 别为 9.9 个月 *vs.* 18 个月,5 年生存率分别为 0 *vs.* 28.9%。肺转移以及肾上腺转移的预后与转 移灶是否为孤立性病灶、能否手术切除有关。

(二)病理学

肺癌主要包括腺癌、鳞癌、大细胞癌、小细胞癌等病例类型,曾经认为鳞癌的预后优于腺癌和 大细胞癌,日本的研究结果表明Ⅱ$\sim$Ⅳ期腺癌的 5 年生存率明显低于鳞癌,分别为 37.7% 和 55.5%。 目前多数研究认为总体上不同病理类型和分化程度对预后的影响不大。但近年来的一些研究结 果却发现腺癌比鳞癌更容易从某些药物中获得生存受益,如晚期肺腺癌患者接受一线培美曲塞十 顺铂联合化疗,中位生存时间可达到 12.6 个月,如果以培美曲塞维持治疗,则中位生存期可达到 16.8 个月。酪氨酸激酶抑制剂治疗肺腺癌则更有优势。而脉管瘤栓-血管受侵(BVI)和淋巴管 受侵(LVI)是具有预后潜力的两个因素,在研究中却显示出不同的结果。Maccharini 等发现血 管受侵对总生存期和无病生存期都是强有力的预后因素。Suzuki 发现脉管受侵仅仅在Ⅰ期 NSCLC 中提示预后不良,有和没有脉管受侵的患者 5 年生存率分别为 69% 和 90%。

(三)年龄

迄今为止,年龄还不能算是一个明确的预后因素,原因是 70 岁以上患者的治疗数据非常有 限。近来有特别为Ⅳ期老年患者进行的临床结果表明,老年患者能够耐受某些单药化疗或放疗, 疗效并不低于年轻患者,但能否接受联合治疗尚有待进一步研究。

(四)一般状况

在肺癌的临床预后因素中,体力状态是跟生存相关的最重要因素。早在 1986 年, Finkelstein 进行一项大规模临床试验时检测了 893 例患者的体力状态评分。WHO 体力状态评分不同的患者生存率有明显的差异,0 分、1 分和 2 分患者的 1 年生存率分别为 36%、16% 和 9%。因此认为,体力状态 2 分是预后不良的因素。近来的一些临床试验也证实了这个观点。应用 Recursive Partitioning Analysis (RPA)方法对 RTOG 数据库的 1 592 例患者进行评估,发现 KPS 评分、体重下降、年龄是除病变范围以外与患者预后最相关的变量。其中 KPS 最重要,>70 分的患者中位生存时间 9.9 个月,2 年生存率 19%。而≤70 分的患者中位生存时间仅为 5.6 个月,2 年生存率 7%。

（五）种族

Zhou 回顾性分析了 1991～2005 年在加州有登记的 20 140 例患者,其中 9.1% 为亚裔,对年龄、性别、吸烟状态、分期、病理类型和治疗方式等因素进行调整后,多因素生存分析结果显示亚裔是独立的预后因素(HR=0.861, 95% CI:0.808～0.918, $P<0.000\,1$)。亚裔 NSCLC 的中位生存时间为 10 个月,明显高于白种人的 9 个月,黑种人的 8 个月和西班牙人的 7 个月。

（六）家族史

有文献报道罹患肺癌的风险与患者具有肺癌家族史相关,但目前未有家族史与肺癌预后相关的报道。

■ 二、曾经研究但很难得出结论的指标

（一）倍增时间

指肿瘤体积增大一倍需要的时间,主要反映了肿瘤增殖的快慢。不同病理类型的倍增时间不一样,小细胞肺癌最短,仅 30 日,腺癌较长,约 180 日。理论上说,倍增时间短,肿瘤进展快,但同时对放化疗较敏感,因此很难单纯根据倍增时间推测肿瘤的预后。

（二）血流中瘤细胞

有研究者通过流式细胞仪检测血流中瘤细胞的多少来判断预后。但由于检测方法和肿瘤性质的差异较大,不同研究的结果各不相同。

（三）癌标记物

几种标志物在 NSCLC 的诊断和预后判断中有相对较高的敏感性与特异性,其中包括癌胚抗原(CEA)、鳞状细胞癌相关抗原(SCC‐Ag)、细胞角蛋白 21‐1 片段(CYFRA21‐1)、糖类抗原‐125(CA125)、糖类抗原‐153(CA153)、神经元特异性烯醇华酶(NSE)等。它们在肿瘤的普查、诊断、判断预后与转归、评价疗效和随诊等方面占有越来越重要的位置。但多数研究表明单一的标记物与预后无明显相关,多个标记物联合有望提示预后。

（四）吸烟

吸烟是发生肺癌的主要原因之一,但多数研究认为吸烟史和肺癌患者的生存无直接相关性,它不是预后的独立因素。这可能是由于二手烟的危害对肺癌患者的预后也有影响,因此单纯以主动吸烟来判断预后会有失偏颇。多数患者诊断肺癌后才开始戒烟,Zhou 统计了不吸烟、戒烟 18 年以上、戒烟 9～17 年、戒烟 1～8 年的肺癌患者的 5 年生存率,研究结果表明不吸烟或戒烟时间越长,预后越好。最近的一项回顾性研究发现不吸烟是 NSCLC 患者预后的有利因素(HR=0.936, 95% CI:0.886～0.988, $P=0.016\,9$),但遗憾的是在多因素分析中吸烟不是一个独立的预后因素。

■ 三、分子生物学研究

随着分子生物学研究的深入,许多基因的异常进入了研究者的视线。目前认为有希望提示预后的指标和影响疗效的预测指标有很多,其中核苷酸切除修复途径、信号传导途径和细胞周期是较为活跃的领域。以下把一些分子生物学指标分成这几个方面进行讨论。

（一）核苷酸切除修复途径

核苷酸切除修复是 DNA 损伤修复中非常重要的途径,各个成员作为治疗有效或抗拒的生物学标志物的潜能正在被广泛研究。

1. ERCC1　ERCC1 是核苷酸外切修复家族中一个重要成员,而核苷酸外切修复蛋白可以修复铂类制剂引起的 DNA 损伤。因此一般认为 DNA 修复酶高表达的患者对化疗药物顺铂耐药,导致化疗的失败。2002 年 Lord 报道 ERCC1 是顺铂疗效的预测因子,ERCC1 高表达的Ⅳ期 NSCLC 接受健择＋顺铂化疗的中位生存时间明显高于 ERCC1 低表达的患者(60 周 *vs.* 20 周)。2005 年 Simon 发现,Ⅰ～Ⅱ期 NSCLC 术后未作化疗的患者中,ERCC1 高表达的生存优于低表达者(中位生存时间 94.6 个月 *vs.* 35.5 个月),因此认为,ERCC1 不仅是铂类药物的疗效预测因子,同时也是预后因素。研究表明,肿瘤完全切除术后 ERCC1 阴性患者更能从含铂辅助化疗中受益。ERCC1 阴性接受辅助化疗者的生存期较单纯手术者延长 14 个月,5 年生存率分别为 47% 和 39%,中位生存期分别为 56 个月和 42 个月($P=0.002$)。而在单纯手术患者中,ERCC1 阳性组的 5 年生存率明显高于 ERCC1 阴性组(46% *vs.* 39%、$P=0.009$)。但也有不同报道,肺腺癌中 ERCC1 高表达组 5 年生存率仅 0.83%,而低表达组高达 43.8%($P=0.02$);肺鳞癌中 ERCC1 高表达组 5 年生存率 87%,而低表达组明显降低 39.8%($P=0.002$)。因此有关 ERCC1 是否能够提示预后的研究仍在继续。

2. RRM1　是 DNA 合成途径的限速酶,主要催化二磷酸核糖核苷酸转化为二磷酸脱氧核糖核苷酸,与 DNA 合成、修复及健择代谢有关。在晚期肺癌的研究中发现 RRM1 mRNA 低表达或 RRM1、ERCC1 mRNA 均低表达者健择顺铂方案显著获益,中位生存期明显延长(13.7 个月 *vs.* 3.6 个月)。在对 187 例术后没有化疗的Ⅰ期肺癌的研究发现 RRM1 高表达患者的中位无病生存时间超过 120 个月,低表达者仅为 54.5 个月。

3. BRCA1　BRCA1 的功能失活与 DNA 双链断裂的修复功能受损有关,低水平 BRCA1 增强顺铂敏感性,而对紫杉醇和长春瑞滨抗拒。近年来在肺癌领域受到的关注始于 2004 年的一项研究,结果提示可手术肺癌患者中 BRCA1 高表达患者的生存期明显缩短。尤其是按四分位分组时,BRCA1 表达最低组的中位生存期还没能得出,中间两个组的中位生存期为 37.9 个月,最高组的为 12.7 个月。这一结果得到 2007 年第 14 届欧洲肿瘤年会上 Rosell 的支持,126 例可切除 NSCLC 患者进行的 9 个基因 mRNA 检测中,仅有 BRCA1 mRNA 的表达是Ⅲ期 NSCLC 独立的预后因素。40 例 BRCA1 高表达患者中位生存期 29 个月,而 83 例 BRCA1 低表达者尚未达到(HR＝1.98,95%CI:1.11～6.00,$P=0.02$)。但西班牙肺癌组进行的一项探索性研究却没有发现 BRCA1 高表达是Ⅱ～Ⅲ期 NSCLC 患者术后生存的不利因素。因此他们正在进行一项Ⅲ期临床研究以探索 BRCA1 表达对生存的影响。

（二）细胞周期的调控

调控细胞周期的关键蛋白出现异常是肿瘤最常见的原因。因此在把它们作为治疗的靶点的同时,常常也研究它们是否具有生物学标志物的潜能。

1. p53 基因　p53 基因异常（缺失或突变）在肺癌中有很高的发生率（NSCLC 为 50％和 SCLC 为 90％），其蛋白与 DNA 结合后主要有 3 个功能：调控细胞周期、诱导凋亡和稳定基因组。大量研究显示，p53 的异常与预后不良（生存时间短，复发转移率高）相关，2001 年的荟萃分析显示，p53 蛋白表达对生存的影响（HR）为 1.25（95％ CI：1.09～1.43），而 p53 基因突变对生存的影响（HR）为 1.65（95％ CI：1.35～2.00）。JBR10 比较了ⅠB～Ⅱ期 NSCLC 患者术后是否进行 NP 辅助化疗的生存情况，结果发现在对照组 p53 蛋白高表达的患者生存明显短于不表达者（HR＝1.89，95％ CI：1.07～3.34，P＝0.03）。相反，术后辅助化疗组中 p53 蛋白高表达患者的生存明显从化疗中受益（HR＝0.54，95％ CI：0.32～0.92，P＝0.02），而不表达 p53 患者的生存不能从化疗中受益（HR＝1.4，95％ CI：0.78～2.52，P＝0.26）。另一项检测 397 例患者 p53 基因突变的研究也得到了类似的结果。此外，还有研究认为，支气管切缘组织 p53 基因突变能早期预测部分肺癌的术后残端癌复发；外周血中的 p53 抗体的检测可能对估计预后，判断化疗疗效有一定意义。尽管这些结果很令人鼓舞，但需要进一步前瞻性的研究来证实。

2. p27 蛋白　是一类重要的细胞周期调控蛋白，主要阻止 Rb 蛋白的磷酸化，并抑制 CD1 和 CDE 使细胞阻滞在 S 期。体外研究显示上调 p27 表现为耐药，而下调 p27 可增加药物敏感性。在 IALT 研究中虽然没有证实 p27 的预后作用，但发现 p27 的表达有预测化疗疗效的作用，p27 表达阴性的患者可从含顺铂方案化疗中受益（HR＝0.66，95％ CI：0.50～0.88，P＝0.006）。与对照组相比，p27 阴性患者接受含顺铂方案化疗可显著延长患者的生存时间。

3. β-tubulin　微管在细胞分裂中有着举足轻重的作用，包括紫杉类和长春碱类的药物主要通过影响微管的聚集或解聚而阻止细胞分裂。研究发现 β 微管蛋白Ⅲ是微管作用药物耐药的惟一标志物。在 JBR10 研究中，未行辅助化疗的患者若 β 微管蛋白Ⅲ高表达，则无复发生存期及总生存期均明显缩短。而长春瑞滨顺铂辅助化疗有改善 β 微管蛋白Ⅲ高表达患者的总生存期的趋势（HR＝0.64，95％ CI：0.39～1.08，P＝0.07），但对低表达者的生存期无明显改善（HR＝1.00，95％ CI：0.57～1.75，P＝0.99）。对晚期肺癌的研究有显示，高表达 β 微管蛋白Ⅲ患者对长春瑞滨治疗抗拒并预后差，低表达 β 微管蛋白Ⅲ患者接受紫杉醇方案治疗可获得好的有效率和长的生存时间。

（三）信号传导

1. k-ras 基因　k-ras 基因突变是 ras 家族中最常见的基因突变，其突变率在肺腺癌中高达 30％。k-ras 基因突变多发生在吸烟的患者，且腺癌的发生率远高于其他病理类型。一项包括了 881 例患者的荟萃分析显示 k-ras 基因活化可作为判断肺腺癌患者预后标志或作为肺腺癌中最恶性的亚型分型的标志。已有不少的临床资料表明，k-ras 基因突变的肺腺癌患者预后不良，即便是进行了早期合理手术的患者也不例外。Kwiatkowski 等发现 k-ras 12 位点突变是独立于 TNM 分期、组织学的不良预后因素，没有突变的Ⅰ期肺癌术后中位生存时间是 41.5 个月，对照组为 27 个月。Marks 对 300 例 NSCLC 患者术后的生存随访也证实了 k-ras 基因突变是预后不良的分子标志。在 BR21 临床研究中，比较了厄洛替尼与安慰剂对照治疗晚期 NSCLC 的生存，206 例标本中 15％存在 k-ras 突变。突变的患者不能从厄洛替尼治疗中受益（HR＝1.67，95％ CI：0.82～4.50，P＝0.31），而野生型 k-ras 患者治疗后生存期明显延长（HR＝0.69，95％ CI：0.49～0.97，P＝0.03）。k-ras 基因突变在不同肿瘤中的意义不尽相同。在结肠癌中，k-ras 突变提示患者不能从 EGFR 单抗的治疗中有生存获益，而在肺癌中，却未发现两者的相关性。

2. EGFR　EGFR 通路可调节细胞的增殖、血管生成、凋亡及转移。其过度表达可能与 NSCLC 肺癌的分期、分化和预后有关。

（1）蛋白表达：用免疫组化方法检测，40%～80% 的 NSCLC 患者 EGFR 蛋白表达阳性。尽管大多数病理研究室都可进行免疫组化检测，但 EGFR 蛋白过度表达与临床治疗及预后的关系却一直有争议。在 ISEL 和 BR21 研究中，与安慰剂相比，EGFR 蛋白表达的患者口服 TKI 可有生存受益，而在 EGFR 阴性患者中却未见到。但尚不能据此把 EGFR 蛋白阴性的患者排除在 TKI 治疗之外。此外，FLEX 研究提示 EGFR 蛋白表达阳性患者化疗＋抗 EGFR 的单抗联合应用可获较长生存时间。

（2）FISH：最初在 ISEL 和 BR21 研究中，EGFR 拷贝数与预后相关，在安慰剂组患者中，高拷贝数患者比低拷贝数患者生存时间更短。但在后来的 INTEREST 研究中并未发现 FISH 阳性是吉非替尼治疗的预测因素和有利的预后因素。因此 FISH 的预后作用尚有待前瞻性研究的证实。

（3）EGFR 基因突变：自 2004 年 Lynch 发现 EGFR 基因突变与 TKI 的疗效密切相关以后，又认为优势人群（亚裔、女性、腺癌及不吸烟患者）进行 TKI 治疗疗效好的原因是他们发生 EGFR 基因突变的概率相对较高。其中 19 外显子缺失和 21 外显子 L858R 点突变是敏感突变，预示 TKI 治疗效果好，也是预后良好的分子标志。有基因突变的患者一线 TKI 治疗可获 70%～80% 的有效率，在二线治疗中的有效率也明显高于野生型患者（BR21：27% vs. 7%；ISEL：37.5% vs. 2.6%）。从最近发布的 IPASS 试验结果，对于 EGFR 基因突变者，吉非替尼治疗组的 PFS 明显优于化疗组，而对于野生型患者，结果刚好相反，化疗组的 PFS 明显优于吉非替尼组，提示 EGFR 基因突变是 TKI 的强有力预测因素。同时，还要注意到 EGFR 基因突变不但预示对 TKI 疗效好，而且患者对化疗也较敏感。由于生存结果尚不成熟，因此 EGFR 基因突变能否提示预后尚无定论。

3. c-erbB-2　c-erbB-2 在 NSCLC 中的表达率不高（18%～33%）。一些研究结果显示 c-erbB-2 过度表达与 NSCLC 特别是肺腺癌的预后相关，它表达增高时，肺癌患者存活期短，并易发生浸润和产生耐药性，可以作为 NSCLC 细胞中的一种内源性多药耐药性的标志。尤其是其与 EGFR 共表达时，往往提示不良预后。2005 年 Cappuzzo 对 102 例易瑞沙治疗的患者进行了 EGFR 和 HER-2 的检测，发现两者同时阳性的患者中位生存时间 20.8 个月，明显高于其中一项阴性或两项同时阴性的患者（5.8～7.3 个月）。提示同时阻断 c-erbB-2 和 EGFR 通路可作为一种治疗策略，新研发的靶向药物在前期临床研究中的初步结果也证实了这种猜想。

（四）其他

1. 端粒酶　端粒酶活性改变是肿瘤最显著的标志，不少研究证明它能反映肺癌的发生、发展及预后。

2. 血清雌二醇　两项大型随机临床试验的结果表明，雌二醇水平＞30 pg/ml 的女性晚期 NSCLC 患者生存期较短，而雌二醇＞0.41 pg/ml 的男性患者死亡概率增加了 54%，提示高血清游离雌二醇水平是男性和女性晚期 NSCLC 患者的预后因素。因此有人提出应当进行临床抗雌二醇治疗的研究。

3. 基因芯片　Jassem 等应用基因芯片检测基因表达谱与 NSCLC 术后复发的相关性，发现基因芯片识别肺癌复发的特异性为 75%，敏感性为 53%，阳性预测值 62%，阴性预测值 68%。

Larsen 等报道检测 98 例 NSCLC 全基因组基因数变异（CNV）与肺癌术后复发的相关性,发现 15 个 CNV 能够区分肺腺癌术后复发组（18 个月内复发）和不复发组（3 年内无复发）。联合检测多个基因异常:Bild 等发现 ras、Beta-catenin、src 和 myc 调控异常是一组预后相对较差的患者,该组 MST 为 19.7 个月,显著低于其他患者的 51.3 个月。提示联合检测多个基因异常作为肺癌预后的指标可能更准确。Potti 等构建了一个"肺癌转移模型"表达芯片,预测肺癌复发的准确率在两项验证性研究中分别达到 72% 和 79%,高于目前应用的基于临床病理特征的预测方法,并可鉴别出需要术后化疗的ⅠA 期患者,该研究已经被美国临床肿瘤学会（ASCO）评为 2006 年临床肿瘤研究主要进展之一。另外 Beer 等从全基因组表达谱中找到 50 个基因,其表达谱能将肺腺癌分为高危组和低危组,两组间预后差别有统计学意义（P＝0.024）。目前对于Ⅰ期患者的治疗手段往往仅为手术切除,不需进行全身的辅助治疗,实际上,ⅠA 期患者中有 25% 仍会出现复发。因此,识别Ⅰ期 NSCLC 患者中的高危病例对于个体化治疗方案的选择很有帮助。此外,Chen 等尝试通过蛋白质组学方法寻找与肺腺癌预后及某些临床病理特点有关的蛋白。发现 20 个蛋白可以对患者危险度进行评价,并识别Ⅰ期患者中的高危者。对于基因芯片的"热区"正在进行分析,希望能成为可靠的预测因子,甚至计量的因素。

■ 四、预后模型的建立和完善

肿瘤是环境与宿主因素相互作用、多基因参与的复杂疾病,又具有多阶段性、缓慢发展的特点,任何一个单一的肿瘤异常改变（肿瘤标志）不可能准确无误地用于肿瘤的诊断和分型、判断其预后以及指导临床治疗。因此有研究者提出,根据已知的预后因素建立一个模型,尽可能把患者分成预后不同的亚组。早在 1977 年 Wigren 及其同事建议以 5 个变量为基础,即病变范围、Feinsein 临床症状评分、PS、肿瘤大小和血红蛋白水平,为不可手术的 NSCLC 患者建立预后指数模型。并在 20 年后证实了这个模型的临床实用价值。具有 0～5 项预后不良因素患者的 2 年生存率分别为 52%、36%、9.8%、1.8%、0 和 0。同年 Choi 等首次在国际工作会上提出把预后因素分为 4 个部分:肿瘤相关因素（解剖）、宿主相关因素（临床）、放射治疗的技术因素以及生物/放射生物/代谢因素。肿瘤相关因素包括肿瘤大小、受侵的部位、淋巴结转移情况。宿主因素包括一般状况差,诊断前的半年内体重下降超过 10% 以及合并症。放射技术因素包括靶病灶的体积、剂量分割计划、总剂量和 3D-CRT 计划。第四部分主要包括较新的研究结果,有的已经在临床上应用。2002 年 Chen 等建议用预后指数模型来预测 NSCLC 放疗患者的局部控制率。预后良好的关键因素包括肿瘤小、临床分期早,以及在短期内高剂量放疗。当预后指数为<0.8,0.8～1.3,1.3～1.7 和≥1.7 时,中位局部无进展生存分别为 35.1 个月、26.9 个月、14 个月和 6.8 个月。根据不同组合建立的模型中,以肿瘤大小、首侵的淋巴结数目、性别、一般状况、时间相关性放射对等剂量的预后作用最好。1996 年,Jorgensen 等尝试以 NSE、PS 和分期计算预后指数（PI）,建立预后模型以预测 SCLC 患者的预后。国内也有类似报道,单因素分析后发现 CEA、NSE、分期是独立的预后因素。CEA>5.0 $\mu g/L$、NSE>15 $\mu g/L$ 以及分期为广泛期的患者生存时间短。按不良因素的多少分为 3 组,具有 0～1 个不良因素、2 个不良因素和 3 个不良因素的中位生存时间分别为 17 个月,10 个月和 5 个月,差异有极显著性。

近 10 年来,靶向药物给晚期 NSCLC 带来了曙光。晚期患者选择 TKI 或化疗的因素制成计量的模式,目前正在积累更多数据进一步完善。医科院肿瘤医院对 2002～2007 年口服易瑞沙治疗的 262 例患者进行了统计学分析，发现腺癌、不吸烟、有 EGFR 基因突变、年轻的患者疗效高于非腺癌、吸烟、没有 EGFR 基因突变、年老的患者，且病理类型对疗效的影响是其他因素的 2 倍，并据此初步建立了预测易瑞沙治疗晚期 NSCLC 疗效的模型。按有利因素为 1 分，不利因素为 0 分的原则，给每个患者综合评分，>2 分的患者进行易瑞沙治疗的疗效及生存受益明显高于 2 分以下患者（RR：34.2% *vs.* 9.3%，MS：17 个月 *vs.* 9 个月）。IPASS 研究挑选腺癌不吸烟（综合评分为 3）的患者进行一线治疗，尤其今年 WCLC 会上向我们展示了令人惊喜的结果，有 EGFR19 外显子突变的患者可从一线易瑞沙治疗中得到近 10 个月的无病生存受益，而这个数字相当于既往晚期 NSCLC 的中位总生存时间，由此也反证了此模型的实用性。随着有效药物的涌现，我们更应该探寻一条合理序贯使用恰当药物的方法，以期使患者获得最大生存受益。个体化的生存规划（survivorship plans）目的是在适当时候对合适的患者用正确的药物。因此在制定治疗方案的时候，不光要考虑药物本身对肿瘤的疗效，还要考虑这种药物在疾病的不同时期是否疗效也不一样的问题。

　　总之，有关肺癌预后指标的研究越来越受到重视。但是人们对事物的认识是渐进的，对于肺癌的规律和影响因素虽然经过多年大量实践能够肯定的仍然有限。如何从偶然王国进入必然王国仍然是一个严峻的课题。近年来随着分子生物学的发展，研究者已经开始从基因表达、受体变异找到能预测某些靶向药物疗效的指标，并且取得初步的成果。基因、受体和目前比较粗的基因芯片等都是实现个体化治疗可能的途径。但也必须清醒地意识到，必须统一检测标准，以避免目前出现的不同分析方法导致的结果不一甚至相互矛盾。随着检测目标和技术的不断发展，新的预后因子也必然不断涌现。但真正能够提示疾病预后的因素必须在前瞻性的临床研究中才能得到证实。预后模型是一种综合理解肺癌的尝试，期待着利用分子分型、分子分期等现代化手段在临床上真正实现个体化治疗、个体化预后，从而给肺癌患者带来更大的裨益。

（王　燕　孙　燕）

第二部分

气 管 肿 瘤

第二十六章
气管的应用解剖

气管上接喉部,起自环状软骨下缘(相当于 C6~C7 水平),下至隆突部顶点(相当于 T4~T5 水平)。气管为一半硬性管道,全长 10~12 cm,自切牙至气管杈分叉处平均长 25~27 cm,横径 2.0~2.5 cm,前后径 1.5~2 cm,男性长度及管径均大于女性。气管下端分叉部位的高低与年龄有关,婴儿在第 3 胸椎水平处分叉,6 岁以后在第 4 胸椎水平,10~12 岁以后即在相当于成人的部位。气管随着颈部的伸屈可上下移动,低头时气管几乎全部进入纵隔内,仰头时气管几乎上提一半,但由于左主支气管被主动脉弓包绕,使气管下段不易移动。老年人常有胸椎后突变直,使气管上提的幅度受限,同时气管纤维化增加,较为脆硬,而儿童弹性丰富,气管的延伸幅度较大,因此 45 岁以上者气管切除长度不宜过长。因软骨环的存在,气管壁不易被压迫而变形,但如果受到肿物长期外压,管壁可软化而失去支架作用。另外,气管可因两侧胸腔压力不同而偏移向压力低侧,但很少扭转。根据气管所在部位及周围关系,分为颈段及胸段气管。颈段为气管的上段,居颈前正中,位置较表浅。第一气管环以环气管韧带连接于环状软骨下缘,颈段气管平均占 6~8 个软骨环,上 6 节可在颈前触及。颈段气管的前面为舌骨下肌群及甲状腺峡部,甲状腺峡部于颈前越过第 1~3 或 2~4 气管环,峡部上方有双侧甲状腺上动脉的吻合支,峡部下方的气管前间隙内为甲状腺下静脉丛。颈段气管的两侧为甲状腺侧叶及颈部大血管,偏左邻近主动脉。喉返神经于颈段气管的后外侧上行于气管食管沟内,向上在甲状软骨和环状软骨的侧后间隙进入喉部,进行气管手术时应特别熟悉此神经的解剖位置,甲状软骨和环状软骨只能切除前方下段,切线应前上后下地斜行方向,不能切除环状软骨的后方组织,否则将难免切断神经。胸段平均占 10~14 个软骨环,其前方有左无名静脉、无名动脉、胸腺以及主动脉的升弓部。成年人的无名动脉在胸骨柄上半的后面横过气管的前面,两者隔以薄层结缔组织,邻近第 9~12 气管环。胸段气管右侧与上腔静脉、奇静脉及右侧迷走神经邻近。气管后方始终和食管相邻,仅有疏松的纤维组织相间(图 26-1、图 26-2)。

气管前壁和两侧壁由一系列软骨环间以纤维平滑肌组织构成,后壁则为膜样纤维平滑肌所组成,也称为膜部。气管全长布以软骨环 20~22 个,为 C 字型,有些呈分叉或两个部分连合。气管上下口径相近,前壁呈弧形,后壁较为平直,气管壁自外而内分别为外膜、肌层、软骨、黏膜下层和黏膜共 4 层结构。外膜为菲薄的结缔组织;肌层多弹性平滑肌,间以软骨环;黏膜下层疏松而菲薄,充满微血管、淋巴管和神经纤维;黏膜为柱状上皮,表面密布纤毛。气管的上段由甲状腺下动脉分支的第 3 支供血,下段由支气管动脉分支供血。血管进入气管后在黏膜下层形成微血管

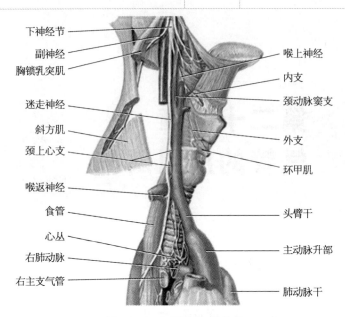

图 26 - 1　气管的右侧面观

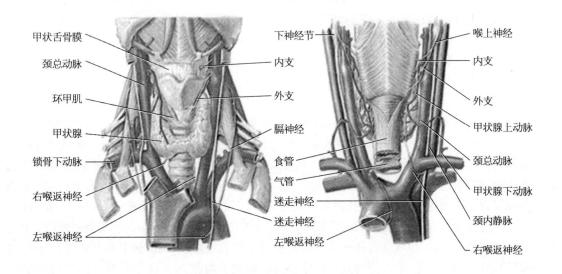

图 26 - 2　气管的前后毗邻结构

（源自郭光文,王序主编.人体解剖彩色图谱.人民卫生出版社,1998,177—178.）

网络,上下沟通吻合,因此气管可以节段性切除和吻合,不致影响血供。气管的两侧面还有纵形血管链,向每个软骨环分出小血管,穿过软骨而进入黏膜下层。但由于是阶段性供血,故应注意气管周围不能分离过多,一般掌握在距切缘 1 cm 左右,以免切缘供血不足而坏死。由于气管黏膜下层血供丰富,因此愈合能力较强,包括软骨部分也能很快愈合。气管的前方和两侧布以淋巴结群,淋巴引流丰富。

（申屠阳）

第二十七章
气管肿瘤概述

　　原发性气管肿瘤大多发生于气管的黏膜上皮和腺体,恶性多见,主要有鳞状上皮癌、腺样囊性癌、类癌、黏液表皮样癌、腺癌、燕麦细胞癌、肉瘤和腺瘤等。良性肿瘤少见,包括乳头状瘤、脂肪瘤、纤维瘤、软骨瘤、平滑肌瘤、血管瘤、错构瘤和颗粒细胞瘤等。继发性气管肿瘤一般均为恶性,多由恶性肿瘤进展或淋巴结转移侵犯气管造成,如源于喉、支气管、甲状腺、食管癌及其他头颈部肿瘤等,病理学特性与原发肿瘤有关。气管原发性和继发性肿瘤可直接或间接导致管腔阻塞。气管肿瘤随肿瘤部位和病程而有不同的临床症状,早期症状不典型而易于误诊,常导致病情延搁。气管肿瘤的诊断除病史、症状和体征外,还须依据影像学和细胞学等相关检查资料,如 X 线胸片、CT、MRI、气管镜和脱落细胞学检查等,借以明确诊断并评估病情。气管肿瘤首选外科治疗,但手术风险高,技术难度大,气管环形切除对端吻合为常用术式,但须有严密的麻醉配合,并选择具备适当切除长度的病例,有效且正确的围手术期处理对手术疗效至关重要。鉴于气管可切除长度有限,患者术后体位极度痛苦,国内外气管代用品的研究一直未曾停顿,其中主要包括人工材料、自体组织、同种异体气管三大类,然而人工材料和自体组织的硬度、柔韧度、组织相容性及上皮化等特质均差强人意,同种异体气管的来源、再血管化、排异反应和软化变性等也困扰临床应用。组织工程气管尚处于研究阶段,期待突破。

(丁征平　周允中)

第二十八章
气管肿瘤的临床征象

■ 一、气管病变的早期临床表现

气管肿瘤早期通常仅有咳嗽,可无其他不适,且咳嗽常为刺激性干咳,少量白色黏痰,不易引起重视。随着肿瘤的长大,表面溃破才会有血性痰或痰中带血丝,一般出血量不多。肿瘤中期可有咳嗽加重,活动时气短、逐渐加重。由于气管肿瘤早期在 X 线片下很难被发现,故常被误诊为支气管炎或普通的哮喘发作进行治疗。当气管腔被严重阻塞时,出现通气困难和喘鸣音时才被发现。常在气管腔<1 cm 时,患者有活动受限;<0.5 cm 时,才出现典型的三凹症状,不能活动。

■ 二、气管肿瘤的特征性临床表现

气管肿瘤中早期的患者,因有持续性咳嗽和喘鸣常被诊断为"成人哮喘发作",使治疗延误。因此,对于哮喘发病常始于 45 岁以后,呼吸困难可随体位变动而有所缓解,抗哮喘药不能缓解的特征性临床表现的患者,应高度警惕气管内有占位病变。

■ 三、气管肿瘤的晚期临床表现

气管肿瘤的晚期症状,可出现声音嘶哑、贫血、吞咽困难、进行性消瘦和恶病质等。声音嘶哑提示肿瘤有外侵,一侧喉返神经已被累及,肿瘤侵犯食管可引起吞咽困难。晚期还可出现贫血、进行性消瘦和恶病质等。由于气管肿瘤大多数为低度恶性,生长比较缓慢,故气急症状加重也缓慢,往往要到呼吸困难出现才来就诊,有时几乎处于窒息状态,造成治疗上的困难。

(丁征平)

第二十九章
气管肿瘤的诊断

　　原发性气管肿瘤较之支气管、肺肿瘤和喉部肿瘤均远为少见。原发性气管肿瘤种类甚多,恶性居多数,最常见的是鳞状上皮细胞癌,次之为囊性腺样癌。此外尚有少见的类癌、黏液上皮样癌、癌肉瘤、软骨肉瘤等。原发性气管良性肿瘤则有错构瘤、乳头状瘤、平滑肌瘤、软骨瘤、纤维瘤、血管瘤等。喉、支气管、肺、甲状腺、食管、纵隔等处原发恶性肿瘤亦可侵入气管,形成继发性气管肿瘤。

　　原发性气管恶性肿瘤大多生长于软骨环与膜部交界处。鳞状上皮细胞癌可呈现为突入气管腔的肿块或溃破形成溃疡,有时癌变可浸润长段气管。晚期病例常有纵隔淋巴结转移或扩散入肺组织,并可直接侵犯气管、喉返神经和喉部。囊性腺样癌一般生长较为缓慢,较晚发生转移,有时呈现长段黏膜下浸润或向纵隔内生长。有的肿瘤呈哑铃状,小部分突入气管腔,大部分位于纵隔内,晚期病例可侵入纵隔和支气管。原发性气管良性肿瘤种类多,形态不一,多数肿瘤生长缓慢。表面光滑,黏膜完整,常有瘤蒂,不发生转移。但如切除不彻底易复发。乳头状瘤多发生于气管膜部,突入气管腔底部,常有细蒂,大小自数毫米至 2 cm,有时为多发性,表面呈疣状,质软而脆易脱落,破裂时出血。

■ 一、临床表现

　　气管肿瘤的早期症状是:刺激性咳嗽、痰少或无痰,有时可带血丝。严重后,会感到声音嘶哑、吞咽困难。当肿瘤逐渐堵塞气管腔时,就会出现气短、呼吸困难、喘鸣等症状,因此常被误诊为支气管哮喘。尽管症状相似,但气管肿瘤与哮喘还是可以区分的。首先,气管肿瘤常出现痰液梗阻,而哮喘很少这样。其次,气管肿瘤会有长时间的憋气、胸闷,而哮喘为阶段性憋气。最后,气管肿瘤发病周期较短,一般为几个月,整个病程中无完全缓解期,而哮喘则能持续几年甚至十几年。肿瘤长大逐渐阻塞气管腔 50% 以上时,则出现气短、呼吸困难、喘鸣等,常被误诊为支气管哮喘而延误治疗。气管恶性肿瘤晚期病例可呈现声音嘶哑、吞咽困难、气管食管瘘、纵隔器官组织受压迫、颈部淋巴结转移和肺部化脓性感染等症。诊断除病史、症状、体征外,还需进行气管X线断层摄片、CT、支气管镜、细胞学检查等。

■ 二、气管 X 线断层摄片检查

　　可显示肿瘤的位置、范围和气管腔狭窄的程度,还能了解两侧支气管的根部和隆突的角度,并可了解气管肿瘤的长度和向周围组织的浸润程度,由此判断手术可切除的长短。气管碘油造影检查对诊断气管肿瘤也很有价值,但有加重气管梗阻的危险,仅适用于梗阻程度较轻的病例。

■ 三、内镜检查

纤维支气管镜检查是诊断该病最有效的方法,尚可用作活组织检查及治疗,可直接窥见肿瘤,了解肿瘤的部位、大小、表面形态和活动度,并可采取组织作病理切片检查,确定肿瘤的性质和类型。但对于黏膜完整且含有丰富血管的良性肿瘤,不宜常规作活组织检查,以免引致大量出血。对于阻塞严重的气管肿瘤,建议安排在手术当日进行气管镜检查,并且要在具备急诊手术条件的手术室内进行。

■ 四、CT 检查

该检查运用较多,且为无创伤性检查,但对肿瘤的长度判断不如气管镜和气管断层摄片直观准确,对于严重阻塞的气管肿瘤,该检查具有优势;CT 下恶性肿瘤常侵犯气管,肿瘤表面不规则,基底部较宽,并向管腔外浸润生长。

对有下列表现者须考虑该病的可能:①咳嗽出现早且较剧烈,时间长,内科治疗无效。②吸气性呼吸困难、哮喘的发病诱因、呼吸困难的严重程度、治疗反应等不符合一般的规律。③呼吸困难可随体位变动而有所缓解,或抗哮喘药不能缓解,单侧或双侧反复发作的肺炎。④咳出鱼肉样碎块组织。⑤无慢性肺部疾病者出现反复咳嗽、咳痰、咯血和呼吸困难等临床表现,而胸部 X线片阴性,并可排除心脏疾病。⑥不明原因的上呼吸道阻塞症状,排除喉部病变、气管异物。

（罗清泉）

第三十章
气管肿瘤的治疗

第一节　气管肿瘤治疗方法的选择评价和围术期处理

气管肿瘤的治疗应立足于快速、及时解除气道梗阻,对已发生急性呼吸衰竭的患者,更以挽救生命为首要任务。手术是主要的治疗方法,如果不能手术,可选择放疗、激光、冷冻、支架或气管镜下切除等。

■ 一、外科治疗

气管肿瘤的外科治疗要求彻底切除病变,重建通畅的气道。气管切除的长度依据肿瘤的位置和患者的年龄而有所不同,颈段的气管肿瘤和年轻的女性患者,可切除的气管要长些,一般来讲颈段气管切除的长度不宜超过 6 cm,胸段气管包括隆突切除的长度不宜超过 4 cm;游离气管的长度应小于 1 cm,否则会导致气管血供障碍,引起切缘坏死和吻合口瘘。手术方式包括环形切除对端吻合、楔形切除和局部切除后运用自体或异体组织修补、成形或替代手术,其中环形切除对端吻合是最合理的手术术式。

1. 手术指征　气管肿瘤一旦明确诊断,首先考虑手术切除。根据切除的程度分为完全性切除和非完全性切除或姑息性手术。

可切除的气管肿瘤为:长度<4 cm,没有严重的外侵;基底较宽的良性肿瘤。对于超长度气管肿瘤而无外侵表现者,可考虑同种异体气管移植,便于彻底切除肿瘤。

姑息性切除的气管肿瘤:肿瘤长度>6 cm,或肿瘤有轻度外侵,肿瘤无法被完全切除,须辅佐术后放疗。也有主张先放疗后再考虑手术,但手术后吻合口的愈合会受到影响,且术后吻合口狭窄也时有发生。

减状性姑息手术:对长段气管肿瘤,局部梗阻,严重影响呼吸道通畅者,可通过局部切除减除呼吸道梗阻。对有条件植入支架者,该类患者可优先置入支架,缓解呼吸困难。

气管肿瘤并发喉返神经麻痹造成声音嘶哑、上腔静脉压迫综合征和有远处转移者应列为手术禁忌,但气道阻塞应当解决。

2. 手术进路

(1) 颈部横切口:颈段气管切除均采用颈部甲状腺手术之横切口,允许切除气管的长度为 4~6 cm。

(2) 胸骨正中切口:对于声门下 5 cm 的气管肿瘤(中段气管)以胸骨正中切口为首选,可以充分暴露手术视野,由于无名动脉和左无名静脉距离气管很近,手术中须仔细保护,手术后最好不作气管造口,以减少纵隔感染而导致的无名动脉和左无名静脉破裂引起的致命大出血。

(3) 胸后外侧切口:一般选择右后外侧切口,隆突部肿瘤切除,也首先选择右后外侧切口;左胸有主动脉弓阻挡,暴露下段气管和隆突有困难,结扎 2~3 对肋间动脉后,可帮助手术视野暴露。

Pearson 强调用胸骨正中切口可进行下段气管切除对端吻合,即使切除隆突部肿瘤也较为满意。

3. 手术操作

(1) 解剖:气管由一系列软骨环,间以纤维平滑肌构成前壁和两侧壁;后壁则为膜样纤维平滑肌所组成,称之为膜部,同前壁和侧壁一起构成气管密闭的管腔;气管起自喉部的环状软骨下缘相当于第 6~7 颈椎水平;下界至气管隆突部顶点,相当于第 4~5 胸椎水平;全长 10~13 cm,平均 11 cm,女性的气管长度较男性为短;气管有 18~22 个软骨环,大约每厘米 2 个环。

气管有外膜、肌层、软骨和黏膜 4 层;外膜菲薄,肌层为弹性平滑肌,间以软骨环,黏膜下层充满微血管、淋巴管和神经纤维;黏膜为柱状上皮,表面密布纤毛,可推动气管内分泌物向上方排出。气管的血供:颈段由甲状腺下动脉的第 3 分支供给,下段由支气管动脉分支供给;进入气管后,在黏膜下层形成微血管网,上下沟通吻合,形成较好的血液供应,因此气管可以节段性切除和吻合,不致影响血供;但气管周围组织不宜游离过多,一般掌握距切缘 1 cm 以内,以免供血不足,导致气管壁坏死。

气管隆突部是气管和两侧主支气管的连接点。正常左右主支气管分叉角度为 70°~90°,气管和左右主气管相互构建成类似于等腰三角形。隆突下淋巴结肿大可使其角度增大。隆突部在第 5 椎体上缘水平,主动脉弓升部在其前方,从左侧进胸行隆突重建或成形手术,会受其影响。

(2) 手术方式

1) 气管环切对端吻合术:关键在于术前对肿瘤状况的全面了解,通过气管镜、CT 对肿瘤的长度和外侵范围了解清楚,判断肿瘤被切除的彻底程度,从而决定手术方式。颈部气管肿瘤的切除长度不宜超过 5~6 cm,胸部气管肿瘤切除的长度不宜超过 4 cm。手术中确定切除的部位和范围显得很重要,一般在肿瘤的附近上方作纵形切开而不是作横行切口,纵形切开的好处在于可以随意延长而不影响气管的愈合;对端吻合术的缝合方式以间断缝合为主,而肺移植的气管缝合则以连续缝合为主,差别在于肿瘤切除中对气管吻合部位的气管血液供应有影响,连续缝合有加重缺血的风险。缝合过程中,在切缘上下悬吊缝线备作牵引并标志气管的方向,防止吻合后气管的扭转。

2) 隆突切除再建术:一般用于气管隆突受侵的病例,隆突切除再建术的方法视病变部位和切除范围而有所不同,可行隆突成形或隆突重建手术。隆突成形术包括全肺袖形切除和近主支气管的全肺切除,全肺袖形切除常用于肿瘤侵及隆突,而患侧余肺不能保留,切除隆突,将气管同对侧支气管对端吻合;对于能保留隆突的,则平主支气管根部切除患侧肺。隆突重建术是指切除隆突,能保留患侧部分肺组织,将左右支气管同气管连接吻合的手术方法,能最大限度地保留患者肺功能,是胸外科最尖端手术技术,涉及切除长度、范围、吻合口位置和部位的选择及同麻醉师的熟练配合(图 30-1~30-5)。一般经右侧进胸,气管隆突切除的总距离不宜超过 4 cm,隆突重建术中两个吻合口的位置相距不能少于 1 cm,先完成气管同对侧支气管的端端吻合,再作另一支气管同气管或对侧支气管的端侧吻合,端侧吻合口宜大不宜小,否则会造成该侧肺的通气功能障碍。上海交通大学附属胸科医院隆突成形手术 230例,其中右全肺袖形切除 198 例,左全肺袖形切除 32例;隆突重建术 8 例。

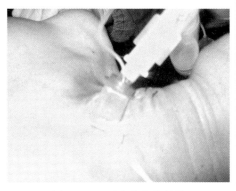

图 30-1 手术前气管插管

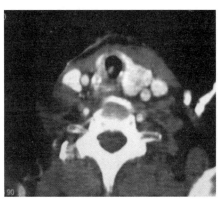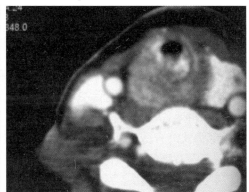

图 30-2 术前 CT

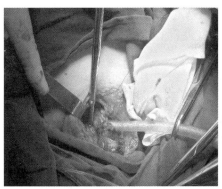

图 30-3 手术切口及过程

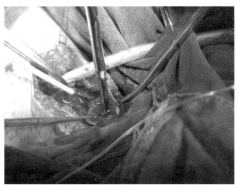

图 30-4 手术中

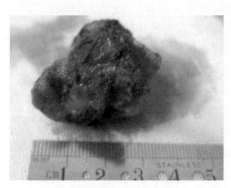

图 30-5 术后标本

手术操作与麻醉配合：在确定病变可以切除和吻合张力不过大的前提下，游离气管或支气管拟切断处的周围组织约 1.0 cm，侧壁组织勿过度电灼，切断气管或支气管，从台上插入导管通气。切除病变、端端吻合时，要注意断面平整，血供良好，纵轴切勿扭转，黏膜对齐，缝合均匀，有张力者应减张缝合。管腔大小差较大时，可将气管或支气管斜面裁剪，先吻合后壁；超过 1/2圈后，拔出台上导管，实施台下插管通气，没有必要将台下插管越过吻合口。若氧合不足，用手指间断压住未完成的吻合口，以保证通气。隆突切除重建时，导管易妨碍操作，笔者的经验是间断吻合，间断通气，利用氧储备，完成吻合。气管导管从台上插入左或右支气管，间断通气，氧储备足后，移开插管，进行吻合。麻醉师监测氧饱和度和心电变化，低于 90%，重新通气，停止吻合。先吻合左主支气管上半侧壁＋气管左半侧壁，形成新的右主支气管开口。此时，将台下插管插入左主支气管内保持通气，再行右支气管端端吻合。需要时，纵向切开右支气管膜部，调整角度和尺寸，以三角部褥式缝合减张加固。隆突"品"字成形术效果良好，无吻合口瘘或狭窄，无缺氧性神经症状。由于左右肺门解剖不同，左侧隆突位置较深，左主支气管较长，气管左侧下端平或稍高于主动脉弓平面，行隆突"品"字成形术较困难。本组 3 例左侧开胸患者均行左全肺隆突切除＋气管右主支气管端端吻合。为显露隆突，结扎离断第 1、2 对肋间动脉，将主动脉弓向后上牵开，基本可满足手术要求，必要时可切断动脉导管韧带，在心包内应用机械闭合器或血管线缝闭左肺动脉根部。

3）气管开窗肿瘤摘除术：此法适用于肿瘤有蒂，基底窄，未侵及气管全层者和部分良性肿瘤。在肿瘤部位切开气管软骨部，从腔内摘取肿瘤，基底部行电灼止血并清除残余，然后将气管切口全层间断缝合。

4. 手术结果　气管肿瘤临床上少见，Grillo 等于 1990 年报道气管肿瘤 198 例；1995 年Pearson 等报道气管肿瘤导致的死亡小于 0.1%；1999 年吴维继等报道，1 年、2 年、5 年生存率分别为 81%、50%和 36.4%。上海交通大学附属胸科医院 1962～2008 年共收治原发性气管肿瘤352 例，继发性气管肿瘤 97 例，手术后住院死亡 19 例，手术 4.5%，5 年生存率 37%。

本组原发性气管肿瘤 352 例中，肿瘤位于颈段气管 102 例，胸段气管 90 例，侵及隆突部 160例。肿瘤病理学诊断为腺样囊性癌 142 例，鳞癌 130 例，腺癌 28 例，腺鳞混合性癌 27 例，黏液表皮样癌 21 例，平滑肌肉瘤 6 例，腺瘤、纤维瘤、类癌等 21 例。

总之，在气管肿瘤外科治疗上应准确掌握手术指征、严密仔细的麻醉配合，熟练的外科技术和术后完善的护理是手术成功的关键因素。

■ 二、非手术治疗

1. 放射和化学治疗　气管肿瘤中，绝大多数为腺样囊性癌和鳞癌，对化学治疗的敏感性较差，但对于出现淋巴结转移者，化学治疗有一定的缓解症状的效果。放射治疗主要用于不能手术的超长气管肿瘤和有淋巴结转移的晚期气管肿瘤的综合治疗。腺样囊性癌，手术后切端阳性的比例较高，20％～40％不等，此类患者术后须辅助放射治疗，但容易导致气管狭窄，究其原因可能由于气管是一个空心器官，放射治疗后形成的瘢痕收缩，直接导致向心性狭窄。

2. 冷冻治疗、氩气和微波治疗　经内镜治疗良、恶性肿瘤在国内开展较长时间，所选用的方法有激光、高频电刀和微波治疗等，但尚有可能发生管壁穿孔、腔内燃烧的危险并发症，且费用较高。很早以前，人们已将冷冻作为一种手段治疗肿瘤，但直至 1994 年德国 EREB 公司研制的适用于可屈支气管的可屈式冷冻电极问世，才使支气管腔内的冷冻治疗变得更加方便。①冷冻导致细胞崩解死亡，直接杀伤局部的肿瘤细胞。应用冷冻，细胞在反复冻融过程中，细胞内和细胞外将同时结晶，由于冰晶的碾磨作用，造成细胞内细胞器的严重损伤。肿瘤细胞对冷冻耐受性差。②冷冻区域（冷冻探头周围约 3 mm 半径范围）微血管的血栓形成导致组织的缺血和梗死：肿瘤组织血运丰富，因而对冷冻敏感。③冷冻治疗患者的免疫功能明显改善：由于冷冻可引起炎症反应和大量白细胞浸润，增强免疫反应，而冷冻杀伤肿瘤细胞后，可产生和释放特异性抗原，从而产生特异性抗体，达到排斥和特异性免疫作用。

氩气刀是一种新的非接触性电凝固技术，1991 年首次应用于消化系统疾病的内镜治疗，以后在纤支镜介入治疗中应用。目前氩气刀治疗主要用于气管、支气管管腔内的肿瘤、阻塞和出血等介入治疗。由于其产生温度低，可控制治疗深度，故被认为尤其适合于金属支架置入术后的肿瘤或肉芽穿过网眼致气管再狭窄者。氩气刀治疗是姑息性的，对肿瘤患者的生存率并无明显改善。但实施支气管腔内氩气刀治疗可以有效地遏制支架腔内肿瘤组织的增生，为解决支架植入后的管腔再狭窄提供了一种新的选择。

微波治疗在国内外已应用多年，其疗效已得到医学界肯定，微波治疗因最佳的止血效果、先进的作用原理、微小组织损伤（无炭化），被誉为取代电灼、激光的新技术。微波凝固主要产生 TH‐1 细胞（T 细胞和 NK 细胞），依赖抗肿瘤细胞免疫，肿瘤细胞经微波凝固后释放抗原，或产生正常组织抗体，即自身抗体，导致免疫反应，微波温度的增高还可直接切割肿瘤。微波组织凝固热效应使局部温度可高达 60～120 ℃，致使肿瘤细胞变性、凝固、坏死。微波组织凝固后，光镜下见大片肿瘤细胞变性坏死，微波较高频电刀对周围组织损伤小；同时微波能使局部组织迅速凝固至坏死组织发白，从而使灼烧后损伤范围清晰可见，易控制，并且微波有止血功能，有利于保持视野清晰。本组资料显示气管支气管内良性肿瘤患者应用微波组织凝固治疗效果明显，咳嗽缓解总有效率为 94.4％，其他症状缓解总有效率达 100％，且无明显并发症。操作中建议设置功率为 50～70 W，每次总时间＜60 s，对瘤体较大的肿瘤设置功率相对较大（80 W），每次最长时间为 80 s(5 s×16)。治疗过程中要麻醉充分，以避免患者剧烈咳嗽而影响操作。传统切除气管、支气管内良性肿瘤主要为开胸手术，手术患者承受的痛苦大、费用高、肺功能或肺组织损伤大。现微波组织凝固疗法的应用为治疗气管、支气管内良性肿瘤开辟了新的治疗途径，其费用低，设备要求简单，且操作方便。

■ 三、围术期处理

气管外科手术术后处理至关重要,包括呼吸道管理、抗感染及营养和水电解质平衡等方面。

1. 呼吸道管理   术后当日,由于手术后吻合口组织的炎性反应和水肿,会导致吻合口相对狭窄,排痰困难,因此术后帮助排痰非常重要,方法有气道雾化、气管镜吸痰,而最有效的办法是将气管插管改为口腔插管,便于术后吸痰,保持呼吸道通畅,对于术前长期使用激素治疗的患者,带扣插气管回监护室显得更为重要,笔者有一例教训,因术后未留置气管插管,当天深夜出现窒息,因抢救无效而死亡。次日拔除气管插管前应充分将气道内分泌物吸除干净,拔除插管后根据患者的呼吸道情况,可安排气管镜吸痰。

气管吻合口张力的减除:气管及隆突部手术,原则上均应作减张的处理,主要办法是下颌胸前区缝线,防止头后仰牵拉气管,导致气管张力增加,引起吻合口撕裂,缝线维持的时间应在2周左右,头平视保持的时间应在6个月左右。

2. 一般性处理   包括抗感染治疗,水电解质平衡等普通治疗,抗感染治疗的时间一般维持5~7 d。如痰量较多,可根据痰培养结果选择抗生素,对于营养状况较差的患者,可适当输入血浆或白蛋白支持。

(罗清泉)

第二节   气管替代材料的研究成果

■ 一、介绍

组织工程学是医学科学里一个诞生仅20余年的崭新领域。在这个交叉学科里,人们尝试结合利用工程科学和生物科学的基本原理,以可降解支架材料和自体细胞为原材料,构建无免疫排斥反应的人类组织器官生物替代品。它使我们跨越了器官移植时代,进入复制自身组织器官的新纪元,代表着医学发展的终极目标。

气管外科方面早在19世纪,人类就开始了实验和临床研究。然而直到今天,临床上尚无广泛接受的可靠的气管替代品。Belsey概述了理想的气管的器官替代应该具备的条件:①横截面上具有一定的强度,防止吸气时气管软化塌陷;纵向具备一定的延展性,可随呼吸运动和咳嗽而自由伸缩。②内表面覆盖有完整的纤毛柱状上皮细胞层,防止肉芽组织增生,保证呼吸道分泌物排出,防止堵塞管腔。③气密性良好,避免纵隔气肿和纵隔感染。④良好的生物相容性,无免疫排斥反应,并具备诱导再生功能,加速再血管化和再上皮化。组织工程理论和技术的提出,为气管替代品的研发开辟了新方向。一开始,许多科学家错误地将组织工程化气管等同于管状软骨的构建,乐观地认为在该领域我们可以避免目前组织工程研究中再血管化和再上皮化两大技术难题。由此组织工程气管意外地成为早期组织工程研究的热点,并被认为短期内可以应用于临床。结果,大量的动物实验证明完整的上皮细胞层是气管替代品必须的前提条件,上皮组织可以控制肉芽组织增生,防止气道阻塞,上皮上的纤毛结构能保证有效的排痰,保证气道通畅。上皮层的再生必须以充足的血液供应为前提,由此在组织工程气管的研究中我们仍然无法避免再血管化和再上皮化两个技术难题。在这个章节里,我们将讨论气管工程已经获得的成就、面临的问题,进而探讨可能的解决方案。

■ 二、管状软骨的构造

尽管管状软骨组织的重建已获得成功,但仍有许多技术细节需要优化和完善。

1. 软骨细胞的来源　软骨组织的构建在组织工程研究中较为成功,主要原因是正常软骨是无血管组织,软骨细胞依赖组织液渗透获得营养,软骨组织构建无需经过再血管化过程。由于相对独立于血液免疫系统,软骨细胞抗原性较低,使应用同种异体软骨细胞来修复软骨组织缺损成为可能。在许多国家,科学家们已经建立了细胞库以保证软骨细胞的稳定供给。自体种子细胞来源方面,研究较多的是鼻软骨、肋软骨以及成人干细胞(adult stem cell, ASC)来源,大量研究已经证明其可行性并建立了相关分离培养的技术路线。理想的干细胞的来源仍然具有争议,其中骨髓细胞和脂肪细胞似乎最为可行。ASC 抗原标记中 CD166、CD105、CD55、CD54、CD44、CD13、转录生长因子 B 受体等都可以用作提取标记物,最近的研究表明来自末梢血的 $CD14^+$ 单核细胞也可以分化成间质表型。定向诱导分化技术也获得了极大的进展,理论上成熟干细胞可以毫无限制的持续取得,但是目前干细胞的体外培养扩增技术及高效率的定向转化技术仍未成熟,导致细胞的浪费及较高的种子细胞获得成本。

2. 可降解支架材料　组织工程化气管材料学研究面临着一个两难的困境,一方面种子细胞三维生长需要多孔疏松的支架结构以保证营养的渗透和代谢废物的排出,另一方面疏松的结构必然影响支架的强度,而气管替代品始终需要保有一定的机械强度防止吸气时气道的塌陷。目前常用的支架材料可分为人工材料和天然材料两大类,前者包括聚乙醇酸(polyglycolic acid, PGA)、聚乙醇酸-乳酸共聚物(polylactide-co-glycolide acid, PLGA)、聚乙二醇对苯二甲酸酯(PEGT)/聚对苯二甲酸丁二醇酯(PBT)、嵌段式聚醚 F-127(Pluronic F-127)、聚酯型聚氨酯(polyesterurethane, Degrapol)等,后者主要是各类软骨组织脱细胞基质。目前尚没有完全符合组织工程化气管构建要求的理想的可降解支架材料,例如 PGA 的降解分子可以导致局部过低的 pH 环境,pH 的改变将干扰种植细胞的增殖和分化。由于正常软骨组织细胞外基质结构较为致密,软骨细胞含量少,脱细胞处理难度较大,得到的材料孔隙率较小,不利于种子细胞的接种;过低的机械强度是几乎所有这些可降解支架的一致弱点,实验中常需要附加硅胶管来加强。

3. 生物反应器　生物反应器在组织工程化气管构建过程的多个步骤中起了非常重要的作用,包括体外种子细胞的扩增、种子细胞三维支架材料的接种,以及细胞-支架材料复合物体外培育。生物反应器的设计五花八门,从最简单的搅拌瓶到具有多腔室多回流灌注的复杂结构,其主要的目的是在体外模仿体内的微环境,利于种子细胞的增殖和分化。在细胞体外扩增的过程中,常在生物反应器中加入各种微球,使细胞附着在微球表面,这样大大增加了细胞贴壁增殖的面积,微球在生物反应器中飘浮流动产生的剪切力更有利于培养液中营养的渗透,提高了种子细胞的获得率。在细胞接种方面,很多实验结果表明,种子细胞加入生物反应器培养液中,动态的灌注细胞-支架材料复合物,可将种子细胞高效率、大面积且细胞密度均一地接种在各类支架材料上。在细胞-支架材料复合物体外培育方面,尽管有很多的技术改进更好地模拟了体内再生微环境,但是最终由生物反应器中得到的软骨组织与正常软骨组织相比要薄和软许多。这主要是因为种子细胞在支架材料表面形成一层软骨组织后,会阻止营养和氧气有效渗透到细胞-支架材料复合物内部,并妨碍复合物内部细胞代谢产物的排出,造成最后得到的组织工程化软骨呈现中空状结构。

■ 三、面临的问题:再血管化与再上皮化

即使我们能在体外构建强度良好,无免疫排斥反应的管状软骨,它并不等同于理想的气管替代品。早期的动物试验证明:大部分单纯接受管状软骨替代气管的受体在1个月内死亡,尸检显示主要死亡原因是痰液滞留和肉芽组织增生阻塞气管。气管外科有着100多年的历史,但是至今没有良好的气管替代品解决超过6 cm的气管缺损。再上皮化是一直未能解决的技术难题。由于气管管腔与外界相通,是一个有菌的环境,任何替代品无论其生物相容性有多完美,都将是细菌生长的温床。细菌的生长一方面会刺激肉芽组织的增生堵塞气管管腔,另一方面会引起反复发作的致命的肺炎。完整的上皮组织可以阻止细菌的侵犯,控制肉芽组织的过度增生,并且协助排痰,防止气管阻塞及减少肺炎发生率。以往所有人工气管替代品都缺乏完整的上皮组织,需要依靠正常气管上皮由两端吻合口长入。大量动物实验及临床数据证明,正常上皮组织的长入不会超过1 cm,失去了上皮组织的控制,肉芽会很快生长并堵塞气管管腔。因此目前尚没有普遍接受的气管替代品用于临床,气管外科手术仍然依靠气管松解术,实施部分切除后的端端吻合。其切除范围成人不能超过6 cm,小儿不能超出气管总长度的1/3。以气管肿瘤为例,目前的技术大大限制了气管肿瘤的切除范围,影响治疗效果。

上皮细胞的生长和上皮层的完整需要有丰富的血液供应为前提,气管替代品再血管化是再上皮化的前提。正常血管再生可分为血管生成(angiogenesis,新生血管以出芽生长的方式由现有的血管中分叉长出)和血小管生成(vasculogenesis,直接由血管干细胞重新生成血管)。由此相应衍生出两种主要的促进生物替代品再血管化方法,一是在替代品局部运用各类血管生长因子(growth factor)促进血管生成,包括血管内皮生长因子(vascular endothelial growth factor,VEGF),碱性成纤维细胞生长因子(basic fibroblast growth factor,bFGF),血小板衍生生长因子(platelet-derived growth factor,PDGF)等;另一种是直接在支架材料中接种血管干细胞促进血小管生成。两种方法各有利弊,生长因子应用中存在两点问题,如何保持移植后局部持续的生长因子浓缩,如何及时终止它们的作用,防止它们的过度表达的副作用。生物工程师建议将生长因子融合在可降解支架材料骨架里,植入后随着支架材料的降解而缓慢释放,并保有相对稳定的浓度。该技术常被称为原位组织工程学(in situ tissue engineering),其技术要求较高,生长因子的活性保持较难。另一选择是将生长因子相关基因导入到种子细胞内,接种后在局部形成持续的表达。为保证高导入率,目前常用病毒转染(transduction)技术,由于其具有潜在的致突变和癌变风险,临床应用受到很大限制。电穿孔等转染(transfection)技术导入率较低。如何控制局部表达浓度一直未得到很好的解决。小血管生成技术上一直致力于干细胞分离、确定和扩增,胚胎干细胞、骨髓或脂肪来源的成体干细胞都是目前研究的热点。除去伦理上的疑问,干细胞的定向分化尚未得到妥善的解决。

除去再血管化,组织工程化气管再上皮化还面临气管上皮种子细胞来源问题,临床上主要通过纤维支气管镜获得自体纤毛柱状上皮,获得组织有限,且大部分分离所得为终末细胞,体外无法扩增,纤毛柱状上皮基底层干细胞的分离技术远未成熟。

此外,另一个待解决的难题是如何将上皮细胞均匀地接种在组织工程化气管支架材料内表

面。传统的方法是直接将上皮细胞悬液注射到支架材料管腔内,任其自由黏附生长,该方法很难达到100%的表面覆盖率。如前所述,无表皮覆盖的替代品部分,哪怕仅占整个表面积的一小部分,很快会有肉芽生长,导致致命的管腔阻塞。最近的进展是将上皮细胞制备成膜片,并直接将细胞薄片缝补在组织工程化气管替代物上。该方法虽然可以从一开始即保证100%的上皮覆盖率,但如何保证上皮细胞度过植入后再血管化前的缺血期仍是个挑战。

■ 四、未来展望

在针对上述难题提出解决方案前,首先有必要回顾正常气管的组织结构。我们可以发现在正常气管的软骨组织和上皮组织层之间是有着丰富的毛细血管网的黏膜下层,它占据了气管管壁的大部分,保证上皮层的血液提供,并由纤维膜与软骨组织相隔离。气管的血供以毛细血管网为主,没有较粗的小血管可供血管吻合,使气管的血供极其脆弱易受损伤。实验表明即便是自体气管切断后即刻作为替代品行端端吻合,如果切除长度超过2 cm,替代品需要经历再血管化过程,由于再血管化需要一定的时间,替代品中间的上皮细胞会缺血坏死,无法维持基底膜的完整性,续以肉芽组织生长阻塞了管腔。由此我们总结理想的组织工程化气管替代品必须始终覆盖有完整的上皮层,上皮层下需要有营养供应层保证上皮细胞的存活,外层的软骨组织层保证替代品具有一定的机械强度,防止软化塌陷。

为了实现上述要求,在前期的组织工程化气管研究工作中,我们提出了"体内生物反应器"(in-vivo bioreactor)概念,其基本设计是利用可携带式泵系统,在植入的组织工程替代品内部形成持续性营养液灌注,从而将传统组织工程技术中绝对分离的体外细胞-支架材料培养和体内替代品整和过程有机地结合在一起。在传统的生物反应器设计中,细胞-支架材料复合物浸泡在营养液中,中央部分的种子细胞依靠渗透得到营养支持。与之不同,"体内生物反应器"的设计理念中,营养液模拟血流在替代品内部流动,运动产生的层流压力和渗透压一起增加了营养组织的厚度,支持大块三维组织的形成。此外,在应用中可以将种子细胞加入到灌注液中,实现持续性细胞接种。在急症手术中,可先植入支架材料,同时采取适当的组织进行种子细胞分离及体外扩增,再通过"体内生物反应器"定期接种到组织工程替代品内,从而避免患者的长期等待,一期实现功能替代,并逐步增强完善。同理,各类生长因子可加入到灌注液中,通过对灌注液中生长因子的浓度调节可实现对局部细胞因子表达的控制,并使多种细胞因子的精确比例组合成为可能,避免了我们在上文再血管化部分提到的技术瓶颈。该设计中我们将患者本人当成是其组织工程化组织器官再生过程的生物反应器。

基于"体内生物反应器"的原理,我们设计了新型组织工程化气管支架材料(图30-6)。该支架材料由内外两层不同密度的材料构成,外层材料孔隙率低、密度高、强度较大,为组织工程化软骨层,软骨细胞接种在该层;内层孔隙率高、密度低、强度小,模拟正常气管的黏膜下层,是为再血管化预留的空间。在该层中盘伏着螺旋形的多空管道系统,其两端各与一可携带蠕动泵相连接,一端为输入泵,另一端为输出泵,在替代品内

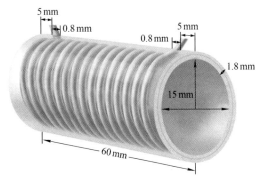

图30-6　新型组织工程化支架材料

部维持持续性的营养液灌注。临床应用中，上皮层附着在管状支架材料的内面，营养液在支架内层的流动将为表面的上皮细胞提供氧分，直到毛细血管由两端的吻合口长入，组织工程化替代品再血管化过程完成。可通过在灌注液中加入人工血红蛋白以增加氧含量，加入血管内皮细胞和各类生长因子加速再血管化，利用了体内正常的再生微环境加速了组织工程化器官的成熟。

此外前期异种气管移植和肌皮瓣气管替代品的研究结果表明，不论开始时上皮细胞的种类如何，只要有充分的血供，它们将都会被气管上皮细胞爬行替代。也就表明，完整地可诱导正常上皮再生的基底膜结构和丰富的血供才是上皮化的关键。前期并不一定要采用气管上皮细胞，因此我们提出用韧厚皮片覆盖组织工程化气管内表面，形成完整的上皮层，防止肉芽生长，随着再血管化的完成，其表面的角质层细胞会逐步为正常纤毛柱状上皮所替代，完成再上皮化。

综上所述，组织工程化气管目前仍然处于动物试验阶段。表皮细胞的来源，种子细胞的接种，缓慢的再血管化和再上皮化都是需要解决的技术难点。我们提出的"体内的生物反应器"概念为组织工程气管的构建提出了新思路，已经证实该设计思路可以广泛应用于各类组织工程器官的构建，使组织工程技术大规模临床应用成为可能。

（谭　强）

第三节　同种异体气管移植

气管肿瘤、外伤及先天性气管缺如等疾患时，切除病变部分行气管端端吻合是最为理想的治疗方法，但气管是一种具有特殊结构和功能的单一管腔器官，可供切除的气管长度有限，Grillo认为成人气管切除长度大约1/2，青少年气管切除1/3时可以进行重建。一般认为气管缺损超过6 cm则需用替代物进行修复。

气管替代物的研究已经有半个多世纪的历史，最初的研究主要在人工材料等方面，但自体组织皮瓣、气管同种异体移植、人工材料支架和无活力组织移植等均因为相关严重并发症和获取困难等因素使临床应用遇到很大困难，失败的原因多为移植物断离、局部感染、移植组织坏死、漏气、缝合处或腔内狭窄、排异反应等。组织工程材料具有生物相容性好、获取便捷等许多优势，已应用于心脏瓣膜替代、新生胆管、小肠、关节及耳软骨重建和乳腺替代等多个领域。多个领域的研究都取得了可喜的进展与突破，但同种异体气管移植仍然是气管移植外科领域中的热点与前沿。

■ 一、同种异体气管移植可行性

随着器官移植的发展，人们开始着手研究同种异体气管移植。由于免疫抑制剂的应用及外科技术的改进，使同种异体气管移植成为可能。1979年Rose等报道了第一例人同种异体气管移植手术，Rose等将供体气管理置于受体胸锁乳突肌内3周后再行移植，证明了气管移植的可行性。1993年Levashov等报道1例使用网膜血管化和免疫抑制剂的长段同种异体气管移植。2004年Klepetko等为1例57岁的慢性肺阻塞性肺病伴气管狭窄患者行肺移植后二期气管移植成功，术后证实移植气管结构功能良好。2008年Macchiarini等反复使用去垢剂去除供体气管的上皮细胞和腺细胞,消除主要组织相容性复合物抗原(MHC),再种植受体上皮细胞和间充质干细胞分化的软骨细胞,于体外生物反应器培养 96 h 后,未使用网膜等皮瓣,为 1 例终末期支气管软化的 30 岁女性患者进行了左主支气管替代手术,立即改善了患者通气功能、提高了其生活质量。术后 4 个月移植气管形态和功能良好、上皮细胞及软骨细胞生长良好,未发生排异反应,也未服用免疫抑制剂,说明自体细胞联合同种异体气管支架可以为严重的气管疾病提供令人满意的治疗效果。2010 年 3 月 Macchiarini 等为英国一位 10 岁的男孩行气管移植手术,不同于上一次的是,经去垢剂处理后,供体气管支架联合受体自体干细胞直接移植于受体气管原位而不需要体外培养。国内上海交通大学附属胸科医院周允中、赵珩教授等 1997 年行同种异体气管移植手术 2 例,取得了一定的临床实践经验。广州医学院附属一院何建行 2000 年报道临床同种异体气管移植手术 1 例。尽管如此,同种异体气管移植的研究仍主要处于实验研究阶段。

■ 二、同种异体气管移植面临的主要问题

1. 移植气管再血管化 移植物血供是气管移植的最关键问题,解决气管移植后循环重建的方法包括直接供血和间接供血。气管没有独立的滋养动脉和引流静脉系统,单独分离气管将破坏正常血液供应,有试验尝试甲状腺气管联合移植,扩大移植范围至颈胸段气管、部分主动脉弓及其上分支、上腔静脉、锁骨下静脉、甲状腺、食管等,但这种手术操作极为复杂,对患者创伤巨大,很难广泛应用于临床。由其他组织包裹移植物以间接供血是最广泛使用的方法,最常用的材料是自体大网膜。Nskanishi 等提出采用大网膜包裹自体气管移植物的移植方案。Li 等将自体气管移植物先期异位植入大网膜包裹使之血管化,要比一期原位移植物加大网膜包绕更为安全有效。尸检显示移植物处理正常,无挛缩,无肉芽过度生长或坏死等改变,组织学检查移植物结构无明显变化,均见复层上皮和软骨结构,表明利用带血管蒂大网膜二期完成再植是可行的,对移植气管的再血管化,增加移植物的抗感染能力有较大帮助。Rose 等将移植气管先植入受体的胸锁乳突肌内,3 周后建立血运,再以带蒂肌瓣的形式做气管移植,可使血供明显改善。采用颈部肌肉重建包裹移植气管,不会影响颈部的运动功能,具有创伤小、血液供应可靠、动物成活率高等优点,是实施气管移植实验可选的方法之一。

2. 移植气管免疫排斥 早期人们认为气管的抗原性较弱,但是 Shaari 和 Wang 等通过对人气管中表达主要组织相容性抗原(MHC)情况进行研究后发现,上皮细胞强烈地表达 MHC - Ⅰ 和 MHC - Ⅱ。Besley 认为内面覆盖的呼吸性纤毛上皮是气管移植物必须具有的属性。上皮细胞的再生主要受到免疫排斥的影响,许多异位移植的气管实验,结果都发生了明显的管腔狭窄甚至闭塞,所以必须减少移植段供体的抗原性和降低受体的免疫排斥反应。

Macchiarini 等每日用环孢素 5～10 mg/kg 肌注有效地抑制了排斥反应,可见环孢素用来抑制同种异体气管移植的排斥反应是可行的。Nakanishi 等认为术后 3 周内适当应用环孢素可以有效地抑制排斥反应,并能促进移植气管再血管化及上皮再生,最佳剂量为每日肌注 15 mg/kg。气管恶性肿瘤患者气管移植后应用环孢素,有可能促进肿瘤的复发,故而肿瘤患者气管移植抗排斥问题尚待研究。[60]钴照射被移植物,用以抑制排斥反应,这已应用于皮肤、肾、心脏移植中,Yokomise 等用不同剂量[60]钴照射供体移植气管后再行移植,不用任何免疫抑制剂,亦获得了成功,他们认为[60]钴照射被移植气管可以降低供体气管抗原性。

3. 供体保存问题 新鲜供体气管短缺,故需要建立气管库,如何长期保存供体气管则十分

重要。组织细胞在低温条件下没有足够的热能进行生化反应,其生物学代谢减慢甚至停止,因此采用低温保存气管移植体能够达到长期保存的目的,从一定程度上缓解供体相对短缺的困难。同种异体气管移植后常需应用免疫抑制剂,而深低温冻存后的气管组织可以保持结构的相对完整性,且上皮等组织抗原性小,移植物抗原性降低,移植后几乎无排斥反应,避免了免疫抑制治疗的许多副作用。一些研究实验进行了犬的异体气管移植,在未用免疫抑制剂的情况下,应用新鲜气管移植的动物在 1 个月内全部死亡,而应用冷冻保存的气管段移植的动物却存活良好,无因气管狭窄而死亡。Yokomise 等把犬气管置于含海藻糖、DMSO 等的保护液中,保存于 -85 ℃下,一个月后再移植,取得了成功,为气管长期保存带来了希望。

■ 三、上海交通大学附属胸科医院经验

1962 年上海交通大学附属胸科医院黄偶麟教授率先在我国进行了第一例气管切除吻合术,开创了我国气管外科的先河。1965 年黄偶麟等为一例气管切除后的气管缺损患者进行了应用人造血管材料与两侧支气管分别缝接后造口术。20 世纪 70 年代,上海交通大学附属胸科医院黄偶麟等首次报道了使用进口 Neville 人造气管为 3 例患者进行了隆突置换术。1997 年周允中、赵珩教授行同种异体气管移植手术 2 例。

病例一:女性,37 岁,主诉反复咳嗽,咳痰,发热 5 年。外院胸部 X 线显示左全肺不张,纤维支气管镜检查示左主支气管开口处见到肉芽样新生物生长,左主支气管以下部位无法窥及。于 1997 年到上海交通大学附属胸科医院就诊。胸部 CT 显示气管隆突部、左主支气管开口水平实变,管口消失,左全肺不张。纤维支气管镜检查示左主支气管距隆突 0.5 cm 处狭窄,肉芽样新生物将其堵塞。活检病理报告为良性肉芽样组织,支气管内膜结核。

手术方法:患者在气管插管,静脉复合麻醉下行左后外侧开胸。术中探查见到左主支气管僵硬,距隆突 0.5 cm 开始至左上叶开口水平极度狭窄。解剖出左主支气管,先于隆突水平将支气管横断,再于左上叶支气管水平处切断,完全切除左主支气管。冲洗上下叶内的分泌物,吸出后,左上叶及下叶开口均通畅。将已保存 3 个月的气管在 42 ℃温水中进行复温解冻,修剪后其长度为 3.5 cm,分别在隆突和左上叶开口水平用 3-0 可吸收缝线进行端端吻合。吻合后在移植的气管外覆盖经食管裂孔拉入胸腔的大网膜。术后左肺复张良好。

术后处理:术后患者常规接受抗生素和激素治疗。第一天给予泼尼松 200 mg,连续两天。第三天开始给予环孢素,50 mg/d,持续两周。每日测定其血中环孢素水平,控制在 100 ng/ml 水平。每日气管镜吸痰。体温正常。但到术后第二周,患者出现体温升高,38 ℃左右,咳嗽,痰多。继而出现呼吸困难,左肺呼吸音减低。加大环孢素的用量,效果不佳。至第三周,左肺呼吸音消失,胸片示左肺不张。纤支镜见移植的气管软骨环软化、塌陷。在患者的强烈要求下再次开胸,将其左全肺切除。术后病理检查证实移植的气管内皮存在,吻合口处营养血管部分长入,软骨环消失,气管软化。

病例二:女性,42 岁,主诉刺激性咳嗽,呼吸困难 1 个月余来上海交通大学附属胸科医院就诊。胸部 X 线及胸部 CT 断层扫描均提示气管自声带下 3 cm 开始至气管隆突上 3 cm 处,气管腔明显狭窄,新生物生长。纤维支气管镜活检报告为低分化腺样囊性癌。

手术方法:患者在全麻下经右后外侧开胸,剪开上纵隔胸膜,游离总气管,上至声带下 2 cm,下至隆突上 2 cm。彻底切除病变的气管,长约 6 cm。将保存 6 个月的气管用同样的温水方法复

温后修剪,修剪后的移植气管长约 4.5 cm。在气管的两端用 3 - 0 可吸收缝线行端端吻合,完毕后移植物外盖经食管裂孔拉入右胸的大网膜。术后病理报告证实为气管腺样囊性癌。

术后处理:此患者在吸取了第一位患者的经验后,除第一天给予泼尼松 200 mg 后,第二天开始给予环孢素,250 mg/d,持续 2 周。将血中环孢素含量保持在 300～700 ng/ml。患者术后恢复良好。3 周后,患者出现轻度呼吸困难并伴有喘鸣。经气管镜检查证实为轻度气管软骨环软化。为防止进一步软化,又在气管镜下放入一气管内支架。后该患者未再出现呼吸困难症状,随访存活 6 年后因肿瘤复发转移死亡。

■ 四、小结

气管作为人体呼吸的通道,除了基本的通气功能外,还有清洁、分泌及防御功能。气管移植是治疗气管广泛病变的有效手段之一,但是气管移植并非简单的管道移植。大网膜包裹移植物可以为一定长度移植气管提供血液灌注。带周围组织的气管移植,通过吻合血管,也可以为移植气管提供血液灌注。与其他器官移植一样,免疫抑制剂及 [60] 钴大剂量照射供体气管,可以抑制气管移植后的排斥反应。深低温下长期保存气管为气管移植提供必须、及时的供体。目前同种异体气管移植尚处于实验研究阶段,其成形原理、内外环境条件、长期效果及并发症等多因素还不完全了解,需要更多试验结论得出长段气管切除重建的最佳方案。

（赵　珩　周允中）

第三部分

肺部其他原发性恶性肿瘤

第三十一章
肺部其他原发性恶性肿瘤

肺部其他原发性恶性肿瘤为少见的肿瘤,仅占肺部恶性肿瘤的 0.8%～2%,而占 95%～98%的为原发性支气管肺癌。由于这些少见恶性肿瘤无特殊的症状及 X 线平片表现,周围型比较多,早期不易确诊,常易误诊为其他肿瘤,如支气管肺癌和肺部良性肿瘤等。一般均经手术后才确诊。但与支气管肺癌起源于支气管上皮及腺体不同,大部分起源于肺间质内,因而在种类、病理学、诊断学、治疗及预后等方面也有其特点,分别阐述如下。

一、种类

肺部其他原发性恶性肿瘤中,国内外报道以肺恶性淋巴瘤最多见,也有报道以肉瘤占多数,其中半数以上为纤维肉瘤和平滑肌肉瘤。此外,还有横纹肌肉瘤、脂肪肉瘤、软骨肉瘤及神经纤维肉瘤等。肺内混合性组织成分的恶性肿瘤有 2 种,一是癌肉瘤,二是肺母细胞瘤(肺胚层瘤),现均已归入肉瘤样癌,组织学分类属肺癌。肺恶性纤维组织细胞瘤、血管源性肿瘤(如血管内皮细胞瘤、血管外皮细胞瘤)、黑色素瘤等亦有报道。尚有极少见的肺原发性绒毛膜上皮癌、节细胞神经母细胞瘤等。上海交通大学附属胸科医院一组主要经开胸手术切除、少数经支气管镜肺活检以及经皮活检后病理组织学证实的(1995 年资料)除支气管肺癌以外的肺部其他原发性恶性肿瘤共 52 例,占同期肺部恶性肿瘤总数的 0.67%,其中以肺恶性淋巴瘤占最多数为 20 例(38.5%),其次为恶性纤维组织细胞瘤、纤维肉瘤、平滑肌肉瘤和癌肉瘤等。

表 31-1　上海交通大学附属胸科医院 52 例肺部其他原发性恶性肿瘤的种类(1995 年)

肿瘤名称	例数	百分比(%)	肿瘤名称	例数	百分比(%)
肺恶性淋巴瘤	20	38.5	肺母细胞瘤	2	3.8
肺恶性纤维组织细胞瘤	8	15.4	肺横纹肌肉瘤	1	1.9
肺纤维肉瘤	6	11.6	肺黏液肉瘤	1	1.9
肺平滑肌肉瘤	5	9.6	肺黑色素瘤	1	1.9
肺癌肉瘤	4	7.7	肺恶性神经鞘瘤	1	1.9
肺血管源性肿瘤	3	5.8			

■ 二、病理

　　肺部其他原发性恶性肿瘤大部分起源于间质内,体积均较大,直径 3～15 cm,本组 52 例中 50% 以上超过 5 cm,国外报道最大直径可达 26 cm,甚至占半个胸腔。大部分为单个类圆形病灶,个别为双侧肺侵犯多叶的病灶,空洞病变较少见。

　　由于电镜、免疫组织化学和体细胞遗传学等的发展,肺部肿瘤的 WHO 组织学分类有很大改变。

　　现将肺癌以外的肺部肿瘤 2004 年 WHO 组织学分类罗列如下。

　　(一)淋巴增生性肿瘤

　　(1) ▲ MALT 型(黏膜相关淋巴组织)边缘区 B 细胞淋巴瘤。

　　(2) ▲弥漫性大 B 细胞淋巴瘤。

　　(3) 淋巴瘤样肉芽肿病。

　　(4) 朗格汉斯组织细胞增生症。

　　(二)间叶性肿瘤

　　(1) 上皮血管内皮瘤。

　　(2) ▲血管肉瘤。

　　(3) ▲胸膜肺母细胞瘤。

　　(4) 软骨瘤。

　　(5) 先天性支气管周肌纤维母细胞肿瘤。

　　(6) 慢性淋巴管瘤病。

　　(7) 炎性肌纤维母细胞肿瘤。

　　(8) 淋巴管平滑肌瘤病。

　　(9) ▲滑膜肉瘤(单相型、双相型)。

　　(10) ▲肺动脉肉瘤。

　　(11) ▲肺静脉肉瘤。

　　(三)混杂性肿瘤

　　(1) 错构瘤。

　　(2) 硬化性血管瘤。

　　(3) 透明细胞瘤。

　　(4) 生殖细胞瘤。

　　1) 成熟畸胎瘤。

　　2) ▲未成熟畸胎瘤。

　　3) 其他生殖细胞瘤。

　　(5) 肺内胸腺瘤。

　　(6) ▲黑色素瘤。

　　(四) ▲转移性肿瘤

　　肉瘤样癌,现已归肺癌,可分为:

　　(1) ▲多形性癌。

　　(2) ▲梭形细胞癌。

（3）▲巨细胞癌。

（4）▲癌肉瘤。

（5）▲肺母细胞瘤。

注：▲为恶性肿瘤。

2004 年分类与 1998 年分类有不同，上皮样肿瘤改为恶性上皮性肿瘤及良性上皮性肿瘤两大部分；软组织肿瘤改为间叶性肿瘤；新增加了滑膜肉瘤，肺动脉肉瘤和肺静脉肉瘤；淋巴增生性疾病中分为 4 大类（见上）；肉瘤样癌已归非小细胞肺癌，是一组分化差的、含有肉瘤或肉瘤样［梭形和（或）巨细胞］分化的非小细胞肺癌，目前发现有 5 种亚型代表其形态学谱系：多形性癌、梭形细胞癌、巨细胞癌、肉瘤样癌和肺母细胞瘤，详见肺癌的 WHO 组织学分类，这里不再重复。

■ 三、诊断

（一）临床表现

肺部其他原发性恶性肿瘤的发病年龄和支气管肺癌相仿，也可较年轻，本组平均年龄为 48 岁（40～69 岁），男女比为 2.66∶1。临床症状和支气管肺癌相同，可表现为咳嗽、咯血、胸痛和发热等，一般较轻微，很少有肺外症状，给诊断带来一定困难。

（二）X 线、CT 表现

肺部其他原发性恶性肿瘤以病理诊断为主，X 线、CT 表现无特殊，和支气管肺癌类似，多数呈孤立性球形灶，椭圆形或大块状，实质性浸润表现最多见，仅少数病灶周边有大而浅的分叶，一般无毛刺，边缘清晰。肿瘤多呈周围型，呈段或叶性肺不张的中央型表现者少见。肺门与纵隔淋巴结肿大转移者少，不同于支气管肺癌。

（三）诊断方法

肺部其他原发性恶性肿瘤，不论症状或 X 线、CT 表现上均和支气管肺癌相仿，而且细胞学不易明确诊断，因而大部分经开胸手术切除后组织学才能确诊，本组 52 例中手术确诊占 92.3%。对肺外周的病变也可作经支气管镜肺活检（TBLB）或经皮肺穿刺活检等方法确诊，本组占 7.8%。个别肿瘤位于支气管腔内者，可借助支气管镜检查作出诊断。

■ 四、鉴别诊断

一般认为肉瘤好发于年龄较轻者，肿瘤生长迅速，故其体积大小和生长速度常有助于与其他肿瘤相鉴别，此外，因很少引起支气管狭窄和阻塞现象，故临床上少有刺激性咳嗽，且肺门往往未见增大，有助于诊断。在诊断肺原发性恶性淋巴瘤时，首先需作全身详细检查，排除肺为淋巴瘤转移所致时，才能作出诊断。肺部其他原发性恶性肿瘤最常见的需与支气管肺癌及良性肿瘤作鉴别。

■ 五、预后

肺部其他原发性恶性肿瘤以局限型多见，一般经手术切除者的预后较支气管肺癌为佳。但不同的肺部其他原发性恶性肿瘤其预后亦有差异。如肺原发性恶性淋巴瘤经手术、放疗和综合化疗后的 5 年生存率可见明显提高，但横纹肌肉瘤在早期选用手术切除后，可有脑转移发生，术后生存很少超过 2 年，其预后较差。

下面按 2004 年 WHO 肺肿瘤组织学分类中,除肺癌外的肺部其他原发性恶性肿瘤分述如下。

（一）淋巴增生性肿瘤

淋巴增生性肿瘤:在 2004 年 WHO 组织学分类中可分为 4 种:①MALT 型（黏膜相关淋巴组织）边缘区 B 细胞淋巴瘤:主要为小 B 细胞的弥漫浸润,恶性程度为低级别（低度恶性）,在淋巴增生性肿瘤中占 70%～90%。②弥漫性大 B 细胞淋巴瘤:主要为大 B 细胞的弥漫浸润,恶性程度为高级别（高度恶性）,在淋巴增生性肿瘤中占 5%～20%。③淋巴瘤样肉芽肿:主要为 B 细胞的多形性浸润和大量 T 细胞组成,恶性程度未定,很少见。④朗格汉斯细胞组织细胞增生症:又曾称为肺组织细胞增生症 X、肺嗜酸性肉芽肿和肺朗格汉斯细胞肉芽肿病。主要为细支气管和肺泡管的朗格汉斯细胞增生所致,恶性程度未定,很少见。

第 1、第 2、第 3 组即是原发性肺淋巴瘤,是一种起源于淋巴结外,发生于肺内淋巴组织的肿瘤,较为少见。在所有肺原发性恶性肿瘤中仅占 0.5% 左右,在所有淋巴瘤中占 0.4%～1.0%;在全身结外淋巴瘤中占 5%。但在肺部除肺癌外的其他原发性恶性肿瘤中占首位。上海交通大学附属胸科医院 1995 年曾报道一组肺部其他原发性恶性肿瘤 52 例中,肺恶性淋巴瘤占 38.5%,共 20 例。因而首先在此作介绍。

历史:1940 年由 Sugarbaler 和 Grave 首次报道 3 例原发性肺淋巴瘤,病理上可分非霍奇金（NHL）与霍奇金（HD）两大类,但原发于肺内的霍奇金淋巴瘤很少见,大部分为非霍奇金淋巴瘤。从淋巴细胞来分类,又可分为 B 细胞与 T 细胞淋巴瘤两大类,B 细胞淋巴瘤占 80%～90%,而 T 细胞淋巴瘤仅占 3%～5%。

诊断标准:

(1) 1963 年 Saltzstein 提出原发性肺淋巴瘤的诊断标准:①仅限于肺内或肺和局部淋巴结侵犯的病变。②从即日起至少 3 个月无全身淋巴结转移的证据。

(2) 1972 年 Crane 等提出的诊断标准:①病灶局限于一侧肺。②剖胸时纵隔和胸壁无侵犯。③无系统性淋巴结肿大。

(3) 1993 年 Cordier 在 Kose 的基础上,结合临床,提出比较全面的诊断标准:①影像学提示肺、支气管受累,但未见纵隔淋巴结增大。②以前未发生过胸外淋巴结。③通过临床、体检、白细胞计数、腹部放射性核素、CT、淋巴管造影、骨髓穿刺等检查,排除胸外淋巴瘤或淋巴细胞性白血病。④发病后 3 个月,仍未出现胸外淋巴瘤征象。同时满足以上 4 点可诊断为原发性肺淋巴瘤,因而原发性肺淋巴瘤是与系统性淋巴瘤的肺部浸润有区别的一种肿瘤。诊断标准为:有淋巴瘤的基本临床特性,有肺局部病灶但未累及淋巴结,胸外病灶必须在诊断明确后 3 个月以上才出现,浸润细胞是单克隆的,免疫组化单克隆膜表面 κ 轻链阳性,B 淋巴细胞群 bcl-2 阳性,同时表达 CD43,但不同时表达 CD5、CD10 和 CD23。诊断可通过支气管活检或肺部细针穿刺而获得。

1. 黏膜相关淋巴组织（MALT）型边缘区 B 细胞淋巴瘤（marginal zone B-cell lymphoma of the mucosa-associated lymphoid tissure type）

(1) 概念:MALT 淋巴瘤的概念由 Jsaacson 和 Wright 于 1983 年提出,本病的特点是病变主要发生在结外黏膜免疫系统,多属低度恶性非霍奇金淋巴瘤。原发于肺部的非霍奇金淋巴瘤约占原发性肺肿瘤的 0.5%,结外淋巴瘤的 3%。原发性肺部淋巴瘤起源于支气管相关的淋巴组织,因此被认为是黏膜相关性淋巴瘤。通常发生在 50 岁以上的男性,多数为低度恶性的 B 淋巴细胞淋巴瘤。1988年在日内瓦举行的欧洲血液病理学协会第一次大会上被命名为MALT低度恶性B细胞淋巴瘤。肺相关淋巴组织的边缘区B细胞淋巴瘤也是其中一种结外淋巴瘤,由形态学上异质性的类似单核样细胞的小B细胞和(或)小淋巴B细胞组成。伴有散在的免疫母细胞和中心母细胞。肿瘤细胞典型地浸润至支气管黏膜上皮,形成淋巴上皮病变。

(2)病因学:起源、继发于炎症或自身免疫过程的获得性MALT,其发展似是对各种抗原刺激的一种反应,如吸烟和自身免疫性疾病。但大多数病因不详。

(3)病理:组织发生为支气管MALT内淋巴细胞。大体病理标本表现为累及的肺结节状区域,呈现为实变肿块,呈黄到奶油色,少见囊性变及坏死。

1)组织病理学:一般表现为小淋巴样细胞的弥漫浸润。特征表现为支气管、细支气管和肺泡上皮细胞的浸润。以小细胞(低级别)为主的肿瘤,接近其中心的肺泡实质破坏,气道通常完整。

2)免疫表型:为CD20阳性,CD79a阳性,即肿瘤细胞是单克隆性B细胞,其背景有不等量的反应性T细胞群。

3)病理分期为二期:ⅠE:累及单侧或双侧肺。ⅡE:累及局部淋巴结(肺/纵隔)。当远处发生播散时,播散好发于其他黏膜部位而不是淋巴结。

(4)诊断

1)临床表现:好发于老年人,>60岁多见,<30岁少见。男性稍多。病程长,发展缓慢,一般2~5年,最长可达11年。大部分无症状或症状轻微,常由胸部X线筛查而检出。部分患者出现咳嗽,痰中带血。中心型可伴发热。有胸水者有胸闷,但胸痛少见。体征不明显,少数可有胸水体征。

2)影像学:多样性,肿瘤起源于肺内淋巴组织,主要沿支气管黏膜下蔓延,形成肺内结节、肿块,或肺炎症实变阴影(病灶一般<5 cm),也可形成肺间质改变或肺不张等。少见空洞与肺门、纵隔淋巴结肿,特征性表现为支气管充气征(支气管造影症)。

(5)诊断方法:剖胸探查术是最常用的一种手段。其他为经胸壁肺穿刺活检、经支气管镜活检(TBB)、经支气管镜肺活检(TBLB)均以组织学为主,细胞学一般不能作出诊断。

(6)鉴别诊断:临床与影像学方面须与结节病、支气管肺泡细胞癌、机化性肺炎、感染与少见的肺泡填充性病变和淀粉样物质沉积等鉴别。

组织学方面须与淋巴细胞间质性肺炎、结节性淋巴组织增生、外源性变态反应性肺泡炎、炎性肌纤维母细胞癌和浆细胞肉芽肿等鉴别。

(7)治疗:肺MALT淋巴瘤的治疗方法还有待确定,手术切除、化疗、放疗均有采用。一般以外科手术为主。切除不彻底的病例可放疗或化疗。Zinizani报道:19例患者采用以上多种方法治疗,CR 79%,PR 21%。与系统性淋巴瘤不同,一般对化疗不敏感,有效率仅12.5%左右。常用化疗方案为CHOP(环磷酰胺、阿霉素、长春新碱、泼尼松)。对于双侧病灶而无症状者仅做观察即可。

(8)预后:较好,5年生存率可达84%~94%。目前认为MALT淋巴瘤进展为弥漫性大B细胞淋巴瘤的可能性小。

上海交通大学附属胸科医院2005年曾报道一组16例MALT淋巴瘤分析,男女之比为3∶1,中位年龄58岁(29~73岁),60~70岁占43.8%。临床症状中体检发现3例;咳嗽、咳痰为12

例;痰血为 4 例;胸痛为 3 例;胸闷为 6 例;发热为 5 例。

影像学检查:肺炎实变 8 例,占 50%。肿块为 7 例,占 43.8%。混合型为 9 例,占 56.3%。支气管充气征为 10 例,占 62.5%。误诊率为 87.5%。

确诊方法(有重复)为:手术病理证实共 8 例。TBB15 例中确诊 4 例,均为组织学活检证实,细胞学均未确诊,其中 2 例细胞学找到的是癌细胞。TBB 中 8 例显示管腔黏膜充血、水肿、肥厚、隆起,管口狭小,1 例腔内可见乳头状新生物。6 例管口未见异常。TBLB 中 2 例为活检证实;经胸壁肺穿刺活检中 6 例活检证实。治疗:8 例行手术治疗,其中 2 例术后化疗;单化疗为 8 例,仅 1 例 PR,有效率 12.5%,7 例 NR。病程平均为 3 年,≥3 年者占 37.5%,≥5 年者占 25.0%,最长 1 例达 11 年。

2. 肺原发性弥漫性大 B 细胞淋巴瘤(primary pulmonary diffuse large-B-cell lymphoma primary pulmonary,DLBCL)

(1)定义:DLBCL 是一种肿瘤性大 B 淋巴样细胞的弥漫性增生,属非霍奇金淋巴瘤。肿瘤细胞核大小等于(或)超过正常巨噬细胞核,或超过正常淋巴细胞的两倍。原发性肺 DLBCL 指肿瘤发现时局限于肺。

(2)病因:不清楚,与胶原血管疾病所致的纤维化性肺泡炎、AIDS 和免疫缺陷性疾病有一定相关。

(3)病理

1)大体标本:通常呈实性、乳油色,也可呈与坏死有关的苍白和软化区。

2)组织学为肿瘤由弥漫成片的大的、母细胞性淋巴样细胞组成,其大小为正常淋巴细胞的 2～4 倍,浸润和破坏肺实质。常见血管浸润和胸膜受累及坏死。但淋巴上皮病变较少见。

3)免疫组织化学:为肿瘤细胞表达全 B 抗原(CD20、CD79a)的 B 细胞表型,可伴有不等量的反应性 T 细胞。

(4)临床表现

1)症状:几乎都有症状,表现为咳嗽、咯血和呼吸困难。

2)影像学:显示实性和常为多发性肿块,典型的位于肺外周部。

(5)分期:ⅠE 为累及单侧或双侧肺。ⅡE 为累及局部淋巴结(肺门/纵隔)。

(6)鉴别诊断:须与其他恶性肿瘤相鉴别,如未分化癌、霍奇金淋巴瘤的亚型、间变性大细胞性淋巴瘤和少见的生殖细胞肿瘤。

(7)治疗:为手术联合化疗,化疗药物中阿霉素类药物有较高的反应率。

(8)预后:较差,但不一致。5 年生存率为 0～60%。

(二)间叶性肿瘤

间叶肿瘤中恶性为以下两部分:肺肉瘤与胸膜肺母细胞瘤,分述如下。

1. 肺肉瘤 血管肉瘤(上皮样血管内皮细胞瘤)、肺静脉肉瘤(肺静脉内,相当于平滑肌肉瘤)、肺动脉肉瘤(内膜肉瘤、管壁肉瘤)和滑膜肉瘤(单向型、双向型)。

(1)血管肉瘤(angiosarcoma):又称上皮样血管内皮细胞瘤(epithelioid haomangioendothe-lioma,EH)

1)定义:肺上皮样血管内皮细胞瘤(PEH)是一种低到中级别的血管肿瘤,有明显的上皮样特征,可在肺泡内和血管内生长,中心嗜酸性坏死。高级别的上皮样血管肿瘤称为血管肉瘤。

2）病理：大体标本为 0.3～2.0 cm 大小，界限清楚的灰白色到灰褐色的实性组织肿块，切面均匀一致，类似软骨样，结节中心可钙化。PEH 累及胸膜的形式可能与弥漫性恶性间皮瘤相似。

组织学为低倍镜显示圆到卵圆形的多个结节，结节的坏死中心有时可钙化和骨化。播散至邻近的细支气管和肺泡腔。

免疫组织化学：PEH 大多数表达常用的内皮标记为 CD31、CD34 和 FⅧ。

3）临床表现：大多数为白种人，80％为女性。平均年龄：36 岁（范围 21～61 岁）。

症状：无症状占 50％。有症状者主要表现为胸膜炎，症状可伴胸痛、气短、轻微咳嗽（无痰）和咯血。

体征：常见杵状指。

影像学：两肺呈多发性、双侧的小结节，大小 1～2 cm。上皮样血管肉瘤可表现为一个孤立的肺肿块，肺结节偶尔可显示钙化。

4）鉴别诊断：恶性上皮样血管内皮细胞瘤需与间皮瘤、腺癌、软骨肉瘤或平滑肌肉瘤鉴别。

（2）肺静脉肉瘤（pulmonary vein sarcoma）

1）定义：为一种发生在一个肺静脉，并伴有平滑肌肉瘤特征的肉瘤。比肺动脉肉瘤更少见，报道病例＜20 例。

2）病理：肿瘤一般呈肉褐色，倾向于阻塞受累的静脉腔，常见侵犯静脉壁而累及肺实质的肺门结构。大多数肺静脉肉瘤显示平滑肌分化，因此相当于平滑肌肉瘤。可见中度到高度富于细胞的梭形细胞肿瘤，伴有不同程度的分裂活性和坏死。可呈现上皮样形态。免疫组织化学方面 vimentin、desmin 和 actin 抗体有反应，可确定存在平滑肌分化。

3）临床特点：倾向女性好发，平均年龄 49 岁（范围 23～67 岁）。症状常见呼吸困难、咯血和胸痛。大多数病例的临床影像表现为一个发生在左心房或肺的肿瘤。

（3）肺动脉肉瘤（pulmonary artery sarcoma）

1）定义：肺动脉肉瘤为一种具有两种类型的大肺动脉肉瘤。①内膜肉瘤：具有腔内息肉状生长形式，并常显示纤维母细胞或肌纤维母细胞分化，较多见。②管壁肉瘤：如软组织肉瘤（平滑肌肉瘤）一样，较少见。

肺动脉肉瘤是一种罕见肿瘤，只有几百例报道。可能许多病例术前误诊为肺动脉血栓而未做病理检查。好发部位中最常为右肺动脉、左肺动脉和肺动脉瓣膜。少见的部位为右心室流出道。

2）病理：内膜肉瘤类似充填于血管腔的黏液样或胶样凝块。在高级别肿瘤中常见出血和坏死。内膜肉瘤为表现在黏液样背景上梭形细胞增生与细胞少的胶原化间质相交替。可显示较明显分化的肉瘤灶，如骨肉瘤、软骨肉瘤或横纹肌肉瘤。

免疫组化/电镜中可显示肌纤维母细胞分化。当肿瘤细胞显示平滑肌或血管分化时可表达 desmin 或内皮标记（FⅧ、CD31 和 CD34）。

3）临床表现：男女性别大致相等，平均年龄 49.3 岁（范围 13～81 岁）。①症状：呼吸困难、胸背痛、咳嗽、咯血、体重降低、不适、晕厥、发热和罕见的猝死等。与慢性血栓疾病相似。②体征为收缩期喷射性杂音、发绀、外周性水肿、颈静脉怒张、肝肿大和杵状指。③影像学：近段肺动脉分支呈实性延伸时须高度警惕肺动脉肉瘤。特别是出现肺结节、心脏扩大和血管分布减少时。

4）治疗：手术切除是短期缓解的唯一有效的治疗方式，辅助治疗的作用尚未确定。姑息性化疗有报道可用蒽环类抗生素和异环磷酰胺，对进展期患者治疗后，有效率可达 50％左右。

5）预后：很差，平均生存期 14～18 个月。

（4）肺滑膜肉瘤（pulmonary synovial sarcoma）

1）定义：肺滑膜肉瘤是一种间叶性梭形细胞肿瘤，不同程度地显示上皮分化区。可分为单向型（梭形细胞）和双向型（由上皮和梭形两者成分）两类。

2）病理：常见表现是外周型界限清楚，但无被膜的实性肿瘤。平均大小 5.6 cm（范围 0.6～17 cm）。切面可显示囊性变和坏死，少数伴支气管内肿块，弥漫浸润胸壁或纵隔淋巴结。

免疫组化中大多数 CK 和（或）EMA 抗原发生免疫反应。

病理方面须与以下疾病鉴别：梭形细胞癌、恶性间皮瘤、小细胞癌、胸腺瘤、胸膜肺母细胞瘤、局限性纤维性肿瘤、纤维肉瘤、平滑肌肿瘤、恶性周围神经鞘瘤和 Ewing 肉瘤等。

3）临床特点：大多数为青年及中年人，无性别优势。

症状主要为咳嗽、咯血、胸痛、低热和体重减轻，也可症状不明显，偶尔发现肺部肿块。肺滑膜肉瘤播散和局部复发的主要部位为胸腔、心包、横膈、脊柱旁软组织或直接延伸至腹腔。1/4 病例可出现全身性转移，主要为肝、骨、脑和肺。

预后一般较差，平均生存期 23 个月。偶尔无病持续生存 5 年以上。也有报道 5 年生存率达 38%。

2. 胸膜肺母细胞瘤（pleuropulmonary blastoma）　胸膜肺母细胞瘤是一种间叶性肿瘤，是发生于婴儿及幼儿的、呈囊性或实质肉瘤性的恶性肿瘤，好发于肺，少见于壁层胸膜。

（1）流行病学及历史：胸膜肺母细胞瘤于 1909 年才被认可是一个临床病理上少见的独立的病种。它的起源细胞不清楚，可能起源于肺和（或）胸膜的原始间叶细胞。

至今发现约 100 多例，约 25% 的病例伴有发育异常或肿瘤性疾病的体质和遗传倾向，与家族性癌症综合征相一致。伴囊性肾瘤、卵巢畸胎瘤、多发性小肠息肉和继发性胸膜肺母细胞瘤的患儿中可观察到该病。

与以下疾病是同一种病变：出现于先天性囊性腺瘤样畸形的横纹肌样肉瘤、儿童期肺母细胞瘤、出现于间叶性囊性错构瘤的肺肉瘤、出现在先天性支气管囊肿内的胚胎性横纹肌肉瘤、囊性肺疾病有关的肺母细胞瘤和在先天性囊性腺瘤样畸形中的胸膜肺母细胞瘤等。

（2）病理学

1）大体标本：单纯囊性胸膜肺母细胞瘤的特点是一个薄膜样、薄壁多囊结构，在切除后可萎陷。另一型是实性、坚硬似凝胶状的乳白色，有时是出血性的肿瘤，最大直径＞15 cm，重量可超过 500 g。在少数病例中，肿瘤可从脏层胸膜或包括横膈顶的壁层胸膜发生。

2）组织学：可分为三型，Ⅰ型是囊性的，多囊结构下是一种聚集的原始恶性小细胞，可伴有明显的横纹肌分化。Ⅱ型是囊实性，Ⅲ型是实性的。Ⅱ型和Ⅲ型肿瘤的实性区具有混合性母细胞瘤性和肉瘤的特点。肺母细胞瘤由不成熟的间叶成分和上皮细胞组成，瘤组织有很强的化生和多向分化潜能；上皮成分相似腺癌或较差分化癌，还可向鳞状细胞方向分化，肉瘤成分中常有黏液样的幼稚间充质，可出现似纤维肉瘤、脂肪肉瘤、软骨肉瘤的区域。

3）免疫组织化学：大多数胸膜肺母细胞瘤的肿瘤细胞对 Vimentin 发生反应。EMA、CK 和 CD99 在胸膜肺母细胞瘤中不表达，以与肺囊性滑膜肉瘤相鉴别。

（3）诊断

1）临床表现：平均年龄 2 岁（范围 1 个月至 12 岁），多数在 4 岁或 4 岁以前作出诊断。男女比例大致相等。也有报道 1 例男性 36 岁时诊断为本病。

症状：无症状或偶尔出现伴有或不伴有气胸的呼吸困难。在患者囊实性或全实性肿瘤时可出现发热、疼痛和咳嗽的症状。

2）影像学：呈单侧或少见的双侧充满空气的局限性囊肿，少见气胸，间隔增宽或有一个囊内肿块是本病的另一个特征表现。国内外报道：肿瘤直径 1～28 cm（中位直径 7～8 cm），实性肿瘤可能占据整个肺叶或一侧肺。

（4）治疗：以手术切除为主，辅以化疗、放疗。

（5）预后：单纯的囊性和Ⅰ型胸膜肺母细胞瘤一般预后较好，5 年生存率可达 80％～90％，而Ⅱ型和Ⅲ型预后较差，5 年生存率＜50％。这些肿瘤可局部复发，且易转移到脑脊髓和骨髓系统，眼和胰腺转移也有报道。

（三）混杂性肿瘤

1. 畸胎瘤（teratoma）　畸胎瘤是一种生殖细胞瘤。由源自一种由生殖细胞系的组织构成的肿瘤，可分为成熟性和不成熟性两种。畸胎瘤被推测为起源于第三咽囊的异位组织。肺畸胎瘤指肿瘤完全原发于肺内。

（1）病理学：畸胎瘤可见不同比例的中胚层、外胚层和内胚层成分，成熟性畸胎瘤是良性的，通常是囊性的体组织构成；不成熟性畸胎瘤是恶性的，实性的由肉瘤和癌组成。一般以良性多见，一篇报道 31 例畸胎瘤中 65％是良性，35％是恶性的。

大体检查：肿瘤直径范围 2.8～30 cm，一般是囊性和多房的，很少是实性的。

（2）诊断：大多数发生在 21～50 岁（范围可从 10 个月至 68 岁），女性稍占优势。

1）部位：最常见于肺的上叶，主要位于左侧。

2）症状：最常见的表现是胸痛，其次是咯血、咳嗽和脓胸。有毛发的痰是最特异的症状。

3）影像学：病变是典型的囊性肿瘤，常有局部钙化。

（3）鉴别诊断：需要仔细的临床检查除外肺转移性畸胎瘤。值得注意的是经过化疗的肺其他部位原发的畸胎瘤在肺内转移灶可由完全成熟的成分组成。因而，此时肺畸胎瘤是成熟还是不成熟很难鉴别。

（4）治疗与预后：手术治疗是首选的治疗方法，成熟畸胎瘤可治愈，恶性畸胎瘤也能延长疾病的缓解期。术后化疗也有一定的疗效，可参考卵巢恶性畸胎瘤的化疗方案，BEP 方案：博来霉素 15 mg，第 1～2 d；VP16 120 mg/m²，第 1～2 d；顺铂 100 mg/m²，第 1 d；每 4 周一次，共 4 次。报道无病生存达 93.1％。

2. 黑色素瘤（melanoma）　黑色素瘤是起源于黑色素细胞的恶性肿瘤。原发于肺的是极罕见的。关于黑色素瘤的组织发生，目前有 3 种学说：①来源于胚胎发育过程中迁移而来的良性黑色素细胞。已经证实喉和食管存在黑色素细胞和黑色素细胞增生，而喉和食管的始基与下呼吸道一样均来源于第六鳃弓。②黏膜下支气管腺的黑色素细胞化生。这一观点基于有口腔黏膜下腺体黑色素化生的报道，推测其发生可能是对慢性刺激和鳞化的反应。③起源于下呼吸道中多潜能干细胞向黑色素细胞分化。肺母细胞瘤中存在黑色素瘤成分进一步说明了来源于多潜能干细胞的可能性。

（1）诊断标准：肺原发性的黑色素瘤诊断标准为：包括源自支气管上皮交界性改变的浸润性肿瘤，伴随有痣样病变，无既往黑色素瘤病史，诊断时未显示有其他部位的肿瘤。

（2）病理：大多数患者是支气管内的，但也有起源于气管的报道。肿瘤在气管、支气管内呈孤立性和息肉状的，大多数显示有不等量的色素。肿瘤典型表现为分叶状及溃疡性，与其他黑色素瘤一样，通常肿瘤的邻近支气管黏膜内以佩吉特病样的形式播散，罕见良性痣样病变。恶性黑色素瘤细胞学表现按形态主要有 3 个类型：①上皮细胞型：瘤细胞太小不一，为数很多，弥漫分布，呈低柱状或椭圆形。胞质中等量，可见大量的黑色素颗粒分布其中，其大小、粗细不均，大者如墨滴，小者如尘粒，各细胞中含量甚殊。核圆形或椭圆形，偏心位。核染色质细粒状，核仁肥大。核上亦可见黑色素颗粒。②肉瘤细胞型：显示高度恶性。镜下见瘤细胞大小相差悬殊，形态迥异，有的数个细胞融合，胞质分界不清，似合体细胞，胞质丰富，呈淡蓝色，有多数小空泡，浆内色素颗粒甚少或无。核大，圆形或椭圆形。核染色质致密、粗糙：核仁肥大，一至多个，此为典型肉瘤细胞。有的瘤细胞散在，呈圆形，细胞大小不一，胞质内布满粗大的黑色素颗粒。核相对小而呈圆形，常被黑色素颗粒掩盖，或被挤至一侧。③拔形细胞型：此型较少见，瘤细胞似巨大的成纤维细胞，两端突起细长，弯曲如波状。胞质丰富嗜碱性染色。胞质内充满墨绿色细小色素颗粒，核不大，椭圆形。可见双核。核染色质细粒状，或结构不清，可见 1～2 个核仁，并见瘤巨细胞，尚有少数淋巴细胞散在。本例恶性黑色素瘤细胞多属上皮细胞型，约占 87%，其次为肉瘤型约占 10%，梭形细胞型较少，但细胞学形态极典型。

恶性黑色素瘤细胞以胞质中含有黑色素颗粒为特点，超微结构分析在细胞质内显示黑色素小体，但仍有少数无色素性黑色素瘤，恶性程度更高，见于上皮细胞型及肉瘤细胞型。前者似分化的上皮细胞，但核仁大。后者细胞巨大，核形怪异，核仁亦肥大。恶性特点明显，仔细观察，多可找到少数黑色素颗粒的瘤细胞，结合临床亦不难诊断。

免疫组织化学显示：S-100 蛋白和 HMB45 阳性。

（3）诊断

1）临床表现：中位年龄 51 岁（范围 29～80 岁），多发生于中年及老年。男女性的发病率无明显差异。Jenson 总结了文献中报道的 20 例黑色素瘤，其男女比例为 11∶9，发病年龄 29～80岁（平均 47 岁）。11 例为中心型，10 例为气管或支气管腔内生长。

Wilson 的 8 例中，男女比例 7∶1，年龄 45～71 岁（平均 51 岁），8 例均为中央型，7 例为支气管腔内生长，肿瘤大小 1.5～7.0 cm（中位 3.57 cm）。

随着对肺部原发性黑色素瘤的认识，近年来国内的个例报道也逐渐增多。国内 1996 年至2008 年 13 例的个例报道，男女比为 8∶5，年龄 22～72 岁（中位 56 岁），其中中央型 7 例，周围型6 例。临床表现以支气管阻塞性症状为主，包括咳嗽、痰血、胸痛和发热等。

2）影像学：国内报道 13 例个例报道中，呈肿块多见，为 3.0～10.8 cm，可伴阻塞性肺炎表现，周围型的肿块可见边缘毛糙。

（4）鉴别诊断：最常见的鉴别诊断是转移性黑色素瘤。其次是类癌，也可能有色素性的表现，神经内分泌标记染色及 CK 呈阳性，可助鉴别。

（5）治疗与预后：如肯定是原发于肺内时，手术切除是最佳治疗方案，国外曾报道不完全切除后放疗，国内亦有术后化疗（DTIC、TMZ、PC、CAM 方案）的报道。目前免疫治疗（INFα-2b、DC 等）和靶向药物治疗（sorafinib、Bevacizumab、CCI-779、MDX-010 等）可能成为新的治疗方向。

预后一般较差，转移快，术后多近期死亡，但不同病例之间预后各不相同，个别可保持无病生存达 11 年。国内报道的生存期为 2～8 个月。

　　（四）其他生殖细胞肿瘤

　　其他生殖细胞肿瘤极罕见，且需除外肺外原发性生殖细胞肿瘤。原发于肺的绒毛膜细胞癌是肺异形性癌伴有异位 β-HCG 产物。不具备绒癌典型的细胞滋养层、合体滋养层两种成分表现，而是由从大到多形性肿瘤细胞的形态学连续谱系组成。

（赵家美　周　箴）

第四部分
肺转移性肿瘤

第三十二章
肺转移性肿瘤

肺转移性肿瘤是指原发于其他部位经血性或淋巴途径转移到肺部的恶性肿瘤。

■ 一、流行病学

几乎所有肿瘤均可以转移到肺部,特别是通过血行转移。在临床上,所有恶性肿瘤平均有 20%～30% 会出现肺转移。最常转移到肺的包括:骨肉瘤、绒毛膜上皮癌、肾癌、甲状腺癌、膀胱癌、乳腺癌、肺癌、结肠癌、神经母细胞瘤、睾丸肿瘤、前列腺癌、软组织肉瘤、肝癌、食管癌和 Wilm's 瘤等。

出现肺转移即意味着肿瘤已经播散,预后不良。但死亡率则和原发肿瘤相关,差异很大。胰腺及气管肿瘤发生肺转移 5 年生存率<5%。有癌性淋巴管炎的患者将有 50% 在 3 个月内死亡。化疗敏感患者如绒癌和睾丸畸胎瘤预后较好。肺孤立转移灶(例如结肠或肾来源)手术后 5 年生存率 50%。甲状腺癌肺癌转移有的不治疗可以生存 10 年以上。

肺转移在男女性别之间没有不同,由于原发肿瘤发生年龄不同,所以肺转移癌的发生率也有不同,似乎来就诊的肺癌转移患者多数年龄较大,但儿童 Wilms' 瘤、青少年的骨肉瘤和中青年的滋养叶细胞瘤也会出现肺转移。因此,不要因为患者年轻而忽视肺转移的可能性。

对于出现广泛转移的患者需要用系统治疗的方法如化疗、内分泌治疗或靶向治疗。虽然转移意味着疾病进展,但孤立的肺转移还提示肿瘤生物学行为较好,这些患者可以进行局部治疗如手术切除或配合其他局部及全身系统治疗。出现孤立肺转移特别是那些比较晚发的孤立肺转移不能看成是不可治愈的。如果没有其他部位转移,且能成功切除肺转移病灶,患者还有机会获得长期生存。对这些患者来说,全身的播散是否已经或能够控制是能否治愈的关键因素。

笔者所在医院肺外原发恶性肿瘤转移至肺的发生率见下表 32-1。

表 32-1　中国医学科学院肿瘤医院 10 年间 3 569 例肺转移肿瘤的原发部位

原发肿瘤	比例(%)	原发肿瘤	比例(%)
乳腺肿瘤	16.92	淋巴瘤	6.61
大肠肿瘤	15.86	肾癌	6.39
甲状腺肿瘤	7.68	食管肿瘤	6.08
肝部肿瘤	7.48	子宫肿瘤	5.41

（续表）

原发肿瘤	比例（%）	原发肿瘤	比例（%）
头颈肿瘤（非鼻咽）	4.96	胸膜肿瘤	0.42
胃癌	4.31	输尿管肿瘤	0.28
结缔组织肿瘤	3.25	肾上腺肿瘤	0.28
头颈肿瘤（鼻咽）	2.38	腹膜后肿瘤	0.25
胸腺瘤	1.49	其他	0.25
卵巢癌	1.34	外阴癌	0.17
皮肤癌	1.26	小肠肿瘤	0.14
骨肿瘤	1.23	阴道肿瘤	0.14
膀胱癌	0.87	盆腔肿瘤	0.14
胰腺癌	0.81	输卵管肿瘤	0.11
纵隔肿瘤	0.81	胸壁肿瘤	0.08
睾丸肿瘤	0.73	脾肿瘤	0.06
前列腺癌	0.67	阴茎癌	0.06
胆道肿瘤	0.53	眼部肿瘤	0.03
神经系统肿瘤	0.5		

2003 年曾经分析过中国医学科学院肿瘤医院 41 年间 4 467 例肺转移瘤的原发部位。表 32-1 是我们对近 10 年（1999 年 1 月～2009 年 5 月）该院 3 569 例肺转移肿瘤来源的分析，可以看出原发于肺以外的肿瘤出现肺转移最多的是乳腺癌，其次为大肠癌、甲状腺癌、肝部肿瘤、淋巴瘤、肾癌、食管肿瘤和子宫肿瘤等，这在一定程度上反映该院收治的情况，和以往的结果相近。数据同时显示眼肿瘤、阴茎癌等发生肺转移相对罕见。

■ 二、病理生理

肺野内的结节病灶通常是其他部位肿瘤转移而来。通常是多发、球形的。因为右心室血液排出和淋巴系统要流经肺血管系统，所以肺转移就十分常见。当血管侵入肿瘤的碎片经过循环系统被带入肺脏，多数肿瘤残片停留在小的肺动脉，在那里增殖并侵及肺组织，形成肿块。这些肿块多出现在胸膜下或下肺叶部位，这其实显示了肺动脉循环通路。偶尔见到经淋巴通路到肺门或外周肺组织，肿瘤栓子停留在血管周围间隙里，这是形成癌性淋巴管炎的机制。淋巴管炎常见于乳腺癌、肺癌、胃癌、胰腺癌或前列腺癌肺转移。少见的是经过淋巴通路转回到肺门淋巴结。支气管内的播散更为少见，通常出现在乳腺癌、大肠癌、肾癌以及肉瘤和黑色素瘤。90% 具有肺转移的患者可以找到肺外原发肿瘤。一般认为血流中的瘤细胞只有 0.01% 能形成转移。

■ 三、病理学特点

肺转移性鳞状细胞癌可能来自于食管和直肠，男性患者主要来自头颈部肿瘤，在女性则主要来自于生殖系统。大多数孤立性转移病灶来自于结肠，也可以起源于乳腺、肾、泌尿系统。肿瘤的大小对诊断具有帮助，>5 cm 的转移病灶，无论是单发还是多发的可能来源于乳腺或肾，也可能是黑色素瘤或肉瘤。

组织病理学表现：有无坏死（结肠）、大量粘连（胰腺和胆道系统），细小的结节状转移常见于甲状腺癌、黑色素瘤和肾细胞癌。

■ 四、临床表现

临床诊断发现肺转移没有尸检发现的概率高。临床和尸检诊断率最高的为绒癌,分别为 60％和 70％～100％。具体见表 32-2。

表 32-2　国外总结就诊时及尸检中发现肺转移的情况见表

原发肿瘤	诊断时发现(%)	尸解时发现(%)	原发肿瘤	诊断时发现(%)	尸解时发现(%)
绒癌	60	70～100	前列腺癌	5	15～50
黑色素瘤	5	66～80	膀胱癌	7	25～30
睾丸精原细胞瘤	12	70～80	子宫癌	<1	30～40
骨肉瘤	15	75	宫颈癌	<5	20～30
甲状腺	7	65	胰腺癌	<1	25～40
肾癌	20	50～75	食管癌	<1	20～35
头颈肿瘤	5	15～40	胃癌	<1	20～35
乳腺癌	4	60	卵巢癌	5	10～25
支气管肺癌	30	40	肝癌	<1	20～60
大肠癌	<5	25～40			

大多数情况下,当刚刚被诊断时 80％～95％没有症状。血痰、咳嗽、胸痛、呼吸困难、乏力和体重减轻为一般常见症状。

当肺组织被大块肿瘤挤压、气道梗阻或胸腔积液才会出现呼吸困难。短期内出现呼吸困难往往是由于胸水迅速增加、气胸或出血。虽然有时肺转移没有症状,但有时患者会出现原发肿瘤相关症状(如肾癌、大肠癌或乳腺癌)。如果发现没有症状的肺转移应该联想到一些临床上较为隐蔽的肿瘤如胰腺癌或胆道肿瘤。

有癌性淋巴管炎的患者经常出现较重的呼吸困难和干咳;气管内转移的常出现喘鸣或咳血。转移到胸膜可以造成胸膜转移部位疼痛,肺尖转移会造成潘科斯特综合征。肺转移偶尔发生气胸,但骨肉瘤患者化疗期间容易出现气胸(可以到 5％)。

■ 五、影像学特征

影像诊断是发现肺转移瘤的主要手段:如发现肺结节、淋巴结转移、瘤栓和气管内肿瘤。

(一) 肺内结节病灶

1. 胸片　最常见的是单个或多发结节。结节常常多发且位于肺的下野,反映出血流的特征。结节的大小不一,从很难被肉眼发现到巨大肿块。多发者常常大小不一,很少大小一致。如果肺转移瘤较为孤立,其原发肿瘤和其他原发肿瘤有明显区别,这种情况并不常见,占 2％～10％。造成孤立肺转移的肿瘤可见于大肠癌(特别是直肠、乙结肠来源)、肾癌、睾丸和乳腺、肉瘤(特别是骨肉瘤)以及恶性黑色素瘤。

2. CT　CT 片中肺部转移病灶大小不一,如果是多发的病灶从几毫米到数厘米。在肺野外 1/3,特别是下方邻近胸膜处。转移病灶常常形态较圆,边缘光滑。有时边缘有裂隙,这常是转移性腺癌。上叶偶尔出现的带有空洞的转移瘤通常是鳞状细胞癌。空洞的壁通常较厚且不规则,比较薄的可出现在转移性肉瘤和腺癌。偶尔发现有转移瘤钙化,这意味着原发灶可能是成骨肉瘤、软骨肉瘤、滑膜肉瘤或大肠、卵巢、乳腺及甲状腺肿瘤。

（二）淋巴道转移

1. 胸片 特征有 Kerley's B 线,支气管血管增厚,刺激性间质性肺水肿。虽然是双侧的,但有问题的部位常位于一侧肺或一个肺叶。20％～40％的患者可出现肺门及纵隔淋巴结肿大,30％～50％出现胸水。虽然这些是特征性的表现,但是仍然缺乏敏感性和特异性,有研究报道胸片显示淋巴系统有转移的其准确率只有 23％,胸片正常却有 30％～50％经病理学证实有淋巴通路转移。

2. CT 癌性淋巴管炎在高分辨率 CT 图像中有其特征性表现,在肺结构没有变化的情况下,表现为肺叶间隔和支气管血管树光滑或结节状增厚,小叶间隔增厚表现为线样增厚,延展至胸膜表面或呈多边形,通常有结节状或串珠样改变。特征性的表现是有突出的点状连接,沿着支气管血管树分布。开始的时候可能不典型,但以后可能发展为因肺水肿导致的双肺磨玻璃样改变。胸膜间质组织的肿瘤和水肿导致小叶间隔呈光滑的或结节状增厚,偶尔还可以看见叶间不连续的结节状增厚。CT 可以发现约 30％的病例有胸水,40％的病例有肺门及纵隔淋巴结肿大。在高分辨率 CT 诊断癌性淋巴管炎时,50％的病例为单侧性或无症状。

（三）血管内瘤栓

1. 胸片 血管内瘤栓往往伴有其他异常,如淋巴系统受侵。瘤栓也可以是肺转移的惟一表现,这时胸片也许是正常的,或表现为肺动脉和右心室扩张,意味着肺高压。

2. CT 许多有肺结节状转移的患者中,其瘤栓可以由组织病理学证实,瘤栓多发生在微小动脉中,而 CT 常常难以发现。偶尔瘤栓表现为肺动脉主干内的充盈缺损时被 CT 发现,表现为沿肺动脉边缘的结节状或串珠样增厚,或由于小叶中央动脉扩张,表现为结节状和树枝状（树芽状）改变。

在高分辨率 CT 下,瘤栓的"树芽征"可有两种病理机制,一种机制为肿瘤细胞填塞了肺小叶中央动脉,第二种机制是肺肿瘤所致的血栓性微血管病变。少数是由于肿瘤微小栓子堵塞肺小动脉引起内膜纤维细胞弥漫增生所致。患者表现为进行性呼吸困难、咳嗽和乏氧、肺动脉高压症状。

（四）气管及支气管转移

支气管内转移常常是因乳腺癌、大肠癌、肾癌、头颈肿瘤、黑色素瘤或肉瘤所致。常常是由气管镜检查偶然发现。通常因太小影像学难以发现,常常是因为气管的不全或完全梗阻后影像学检查才发现的。很少经血行转移到气管,经血行转移的也常为乳腺癌、肾癌、大肠癌和黑色素瘤。

1. CT CT 检查可以很容易地发现单发或多发的气管内和支气管内转移病灶。肿瘤可以为息肉状或手套样并伴有气管增粗,用造影剂后会更加明显。

2. PET 使用 PET 检查肺转移肿瘤,敏感性和特异性均高于 CT。PET 可以发现 87％的肺转移病灶。对肺门、纵隔淋巴结转移 PET 也较 CT 具有优势。但 PET 检测直径＜1 cm 肺转移病灶时敏感性不足,因此推荐对于病灶较小的应结合 PET 和 CT。在诊断恶性黑色素瘤肺转移时发现目前采用的 PET/CT 较单独用 PET 和 CT 能够更多地发现肺部病灶（98.7％、88.8％和 69.7％）。

■ 六、肿瘤标记物

免疫组化可以帮助鉴别诊断有肺转移的原发灶不明的肿瘤（表 32 - 3、表 32 - 4）。

表 32-3 肺原发及转性腺癌免疫组化检查

类型	TTF-1	CK7	CK20	ER	PSA	GCDFP	INHB	HEP	CD10	RCCMa
肺癌	+a	+	---	---	---	---	---	---	---	---
大肠癌	---	---	+	---	---	---	---	---	---	---
乳腺癌	---	+	---	+	---	+	---	---	---	---
前列腺癌	---	+/-	+/-	---	++	---	---	---	---	---
肾癌	---	+/-	---	---	---	---	---	--	+	++
肾上腺皮质癌	---	---	---	---	---	---	++	---	---	---
卵巢癌	---	+	---	+	---	---	+	---	---	---
肝癌										

注:TTF-1:甲状腺转录因子-1;ER:雌激素受体;PSA:前列腺特异性抗原;GCDFP:巨囊性病的液状蛋白;INHB:抑制素;HEP:肝细胞相关抗原;RCC Ma:肾细胞癌单克隆抗原;b++:弥漫性,强阳性;+:大多为阳性;+/-:大多为阴性;-:全部为阴性。

表 32-4 肺梭形细胞转移肿瘤免疫组化

类 型	PKa	VIM	Actin	CD31	CD34	CD68	CD99	S100	HMB45	EMA	CALR
梭形细胞肉瘤	+b	++	---	---	---	---	---	---	---	+	---
黑色素瘤	---	+	---	---	---	---	---	+	+	---	---
平滑肌肉瘤	---	++	++	---	---	---	---	---	---	---	---
卡波西肉瘤	---	++	+	+	++	---	---	---	---	---	---
恶性纤维组织细胞瘤	---	++	+	---	+	++	---	---	---	---	---
滑膜肉瘤	+	+	++	---	---	---	+	---	---	+	---

注:PK:泛细胞角蛋白;VIM:上皮细胞膜抗原;CALR:钙视网膜蛋白;b++:强阳性;+:大多为阳性;-:全部为阴性。

■ 七、影响肺转移治疗和预后的因素

肺转移的预后受以下因素影响:①来源和组织学类型:不同来源的肺转移肿瘤由于治疗效果不同预后差别很大。②是否可以切除:转移瘤如能手术切除预后较好;相反,很难手术则预后较差。③肿瘤细胞的倍增时间:在一定程度上转移瘤的生长速率,不言而喻,生长快的肿瘤不宜手术切除,而倍增时间长的孤立转移瘤如能手术预后较好。④孤立肺转移同时合并全身多发转移:不言而喻,同时具有全身多发转移的患者其预后不佳;孤立的肺转移可能具有更多的治疗手段(如手术)和较长的生存机会。

■ 八、诊断要点

(1) X线胸片:X线胸片经常被用于诊断肺转移,有时是拍片时偶尔发现。

(2) CT:较 X 线胸片分辨率高,可以发现更多且更小的病变。

(3) 高分辨率 CT:更适合发现癌性淋巴管癌。

(4) 胸部穿刺针吸活检:可以发现肺部转移病灶的性质,取出的组织可以和原发病灶组织学切片进行比较,准确率达到 85%~95%。但是经淋巴通道转移准确率较低,这时需要经气管镜活检或胸腔镜下进行楔形切除以明确组织学类型。

(5) 痰细胞学:35%~50%有肺转移的患者可以从痰中检出恶性肿瘤细胞,恶性胸腔积液中

50％可检出肿瘤细胞。但这种检查有时不能区分原发还是继发病灶。

（6）有气管内转移时可用气管镜检查。

（7）检查措施的局限性：在有多发肺转移时 X 线胸片有时只能检查出单个病灶，所以多发转移灶用 CT 更可靠，可以检出<1 cm 的病灶。用 X 线胸片很难检出早期癌性淋巴管炎，这时最好用高分辨率 CT。

（8）开胸手术活检。

■ 九、治疗方法

过去认为患者出现肺癌转移意味已经到了晚期，大多数情况下难以治愈。但近年来的进展是：不同肿瘤的肺癌转移预后可以很不同，少数肿瘤由于对治疗敏感，出现肺转移后可以存活 5～10 年以上。一些特别的肿瘤（肉瘤、肾癌、膀胱癌、结肠癌或黑色素瘤）如果只出现局部肺转移，部分可以通过手术治愈。一些肿瘤（特别是淋巴瘤或精原细胞瘤）转移到肺可以通过化疗治愈。而对于发展较慢的，长时间内肺转移没有明显发展的患者，手术切除转移灶是一个合理的选择（如肾癌、甲状腺癌和大肠癌等）。当原发病灶被切除后，且只有肺的局部转移时还可以采用手术切除。当然这必须是主要病灶可以切除、肺转移病灶也可以被完整切除、患者身体状况较好并可以承受手术治疗、术后能够尽早恢复的情况下才予以考虑。

（一）外科手术

外科手术切除肺转移肿瘤还存很多争议，1947 年 Alexander 最早报道进行肺转移切除术，但至目前为止尚无随机临床研究。

既往相关研究人员差异很大，原发病灶起源不一。既往的研究仅仅分析了接受手术患者的资料，这很难评估外科治疗的确切生存获益。大多数研究报道的是 5 年生存率。患者手术切除后所接受的辅助治疗是不一样的（如化疗、放疗或免疫治疗）。

1. 肺转移肿瘤手术适应证　过去几十年中对非转移性肿瘤的手术治疗指征都未改变，这些指征有些宽泛，对每个患者均要进行评估。

（1）影像学检查原发灶必须相对稳定或已经完全控制。

（2）没有其他部位的转移病灶，如有必须已经完全控制，观察至少>6 个月。

（3）有足够的肺功能可以承受切除所有的肺转移病灶，若没有全部切除肺转移病灶，预后将很差。如果不符合这些标准的只有在患者出现了支气管堵塞和肺脓肿时才进行这种姑息性的手术治疗。

2. 术前评估　术前应该通过影像检查认真评估其原发灶、全部转移灶以及左胸部 CT 检查。尽管 CT 对此有很高的价值，但应该知道它对此也有局限性。研究报道显示 CT 检查会低估的转移病灶占 27％～40％。CT 发现的病灶不见得都是恶性的或转移病变。脑 MRI、腹部 B 超、骨扫描会有助于发现身体其他部位的转移病灶。但检查不太确定不要贸然手术，最好 8～12 周后再进行复查，有研究者认为这样做可以避免一些不必要的开胸手术。特别要注意对肺功能的评估。

尽管目前尚无前瞻性临床研究，但国外学者回顾性地总结了软组织肉瘤、肾癌、骨肉瘤、黑色素瘤等，发现手术后患者的生存时间较没有手术的患者明显延长（表 32－5）。

表 32-5　常见恶性肿瘤的术后生存率

原发肿瘤	术后 5 年生存率(%)	原发肿瘤	术后 5 年生存率(%)
骨肉瘤	20~50	头颈肿瘤	40.9~47
子宫肿瘤	42~53.3	结肠癌	21~38.6
软组织肉瘤	18~28	睾丸肿瘤	51~71(3 年生存)
肾细胞癌	24~53.8	乳腺癌	31~50

（二）内科治疗

大多数情况下,肿瘤转移到肺意味着肿瘤经过血行播散。即使 CT 检查没有发现其他部位病灶,但可能也已经存在了,在这种情况下,用手术的方法切除可见到的病灶通常是无意义的,内科治疗才是可选择的治疗方式。多数肿瘤的肺癌转移对内科治疗的敏感性和原发肿瘤一致。

不同的肿瘤有不同的生物学行为,对化疗的敏感性存在着很大差异,对化疗敏感性肿瘤出现肺转移,特别是双肺多发转移者根据原发疾病的方案化疗是一个合理的选择。各种肿瘤对化疗的敏感性各不相同,治疗效果也各异。对化疗敏感的生殖细胞瘤、乳腺癌化疗后常可取得良好的疗效甚至治愈。

分子靶向治疗是当前治疗活跃的研究领域,如 EGFR 基因突变的非小细胞肺癌,如果出现肺转移,且在一或二线治疗失败后可以选择酪氨酸激酶抑制剂——吉非替尼或厄洛替尼进行治疗;胃肠间质细胞瘤(GIST)出现肺转移也可以用相应分子靶向治疗药物——格列为;肾透明细胞癌出现广泛的肺转移,如果不适合手术切除也可用索拉非尼治疗;还有乳腺癌的分子靶向治疗等。内分泌敏感的肿瘤发生肺转移,内分泌治疗也可以收到良好疗效。不敏感的肿瘤特别如恶性黑色素瘤化疗常常无明显效果,还可以考虑生物治疗。

（三）放射治疗

放射治疗通常用于控制转移临床症状的姑息治疗(例如广泛胸膜受侵,骨转移等),很少用于治疗恶性肿瘤肺转移。治疗成骨肉瘤曾经用预防性肺照射,2002 年有人建议对于成骨肉瘤或尤文瘤患者所出现的亚临床病灶选择性进行放疗;还有作者报道对于巨细胞瘤肺转移使用全肺放疗。

美国斯坦福大学对 23 例肺原发肿瘤和转移瘤(15 例原发肺癌,8 例转移瘤)使用立体放疗,患者年龄 23~87 岁,患者接受 1 500 cGY 剂量放疗,没有出现 3~5 级放疗相关并发症。2 名患者 CR, 15 例 PR。作者认为立体放疗是安全的,且有可行性,但必须充分评估可能导致的呼吸功能损伤。

（四）其他治疗

（1）核素治疗:甲状腺癌肺转移。

（2）放疗。

（3）气管内支架。

（4）激光治疗。

（5）局部热疗或介入治疗。

肺转移还有一些其他治疗方法:如灌注治疗、射频消融等。孤立病灶可以用灌注的方法,经皮射频消融,这种方法对孤立病灶也是算是较小的治疗方法,因为周围含气体的肺组织可以造成绝缘效应,能量可以集中在病灶区域。射频消融还可以治疗多发的和双侧肺转移。

■ 十、结语

总之,恶性肿瘤出现肺转移后治疗还应该遵循原发疾病的原则进行,肺转移的治疗只是原发肿瘤治疗的一种特殊形式。常见肿瘤的肺转移在临床上是需要综合考虑的课题,不但需要考虑它的来源,还要考虑其本身的肿瘤类型、临床特点、患者身体状况和可能的处理方式,包括其他病灶的控制情况。综合治疗的原则是我们治疗肺转移肿瘤的基本原则,目的是通过治疗,患者得到长期生存,所以任何有效的治疗都值得探讨。

（王子平 孙 燕）

第五部分

病 例 讨 论

病例 **1** 复旦大学附属华山医院 PET 中心

[**疾病背景**] 肺结核瘢痕癌。

[**讨论主题**] 肺结核瘢痕癌。

[**病史简介**] 女,65 岁。11 年前体检发现左上肺阴影,无咳嗽、咳痰,无畏寒、发热,无胸痛胸闷,无心慌心悸。抗结核治疗 5 个月后,肿块较前缩小,后未治疗。其后每半年 CT 随诊,未见明显改变。近 2 个月出现无明显诱因干咳,无畏寒发热,无午后低热及盗汗,复查 CT 示肿块较前增大。二便正常,体重无明显变化,食欲正常。既往有糖尿病史,无肝炎病史,1997 年外伤致脑震荡。无吸烟、饮酒史。

[**关键检查结果**]

2008.9.15 CA199 169 U/ml。

2008.9.19 空腹血糖 9.8 mmol/L。

2008.9.19 PET/CT 检查结果:①左上肺斑片影实变处 FDG 代谢异常增高,SUV 最大值 11.8,延迟显像 SUV 最大值 14.7,较上次 PET 检查(2005 - 12 - 30)有进展,结合病史,考虑炎性肉芽肿基础上部分恶变可能性大。余全身 PET 显像未见 FDG 代谢异常增高灶。②右上肺少许斑片影未见 FDG 代谢摄取,考虑炎性,建议随访。

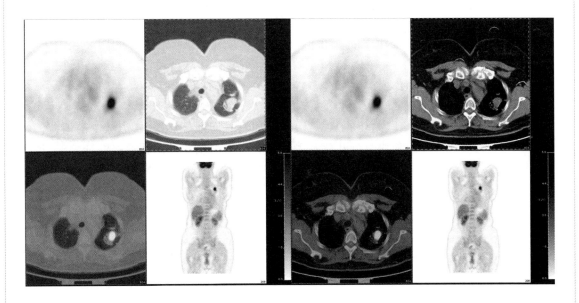

[**初步诊断**] 左肺炎性肉芽肿基础上部分恶变。

[**治疗经过**] 2008.11.17 行左肺上叶切除＋淋巴结清扫术(5, 8, 9, 10, 11 组)。术后 GP＋恩度方

案化疗。2009.7.及2009.10. CT随访未见异常。2009.10.30 CA199 72 U/ml。2009.12.29 CA199 310 U/ml。2010.1.8 PET/CT检查 CT示主肺动脉窗下一肿大淋巴结影,大小1.6 cm×1.2 cm,PET示其放射性摄取异常增高,SUV最大值为7.7。主动脉弓旁见数个小淋巴结影,较大者约7 mm,PET上未见其放射性摄取异常增高。右肺上叶尖段近胸膜处小斑片影,大小约1.3 cm,PET上其放射性摄取轻度增高,SUV最大值为1.5。结合病史,主肺动脉窗高代谢肿大淋巴结考虑为肿瘤转移。临床会诊诊断左肺癌治疗后淋巴结转移,给予 Cyber Knife 放射治疗。

[手术结果或最后诊断]

术后病理:左上叶尖后段肿块5 cm×3 cm×3 cm,侵胸膜(脏层),低分化腺癌,部分区域肿瘤内见炎性坏死伴纤维组织增生及透明变性,符合瘢痕癌改变。肺门组淋巴结2枚中1枚见癌转移,切端、气管支气管组、主动脉弓下、食管旁组、下肺韧带组、叶间组淋巴结阴性,pT2N1M0,ⅡB期,PS1。

[病例分析] 肺瘢痕癌(PSC)是指在肺瘢痕基础上发生的一种特殊类型的周围性肺癌,以腺癌居多,鳞癌少见,小细胞癌和大细胞癌罕见。PSC起源于结核、慢性炎症及其他肺病引起的肺部瘢痕组织,尤以在肺结核病灶基础上发生的瘢痕癌最为多见。文献报道发生率为4.1%~7.8%。诊断本病应注意以下几点:①10年以上的慢性支气管炎、45岁以上的肺结核或近几年同一肺野反复出现炎症者应警惕 PSC。②陈旧肺结核患者出现咳嗽或伴痰血,复查抗酸杆菌(一),应警惕结核瘢痕癌变。③肺野边缘的圆形病灶要注意有无 PSC 常有的 X 线征象,即肺上叶周边部呈分叶状或边缘有毛刺,伴胸膜凹陷征、尾巴征或兔耳征。胸片中陈旧结核灶出现模糊片状阴影时,应注意系列胸片对比,警惕 PSC。④本病确诊主要靠病理检查。肿瘤多位于肺周边部脏层胸膜下1 cm内,病变直径多<4 cm,伴脏层胸膜增厚、瘢痕皱缩或脐样凹陷;镜检可见由致密结缔组织构成的大小不等的瘢痕结节,内有异常弹力纤维增生、大量炭末沉着、致密胶原纤维、闭塞或机化的血管,瘢痕结节内或其周围可见到细支气管上皮细胞或肺泡细胞发生异常增生或癌变。

对瘢痕癌鉴别诊断意义最大的是动态观察,应仔细对比病灶大小、形态、密度及有无转移。若胸部 CT(尤其是 HRCT)显示原有陈旧性病灶增大,边缘变模糊,密度较前更加密实,或肿块呈分叶状及毛刺征、空泡征、胸膜凹陷征等恶性征象时,PET/CT 肺部病灶呈高代谢,尤其随访过程中出现 SUV 的升高,应高度怀疑瘢痕癌。

病例 2 复旦大学附属华山医院 PET 中心

[**疾病背景**] 肺部结节淀粉样变。

[**讨论主题**] 肺部结节淀粉样变。

[**病史简介**] 女,50 岁,体检时胸透发现肺部病灶,近期无咳嗽、咳痰、发热史,无肺结核病史及密切接触史。血常规正常。增强 CT 检查发现左肺上叶及右肺上叶软组织肿块影,肿块中度强化,考虑为肺癌可能性大。3 次支气管镜脱落细胞学检查均未找到癌细胞。

[**关键检查结果**]

18F - FDG PET/CT 检查,CT 图像示左肺上叶及右肺上叶软组织肿块影,可见胸膜牵拉征及毛刺影,肿块大小分别为 3.4 cm×2.0 cm, 2.3 cm×1.3 cm, PET 及 PET/CT 融合图像示左肺上叶及右肺上叶肿块均可见放射性摄取异常增高,SUV 最大值分别为 6.8 和 3.8。1 h 后延迟显像 SUV 最大值为 5.6, 3.7,未见升高,考虑为良性病变可能性大,建议随访。一年后第二次 PET/CT 随访,CT 示左肺上叶及右肺上叶肿块较上次增大,大小分别为 5.5 cm×2.4 cm, 2.8 cm×1.8 cm, PET 示左肺上叶及右肺上叶肿块 FDG 代谢较上次增高,SUV 最大值分别为 7.7 和 12.5。

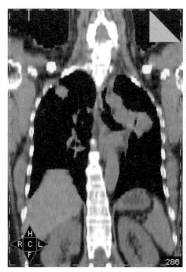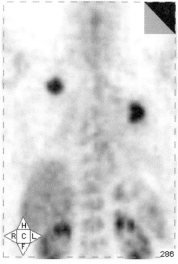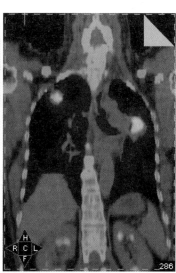

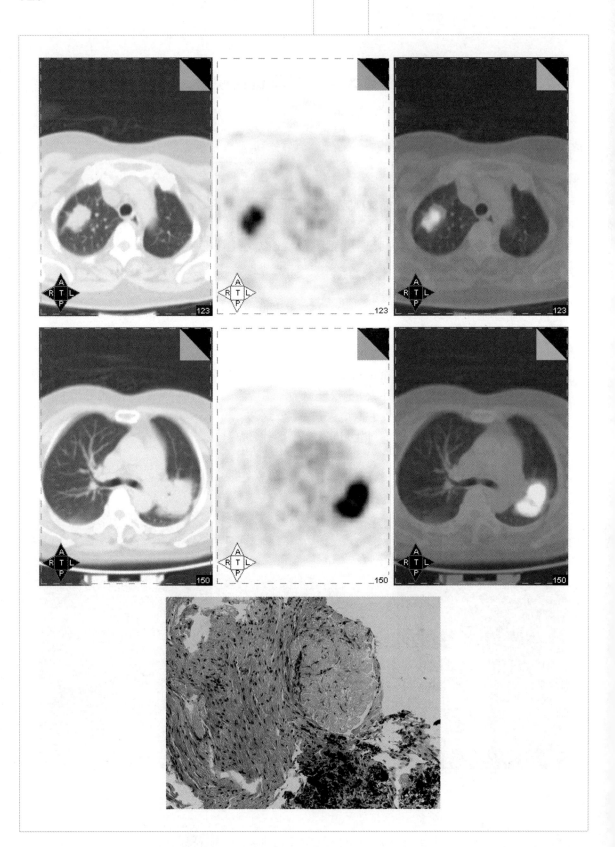

[初步诊断] 双肺阴影,良性病变可能性大。

[治疗经过] 胸腔镜活检。

[手术结果或最后诊断]

病理学镜下可见增生纤维组织及细小支气管,间质均质样物质伴炎细胞浸润,符合慢性炎症伴淀粉样物质沉积。酶标(S2004 - N1605):CD68(－)、CK 广(少量上皮阳性)、SPA(－)。特殊染色:PAS(＋)、刚果红(＋),证实为肺部淀粉样变。

[病例分析] 淀粉样变性是一种由多糖蛋白组成的淀粉样物质异常沉积在多种组织内,从而造成组织损害的一类疾病,分为全身型和局限型。全身型多发生在长期慢性化脓、骨髓瘤和结核等患者,可累及多个脏器,但较少侵犯肺。局限型则好发于呼吸道,多侵犯肺及大血管。

原发性支气管肺淀粉样变是指无系统性淀粉样变的情况下,淀粉样物质在肺实质或气管支气管树黏膜下的沉着。肺部淀粉样变是一种少见的肺部疾病,病因目前还不清楚。肺实质内的淀粉样变可在肺内形成一个或多个结节,在临床上类似肿瘤,故亦称之为局灶性淀粉样瘤。肺部淀粉样变按照发病部位的不同,可分为气管支气管型、浸润性肺间质型、肺内结节型、老年型及纵隔和肺门淀粉样变型,上述各型可单独存在,也可同时出现。其中肺部结节型淀粉样变比较少见,CT 表现为肺内单发或多发结节,多在肺下叶外带,以 0.5～5.0 cm 最常见,偶见斑点状钙化或者胸腔积液,CT 增强强化明显。MRI 表现为 MR T1 加权像轻微低信号,MR T2 加权像高信号。MR 增强病灶迅速强化到一个稳定的水平,后期延迟扫描逐渐下降。但因其 CT、MRI 图像缺乏特征性的表现,容易发生误诊。双时相 18F － FDG PET/CT 显像以及多种正电子显像剂联合显像在一定程度上是鉴别肺部结节良恶性的有效方法,但对此例肺部结节型淀粉样变与恶性肿瘤的鉴别仍有不少难度,需要创伤性检查方能明确诊断。

病例 3 复旦大学附属华山医院 PET 中心

[疾病背景] 同时双原发肺癌。

[讨论主题] 同时双原发肺癌。

[病史简介] 女,67 岁。2008.6.26 无明显不适主诉,于我院 PET 中心行健康体检。PET/CT 检查示左上肺前段肿块和右上肺后段肿块,FDG 代谢异常增高,考虑恶性肿瘤可能。

[关键检查结果]

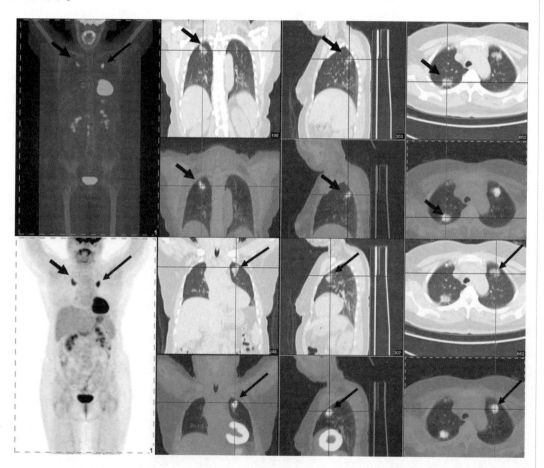

　　CT 示右肺上叶后段一肿块影,大小 1.8 cm×2.0 cm,可见长毛刺,内似见空泡,PET 示其放射性摄取异常增高,SUV 最大值为 4.7,延迟后 SUV 最大值为 5.0(短箭头)。左肺上叶前段一肿块影,大小 1.4 cm×1.9 cm,分叶状,细毛刺,可见支气管截断征,PET 示其放射性摄取异常增高,SUV 最大值为 7.2,延迟后 SUV 最大值

为 9.2(长箭头)。

[初步诊断] 肺恶性肿瘤可能。

[治疗经过] 2008.7.23 行右上肺楔切术。2008.12.2 行左上肺楔切术。

[手术结果或最后诊断]

2008.7.23 术后病理:乳头状腺癌,中-高分化腺癌,侵及胸膜,pT2N0M0。2008.12.2 术后病理:病理示肺腺癌,腺泡样及乳头状腺癌混合亚型,pT2N0M0-x。

[病例分析] 1889 年 Billroth 报道了外耳上皮癌术后发生胃癌的病例,并首先提出了"多原发性癌(multiple primary cancers,MPC)"这一概念,是指不同器官或部位同时或先后发生的两个或两个以上原发恶性肿瘤。随后该领域的研究甚少,直到 1932 年 Warren 和 Gates 根据文献报道和他们的尸检结果报道了 1 259 例多原发癌,而且概括了多原发肿瘤的 3 条标准:①每一肿瘤必须证实为恶性肿瘤。②每一肿瘤应具有其各自独特的病理学形态。③必须排除转移或复发等情况。1961 年 Moertel 等对 MPC 作了较为系统的分析,并提出了同时性多原发性癌(synchronous multiple primary cancers,SMPC)及异时性多原发性癌(metaehronous multiple primary cancers,MMPC)的概念,即多个恶性肿瘤发生间隔时间在 6 个月内者称为 SMPC;多个恶性肿瘤发生间隔时间超过 6 个月者,称为 MMPC。

PET/CT 检查全身扫描作为健康人群体检发现恶性病灶的能力已经得到广泛的认可与证实,无症状者发现恶性肿瘤的检出率 1.2%。PET/CT 检查应用实体肿瘤,特别是肺癌的疗效监控,评估疗效,及时发现转移病灶。我们总结复旦大学附属华山医院 PET 中心 2004 年 9 月~2009 年 12 月收诊的病理(活检、手术)确诊或随访证实为肺癌相关的 MPC 患者 45 例,结果示多原发癌发病率为 1.55%,肺癌首发组第二原发癌最常见为肺癌,其次为胰腺癌;再发组第一原发癌最常见为乳腺癌,其次为结直肠癌及胃癌。多原发肺癌病理类型以腺癌居多。本组 SMPC11 例(24.4%),MMPC34 例(75.6%)。MMPC 间隔时间最短 8 个月,最长 31 年,平均间隔时间 76.1 个月。首发组间隔时间最大为 372 个月,平均 76.6 个月,再发组间隔时间最大为 144 个月,平均 29.7 个月。两组间隔时间有统计学差异($t = 1.818$,$P = 0.041 < 0.05$)。对于 FDG 代谢阳性怀疑多原发癌的病灶及时通过活检、手术等手段获得病理早期确诊,制订合理的临床治疗方案,可以提高患者的生存时间。Agress 和 Cooper 报道在可疑或已知的肿瘤患者中进行 PET/CT 检查,发现第二原发癌的检出率为 1.7%,Ishimori 等报道为 1.2%。

本例患者为体检发现双肺结节 FDG 代谢异常增高,无明显不适主诉及体征。手术病理证实未见同时双原发肺癌。但须与以下疾病作鉴别诊断:肺癌肺转移、结核、其他感染性疾病。PET/CT 扫描显示双上肺结节 FDG 代谢异常增高,结合患者无明显临床症状、CT 形态及 FDG 代谢,考虑多原发肺癌的可能。最后通过手术病理证实为同时双原发肺癌。可见 PET/CT 检查在探测发现多原发癌中有一定的价值,但是在发现病灶后,还是要通过活检或手术等病理证实。

病例4 复旦大学附属华山医院 PET 中心

[疾病背景] 同期肺癌淋巴结转移及肺结核病。

[讨论主题] 同期肺癌淋巴结转移及肺结核病。

[病史简介] 女,39 岁。2008.4 无明显诱因下出现右侧锁骨上淋巴结肿大,无发热,无明显疼痛。右侧颈部淋巴结穿刺,病理示镜下大片干酪样坏死,考虑结核可能。检查发现左肺占位,2008.5.2 行左肺叶切除术,病理示(左肺一叶)腺癌 Ⅱ 级 3 cm×3 cm×3 cm,支气管切缘阴性,肺门淋巴结 2 枚见癌转移 1 枚。术后 GP 方案化疗 4 周期。后骨扫描示左侧第 6 后肋放射性浓聚。CA125 43 U/ml。

[关键检查结果]

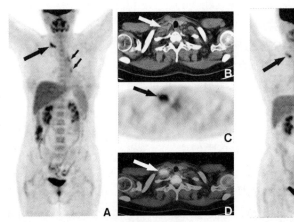

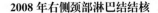
2008 年右侧颈部淋巴结结核

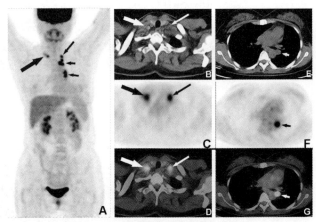
2009 年右侧颈部淋巴结结核及左侧颈部左肺癌淋巴结转移

[初步诊断] 同期肺癌淋巴结转移及肺结核病。

[治疗经过] 2008.10.9 PET/CT 示右侧颈部多个小淋巴结放射性摄取增高,SUV 最大值为 5.0。CT 示右上肺条索影伴多发钙化灶,肺门及纵隔内散在钙化。2008.10.31 右锁骨区肿块活检,病理示(右锁骨上)见坏死周围类上皮细胞及多核巨细胞增生,首先考虑结核。于 2008.11.27 开始 HRZ 抗结核治疗,由于复查肝功能异常停止抗结核治疗,予以保肝治疗。

2009.3.24~2009.5.14 患者 CA153 进行性升高 68.2 U/ml→112.10 U/ml,CA125 正常。2009.6.3 PET/CT 检查示右锁骨上多个淋巴结放射性摄取增高,SUV 最大值为 4.1,延迟显像为 5.2;左锁骨上淋巴结放射性摄取增高,SUV 最大值为 5.0,延迟显像为 6.7。当日于复旦大学附属肿瘤医院,左锁骨上肿块吸取,病理示恶性肿瘤细胞,倾向腺癌。右锁骨上肿块吸取,病理示大片干酪样坏死,散在钙化物,倾向结核性坏死。

[手术结果或最后诊断]

同期肺癌淋巴结转移及肺结核病。

[病例分析] 肺结核和肺癌在临床表现以及生物学行为方面有许多相似之处,两者均可以发生局部浸润,通过血液和淋巴系统扩散,从而导致临床上这两种疾病有时会误诊误治。肺结核患者中并发肺癌可高达 5%,而肺癌中并发肺结核高达 18%~30%。肺癌患者在经过手术、放化疗之后,往往出现免疫力的暂时低下,从而导致多种感染的发生。PET/CT 作为反映机体细胞代谢活动的检查,不仅能探测机体炎性反应,同时也能探测肿瘤病灶的活力,对于两者都具有灵敏的显示能力。

本例患者患左肺癌经历了左肺叶切除手术及 4 周期化疗,左肺门及纵隔淋巴结FDG 代谢异常增高,根据肺癌淋巴结转移途径考虑为肺癌淋巴结转移。CT 显示右上肺条索影伴多发钙化灶,双肺门及纵隔内多发钙化灶提示了陈旧性结核病灶。同时出现双侧颈部淋巴结 FDG 代谢增高,左侧高于右侧,结合第一次 PET/CT 检查及 2 次淋巴结穿刺结果,考虑右侧颈部淋巴结结核及左侧颈部左肺癌淋巴结转移,但须与以下疾病作鉴别诊断:肺癌双侧颈部淋巴结转移、肺结核、肺癌治疗后并发其他感染性疾病。PET/CT 扫描显示左肺癌治疗后左肺门及纵隔淋巴结转移,双侧颈部淋巴结 FDG 代谢增高,结合肺癌淋巴结转移途径,应考虑到转移的可能性;另一方面,患者有肺结核病史,此前又有颈部淋巴结结核不规则治疗病史。对于该患者明确上述淋巴性质将影响到患者下一步的治疗方案。因此对于肺癌治疗后患者出现颈部淋巴结肿大,不能单纯考虑转移的可能性。特别是有结核病史的患者,应考虑的淋巴结性质为结核的可能性,必要时穿刺活检以明确诊断。

病例5 广东省人民医院

[疾病背景] EGFR - TKI 一线治疗非小细胞肺癌有症状多发脑转移。

[讨论主题] EGFR - TKI 一线治疗非小细胞肺癌有症状多发脑转移。

[病史简介] 男性、68 岁，供电局退休工人。"阵发性头痛 7 日"起病，胸部 CT 示右上肺肿块；头颅 CT 示颅内多发病灶，经皮肺穿刺为肺腺癌。既往体健，吸烟 46 年×0.5 包/日。

[关键检查结果]

　　EGFR exon19 缺失突变。k - ras 野生型。ERCC1，β - tubulin，RRM1 低表达。CEA 235 ng/ml。

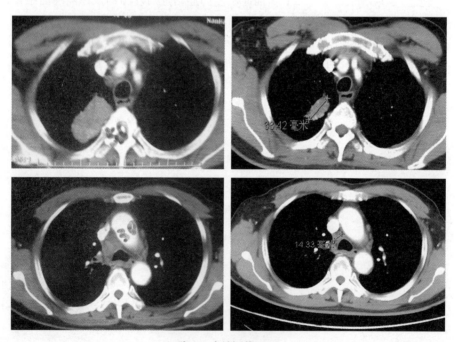

胸 CT 疗效评价：PR

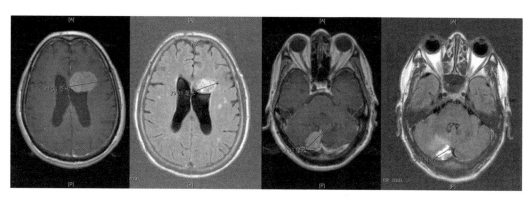

脑 MRI 疗效评价(一个月)

[**初步诊断**] 右上肺腺癌,cT2aN2M1b(多发脑),Ⅳ期。

[**治疗经过**] 本例患者 2009.04.12 开始激素＋甘露醇治疗,头痛症状控制。2009.04.30 一线 erlotinib 治疗。一个月后疗效评价:靶病灶 PR(缩小 32%),非靶病灶 SD,总疗效评价 PR,颅内颅外的病变均控制良好,PR 持续时间已超过 8 个月且 PS 良好。毒副作用主要表现为靶向治疗引起的颜面和前胸 2 度皮疹。

[**手术结果或最后诊断**]

右上肺腺癌,cT2aN2M1b(多发脑),Ⅳ期。

[**病例分析**] 非小细胞肺癌脑转移的传统治疗包括手术治疗、放射治疗以及内科治疗。

单发脑转移可直接切除肿瘤消除脑水肿根源,迅速解除颅内压增高。而对于多发脑转移,一般不建议手术治疗。因此本例患者脑转移瘤无手术指征。

目前脑转移的放射治疗决策是根据 PS 评分将患者分为两大类,一类是 KPS<70,全脑放疗;另一类是 KPS≥70,再根据颅外原发疾病的控制情况分为两大类:一类是颅外原发疾病控制良好,如孤立性脑转移,建议 SRS/手术±全脑放疗;如 2～3 个脑转移灶,建议全脑放疗±SRS/手术;如 3 个以上的脑转移,建议全脑放疗。另一类是颅外原发疾病病变未控制,如孤立性脑转移,建议全脑放疗±SRS;如 1 个以上脑转移,建议单纯全脑放疗。本例患者有以下特点:年龄>65 岁、KPS 评分≥70、颅外病灶分期 T2N2 未控制、脑多发>3 个等等,因此可以选择全脑放疗。

脑转移的内科治疗主要指激素治疗和化疗,但有症状的脑转移仍然以放疗为主。近年肺癌的靶向治疗进展提示其对脑转移与对原发病灶同样有效,尽管至今未有随机对照研究的资料。我们自己的数据显示:对 15 例资料完整的 NSCLC 脑转移患者放射治疗,结果 RR 为 20%、DCR 为 60%;放疗后进展应用小分子靶向治疗药物,结果 RR 为 25%,DCR 为 75%,中位 TTP5.5 个月,肺和脑病灶疗效一致率 100%。结合本例患者特点:肺腺癌、多发脑转移,如果 EGFR 突变、k-ras 野生型,可首先考虑小分子靶向治疗。

病例6 广东省人民医院

[疾病背景] FACT - ACT 治疗模式。

[讨论主题] FACT - ACT 治疗模式。

[病史简介] 男性,66岁,汉族,医务人员。反复咳嗽伴气促4月余起病。胸部CT发现右上肺后段占位性病变。既往史:94年有肺结核病史,予以规范抗结核治疗,已治愈。吸烟史:吸烟20年,3~5支/日,已戒烟10年。父亲患有结肠癌病史。

[关键检查结果]

胸部+上腹部CT:右上肺后段见软组织肿块,略呈分叶,大小约 4.3 cm×2.5 cm,邻近胸膜牵拉,后段支气管分支闭塞,右肺胸膜下可见多发类圆形小结节,最大直径约 10 mm。上腹部CT增强检查未见异常。

全身 PET 检查:右上肺、右侧肺门、纵隔多个淋巴结及右胸壁多处后肋骨局部葡萄糖代谢异常增高,考虑右上肺癌并肺门、纵隔及多处肋骨转移可能性大。

CT 引导下肺穿刺活检:右上肺中分化腺癌。

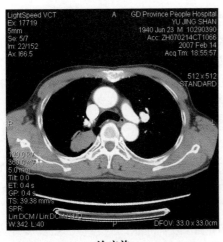 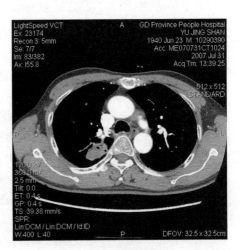

治疗前　　　　　　　　　　　化疗6周期后

[初步诊断] 右上肺腺癌 cT4N2M1(肺、骨)Ⅳ期。

[治疗经过] 2007.2.16~2007.7.12接受6个周期全身化疗+特罗凯/安慰剂治疗,靶病灶缩小20%,疗效评价SD;毒性:中性粒细胞下降2度,贫血2度。

[手术结果或最后诊断]

右上肺腺癌 cT4N2M1(肺、骨)Ⅳ期。

[病例分析] 本病例的治疗特点表现为 PFS 长,皮疹轻,疗效为 SD。

患者为一名医务工作者,轻度吸烟者,但戒烟 10 年。患者确诊时,巧逢广东省肺癌研究所正在开展 FACT‐ACT 研究,在患者充分知情的情况下,患者自愿参加临床试验。本病例患者诊断明确,分期准确。患者接受化疗(吉西他滨 d1,d8＋卡铂 d1),化疗期间第 15 到 28 日接受厄洛替尼治疗,这是一种新的治疗模式。其理论依据是化疗和靶向治疗分别作用于不同细胞周期的细胞,通过不同时间段应用不同治疗手段,以期达到最佳的协同作用。

本例患者从开始接受化疗起,靶病灶长时间处于缩小的稳定状态,到用靶向药物治疗时仍然如此,直到目前为止,维持时间已达 3 年 2 个月,而且患者功能状态仍相当好,生活质量高,期间患者还被原单位返聘,回去参加日常工作。从整个治疗过程来看,这种治疗模式的毒副作用与常规治疗相比,并无特殊,仅仅出现中性粒细胞下降 2 度、贫血 2 度,此外还有轻微皮疹。因此,这种治疗模式确确实实是使某些患者受益,如何将这类患者区分出来,值得进一步深入研究。

病例 7 广东省人民医院

[疾病背景] 肺内多发结节(T4－M1a)伴 EGFR 活化突变的特殊处理。

[讨论主题] 肺内多发结节(T4－M1a)伴 EGFR 活化突变的特殊处理。

[病史简介] 男性,35 岁,无吸烟病史。其父亲于 2008 年 4 月诊断为双肺多发结节,2008.8 死于呼吸衰竭。患者经支气管纤维镜确诊右中肺腺癌,cT4N0M1a(同侧肺和胸膜结节,原发灶直径 3.5 cm),Ⅳ期,伴 EGFR 19 外显子突变。2009.7.4 起服 gefitinib 250 mg qd,服药后出现腹泻 1 度,皮疹 2 度。10 月份复查胸部 CT 与基线 CT 比较,可测量病灶缩小 36%,胸膜及同侧肺内多发结节明显减少,按 RECIST 标准的疗效评价为 PR。其后原发病灶有继续缩小趋势,右中肺阻塞性肺炎减轻,病灶大小 2.3 cm×1 cm,肿物内部稀疏。

[关键检查结果]

gefitinib 治疗 6 个月后。

[初步诊断] 右中肺腺癌 cT4N0Mx。

[治疗经过] 患者因经济原因无法继续承担靶向药物费用,充分交代病情后于 2010.1.15 双腔气管内麻醉下行"VATS 右胸探查术＋右上下肺叶楔形切除术＋右中叶切除术"。术后病理:支气管切缘未见癌;右上肺结节,右下肺结节、胸膜、胸壁结节未见癌;右中肺原发病灶处未见癌残留,中肺内侧段结节、右中肺结节为中分化腺癌;送检淋巴结(段、叶间、肺门)反应性增生,未见癌。右中叶原发病灶 EGFR 检测:野生型。术后 3 个月复查 CT 未见复发转移征象。

[手术结果或最后诊断]

右肺腺癌。

[病例分析] 由亚洲研究者领衔和参与,随机头对头比较 gefitinib 或紫杉醇/卡铂进行一线治疗的 IPASS(IRESSA Pan Asia Study)研究在 NEJM 上发表,1 217 例非或轻度吸烟肺腺癌纳入研究,gefitinib 的无进展生存时间(progression free survival, PFS)显著优于紫杉醇/卡铂,EGFR 活化突变亚组的 gefitinib 有效率达 71.2%,PFS 优于紫杉醇/卡铂;而 EGFR 野生型亚组的 gefitinib 有效率仅为 1.1%,紫杉醇/卡铂优于 gefitinib。本例患者最初确诊右中肺腺癌 cT4N0M1b(肺,胸膜),Ⅳ期,伴 EGFR19 外显子突变,予易瑞沙一线靶向治疗。治疗 3 个月复查可测量病灶缩小 36%,胸壁多发结节明显减少,RECIST 疗效评价 PR。其后原发病灶有继续缩小趋势。按照目前肺癌实践指南本病例应继续服用 gefitinib 至进展。但 IPASS 研究提示在 EGFR 突变患者中,EGFR－TKI 的中位 PFS 约为 9$^+$月。本例患者因经济因素不能继续服用 gefitinib,年龄较轻,肿物位于右中叶,切除后对肺功能和生活质量影响

较小,可考虑和患者充分交代病情后行 VATS 探查术,切除可能为耐药的主要原发病灶,明确 TKI 治疗后的疗效评价,确定胸壁和肺部多发结节的性质,指导后续治疗方向。

病例8 广东省人民医院

[疾病背景] 肺结核鉴别诊断。

[讨论主题] 肺结核鉴别诊断。

[病史简介] 患者，男，23岁，职业农民，无烟、酒嗜好。咳嗽1个月余起病，胸部CT示右上肺肿块影。

[关键检查结果]

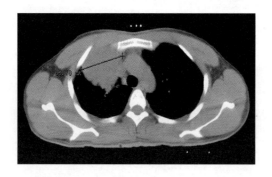

胸部CT示右上肺肿块影，最大径约6.8 cm。血清癌胚抗原1.52 ng/ml。

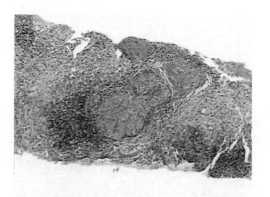

CT引导下经皮肺肿物穿刺活检：肺组织中可见多个肉芽肿结节形成，部分中央可见少量坏死，周边上皮样组织细胞增生为主，伴有多核巨细胞反应；另见炎性坏死；特殊染色：PAS(一)，六胺银(一)，抗酸(一)。

[初步诊断] 右上肺块影待查。

[治疗经过] 转往结核病专科医院接受抗结核药物治疗。

[手术结果或最后诊断]

右上肺结核。

[病例分析] 该例患者为青年男性,咳嗽 1 个月余就诊,无发热、盗汗、咯血等症状,既往体健,无传染病接触史,无吸烟史,无肿瘤家族史。胸部 CT 提示右上肺近纵隔处占位,最大径 6.8 cm,考虑肺癌的可能性较大。经过肺肿物穿刺活检,病理诊断肉芽肿性炎症,排除了肺部肿瘤,临床诊断考虑肺结核,最终转往结核病专科医院继续诊治。该病例提示对于影像学可疑的病例一定需要取得病理诊断才可以做出最后的结论。

病例9 广东省人民医院

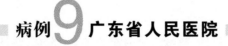

[**疾病背景**] 培美曲塞三线治疗。

[**讨论主题**] 培美曲塞三线治疗。

[**病史简介**] 女,汉族,已婚,大学教师,从不吸烟。左下肺腺癌切除术后 10 个月,咳嗽 3 周起病。体格检查发现左锁骨上窝一个肿大淋巴结约 1 cm,质地稍硬,可活动。其余系统检查未见异常。2008.5.17 起一线吉西他滨/卡铂化疗,共 3 周期化疗,最佳疗效评价为 SD,PFS 4 个月,二线厄洛替尼治疗 1 个月后 PD。

[**关键检查结果**]

左锁骨上淋巴结活检病理:转移性腺癌。左锁骨上淋巴结组织基因检测结果:(DNA 直接测序法)EGFR 基因野生型;k-ras 基因野生型。

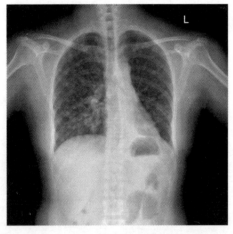
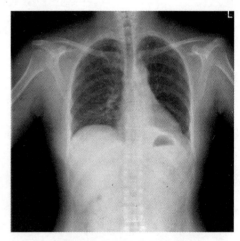

三线治疗基线时的胸片   三线治疗后最佳疗效 PR 的胸片

[**初步诊断**] 左下肺周围型腺癌切除术后 10 个月,rT0N3M1(双肺),Ⅳ期(1997 分期)。

[**治疗经过**] 培美曲塞三线治疗,2 周期疗效评价为 PR;症状明显缓解。6 周期评价仍为 PR。之后停药随访;PFS 10.5 个月。

[**手术结果或最后诊断**]

左下肺周围型腺癌切除术后 10 个月,rT0N3M1(双肺),Ⅳ期(1997 分期)。

[**病例分析**] 病例特点为中国中青年女性,晚期肺腺癌,从不吸烟,PS 1 分,双肺弥漫性病灶(多发结节),锁骨上淋巴结转移,EGFR 基因与 k-ras 基因均为野生型,基因 ERCC1、RRM1 和 β-tubulin 均低表达。基于晚期 NSCLC 一线含铂双药与 EGFR TKI(吉非替尼)比较的几个大型多中心Ⅲ期 RCT(IPASS 研究、两个日本研究和一个韩国

研究等)的证据,一线治疗前推荐检测 EGFR 基因突变状态。EGFR 基因野生型的晚期 NSCLC,含铂双药仍然是一线标准治疗的基石。在几个三代药物中,含吉西他滨的双药方案略胜一筹。尽管培美曲塞/顺铂一线治疗肺腺癌显著优于吉西他滨/顺铂。但中国 SFDA 还未批准该适应证。在二线治疗的四个药物(多西他赛、培美曲塞、吉非替尼和厄洛替尼)中,对于不加选择的人群,吉非替尼与多西他赛在疗效上平分秋色;在腺癌患者中,培美曲塞优于多西他赛;对于 EGFR 基因野生型的患者,目前还缺乏头对头大型多中心Ⅲ期 RCT 的证据。

病例 10 上海交通大学附属胸科医院

[疾病背景] 早在 1965 年首先由 Meyer 和 Lie bow 提出非典型肺泡增生或细支气管肺泡增生。1990 年与 1992 年 Miller，Weng 等认为该病变可能为肺腺癌的前驱病变，AAH 可能是腺瘤发展成腺癌的过程中经腺瘤-细支气管肺泡癌-侵袭性腺癌的开始时间。AAH 通常发现于肺癌手术切除标本中，切除可能有免于发生肺癌的机会，肺腺癌手术前要详细系列地阅读胸部 CT，除癌灶之外，应注意部位有无磨玻璃状阴影或细结节，术中探查可及之处，必要时可做局部活检。

由于目前高分辨率 CT 得到越来越广泛的运用以及手术技巧的发展，临床工作中发现越来越多的腺癌伴 AAH。

[讨论主题] AAH 多见于肺腺癌、尤以多发性腺癌中，多发者影像诊断成为发现"可疑"AAH 的惟一方法，X 线胸片较难发现，胸部 CT（高分辨），呈类圆形小病灶，边界清楚，淡-中等密度均匀的磨玻璃或磨砂玻璃阴影（GGO），低度透光，不遮蔽其下的肺实质，多数在 5 mm 以下，GGO 不是 AAH 的特殊影像学表现。

AAH 的存在不影响肺癌手术预后。1997 年 Suzuki 等报道了 1 360 例手术切除肺癌内 137 例伴同 AAH，各期肺癌中未见 AAH 存在，对 5 年生存率的影响无统计学意义。

[病史简介] 体检发现右肺多发结节影 3 个月余。2008.8 体检胸透发现右肺小结节影，无咳嗽、无痰血、无高热及胸痛、无午后低热或夜间盗汗等症状，口服阿齐霉素 10 日，复查胸部 CT 提示右肺病灶无变化，为进一步诊治入院。

[关键检查结果]

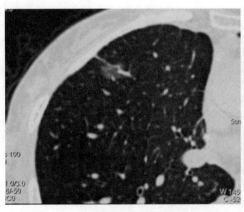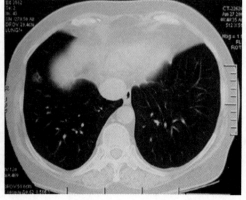

2008.12.12 胸 CT 提示：右肺下叶外带见直径约 1 cm 小结节状影，病灶边缘见毛刺及分叶征象，与局部胸膜相连。右肺中叶近斜裂胸膜处见密度较淡的模糊结节影，

直径<0.5 cm。纵隔及两肺门无殊。

[初步诊断] 右肺腺癌伴 AAH。

[治疗经过] 患者入院后完善检查,腹部超声、骨 ECT、脑 CT 均无异常。于 2008.12.15 行胸腔镜下右下叶切除术及纵隔淋巴结清扫术。术后恢复好,于 2008.12.22 出院。

[手术结果或最后诊断]

术后病理提示:右下叶外基底段肿块,大小 1.3 cm×1 cm×0.8 cm,细支气管肺泡癌;右中叶直径 0.5 cm 病灶,腺瘤样不典型增生(AAH)。支气管切缘及第 2、第 3、第 4、第 7、第 8、第 9、第 10 组淋巴结均阴性。

[病例分析] 患者为细支气管肺泡癌与腺瘤样不典型增生同时并存的病例。患者为老年女性,无吸烟史,病程进展相对缓慢,临床上呼吸道症状轻微,易被临床忽视。影像学特点是:多发小结节,有一定的区域聚集分布趋势,病灶大小参差不一,但直径一般<2 cm,在 CT 上肺密度模糊地增加,在病变区内仍可见血管及支气管影的可称为磨玻璃影,因此可与实变区别,磨玻璃影可呈弥漫、斑片或结节状。Sakamoto H 等研究 114 例(40 例 AAH,26 例非黏液性 BAC,14 例侵袭性较弱的肺腺癌,34 例具有明显侵袭性肺腺癌),同期切除肺病变的 EGFR 和 k-ras 基因突变时,发现 k-ras 基因突变存在于 33%AAH,12%非黏液性 BAC,8%侵袭性较弱的肺腺癌,具有明显侵袭性腺癌中不存在 k-ras 突变,而 EGFR 突变频率变化不大,分别是 25%、51%、36%和 67%,与已建立基因定位的鼠模型结果相一致。Miller 等提出腺癌中的一种亚型可能由 AAH 到非黏液性 BAC 再到腺癌转化。

应用日渐普及的胸部计算机分层摄片(CT)提高了周围型肺部病灶的发现率,定期随访已经成为肺内小结节的常用诊断策略,这对提高侵袭前期肺腺癌的发现率提供了可能性,但对 AAH 的认识不论从病理、临床等均属不足。为此希望引起临床、病理、科研工作者注意,以供进一步深入研究。

病例 11　上海交通大学附属胸科医院

[疾病背景] 孤立性肺部结节的诊断。

[讨论主题] 孤立性肺部结节的诊断。

[病史简介] 女,50 岁,无吸烟史,既往体健。因"发现右肺阴影 1 个月伴痰血 1 日"。2009.4.22 行右肺上叶切除术。

[关键检查结果]

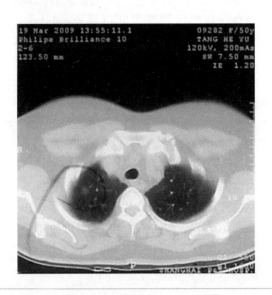

[初步诊断] 支气管肺癌,原发性,周围型,右侧,细支气管肺泡癌,p-T1N0M0。

[治疗经过] 2009.4.22 右肺上叶切除术,术后恢复可。

[手术结果或最后诊断]

术后病理:右上叶尖段细支气管肺泡癌,高分化,肿瘤大小 1.0 cm×1.0 cm×1.0 cm。支气管切端及"气管旁组"淋巴结 1 枚,"气管前后组"淋巴结 1 枚,"气管支气管组"淋巴结 1 枚,"隆突下组"淋巴结 1 枚,"叶间组"淋巴结 2 枚均未见癌转移。

[病例分析] 细支气管肺泡癌是一种特殊类型的肺癌,属肺腺癌的一个亚型,好发于不吸烟女性,具有生长不活跃、临床表现多样和对化、放等传统治疗不敏感等生物学特点。

单发结节型细支气管肺泡癌诊断困难,难与其他孤立性肺结节病变如结核瘤和其他良性肺肿瘤鉴别,组织病理学诊断仍是金标准。在孤立性肺结节病变的鉴别诊断中应注意该类疾病。

病例 12 上海交通大学附属胸科医院

[疾病背景] 淀粉样变是指一组表现各异的临床综合征,其共同特点为均具有细胞外淀粉样物质沉积。1854 年 Virchow 首次称本病为淀粉样变(amyloidosis),这是因沉积的淀粉样物(amyloid)遇碘和硫酸时,显现与淀粉相似的染色反应,在光镜下呈无定形的均一嗜伊红物。这种淀粉样物实际属蛋白质或多肽,现已知有 15 种之多,但"淀粉样变"这一名称仍延用至今。不同蛋白质的淀粉样物外形一致,用刚果红染色在偏光镜下呈特异的绿或黄色双折射体。淀粉样物沉积可造成器官实质细胞萎缩,干扰器官的机械功能,或影响血管收缩性而造成出血。淀粉样变可侵犯多个或单个器官,呼吸系统各部位均可受累。

[讨论主题] 罕见病例的诊断。

[病史简介] 男,56 岁,既往体健。吸烟史 30 年,600 年支。

因刺激性干咳一年入院,患者一年前无明显诱因出现持续性干咳,外院 X 线胸片提示:两侧肺门增大,增深,肺纹理增多,外院诊断为慢性支气管炎,对症治疗后无好转,期间给予抗感染治疗未见好转,2009.1 外院 CT 示下叶内基底段见轨道样变,胸 4,5 组淋巴结肿大,诊断为支气管扩张。给予对症治疗无好转,遂入我院。

[关键检查结果]

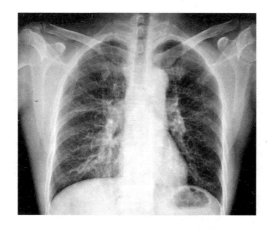

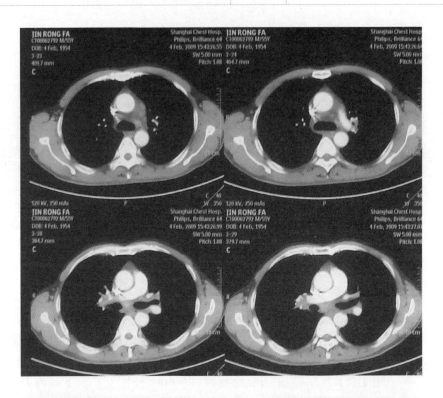

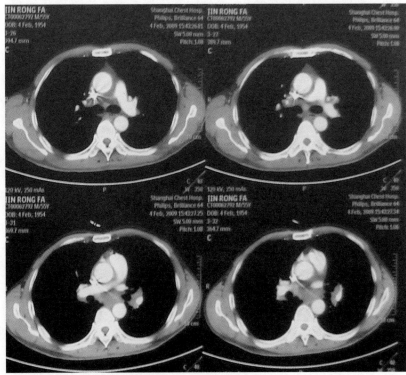

2009.2.9 纤维支气管镜检查:双侧支气管均正常表现。2009.2.9 肺功能显示:正常。

[初步诊断] 双侧肺门增大原因待查(恶性肿瘤可能? 结节病?)。

[治疗经过] 患者一般可,对症治疗,随访中。

[手术结果或最后诊断]

浅表淋巴结活检病理:(右锁骨上及左颌下淋巴结共 3 枚)淋巴结内见大量无机构嗜伊红物质及增生的血管。血管壁增厚伴变性及少量残留淋巴细胞,结合特染,倾向淋巴结淀粉样变性。特染:刚果红(桔红色)、结晶紫(+)。

[病例分析] 由于病变的类型和受累的器官不同,支气管肺淀粉样变的临床表现多种多样:①喉淀粉样变。②气管支气管淀粉样变。③肺淀粉样变:肺淀粉样变可表现为单结节型(可演变为多结节)、多结节型、粟粒型(含融合结节型)或肺间质(肺泡隔)弥漫型。

支气管肺淀粉样变较为罕见,临床表现各异,可累及多个系统器官,继发性者症状常与基础病混淆,故容易漏诊或误诊。因此,提高对本病的认识和警觉性,熟悉各种临床表现,显得十分重要。详细采集病史和认真体检仍是正确诊断的第一步,对可能并发本病的慢性炎症、肿瘤患者或有家族史的患者尤应注意。

淀粉样物沉积是形态学的改变,故病理组织学检查是诊断本病的金标准。获取足够的到位的标本是组织学检查的关键。一旦支气管肺淀粉样变确诊,还应检查有无其他器官受累。

治疗:目前尚无特效治疗方法。

病例 **13** 上海交通大学附属胸科医院

[疾病背景] 结节性肉芽肿可以由许多因素引起。以往有关于结节病合并肿瘤的报道。这些结节性肉芽肿可以发生在肿瘤周围淋巴结，或发生在肿瘤患者身体其他部位。有学者曾经报道5例肿瘤合并结节病患者。这种情况引起了人们的极大兴趣。因为肿瘤患者发生淋巴结转移与类结节样增生在形态学上很相似，影像学无法鉴别，必须依靠组织细胞学来鉴别。这样的话，临床医生应该避免不必要的治疗，例如：化疗。

[讨论主题] 肺癌合并结节病。

[病史简介] 女,50岁。否认吸烟史，无肿瘤家族史。既往史无特殊。患者于2004.8初无明显诱因下出现刺激性干咳，夜间稍明显，无发热、盗汗、乏力症状。患者于外院就诊，口服抗生素后无好转（具体不详），胸片发现"右下肺小结节"，转诊我院，我院门诊给予青霉素＋氧哌氰青霉素静脉规则抗感染2周，在抗感染过程中患者出现少量痰血，色鲜红。2周后复查胸透提示右肺结节无明显变化。行胸CT检查提示"右肺下叶内基底段软组织影，纵隔淋巴结无明显肿大"。患者门诊查痰脱落细胞阴性。患者于2004.9.7于胸腔镜辅助小切口下行右肺下叶切除＋纵隔淋巴结清扫术。

[关键检查结果]

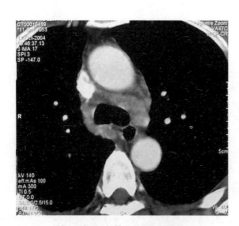

第一次化疗前,淋巴结肿大

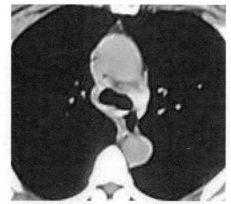

第四次化疗前,口服激素1个月,淋巴结明显缩小

[初步诊断] 肺癌合并结节病。

[治疗经过] 患者术后分别于2004.10.14、2004.11.30、2005.1.18、2005.2.21行NP方案化疗（剂量均为诺维本40 mg d1、d8，顺铂120 mg）。患者于术后一直有不明原因的干咳症状。患者于2004.10.11复查胸部CT（第一次化疗前），提示隆突前有淋巴结肿大，随访观察。后于2005.1.8常规胸片提示右侧肺门增大，故于2005.1.12复查胸部CT（第三次化疗前），提示纵隔淋巴结继续增大，但复查血管紧张素转换酶

(SACE)正常范围。综合考虑结节病处于活动期,因此于 2005.1.12 给予激素口服治疗(泼尼松 30 mg/d)。于 2005.3.9 复查胸部 CT,发现纵隔淋巴结较前有缩小。

[手术结果或最后诊断]
术后病理提示:右肺下叶内基底段乳头状腺癌,中分化,侵脏层胸膜。"隆突下淋巴结"见癌转移。"气管旁淋巴结"、"气管前后组淋巴结"、"气管支气管组淋巴结"、"肺门淋巴结"、"血管前淋巴结"均未见癌转移(注:所有淋巴结均见弥漫性类上皮结节增生伴多核巨细胞及少量凝固性坏死)。考虑淋巴结结节病。

[病例分析] 恶性肿瘤与局部淋巴结类结节样增生之间的关系目前尚不明确。可能的原因为:类结节样反应性肉芽肿是由于肿瘤表达的抗原引起的 T 细胞介导的免疫。以下原因可能是引起肉芽肿性疾病的原因:①直接针对细胞免疫。②通过抗原介导的细胞与特异性抗原 T 淋巴细胞。③免疫效应细胞促发非特异性炎症反应。有报道包括 T 细胞在内的免疫细胞在肉芽组织周围的活性增高,产生许多细胞因子,例如:γ-干扰素等。同样,肿瘤合并结节病患者中 T 细胞因子。
一般认为,我们必须区分系统性结节病与局限性结节病。对于恶性肿瘤患者,需要在形态学方面对结节病进行鉴别。对于该患者来说,虽然血 SACE 在正常范围,但是一直有干咳症状,X 线片提示肺门增大,胸 CT 提示纵隔淋巴结在 3 个月内增大明显,因此考虑结节病处于活动期。

病例 14 上海交通大学附属胸科医院

[疾病背景] 部分肺部恶性肿瘤进展缓慢,超过 5 年。

[讨论主题] 肺部可疑病灶的连续随访。

[病史简介] 女,43 岁,无吸烟史,既往体健,"胸闷三月"就诊。

[关键检查结果]

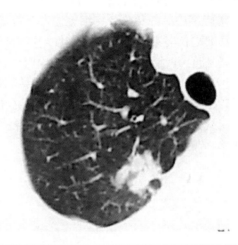

[初步诊断] 支气管肺癌,原发性,周围型,右侧,腺癌,s‐T2NxM1(肺)。

[治疗经过] 2009.5.19 我院行右肺上叶楔形切除术,术后行辅助化疗。

[手术结果或最后诊断]

术后病理:球形肿块,肿瘤大小 2.0 cm×1.5 cm×1.0 cm,侵胸膜。腺癌,乳头状及腺泡样混合亚型,中分化,侵脏胸膜。

[病例分析] 1. 本例患者的肺部病灶存在时间长,超过 5 年。且肿瘤生长速度极慢。

2. 从 CT 表现来看病灶表现为孤立性病灶,诊断需依赖组织病理学。

3. 总结:肺部病灶存在时间长且影像学表现为长时间无变化极易使人误诊为良性肿瘤或慢性感染性病灶,建议密切随访,病灶一有变化或增大迹象建议积极诊治。

病例 15 上海交通大学附属胸科医院

[疾病背景] 肺淋巴上皮瘤样癌(lymphoepithelioma-like carcinoma of the Lung,肺 LELC)是一种少见的肿瘤,Begin 等于 1987 年首先报道了肺 LELC。根据 WHO(2004)的肺癌组织学类型分类,该病被归入肺大细胞癌的一个亚型。许多研究表明该病与 EB 病毒感染密切相关,多发生于青年、不吸烟的亚洲人种,较其他肺癌组织学类型预后好。

[讨论主题] 少见病例。

[病史简介] 女性,56 岁,于 2003 年底出现咳嗽,少痰,偶见血痰。发病以来无发热、乏力、胸痛、盗汗症状。患者否认吸烟史。

[关键检查结果]

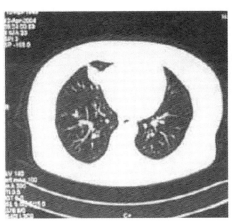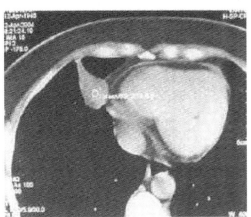

胸部 CT 扫描提示:"右肺中叶内侧段团块状不规则阴影,有分叶、毛刺,纵隔淋巴结肿大。"

[初步诊断] 右肺淋巴上皮瘤样癌,ⅢA 期

[治疗经过] 2004.4.20,行右侧剖胸探查术。患者术后行 4 次 NP 方案化疗(长春瑞滨25 mg/m² ＋顺铂 75 mg/m²),化疗后出现 1 度骨髓抑制,2 度胃肠道反应。4 次化疗后行纵隔区放疗,DT 60 Gy。随访至目前未有复发与转移。

[手术结果或最后诊断]

术后病理:"右中叶见一肿块 4 cm×3 cm×3 cm 大小,灰白色"诊断右中叶淋巴上皮瘤样癌,侵脏层胸膜,气管支气管组、肺下韧带旁、隆突下、上纵隔淋巴结均见癌转移,肺门淋巴结及支气管切端未见癌转移。

[**病例分析**] 根据国外文献肺 LELC 报道,肿瘤最大直径从 1.5～8 cm 不等,大部分肿瘤为孤立灶,呈灰白色,边界较清楚,而且病灶多位于右肺。组织学上与鼻咽未分化癌相似。这是一种比较少见的疾病,国内除了广东省,大部分报道都缺乏长期的随访。因此需要更多的研究来了解这种疾病的生存情况。

病例16 上海交通大学附属胸科医院

[疾病背景] 肺隐球菌病(pulmonary cryptococcosis)是由新生隐球菌感染所引起的亚急性或慢性深部真菌病。近年来,其发病率有逐渐增加的趋势,这除了人们对肺隐球菌病认识上的提高和诊断技术的改进外,也与抗生素的广泛应用、恶性肿瘤的放疗、化疗、器官移植、获得性免疫缺陷综合征(AIDS)的流行、人群老龄化和糖皮质激素的使用增加密切相关。

[讨论主题] 肺隐球菌病。

[病史简介] 男,55岁。否认吸烟史,无肿瘤家族史。既往史无特殊。患者于2009.1初无明显诱因出现低热、咳嗽、乏力症状。

[关键检查结果]

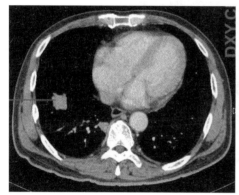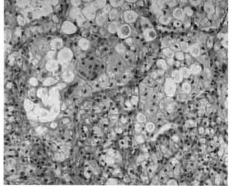

胸CT检查提示"右肺球形阴影,内伴新月形空腔,纵隔淋巴结肿大不明显"。

[初步诊断] 肺隐球菌病。

[治疗经过] 患者经剖胸探查,病理:肺隐球菌病。

[手术结果或最后诊断]

肺隐球菌病。

[病例分析] 隐球菌不是人类气道的定植菌,一旦真菌镜检和培养阳性即可确立感染的存在。痰涂片和培养阳性率一般很低,对于疑似病例,应尽可能地多次、多途径采集标本进行涂片和培养。肺隐球菌病的最终确诊还要依靠组织病理学。肺隐球菌病病灶一般位于肺野外带,支气管镜肺活检阳性率不到10%,行CT或B超引导下经皮肺穿刺活检安全可行,阳性率在90%以上。乳胶凝集试验(LA)检测血清隐球菌荚膜抗原,消除类风湿因子等因素的影响后,敏感性和特异性可达99%。新型隐球菌荚膜抗原和曲霉菌半乳糖甘露聚糖抗原具有交叉抗原性,当两者均为阳性时往往提示为新型隐球菌感染而非两者的混合感染。

病例 17　上海交通大学附属胸科医院

[疾病背景] 体检发现右肺阴影。

[讨论主题] 肺癌的鉴别诊断。

[病史简介] 女,47岁。体检发现右肺阴影1周。既往无吸烟史。既往体健。

[关键检查结果]

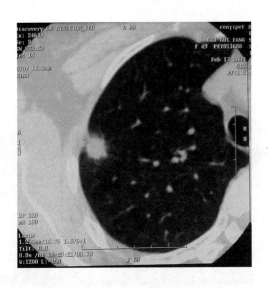

2009.2.13 外院 PET/CT:右肺上叶软组织结节影伴 FDG 代谢异常增高。2009.2.18
CT:右肺上叶见一大小为 1.0 cm×1.1 cm 的结节,平均 CT 值为 17 Hu,增强后为
24 Hu。

[初步诊断] 右肺阴影待查(肺癌可能)。

[治疗经过] 2009.2.24 行 VATS 下右肺上叶楔形切除术。

[手术结果或最后诊断]

术后病理:病灶 1.2 cm×1.0 cm×1.0 cm;肺真菌性肉芽肿,"气管旁组"淋巴结 1
枚、"气管前后组"淋巴结 1 枚、"气管支气管组"淋巴结 1 枚、"隆突下组"淋巴结 2
枚、"肺门组"淋巴结 2 枚、"叶间组"淋巴结 2 枚均为慢性炎症。"上纵隔组"淋巴结 1
枚镜下为脂肪纤维组织。

酶标:特染:PAS(-),六胺银(+)。

[病例分析] 肺部真菌感染在临床并不少见,常见致病菌有曲霉菌、白色念珠菌和隐球菌等。肺
部真菌感染的病理改变有过敏反应、炎症渗出和肉芽肿等。除曲霉菌外,大部分真
菌感染无论在 X 线平片或 CT 上均缺乏特征性表现。肺部真菌感染的确诊还需组

织病理学检查。

本例患者因体检发现,CT 表现甚至 PET 表现都与肺癌影像学表现极为相似,难以鉴别,最终通过手术明确。这提示我们在临床工作中在肺部孤立性病灶的鉴别诊断中不能忽视肺部真菌感染这一病因。

病例 18 上海交通大学附属胸科医院

[疾病背景] 体检发现病灶的鉴别诊断。

[讨论主题] 鉴别诊断(PET/CT 示高代谢影)。

[病史简介] 因"体检发现右肺阴影 3 年,胸闷 1 个月"入院。无其他症状。既往体健。入院后行
2 次肺穿刺检查,结果均未找到肿瘤细胞。

[关键检查结果]

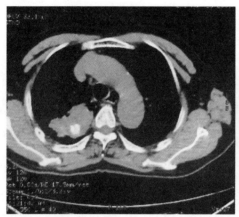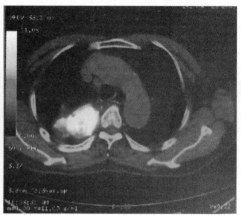

2009.3.24 PET/CT:右肺上叶见一欠规则高代谢影,SUVav 13.6, SUVmax 24.8,
内部密度不均匀,可见多发钙化灶。右侧肺门、纵隔见多发淋巴结影,SUVav 2.9,
SUVmax 5.4。2009.4.17 行右上叶楔切术。

[初步诊断] 肺结核。

[治疗经过] 2009.4.17 院行右上叶楔切术,出院后建议继予正规抗结核治疗。

[手术结果或最后诊断]

术后病理示:右上叶尖后段肺结核,增殖性及干酪性。两个病灶大小分别为 6 cm×
5 cm×5 cm、1.5 cm×1.5 cm×1.5 cm,伴引流支气管结核,支气管切端及"上纵隔
组"淋巴结 1+/1 枚,"气管旁组"淋巴结 1+/1 枚,"气管前后组"淋巴结 3+/3 枚,
"气管支气管组"淋巴结 1+/1 枚,"隆突下组"淋巴结 1+/1 枚,"下肺韧带组"淋巴
结 1+/3 枚,"肺门组"淋巴结 1+/1 枚,"叶间组"淋巴结 1+/1 枚,"上中下叶组"淋
巴结 1+/1 枚均见结核病变。"食管旁组"淋巴结 1 枚未见结核病变。

[病例分析] 1. 结核球与周围型肺癌的鉴别,前者多见于年轻患者,影像学上可见到病灶边界清
楚,密度较高,时有钙化点,周围有纤维结节状病灶,病变可在较长时间内无
变化。

2. PET/CT 虽然能很好地鉴别肺部恶性肿瘤。但结合该患者，其结核病灶在疾病发展过程中表现为肺部病灶高代谢，所以极易造成误诊。

3. 总结：目前肺结核并不少见。虽然 PET/CT 对临床诊治很有帮助，但在诊断思路中仍需考虑肺结核可能。

病例 19 上海交通大学附属胸科医院

[疾病背景] 肺或支气管类癌大约占所有类癌的 25％,占肺部肿瘤的 1％～2％，10％～20％的类癌示非典型类癌,剩下的 80％～90％是典型类癌。类癌的 60％～70％发生在主支气管或叶段支气管,属于中央型。有材料表明类癌发病率女性要稍多于男性,但最近的研究表明男女具有同样的发病率,甚至有研究指出男女的发病率是 3.6∶1,类癌的发病年龄较广,平均年龄是 46 岁。年轻人患类癌的比率明显要高于原发型肺癌。中央型类癌中典型类癌要明显多于非典型类癌,并且由于其中央气道阻塞临床出现症状较早,因此非典型类癌的发病年龄要大于典型类癌 10 年。类癌常见的临床症状包扩咳嗽、哮喘、咯血。然而有 25％的患者没有任何症状。与典型类癌不同的是,非典型类癌与吸烟有关(83％～94％),常见于男性。非典型类癌 5 年生存率要明显低于典型类癌,分别是 87％和 56％。

[讨论主题] 肺类癌。

[病史简介] 男,42 岁。否认吸烟史,无肿瘤家族史。既往史无特殊。患者于 2008.5.7 因外院体检发现左肺占位,行 TBB 检查提示:左总支距隆突 2.5 cm 处新生物完全阻塞管腔。活检提示考虑小细胞肺癌。遂行 CPT-11 化疗 3 次,疗效 SD。后至我院就诊,复查胸部 CT 提示:左肺主支气管管腔及左下肺囊实性软组织占位,最大直径约 4.3 cm×5.5 cm×11.5 cm,密度不均,内见强化及钙化,纵隔淋巴结不明显。骨 ECT 及头颅 CT 均阴性。

[关键检查结果]

TBB 检查提示:左总支距隆突 2.5 cm 处新生物完全阻塞管腔。活检提示考虑小细胞肺癌。

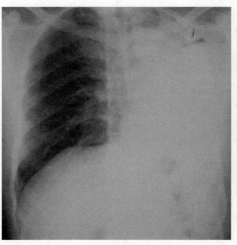
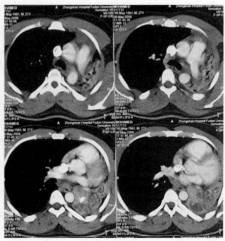

胸部 CT 提示：左肺主支气管管腔及左下肺囊实性软组织占位，最大直径约 4.3 cm×5.5 cm×11.5 cm，密度不均，内见强化及钙化，纵隔淋巴结不明显。

[初步诊断] 肺类癌。

[治疗经过] 2008.8.5 行左全肺切除术，术后恢复良好，门诊随访，一般情况尚可。

[手术结果或最后诊断]

术后病理提示：左总支气管神经内分泌癌，考虑类癌，管壁浸润，化疗后。支气管切端、上下叶间组淋巴结 2 枚（直径 1.2～2.5 cm），"气管支气管组"淋巴结 5 枚（直径 3.5～2 cm），"隆突下组"淋巴结 1 枚（直径 3～2.5 cm），喉返神经旁淋巴结 1 枚（直径 2～1.5 cm），主动脉弓下淋巴结 1 枚（直径 2～1.2 cm）未见癌转移。

[病例分析] 神经内分泌癌中，从典型类癌、不典型类癌到小细胞内分泌癌，恶性程度逐步增加，治疗方案也迥异。对典型类癌，多数外科医师倾向于支气管袖状或楔形切除；对中心型的典型类癌，支气管镜检的同时可行腔内电凝术或 Nd－YaG 激光介入治疗；对不典型类癌，行大叶切除联合/不联合放疗及化疗。对小细胞、大细胞及巨细胞神经内分泌癌多主张放疗和化疗。典型类癌恶性度低，约 10％的病例可发生转移，转移瘤生长亦缓慢，5 年存活率可达 90％。不典型类癌恶性度介于典型类癌与小细胞内分泌癌之间，淋巴结转移发生率为 66％，5 年存活率为 65％，远比小细胞内分泌癌（＜5％）为好，将其作为神经内分泌癌的一种独立类型有实际意义。

病例20 上海交通大学附属胸科医院

[疾病背景] 偶然发现。

[讨论主题] 两肺多发阴影的鉴别诊断。

[病史简介] 女,46 岁,无吸烟史,职业为教师,既往体健。2008.11.7 因"体检发现两肺阴影 1 个月余"入外院。门诊 PPD 试验(1：2 000)示 16 mm×20 mm。

[关键检查结果]

纤维支气管镜示:管腔通畅,黏膜触之易出血,右中叶灌洗,右 B1＋2 刷检均未见肿瘤细胞。

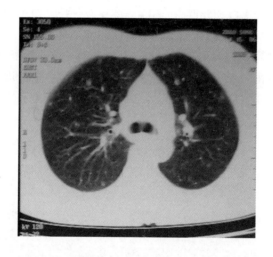

胸 CT:左肺上叶片状磨玻璃影,两肺弥漫型小斑片影及结节影,部分伴小空洞形成。

[初步诊断] 支气管肺癌,原发性,周围型,右侧,腺癌伴细支气管肺泡癌,s‐ T1NxM1(肺)。

[治疗经过] 2008.11.27 行 VATS 下右上叶部分切除术。患者拒绝辅助化疗,予以随访。

[手术结果或最后诊断]

术后病理:肺多发性病变,部分符合细支气管肺泡癌及乳头状腺癌,部分形态符合不典型腺瘤样增生。

[病例分析] 肺部多发结节性病变一般是指常规 X 线胸片或胸部 CT 扫描时发现肺部多个、不易准确计数的结节,这些结节大多数直径<1 cm。引起肺多发结节性病变的疾病种类繁多,且常无特异性表现。

常见的病因有:

1. 支气管‐肺感染性病变:包括细菌(如金黄色葡萄球菌、结核杆菌)、真菌(如曲霉菌、隐球菌、放线菌)、病毒、寄生虫等。

2. 肿瘤:肺泡癌、血源性或淋巴转移性肺癌为常见病因,也可见于白血病、淋巴瘤及胸膜间皮瘤肺部浸润。

3. 尘肺:尤其是矽肺。

4. 结缔组织性疾病:如皮肌炎、硬皮病、肺出血-肾炎综合征等。

5. 结节病。

6. 其他。

在本病例上存在另外一个罕见现象,即在同一个个体上存在三种病变(细支气管肺泡癌、乳头状腺癌和不典型腺瘤样增生),其中包括癌前病变。这种情况极为罕见,建议临床医师密切随访患者以掌握疾病的发展变化。

病例 21 上海交通大学附属胸科医院

[疾病背景] 上皮样血管内皮瘤是一种少见的恶性肿瘤,最常发生于肝脏,发生于肺部的少见。1975 年由 Dail 和 Liebow 首先报道该病,因常侵犯血管并具有 Ⅱ 型肺泡上皮的特点,故最初被称为血管内细支气管肺泡瘤。Corri 等用免疫组化的方法首次提出该肿瘤并非起源于上皮组织,而是起源于血管内皮,Weldon 等用电镜方法证实了该观点,该病多发于中青年患者,中位年龄为 39 岁,女性发病率约为男性 4 倍。

患者起病症状表现不一,多数是常规体检发现。目前没有效的标准治疗手段。国外报道,对于单发肺内结节,手术切除可达长期存活,但楔形切除和开胸切除未见生存差异,而对于初诊时即有多发肺内或胸膜转移,伴胸水者则不具备手术指征,常采用化学药物治疗,常用药物为丝裂霉素、5 - Fu,长春瑞滨等,但多数患者化疗效果不佳,有报道称一例患者使用 EC 方案化疗,疗效达到完全缓解;其他报道包括干扰素治疗一例伴有肝转移和骨转移的患者,经过一年干扰素治疗,疗效达到了 PR。

[讨论主题] 罕见病例(上皮样血管内皮瘤)的诊断和治疗。

[病史简介] 男性,37 岁,患者患乙型肝炎 10 余年,未行正规治疗,无吸烟史,无家族遗传恶性肿瘤史。因"右侧胸痛两个月"于 2008.7.15 首次入我院。

2008 年 5 月患者突发右侧胸痛,疼痛为持续性,后到外院医院就诊,胸部 CT 示右肺上叶及左肺多发结节影,考虑恶性肿瘤,遂至我院就诊。入院体格检查:体温正常,一般情况可。头部各器官无特殊,双锁骨上淋巴结未扪及肿大。肺部无异常呼吸音。心音正常无杂音。脊柱右侧弯曲,右侧胸廓塌陷,局部肋骨隆起,腹部正常,肝脾肋下未触及。

[关键检查结果]

血清肿瘤指标:NSE 21.1 ng/L；CA125 93.5 U/L。

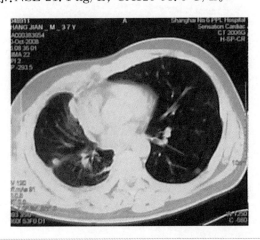

胸 CT 提示:右侧胸腔缩窄,右肺上叶及左肺散在结节影,最大 2 cm×2 cm,隆突下淋巴结肿大。右侧少量胸腔积液。入院时脑 CT/腹部 CT/骨扫描均未见异常。

[初步诊断] 肺部肿瘤。

[治疗经过] 2008.6.29 行 VAS 胸腔镜下右肺上叶剖胸探查术及右肺上叶切除术。术后经内科讨论后建议患者行干扰素治疗,随后患者间断使用干扰素 4 个月,干扰素治疗后胸痛症状未见好转,期间一直用曲马多及双氯芬酸纳止痛,2009.3.6 经多学科讨论认为干扰素治疗无效,建议行化疗,目前已行 GP+恩度 2 周期化疗,化疗两次后胸部 CT 示疗效 PR,患者疼痛症状较前明显好转。目前治疗和随访中。

[手术结果或最后诊断]

术后病理:肺部恶性肿瘤,免疫组化示 CD31(+), CD34(+), UEA - 1(+), F8 (-), AE1/AE3(+), CAM5.2(+),考虑上皮样血管内皮瘤。

[病例分析] 由于该病发病特征不具有特异性,加之发病率低,不易引起临床重视,故该病诊断较为困难,多数诊断依靠开胸明确。近几年随着微创技术发展,胸腔镜逐渐成为诊断的重要手段,本例患者即通过胸腔镜诊断明确。

有学者通过免疫组化和电镜的方法首次提出该肿瘤并非起源于上皮组织,而是起源于血管内皮。

目前对于该病的治疗尚无共识。以往治疗常采用化学药物治疗,常用药物为丝裂霉素、5 - Fu,长春瑞滨等,但多数患者化疗效果不佳。

我们在治疗过程中结合疾病的病理特征和以往的化疗方法,采用了含铂两药联合方案并结合血管内皮抑制素的治疗方法,并取得较好的疗效。本例患者连续应用 2 周期治疗后疼痛症状明显缓解,复查胸部 CT 显示疗效 PR,初步证实血管内皮抑制素结合化疗对治疗该病有一定疗效。

本例是国际上首次报道用血管内皮抑制素结合化疗治疗该病有效的报道。

病例 22 上海交通大学附属胸科医院

[疾病背景] Ⅲ期非小细胞肺癌(NSCLC)的多学科综合治疗已成为临床胸外科和肿瘤内科医师的共识,但手术、化疗和放疗的治疗顺序组合是目前争论的焦点。

[讨论主题] 新辅助化放疗。

[病史简介] 男性,59岁,吸烟:700年支。因"体检发现右肺阴影一个月"于2006.2.6入科。病程中不咳,无痰,无发热和胸痛。查体:浅表淋巴结未扪及,心肺无殊,无杵状指。既往史:高血压史,糖尿病史,有肿瘤家族史(父亲、妹妹均死于肿瘤)。胸CT(2006.2.10):右主支气管旁分叶状影,约4.5 cm×4.5 cm,部分突入右上叶管腔,右上叶前段雾状影,腔静脉后、隆下、主动脉弓下见多发淋巴结肿大,最大直径2.5 cm。脑MRI(2006.1.25):无占位性病变。骨ECT(2006.2.2):无放射性浓聚。腹部CT(2006.1.28):无占位。TBB(2006.1.20):右上叶开口见菜花样新生物完全阻塞管腔。活检:低分化鳞癌。临床分期:C-T2N2M0,PS=0。

[关键检查结果]

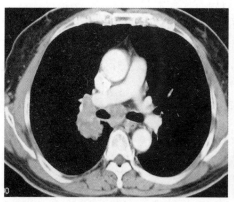 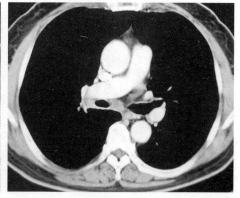

同步放化疗前   同步放化疗后

[初步诊断] 右肺鳞癌。

[治疗经过] 患者于2006.2.14起接受同步放化疗:NP方案(NVB 25 mg d1, d8;DDP 120 mg d1)+6 MV-X线放疗总量40 Gy(20f),治疗后血白细胞最低2.7×10⁹/L,血小板未见下降;胃肠道反应Ⅰ度,患者一般情况良好,放疗总量达10 Gy时复查胸CT(2006.2.27)与治疗前CT(2006.2.10)比较,原发灶及淋巴结均吸收75%以上。患者接受的放疗总量达40 Gy后转入外科,与2006.3.22进行右上叶切除术+淋巴结清扫术。手术过程顺利,术中出血200 ml。术后恢复良好,于2006.4.4出院。2006.4~2006.9间接受4次NP化疗(NVB 25 mg/m² d1、d8, DDP 75 mg/m² d1),

WBC 最低 1.8×10^9/L,胃肠道反应 I 度。目前本科门诊随访,一般状况良好。

[**手术结果或最后诊断**]

术后病理:右上叶后段肿瘤放化疗后,纤维组织增生,大量泡沫细胞伴坏死、散在多核巨细胞及个别坏死肿瘤细胞残骸。气管支气管组 LN 一枚(2 cm×1 cm),隆下 LN 一枚(1.5 cm×1 cm),肺门 LN 一枚(1 cm)见多量泡沫细胞及坏死,均未见癌转移。上纵隔 LN 两枚(0.2 cm),气管前后 LN 一枚(1 cm×0.5 cm),叶间 LN 一枚(0.2 cm)均未见癌转移。支气管切端(F06-259)阴性。R(一)。

[**病例分析**] 非小细胞肺癌目前强调多学科治疗,包括外科手术、化疗、放疗、中医中药和免疫治疗;其中外科手术、化疗和放疗是主要的 3 种手段。外科手术作为肺癌局部治疗最重要的手段,手术是否完全性切除,严重影响患者的长期预后;外科手术治疗包括肿瘤切除和区域淋巴结清扫,淋巴结的清扫以系统性淋巴结清扫为主要方法。但对于 III 期非小细胞肺癌,由于肿瘤细胞已随淋巴引流途径转移至纵隔淋巴结,处于播散发展状态,单纯手术已无法满足完全性切除肿瘤和淋巴结的要求,局部治疗和全身治疗的优化组合势在必行。放疗也是局部治疗的主要方法,是对外科手段的一种补充,一般认为,有两组以上的纵隔淋巴结转移,手术后均应该给予放射治疗。化疗是兼顾全身和局部治疗的手段,对肿瘤的杀伤作用早已得到医学界证实,随着许多肿瘤化疗新药的问世,化疗药物的不良反应(包括白细胞降低、恶心与呕吐等)均能够得到控制并降到最低程度。什么样的组合才能取得最优的治疗效果呢? 欧洲和美国的许多研究者认为,对 III 期非小细胞肺癌,采取先化疗、后手术能够提高患者 5 年生存率;最新研究认为同步放化疗后手术能够取得比预想更好的结果。

病例 23 上海交通大学附属胸科医院

[疾病背景] 新辅助化疗是指在恶性肿瘤局部治疗(手术或放疗)前给予的化疗,又称为诱导化疗、术前化疗或原发化疗,是近年来 NSCLC 辅助治疗的一种新方法。从 1982 年 FREI 提出此概念以来,新辅助化疗已成为肺癌、乳腺癌、头颈部肿瘤、消化道肿瘤、宫颈癌及骨肉瘤等多种肿瘤综合治疗的重要组成部分。目前许多的临床研究都显示新辅助化疗可能有以下的益处:①避免体内潜伏的继发灶在原发灶切除后 1～7 日内由于体内肿瘤总量减少而加速生长。②避免体内残留的肿瘤在手术后因凝血机制加强及免疫抑制而容易转移。③使手术时肿瘤细胞活力减低,不易播散入血。④从切除肿瘤标本了解化疗敏感性,以指导术后治疗。⑤早期消灭肿瘤,避免抗药性。⑥缩小肿瘤以利于手术切除。⑦化疗若能消灭免疫抑制细胞,反而可加强机体免疫力,即使化疗机体免疫机制受抑制,手术 2 周后,仍可因反跳现象而恢复。⑧早期化疗可防止远处转移。⑨对因各种因素如高血压、心肌梗死等而致手术延迟的患者可起到控制肿瘤、治疗肿瘤的作用,为择期手术和综合治疗创造条件。另外,有效的术前化疗在减轻肺癌伴随症状的同时也减轻了患者的精神和心理的不利因素,增强战胜疾患的信心,使其能更好地配合治疗。

[讨论主题] 新辅助化疗。

[病史简介] 男性,60 岁,吸烟史 1 200 年支。因"咳嗽 2 年发现右肺影 8 个月"于 2007.10.30 入院。否认肿瘤家族史。胸 CT(2007.10.29):右肺上叶尖后段占位伴纵隔淋巴结肿大。脑 MRI(2007.11.1):无占位性病变。骨 ECT(2007.11.1);无放射性浓聚。腹部 CT(2007.11.5):无占位。2007.11.8 全麻下行纵隔镜检查,取腔静脉后淋巴结活检,冰冻示:低分化鳞癌。对侧纵隔淋巴结(一)。

[关键检查结果]

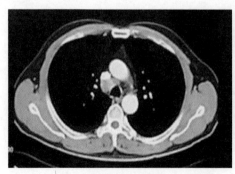
新辅助化疗前

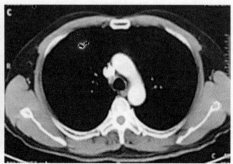
新辅助化疗后

[初步诊断] 支气管肺癌。

[治疗经过] 2007.11.15、12.11 予以 TC 方案治疗 2 次(Taxol 330 mg，CBP600 mg AUC＝5)。化疗后病灶及纵隔淋巴结缩小明显，疗效 PR。2008.1.3 行全麻下右肺上叶切除术。2008.2.15、2008.3.12 术后行 2 次化疗，予以 TC 方案(Toxol 330 mg，CBP600 mg)，无明显化疗不良反应。2008.4.30～2008.6.13 行纵隔放疗，60 Gy/30f。

[手术结果或最后诊断]
术后病理:右上叶尖段鳞状细胞癌，低分化，化疗后伴坏死及周围纤维组织增生。"气管前后组"淋巴结 1＋/2 枚(直径 0.5～2 cm)见癌转移。支气管切端(F08－22)，"上纵隔组"淋巴结 1 枚(直径 0.2 cm)、"气管旁组"淋巴结 1 枚(直径 0.3 cm)、"隆突下组"淋巴结 3 枚(直径 0.5～1 cm)、"下肺韧带组"淋巴结 1 枚(直径 0.2 cm)、"肺门组""淋巴结 2 枚(直径 0.5～1 cm)"、"叶间组"淋巴结 1 枚(直径 0.5～1 cm)、"3A"淋巴结 2 枚(直径 0.3～0.5 cm)，未见癌转移。"气管支气管组"淋巴结 1 枚(直径 1.5 cm)见类上皮结节，未见癌转移。

[病例分析] 新辅助化疗的研究已有 20 余年的历史，对其临床价值有了一定的共识，目前多项研究已显示其优越性，尤其是在提高肿瘤切除率、无瘤生存率及总生存率方面的报道较多，肯定了其在肿瘤综合治疗中的意义。但由于现有大部分研究的样本较小，随访时间短，关于肿瘤复发率、无瘤生存率、总生存率的观察结果尚难用于评价新辅助化疗的总体优势，还需要更多的临床随机对照试验和更长的随访时间。随着研究的深入，新辅助化疗也慢慢地暴露出一些问题:例如，在行新辅助化疗的一些 NSCLC 患者中，有一小部分仅通过手术即可治愈，若术前化疗无效而肿瘤进展，会延误治疗，增加手术难度。其次，术前化疗可改变肿瘤界限，或使组织学上阳性结节变为阴性结节而使肿瘤病理分期模糊不清，而模糊的临床分期会使医师难以确定治疗方案，且对化疗结果的判定造成麻烦。另外，新辅助化疗对肿瘤生物学行为影响的研究较少，期待着更多有价值的研究涌现。

病例24 上海交通大学附属胸科医院

[疾病背景] 肺淋巴瘤根据发病部位和病因不同可分为原发性、继发性及免疫缺陷相关性3类。原发性淋巴瘤仅表现为肺的淋巴结浸润而不伴有其他部位的淋巴结病变,临床极为罕见。

[讨论主题] 原发性肺淋巴瘤。

[病史简介] 男,42岁。否认吸烟史,无肿瘤家族史。既往史无特殊。患者于2009.4初无明显诱因下出现低热、咳嗽、乏力症状。患者于外院就诊,静脉抗生素治疗后无好转。

[关键检查结果]

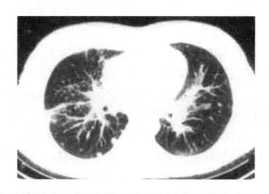

胸CT检查提示"右肺大块软组织影伴不张,纵隔淋巴结肿大"。

[初步诊断] 原发性肺淋巴瘤。

[治疗经过] 经皮肺穿刺活检病理:原发性肺淋巴瘤。患者转至血液科行CHOP方案化疗。

[手术结果或最后诊断]
　　　　原发性肺淋巴瘤。

[病例分析] 原发性肺淋巴瘤影像学表现多样,无特异性,需和肺内其他常见疾病鉴别。病变实变且见支气管充气征时,需与大叶性肺炎鉴别;当沿支气管血管束浸润形成沿纹理分布小片状阴影时,又似小叶性肺炎。肺炎一般都有典型症状,白细胞数增高,治疗后明显吸收好转,可资鉴别。肺炎型细支气管肺泡癌的支气管充气征多呈"枯树枝"状,患者呼吸困难,咳泡沫样痰且痰中可查到癌细胞。结节病症状较轻,多表现为肺门对称性淋巴结增大,纵隔内淋巴结增大少见。当肺内出现多发结节或粟粒样改变时,肺门淋巴结可缩小,后期病变以肺纤维化为主。本病呈良性过程,有自然愈合倾向,与肺淋巴瘤病程长且病情渐重不同。

综上所述,当肺内出现多边缘欠清或周围呈磨玻璃样改变大结节,同时有沿纹理分布的片状、网织小结节样改变,抗感染、抗结核治疗无效时,应考虑到本病。最后需靠穿刺、手术取得病理诊断。

病例 25 上海交通大学附属胸科医院

[疾病背景] 肺部阴影长期存在(超过 5 年),随访期间间断出现肺部症状。

[讨论主题] 肿瘤影像学表现不典型者的鉴别诊断(肺部阴影长期存在)。

[病史简介] 女,69 岁,无吸烟史,既往体健。2001 年无诱因下出现咳嗽、咳痰,胸片检查提示右肺阴影。予抗感染治疗后好转,但未完全吸收。患者随访期间胸部 CT 示右肺小片磨玻璃影,当时考虑良性可能性大,一直随访中。2008.11 出现午后低热、盗汗,PPD(+),予正规抗结核治疗 3 个月后症状好转,2009.4 复查 CT 磨玻璃影较前进展。

[关键检查结果]

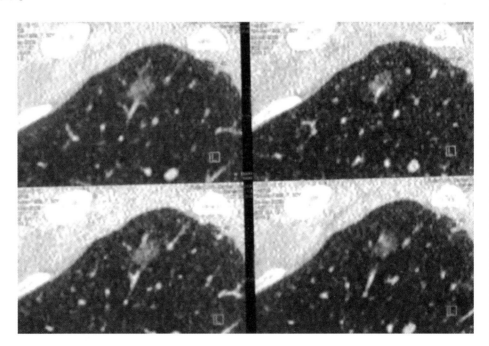

胸部 CT 示右肺小片磨玻璃影。PET-CT 示右上肺尖段斑片影,FDG 代谢轻度升高,考虑炎性可能性大。

[初步诊断] 右肺阴影待查(炎症可能)。

[治疗经过] 入院后完善常规术前检查于 2009.4.21 行 VATS 右肺上叶切除术。

[手术结果或最后诊断]

术后病理:右上叶尖段球型肿块,肿瘤大小 2.1 cm×1.5 cm×1.5 cm,距胸膜 0.1 cm。右上叶尖段腺泡样及细支气管肺泡癌混合亚型,中高分化。支气管切端及

"气管支气管组"淋巴结 1 枚,"隆突下组"淋巴结 2 枚,"食管旁组"淋巴结 1 枚均未见癌转移,"叶间组"淋巴结镜下见纤维组织伴出血。

[**病例分析**]　1. 本例患者的肺部病灶存在时间长,超过 5 年。且病灶生长速度极慢。

2. 从 CT 表现来看病灶表现为磨玻璃状,容易与普通感染性病灶混淆。

3. 术后病理:腺泡样腺癌及细支气管肺泡癌混合亚型。细支气管肺泡癌细胞生长速度慢且影像学表现与其他类型肺癌表现差别很大。

4. 总结:肺部病灶存在时间长且影像学表现不典型极易使人误诊为良性肿瘤或慢性感染性病灶,建议在进行鉴别诊断时需考虑细支气管肺泡癌这一亚型。

病例26 上海交通大学附属胸科医院

[疾病背景] 晚期 NSCLC 一线含铂两药方案化疗的疗效已达瓶颈,中位生存期 9～12 个月,1 年生存率 30%～40%。INTACT1、INTACT2、TALENT、TRIBUTE 等研究将吉非替尼、厄洛替尼等 EGFR-TKIs 与化疗同时应用,却并未显示提高化疗疗效。基础研究提示 EGFR-TKIs 与化疗药物作用的细胞周期不同导致联合应用时存在拮抗作用。如何更好地将 EGFR-TKIs 与化疗联合,提高一线治疗的疗效,是近年研究的热点。

[讨论主题] EGFR-TKIs 一线与化疗的序贯应用。

[病史简介] 男,53 岁,无吸烟史。2008.7.29 因"右颈部不适伴消瘦 4 个月,发现右肺阴影 1 周"首次入院。

[关键检查结果]

2008.7.26 PET/CT 示:右肺中叶外侧段大小约 5 cm×4 cm 肿块,SUVmax8.8,右侧锁骨区、主肺动脉窗多发淋巴结肿大,SUVmax5.8。2008.7.26 脑 MRI 示:右侧额叶、左侧颞叶、小脑右侧半球见多个大小不等类圆形影,最大者 1.8 cm×1.5 cm,周围大片状水肿。2008.7.23 右锁骨上淋巴结穿刺示:腺癌。

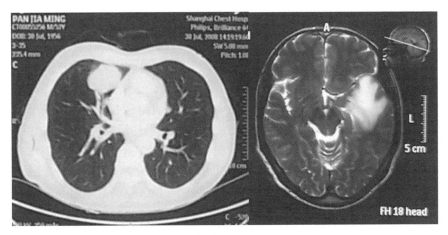

治疗前影像

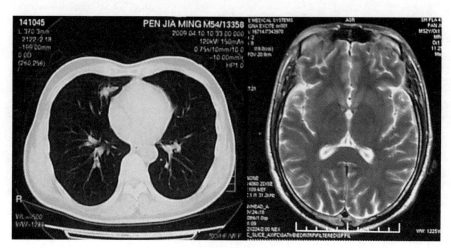

治疗后影像

[治疗经过] 2008.7.30 至 2008.8.12 行全脑放疗,DT30 Gy/10fx。

2008.7.30 至 2008.8.29 口服 Tarceva 150 mg q.d.,自觉症状好转,2008.8.22 胸 CT 示右肺病灶 3 cm×2 cm,疗效 PR。

2008.9.2、2008.10.15、2008.11.25、2009.1.9 行 4 周期 GP＋Tarceva 方案治疗(健择 1.8 g d1、8;DDP 140 mg d1;Tarceva 150 mg d15～28),2 程及 4 程后疗效评价 PR。后一直口服 Tarceva 150 mg q.d.。

[手术结果或最后诊断]

支气管肺癌,原发性,周围型,右肺,腺型,c-T2N3M1(脑),Ⅳ期,PS1。

[病例分析] INTACT 和 TRIBUTE 试验的相继失败,一度让肺癌研究者们试图在晚期 NSCLC 一线化疗同期联合 EGFR-TKI 以提高生存的希望落空,但 2008 年 ASCO 年会公布的一线化疗序贯联合厄洛替尼的 FAST-ACT 研究,却带来了新的曙光。该项多中心、Ⅱ期临床研究,将初治的ⅢB/Ⅳ期 NSCLC 患者按 1∶1 随机分配,接受 GP/GC 方案化疗,并分别在 15～28 日接受厄洛替尼 150 mg/d 或安慰剂(序贯联合期)。化疗最多 6 周期,无疾病进展的患者继续接受厄洛替尼或安慰剂治疗直至疾病进展或出现不可耐受的毒性(维持期)。分层因素包括研究中心、分期(Ⅲ/Ⅳ)、病理类型(腺癌/其他)和吸烟状况(不吸烟/既往吸烟/目前吸烟)。主要研究终点是 8 周时的无进展率(NPR)(包括 CR、PR、SD,SD 需持续＞8 周)。研究共入组 154 例患者,厄洛替尼组 76 例,安慰剂组 78 例。厄洛替尼组与安慰剂组 8 周时的 NPR 分别为 80.3% 和 76.9%(P＝0.51),16 周时的 NPR 分别为 65.8% 和 53.8%(P＝0.11), RR 分别为 36.8% 和 24.4%(P＝0.089),中位缓解时间分别为 38.4 周和 24.1 周(P＝0.035)。厄洛替尼组 PFS 较安慰剂组明显延长(31.3 周 *vs.* 23.7 周;HR＝0.57, 95% CI:0.38～0.84, P＝0.018),在所有预先设定的亚组中(包括男性、吸烟者和非腺癌患者)均存在生存获益。FAST-ACT 研究是第一个显示 EGFR-TKI 联合化疗取得获益的随机、安慰剂对照的Ⅱ期临床研究,这种新的序

贯联合方式避免了 EGFR-TKIs 和化疗同时应用时细胞周期的拮抗,4 周的化疗周期中,1、8 日使用化疗,15～28 日使用厄洛替尼,带来了 PFS 生存获益,与 TRIBUTE 和 TALENT 研究同时应用厄洛替尼和化疗未取得生存获益形成了鲜明的对比。

本病例证实了 FAST-ACT 这种治疗模式的成功。患者初诊时即有脑转移,在全脑放疗联合口服厄洛替尼的初始治疗中,患者肺部及脑部病灶均达缓解。因患者一般状况好,可耐受化疗,在脑放疗结束后,我们按照 FAST-ACT 治疗模式给予 GP 序贯厄洛替尼治疗,4 周期治疗结束后予厄洛替尼维持,患者疗效 PR,耐受性良好,PFS 达 11 个月。FAST-ACT 模式突破了单纯化疗的瓶颈,值得进一步探索和推广。

病例27　上海交通大学附属胸科医院

[疾病背景] ^{18}F－FDG PET 显像已广泛用于肿瘤诊断,对肺部病变的诊断及在肺癌临床分期的价值已得到肯定。对 CT 影像学上怀疑肺恶性病变,而 PET/CT 未见 FDG 代谢增高的病灶的处理,临床应如何正确地处理,以防止过度治疗的同时减少误诊,提高诊断水平。

[讨论主题] FDG 代谢不增高的肺部病灶的处理。

[病史简介] 男,60 岁,吸烟史 1 200 年支。2008.6.12 因"体检发现左肺阴影 3 天"首次入院。

[关键检查结果]

2008.6.21 PET/CT:左肺下叶外基底段结节影,FDG 摄取明显增高,平均 SUV 8.1,最大 SUV 9.0;右肺下叶外基底段磨玻璃样病灶,平均 SUV 1.0,最大 SUV 1.2。脑 CT(－)。

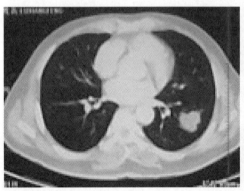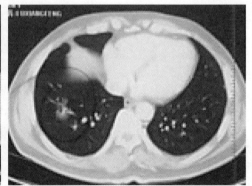

[初步诊断] 双肺阴影待查(肺癌可能)。

[治疗经过] 2008.6.23 行左肺下叶切除术。术后复查 CT 示原右肺结节稳定。2008.7.25～2008.11.20 行 4 疗程 NP＋恩度方案化疗。治疗期间复查胸 CT 示右肺下叶磨玻璃样结节与前相仿。2009.3.5 行右下肺叶切除术。

[手术结果或最后诊断]

2008.6.23 术后病理示:左下叶前外基底段肿块 3.5 cm×3.5 cm×4 cm,腺鳞癌,低-中分化。第 7、9 L、10、11 组 LN 及支气管切端(－),p-T2N0M0,ⅠB 期。

2009.3.5 术后病理示:右下叶内基底段肿块 2.5 cm×1.5 cm×1.8 cm,肺腺癌(原发性),乳头状及细支气管肺泡癌混合亚型,中-高分化。支气管切端及叶间组 LN 未见癌转移。术后分期 p-T1N0M0,ⅠA 期。

[病例分析] 直径在 2 cm 以下的早期周围型肺癌一直是影像学诊断的难点,^{18}F－FDG PET/CT

检查也不例外,^{18}F-FDG 是非特异性肿瘤显像剂,肺部良性病变也可能对 FDG 高摄取,而病灶较小、细胞分化较好、低度恶性的肿瘤,FDG 摄取也可能不高或不摄取,如细支气管肺泡癌(结节型)、类癌或<7 mm 的小病灶等。周围型肺癌尤其是直径<2 cm 的早期肺癌,诊断性 CT 能帮助观察病灶强化程度、细小毛刺、浅分叶以及胸膜凹陷征、血管集束征等病灶周围征象。本例右下肺结节影像学上表现有空气支气管征、GGO 伴实性结节,均为肺癌的典型表现,经密切随访后对右肺病灶进行了手术,病理证实为第二原发肺癌,病理类型与左肺不同。因此,对 PET 显像阴性的病灶,仍需结合 CT 影像学特点判断,及时处理。

病例 28　上海交通大学附属胸科医院

[疾病背景] 空洞是肺部疾病常见的影像学表现。很多种疾病在发展过程中均可形成空洞,不同疾病空洞的病因及形态各有特点。充分认识空洞的影像特点对于疾病的鉴别诊断十分重要。CT 检查比 X 线平片更为清楚地确定空洞的存在及作出定性诊断。高分辨率 CT(HRCT)能够进一步显示空洞的细微表现,并提供更多的影像学信息。现将我们收治的 1 例肺部鳞癌空洞报告如下。

[讨论主题] 肺部癌性空洞。

[病史简介] 男性,78 岁,吸烟史:500 年支,职业:农民。既往有血吸虫肝病史。1 个月前出现咳嗽伴痰中带血,有活动后气促,无发热、胸痛、胸闷、消瘦等不适。体检:浅表淋巴结未及,左肺可及鼾音。

[关键检查结果]

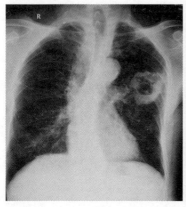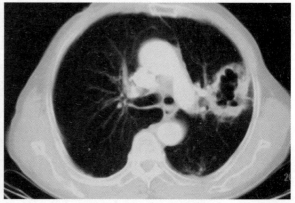

胸片示左上肺巨大块影,伴空洞。胸 CT 示左上肺厚壁空洞型块影,空洞壁不规则,可及半岛征。双肺上叶可及泡性气肿。双肺散在条索影。

[初步诊断] 左肺空洞待查(肺癌可能)。

[治疗经过] 痰癌细胞检查找到鳞癌细胞。

[手术结果或最后诊断]
　　肺鳞癌。

[病例分析] 肺癌细胞沿肺泡或肺泡间隔生长,形成实质性肿块,容易造成肿瘤内供血不足,产生液化、坏死,肿瘤浸润支气管,坏死液化组织经支气管排出后形成空洞。空洞按病因分为炎性空洞和癌性空洞两种,按形态又可分为厚壁空洞和薄壁空洞。一般空洞壁>3 mm 为厚壁空洞,<3 mm 为薄壁空洞。肺癌空洞发生率为 2%～16%,在发

生空洞的肺癌组织学分型中,鳞癌最高。Woodring 等报道,肺癌空洞 CT 常表现为厚壁或厚薄不均的空洞,中心性多见,偏心性空洞少见。

肺癌空洞常需与肺结核空洞、肺脓肿空洞、肺包虫囊肿及肺真菌性空洞等病变鉴别。肺结核空洞当干酪物完全排出后呈薄壁,且长期不变,好发于双肺上叶尖后段及下叶背段,其内壁多光滑,洞壁常见钙化,病灶周围常见纤维条索。卫星病灶和向肺门引流的增厚支气管影,若结核处于活动期,临床上患者多有低热、咳嗽及中毒症状,实验室检查结核菌素试验阳性等,以上多种征象均提示结核空洞与肺癌空洞两者表现有较明显的不同点,可以鉴别。肺脓肿患者临床多有急性感染和咯脓臭痰病史等,急性期空洞边缘模糊,内壁常较光整,内多见液平面。但结核性空洞当干酪性物质未完全排出,或肺脓肿急性期也可为厚壁空洞,其内壁可不规则,有时与癌性空洞发生混淆。肺包虫囊肿多有疫区生活史,临床症状不明显。肺真菌性空洞外缘模糊,可有晕征,且动态变化快。

CT 能够发现早期小空洞和被邻近结构和病灶掩盖的隐匿空洞,准确显示空洞壁的厚度和形态学特征,了解空洞周围和肺门的伴发病变。结合病史、临床症状、痰细胞学检查、肺穿刺活检以及随访观察等,鉴别诊断并不困难。

病例29 上海交通大学附属胸科医院

[疾病背景] 肺癌是最常见的恶性肿瘤之一,近年来发病率呈上升趋势,死亡率也居高不下。肺癌晚期多已发生转移扩散,治疗较为困难,对肺癌晚期的治疗而言,更重要的是改善症状,提高生活质量。近年来随着分子靶向药物的不断发展,靶向治疗联合化疗已成为治疗晚期 NCSLC 的热点。2008 年 Prike 等在 ASCO 上报道了 FLEX 研究,西妥昔单抗＋顺铂＋长春瑞滨治疗 EGFR 表达阳性的晚期 NSCLC 优于单纯顺铂＋长春瑞滨化疗,并且在人种中存在差异。

[讨论主题] 1. 西妥昔单抗作为二线治疗晚期非小细胞肺癌的疗效。
2. 骨转移灶治疗的方案选择及介入时机。

[病史简介] 男性,58 岁,吸烟 1 200 年支。2008.11 因腰部酸痛、声嘶起病,2008.11.18 行腹部 CT 检查发现 T12 骨质破坏,进一步行胸部 CT 检查发现右肺中叶软组织影伴两肺小结节影,纵隔内多发淋巴结肿大,T11～T12 椎体破坏。2008.11.26 行 PET/CT 检查提示右肺病灶 FDG 代谢增高,伴纵隔内多发淋巴结、颅内、胰腺、双侧肾上腺及多发骨转移。

[关键检查结果]

2008.11.26 行 PET/CT 检查提示颅内占位伴水肿。右肺中叶结节 SUVmax 10.3. 气管旁、隆突下淋巴结 SUVmax 13.3 和 13.5,双侧肾上腺占位,SUVmax 7.8. 胰体尾部占位,SUVmax 5.3。T12、L4、右侧髂前上棘、右侧耻骨摄取异常增高, SUVmax 9.7,上述部分骨骼骨质破坏。2008.12.18 喉镜检查:右侧声带前联合处有 2 mm×3 mm 新生物。2008.12.10T12 穿刺活检:转移性肺腺癌。

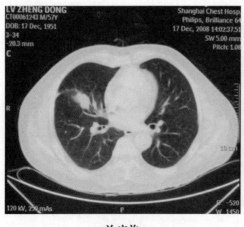
治疗前

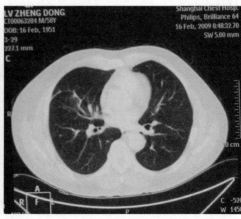
治疗后

[初步诊断]　支气管肺癌，原发性，周围型，右中叶，腺癌，c‐T2N2M1（肺、骨、脑、胰腺、双肾上腺、右侧声带）。

[治疗经过]　因考虑患者骨质破坏较重，有截瘫风险，于2008.12.8行椎体PVP术＋活检术，T12活检病理示转移性肺腺癌。2008.12.22起给予全颅放疗20 Gy。2008.12.26起给予力比泰＋顺铂序贯特罗凯治疗两周期，复查胸部CT提示左上肺见新发小结节，考虑疗效PD。2009.3.2起改为泰素帝＋乐沙定＋爱必妥治疗6周期，声嘶缓解，胸部CT提示右肺病灶明显缩小，腹部B超提示原胰腺、双肾上腺转移灶消失，头颅MRI提示原颅内转移灶明显缩小。疗效评价为PR。

[手术结果或最后诊断]

支气管肺癌，原发性，周围型，右中叶，腺癌，c‐T2N2M1（肺、骨、脑、胰腺、双肾上腺、右侧声带）。

[病例分析]　1. 晚期肺癌伴椎体转移患者，根据骨转移程度，选择适当的治疗极为重要。对于椎体骨质破坏严重伴有症状者，应及时行骨水泥治疗，可明显缓解患者症状及减少截瘫风险，提高患者的生活质量。

2. FLEX研究显示西妥昔单抗联合化疗一线治疗晚期非小细胞肺癌有效，但西妥昔单抗作为二线治疗晚期肺癌，目前尚无明确报道。该患者一线治疗失败后改为泰素帝＋乐沙定＋爱必妥治疗后右中叶病灶明显缩小，两肺小结节明显吸收，腹腔转移灶消失，疗效PR。该病例为NSCLC的二线治疗提供了一种新选择。

病例**30**上海交通大学附属胸科医院

[疾病背景] 随着影像学的发展,肺内小病灶发现明显增多,CT 中常可发现除肺癌外的其他<
5 mm 的细小结节。如何较正确地处理,包括诊断、预防和治疗,是目前影像、肿瘤、
呼吸内外科热衷的课题。

[讨论主题] 肺癌并发不典型腺瘤样增生的诊断和处理。

[病史简介] 女性,无吸烟史。2008. 12. 17 因"体检发现左上肺结节 1 个月"首次入院。
2008. 11. 19 PET/CT 示:双肺多发斑片影,其中左上肺病灶 FDG 代谢略增高,
SUV 值 2. 0,延迟 2. 4,双侧胸膜见多个小突起,FDG 未见明显增高。2008. 11. 20
外院 TBB 示左上叶后段支气管黏膜稍充血,表面欠光整,开口规整,活检示左上叶
开口处黏膜上皮及纤维组织轻度变性及轻度慢性炎症,肺泡灌洗液中找到蠊缨滴
虫,予抗滴虫治疗后复查病灶无明显变化。

[关键检查结果]
2008. 11. 19 胸 CT:

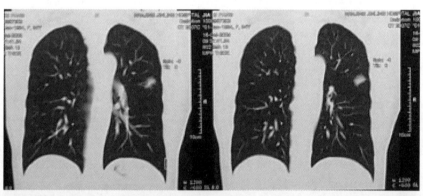

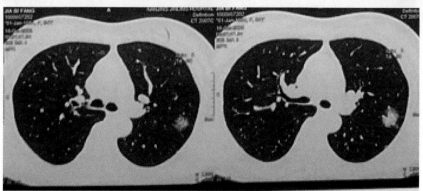

[治疗经过] 2008.12.19 行 VATS 辅助小切口左上叶袖形切除术。

[手术结果或最后诊断]

手术病理:(巨检)左肺上叶 18.5 cm×12 cm×3.5 cm,胸膜尚光滑。上叶支气管通畅,尖后段与前段交界处结节 0.8 cm×0.6 cm×0.5 cm,质中,界不清;尖后段近楔切缝线处结节 0.2 cm,灰白,质硬,界尚清;舌段见一结节 0.5 cm,灰白,界不清,质中。另送楔切肺 4 cm×2.5 cm×1.8 cm,切面见肿块 1.8 cm×1.5 cm×1.3 cm,灰白灰黑,质硬,界不清,侵胸膜。

(镜检):①左肺上叶尖后段肺腺癌,腺泡样及细支气管肺泡样混合亚型,中分化,侵脏层胸膜。肿瘤大小 1.8 cm×1.5 cm×1.3 cm。支气管切端、第 5、6、7、10、11 组淋巴结未见癌转移。②左上叶尖后段肺泡上皮不典型腺瘤样增生(两个病灶最大径分别为 0.8 和 0.3 cm)。③左上叶尖后段纤维性结节形成(最大径 0.2 cm)。④左上叶舌段肺组织局灶性慢性炎,肺泡上皮增生,伴肺泡腔内组织细胞积聚(最大径 0.5 cm)。

[病例分析] AAH 为肺腺癌癌前期病变,在腺癌、多发灶、周围型肺癌中,AAH 发生率高。手术探查、胸部 CT 检查时应注意肺腺癌旁小结节灶,以及具有肺癌高危因素者。本例术前 CT 即发现病灶周围多个小结节灶,经手术后病理证实在左上肺腺癌周围病灶确为 AAH。对于单个 AAH 建议定期随访,有怀疑可手术切除,如果肺癌患者合并有此类病灶,建议同期手术切除,但 AAH 切除范围宜小不宜大,术后需长期随访。鉴于近年外科小切口以及胸腔镜手术的发展,减少了创伤性,胸部小病灶经检查不能除外肺癌,可依之决定治疗方法,做微创手术明确诊断,对改善预后可能会有所得益。至于非肺癌的孤立 AAH 灶是否手术,虽然无明确结论,如患者伴肺癌高危因素,不能除外癌症时,微创手术值得进行。

病例31 上海交通大学附属胸科医院

[疾病背景] 在肺癌的影像学表现中,团块影、结节影较为多见,此外有部分肺癌表现为斑片影等炎症样改变,在临床鉴别诊断及治疗中值得注意。

[讨论主题] 肺癌的炎症样影像学改变。

[病史简介] 男性,吸烟史 500 年支。2009.8.5 因"体检发现右上肺结节 1 年"入院。

[关键检查结果]

2009.7.25 胸 CT(治疗前)

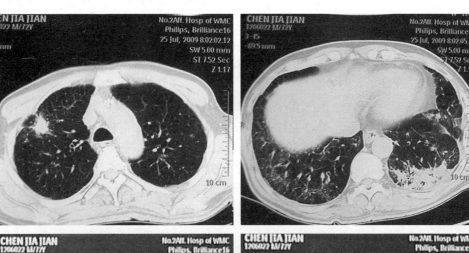

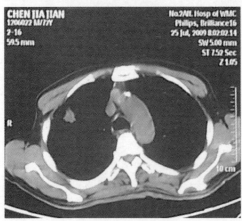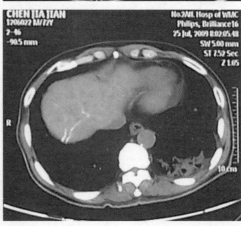

2008.7.12 常规体检时胸 CT 见右上叶前段小结节,2 cm×1 cm,形态不规则,见小毛刺及胸膜牵曳,当地医院考虑慢性炎症,未进一步诊治。2009.7.25 体检时胸 CT 见右上叶前段小结节影较前增大,2.5 cm×2 cm,见长短毛刺、胸膜牵曳及空洞征,双下肺散在结节影及斑片影。2009.7.31 PET/CT 示:右上肺结节影,SUV 最大值

4.6,双肺散在多发结节,部分放射性摄取增高,SUV 最大值 1.9,最大者 1.2 cm,双下肺斑片影,部分似见蜂窝影,边缘模糊。右下气管旁、隆突下及双肺门淋巴结放射性摄取增高,SUV 最大值 3.0。2009.7.28 行 TBLB,于右上叶前段阴影取活检及毛刷,病理示:腺癌。

[诊　断] 支气管肺癌,原发性,周围型,右上肺,腺型,c-T2N2M1(肺),PS0。

[治疗经过] 2009.7.29 起行抗炎治疗 2 周,复查示左肺斑片影无明显变化。2009.8.13 行左下肺斑片影穿刺,病理示:找到癌细胞,腺型。明确诊断及分期后于 2009.8.17、2009.9.8 行 2 程培美曲塞+DDP 方案化疗,2009.9.25 胸 CT 示病灶缩小 29%,两下肺蜂窝状病灶较前明显吸收。

[手术结果或最后诊断]

支气管肺癌,原发性,周围型,右上肺,腺型,c-T2N2M1(肺),PS0。

[病例分析] 本例患者右上叶前段结节影经 TBLB 活检及毛刷证实为腺癌,左下肺斑片影似炎症表现,为鉴别炎症样表现的肺癌,我们给予患者抗感染治疗 2 周,左下肺斑片影无吸收,随后的左下肺斑片影穿刺病理证实为腺癌。

在给予 2 程培美曲塞+DDP 方案化疗后,患者病灶明显缩小,尤其以左下肺斑片影吸收明显,可以看出培美曲塞在晚期肺腺癌一线化疗的疗效。

在临床鉴别诊断和治疗中常会遇到这类炎症样影像学改变的肺癌,需引起高度重视,以提高诊断水平及正确评价疗效。

病例 **32** 上海交通大学附属胸科医院

[疾病背景] 肺癌少见临床表现。

[讨论主题] 肺癌少见临床表现。

[病史简介] 男性,54 岁,吸烟 40 年,600 年支。左胸闷、胸痛,发现左侧胸腔积液 6 个月,发热盗汗消瘦 2 个月。予抗感染无效,抗结核 1 个月后盗汗症状缓解,影像学无明显变化。

[关键检查结果]

左侧胸腔抽液引流共约 500 ml 胸液,未找到肿瘤细胞。

胸 CT 示肺内未见明显病灶,左侧胸膜明显不规则增厚,部分心包增厚伴少量心包积液,纵隔淋巴结稍增大。其余全身检查未见异常。

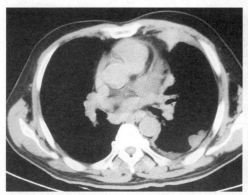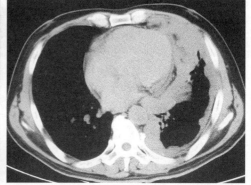

[初步诊断] 结核性胸膜炎? 胸膜间皮瘤?

[治疗经过] CT 下经皮肺穿刺病理诊断腺癌。予两周期 DC 方案(艾素＋铂尔定)后,胸膜病变有所吸收。

[手术结果或最后诊断]

支气管肺癌,原发性,周围型,左侧,腺型,C - TxN3M1a(左侧胸膜)。

[病例分析] 转移至胸膜的肿瘤中最常见的是腺癌,多来源于肺。胸 CT 可以很好地显示 X 线平片上无法发现的胸膜结节。增强扫描有助于与包裹性积液等无强化病灶进行鉴别。一侧纵隔及壁层胸膜广泛增厚及胸腔积液,表面呈结节状,而肺内无明显病灶,多见于胸膜间皮瘤,胸膜活检有助于鉴别。据文献记载曾有左侧胸部广泛胸膜增厚的病例,尸检证实为肺癌广泛胸膜转移。

病例33 上海交通大学附属胸科医院

[疾病背景] 肺癌少见的临床表现。

[讨论主题] 肺癌少见的临床表现。

[病史简介] 54 岁,女性,不吸烟。体检发现右肺阴影 2 周。

[关键检查结果]

　　胸 CT 示右肺下叶结节 1.5 cm×1.3 cm,可见分叶及毛刺,与胸膜粘连,右肺下叶节段性不张,右肺门及纵隔淋巴结轻度肿大,右侧局部胸膜增厚。

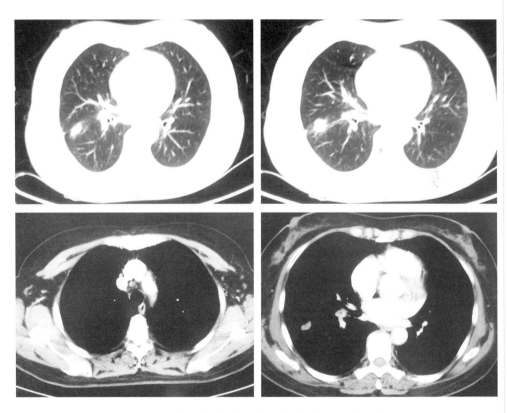

　　TBB 检查示右 B7 管口稍狭小,黏膜稍粗糙。余全身检查未见异常。

[初步诊断] 支气管肺癌。

[治疗经过] 行 VATS 下右肺下叶切除术。

[手术结果或最后诊断]

　　手术病理:右肺下叶内基底段球形肿块,1.5 cm×0.8 cm,腺癌,中-低分化,侵脏层胸膜,淋巴管、血管内见癌栓。"上纵隔组"淋巴结 3+/7(0.1-0.2 cm),"气管旁组"淋巴结 1+/1(0.8 cm)，"气管前后组"淋巴结 2+/2(0.1－0.2 cm)，"气管支气管组"淋巴结 1+/1(0.3 cm)，"隆突下组"淋巴结 4+/4(0.1－0.3 cm)，"肺门组"淋巴结 1+/2(0.2－0.4 cm)，"叶间组"淋巴结 1+/1(0.2 cm)见癌转移。支气管切端未见癌转移。

[病例分析] 就目前的 CT、MRI 影像学检查手段和设备而言，仍然只能依靠淋巴结的大小来判断是否转移，因而缺乏特异性。有统计表明纵隔淋巴结直径＜1.0 cm 者，13％有转移。本病例所有转移淋巴结中直径均＜1.0 cm，且淋巴管及血管内见癌栓。符合腺癌"小病灶大转移"的特点。

病例 34 上海交通大学附属胸科医院

[疾病背景] BAC 伴 AAH。

[讨论主题] BAC 伴 AAH。

[病史简介] 中年女性,体检发现左上肺多发结节。

[关键检查结果]

胸 CT 示左肺多发大小不等结节。

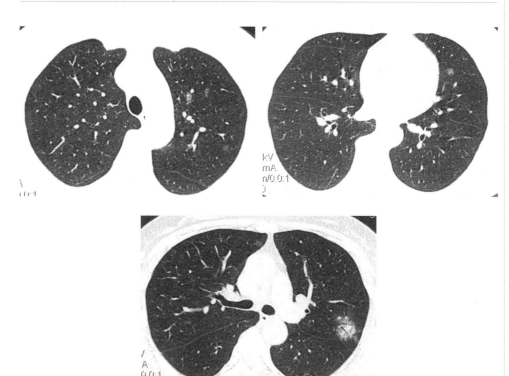

[初步诊断] 支气管肺癌?

[治疗经过] 行左肺上叶切除术。

[手术结果或最后诊断]

BAC 伴 AAH。

[病例分析] 磨玻璃影(GGO)可分为纯磨玻璃样影和部分伴有实质性结节的混合性磨玻璃影。可以由多种原因造成,如炎症性病变、局灶性纤维化、不典型腺瘤样增生(AAH)、肺小腺癌特别是细支气管肺泡癌(BAC)。该病例表现为不典型腺瘤样增生与细支气

管肺泡癌共存。AAH 是肺泡上皮局限性的轻中度不典型增生，推测是 BAC 的癌前病变，在这位患者的 CT 提示由正常细胞经低度恶性向原位癌转变的过程。目前主张在 GGO 随访过程中一旦出现实质性病灶，并经 CT 增强扫描属强化结节或发现 CT 肿瘤微血管征，应采取手术切除。

病例35 上海交通大学附属胸科医院

[疾病背景] 慢性炎症病变基础上的腺癌。

[讨论主题] 慢性炎症病变基础上的腺癌。

[病史简介] 59 岁女性。左上肺阴影 9 年。

[关键检查结果]

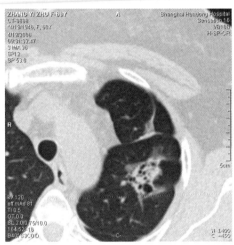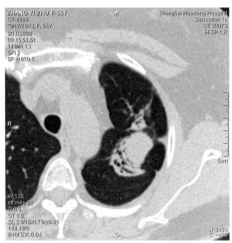

[初步诊断] 支气管肺癌。

[治疗经过] 经 9 年抗感染、随访后，2009.2 行左肺上叶手术切除。

[手术结果或最后诊断]

支气管肺癌。

[病例分析] 不少流行病学调查发现，既往慢性肺部疾病包括肺炎与肺癌有一定关系。既往肺部疾病可增加 40%～60% 的肺癌危险性。慢性肺炎需与肺癌鉴别，应采取 CT 检查，随访。一般讲慢性肺炎缺少周围型肺癌的典型征象（分叶征、毛刺征等），但肿块的增强有时却非常明显。有些慢性炎症在随访过程中病灶由浸润灶逐渐变成团块状，尤其周围出现条索影分叶及毛刺时，需警惕，除细针穿刺外，必要时可行胸腔镜检查，甚至开胸探查来获取可靠的病理资料。

病例36 上海交通大学附属胸科医院

[疾病背景] AAH 随访 3 年半无变化。

[讨论主题] AAH 随访 3 年半无变化。

[病史简介] 男性,56 岁。不吸烟。体检发现右肺上叶小结节影 3 年半。

[关键检查结果]

2006.5 胸 CT 示右肺上叶磨玻璃样小结节影。半年 CT 随访 1 次,随访 3 年无变化。

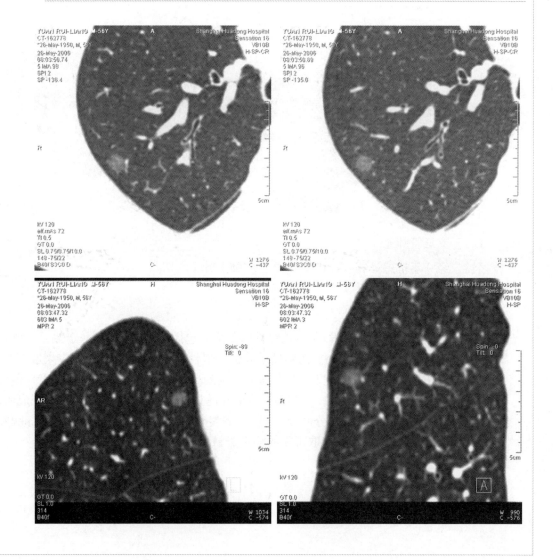

[初步诊断] 右肺阴影——不典型腺瘤样增生?

[治疗经过] 建议继续随访,但患者积极要求手术切除。2008.3 行右肺上叶切除术。

[手术结果或最后诊断]

手术病理示不典型腺瘤样增生。

[病例分析] 对 GGO 的处理需建立在对结节恶性概率的评估上,概率大小因患者年龄、吸烟、结节体积、生长速度及 CT 影像形态差异而不同。当结节的恶性可能小时,应 CT 随访,注意观察结节形态,尤其有无发展为实质性成分。再根据结节生长速度调整随访间隔。

病例37 上海交通大学附属胸科医院

[**疾病背景**] 随着影像学水平的提高,越来越多的肺部小病灶在常规体检中被发现。对这类病灶的鉴别诊断和处理在临床逐渐受到关注。

[**讨论主题**] 肺不典型腺瘤样增生的诊断。

[**病史简介**] 女性,52 岁。2008.12.18 因"体检发现右上肺结节 2 个月余"首次入院。少量痰,白色,无痰血,无发热、盗汗、消瘦、胸痛等。2008.10 胸 CT 示右上肺磨玻璃样小结节,未行特殊治疗。随访至 2008.12 复查 CT 示右上肺磨玻璃样结节较前略增大。

[**关键检查结果**]

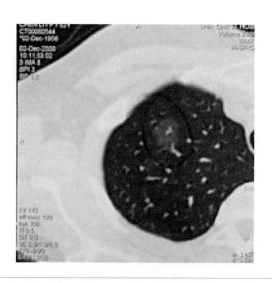

[**治疗经过**] 2008.12.23 行 VATS 下右上肺切除术。

[**手术结果或最后诊断**]

术后病理示:(巨检)右上叶尖段肿块,1.8 cm×1 cm×1 cm,距胸膜 0.2 cm。(镜检)右上叶尖段肺不典型腺瘤样增生,局部癌变。支气管切端及 3R、4R、9R、10、11 组淋巴结未见癌转移。

[**病例分析**] 不典型腺瘤样增生(AAH)为肺腺癌前期病变,是腺瘤-细支气管肺泡癌-侵袭性腺癌发展过程中的初始阶段表现。在腺癌、多发灶、周围型肺癌中,AAH 发生率高。AAH 病理表现为非侵犯、不典型增生的上皮细胞衬覆肺泡壁,无间质炎症和纤维变。高分辨率 CT 对于 AAH 的检出具有独到的优势。AAH 的 CT 特征为细结节灶≤5 mm,呈磨砂玻璃阴影(GGO),低透光,不遮蔽其下的肺实质,密度均匀,边缘较光滑规整。磨玻璃阴影中见实性小结节、小空腔,常提示为恶性病变,本例经手术

切除证实在 AAH 中有局部癌变。

AAH 预后好,早期发现很重要,手术可能终止癌化。手术探查、胸部 CT 检查时应注意肺腺癌旁小结节灶,以及具有肺癌高危因素者。对于单个 AAH 建议定期随访,有怀疑可手术切除,如果肺癌患者合并有此类病灶,建议同期手术切除,但 AAH 切除范围宜小不宜大,术后需长期随访。

病例38 上海交通大学附属胸科医院

[疾病背景] 孤立性肺结节(SPN)通常是指直径≤3 cm、圆形或类圆形的肺内病灶,无肺不张、卫星灶,亦无局部淋巴结肿大。到目前为止,孤立性肺结节仍然是临床上常见且较为棘手的问题,非创伤性的影像学检查方法主要有常规 X 线检查、CT、MRI、ECT 以及 PET,而又以 CT、MRI 和 PET 的价值最大,有创性检查包括 TBLB、NB 和胸腔镜等。

[讨论主题] 孤立性肺结节的鉴别诊断。

[病史简介] 男性,58 岁,吸烟 800 年支。因体检发现右下肺小结节入院。2009.10.7 胸部 CT 提示右下肺小结节,局部密度不均,有小空洞。

[关键检查结果]

2009.10.7 胸部 CT 提示右下肺小结节,局部密度不均,有小空洞。

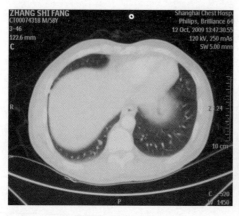 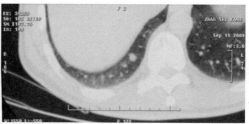

[初步诊断] 肺部结节待查(肺癌? 炎症?)

[治疗经过] 患者入院后完善各项相关检查,于 2009.10.14VATS 下行右肺下叶结节楔形切除术。

[手术结果或最后诊断]

手术病理示右肺纤维钙化结节,伴碳末沉着。

[病例分析] 患者为肺癌高危人群,体检发现右肺小结节,胸部 CT 提示病灶内部密度不均,有小空洞,故肺癌不能除外。但影像学上看该病灶有小钙化点,周围无明显磨玻璃影及胸膜牵曳征,与典型肺癌不符。胸腔镜检查创伤小,有助于小病灶的诊断。

病例39 上海交通大学附属胸科医院

[疾病背景] 肺隔离症为先天性发育异常,一部分肺组织与正常肺分离,单独发育并接受体循环血液供应。根据解剖可分为肺内和肺外隔离症两种类型。近 2/3 的肺内肺隔离症位于左下叶后段脊柱旁沟内,其余的位于右下叶相应部位,上叶很少受累。肺隔离症的 X 线表现主要为圆形、卵圆形或三角形分叶状块影,密度均匀,合并感染后可见囊肿含气,甚至出现液平面。应与肺炎、肺脓肿和肺囊肿鉴别。支气管碘油造影可见正常支气管受压,主动脉造影可显示异常的分支有助于鉴别诊断。治疗主要依靠手术切除。

[讨论主题] 肺部空洞型病灶的诊断。

[病史简介] 女性,23 岁,因反复咳嗽、咳黄痰一年起病,给予抗感染治疗后可好转,无发热、盗汗、消瘦,至当地医院就诊,行胸部 CT 检查提示右下肺多个薄壁不规则空洞,边缘光滑,内有液平。

[关键检查结果]

胸部 CT 检查提示右下肺多个薄壁不规则空洞,边缘光滑,内有液平。

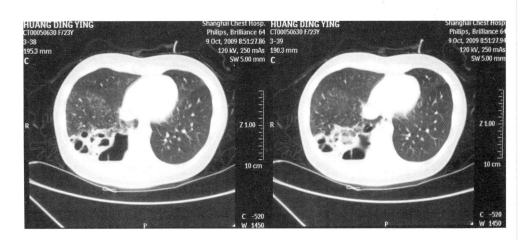

[初步诊断] 肺隔离症。

[治疗经过] 患者入院后完善各项相关检查,于 2009.10.23 行右下肺病灶切除术。

[手术结果或最后诊断]

肺隔离症。

[病例分析] 患者为青年女性,因咳嗽、咳黄痰起病,胸部 CT 提示右下肺多个薄壁空洞性病灶伴液平,需与肺脓肿、空洞型肺结核及肺癌相鉴别。但肺脓肿通常临床表现较重,常有

高热,咳大量脓臭痰,影像学可表现为厚壁空洞,抗感染治疗有效,但该患者无发热、无痰、无臭味,为薄壁空洞,与该临床表现不符。空洞型肺结核一般病灶较小,周围常有卫星灶,患者结核中毒症状明显,痰涂片可找到结核菌。肺癌通常表现为薄厚不均的偏心空洞,患者可伴有咳嗽、咳痰血等症状,与本患者不符。

病例40 上海交通大学附属胸科医院

[疾病背景] 影像学技术的发展使孤立性肺结节的发现越来越多,临床需鉴别周围型肺癌、感染性肺部病变、肺部良性肿瘤及肺囊肿、动静脉瘘等。良恶性肺结节有其各自的影像学特征,对临床诊断有一定指导意义。

[讨论主题] 孤立性肺结节(SPN)的影像学特点。

[病史简介] 男性,46岁,无吸烟史。2008.9.16因"体检发现右肺中叶结节1月余"入院。

[关键检查结果]

2008.8.21 胸CT:

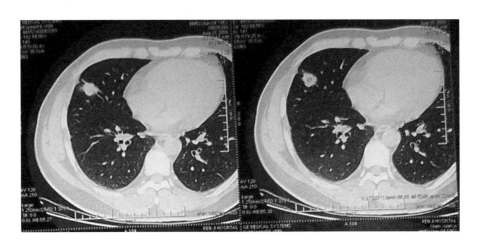

[治疗经过] 2008.9.18行VATS下右中叶切除术。

[手术结果或最后诊断]

术后病理示:右中叶内侧段球形肿块1.8 cm×1.2 cm×1.5 cm,肺腺癌,乳头状及腺泡样混合亚型,中分化,侵脏层胸膜,第3R(2+/2)、4R(3+/3)、11(1+/2)、12(1+/1)组LN见癌转移,支气管切端及2R,8R组LN未见癌转移。

[病例分析] 孤立性肺结节指肺实质内单发圆形或类圆形致密影,直径<3 cm。临床需与周围型肺癌、感染性肺部病变、肺部良性肿瘤及肺囊肿、动静脉瘘等鉴别。良恶性孤立性肺结节的CT特征需从大小、密度、边缘、形状、内含物等方面进行鉴别。①大小:随结节增大而增加恶性病变的概率。5～10 mm的病变67.5%为良性,10～20 mm的病变50%为良性,>20 mm的病变85%为恶性。②密度:均匀而淡为磨玻璃征,多见于AAH、BAC和腺癌;均匀而深多见于良性肿瘤;不均匀而淡倾向于良性病变,如肺炎、霉菌病等;不均匀而深倾向于恶性。③边缘:光而整齐多见于良性病变,恶性

病变多有毛刺、毛边或呈雾芒状。④形状:肺癌常见类圆或长圆状,由大小不等的分叶和长短不一的毛刺构成,形状不一,多见于较小的结节。癌性空洞多偏心,洞腔不规则,洞壁厚而不规则,边缘可有毛刺。良性空洞位于中心,洞腔壁规则,较薄。⑤内容物:肺癌可见单或多个小空泡细结节,空气支气管造影征、微小支扩、纤条状混合存在。此外,肺癌特有的影像学特征性表现有胸膜牵曳征、结节下叶、段间裂收缩不跨叶、鼠尾征、兔耳征等。

本例孤立性肺结节大小 1.5 cm,密度不均匀而深,边缘不光整,有分叶、长毛刺,形态呈花瓣状,有胸膜牵曳征,综合以上影像学特点,考虑肺癌可能大。手术病理证实该诊断,同时系统性淋巴结清扫发现患者为 N2 病变,而术前 CT 未见纵隔淋巴结肿大,体现了小病变、大转移的特点。

病例41 上海交通大学附属胸科医院

[疾病背景] 肺部片状阴影的诊断。

[讨论主题] 肺部片状阴影的诊断。

[病史简介] 男性,30 岁,无吸烟史。因乏力起病,胸部 CT 发现右上肺片状影,内部密度不均,周围见云雾状影。给予先锋美他醇＋可乐比妥抗炎治疗 14 日后复查胸部 CT 提示病灶明显吸收,右上肺见一质硬结节影。随访 1 年,该小结节无明显变化。

[关键检查结果]

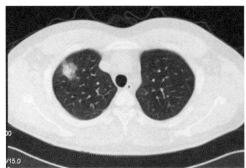 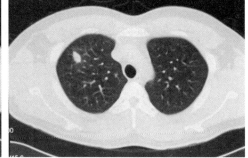

抗感染治疗前　　　　　　　　　　　　　　抗感染治疗后

[初步诊断] 肺部阴影待查。

[治疗经过] 因乏力起病,胸部 CT 发现右上肺片状影,内部密度不均,周围见云雾状影。给予先锋美他醇＋可乐比妥抗感染治疗 14 日后复查胸部 CT 提示病灶明显吸收,右上肺见一质硬结节影。随访 1 年,该小结节无明显变化。

[手术结果或最后诊断]
肺部炎症。

[病例分析] 患者为青年男性,无吸烟史,因乏力起病,胸部 CT 发现右上肺斑片影,内部密度不均,周围见云雾状影,该病灶成长条形,远端见扫帚征,与典型肺癌的肿块或结节影不同,抗感染 2 周后吸收。

病例42 上海交通大学附属胸科医院

[疾病背景] 空洞在肺部疾病中常见,可为癌性、结核性或炎性,在鉴别诊断中需注意。

[讨论主题] 空洞在肺部疾病的鉴别诊断。

[病史简介] 女性,65 岁。因"体检发现右下肺结节 1 个月"入院。经抗感染治疗 2 周后无明显吸收。

[关键检查结果]

2008.9.5 胸 CT 示:右肺下叶团片状密度增高影,大小约 1.5 cm×2.5 cm,内部密度不均匀,见充气扩张支气管及空腔,空腔内壁不规则,可见壁结节;病变周围见斑片状影。骨 ECT、脑 MRI、腹 B 超未见异常。TBB 示:右中、下叶间嵴,右中叶开口处黏膜稍粗糙、充血。刷检、冲洗液找癌细胞:(一)。2008.9.1 胸 CT 如下。

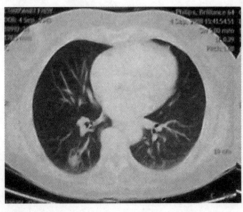 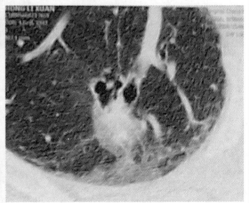

[治疗经过] 2008.9.16 行 VATS 下右肺下叶切除术。

[手术结果或最后诊断]

术后病理示:右下叶背段肿块,2.5 cm×1.3 cm×1.5 cm,距胸膜 1 cm,腺癌,细支气管肺泡样及腺泡样混合亚型,高分化。支气管切端及 2R、3R、4R、7、9R、10、11、12 组淋巴结未见癌转移。

支气管肺癌,原发性,周围型,右下肺,腺型,p-T1N0M0, R(一), PS0。

[病例分析] 本例空洞表现为偏心空洞,洞腔不规则,有分隔,呈核桃壳样,洞壁厚而不规则,洞内有半岛、斑块形成,空洞旁有斑片状影与邻近胸膜相连,并有血管集束征。本例经手术证实为癌性病变,上述为癌性空洞的特征。

病例43 上海交通大学附属胸科医院

[**疾病背景**] 广泛转移的 NSCLC,近年来非小细胞肺癌治疗上的进展使患者多了很多希望,但是如何选择药物给予患者最好的个体化治疗始终是一个困扰临床的难题。而个体化治疗不仅仅可以根据病理类型及各种各样的分子生物学指标、临床症状、PS 评分和临床影像学的变化也是一个重要的参考依据。

[**讨论主题**] 老年肺癌患者和化疗。

[**病史简介**] 男性,64 岁。有吸烟史 30 年,1 200 年支,无肿瘤家族史。既往史:有血吸虫肝病。患者于 2010.5 初无明显诱因下出现咳嗽咳痰,痰中带血丝,并有胸闷胸痛,当时未予重视,后症状进行性加重,并伴有进行性消瘦及低热,体温 37.5～38.1 ℃,体重下降 6 kg。2010.8.3 行胸部 CT 检查示右下肺背段 7.5 cm×6.5 cm 软组织影,密度不均,边缘毛糙,见分叶及毛刺,右侧肺门淋巴结肿大。骨扫描示左侧第二前肋局部骨代谢增强,转移性骨肿瘤暂不排除。右下肺穿刺找到小片低分化鳞癌细胞。头颅 MRI 示两侧额叶白质区数枚小斑片状脑缺血灶。腹部 B 超示左肾囊肿。明确诊断及分期。

[**关键检查结果**]

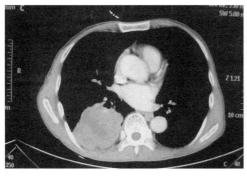 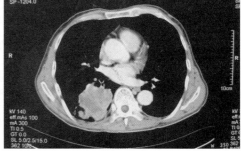

| 化疗前 | 化疗后 |

[**初步诊断**] 支气管肺癌,原发性,周围型,右下叶,鳞型,C－T3N1M1b(骨),PS 1 分。

[**治疗经过**] 排除化疗禁忌后,2010.8.18、2010.9.8 行 2 周期 DP 方案化疗(泰素帝 60 mg/m²,d1,DDP 75 mg/m²,d1),每 3 周化疗一次。化疗后无明显胃肠道反应,Ⅱ度骨髓抑制。化疗后咳嗽痰血症状好转,体温恢复正常,体重有上升趋势,2010.9.28 复查胸 CT 示右下肺病灶缩小 12.5%,疗效 SD。

[**手术结果或最后诊断**]
支气管肺癌,原发性,周围型,右下叶,鳞型,C－T3N1M1b(骨),PS 1 分。

[病例分析] 老年肺癌患者常多病并存,临床症状隐匿,确诊为肺癌时常常以中、晚期居多;此类患者对化疗耐受性差,副作用严重,恢复慢,常因各种原因终止化疗,或不能按时完成化疗。此患者接受 DP 方案化疗,泰素帝剂量予以调整至 $60\ mg/m^2$,化疗不良反应可耐受,且化疗后症状改善明显,疗效为 SD。临床上老年患者或 PS 评分较差及有各种合并症的患者,接受 DP 方案化疗时,可适当调整剂量,泰素帝 $60\ mg/m^2$ 三周方案是有效可行的化疗方案。

病例 44 上海交通大学附属胸科医院

[疾病背景] 老年肺癌应强调个体化治疗,对于体能较好的老年患者,可推荐单药化疗,对于 PS 评分较好的老年肺癌患者,可推荐长春瑞滨或多西他赛单药化疗。ELVIS (1999 年)研究显示,长春瑞滨治疗组生存期显著优于最佳支持治疗组(28 周 *vs.* 21 周, $P=0.03$)。MILES(2003 年)研究结果显示,吉西他滨联合长春瑞滨组的客观缓解率、中位生存期(MST)、1 年生存率与长春瑞滨、吉西他滨单药组相比无显著优势,而且其血液学毒性、胃肠道反应及脱发等不良反应发生率高于单药组。

[讨论主题] 力比泰化疗毒副作用轻,可作为老年肺癌患者化疗方案的选择。

[病史简介] 女性,80 岁,吸烟史 400 年支,高血压史、糖尿病史。1993 年行右肺腺癌切除术,术后化疗 3 次。2007.10.4 体检胸片示右肺阴影,外院痰检:腺癌。明确诊断后于 2007.10.10 口服易瑞沙治疗,2008.7.17 复查胸 CT 示病灶增大,考虑疗效 PD。2008.8.18 至 2008.11.19 四周期力比泰单药 800 mg,病灶明显缩小,疗效 PR,化疗过程中无明显胃肠道反应及骨髓抑制,但患者乏力明显。

[关键检查结果]

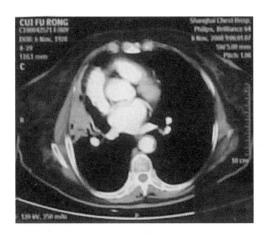

化疗前

[初步诊断] 支气管肺癌,原发性,中央型,右下肺,腺癌,c‐T2N2M0,PS1。

[治疗经过] 2007.10.4 体检胸片示右肺阴影,外院痰检:腺癌。明确诊断后于 2007.10.10 口服易瑞莎治疗,2008.7.17 复查胸 CT 示病灶增大,考虑疗效 PD。
2008.8.18 至 2008.11.19 四周期力比泰单药 800 mg,病灶明显缩小,疗效 PR。

[手术结果或最后诊断]
支气管肺癌,原发性,中央型,右下肺,腺癌,c‐T2N2M0,PS1。

[**病例分析**] 多西他赛是目前二线治疗的金标准,但是缺少老年患者的临床研究。有研究表明,培美曲塞与多西他赛疗效相似,但培美曲塞的毒副反应发生率比多西他赛低。JMEI 研究老年患者亚组分析显示≥70 岁老年患者能够耐受 NSCLC 二线化疗,生存受益相似,TTP 更好。与多西紫杉醇相比:较多西紫杉醇毒性更低,耐受性更好。

病例45 上海交通大学附属胸科医院

[疾病背景] 放疗和化疗的联合治疗成为不能手术治疗的局部晚期非小细胞肺癌的最佳治疗模式,使其复发率和远处转移率降低,并明显提高了生存率,特别是近年来随着新的精确放疗技术的不断应用于临床和有效化疗药物的出现,放化疗联合的综合治疗已逐渐成为局部晚期非小细胞肺癌的常用治疗手段。CRT 可为同步或序贯,目前较倾向于同步化放疗。

[讨论主题] 力比泰+乐沙定联合同步放疗治疗局部晚期 NSCLC。

[病史简介] 女性,47 岁,无吸烟史。因自扪及右锁骨上包块起病,2009.7.3 行右锁骨上淋巴结穿刺提示转移性腺癌伴坏死。2009.7.4 行胸部 CT 检查发现右上肺前段小结节,小分叶,伴纵隔内多发淋巴结肿大。

[关键检查结果]

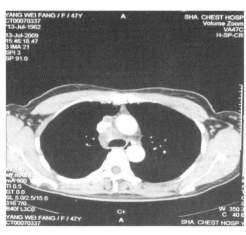

同步化放疗前

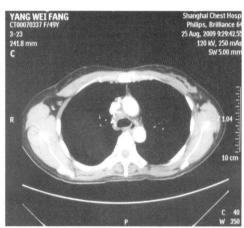

同步化放疗后

[初步诊断] 支气管肺癌,原发性,周围型,右肺,腺癌,c‑T2N3M0,PS 0。

[治疗经过] 2009.7.15 起行同步放化疗,力比泰+乐沙定两周期,右锁骨区+右肺病灶+纵隔区调强放疗 60 Gy。同步放化疗后出现Ⅱ度放射性食管炎,疗效评价为 PR。

[手术结果或最后诊断]
支气管肺癌,原发性,周围型,右肺,腺癌,c‑T2N3M0,PS 0。

[病例分析] 同步放化疗是目前局部晚期非小细胞肺癌的常用治疗手段,但目前多以 NP、EP 等方案为主,力比泰同步联合放疗报道较少。该病例提示力比泰联合乐沙定与放疗同步治疗,患者耐受性好,毒副作用轻,疗效好。

病例46 上海交通大学附属胸科医院

[疾病背景] 两肺多发性小结节的临床表现,影像学表现和诊断是临床上常见的问题,也是临床难点之一。目前临床上碰到这种患者,诊治前通常需要全面的多学科会诊,诊断思路也通常以一元论为主导,或考虑为肺癌肺转移、或考虑为某些特殊的病原体感染。

[讨论主题] 两肺多发性结节的诊断。

[病史简介] 女性,54岁。无吸烟史,无肿瘤家族史。患者于2009.10体检发现左上叶结节伴有同叶多发小结节,体格检查未见异常,实验室检查未见异常。进一步行胸部CT提示左肺上叶结节伴多发小结节,PET/CT提示左上叶结节SUV2.0,延迟像2.4,余结节SUV未见升高。同期骨ECT、脑MRI均未见异常。入院拟进一步诊治。

[关键检查结果]

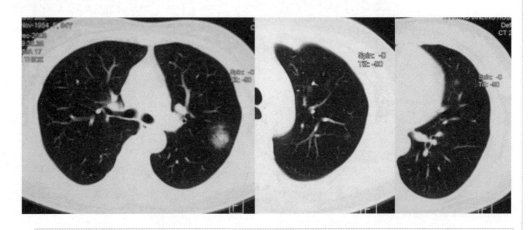

[初步诊断] 左上叶阴影,支气管肺癌可能。

[治疗经过] 患者入院后,经多学科会诊讨论,建议进一步行左上叶结节活检明确诊断。故于2009.11行左上叶结节活检,活检目标病灶为最大的病灶。术中冰冻提示为腺癌,故进一步行左上叶叶切术＋系统性淋巴结清扫术。术后未予以患者进一步化疗,患者进入随访。

[手术结果或最后诊断]
术后病理:最大的病灶为腺癌伴BAC,未侵胸膜,肺内及纵隔淋巴结均未见转移。余下5个结节,2个为AAH,3个为炎性病变。

[病例分析] 对于两肺或同肺的多发性结节,诊断时要考虑到多种因素,否则容易出现误诊误治。

本例的数个结节表现为不同阶段的数种情况,值得我们借鉴。其中一个与术前的诊断相同,为腺癌 BAC。另有两个术后病理为癌前表现的 AAH,3 个术后病理为炎性病变,因此提示我们在一个患者身上,同时发现的多发的结节可以表现为不同性质、不同阶段的病变,值得我们警惕。

病例47 上海交通大学附属胸科医院

[疾病背景] 近年来,随着抗生素、抗癌药及各种免疫抑制剂的大量应用,肺真菌病的发病率有增加趋势。肺真菌病的影像表现缺乏特征性,很难适时明确诊断。临床上需与肺癌、结核球、肺脓肿等鉴别。

[讨论主题] 真菌性肉芽肿的临床诊断。

[病史简介] 女,37岁,无吸烟史。2008.9以"间歇性咯血"起病,每次30～40 ml,色鲜红,无咳嗽、咳痰,无发热、夜间盗汗,偶有胸闷等不适。

[关键检查结果]

2008.8.14胸CT示:右肺上叶2 cm×1.5 cm密度增高影,密度较均匀,内见小空腔,边缘光滑,增强后病灶轻度强化,见肺动脉分支供血。周围可见斑片状影,双侧肺门、纵隔未见增大淋巴结。

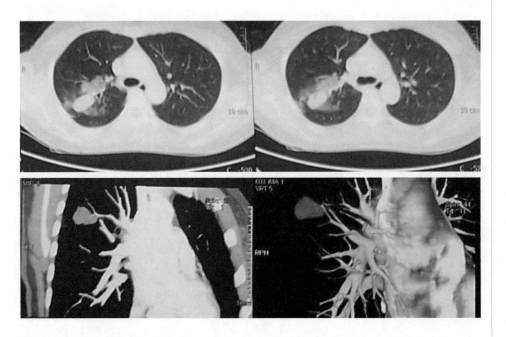

[治疗经过] 2008.10.20行右肺上叶切除术。

[手术结果或最后诊断]

术后病理:(巨检)右上叶尖后段病灶2.5 cm×2 cm×1.5 cm,囊性,囊内为灰黄色坏死样物。(镜检)右上叶尖后段支气管扩张,支气管壁重度慢性炎伴周围肺组织慢性炎,支气管腔内真菌团形成。

[病例分析] 肺真菌病多继发于肺部慢性空洞型病变,往往与肺结核、支气管扩张症、肺囊肿、肺癌、肺结节病等病并存,其中以空洞型肺结核及支气管扩张最为多见。在这些空洞型病变的病灶中,往往存在着大量的真菌,常由菌丝、孢子、纤维素、血凝块、炎性细胞与坏死组织纠结在一起,形成真菌球,肉眼及显微镜下均可见到。在病变组织周围,肺组织的纤维化及慢性炎症就是临床上 X 线所见典型的放射状团块的病理基础。空洞形成和可辨认的真菌球是大多数真菌病的特征。对确诊的肺真菌病,X 线表现可作为病变性质的反映,急性期的斑片状及大片实变影代表病理上的炎性渗出、坏死和化脓。慢性期的结节病变代表肉芽肿形成。真菌球典型的征象是"空气半月征"及真菌球位置的变化。在胸片诊断肺真菌球时,站立位胸片可见到空腔的顶部与圆形球状物形成的新月形透光区,仰卧位可见到肺真菌球位置的变化。在 CT 扫描过程中也可改变体位,进一步观察真菌球的位置变化。

病例 48 上海交通大学附属胸科医院

[疾病背景] 索拉菲尼(sorafenib)是一种广受关注的多靶点药物,最初主要用于治疗肾癌。目前比较索拉菲尼联合化疗和单用化疗一线治疗进展期 NSCLC 疗效的Ⅲ期临床研究正在进行中。

[讨论主题] 索拉菲尼治疗晚期 NSCLC。

[病史简介] 男性,30 岁,无吸烟史。2007.7 因咳嗽伴低热起病。2007.6.26 胸部 CT 提示右肺中叶块影,纵隔内多发淋巴结肿大。外院 TBB(2007.6.26)左主支气管下段黏膜见局部突起,表面粗糙,右中叶内段 TBLB 活检示低分化癌,倾向低分化腺癌。2009.7.17 左锁骨上淋巴结穿刺示低分化癌。2007.7.10 骨 ECT 提示全身多发性骨肿瘤病变。

[关键检查结果]

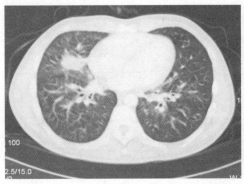 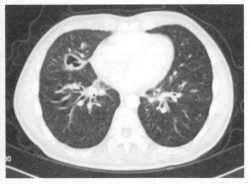

治疗前 治疗后

[初步诊断] 支气管肺癌,原发性,周围型,右中叶,腺癌,c‑T2N3M1(骨),PS 1。

[治疗经过] 于 2007.7.18 至 2007.9.19 行 4 周期 GP＋索拉菲尼方案治疗,此后长期口服索拉菲尼维持。

[手术结果或最后诊断]
支气管肺癌,原发性,周围型,右中叶,腺癌,c‑T2N3M1(骨),PS 1。

[病例分析] 该患者 GP 联合索拉菲尼治疗后,病灶明显缩小,并呈空洞样改变。在 4 周期 GP 方案化疗结束后改用索拉菲尼维持,PFS 显著延长。该病例提示 GP 联合索拉菲尼治疗毒性小,耐受性可,疗效可,单药维持时间长,为晚期 NSCLC 的治疗提供了一种新选择。

病例49 上海交通大学附属胸科医院

[疾病背景] 晚期非小细胞肺癌的治疗效果不佳。对于复治的多线的 NSCLC,如何选择药物给予患者最好的个体化治疗始终是一个困扰临床的难题。目前对于标准治疗之后的 NSCLC 患者,有部分临床研究选择索坦进行抗肿瘤血管的治疗,取得了一定的疗效。

[讨论主题] 晚期 NSCLC 的索坦治疗。

[病史简介] 男性,72 岁。无吸烟史,无肿瘤家族史。患者于 2008.3 感右颈部不适,自行扪及右颈部肿块而至医院就诊,发现右颈部肿块近 2 cm,进一步行胸部 CT 检查发现右上叶软组织阴影伴纵隔淋巴结肿大,右肺小结节影。行右颈部肿块穿刺,找到腺癌细胞。

[关键检查结果]

胸部 CT:右上叶肿块伴纵隔淋巴结肿大;PET/CT:右上叶软组织影,SUV 最大值 16.3,纵隔多发肿大淋巴结 SUV18.0;脑 MRI 和骨 ECT 均正常。

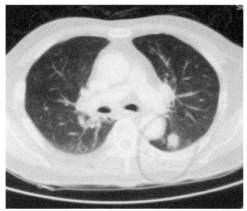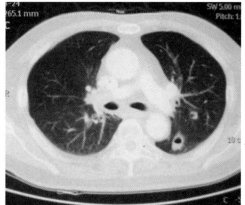

治疗前 治疗后

[初步诊断] 支气管肺癌,原发性,周围型,右上叶,腺型,C‐T2N3M1b(肺、颈部肿块),PS 0 分。

[治疗经过] 患者患病 2 年余后,采用索坦进行第 9 线治疗后,局部病灶出现空洞,PFS 两个半月。

[手术结果或最后诊断]

支气管肺癌,原发性,周围型,右上叶,腺型,C‐T2N3M1b(肺、颈部肿块),PS 0 分。

[病例分析] 晚期 NSCLC 在标准治疗失败后,患者往往面临的是数种化疗方案的车轮大战,近年靶向治疗的出现,给患者的治疗带来了新的希望,目前针对 EGFR 和 VEGFR 位

点的药物受到了广泛关注，其中抗 EGFR 药物已经成为特定患病人群的标准治疗的一部分。而抗 VEGFR 药物则同样受到重视和研究。索坦作为一种多靶点的 VEGFR 抑制剂，已经在肾癌和肝癌中得到应用，而对于肺癌患者，同样值得在标准治疗失败之后作为备选方案进行考虑。

病例 50 云南省第一人民医院

[**疾病背景**] 肺癌少见临床表现。

[**讨论主题**] 肺癌少见临床表现。

[**病史简介**] 男性,54 岁。吸烟史 20 余年,3 包/日,汉族,云南省安宁市人。咳嗽、咳血痰 9 个月,未予特殊治疗;摄片发现肺部阴影 2 个月,经抗感染治疗后影像学无明显变化,病程中有乏力症状,无胸疼、胸闷及呼吸困难,无消瘦症状。

[**关键检查结果**]

胸部 CT:左肺上叶尖后段见一大小约 4.08 cm×3.61 cm 薄壁空洞形成,周围伴囊状低密度影,双肺门区未见肿大淋巴结。纤维支气管镜检查:左上叶尖后段支气管炎性改变,刷片检出鳞癌细胞。其余全身检查未见异常。

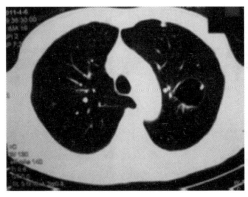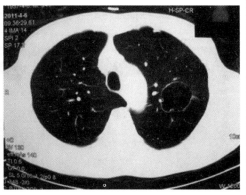

[**初步诊断**] 左上肺鳞癌。

[**治疗经过**] 左上叶切除,术后予 4 周期(长春瑞滨＋顺铂)化疗;咳嗽、咯血痰症状消失。

[**手术结果或最后诊断**]

术后病理:左上肺低分化鳞癌,左上肺空洞壁查及肿瘤组织,肺门及纵隔淋巴结(—)。

[**病例分析**] 典型的癌性空洞影像学呈厚壁偏心性空洞,内壁凹凸不平,很少有明显的液平面,临床并不少见;然而此患者的影像学特点为圆形薄壁空洞,且内壁较光滑,无明确的占位影像,类似肺囊肿外观,临床比较少见,易被误诊为良性病变。

病例 51 云南省第一人民医院

[疾病背景] 肺癌少见临床表现。

[讨论主题] 肺癌少见临床表现。

[病史简介] 男性，46 岁，无吸烟史，汉族，云南省宣威市人，母亲及两个哥哥死于肺癌。患者因外力导致胸痛，后到医院检查发现右上、下肺部阴影；无咳嗽、咳痰及痰中带血；无胸闷及呼吸困难；无消瘦。

[关键检查结果]

CT 示右肺上叶前段见一约 1.5 cm×2.5 cm 大小片状磨砂玻璃密度影，考虑肺癌。右肺上叶后段见一 0.5 cm×0.8 cm 片状磨砂玻璃密度影。右肺下叶呈蜂窝状改变，考虑支气管扩张并感染。纤支镜检查未见异常，痰、刷检及灌洗液均未查及癌细胞。经 CT 引导下肺穿活检示：右上肺腺癌，右下肺呈炎性变，未查及癌细胞。全身骨扫描未见转移征象。其余全身检查未见异常。

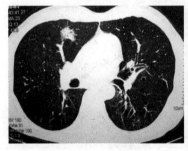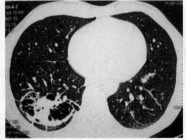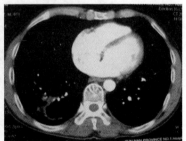

[初步诊断] 右上肺癌，右下肺支气管扩张并感染？

[治疗经过] 右全肺切除＋肺门纵隔淋巴结清扫。

[手术结果或最后诊断]

术后病理：右上、下肺低分化腺癌，右上肺后段包块腺癌，肺门及纵膈淋巴结（-）。

[病例分析] 右肺下叶癌 CT 呈蜂窝状改变，为肺癌少见影像学表现。病灶分布在两叶，呈多病灶、多原发表现，而且上下叶肿块影像学特点各异。

病例52 云南省第一人民医院

[疾病背景] 肺癌少见临床表现。

[讨论主题] 肺癌少见临床表现。

[病史简介] 男性,63岁,无抽烟史,汉族,云南省建水县人。咳嗽、咳痰5年,加重伴气促半年。
予抗炎无效,影像学无明显变化。
自发病以来体重无变化,否认家族遗传病史。

[关键检查结果]

胸部CT:双下肺渗出实变影,右上肺可见两处团块状阴影。其余全身检查未见
异常。

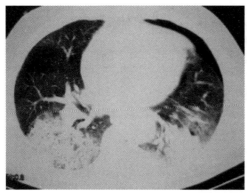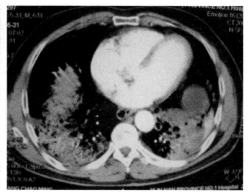

[初步诊断] 双下肺阴影性质待查。慢性支气管炎,阻塞性肺气肿。

[治疗经过] 抗感染治疗,无效。右下肺CT引导下肺穿活检示黏液细胞型细支气管肺泡癌。予
NP方案(长春瑞滨+顺铂)化疗。

[手术结果或最后诊断]

右下肺细支气管肺泡癌伴左下肺及右上肺转移。C-T4NxM0～1。

[病例分析] ①影像学双侧下肺呈炎性改变,没有实体表现,在抗感染治疗无效的情况下,多考虑
肿瘤因素。②双下肺影像学相似,考虑多原发或转移。

病例53 云南省第一人民医院

[**疾病背景**] 肺癌少见临床表现。

[**讨论主题**] 肺癌少见临床表现。

[**病史简介**] 女性,51岁,无吸烟史,汉族,云南省昆明市人。刺激性干咳2个月,同时伴胸闷及呼吸困难,偶有咳痰及痰中带血。无发热、盗汗及消瘦症状。
胸部X线检查:双肺野可见多个弥漫性的结节影,阴影边缘模糊,密度不均。全身骨扫描示:双侧肋骨多发性骨质病,转移灶可能。心脏彩超:先天性心脏病,房间隔缺损。其余全身检查未见异常。

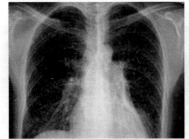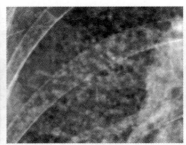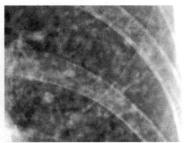

[**初步诊断**] ①双肺结节状阴影,性质待查。②先天性心脏病,房间隔缺损。

[**治疗经过**] ①CT引导下经皮肺穿刺病理活检诊断为细支气管肺泡癌。②予3周期TP方案(紫杉醇+顺铂)+两周期GP方案(吉西他滨+顺铂)化疗,化疗后干咳症状、胸闷及呼吸困难症状均明显减轻,复查CT显示双肺弥漫性的结节影有增多趋势。③化疗结束后口服吉非替尼靶向治疗,期间胸闷及呼吸困难症状明显改善,双肺弥漫性的结节影减少;3年后因经济原因停药,后因呼吸困难和呼吸衰竭死亡。

[**手术结果或最后诊断**]
①双肺细支气管肺泡癌,C-T4NxM1b。②先天性心脏病,房间隔缺损。

[**病例分析**] 急性粟粒型肺结核影像学常表现为许多大小一致的粟粒状致密阴影,直径多在1~2mm,多呈圆形、椭圆形,边界清晰,广泛而均匀地分布于两肺全肺野。肺癌有多种临床表现,特别是细支气管肺泡癌,此患者双肺野可见多个弥漫性的结节影,阴影边缘模糊,密度不均,极易误诊为急性粟粒型肺结核。启示我们在临床工作中应重视病原学和病理学诊断,以防止误诊和漏诊。本例患者采取CT引导下肺穿刺活检方法诊断为肺癌,避免了误诊。此外,患者经治疗后存活了3年,可见化疗加靶向治疗对部分晚期肺癌患者有一定的疗效。

病例 54 云南省第一人民医院

[疾病背景] 肺癌少见临床表现。

[讨论主题] 肺癌少见临床表现。

[病史简介] 男性,58 岁。吸烟 20 余年,1 包/日,汉族,云南省宣威市人。咳嗽、咳痰及痰中带血 4 个月,呼吸困难伴左胸闷半月,无胸痛及发热,无消瘦症状。(家族中患者弟弟,56 岁,吸烟 20 余年,10 支/日,因左上肺中心型肺腺癌于 2006.12 行左全肺切除加左肺门及纵隔淋巴结清扫术,术后予 4 周期 NP 方案(长春瑞滨＋顺铂)化疗,治疗后无复发,仍健在。患者哥哥,确诊肺癌后,自服中药,未予其他治疗,现已去世。

[关键检查结果]

胸部 CT 示:左上肺不张,左肺上叶前段支气管腔内软组织密度影;左肺上叶前段不规则软组织块影,其外缘浅分叶及可见短毛刺;双下肺小结节;左侧胸膜腔少量积液;纵隔淋巴结增大。纤维支气管镜示:左上叶开口肿物;刷片及痰检查见腺鳞混合癌细胞。触诊颈部淋巴结肿大。其余全身检查未见异常。

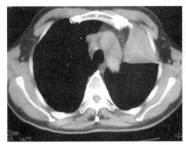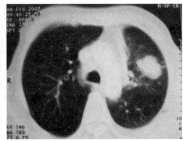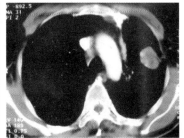

[初步诊断] 左上肺中心型肺癌伴双下肺及左颈部淋巴结转移。

[治疗经过] 患者给予 4 周期 NP 方案(长春瑞滨＋顺铂)化疗;化疗后咳嗽、咳痰症状明显减轻,痰中带血症状消失,呼吸困难症状明显改善。左上肺叶复张;左肺上叶前段不规则软组织块影消失。现已化疗后 4 年,未再出现咳嗽、咳痰、痰中带血及呼吸困难症状;复查未见复发,仍健在。

[手术结果或最后诊断]

左上肺中心型肺癌伴双下肺及左颈部淋巴结转移,C－T4N3M1。

[病例分析] 癌症和遗传确有一定关系,具有肿瘤家族史或癌症高发区的患者应作为高危人群,一级预防;及时采取预防措施,定期到医院进行体检,争取达到早发现、早诊断和早治疗的目的,这样才有助于降低癌症的发病率及延长患者的生存时间。同时部分肺癌患者经化疗后可能长期生存。

病例55 中国医学科学院肿瘤医院

[疾病背景] 肺楔形切除术。

[讨论主题] 肺楔形切除术。

[病史简介] 男性,82 岁,因"查体发现左肺下叶结节 5 个月"就诊。患者既往高血压、冠心病史 10 余年,糖尿病史 20 年,血糖控制不稳定。吸烟 40 年,每日 20 支。患者体质较弱, 最多爬 4 层楼,肺功能提示:重度混合性通气功能障碍,肺容量递减,弥散功能减弱。

[关键检查结果]

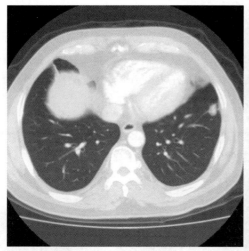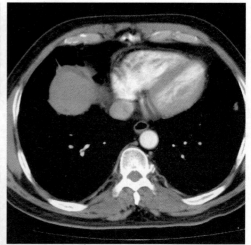

CT 提示左肺下叶前内基底段非实性结节,大小约 1.1 cm×1.7 cm,内部密度不均, 近胸膜侧见胸膜牵拉。

[初步诊断] 左肺癌。

[治疗经过] 根据影像学特点考虑肺癌可能性大,鉴于患者体质较弱,肺功能差,基础病较多,为 最大限度保护患者呼吸功能,提高患者术后生活质量,行胸腔镜下肺楔形切除术。 术中见肿物位于左肺下叶基底段,类球形,大小约 2 cm×2 cm×2.5 cm,胸膜表面轻 度皱缩。采用腔内闭合期楔形切除肿物,送冰冻病理报告:腺癌。系统清扫 2L、 4L、主肺动脉窗(5 区)、隆突下(7 区)、下肺静脉旁(9 区)淋巴结。第七肋间光源孔 置胸管闭式引流。术后患者恢复良好,活动自如,未出现呼吸衰竭。

[手术结果或最后诊断]

手术病理:肺中分化腺癌,肿瘤累及局部脏层胸膜,未累及叶、段支气管。支气管切 缘未见癌。淋巴结未见转移癌(0/24)。

[病例分析] 本例患者为老年患者,基础病较多,并有呼吸功能障碍,术前检查考虑难以耐受肺叶切除术。故此,选择创伤较小的胸腔镜肺楔形切除术式。既可达到完整切除肿物目的,也可最大限度保护患者呼吸功能,保障患者术后生活质量。肺癌肿物楔形切除与肺叶切除优劣仍有争议,但对于老年患者,采用楔形切近期效果较好,有研究表明远期效果与肺叶切除相当。但应注意,如患者条件允许,即使行肺楔形切除术,同侧区域淋巴结的系统清扫也是手术的重要步骤,对于患者分期及预后判断有利,并能有效指导患者术后辅助治疗。

病例56 中国医学科学院肿瘤医院

[疾病背景] 肺叶袖状切除。

[讨论主题] 肺叶袖状切除。

[病史简介] 男性,58岁,因"右侧胸痛两个月,咳痰伴血丝"就诊。患者既往体健,吸烟史30余年,每日20支。一般情况良好,生命体征平稳,活动自如,可上10层楼。

[关键检查结果]

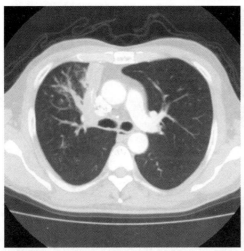
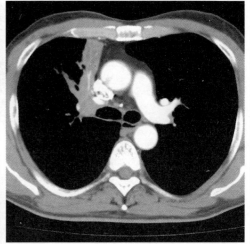

CT提示右肺上叶肿物影,近肺门处,与血管及支气管关系密切。脑MRI、骨扫描、腹部BUS均未见转移征象。支气管镜检查细胞学提示:少数高度可疑鳞癌细胞。肺功能正常,同期功能、肺容量正常、弥散功能正常。

[初步诊断] 肺鳞癌可能。

[治疗经过] 术前考虑患者肿物位于右肺上叶肺门处,与肺动脉及上叶动脉关系密切,包绕右肺上叶支气管开口处,可能需行右全肺切除。综合患者体质及肺功能情况,考虑可耐受右全肺切除。手术行全麻下双腔插管右后外侧切口开胸探查术,切口选择右后外侧第五肋间切口,术中见肿物位于右肺上叶根部,大小约6 cm×5 cm×4 cm,伴右肺上叶部分实变,肿瘤与右肺上叶动脉关系密切,仔细游离血管,分别结扎右肺上叶动脉第一支、后升支,结扎右肺上叶静脉,注意保护右肺中叶静脉。肿物包绕右肺上叶支气管开口处,为保证完整切除肿物,行右肺上叶袖状切除术。分别截断右主支气管及右肺中间段支气管,取出标本后,取双侧切缘送冰冻病理检查,回报切缘干净,未见癌。遂行右主支气管及右侧中间段支气管端端吻合。系统清扫2R、4R、7区、9区区域淋巴结。置上下双胸管闭式引流。本例患者术后恢复良好,术后4日拔除

引流管,7 日出院。

[手术结果或最后诊断]

手术病理:右肺高中分化鳞状细胞癌,肿瘤主要沿叶、段支气管生长,并侵及周围肺组织,未累及脏层胸膜,淋巴结未见转移癌(0/38)。

[病例分析]　本例患者为中心性肺癌,肿瘤与肺血管及支气管关系密切。术前经 CT 检查,分析患者可能需行右全肺切除术,完善评估患者病情,确认无远处转移及患者心肺功能能够耐受全肺切除术后,方可安排手术。术中仔细探查肿物与血管、气管关系,本着"最大限度完整切除肿瘤,最大限度保留正常组织功能"这两项肿瘤外科基本原则,根据术中情况,行袖状切除术,为患者保留了中叶、下叶,占全部呼吸功能 30% 以上的正常组织。患者术后生活质量有极大提高。袖状切除术对外科医师技术要求较高,行袖状吻合时务必保证双侧切缘干净无瘤,否则失去手术基本意义,并且吻合口愈合困难,发生支气管胸膜瘘概率大大增加。

病例 57 中国医学科学院肿瘤医院

[疾病背景] 肺叶切除术。

[讨论主题] 肺叶切除术。

[病史简介] 男性,77 岁,因"咳嗽、咳痰 2 年余,发现左肺下叶肿物"就诊。患者 2 年前发现左肺下叶块影,经抗感染、抗结核治疗后块影缩小,后规律抗结核 9 个月,近期复查块影较前增大。既往冠心病史 10 年,否认烟酒嗜好。

[关键检查结果]

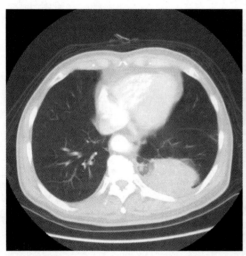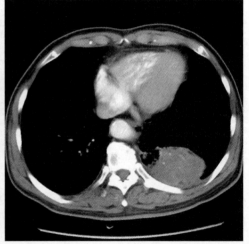

CT 提示左肺下叶可见不规则分叶状软组织,最大截面 7.4 cm×5.8 cm,宽基底贴于横隔胸膜,增强扫描有不均均强化。内可见强化的血管,周围多发斑片影。

[初步诊断] 左肺块影。

[治疗经过] 术前无病理学证据,考虑块影较前增大,认为不能除外恶性。行全麻下左后外侧切口开胸探查,术中见肿物位于左肺下叶后基底段,大小约 6 cm×5 cm×4.5 cm,胸膜明显牵拉,与隔肌粘连紧密。行楔形切除完整切除肿物,送冰冻病理报告:腺癌。遂行左肺下叶切除术,分别结扎左肺下叶静脉、左肺下叶基底段动脉及背段动脉,采用支气管闭合器闭合左肺下叶支气管。系统清扫 2L、4L、主肺动脉窗(5 区)、隆突下(7 区)、下肺静脉旁(9 区)淋巴结。术后患者恢复良好。

[手术结果或最后诊断]

手术病理:左肺下叶高分化腺癌,主要呈黏液型细支气管肺泡癌,累及脏层胸膜,未累及叶、段支气管,支气管切缘未见癌。淋巴结未见转移癌(0/14)。

[病例分析] 本例患者术前无明确病理学证据,此种情况在临床工作中较为多见,根据患者病史及影像学资料分析,患者肿物较前有所增大,考虑恶性不能除外。由于肺癌早期手术治疗效果远胜晚期,故此开胸探查获益较大,在征得患者及家属同意后,可考虑积极手术。楔形切除较肿物部分切除能够有效减少术中肿瘤播散的概率。术中先行楔形切除肿物送冰冻病理检查,明确肿物恶性性质后,行标准肺叶切除。肿物切除后,系统性清扫区域淋巴结有助于判断患者分期及预后,应给予足够重视。

参考文献

第二章

1. Wang Y，Broderick P，Webb E，et al. Common 5p15. 33 and 6p21. 33 variants influence lung cancer risk. Nat Genet，2008,40(12):1407 - 1409.

2. McKay JD，Hung RJ，Gaborieau V，et al. Lung cancer susceptibility locus at 5p15. 33. Nat Genet，2008,40(12):1404 - 1406.

3. Broderick P，Wang Y，Vijayakrishnan J，et al. Deciphering the impact of common genetic variation on lung cancer risk：a genome-wide association study. Cancer Res，2009,69(16):6633 - 6641.

4. Thorgeirsson TE，Geller F，Sulem P，et al. A variant associated with nicotine dependence，lung cancer and peripheral arterial disease. Nature，2008,452(7187):638 - 642.

5. Amos CI，Wu X，Broderick P，et al. Genome-wide association scan of tag SNPs identifies a susceptibility locus for lung cancer at 15q25. 1. Nat Genet，2008,40(5):616 - 622.

6. Hung RJ，McKay JD，Gaborieau V，et al. A susceptibility locus for lung cancer maps to nicotinic acetylcholine receptor subunit genes on 15q25. Nature，2008,452(7187):633 - 637.

7. Alpha-tocopherol，Beta-Carotene Cancer Prevention Study Group. The effect of vitamin E and beta carotene on the incidence of lung cancer and other cancers in male smokers. New Engl J Med，1994,330(15):1029 - 1035.

8. Omenn GS，Goodman GE，ThornquistMD et al. Effects of a combination of beta-carotene and vitamin A on lung cancer and cardiovascular disease. N Engl J Med，1996,334(18):1150 - 1155.

9. The International Early Lung Cancer Action Program Investigators. Survival of patients with stage I lung cancer detection on CT screening. N Eng J Med，2006,355(17):1763 - 1771.

10. Bach PB，Jett JR，Pastorino U，et al. Computed tomography screening and lung cancer outcomes. JAMA，2007,297(9):953 - 961.

11. Black C，de Verteuil R，Walker S，et al. Population screening for lung cancer using computed tomography：is there evidence of clinical effectiveness? A systematic review of the literature. Thorax，2007,62(2):131 - 138.

12. Pepe MS，Etzioni R，Feng Z，et al. Phases of Biomarker Development for Early Detection of Cancer. J Natl Cancer Inst，2001,93(14):1054 - 1061.

13. Lam S，MacAulay C，Le Riche JC，et al. A randomized phase Ⅱb trial of anethole dithiolethione in smokers with bronchial dysplasia. J Natl Cancer Inst，2002,94(13):1001 - 1009.

14. Kurie JM，Lotan R，Lee JJ，et al. Treatment of former smokers with 9-cis-retinoic acid reverses loss of retinoic acid receptor-beta expression in the bronchial epithelium：results from a randomized placebo-controlled trial. J Natl Cancer Inst，2003,95(3):206 - 214.

15. van Zandwijk N，Dalesio O，Pastorino U，et al. EUROSCAN，a randomized trial of vitamin A and N-acetylcysteine in patients with head and neck cancer or lung cancer. For the EUropean Organization for Research and Treatment of Cancer Head and Neck and Lung Cancer Cooperative Groups. J Natl Cancer Inst，2000,92(12):977 - 986.

16. Lippman SM，Lee JJ，Karp DD，et al. Randomized phase Ⅲ intergroup trial of isotretinoin to prevent second primary tumors in stage Ⅰ nonsmall-cell lung cancer. J Natl Cancer Inst，2001,93(8):605 - 618.

17. Jemal A，Siegel R，Ward E，et al. Cancer statistics，2008. CA Cancer J Clin，2008,58:71 - 96.

第三章

1. Carney DN. Lung cancer — time to move on from chemotherapy. N Engl J Med，2002,346(2):126 - 128.

2. Oze I，Hotta K，Kiura K，et al. Twenty-seven years of phase Ⅲ trials for patients with extensive disease small-cell lung cancer：disappointing results. PLoS One，2009,4(11):e7835.

3. Henschke CI，Naidich DP，Yankelevitz DF，et al. Early lung cancer action project：initial findings on repeat

screenings. Cancer, 2001,92(1):153 - 159.

4. Henschke CI, McCauley DI, Yankelevitz DF, et al. Early Lung Cancer Action Project: overall design and findings from baseline screening. Lancet, 1999,354(9173):99 - 105.

5. Kaneko M, Kusumoto M, Kobayashi T, et al. Computed tomography screening for lung carcinoma in Japan. Cancer, 2000,89(11 Suppl):2485 - 2488.

6. International Early Lung Cancer Action Program Investigators, Henschke CI, Yankelevitz DF, et al. Survival of patients with stage I lung cancer detected on CT screening. N Engl J Med, 2006,355(17):1763 - 1771.

7. Eddy D. ACS report on the cancer-related health checkup. CA Cancer J Clin, 1980,30:193 - 240.

8. Smith RA, von Eschenbach AC, Wender R, et al. American Cancer Society guidelines for the early detection of cancer: update of early detection guidelines for prostate, colorectal, and endometrial cancers. Also: update 2001 - testing for early lung cancer detection. CA Cancer J Clin, 2001,51:38 - 75.

9. Smith RA, Cokkinides V, Brawley OW. Cancer screening in the United States, 2009: a review of current American Cancer Society guidelines and issues in cancer screening. CA Cancer J Clin, 2009,59(1):27 - 41.

10. Gonzalez R, Silva JM, Sanchez A, et al. Microsatellite alterations and TP53 mutations in plasma DNA of small cell lung cancer patients: follow-up study and prognostic significance. Ann Oncol, 2000,11(9):1097 - 1104.

11. Scott E, Dessain H, Roger R, et al. Methylation of human telomerase gene CPG island in blood. Cancer Res, 2000,60:537 - 541.

12. Tockman MS. Clinical detection of lung cancer progression markers. J Cell Biochem, 1996,25(Supple 2): 177 - 184.

13. Zochbauer-Muller S, Minna JD, Gezdm AF. Aberrant DNA methylation in lung cancer: Biological and clinical implications. Oncologist, 2002,7(5):451.

14. Palmisano WA, Divine KK, Saccomanno G, et al. Predicting lung cancer by detecting aberrant promoter methylation insputum. CancerRes, 2000,60(21):5954 - 5958.

15. Anglim PP, Galler JS, KossMN, et al. Identification of a panel of sensitive and specific DNA methylation markers for squamous cell lung cancer. Mol Cancer, 2008,7:62.

16. Fleischhacker M, Beinert T, Ermitsch M, et al. Detection of amplifiable messenger RNA in the serum of patients with lung cnacer. Ann N Y Acad Sci, 2001,945:179 - 188.

17. Bach PB, Jett JR, Pastorino U, et al. Computed tomography screening and lung cancer outcomes. JAMA, 2007,297(9):953 - 961.

18. International Early Lung Cancer Action Program Investigators, Henschke CI, Yankelevitz DF, et al. Survival of patients with stage I lung cancer detected on CT screening. N Engl J Med, 2006,355(17): 1763 - 1771.

19. Hocking WG, Hu P, Oken MM, et al. Lung cancer screening in the randomized Prostate, Lung, Colorectal, and Ovarian (PLCO) Cancer Screening Trial. J Natl Cancer Inst, 2010,102(10):722 - 731.

第四章

1. Jemal A, Siegel R, Ward E, et al. Cancer Statistics 2006. Cancer J Clin, 2006,56:106 - 130.

2. Spiro S G, Silvestri G A. One Hundred Years of Lung Cancer. Am J Respir Crit Care Med, 2005,172:523 - 529.

3. Miller Y E. Pathogenesis of Lung Cancer. Am J Respir Crit Care Med, 2005,133:216 - 223.

4. Alberg A J, Ford J G, Samet J M. Epidemiology of Lung Cancer. Chest, 2007,132:29S - 55S.

5. Giangreco A, Groot K R, Janes S M. Lung Cancer and Lung Stem Cells. Am J Respir Crit Care Med, 2007, 175:547 - 553.

6. Travis WD, Brambilla E, Müller-Hermelink HK, et al. World Health Oragnization Classification of Tumours. Pathology and Genetics of Tumours of the Lung, Pleura, Thymus and Heart. Lyon. IARC, 2004.

7. Herbst R S, Heymach JV, Lippman S M. Lung Cancer. N Engl J Med, 2008,359:1367 - 1380.

8. Subramanian J, Govindan R. Lung Cancer in Never Smokers. J Clin Onco, 2007,125:561 - 570.

9. Bissett D, Byrne K J, Von Pawel J, et al. Phase Ⅲ study of matrix metalloproteinase inhibitor prinomastat in non-small-cell lung cancer. J Clin Oncol, 2005,23(4):842 - 849.

10. Martin M D, Matrisian L M. The other side of MMPs: Protective roles in tumor progression. Cancer Metastasis Rev, 2007 26:717 - 724.

11. Ji R C. Lymphatic endothelial cells, tumor lymphangiogenesis and metastasis: New insights into intratumoral and peritumoral lymphatics. Cancer Metastasis Rev, 2006,(25):677 - 694.

12. Kawai O, Ishii G, Kubota K, et al. Predominant infiltration of macrophages and CD8(+)T Cells in cancer nests is a significant predictor of survival in stage Ⅳ nonsmall cell lung cancer. Cancer, 2008,113(6):1387 - 1395.

第五章

1. Frías C, García-Aranda C, De Juan C, et al, Telomere shortening is associated with poor prognosis and telomerase activity correlates with DNA repair impairment in non-small cell lung cancer. Lung Cancer. 2008, 60(3):416 - 25.

2. Amano H, Ito Y, Suzuki T, Kato S, et al. Roles of a prostaglandin E-type receptor, EP3, in upregulation of matrix metalloproteinase - 9 and vascular endothelial growth factor during enhancement of tumor metastasis. Cancer Sci, 2009,25.

3. Gebel S, Gerstmayer B, Bosio A, et al. Gene expression profiling in respiratory tissues from rats exposed to mainstream cigarette smoke. Carcinogenesis, 2004,25:169 - 178.

4. Kim H, Xu G-L, Borczuk AC, et al. The heparan sulfate proteoglycan GPC3 is a potential lung tumor suppressor. Am J Respir Cell Mol Biol, 2003,29:694 - 701.

5. Kaplan R, Luettich K, Heguy A, et al. Monoallelic up-regulation of the imprinted H19 gene in airway epithelium of phenotypically normal cigarette smokers. Cancer Res, 2003,63:1475 - 1482.

6. Heguy A, O'Connor TP, Luettich K, et al, Gene expression profiling of human alveolar macrophages of phenotypically normal smokers and nonsmokers reveals a previously unrecognized subset of genes modulated by cigarette smoking. J Mol Med, 2006,84:318.

7. Lampe JW, Stepaniants SB, Mao M, et al. Signatures of environmental exposures using peripheral leukocyte gene expression: tobacco smoke. Cancer Epidemiol Biomarkers Prev, 2004,13:445 - 453.

8. Hecht SS. Carcinogenicity studies of inhaled cigarette smoke in laboratory animals: old and new. Carcinogenesis, 2005,26:1488 - 1492.

9. Davis R, Rizwani W, Banerjee S, et al. Nicotine promotes tumor growth and metastasis in mouse models of lung cancer. PLoS One, 2009,4(10):e7524.

10. Rhodes DR, Yu J, Shanker K, Deshpande, et al. Large-scale meta-analysis of cancer microarray data identifies common transcriptional profiles of neoplastic transformation and progression. Proc Natl Acad Sci USA, 2004,101:9309 - 9314.

11. Herbst RS, Kim ES. Novel therapeutic options for Non-small cell lung cancer (Second-line and subsequent therapy), ASCO Education Book, 2003:654 - 666.

12. Wistuba II, Berry J, Behrens C, et al. Molecular changes in the bronchial epithelium of patients with small cell lung cancer. Clin Cancer Res, 2000,6:2604 - 2610.

13. Adjei AA, Haluska P, Dy GK, et al. Novel pharmacological agents in clinical development for solid

tumours. Expert Opin Investig Drugs，2001，10：2059－2088.

14. Vineis P，Schulte P，McMichael AJ. Molecular epidemiology of non-small cell lung cancer. Semin Respir Crit Care Med，2005，26(3)：265－272.

15. Yagui-Beltran A，He B，Raz D，et al. Novel therapies targeting signaling pathways in lung cancer. Thorac Surg Clin，2006，16(4)：379－396.

16. Toloza EM. Gene therapy for lung cancer. Thorac Surg Clin，2006，16(4)：397－419.

17. Tatiana Drachevaa，Reena Philipb，Wenming Xiaob，et al. Distinguishing Lung Tumours From Normal Lung Based on a Small Set of Genes. Lung Cancer，2007，55(2)：157－164.

18. Santos ES，Blaya M，Raez LE. et al. Gene expression profiling and non-small-cell lung cancer：where are we now? Clin Lung Cancer，2009，10(3)：168－173.

第六章

1. Gómez Raposo C，De Castro Carpeño J，González Barón M. Causes of lung cancer：smoking，environmental tobacco smoke exposure，occupational and environmental exposures and genetic predisposition. Med Clin (Barc)，2007，128(10)：390－396.

2. Besaratinia A，Pfeifer GP. Second-hand smoke and human lung cancer. Lancet Oncol，2008，9(7)：657－666.

3. Stämpfli MR，Anderson GP. How cigarette smoke skews immune responses to promote infection，lung disease and cancer. Nat Rev Immunol，2009，9(5)：377－384.

4. Brüske-Hohlfeld I. Environmental and occupational risk factors for lung cancer. Methods Mol Biol，2009，472：3－23.

5. Poulain S，Evenou F，Carré MC，et al. Vitamin A/retinoids signalling in the human lung. Lung Cancer，2009，3.

6. Cassidy A，Balsan J，Vesin A，et al. Cancer diagnosis in first-degree relatives and non-small cell lung cancer risk：Results from a multi-centre case-control study in Europe. Eur J Cancer，2009，29.

7. Newman LA，Lee CT，Parekh LP，et al. Use of the National Cancer Data Base to develop clinical trials accrual targets that are appropriate for minority ethnicity patients：a report from the American College of Surgeons Oncology Group (ACOSOG) Special Population Committee. Cancer，2006，106(1)：188－195.

8. Ou SH，Ziogas A，Zell JA. Prognostic factors for survival in extensive stage small cell lung cancer (ED-SCLC)：the importance of smoking history，socioeconomic and marital statuses，and ethnicity. J Thorac Oncol，2009，4(1)：37－43.

第七章

1. Henschke CI. Early lung cancer action project：overall design and findings from baseline screening. Cancer，2000，89 (Suppl 11)：2474－2482.

2. Gohagan J，Marcus P，Fagerstrom R，et al. Baseline findings of a randomized feasibility trial of lung cancer screening with spiral CT scan vs chest radiograph：the Lung Screening Study of the National Cancer Institute. Chest，2004，126(1)：114－121.

3. Kawakami S，Sone S，Takashima S，et al. Atypical adenomatous hyperplasia of the lung：correlation between HRCT findings and histopathologic features. Eur Radiol，2001，11(5)：811－814.

4. Nakata M，Saeki H，Takata I，et al. Focal ground-glass opacity detected by low-dose helical CT. Chest，2002，121(5)：1464－1467.

5. Nakajima R，Yokose T，Kakinuma R，et al. Localized pure ground-glass opacity on HRCT：histologic characteristics. JCAT，2002，26(3)：323－329.

6. Mac Mahon H，Austin JH，Gamsu G，et al. Guidelines for management of small pulmonary nodules detected on CT scans：a statement from the fleischner society. Radiology，2005，237：395－400.

7. Kostis WJ，Yankelevitz DF，Reeves AP. Small pulmonary nodules：reproducibility of three-diamensional volumetric measurement and estimation of time to follow-up CT. Radiology, 2004,231:446 - 452.

8. Li Feng，Sone S，Abe H，et al. Malignant versus benign nodules at CT screening for lung cancer：comparison of thin-section CT findings. Radiology, 2004,233:793 - 798.

9. Mac Mahon H，Austin JH，Gamsu G，et al. Guidelines for management of small pulmonary nodules detected on CT scans：a statement from the fleischner society. Radiology, 2005,237:395 - 400.

10. Fujimoto K，Abe T，Müller NL，et al. Small peripheral pulmonary carcinomas evaluated with dynamic MR imaging：correlation with tumor vascularity and prognosis. Radiology, 2003,227(3):786 - 793.

11. Sigal R，Vogl T，Casselman J，et al. Lymph node metastases from head and neck squamous cell carcinoma：MR imaging with ultrasmall superparamagnetic iron oxide particles (Sinerem MR)-results of a phase - Ⅲ multicenter clinical trial. Eur Radiol, 2002,12(5):1104 - 1113.

12. Stets C，Brandt S，Wallis F，et al. Axillary lymph node metastases：a statistical analysis of various parameters in MRI with USPIO. J Magn Reson Imaging, 2002,16(1):60 - 68.

13. Nguyen BC，Stanford W，Thompson BH，et al. Multicenter clinical trial ofultrasmall superparamagnetic iron oxide in the evaluation of mediastinal lymph nodes in patients with primary lung carcinoma. J Magn Reson Imaging, 1999,10(3):468 - 473.

14. Kim BT，Lee KS，Shim SS，et al. Stage T1 non-small cell lung cancer：preoperative mediastinal nodal staging with integrated FDG PET/CT - a prospective study. Radiology, 2006,241:501 - 509.

15. Low SY，Eng P，Keng GH，et al. Positron emission tomography with CT in the evaluation of non-small cell lung cancer in populations with a high prevalence of tuberculosis. Respirology, 2006,11:84 - 89.

16. Kurimoto N，Miyazawa T，Okimasa S，et al. Endobronchial ultrasonography using a guide sheath increases the ability to diagnose peripheral pulmonary lesions endoscopically. Chest, 2004,126(3):959 - 965.

17. Yoshikawa M，Sukoh N，Yamazaki K，et al. Diagnostic value of endobronchial ultrasonography with a guide sheath for peripheral pulmonary lesions without X-ray fluoroscopy. Chest, 2007,131(6):1788 - 1793.

18. Tomita M，Shimizu T，Hara M，et al. Serum carcinoembryonic antigen level and pleural lavage cytology in woman with non-small cell lung cancer. Thorac Cardiovasc Surg, 2008,56(7):422 - 425.

19. Kagohashi K，Satoh H，Kurishima K，et al. Squamous cell carcinoma antigen in lung cancer and nonmalignant respiratory diseases. Lung, 2008,186(5):323 - 326.

20. Nisman B，Biran H，Heching N，et al. Prognostic role of serum cytokeratin 19 fragments in advanced non-small-cell lung cancer：association of marker changes after two chemotherapy cycles with different measures of clinical response and survival. Br J Cancer, 2008,98(1):77 - 79.

第九章

1. Jeong YJ，Lee KS. Pulmonary tuberculosis：up-to-date imaging and management. AJR Am J Roentgenol, 2008 Sep, 191(3):834 - 844.

2. Yew WW，Leung CC. Update in tuberculosis 2007. Am J Respir Crit Care Med, 2008,177(5):479 - 485.

3. Hoo，GWS，Wen，YE，Nguyen，TV，et al. Impact of clinical guidelines in the management of severe hospital-acquired pneumonia. Chest, 2005,128:2778 - 2787.

4. Shao PL，Huang LM，Hsueh PR. Recent advances and challenges in the treatment of invasive fungal infections. Int J Antimicrob Agents, 2007,30(6):487 - 495.

5. Monaco M，Mondello B，Monici D，et al. Indications，surgical strategies and evaluation of prognostic factors in the treatment of pulmonary metastases. G Chir, 2006,27(11 - 12):442 - 447.

6. Enoch DA，Ludlam HA，Brown NM. Invasive fungal infections：a review of epidemiology and management options. J Med Microbiol, 2006,55(7):809 - 818.

7. Boulet LP. Future directions in the clinical management of cough：ACCP evidence-based clinical practice

guidelines. Chest，2006,129(1 Suppl)：287S－292S.

8. Celli BR. Update on the management of COPD. Chest，2008,133(6)：1451－1462.

9. O'Donnell AE. Bronchiectasis. Chest，2008,134(4)：815－823.

10. Godoy MC, Vos PM, Cooperberg PL, et al. Chest radiographic and CT manifestations of chronic granulomatous disease in adults. AJR Am J Roentgenol, 2008,191(5)：1570－1575.

11. Rosen MJ. Chronic cough due to tuberculosis and other infections：ACCP evidence-based clinical practice guidelines. Chest，2006,129(1 Suppl)：197S－201S.

12. Hussain SF, Salahuddin N, Fatimi SH. A cavitary lung lesion. Chest，2003,123(3)：937－940.

第十章

1. Shepherd FA, Crowley J, Van Houtte P, et al. The IASLC Lung Cancer Staging Project：Proposals regarding the clinical staging of small-cell lung cancer in the forthcoming (seventh) edition of the TNM classification for lung cancer. J Thorac Oncol, 2007,2：1067－1077.

2. Travis WD, Giroux DJ, Chansky K, et al. The IASLC Lung Cancer Staging Project：Proposals for the inclusion of Bronchopulmonary Carcinoid tumours in the forthcoming (seventh) edition of the TNM Classification for Lung Cancer. J Thorac Oncol, 2008,3：1213－1223.

3. Sculier JP, Chansky K, Crowley JJ, et al. IASLC International Staging Project. The impact of additional prognostic factors on survival and their relationship with the Anatomical Extent of Disease as expressed by the 6th edition of the TNM Classification of Malignant Tumours and the proposals for the 7th edition. J Thorac Oncol, 2008,3：457－466.

4. Chansky K, Sculier JP, Crowley JJ, et al. The IASLC Lung Cancer Staging Project：Prognostic Factors and Pathologic TNM Stage in Surgically Managed Non-Small Cell Lung Cancer. J Thorac Oncol，2009,4：792－801.

5. Rusch VW, Asamura H, Watanabe H, et al. The IASLC Lung Cancer Staging Project：A Proposal for a New International Lymph Node Map in the Forthcoming Seventh Edition of the TNM Classification for Lung Cancer. J Thorac Oncol, 2009,4：568－577.

6. Travis WD, Brambilla E, Rami-Porta R, et al. Visceral pleural invasion：Pathologic criteria and use of elastic stains：Proposals for the 7th edition of the TNM Classification for Lung Cancer. J Thorac Oncol, 2008,3：1384－1390.

7. Groome PA, Bolejack V, Crowley JJ, et al. The IASLC Lung Cancer Staging Project：validation of the proposals for revision of the T, N, and M descriptors and consequent stage groupings in the forthcoming (seventh) edition of the TNM classification of malignant tumours. J Thorac Oncol, 2007,2(8)：694－705.

8. Goldstraw P, Crowley JJ. The International Association for the Study of Lung Cancer International Staging Project on Lung Cancer. J Thorac Oncol, 2006,1(4)：281－286.

9. Rami-Porta R, Ball D, Crowley J, et al. The IASLC Lung Cancer Staging Project：proposals for the revision of the T descriptors in the forthcoming (seventh) edition of the TNM classification for lung cancer. J Thorac Oncol, 2007,2(7)：593－602.

10. Rusch VW, Crowley J, Giroux DJ, et al. The IASLC Lung Cancer Staging Project：proposals for the revision of the N descriptors in the forthcoming seventh edition of the TNM classification for lung cancer. J Thorac Oncol, 2007,2(7)：603－612.

11. Postmus PE, Brambilla E, Chansky K, et al. The IASLC Lung Cancer Staging Project：proposals for revision of the M descriptors in the forthcoming (seventh) edition of the TNM classification of lung cancer. J Thorac Oncol, 2007,2(8)：686－693.

12. Groome PA, Bolejack V, Crowley JJ, et al. The IASLC Lung Cancer Staging Project：validation of the proposals for revision of the T, N, and M descriptors and consequent stage groupings in the forthcoming

(seventh) edition of the TNM classification of malignant tumours. J Thorac Oncol,2007,2,694－705.

13. Shepherd FA, Crowley J, Van Houtte P, et al. The International Association for the Study of Lung Cancer lung cancer staging project: proposals regarding the clinical staging of small cell lung cancer in the forthcoming (seventh) edition of the tumor, node, metastasis classification for lung cancer. J Thorac Oncol, 2007,2(12):1067－1077.

14. Shepherd FA, Crowley J, Van Houtte P, et al. The International Association for the Study of Lung Cancer lung cancer staging project: proposals regarding the clinical staging of small cell lung cancer in the forthcoming (seventh) edition of the tumor, node, metastasis classification for lung cancer. J Thorac Oncol, 2007,2(12):1067－1077.

15. Berghmans T, Dusart M, Paesmans M, et al. European Lung Cancer Working Party for the IASLC Lung Cancer Staging Project. Primary tumor standardized uptake value (SUVmax) measured on fluorodeoxyglucose positron emission tomography (FDG-PET) is of prognostic value for survival in non-small cell lung cancer (NSCLC): a systematic review and meta-analysis (MA) by the European Lung Cancer Working Party for the IASLC Lung Cancer Staging Project. J Thorac Oncol,2008,3(1):6－12.

16. De Langen AJ, Raijmakers P, Riphagen I, et al. The size of mediastinal lymph nodes and its relation with metastatic involvement: a metaanalysis. Eur J Cardiothorac Surg, 2006,29(1):26－29.

第十一章

1. 孙燕,谷铣之.肿瘤综合治疗的原则和实践.中国肿瘤,1999,8(1):21－23.

2. 周清华,汪蕙,孙燕.为21世纪我国肺癌分子生物学的发展和腾飞而奋斗.中国肺癌杂志,2001,8－9.

3. 陈东福,张湘茹,殷蔚伯,孙燕,等.1 260例肺小细胞未分化癌综合治疗结果分析.中华肿瘤杂志,2002,24:602－604.

4. 刘复生,孙燕,殷蔚伯,等.小细胞肺癌的临床病理与预后.癌症进展,2003,1:53－56.

5. 袁芃,缪小平,孙燕,等.晚期非小细胞肺癌对铂类药物化疗敏感性与p53和p73多态的关系.中华肿瘤杂志,2006,28:107－110.

6. 孙燕,李勇,王燕,等.肺癌靶向治疗临床进展.BMJ中文版10(增刊):43－47.

7. 孙燕,王燕.从靶向治疗走向诊疗的个体化.BMJ中文版10(增刊):152－155.

8. 孙燕,王燕,周爱萍,等.肿瘤靶向治疗的进展.BMJ中文版10(增刊):52－61.

9. 王燕,张湘茹,朱红霞,等.吉非替尼治疗非小细胞肺癌的临床疗效预测模型的初步建立.中华医学杂志,2007,87(41).

10. 王金万,孙燕,刘永煜,等.重组人血管内皮抑素联合NP方案治疗晚期NSCLC随机、双盲、对照、多中心Ⅲ期临床研究.中国肺癌杂志,2005,8:283－290.

11. Sun Y, Wang JW, Liu Y, et al. Results of phase Ⅲ trial of rh-endostatin (YH－16) in advanced non-small lung cancer (NSCLC) patients. Proc ASCO, 2005,23:7138a.

12. 孙燕,林洪生,朱允中,等.长春瑞滨合并顺铂(NP)加参一胶囊或安慰剂治疗晚期非小细胞肺癌的多中心双盲临床研究报告.中国肺癌杂志,2006,9:254－258.

13. Bordoni R. Multidisciplinary Management of Lung Cancer. Consensus Conference: Multimodality Management of Early- and Intermediate-Stage Non-Small Cell Lung Cancer. The Oncologist, 2008,13:945－953.

14. Leo F. Multidisciplinary Management of Lung Cancer: How to Test Its Efficacy? Journal of Thoracic Oncology, 2007,2(1):69－72.

15. Debevec L,et al. Is there any progress in routine management of lung cancer patients? A comparative analysis of an institution in 1996 and 2006. Radiol Oncol, 2009,43(1):47－53.

16. Hann CL, Ettinger DS, The change in pattern and pathology of small cell lung cancer. ASCO Educational Book, 2009; pp 451－454.

17. Krug LM，Pietaza MC. Emerging therapies in small cell lung cancer. ASCO Educational Book，2009，455 - 460.

第十二章

1. Kerr KM，Lamb D，Wathen CG，et al. Pathological assessment of mediastinal lymph nodes in lung cancer：implication for noninvasive mediastinal staging. Thorax，1992，47(5)：337 - 341.

2. 刘林，蒋仁超，王卓才，等. 非小细胞肺癌淋巴结大小与转移的关系. 中国肿瘤临床，2004，31(16)：931 - 933.

3. Martini N，Flehinger B J，Zaman M B，et al. A prospective study of 445 lung carcinomas with mediastinal lymph node metastases. J Thorac Cardiovasc Surg，1980，80：390 - 399.

4. Izbieki J，Pasalick B，Pantel J，et al. Efectiveness of radical systema tic mediastinal lymphadenectomy in patients with resectable non-small cell lung cancer，results of a prospective randomized trial. Ann Surg，1998，277：138 - 141.

5. 吴一龙，王思愚，黄植蕃，等. Ⅰ～ⅢA 期非小细胞肺癌淋巴结清扫范围的前瞻性研究. 中华肿瘤杂志，2001，23：43 - 54.

6. Wu Y L，Huang Z F，Wang S Y，et al. A randomized trial of systematic nodal dissection in respectable non-small cell lung cancer. Lung Cancer，2002，36(1)：1 - 6.

7. 杨浩贤，杨学宁. 系统性纵隔淋巴结清扫在肺癌外科治疗中的作用(一). 循证医学，2003，3(2)：100 - 102.

8. 吴一龙，黄植蕃，戚铁华，等. 基于 97 分期的非小细胞肺癌术后分期和生存研究. 中华肿瘤杂志，1999，21：363 - 365.

9. Mountain CF，Dresler CM. Regional lymph node classification for lung cancer staging. Chest，1997，111：1718.

10. 吴一龙，杨学宁. 非小细胞肺癌纵隔淋巴结清除的 20 年研究. 中华肿瘤防治杂志，2008，15：1201 - 1204.

11. Wu Y，Huang ZF，Wang SY，et al. A randomized trial of systematic nodal dissection in resectable non-small cell lung cancer. Lung Cancer，2002，36：1 - 6.

12. 杨浩贤，吴一龙，凌莉，等. 纵隔淋巴结切除对非小细胞肺癌患者术后生存的影响——4 个相关研究的 Meta 分析. 循证医学，2002，2：132 - 140.

13. Felip E，Rosell R，Maestre JA，et al. Preoperative chemotherapy plus surgery versus surgery plus adjuvant chemotherapy versus surgery alone in early-stage non-small-cell lung cancer. J Clin Oncol，2010，28(19)：3138 - 3145.

14. Pisters KM，Vallières E，Crowley JJ，et al. Surgery with or without preoperative paclitaxel and carboplatin in early-stage non-small-cell lung cancer：Southwest Oncology Group Trial S9900，an intergroup，randomized，phase Ⅲ trial. J Clin Oncol，2010，28(11)：1843 - 1849.

15. Hillinger S，Weder W. Extended surgical resection in stage Ⅲ non-small cell lung cancer. Front Radiat Ther Oncol，2010，42：115 - 121.

16. Venuta F，Ciccone AM，Anile M，et al. Reconstruction of the pulmonary artery for lung cancer：long-term results. J Thorac Cardiovasc Surg，2009，138(5)：1185 - 1191.

17. Vandenbroucke E，De Ryck F，Surmont V，et al. What is the role for surgery in patients with stage Ⅲ non-small cell lung cancer? Curr Opin Pulm Med，2009，15(4)：295 - 302.

18. Carretta A，Ciriaco P，Melloni G，et al. Surgical treatment of multiple primary adenocarcinomas of the lung. Thorac Cardiovasc Surg，2009，57(1)：30 - 34.

19. Carretta A，Ciriaco P，Melloni G，et al. Results of surgical treatment after neoadjuvant chemotherapy for stage Ⅲ non-small cell lung cancer. World J Surg，2008，32(12)：2636 - 1642.

20. Ikeda N，Hayashi A，Iwasaki K，et al. Surgical strategy for non-small cell lung cancer in octogenarians. Respirology，2007，12(5)：712 - 718.

第十三章

1. Harvey I. Pass, James B. Mitchell, David H. Johnson, et al. Lung Cancer: principles and practice. 2nd edition. New York: Lippincott Williams & Wilkins, 2000.

2. 樊旼, 钱浩. 放射治疗. 韩一平, 李强. 细支气管肺泡癌. 上海:第二军医大学出版社, 2009, 148 - 161.

3. 樊旼, 傅小龙, 蒋国樑. 肺癌放射治疗中正常组织损伤的容积效应. 中华放射肿瘤学杂志, 2005, 14(3): 223 - 227.

4. Rusch VM. Management of Pancoast tumours. Lancet Oncol, 2006, 7:997 - 1005.

5. Lally BE, Zelterman D, Colasanto JM, et al. Postoperative radiotherapy for stage Ⅱ or Ⅲ non-small-cell lung cancer using the surveillance, epidemiology, and end results database. J Clin Oncol, 2006, 24:2998 - 3006.

6. Douillard JY, Rosell R, De Lena M, et al. Adjuvant vinorelbine plus cisplatin versus observation in patients with completely resected stage Ⅰ B-Ⅲ A non-small-cell lung cancer (Adjuvant Navelbine International Trialist Association [ANITA]): a randomised controlled trial. Lancet Oncol, 2006, 7:719 - 727.

7. Albain KS, Swann RS, Rusch VW, et al. Radiotherapy plus chemotherapy with or without surgical resection for stage Ⅲ non-small-cell lung cancer: a phase Ⅲ randomised controlled trial. Lancet, 2009, 374(9687): 379 - 386.

8. van Meerbeeck JP, Kramer GW, Van Schil PE, et al. Randomized controlled trial of resection versus radiotherapy after induction chemotherapy in stage Ⅲ A-N2 non-small-cell lung cancer. J Natl Cancer Inst, 2007, 99(6):442 - 450.

9. Samson DJ, Seidenfeld J, Simon GR, et al. Evidence for management of small cell lung cancer: ACCP evidence-based clinical practice guidelines (2nd edition). Chest. 2007, 132(3 Suppl): 314 - 323.

10. Le Péchoux C, Dunant A, Senan S, et al. Standard-dose versus higher-dose prophylactic cranial irradiation (PCI) in patients with limited-stage small-cell lung cancer in complete remission after chemotherapy and thoracic radiotherapy (PCI 99 - 01, EORTC 22003 - 08004, RTOG 0212, and IFCT 99 - 01): a randomised clinical trial. Lancet Oncol, 2009, 10(5):467 - 474.

11. Slotman B, Faivre-Finn C, Kramer G, et al. Prophylactic cranial irradiation in extensive small-cell lung cancer. N Engl J Med, 2007, 357(7):664 - 672.

12. Slotman B, Faivre-Finn C, Kramer G, et al. Prophylactic cranial irradiation in extensive small-cell lung cancer. N Engl J Med, 2007, 357(7):664 - 672.

13. Slotman BJ, Mauer ME, Bottomley A, et al. Prophylactic cranial irradiation in extensive disease small-cell lung cancer: short-term health-related quality of life and patient reported symptoms: results of an international Phase Ⅲ randomized controlled trial by the EORTC Radiation Oncology and Lung Cancer Groups. J Clin Oncol, 2009, 27(1):78 - 84.

14. 周宗玫, 王绿化, 陈东福, 等. 临床Ⅰ、Ⅱ期小细胞肺癌手术与非手术综合治疗的临床研究. 中华放射肿瘤学杂志, 2007, 16:183 - 186.

第十四章

1. Sève P, Lai R, Ding K, et al. Class Ⅲ beta-tubulin expression and benefit from adjuvant cisplatin/vinorelbine chemotherapy in operable non-small cell lung cancer: analysis of NCIC JBR. 10. Clin. Cancer Res, 2007, 13:994 - 999.

2. Scagliotti GV, Parikh P, von Pawel J, et al. Phase Ⅲ study comparing cisplatin plus gemcitabine with cisplatin plus pemetrexed in chemotherapy-naive patients with advanced-stage non-small-cell lung cancer. J Clin Oncol, 2008, 26(21):3543 - 3551.

3. Ceppi P, Volante M, Saviozzi S, et al. Squamous cell carcinoma of the lung compared with other histotypes shows higher messenger RNA and protein levels for thymidylate synthase. Cancer, 2006, 107(7):1589 -

1596.

4. Kim SO, Jeong JY, Kim MR, et al. Efficacy of gemcitabine in patients with non-small cell lung cancer according to promoter polymorphisms of the ribonucleotide reductase M1 gene. Clin Cancer Res, 2008, 14 (10):3083 - 3088.

5. M. Tonato, V. Ludovini, L. Pistola, et al. Correlation of polymorphisms of genes involved in platinum/gemcitabine (P/G)- based metabolism with toxicity and clinical response in patients (pts) with advanced non-small cell lung cancer (NSCLC). 2009 ASCO Annual Meeting Proceedings, Vol 27, No 15S (May 20 Supplement), 2009:8093.

6. Miki Y, Swensen J, Shattuck-Eidens D, et al. A strong candidate for the breast and ovarian cancer susceptibility gene BRCAl. Science, 1994, 266(5182):66 - 71.

7. Rosell R, Cobo M, Isla D, et al. Pharmacogenomics and gemcitabine. Ann Oncol, 2006, 17 (Suppl 5): v13 - 16.

8. Olaussen KA, Dunant A, Fouret P, et al. DNA repair by ERCCl in non-small-cell lung cancer and cisplatin-based adjuvant chemotherapy. N Engl J Med, 2006, 355(10):983 - 991.

9. Rosell R, Skrzypski M, Jassem E, et al. BRCA1: a novel prognostic factor in resected non-small-cell lung cancer. PLoS One, 2007, 2(11):e1129.

10. Sandler A, Gray R, Perry MC, et al. Paclitaxel-carboplatin alone or with bevacizumab for non-small-cell lung cancer. N Engl J Med, 2006, 355:2542 - 2550.

11. Pirker R, Pereira JR, Szczesna A, et al. Cetuximab plus chemotherapy in patients with advanced non-small-cell lung cancer (FLEX): an open-label randomised phase Ⅲ trial. Lancet, 2009, 373:1525 - 1531.

12. Mazumdar M, Smith A, Schwartz LH. A statistical simulation study finds discordance between WHO criteria and RECIST guideline. J Clin Epidemiol, 2004, 57(4):358 - 365.

13. Eisenhauer EA, Therasse P, Bogaerts J, et al. New response evaluation criteria in solid tumours: Revised RECIST guideline (version 1. 1). Eur J Cancer, 2009, 45:228 - 247.

14. Hensley ML, Hagerty KL, Kewalramani T, et al. American Society of Clinical Oncology 2008 clinical practice guideline update: use of chemotherapy and radiation therapy protectants. J Clin Oncol, 2009, 27(1): 127 - 145.

15. Potti A, Mukherjee S, Petersen R, et al. A genomic strategy to refine prognosis in early-stage non-small-cell lung cancer. N Engl J Med, 2006, 355(6):570 - 580.

16. Gandara DR, Kawaguchi T, Crowley JJ, et al. Pharmacogenomic (PG) analysis of Japan-SWOG common arm study in advanced stage non-small cell lung cancer (NSCLC): a model for testing population-related pharmacogenomics. J Clin Oncol, 2007, 25(Suppl):a7500.

17. Tsao MS, Zhu C, Ding K, et al. A 15 - gene expression signature prognostic for survival and predictive for adjuvant chemotherapy benefit in JBR. 10 patients. J Clin Oncol, 2008, 26(Suppl):a7510.

18. Yanagisawa K, Shyr Y, Xu BJ, et al. Proteomic patterns of tumour subsets in non-small-cell lung cancer. Lancet, 2003, 362(9382):433 - 439.

19. Efferth T. , V. B. Konkimalla, Y. F. Wang, et al. Prediction of broad spectrum resistance of tumors towards anticancer drugs. Clin Cancer Res, 2008, 14(8):2405 - 2412.

20. Einhorn L H. First line chemotherapy for non small cell lung cancer: is there a superior regimen based on histology? J. Clin Oncol, 2008, 26(21):3485 - 3486.

第十五章

1. Choong NW, Salgia R, Vokes EE. Key signaling pathways and targets in lung cancer therapy. Clin Lung Cancer, 2007, 8(S2):s52.

2. Weiss GJ, Kingsley C. Pathway targets to explore in the treatment of non-small cell lung cancer. J Thorac

Oncol，2008,3(11):1342 - 1352.

3. Levitzki A. EGF receptor as a therapeutic target. Lung Cancer，2003,41(s2):s9 - s14.

4. LeRoith D，Roberts CT Jr. The insulin-like growth factor system and cancer. Cancer Lett，2003,195(2):127 - 134.

5. Dziadziuszko R，Camidge R，Hirsch F. The insulin-like growth factor pathway in lung cancer. J Thorac Oncol，2008,3(8):815 - 818.

6. Park JI，Strock CJ，Ball DW，et al. The Ras/Raf/MEK/Extracellular signal-regulated kinase pathway induces autocrine-paracrine growth inhibition via the leukemia inhibitory factor/JAK/STAT pathway. Mol Cell Biol，2003,23(2):543 - 554.

7. Molina JR，Adjei AA. The Ras/Raf/MAPK pathway. J Thorac Oncol，2006,1(1):7 - 9.

8. Papadimitrakopoulou V，Adjei AA. The Akt/mTOR and Mitogen-activated Ptotein Kinase Pathways in lung cancer therapy. J Thorac Oncol，2006,1:749 - 751.

9. Sun SY，Fu H，Khuri FR. Targeting mTOR signaling for lung cancer therapy. J Thorac Oncol，2006,1:109 - 111.

10. Castelao JE，Bart III RD，DiPerna CA，et al. Lung Cancer and cyclooxygenase - 2. Ann Thorac Surg，2003,76:1327 - 1335.

11. Mack PC，Davies AM，Lara PN，et al. Integration of the proteasome inhibitor PS - 341 (Velcade) into the therapeutic approach to lung cancer. Lung Cancer，2003,41:s89 - s96.

12. Lara PN，Bold RJ，Mack PC，et al. Proteasome inhibition in small-cell lung cancer：preclinical rationale and clinical applications. Clin Lung Cancer，2005,7(Suppl 2):67 - 71.

13. Shimamura T，Shapiro GI. Heat shock protein 90 inhibition in lung cancer. J Thorac Oncol，2008,3(6s2):152 - 159.

14. Wheatley-Price P，Shepherd FA. Targeting angiogenesis in the treatment of lung cancer. J Thorac Oncol，2008,3(10):1173 - 1184.

15. Nilsson M，Heymach JV. Vascular endothelial growth factor (VEGF) pathway. J Thorac Oncol，2006,1:768 - 772.

16. Kristeleit R，Fong P，Aberme GW，et al. Histone deacetylase inhibitors：emerging anticancer therapeutic agents? Clin Lung Cancer，2005,7(s1):19 - 30.

17. Smith KT，Workman JL. Histone deacetylase inhibitors：anticancer compounds. Inter J Biochem Cell Biol，2009,41:21 - 25.

18. Zhang W，Peyton M，Xie Y，et al. Histone deacetylase inhibitor Romidepsin enhances anti-tumor effect of erlotinib in non-small cell lung cancer (NSCLC) cell lines. J Thorac Oncol，2009,4(2):161 - 166.

第十六章
1. 刘嘉湘. 中医扶正法治疗支气管肺癌的体会. 新医药学杂志,1977,(10):20.

2. 刘嘉湘. 现代中医药应用与研究大系[第 14 卷]肿瘤科. 上海：上海中医药大学出版社,1996,122 - 125.

3. 陈志峰,李成柱,刘少翔,等. 中医药治疗原发性非小细胞肺癌疗效的 Meta 分析,中医杂志,1999,40(5):287 - 289.

4. 周岱翰,林丽珠,陶志广. 中医肿瘤疗效评价系统在晚期非小细胞肺癌中的应用. 中国肿瘤,2005,14(10):654 - 657.

5. 刘嘉湘. 辨证治疗原发性肺癌 310 例疗效分析. 上海中医药杂志,1985,(10):3 - 5.

6. 刘嘉湘,徐振晔,施志明,等. 扶正法治疗 122 例晚期非小细胞肺癌的前瞻性研究. 中国医学报,1987,(1):11 - 14.

7. 刘嘉湘,施志明,徐振晔,等. 滋阴生津、益气温阳法治疗晚期原发性肺癌的临床研究. 中医杂志,1995,36(3):155 - 158.

8. 唐文秀,张宗岐,林洪生,等.中医药治疗晚期原发性非小细胞肺癌临床观察.中医杂志,1994,35(5):283 - 285.

9. 曹阳,袁尚华,乔占兵,等.辨证治疗晚期非小细胞肺癌 31 例.北京中医药大学学报,2000,23(2):66.

10. 范忠泽,等.中医中药对晚期原发性肺腺癌的疗效观察.中国中西医结合杂志,1994,14(9):561 - 562.

11. 刘嘉湘,施志明,李和根,等.益肺抗瘤饮治疗 271 例非小细胞肺癌研究.医学研究通讯,2003,32(3):23 - 24.

12. 王曦明.扶正养阴汤治疗支气管肺癌.实用中西医结合杂志,1992,5(2):87.

13. 林洪生,等.中药复方对肺癌患者抑瘤抗转移作用的研究.中国中西医结合外科杂志,2001,(2):4 - 6.

14. 孙大兴,裘维焰,赵树珍.肺康复治疗中晚期非小细胞肺癌疗效分析.中医药学报,2002,30(2):49 - 50.

15. 蒋益兰,潘博,仇湘中,等.益肺败毒汤治疗中晚期非小细胞肺癌 56 例总结.湖南中医杂志,2002,18(2): 3 - 5.

第十七章

1. Damian E. Dupuy, Thomas DiPetrillo, Sachin Gandhi, et al. Radiofrequency Ablation Followed by Conventional Radiotherapy for Medically Inoperable Stage Ⅰ Non-small Cell Lung Cancer. CHEST, 2006, 129:738 - 745.

2. C. Alexander Grieco, Caroline J. Simon, et al. Mayo-Smith, et al: Percutaneous Image-guided Thermal Ablation and Radiation Therapy: Outcomes of Combined Treatment for 41 Patients with Inoperable Stage Ⅰ/ Ⅱ Non-Small-Cell Lung Cancer. J Vasc Interv Radiol, 2006,17(7):1117 - 1124.

3. de Baere T, Palussiere J, Auperin A, et al. Midterm local efficacy and survival after radiofrequency ablation of lung tumors with minimum follow-up of 1 year: Prospective evaluation. Radiology, 2006,240(2):587 - 596.

4. Pennathur A, Luketich JD, Abbas G, et al. Radiofrequency ablation for the treatment of stage I nonsmall cell lung cancer in high-risk patients. J Thorac Cardiovascular Surg, 2007,134(4):857 - 864.

5. Hiraki T, Gobara H, Iishi T, et al. Percutaneous radiofrequency ablation for clinical stage I nonsmall cell lung cancer: Results in 20 nonsurgical candidates. J Thorac Cardiovascular Surg, 2007,134(5):1306 - 1312.

6. Lencioni R, Crocetti L, Cioni R, et al: Response to radiofrequency ablation of pulmonary tumours: A prospective, intention-to-treat, multicentre clinical trial (the RAPTURE study). Lancet Oncol 2008,9(7): 621 - 628.

第十八章

1. Wu Y L, Huang ZF, Wang SY, et al. A randomized trial of systematic nodal dissection in respectable non-small cell lung cancer. Lung Cancer, 2002,36(1):1 - 6.

2. Ambrogi MC, Fontanini G, Cioni R, et al. Biologic effects of radiofrequency thermal ablation on non-small cell lung cancer: results of a pilot study. J Thorac Cardiovasc Surg, 2006,131(5):1002 - 1006.

3. Dupuy DE, DiPetrillo T, Gandhi S, et al. Radiofrequency ablation followed by conventional radiotherapy for medically inoperable stage Ⅰ non-smallcell lung cancer. Chest, 2006,129(3):738 - 745.

4. Ikeda N, Hayashi A, Miura Y, et al. Present strategy of lung cancer screening and surgical management. Ann Thorac Cardiovasc Surg, 2005,11(6):363 - 636.

5. Nakata M, Sawada S, Saeki H, et al. Prospective study of thoracoscopic limited resection for ground-glass opacity selected by computed tomography. Ann Thorac Surg, 2003,75(5):1601 - 1605.

6. Yoshida J, Nagai K, Yokose T, et al. Limited resection trial for pulmonary ground-glass opacity nodules: fifty-case experience. J Thorac Cardiovasc Surg, 2005,129(5):991 - 996.

7. Arenberg D, et al. Bronchioloalveolar lung cancer: ACCP evidence-based clinical practice guidelines (2nd edition). Chest, 2007,132(3 Suppl):306 - 313.

8. Cadranel J, Wislez M, Gounant V, et al. Therapeutic management of extensive bronchiolo-alveolar

adenocarcinoma：chemotherapy or inhibitors of epidermal growth factor receptor tyrosine kinase? Rev Pneumol Clin，2007，63(3)：147－154.

9. Yousem SA，Beasley MB. Bronchioloalveolar carcinoma：a review of current concepts and evolving issues. Arch Pathol Lab Med，2007，131(7)：1027－1032.

10. Stanic J，Zaric B，Andjelkovic A，et al. Clinical presentation，treatment options and outcome in patients with bronchioloalveolar carcinoma. J BUON，2007，12(2)：233－238.

11. Raz DJ，Kim JY，Jablons DM. Diagnosis and treatment of bronchioloalveolar carcinoma. Curr Opin Pulm Med，2007，13(4)：290－296.

12. Kris MG，Giaccone G，Davies A，et al. Systemic therapy of bronchioloalveolar carcinoma：results of the first IASLC/ASCO consensus conference on bronchioloalveolar carcinoma. et al. J Thorac Oncol. 2006，1(9 Suppl)：32－36.

13. Peñalver Cuesta JC，Jordá Aragón C，Escrivá Peiró J，et al. Lung transplantation：bronchogenic carcinoma in the native lung. Arch Bronconeumol，2007，43(2)：126－128.

第十九章

1. 廖美琳，方名寿，顾月清，等.肺癌倍增时间及其与手术预后的关系,中华内科杂志,1978,17(1):4－7.

2. Moctenson MM，Schlieman MG，Virudchalam S，et al. Reduction in BCL－2 levels by 26S proteasome inhibition with bortezomib is associated with induction of apoptosis in small cell lung Cancer. LUNG CANCER，2005，49：163－170.

3. Tupp R，Monnerat C，Turrisi III，et al. Small Cell Lung Cancer：state of the art and future perspectives. LUNG CANCER，2004，45：105－117.

4. Neubaues M，Heaven R，Dlivares J，et al. Results of a phase Ⅱ study of carboplatin plus gemcitabine in patients with untreated extensive small cell lung cancer. LUNG CANCER，2004，46：369－375.

5. Reck M，Jagosu，Grunwald F，et al. Long-term survival in SCLC after treatment with paclitaxel carboplatin and etoposide — A phase Ⅱ study. LUNG CANCER，2005，39：63－69.

6. Reck M，Pawel JV，Macha H-N，et al. Randomized phase Ⅲ trial of paclitaxel，Etoposide and carboplatin Versus Carboplatin，Etoposide，and Vincristine in patients with Small-cell lung cancer. J of the National Cancer Institute，2003，95：1118－1127.

7. Pawel Jvon，Manikhas G，papai Z，et al. Comparable activity with oral topotecan/cisplatin（TC）and Ⅳ etoposide/cisplatin（PE）as treatment for chemotherapy —naïve patients（pts）with extensive disease small cell lung cancer（ED-SCLC）：Final results of a randomized phase Ⅲ trial(389) J of Clin Oncol 2005 ASCO Annual meeting proceedings. 2005，23/16S part Ⅰ：621S(Abs7003).

8. Hanna NH，Einhorn L，Sandler A，et al，Randomized，phase Ⅲ trial combined irinotecan /cisplatin（IP）with previously untreated extensive－stage（ES）Small cell-lung Cancer（SCLC）J of Clin Oncol 2005 ASCO Annual Meeting Proceedings，2005，23/16S. part 1：622S(Abs 7004).

9. Socinski M，Weissman C，Hart L，et al. A randomized phase Ⅱ trial of pemetraxed Cisplatin and pemetexed carboplatin in extensive stage small cell lung cancer Proc Am Soc Clin oncol，2005，23：661S part 1 Abs 7165.

10. Reck M，Groth G，Buchholz E，et al. Topotecan and etoposide as first line therapy for extensive disease small cell lung cancer；a phase Ⅱ trial of a platinum－free regimen. LUNG CANCER，2005，48/3：409－413.

11. Pandya K J，Levy PE，Hidalgo M，et al. A randomized，phase Ⅱ ECOG trial of two dose levels of temsirolimus（CCI－779）in palients with extensive stage small cell lung cancer in remission after induction chemotherapy. A preliminary report. J of Clin Oncol，2005，23/16S part：622S(Abs 7005).

12. 廖美琳，徐昌文，黄偶麟，等.小细胞肺癌化疗结合手术的多学科治疗.中华结核和呼吸杂志,1987,10:129－131.

第二十章

1. Gerosa M, Nidolato A, Foroni R, et al. Analysis of long-term outcomes and prognostic factors in patients with non-small cell lung cancer brain metastases treated by gamma knife radiosurgery. J Neurosurg, 2005, 102 (suppl):75 - 80.

2. Antoniou D, Kyprianou K, Stathopoulos GP, et al. Response to radiotherapy in brain metastases and survival of patients with non-small cell lung cancer. Oncol Rep, 2005,14(3):733 - 736.

3. Hochstenbag MM, Twijnstra A, Wilmink JT, et al. Asymptomatic brain metastases (BM) in small cell lung cancer (SCLC): MR-imaging is useful at initial diagnosis. J Neurol, 2000,48(3):243 - 248.

4. Dasgupta A, Sarkar D, Devi LG, et al. Primary neurological manifestations of lung cancer a retrospective analysis of 8 patients. J Assoc Physicians India, 2005,53(3):208 - 212.

5. Ceresoli GL. Gefitinib in patients with brain metastases from non-small-cell lung cancer: a prospective trial. Ann Oncol, 2004,15:1042 - 1047.

6. Hotta K. Effect of gefitinib ("lressa", ZD1839) on brain metastases in patients with advanced non-small-cell lung cancer. Lung Cancer, 2004,46:255 - 261.

7. Minggui Pan, Monia Santamaria, David B Wollman. CNS response after erlotinib therapy in a patient with metastatic NSCLC with an EGFR mutation, Oncology, 2007,4(10):603 - 607.

8. Coleman RE, Major P, Lipton A, et al. Predictive Value of Bone Resorption and Formation Markers in Cancer Patients With Bone Metastases Receiving the Bisphosphonate Zoledronic Acid. J Clin Oncol, 2005,23 (22):4821 - 4822.

9. Kadowaki T, Hamada H, Yokoyama A, et al. Hemoperitoneum secondary to spontaneous rupture of hepatic metastasis from lung cancer. Intem Med, 2005,44(4):290 - 293.

10. Kagohashi K, Satoh H, Ishikawa H, et al. Liver metastasis at the time of initial diagnosis of lung cancer. Med Oncol, 2003,20(1):25 - 28.

11. Kim KS, Na KJ, Kim YH, et al. Surgically resected isolated hepatic metastasis from non small cell lung cancer: a case report. J Thorac Oncol, 2006,1(5):494 - 496.

12. Yun M, Kim W, A Inafisi N, et al. 18F-FDG PET in characterizing adrenal lesions detected on CT or MRI. J Nucl Med, 2001,42(12):1795 - 1799.

13. Bianco A, Tridico F, Rebecchi F, et al. Adrenal synchronous metastasis from non small cell lung carcinoma (NSCLC): combined surgical teatment? Case report and review of the literature. Minerva Chir, 2001,56: 535 - 537.

14. Stavros Charalambous, Efrosyni Mylonaki, Asterios Fotas, et al. Large adrenal metastasis in non-small cell lung cancinoma. Case report and literature review. Tumori, 2008,94:134 - 136.

第二十一章

1. Monjanel-Mouterdes, Frenayc, et al. Pharmacokinetics of intrapleural cisplatin for the treatment of malignant pleural effusions. Oncol Rep, 2000,7(1):171 - 175.

2. 周乃康,梁朝阳,张竞,等,胸膜全肺切除治疗肺癌胸膜转移伴恶性胸腔积液.中国肺癌杂志,2005,10(8): 465 - 467.

3. Genc O, Petrou M, Ladas G, et al. The long-term morbidity of pleuroperitioneal shunts in the management of recurrent malignant effusions. Eur J Cardiothorac Surg, 2000,18(2):143 - 146.

4. Marcy PY, Bondiau PY, Brunner P. Percutaneous treatment in patients presenting with malignant cardiac tamponade. Eur Radiol, 2005,15:2000 - 2009.

第二十二章

1. Jemal A, Siegel R, Ward E, et al. Cancer statistics, 2007. CA Cancer J Clin, 2007,57:43 - 66.

2. Hürny C, Bernhard J. Problems in assessing quality of life of lung cancer patients in clinical trials. Chest, 1989,96:102 – 105.

3. Shipper H, Clich J, McMurray A, et al. Measuring the quality of life of cancer patients: The functional living index-cancer development and validation. J Clin Oncol, 1984,2:472 – 483.

4. Ganz PA, Lee JJ, Siau J. Quality of life: An independent prognostic variable for survial in lung cancer. Cancer, 1991,15:3131 – 3135.

5. Feld R. Quality of life assessment in patients with carcinoma of the lung. Chest, 1989,(suppl):105s – 107s.

6. Anant M, Guleria R, Pathak AK, et al. Quality of life measures in lung cancer. Indian J Cancer, 2005,42 (3):125 – 132.

7. Sugimura, Hiroshi, Yang Ping. Long-term survivorship in lung cancer: a review. Chest, 2006,129(4): 1088 – 1097.

8. 罗健,孙燕. 癌症患者的生活质量研究. 国外医学肿瘤学分册,1995;22(2):109.

9. 陆舜. 肺癌患者的生存质量评价表. 现代康复,2001,5(6):20 – 21.

10. Balduyck B, Hendriks J, Lauwers P, et al. Quality of life evolution after lung cancer surgery in septuagenarians: a prospective study. Eur J Cardiothorac Surg, 2009,35(6):1070 – 1075.

第二十三章

1. Handsy JR, Child AI, Grunkmeier GL. Hospital readmissions after pulmonary resection: prevalence: patterns and predisposing characteristics. Ann Thorac Surg, 2001,72:1855 – 1860.

2. Nezu K, Kushibe K, Tojo T. Recovery and limitation of exercise capacity after lung resection for lung cancer. Chest, 1998,113:1511 – 1516.

3. Katz J, Jackson M, Kavanagh BP, et al. Acute pain after thoracic surgery predicts long-term post-thoracotomy pain. Clin J Pain, 1996,12:55 – 60.

4. Landreneau RJ, Mack MJ, Hazelrigg SR. Prevalence of chronic pain after pulmonary resection by thoracotomy or video-assisted thoracic surgery. J Thorac Cardiovasc Surg, 1994,107:1079 – 1086.

5. Dajczman E, Gordon A, Kreisman H. Long-term postthoracotomy pain. Chest, 1991,99:270 – 274.

6. Dales RE, Belanger R, Shamji FM. Quality-of-life following thoracotomy for lung cancer. J Clin Epidemiol, 1994,47:1443 – 1449.

7. Li WWL, Lee TW, Yim APC. Quality of life after lung cancer resection. Thorac Surg Clin, 2004,14:353 – 365.

8. Garces YI, Yang P, Parkinson J, et al. The relationship between cigarette smoking and quality of life after lung cancer diagnosis. Chest, 2004,126:1733 – 1741.

9. Barker W, Langston HT, Naffah P. Postresectional spaces. Ann Thorac Surg, 1966,2:299 – 310.

10. Silver AW, Espinas EE, Byron FX. The fate of the postresection space. Ann Thorac Surg, 1966,2:311 – 326.

11. Miller KL, Zhou SM, Barrier RC Jr, et al. Long-term changes in pulmonary function tests after definitive radiotherapy for lung cancer. Int J Radiat Oncol Biol Phys, 2003,56:611 – 615.

12. Choi NC, Kanarek DJ. Toxicity of thoracic radiotherapy on pulmonary function in lung cancer. Lung Cancer, 1994,10:S219 – S230.

第二十四章

1. Mori K, Yanase N, Kaneko M, et al. Diagnosis of peripheral lung cancer in cases of tumors 2 cm or less in size. Chest, 1989,95(2):304 – 308.

2. Henschke CI, McCauley DI, Yankelevitz DF, et al. Early lung cancer action project: overall design and findings from baseline screening. Lancet, 1999,354(10):99 – 105.

3. Ooi GC, Khong PL, Yau YY. Advances in imaging of the solitary pulmonary nodule. Hong Kong Med J, 2004,10(2):107 - 116.

4. Kuriyama K, Tateishi R, Doi O,et al. CT-pathologic correlation in small peripheral lung cancers. AJR Am J Roentgenol, 1987,149(6):1139 - 1143.

5. Erasmus JJ, McAdams, Connolly JE. Solitary pulmonary nodules: Part Ⅱ. Evaluation of the indeterminate nodule. Radiographics, 2000,20(1):59 - 66.

6. 张国桢. 肺癌的影像诊断学研究进展. 中国肺癌杂志,2008,11(1):17 - 20.

7. Nakajima R, Yokose T, Kakinuma R, et al. Localized pure ground glass opacity on high resolutionCT: histologic characteristics. Computer Assist Tomogr, 2002,26(3):323 - 329.

8. Noguchi M, Morikawa A, Kawasaki M, et al. Small adenocarcinoma of the lung. Histologic characterization and prognosis. Cancer, 1995,75(12):2844 - 2852.

9. Yang GH, Wang JF, Wan X, et al. Quantitative analysis of factors affected mortality trend in Chinese, 2002. Zhonghua Liu Xing Bing Xue Za Zhi, 2005,26(12):934 - 938.

10. Patel JD. Lung cancer in women. Journal of Clinical Oncology, 2005,23(14):3212 - 3218.

11. Marsland TA, Garfield DH, Khan MM, et al. Sequential versus concurrent paclitaxel and carboplatin for the treatment of advanced non-small cell lung cancer in elderly patients and patients with poor performance status: results of two phase Ⅱ, multicenter trials. Lung Cancer, 2005,47:111 - 120.

12. Chih-Wei Kuo, Yuh-Min Chen, Jing-Yi Chao, et al. Non-small Cell Lung Cancer in Very Young and Very Old Patients, Chest, 2000,117:354 - 357.

第二十五章

1. Marks J, Broderick S, Seshan V, et al. EGFR and KRAS mutations are molecular predictors of survival in resected lung adenocarcinoma. J Thorac Oncol, 2007,2(8), suppl. 4:480 - 481.

2. Batevik R, Grog K, Segadal L, et al. The female gender has a positive effect on survival independent of background life expectancy following surgical resection of primary non-small cell lung cancer. A study of absolute and relative survival over 15 years. Lung cancer, 2005,47(2):173 - 181.

3. Brundage MD, Davies D, Mackillop WJ. Prognostic factors in non-small cell lung cancer: a decade of progress. Chest, 2002,122(3):1037 - 1057.

4. Finkelstein DM, Ettinger DS, Ruckdeshel JC. Long-term survivors in metastatic non-small-cell lung cancer: an Eastern Cooperative Oncology Group Study. J Clin Oncol, 1986,4(5):702 - 709.

5. Firat S, Bousamra M, Gore E. Comorbidity and KPS are independent prognostic factors in stage Ⅰ non-small-cell lung cancer. Int J Radiat Oncol Biol Phys, 2002,52(4):1047 - 1052.

6. Firat S, Byhardt R, Gore E. Comorbidity and Karnofsky Performance Score are independent prognostic factors in stage Ⅲ non-small-cell lung cancer. An institutional analysis of patients treated on four RTOG studies. Int J Radiat Oncol Biol Phys, 2002,54(2):357 - 362.

7. Hirsch F, Dziadziuszko F. Molecular staging of lung cancer. J Thorac Oncol, 2007,2(8 Suppl 4):S143 - 144.

8. Roh MS, Yoshizawa A, Fukuoka J, et al. High ERCC1 expression correlates with poor survival in lung adenocarcinoma. J Thorac Oncol, 2007,2(8 Suppl 4):S423.

9. Anil Potti, Sayan Mukherjee, Rebecca Petersen, et al. A Genomic Strategy to Refine Prognosis in Warly-Stage Non-Small-Cell Lung Cancer. N Engl J Med, 2006,355:570 - 580.

10. Rosell CR, Jassem E, Skrzypski M, et al. A prognostic model based on BRCA1 mRNA expression: a new determinant of outcome in early non-small-cell lung cancer. Euro J Cancer, 2007,5(4):Suppl, 358. Abs6506.

11. Jassem J, Jarzab M, Niklinski J, et al. Prediction of distant relapse risk in stage Ⅰ-Ⅱ NSCLC by gene expression profiling. J Thorac Oncol, 2007,2(8 Suppl 4):S521.

第二十六章

1. 徐萌祥,孟昭辉.气管支气管解剖学.见:气管食管学.第二版.上海:上海科学技术出版社,2001,4 - 5.

2. 黄偶麟.气管肿瘤.见:顾恺时胸心外科手术学.上海:上海科学技术出版社,2003,702 - 718.

3. 郭光文,王序.人体解剖彩色图谱.人民卫生出版社,1998,177 - 178.

第三十一章

1. 徐昌文,吴善芳,孙燕.肺癌.上海:上海科学技术出版社,1993,225 - 229.

2. 崔祥宾,王鸣岐,萨藤三.实用肺脏病学.上海:科学技术出版社,1991,504 - 508.

3. Li G, Hansmann M L, Lennert K. Lymphocyte predominant Hodgkin's disease of nodular subtype combined with pulmonary lymphoid infiltration and hypogammaglobulinacmia. Virchow Archiv A (Pathol Anat), 1989,415:481 - 487.

4. Nicholson AG, Wotherspoon AC, Diss TC, et al. Pulmonary B-cell non-Hodgkin's lymphomas. The value of immunohistochemistry and gene analysis in diagnosis. Histopathology, 1995,26(5):395 - 403.

5. Guinee D, Jr, Jaffe E, Kingma D, Fishback N, et al. Pulmonary lymphomatoid granulomatosis. Evidence for a proliferation of Epstein-Barr. virus infected B-lymphocytes with a prominent T cell component and vasculitis. Am J Surg Pathol, 1994,18:753 - 764.

6. Richmond I, Pritchard GE, Ashcroft T, et al. Bronchus associated lymphoid tissue (BALT) in. human lung: its distribution in smokers and non-. smokers. Thorax, 1993,48:1130 - 1134.

7. Uppal R, Goldstraw P. Primary pulmonary lymphoma. Lung Cancer, 1992,8:95 - 100.

8. Mukundan G, Urban BA, Askin FB, et al. Pulmonary epithelioid hemangioendothelioma: atypical radiologic findings of a rare tumor with pathologic correlation. J Comput Assist Tomography, 2000,24:719 - 720.

9. Lshiguro T, kasahara K, matsumoto I, et al. primary pulmonary artery sarcoma detected with a pulmonary infarction. Intern Med, 2007,46(9):601 - 604.

10. Manso L, Aloarez E, Quintela M, et al. Pulmonary artery sarcomas: report of three cases and review of the literature. Clin Lung Cancer, 2007,8(4):277 - 281.

11. Devendra G, Mo M, Kerr KM, et al. Pulmonary artery sarcomas: the UCSD experience. Am j respir crit care med, 2002,165:24.

12. Zamarron C, Abdulkader I, Alvarez UC, et al. Primary synovial sarcoma of the lung. Intern Med, 2006,45 (10):679 - 683.

13. Priest JR, Watterson J, Strong L, et al. Pleuropulmonary blastoma: a marker for familial disease. J Pediatr, 1996,128:220 - 224.

14. Perdikogianni C, Stiakaki E, Danilatou V, et al. Pleuropulmonary blastoma. : an aggressive intrathoracic neoplasm of childhood. Pediatr Hematol Oncol, 2001,18(4):259 - 264.

15. Liman ST, Altinok T, Topcu S, et al. Survival of biphasic. pulmonary blastoma. Respir Med, 2006,100: 1174 - 1179.

第三十二章

1. Thomas R. Todd. The Surgical Treatment of Pulmonary Metastases. CHEST, 1997,112:287S - 290S.

2. 孙燕,周珊珊.肺转移瘤.见:朱元珏、陈文彬.呼吸病学.北京:人民卫生出版社,2003,1066 - 1070.

肺癌　彩图

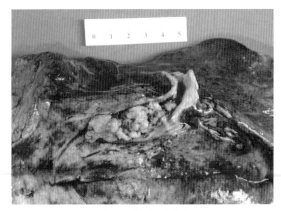

彩图1　管内型肺癌

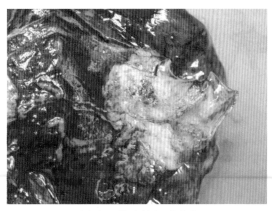

彩图2　管壁浸润型肺癌

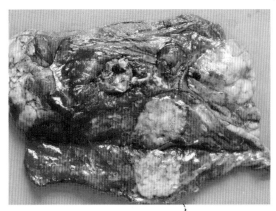

彩图3　球型肺癌

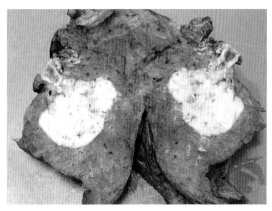

彩图4　块型肺癌

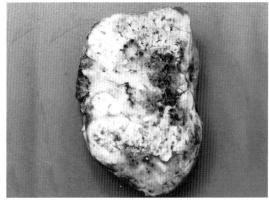

彩图5　弥漫浸润型肺癌

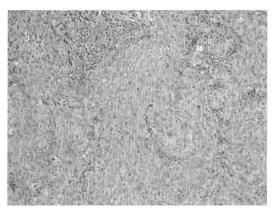

彩图6　低分化鳞状细胞癌（HE）

肺癌 彩图

彩图7 小细胞肺癌 (HE)

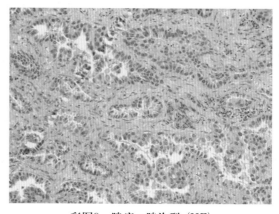

彩图8 腺癌，腺泡型 (HE)

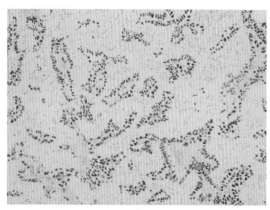

彩图9 腺癌，腺泡型 (TTF1)

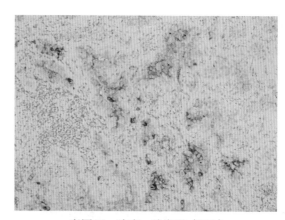

彩图10 腺癌，腺泡型 (SPA)

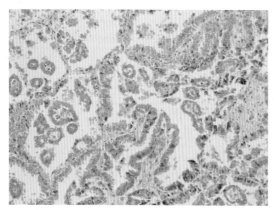

彩图11 腺癌，乳头状型 (HE)

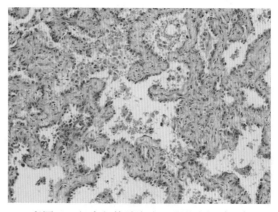

彩图12 细支气管肺泡癌，非黏液性 (HE)

肺癌　彩图

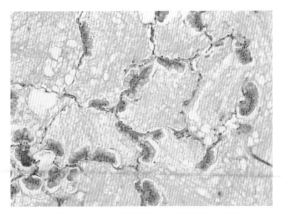

彩图13　细支气管肺泡癌，黏液性（HE）

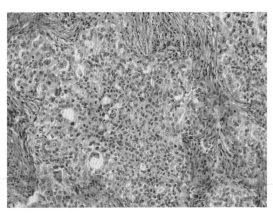

彩图14　肺癌，实体型（HE）

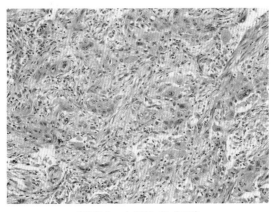

彩图15　大细胞癌（HE）

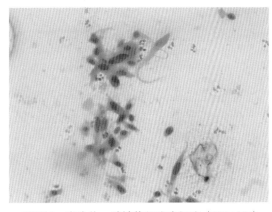

彩图16　痰涂片　肺鳞状细胞癌细胞（HE×200）

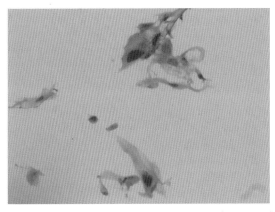

彩图17　痰TCT涂片　肺鳞状细胞癌细胞（HE×200）

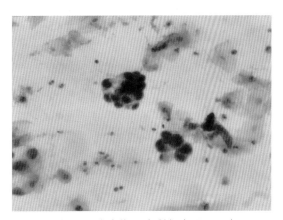

彩图18　痰涂片　肺腺癌（HE×200）

肺癌 彩图

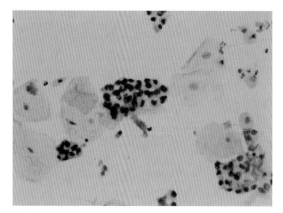

彩图19　痰TCT涂片　肺腺癌细胞 (HE×200)

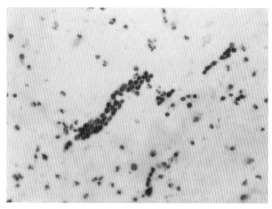

彩图20　痰涂片　肺小细胞癌 (HE×200)

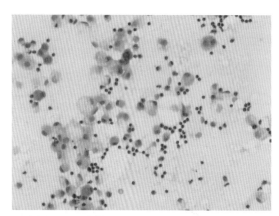

彩图21　胸水涂片　间皮细胞增生 (HE×200)

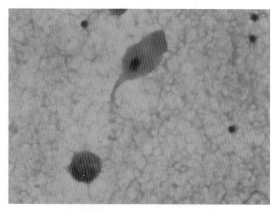

彩图22　胸水涂片　鳞状细胞癌 (HE×200)

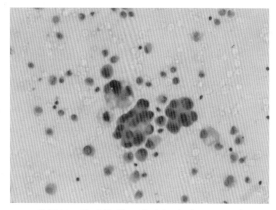

彩图23　胸水涂片　腺癌细胞 (HE×200)

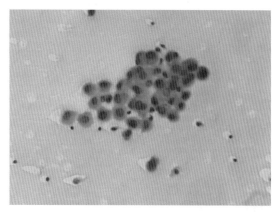

彩图24　胸水涂片　间皮细胞瘤 (HE×200)